AF343366

XV Congrès International de Médecine

Lisbonne—19-26 Avril 1906

Section V

MÉDECINE

1.ᵉʳ FASCICULE

LISBONNE
Imprimerie Adolpho de Mendonça
1906

XV Congrès International de Médecine

LISBONNE, 19—26 AVRIL 1906

V

XV Congrès International de Médecine

LISBONNE, 19-26 AVRIL 1906

Section V

MÉDECINE

LISBONNE

IMPRIMERIE ADOLPHO DE MENDONÇA

1906

Organisation de la section

Présidents d'honneur

MM.

H. QUINCKE, professeur à l'Université de Kiel.

COMBEMALE, professeur et doyen de la Faculté de médecine de Lille.

L. LANDOUZY, professeur à la Faculté de médecine de Paris, médecin de l'Hôpital Laënner, membre de l'Académie de Médecine, Paris.

C. HAMMER, médecin en chef de la polyclinique médicale de l'Université de Heidelberg.

MIGUEL COUTO, professeur à la Faculté de médecine de Rio de Janeiro.

ERNST JENDRASSIK, professeur à la Faculté de médecine de Budapest.

SIGISMOND PURJESZ, professeur à la Faculté de médecine de Kolozsvár.

H. RODRIGUEZ PINILLA, professeur à la Faculté de médecine de Salamanque.

HENRI HUCHARD, médecin de l'Hôpital Necker, membre de l'Académie de médecine, Paris.

GREGORIO ARAOZ ALFARO, professeur à la Faculté de médecine de Buenos-Ayres.

F. W. PAVY, M. D., L. L. D., F. R. S., fellow of the Royal College of Physicians of London.

SIR THOMAS BARLOW, Bart., physician to the Household of H. M. King Edward VII, physician to University College Hospital, Londres.

Comité d'organisation de la section

Président.	M. Bettencourt Pitta.
Vice-Présidents	MM. Adolpho Lahmeyer, Santos Viegas et Lopo de Carvalho.
Secrétaire responsable	M. Benjamin Arrobas.
Secrétaires adjoints	MM. Henri Mouton, Lima Faleiro et Ruy Cannas da Costa e Silva.
Membres	MM. Ayres d'Ornellas, Costa Felix, Pereira Amado, Nuno Porto, Thiago de Almeida, Tito Fontes, Judice Cabral.

Rapports officiels

1. — Diabète sucré — Pathogénie.
   Rapporteur : M. F. W. Pavy, Londres.
2. — Pathogénie de l'hypertension artérielle.
   Rapporteurs : MM. Carl Trunecek, Prague; Huchard, Paris.
3. — Les hémoglobinuries.
   Rapporteurs : Prof. A. Murri et Prof. L. Silvagni, Bologne.
4. — Traitement des cirrhoses du foie.
   Rapporteur : MM. R. Saundby, Birmingham; A. Chauffard, Paris.
5. — Méningites cérébro-spinales.
   Rapporteurs : MM. Julice Cabral, Lagos; Anton Weichselbaum, Vienne.
6. — La défense internationale contre la tuberculose.
   Rapporteur : M. Samuel Bernheim, Paris.

Sujets recommandés

1. — Étude clinique des colibacilloses.
2. — La dyspnée dans les maladies aiguës fébriles.
3. — Hémorrhagies méningées.
4. — Paralysies en général; étiologie et thérapeutique.
5. — Céphalées; étiologie et prophylaxie.

XV CONGRÈS INTERNATIONAL DE MÉDECINE

LISBONNE — AVRIL 1906

SECTION DE MÉDECINE

Rapports officiels

THÈME 4 — TRAITEMENT DES CIRRHOSES DU FOIE

(Report on the treatment of cirrhoses of the Liver)

Par M. le Prof. R. SAUNDBY

Professeur de Médecine à l'Université de Birmingham

The report I am asked to prepare is to deal with the treatment of cirrhoses of the liver, that is to say with all the forms of interstitial hepatitis. Very many of those known to pathologists are recognised only in the post mortem room and have no special clinical symptoms, or these are over-shadowed by the primary disease. This is undoubtedly true of the cirrhoses of the liver met with in chronic pulmonary tuberculosis, in heart disease, in malaria and in infantile syphilis. In fact it is a question whether interstitial hepatitis in itself gives rise to any symptoms which attract attention apart from the mechanical disturbance of the circulation. In Hanot's hypertrophic cirrhosis with jaundice and in the pigmentary cirrhosis of the liver seen in cases of bronzed diabetes there is no special indication for treatment of the liver condition. In alcoholic cirrhosis the symptoms present are frequently only those of alcoholic gastritis and it is undoubtedly possible for a case of alcoholic cirrhosis to go through all its stages without giving rise to any symptoms calling for medical aid, until death occurs from fatal haemorrhage. The main symptom of importance which really depends upon the hepatitis is ascites, but the occurrence of this is rather an accident than a necessary consequence of the disease.

The obstruction of the portal circulation in the liver is caused by the gradual destruction of the hepatic lobules and the obliteration of the capillary plexuses lying between the radicles of the portal and hepatic veins, but at the same time a collateral circulation is developed by which the blood from the portal vein is carried onwards. This collateral circulation is formed by the dilatation of the coronary veins of the stomach and the sub-diaphragmatic veins which join to form the oesophageal plexus of veins which empties into the azygos veins. As the progress of interstitial hepatitis is necessarily slow there is no reason why these collateral vessels should not develope sufficiently to carry on the circulation and so to prevent peritoneal dropsy; in fact it is probable that but for some accident this would always occur. An alcoholic debauch leading to sudden congestion of the liver is probably the most common cause of the equilibrium being upset; an injury such as a blow on the liver, caused by a fall, may have the same effect. When dropsical fluid has been poured out into the peritoneal cavity it constitutes in itself a hindrance to the venous circulation by raising the intra-abdominal pressure and therefore so long as it persists it prevents the re-establishment of the circulatory equilibrium. For this reason attempts to get rid of the fluid by diuretic drugs fail, while the use of hydragogue cathartics is not unattended by danger of setting up an enteritis which may prove fatal. It is therefore recognised that the best means of removing the fluid is by paracentesis. This operation is generally performed by puncturing the abdomen in the middle line, midway between the umbilicus and the pubes, the patient being seated in a chair and propped with pillows; the trocar should be connected with a tube, the lower end of which is sunk under water by a weight; a broad flannel bandage should be wound round the abdomen and drawn tighter as the cavity empties itself. Where the patient is weak the abdomen may be tapped in the right flank while the patient remains in the recumbent position, but this is seldom necessary in ascites of hepatic origin. The operation of paracentesis should be performed so soon as the fluid has accumulated in sufficient quantity to cause discomfort and it should be repeated as often as the fluid reaccumulates. By these repeated punctures there is a fair prospect of permitting the re-establishment of the circulation and of effecting thereby a cure of the abdominal dropsy. This object is one worthy of attainment because when relieved the patients feel themselves restored to health and are able to resume their ordinary duties without being conscious of any disease. A hospital patient of mine who was tapped five times during 1901, wrote to me in August 1904 to say that at the time of writing he had never felt better in his life; he is a gentleman's servant and had been able with the assistance of the footman during the whole of the previous winter to carry his master who weighed 16 st., up and down stairs every night and morning.

Where repeated tapping is not successful in preventing the return of the dropsy the Talma-Morison operation may be performed. This consists in opening the abdomen and stitching the omentum to the abdominal wall so as to increase the area of the collateral circulation. In Morison's operations he has subsequently drained the abdomen for many weeks, keeping a tube in position so long as there was fluid to run away, but in one of his cases after the wound had healed the ascites re-accumulated and had to be drawn off by tapping. This prolonged drainage does not seem to be justifiable. The essential part of the operation is the creation of additional adhesions between the viscera and the wall of the abdomen and time is required to permit of the development of the new vessels to such a size as to be of real service, but it is not necessary to drain continuously in order to effect this. So long as the tube is kept in the patient must be confined more or less to bed, whereas if the wound is allowed to close he should be able to get about in five or six weeks time and would only at the most have to go to bed again for a few days at such times as it might be necessary to remove any accumulated fluid by further punctures. This is the procedure adopted by Prof. Terrier and seems to be that which deserves approval.

The value of this operation should not be over-estimated. As a rule repeated simple punctures suffice. It may be admitted that Morison has proved that his operation adds considerably to the collateral circulation and therefore where repeated punctures have failed the operation should be tried. It is not fair to postpone it until the patient is moribund or suffering from the terminal infection to which these cases so often succumb. If tapping is employed sufficiently early and repeated as often as necessary, the stage at which the operation will become indicated will not be too late.

The other symptom which is a direct result of the hepatitis is haematemesis caused by the rupture of a dilated vein formed in the course of the development of the collateral circulation. These veins usually rupture in the oesophagus.

The symptoms of ascites and hæmatemesis are more or less mutually exclusive and rarely occur in the same individual except perhaps just before death.

The condition is one which does not admit of any radical treatment: rest, abstinence from food and an ice-bag with a hypodermic injection of morphia constitute the extent of our therapeutic resources.

THÈME 6 - LA DÉFENSE INTERNATIONALE CONTRE LA TUBERCULOSE

Par M. SAMUEL BERNHEIM (Paris)

Président de l'Œuvre de la Tuberculose Humaine,
Médecin en chef des Dispensaires antituberculeux français,
V. Président de la Société internationale de la Tuberculose

... «L'hygiène, écrit Langlois, se rattache essentiellement aux sciences sociales; elle doit nécessairement se plier aux caractères propres de chaque peuple; il va de soi que lois et règlements s'appuient sur des données scientifiques immuables et qui ne sauraient changer suivant les frontières artificielles qui séparent les peuples. Les procédés de désinfection doivent évidemment être conduits d'après les connaissances acquises sur la résistance des microbes...»

Si donc des mesures sanitaires communes s'imposent pour la prophylaxie des maladies transmissibles, cette prophylaxie ne doit plus rester seulement nationale et confinée à un pays; elle doit être internationale et faire l'objet de règlements sanitaires mondiaux, au même titre que le droit des gens. Allons plus loin et disons qu'on ne conçoit pas dans une seule nation une prophylaxie efficace, à l'exclusion de mesures applicables non plus seulement dans les limites même de cette nation, mais encore observées des nations voisines — puisque en matière de transmission ou de contagion morbides, c'est le voisin surtout dont il faut se méfier et à qui il convient d'imposer les précautions qu'on s'impose à soi-même. Il n'y a donc pas de bonne prophylaxie, de bonne police sanitaire, de bonne hygiène nationale, si, parallèlement à ces règlements sanitaires multinationaux de bonne hygiène nationale, il n'existe pas, rigoureusement observée et appliquée, une hygiène internationale et une police sanitaire qu'on pourrait dire universelle.

* * *

L'hygiène internationale. — C'est dans cet esprit que les nations européennes ont pris l'initiative, pour se défendre contre les fléaux épidémiques et, en particulier, pour se préserver des maladies pestilentielles d'Extrême Orient, d'une police sanitaire internationale ayant pour objet l'application des mesures propres à assurer l'hygiène internationale. Malheureusement, ce régime sanitaire international a un programme des plus restreints et qui est aujourd'hui notoirement insuffisant. Il ne poursuit que la prophylaxie de trois maladies épidémiques — de trois seulement: le choléra, la peste, la fièvre jaune.

Les mesures internationales concernant la défense sanitaire contre ces trois maladies épidémiques ont été arrêtées au cours de conférences internationales: de Rome, en 1885; de Venise, en 1892; de Dresde, en 1893; de Paris, en 1894; de Russie en 1897. La propagation de ces maladies entre les pays ayant généralement lieu par voie de mer, c'est le régime sanitaire maritime international, tel que les conférences l'ont réglé contre la diffusion des maladies d'Extrême Orient.

* * *

La tuberculose doit faire partie de la police sanitaire internationale. — Mais une remarque s'impose: n'est-il de transmissible à travers les frontières et les mers que le choléra, la peste ou la fièvre jaune? Sont-ce là les seuls fléaux dont il faille redouter l'importation chez soi ou l'exportation chez ses voisins? — N'est-il pas un fléau vraiment universel, qui se dissémine tous les jours à la faveur de négligences individuelles et en l'absence d'une réglementation internationale? Et quelle maladie mérite mieux à la fois les noms de transmissible et de multinationale que la tuberculose?

Pourtant vis-à-vis d'elle la police sanitaire internationale en est encore au temps, où la science ignorait la nature de la maladie, et son agent causal. Que dans les siècles précédents on n'ait songé à prendre vis-à-vis d'elle aucune précaution universelle, aucune défense en dehors des frontières, cela se conçoit et s'excuse: on ne considérait la tuberculose ni comme contagieuse, ni comme transmissible à distance. Mais que des règlements discrets de police sanitaire internationale puissent laisser croire que la science n'a fait aucun pas depuis, et qu'on n'est pas mieux armé pour se défendre contre la diffusion du mal — voilà ce qui est déconcertant et inadmissible.

* * *

Congrès de Londres 1901. — Création de l'office central contre la tuberculose. — C'est le cri d'alarme que les premiers nous avions poussé, en 1901, au Congrès de la Tuberculose de Londres. Nous avions tenu, les premiers, à attirer l'attention des savants réunis à ces assises internationales sur la nécessité pour les nations de se grouper, pour lutter en commun contre la tuberculose.

Notre communication, «Comment les différentes nations se défendent contre la Tuberculose. Comment elles devraient se défendre. Entente internationale,» eut du moins le mérite de l'opportunité et la faveur du Congrès tout entier, puisqu'elle fit décider immédiatement la création d'un Office Central anti-tuberculeux, sorte de bureau international pour la lutte contre la tuberculose, dont le siège est fixé à Berlin et plus récemment la fondation de la Société internationale de la Tuberculose qui fonctionne à Paris.

* * *

Programme que nous tracions alors de ses travaux. — Nous nous applaudissions déjà de notre initiative, ne prévoyant pas les fruits que pourrait porter une semblable fondation. Nous tracions même, à la fin de notre étude, comme un programme abrégé de ce Bureau Central, lorsque nous concluions: ... «Nous estimons que la prophylaxie anti-tuberculeuse doit être internationale. L'hygiène internationale a eu surtout pour objet, jusqu'à ce jour, de préserver les nations européennes de maladies épidémiques toutes spéciales et qui sont restées au nombre de trois: le choléra, la peste et la fièvre jaune. On objecte que la tuberculose ne ressemble en rien à ces maladies épidémiques. Cela est inexact au vrai sens du mot. On sait, en effet, que certaines tribus sauvages sont restées longtemps indemnes du bacille de Koch, dont elles sont devenues tributaires, le jour où les races civilisées sont venues leur apporter la néfaste contagion. La tuberculose, qui est une maladie purement contagieuse et épidémique, a une allure différente des épidémies ci-dessus citées et voilà tout.

«Mais, comme elles, la bacillose est épidémique et évitable.

C'est même, d'après nous, la plus épouvantable des épidémies, car son bacille pathogène est si vivace qu'il dépasse en virulence et en persistance la plupart des autres microbes pathogènes. Tout comme nous, le bacille de Koch peut faire de longs voyages sans mourir. Il peut traverser, franchir des frontières, et il les passe, hélas! trop souvent, pour aller d'un pays à un autre avec les échanges commerciaux de toutes sortes, par les wagons de chemins de fer, par les navires.... C'est pourquoi nous déclarons qu'aucun effort isolé d'une nation ne sera sanctionné d'un résultat certain, définitif. La prophylaxie la plus logique, la plus réglementaire, appliquée dans un pays unique, n'atteindra jamais le but espéré, si les pays limitrophes et même éloignés ne prennent des mesures prophylactiques à peu près semblables. Dès lors, nous sommes en droit de nous demander pourquoi la prophylaxie tuberculeuse ne ferait pas l'objet d'une législation sanitaire internationale?... Pourquoi ne serait-elle pas débattue au sein d'une conférence comme celles qui fixèrent les moyens communs de défense contre le choléra, la peste et la fièvre jaune?

Une commission composée de représentants autorisés par les diverses nations recevrait la mission de comparer entre elles les mesures qui, dans leurs pays respectifs, seraient appliquées et donneraient les meilleurs résultats. Cette commission, cet Office Central, avec une organisation bien établie, aurait pour mandat de rédiger une sorte de code prophylactique international contre la tuberculose, code qui, une fois adopté, aurait force de loi dans tous les pays...

* * *

L'Office Central ayant négligé cette question de prophylaxie anti-tuberculeuse internationale, nous la reprenons au point où nous l'avions laissée en 1901. — Tel est le programme que nous espérions voir remplir par l'Office Central de Berlin. Certes celui-ci a traité des questions scientifiques fort intéressantes, et au point de vue théorique, ses travaux sont loin d'être négligeables.

Mais pourquoi cacher qu'il a déçu ceux-mêmes qui l'avaient vu se fonder avec le plus d'espoir et qui avaient aidé à sa création? Pourquoi ne pas lui dire qu'il n'a pas compris son rôle comme on l'espérait, et qu'il a failli à sa mission de législateur international en matière de prophylaxie anti-tuberculeuse?

Il a préféré orienter ses études dans un cercle que de trop nombreuses sociétés savantes de tous les pays suffisaient à parcourir et à explorer. Il a bien vite dévié de la route qu'on eût aimé lui voir suivre, du rôle qu'était sa raison d'être et son utilité.

Aujourd'hui, en regrettant qu'il n'ait pas fait ce qu'on attendait de lui et tout en rendant hommage à ce qu'il a fait par ailleurs, nous avons donc le droit de reprendre la question où nous l'avions laissée en 1901 et que, malheureusement, l'Office Central de Berlin a négligé de porter à l'ordre du jour de ses travaux.

Ce qui montre bien la nécessité d'une prophylaxie anti-tuberculeuse internationale, c'est l'intensité des trafics entre nations, des échanges commerciaux par delà les mers, des voyages de touristes ou de transports de marchandises — denrées alimentaires, bétail, laine, étoffes, etc...

Ce qui le montre mieux encore c'est d'étudier la fréquence de la tuberculose chez le personnel qui constitue les agents actifs de ces transports et de ces trafics — par voie d'eau chez les marins — par voie de terre chez les employés de chemin de fer.

* * *

LA TUBERCULOSE DANS LA MARINE

I — Dans la marine de guerre. — La tuberculose dans la marine, ainsi que l'établit un rapport de M. le dr. Meslier, député, fait d'énormes ravages — surtout parmi les troupes de notre marine de guerre. Le nombre de soldats de cette catégorie comprend environ 40.000 hommes, sur lesquels il y a environ 15.000 hommes pour le service des escadres et 7.000 dans les dépôts des équipages de la flotte. Dans les troupes en service dans les escadres, on compte environ 10 tuberculeux pour 1.000, tandis que dans les dépôts des équipages de la flotte ce chiffre s'élève à 19 pour 100.

D'autre part, les statistiques des hôpitaux de Brest montrent que le nombre des décès par tuberculose atteignait 38,4 % en 1888, tandis qu'il atteignait 76 % en 1897, dix ans plus tard.

En dix ans, la tuberculose avait donc doublé de fréquence dans les hôpitaux maritimes!

Or, si l'on veut se rendre un compte exact de l'effroyable progrès de la tuberculose dans la marine, il faut rapprocher ces chiffres, déjà suffisamment suggestifs par eux-mêmes, des statistiques plus anciennes recueillies dans les mêmes milieux.

Dans un ouvrage sur «l'influence du bord de la mer sur la scrofule des enfants» paru en 1885, à la page 56, Cazin donne la statistique de Garnier, statistique officielle qui englobe la mortalité des hôpitaux maritimes de Toulon, de Brest, de Rochefort, de Cherbourg et de Lorient pendant 15 ans, de 1840 à 1854. Cette statistique accuse 8.997 décès, sur lesquels il n'y a que 847 phthisiques, un peu plus de 10 %.

On peut suivre la progression: 10 pour 100 de mortalité par phthisie dans la marine française vers 1850;

38,4 pour 100 en 1888;

76 pour 100 en 1897.

A quoi attribuer cette progression effrayante? Quels sont les facteurs étiologiques de la tuberculose dans la marine de guerre?

C'est ce que nous voudrions rechercher ici, en nous aidant d'un remarquable rapport présenté par le Dr. Henry Thierry au premier «Congrès international d'assainissement et de salubrité de l'habitation» sur cette question.

****

Insalubrité des navires de guerre. — D'après le dr. Henry Thierry, l'une des causes principales de la tuberculose dans la marine de guerre doit être rapportée à l'inhabitabilité des navires, qui s'est produite peu à peu, sous une forme nouvelle, à mesure que les nécessités de la guerre moderne transformaient les vaisseaux de tout bord et à voiles en ateliers flottants, en vapeurs cuirassés, et multicellulaires. «Jadis, les bateaux en bois n'avaient pas de pont cuirassé; ils étaient plus larges afin de donner de la stabilité à leurs nombreux canons. Ceux-ci avaient besoin de commandement, c'est-à-dire de champ de haut en bas, pour viser et tirer. En conséquence, les batteries avaient forcément le front élevé. Les hommes couchant dans la batterie trouvaient donc plus de hauteur, plus de place et plus d'air. La vie des matelots se passait sur le pont à cause de la manœuvre des voiles, c'est-à-dire au grand air, ou dans les batteries bien aérées... Sur les navires de guerre modernes, le matériel s'est singulièrement modifié et augmenté. Il n'y a plus de voiles; tout se meut à la vapeur ou par l'électricité, et de multiples appareils dus à la science actuelle prennent avec l'artillerie toute la place à l'intérieur du bateau et sur le pont.

«La vie des matelots se passe dans des compartiments trop

étroits, souvent sous cuirasse, où beaucoup restent enfermés et ne paraissent jamais sur le pont, c'est-à-dire sans air et à des températures s'élevant parfois à 55 ou 60°.

«Quand on construit un navire de guerre, le tonnage est prévu d'après le matériel sans tenir compte des hommes. C'est là une cause notoire d'insalubrité. Mettre le maximum de force militaire, hommes et canons, dans le minimum de tonnage est un point de départ faux tant qu'on n'aura pas trouvé le moyen de ventiler réellement nos navires de guerre et d'oxygéner leurs cellules.»

Au Congrès d'hygiène de 1900, le Dr. Henry Thierry a montré que le tuberculeux dominait surtout parmi les matelots du Nord de Normandie, de Bretagne, et la carte des ravages causés par elle se superpose à celle des régions où l'alcoolisme est le plus développé. Les départements qui forment le réservoir de nos forces maritimes sont la proie de ce fléau à deux têtes, l'alcoolisme et la tuberculose. Les hommes qui se présentent au recrutement sortent donc d'un milieu contaminé. La plupart étaient pêcheurs, menaient une existence rude, mais au grand air.

Les autres (personnel des machines), surtout des milieux ouvriers et urbains, sont encore plus vulnérables au point de vue de la tuberculose et plus frappés ultérieurement. Quand ils arrivent à bord, le changement d'existence est radical. Pour un grand nombre, c'est la vie en vase clos qui commence, avec une température surélevée, rompue seulement par de brusques changements soit d'arrivée d'air froid dans la chambre de la machine, par exemple, soit par la remontée hors des fonds.

* * *

L'alcoolisme à bord. — Il convient d'insister tout particulièrement sur l'alcoolisme comme cause prédisposante à la tuberculose, soit parmi les hommes qui forment la conscription maritime, soit parmi ceux qui sont déjà matelots depuis quelque temps.

Le rapporteur de la loi sur la réglementation de l'alcoolisme a montré que la consommation annuelle par tête d'habitant avait atteint 4,72 litres en 1900. Elle avait fléchi un peu en 1901 et 1902 avec 3,62 litres et 3,26 litres. Cette diminution n'est qu'apparente pour ces 2 années. Sous l'influence du dégrèvement du vin, du cidre et de la bière, dites pour la circonstance boissons hygiéniques, la consommation de ces boissons a sensiblement augmenté de telle façon qu'en résumé, la ration totale d'alcool n'aurait pas

soit de diminution. Car il semble nécessaire de rappeler que ces boissons contiennent de l'alcool, et qu'à côté de l'alcoolisme par l'alcool, nous connaissons aussi l'alcoolisme par le vin pris en excès, surtout quand l'un n'empêche pas l'autre.

D'ailleurs, en 1904, la moyenne de consommation d'alcool est remontée à 4 litres 25.

Non moins suggestif est le chiffre représentant le nombre des débits de boissons à la suite de la loi de 1880 qui a abrogé toute réglementation des cabarets.

Dans les 6 mois de la promulgation de cette loi, il y a eu en France, ouverture de dix mille (!) débits nouveaux. Dans les dix années qui ont suivi, on en compte 70.000!

Il y en a actuellement cent dix mille de plus qu'en 1879, de telle façon qu'aujourd'hui, il y a en France quatre cent soixante quatre mille (464000!) débits!

Il y a à Paris un débit pour trois maisons; et en France, un débitant pour 83 habitants — ou pour 30 hommes. «La trentième partie des français exerce ses talents derrière un comptoir de zinc, à verser à boire, et à faire boire... La proposition de M. Guérin, rapporteur du projet de loi, ramenait les débits à 1 pour 300 habitants. De 464.000, leur nombre tombait en France à 130.000 et à Paris de 30.000 à 8.000. Il paraîtra à chacun que cela suffisait. Les plus malins des cabaretiers auraient dû appuyer la loi; leur commerce y aurait gagné, et leurs talents auraient pu se manifester d'une manière plus remarquable; car, à l'heure actuelle, le nombre des faillites de marchands de vin et de débits de boissons atteint 42 à 45 p. 100 du chiffre total de celles-là...»

* * *

Comment combattre la tuberculose sur les navires de guerre. — Si tels sont les ravages de l'alcoolisme en général, on comprend qu'il puisse entrer comme un élément de première importance dans la fréquence de la tuberculose chez les marins. Ceux-ci, comme les soldats, peuvent être tuberculeux avant leur enrôlement ou après. Avant — et, dans ce cas, un choix plus rigoureux de ces marins s'impose. Mais il ne suffit pas de faire un examen sérieux de l'homme à son arrivée, et de prendre des mesures rigoureuses de prophylaxie à bord pour éviter l'apparition de la tuberculose. Des exemples précis ont montré cette maladie naissant malgré les précautions les plus détaillées prises par les médecins sur leurs navires.

En outre, elle éclate généralement dans la première année de service.

On peut, à ce point de vue, diviser la tuberculose en deux catégories: l'une précoce, due plutôt à l'évolution de germes préexistants à l'entrée dans la flotte, l'autre tardive, chez des hommes contaminés pendant le service.

Et l'une des causes de cette contamination, pour le Dr. Henry Thierry, est l'insalubrité de l'habitation à bord des navires de guerre.

Le navire de guerre est quelque chose de tout à fait spécial. Ce n'est pas une habitation dans le sens ordinaire du mot, mais une réunion de locaux servant aux usages les plus divers et resserrés dans le plus petit espace possible. C'est un hôtel, mais aussi une usine, un parc d'artillerie, une place forte, un hôpital, un château d'eau, un magasin, une mine, que sais-je encore?...

Bref, c'est un ensemble souvent complexe et plus important que beaucoup de petites cités. Il en résulte pour le navire deux vices radicaux au point de vue de l'hygiène: l'encombrement et la promiscuité. L'encombrement lui-même est de deux ordres, matériel et humain: celui-là restreignant le cube d'air trop petit déjà mis à la disposition de la garnison qui peuple le navire.

Certains navires, en effet, ont un équipage de 6 ou 700 hommes qui vivent dans toutes les parties, même les plus profondes. La promiscuité va jusqu'à un point que ne peuvent imaginer ceux qui n'ont pas vécu sur un navire. Celle des lycées, des casernes, n'est rien en comparaison. Un autre vice, au point de vue de l'hygiène, tient à ce que, aujourd'hui, tous les navires (à quelques exceptions près) sont construits en fer, et divisés, pour la sécurité, en d'innombrables compartiments. Il en résulte, d'une part, des températures extrêmes, avec transition brusque des uns aux autres, et avec humidité marquée de l'atmosphère, surtout la nuit; d'autre part, la stagnation de l'air, si on ne l'oblige pas à circuler.

En outre, les conditions hygiéniques sont absolument différentes au-dessus ou au-dessous du pont cuirassé. Au-dessus, l'équipage peut vivre à l'air, à la lumière, dans des conditions acceptables. Mais au-dessous, en franchissant le pont, on change absolument de monde: les sous-sols des maisons de ville, et les ateliers les plus insalubres ne peuvent en donner une idée. Les mines seules fourniraient un point de comparaison. Ici, l'air confiné et vicié, la lumière artificielle, la chaleur humide et parfois extrême;

c'est le climat équatorial, aggravé du confinement. C'est donc là une cause d'affaiblissement, d'anémie permanente pour le personnel qui habite ces caves... Tel chauffeur subit, au service, des températures de 40, 50, 60° et plus; son quart fini, en une minute ou deux, le temps de monter une échelle, il couche dans un milieu de 16, 18°, et moins encore dans l'hiver des pays du Nord. Que d'occasions de gagner une bronchite, une fluxion de poitrine!...

Si nous ajoutons que la ventilation, la direction de la température sont des plus défectueuses, on comprendra que le séjour sur de pareils bâtiments crée une prédisposition terrible à la maladie qui atteint surtout les épuisés, ceux qui manquent d'air et de lumière, à la tuberculose.

Le lavage du linge, la désinfection, l'installation des closettes ne sont pas moins rudimentaires. Est-ce qu'un navire de guerre ne devrait pas, très souvent, être soumis à une désinfection complète, ne serait-ce que pour opérer la destruction des rats (comme on le fait dans les ports de commerce)? Ces désinfections auraient, en outre, l'avantage de détruire la vermine de toute espèce qui pullule à bord.

Pour empêcher la propagation de la tuberculose par contagion interhumaine et assainir d'autant l'habitation maritime, il est indispensable que tous les tuberculeux soient éliminés aussitôt que reconnus. Là, comme dans l'armée de terre, le triage rigoureux des hommes s'impose.

Telles sont les causes de la tuberculose sur les navires de guerre.

* * *

II. — *Dans la marine marchande*. — Dans la marine marchande, au contraire de ce qu'on pourrait supposer, le mal n'est guère moins grand, hélas! — ainsi que l'ont montré, dans une très consciencieuse étude, les Drs. Raybaud et Bruneau.

Les auteurs se sont adressés, pour établir leur statistique, aux registres de l'hôpital de la Conception de Marseille. Tous les malades débarqués des navires qui fréquentent le port de Marseille, sont, en effet, envoyés à cet hôpital. Le tableau suivant porte sur le nombre total des malades qui pendant la période décennale de 1892 à 1901 ont été admis à l'hôpital dans les services de médecine et de chirurgie et le nombre de ceux d'entre eux qui ont été diagnostiqués tuberculeux.

Années	Nombre de malades entrés dans les services de:		Nombre de malades soignés par tuberculose dans les services de:		Proportion des tuberculeux
	Médecine	Chirurgie	Médecine	Chirurgie	Malades de médecine seuls
1892	409	346	33 (+ 7)	8	8,06 p. 100
1893	471	368	27 (+ 1)	3	5,69
1894	411	376	21 (+ 8)	3	5,07
1895	429	390	33 (+ 6)	3	7,69
1896	418	422	34 (+ 7)	4	8,13
1897	401	350	53 (+ 11)	3	13,21
1898	391	351	13 (+ 12)	3	3,32
1899	386	391	28 (+ 3)	8	7,25
1900	376	259	25 (+ 4)	4	6,64
1901	364	413	20 (+ 9)	3	3,96
Total décennal	4.062	3.455	296 (+ 72)	46	7,28

«Nous avons compté séparément les cas chirurgicaux et les cas médicaux, ces derniers ayant beaucoup plus d'importance que les tuberculoses externes, dont la proportion est très faible. Dans la colonne des cas de tuberculose médicale, nous avons noté, entre parenthèses, le nombre des malades sortis avec un diagnostic qui laisse soupçonner une affection bacillaire, pleurésie simple ou bronchite chronique; quoique ces diagnostics soient assez souvent indiqués par euphémisme, nous n'en avons pas tenu compte autrement dans notre statistique, mais nous avons jugé utile de les noter, en marge de la tuberculose avérée.»

On voit que c'est l'appareil respiratoire qui fournit le plus grand nombre de localisations de la tuberculose. Sur un total de 296 tuberculoses, en dix ans, les affections pulmonaires, bronchitiques et laryngées, comptent pour 287 cas.

La répartition de ces cas suivant les âges a montré aux auteurs que, au-dessous de 25 ans, les tuberculeux sont en petit nombre. D'ailleurs, la marine marchande emploie assez peu d'hommes de cet âge, les inscrits maritimes étant alors au service de l'État. Par contre, la tuberculose sévit surtout de 25 à 30 ans, l'âge des excès; la proportion est moindre de 30 à 40 ans, quoique encore élevée; elle baisse fortement après 40 ans et plus encore après 50 ans: la sélection et la lutte pour la vie ont peu à peu éliminé les débiles et les prédisposés.

«Il n'est pas sans intérêt, disent les drs. A. Raybaud et A. Bruneau, de signaler que la proportion des tuberculoses pulmonaires par rapport aux autres formes de l'infection bacillaire s'élève constamment avec l'âge des malades. Les localisations pulmonaires n'en sont notées, au-dessous de 20 ans, que dans 47 pour 100 des cas; la proportion est, entre 20 et 25 ans, de 64 p. 100; entre 25 et 30 ans, de 86 p. 100; de 30 à 40 ans, de 86 p. 100; entre 40 et 50 ans, de 91 p. 100; entre 50 et 60 ans, de 93 %.

«Cela semble indiquer que la contamination accidentelle joue dans la propagation du mal un plus grand rôle que les prédispositions diathésiques des sujets.»

«Si l'on examine la fréquence de la tuberculose suivant l'emploi des matelots, le rôle et le grade du personnel, suivant la spécialité des hommes, on voit qu'elle frappe surtout les chauffeurs et les mécaniciens, exposés à des températures élevées dans un air humide et confiné, et par suite, atteints d'anoxyhémie chronique qui les prédispose, dans une large mesure, à toutes les infections. Les gens de service fournissent un nombre considérable de malades: habitudes d'alcoolisme surtout! Les matelots de pont sont moins atteints: en dépit des brusques changements de température auxquels ils sont soumis, leur service leur permet au moins de respirer de l'air pur et de voir la lumière du jour... Notons, d'autre part, chez les mousses et novices la prédominance de tuberculose externe, ostéites et adénites, qui montre que le métier de marin ne laisse que bien peu bénéficier ceux qui le pratiquent des heureux effets que pourrait avoir sur ces tuberculoses locales l'atmosphère marine ambiante.»

Au point de vue de la gravité de l'évolution tuberculeuse chez les marins du commerce, les drs. Raybaud et Bruneau font justement observer que la statistique est particulièrement difficile, parce que les hommes sont soumis, par les armateurs peu soucieux de prendre des tuberculeux à leur service, à des visites médicales répétées qui éliminent tout tuberculeux confirmé. Leur statistique obituaire n'a donc pu porter que sur les cas à évolution assez rapide pour n'avoir pas laissé à l'armateur le temps d'éliminer le malade à la faveur d'une amélioration temporaire. Les sujets atteints de lésions chroniques sont nécessairement en dehors de leur relevé, s'ils meurent après avoir quitté la profession maritime. Malgré cela, ils ont trouvé que la moyenne de la mortalité, par rapport au chiffre global des tuberculeux, atteint 20,46 p. 100; et que la tuberculose pulmonaire, pour son compte, cause 22 p. 100 de décès par tuberculose. Ces proportions sont déjà très élevées; mais dans ce milieu, soumis à une épuration constante par des visites médicales répétées, elles acquièrent une signification encore plus sérieuse en montrant la fréquence des cas à évolution rapidement grave.

À un autre point de vue les Drs. Rayband et Bruneau ont évalué les charges pécuniaires que la tuberculose impose à la marine marchande, ils arrivent à conclure que la tuberculose coûte en moyenne, pour les seuls marins traités à l'hôpital de Marseille, 1.500 journées de maladie par année moyenne, à la charge des armateurs. Les compagnies de navigation ne feraient donc pas un mauvais calcul en consacrant quelques capitaux à lutter contre la tuberculose.

* * *

Comment combattre la tuberculose dans la marine marchande. — Plus que partout ailleurs, en effet, il est possible et nécessaire d'organiser, dans la marine marchande, la croisade contre le fléau tuberculeux. Cela est possible parce que, mieux que dans aucun autre milieu, le diagnostic pourra être fait de bonne heure, grâce à la fréquence des examens médicaux. Cela est possible encore, parce que le problème financier est simplifié par l'obligation qui existe déjà pour l'employeur de soigner son employé malade. Cela est nécessaire enfin, parce que, dans la marine marchande, pourvoyeuse des équipages de notre flotte de guerre, il est peut-être plus indispensable qu'ailleurs de faire, suivant les termes de M. Léon Bourgeois, «le maximum d'efforts pour conserver et accroître le capital humain, dont la moindre parcelle ne peut être perdue sans une atteinte à la sécurité et à la grandeur d'un pays.»

«Il y a donc lieu de poursuivre un double but, de satisfaire à un double devoir : on doit préserver les non tuberculeux, on doit aussi guérir ceux qui sont déjà frappés.»

Pour préserver les non tuberculeux, il faut, d'une part, les mettre dans les meilleures conditions de résistance, d'autre part, éliminer les foyers de contagion... «Les mesures prophylactiques générales, dit L. Vincent, résident dans les indications suivantes : s'efforcer de diminuer l'encombrement, éviter le surmenage, améliorer par tous les moyens possibles l'alimentation; agir, en un mot, sur toutes les causes de déchéance physique.»

Comme pour la marine de guerre, afin d'éviter l'encombrement, il conviendrait d'exiger pour les postes d'équipage un cube d'air en proportion avec le personnel qu'ils doivent loger.

Le mode de couchage par couchettes superposées comme les tiroirs d'une armoire est aussi insalubre et barbare que possible. Pourquoi ne pas préférer le hamac qui prend moins de place encore, autour duquel l'air circule librement, qui peut être lavé et désinfecté avec la literie?... Dans la marine de l'État, où les sous-officiers ont leurs chambres pourvues de couchettes, on a noté que la transmission de la tuberculose était beaucoup plus fréquente dans ces locaux étroits et encombrés que dans les postes de matelots munis de hamacs.

Que dire de la ventilation qui, dans les fonds du navire, les machines et les soutes, est à peu près nulle? Les mécaniciens et les chauffeurs vivent là dans un air tellement confiné qu'il est pestilentiel... Quoi d'étonnant qu'ils soient les premiers et les plus souvent frappés dans tout l'équipage?

Telles sont, en y comprenant ici, comme partout, la croisade sans merci contre l'alcoolisme, les mesures propres à augmenter la résistance des matelots à la maladie.

Mais il faut encore, nous l'avons dit, éliminer les foyers de contagion.

Les mesures qu'il conviendrait d'imposer, tant dans la marine de l'État que dans la marine marchande seraient: l'interdiction de cracher sur les ponts; l'installation de crachoirs remplis d'une solution antiseptique; la suppression du balayage à sec et de l'époussetage; l'isolement des tuberculeux qui doivent être débarqués aussitôt que possible et désinfection de tout leur matériel de couchage.

Bref, il nous semble que nous nous sommes assez étendus sur cette question de la tuberculose dans la marine pour en montrer tout l'intérêt au point de vue de la transmissibilité internationale. Aussi les mesures de protection qu'elle appelle doivent-elles être aussi d'application internationale, et faire partie de cette police sanitaire entre les peuples qui les protège contre les maladies transmissibles à distance et d'exportation.

*
* *

Les mesures de défense maritime antituberculeuse doivent être d'ordre international. — Qu'il s'agisse de la marine de l'État ou de la marine marchande, la tuberculose y sévit avec rage, et ses coups sont une menace non seulement pour les malheureux matelots, qui en sont à la fois les premières victimes et les propa

gateurs, mais encore pour les pays eux-mêmes où les navires infectés pénètrent et font escale.

Sans compter que la contagion peut s'opérer non seulement
d'homme à homme, c'est-à-dire du matelot tuberculeux à celui
qui ne l'est pas, ou à l'entourage avec lequel il vit à son débar-
quement, mais qu'elle peut encore s'exercer indirectement par
l'intermédiaire des objets de commerce, des denrées manipulées
ou transportées par les hommes de la marine marchande.

Comment veut-on que des objets, des denrées alimentaires
(viandes, œufs, beurre, fromages — linge, laine etc....) ayant séjourné des semaines ou des mois dans un bateau contaminé au
milieu d'un équipage tuberculisé pour un quart des hommes, ne
soient pas eux-mêmes les véhicules inévitables des germes morbides ? Il est très bon, comme nous le disions, d'adopter des mesures d'observation, d'isolement, et de désinfection rigoureuse vis-
à-vis du choléra, de la peste ou de la fièvre jaune. — Mais il
n'apparaît pas moins urgent, en présence des faits que nous venons de montrer, des chiffres que nous avons cités, de se protéger
de la même façon contre la contagion internationale de la tuberculose.

Aussi cette prophylaxie internationale est-elle de ces questions vitales qui auraient dû solliciter l'étude pratique de l'Office
Central de Berlin. Il n'en est pas qui méritent davantage d'être
mises à l'ordre du jour des discussions sociales et scientifiques.

Deux ordres de faits prouvent encore la diffusion générale
de la tuberculose par l'accroissement des trafics, des transports
et des voyages : c'est l'apparition relativement récente de la tuberculose dans des contrées où elle était ignorée ; c'est aussi la
tuberculisation progressive des campagnes, l'envahissement tuberculeux rural.

Nous venons de voir de quelle fréquence est la tuberculose
dans les diverses marines.

La même constatation faite dans le personnel des chemins
de fer va venir à l'appui de la nécessité d'une réglementation des
rapports internationaux en tant que mesures de prophylaxie anti-
tuberculeuse.

* * *

La tuberculose dans les chemins de fer. — A plusieurs reprises,
cette question de la contagion tuberculeuse par les chemins de
fer a été étudiée par nous. Nous avons fait, il y a plusieurs

années, à un Congrès de la Tuberculose, une communication sur ce sujet.

Nous avons cité à l'appui de ce mode de transmission bacillaire plusieurs observations de voyageurs de commerce qui, sans contact avec d'autres tuberculeux, sans prédisposition héréditaire, se sont bacillisés par le seul fait de passer fréquemment des nuits dans les compartiments de chemins de fer. Nous avons appelé aussi l'attention des pouvoirs publics sur l'absence de toutes conditions d'hygiène et même de mesures de propreté élémentaire dans nos wagons. Nous avons ramassé au cours de nombreux voyages des parcelles de poussières prélevées dans les wagons; nous nous en servîmes pour des examens microscopiques et pour des inoculations expérimentales.

Dès cette époque (1893), nous déclarâmes à la suite de ces observations, de ces examens microscopiques et de ces inoculations animales que les chemins de fer français et étrangers si mal tenus constituaient un véritable danger pour la santé publique.

Nous avons, depuis lors, poursuivi nos recherches sur ce point.

Elles peuvent se grouper en trois catégories:

    1.° Examen des poussières et leur ensemencement;

    2.° Inoculation de ces poussières à des lapins;

    3.° Observations cliniques.

1.° — Nous n'avons accordé de préférence à aucune Compagnie, et les poussières ont été ramassées au hasard des voyages... Il nous était facile d'en recueillir dans les wagons en étalant simplement un journal sur la banquette de première ou de deuxième classe... Après trois ou quatre heures de voyage, on peut réunir toujours une quantité suffisante des poussières qui, sous l'influence de l'ébranlement de la voiture, s'élèvent très abondantes dans l'atmosphère.

Nous n'avons pas pris la peine de compter le nombre d'agents pathogènes contenus dans chaque échantillon de ces poussières. Ce que nous avons pu constater comparativement, c'est que les compartiments de première et de deuxième classe renfermaient un plus grand nombre de germes que les wagons de troisième classe... Quant aux bactéries trouvées dans ces poussières ou développées dans une culture, nous avons trouvé surtout les différentes variétés de streptocoques et de staphylocoques, rarement des bâtonnets ressemblant au bacille de Koch; nous n'avons jamais pu obtenir avec ces débris une culture pure de ces bacilles.

II.º — Par contre, il nous a été facile de démontrer par l'inoculation la présence du bacille de la tuberculose.

Nous avons inoculé ces poussières à 160 lapins, dont 7 succombèrent à la phthisie et 152 à des maladies septiques variées.

M. le Dr. Petri qui a fait des expériences similaires en Allemagne, arrive aux résultats suivants: sur 117 cobayes ayant été inoculés avec des poussières ramassées dans les différents wagons, 45 succombèrent de maladies infectieuses variées (péritonite — œdème malin — abcès ou tétanos), et trois devinrent tuberculeux. Le même auteur ramassa sur le plancher même des compartiments des poussières qui furent inoculées à une nouvelle série de cobayes. Sur 93 animaux, 28 succombèrent de maladies infectieuses aiguës causées par la matière inoculée, et trois furent reconnus tuberculeux, les autres restèrent bien portants.

Les poussières des wagons, que ce soient celles qui voltigent dans l'atmosphère ou celles qui reposent sur le plancher, contiennent donc de nombreux germes nocifs, et notamment le bacille de Koch.

III.º — Restent les observations cliniques qui, si elles n'ont pas la précision scientifique des documents relatés ci-dessus, doivent cependant être prises en considération. En 1893, lorsque nous avons déclaré avoir trouvé fréquemment la tuberculose chez les voyageurs de commerce, nous avons rappelé aussi le cas de sept jeunes Allemands qui, ayant fait ensemble un long voyage dans le même compartiment, devinrent tous tuberculeux. Le rapporteur de ces observations n'a pu examiner ni expérimenter les poussières du wagon incriminé. Depuis cette époque, les observations cliniques ont porté sur cette catégorie de travailleurs — et nous avons pu noter 327 cas de voyageurs de commerce qui sont devenus phthisiques.

Avant de préciser l'âge et l'origine de nos sujets, disons que la plupart de ces tuberculeux n'ont jamais été exposés à des privations: le voyageur de commerce gagne généralement bien sa vie et même une existence confortable. Peut-être est-on en droit de lui reprocher, d'une façon générale, des excès vénériens et des abus de table.

De nos 327 malades, dont l'âge variait de 24 à 55 ans, 49 étaient issus directement de parents morts de la phthisie; 61 comptaient des tuberculeux parmi leurs collatéraux ou des parents plus ou moins éloignés. Enfin, 217 sujets ne connaissaient absolument aucun des leurs atteint de la tuberculose. La plupart faisaient de longs voyages et passaient fréquemment la nuit en chemin de fer. Affirmer que tous avaient été contaminés par les poussières de nos wagons, ce serait évidemment aller un peu loin, car il existe nombre d'autres causes de contagion bacillaire auxquelles nos voyageurs de commerce étaient exposés. Nous avons cependant le droit de constater cette extrême fréquence de la tuberculose chez des gens obligés, par leur profession, de vivre souvent dans les wagons — et la présence du bacille de Koch dans ces wagons.

Nous pouvons donc conclure sur ce point avec Brouardel : ... «L'industrie des chemins de fer a, pour la propagation de la tuberculose, sur toute l'étendue du territoire, une influence comparable à celle des armées de terre et de mer.

«Les employés et agents des chemins de fer constituent, après l'armée, le groupement le plus important. La Compagnie du Nord, à elle seule, compte plus de 41.000 employés... De plus le matériel des chemins de fer sert à transporter des milliers de voyageurs et d'employés qui, s'ils sont atteints d'affections transmissibles et particulièrement de tuberculose, disséminent le germe de la maladie... on est en droit d'exiger que les moyens de transport mis à la disposition d'un public de jour en jour plus nombreux, ne deviennent pas eux-mêmes des agents de transmission.»

A côté des trains territoriaux qui ne circulent que sur les lignes françaises, de plus en plus nombreux sont aussi les convois de marchandises, les express européens, les trains internationaux qui sillonnent toutes les lignes ferrées de l'Europe, franchissant les frontières — et faisant un trafic intense de voyageurs et de marchandises entre les diverses nations.

Il n'y a donc pas un intérêt seulement national, il y a encore un intérêt européen, universel, à ce que les voies de communication internationale ne deviennent pas les véhicules des maladies transmissibles. Echanges de denrées alimentaires, d'objets de toilette, de vêtements, transports de fourrures, de lainages, de toiles... transports, enfin, de voyageurs — il faut, désormais, que ces actes qui font partie de la vie des peuples ne soient plus quotidiennement autant de chances de diffusion tuberculeuse.

Il s'agit bien ici d'une transmission trans-montes et marine. Il s'agit d'échanges internationaux. Il y a des lois pour les régler. Il y a une police sanitaire internationale. Nous demandons que ses règlements ne soient pas muets sur les mesures de protection que comportent le négoce et les voyages de plus en plus intenses.

* * *

L'exode rural — la propagation de la tuberculose à la campagne. — Ce qui prouve encore, non seulement les progrès de la tuberculose, mais sa diffusion par les voyages, les contacts et les échanges, c'est le développement des cas tuberculeux dans les villages, c'est l'accroissement du fléau parallèlement au double mouvement qui attire les paysans vers les villes, pour s'y fixer, et qui les ramène au village pour s'y soigner, quand ils ont contracté la phthisie à la ville. Il y a là une cause de diffusion de la tuberculose qui s'étend maintenant par petits foyers multiples et successifs.

À cet égard, il est bon de remarquer que la mortalité s'accroît dans les campagnes, dans celles surtout où s'élèvent des usines ou des colonies agricoles qui sont une cause d'agglomération locale. Le dr. Durozoy, dans sa thèse sur *La Tuberculose au village*, en cite plusieurs exemples concluants. En particulier, il a comparé la mortalité générale d'un petit village de l'Oise en 1850 et 1900.

Pendant la première période de son relevé qui s'étend de 1844 à 1852, la mortalité moyenne par année, ramenée à 100 habitants, fut de 1,70 décès.

Tandis que dans la deuxième période, de 1894 à 1903, la mortalité s'élève à 2,78 par 100 habitants et par an.

Or, en examinant les diverses causes auxquelles peut être imputée cette augmentation, le dr. Durozoy n'en retient qu'une comme réelle et valable; c'est l'accroissement de la tuberculose.

Si donc la tuberculose se multiplie à la campagne, n'est-ce pas une preuve de plus que l'augmentation des contacts commerciaux et des relations interurbaines ou de villes à villages est aussi la cause de la diffusion tuberculeuse?

Concluons donc que chaque fois que les contacts se multiplient, qu'ils soient proches, comme ceux de villes à villages — ou éloignés comme ceux de nation à nation voisines — se multiplient aussi les chances de contage et de contamination tuberculeuse.

* * *

Distribution géographique de la tuberculose. — Ce qui le montre mieux encore, c'est d'étudier, avec le prof. Lancereaux, la distribution géographique de la *phthisie pulmonaire*. On se convaine que la tuberculose est une maladie, un apport de la civilisation... Les peuples, en effet, à l'état sauvage, ne connaissent pas la phthisie pulmonaire. Les kirghis, qui habitent les steppes de la Russie, pas plus que les indiens qui vivent dans les prairies à l'ouest des États-Unis, et du reste toutes les peuplades sauvages sont exemptes de cette maladie. Ce fait indiscutable peut être diversement interprété, mais il est manifeste qu'il ne doit être attribué ni à la température, ni à la race, car dans la Guyane française comme au Canada, les individus de même race ou de race différente, indiens ou nègres, sont préservés ou atteints, suivant qu'ils vivent à l'état sauvage ou à l'état de domestication.

La tuberculose pulmonaire, du reste, n'existait pas dans l'Amérique du Nord avant l'arrivée des Européens. Un observateur distingué, le dr Rush, faisait remarquer qu'à la fin du siècle dernier la phthisie pulmonaire était inconnue parmi les indiens de cette contrée, et il ajoutait qu'elle était peu connue parmi les premiers citoyens des États-Unis. «Toutefois, si cette maladie fut rare chez les premiers colons qui abattaient les forêts et cultivaient les terres, elle ne tarda pas à devenir de plus en plus commune, au fur et à mesure de l'établissement des villes, et alors qu'aux durs travaux et aux professions actives succédait la vie sédentaire inhérente à toute civilisation; mais c'est surtout dans les grandes villes industrielles que ce mal sévit avec plus d'intensité, à tel point qu'aujourd'hui la tuberculose n'est pas moins fréquente en Amérique qu'en Europe. Ce qui a été observé en Amérique s'est vu dans toutes les contrées: Australie, Afrique, etc..., qui ont passé de la vie sauvage à un état de civilisation avancée. Partout, en effet, on a pu constater que la phthisie, rare ou inconnue tout d'abord, se développait de plus en plus, au fur et à mesure que se produisaient des agglomérations d'individus...»

Rien ne montre mieux, jusqu'à l'évidence, que la Tuberculose est une *maladie d'exportation* et si on ne veut pas l'échanger comme on échange l'objet d'un trafic ou une marchandise, il faut que soient réglées les conditions internationales de ces échanges. La tuberculose, maladie d'exportation, réclame une prophylaxie internationale. C'est affaire de police sanitaire!

* * *

Ce que devra étudier et imposer un Office central de prophylaxie internationale. — C'est pour cela qu'un Office central, un

Bureau international antituberculeux comprenant sa mission devrait mettre à l'étude et promulguer tout un Code de prophylaxie internationale. Ce n'est pas évidemment du jour au lendemain qu'une loi de police sanitaire aussi importante, aussi difficile à élaborer et qui toucherait à tant de points des relations, des communications, des trafics, des échanges entre les peuples, pourrait être mise sur pied et recevoir une application commode, pratique et efficace.

Il faudrait qu'à ces assises de la prophylaxie antituberculeuse internationale chaque nation fût représentée par des rapporteurs — médecins, jurisconsultes, marins, etc... — et pût défendre les intérêts qu'un code trop rigoriste ou des mesures par trop détaillées pourraient compromettre. Il n'est pas question d'apporter une entrave, de mettre une restriction au commerce et à la marine... Il est seulement urgent de les rendre inoffensifs pour la santé des peuples et de veiller à ce qu'ils ne deviennent pas les agents de propagation de la tuberculose. Comment dans les divers pays et surtout dans les ports, dans ces stations maritimes qui sont des villes cosmopolites, où se choquent et s'entrecroisent les populations les plus mélangées, — comment instituer des visites sanitaires, comment prendre contre les passagers, vis-à-vis des bâtiments de transport, vis-à-vis des denrées importées, des mesures qui garantissent la santé publique?...

Comment réaliser, dans ces villes, la propreté, la salubrité des hôtels? Comment éviter que des chambres, habitées pendant quelques jours par des tuberculeux qui font une halte pendant un long voyage, sur la terre ferme, à leur sortie du bateau, ne deviennent un danger pour le voyageur qui y couchera la semaine suivante?

Comment assurer dans la marine, qu'il s'agisse de la marine de guerre ou de la marine marchande, une meilleure répartition du personnel, de plus sérieuses précautions contre la propagation de la tuberculose? Comment devront être construits les bâtiments pour que l'existence y soit moins dangereuse et qu'ils ne recèlent pas dans leurs flancs de véritables foyers pestilentiels?...

Quelle sera sur les bâtiments de guerre ou de commerce l'hygiène de l'équipage, du personnel, des machinistes — et aussi celle des passagers? Quelles garanties sanitaires doit-on exiger d'eux pour qu'ils ne deviennent pas, sur ces petites villes flottantes, où la vie est si ramassée, si concentrée, au cas où ils seraient malades, de redoutables foyers d'une contagion d'autant plus inévitable que l'isolement est plus difficile et la cohabitation plus dense et plus intime?...

À côté des mesures qui s'imposent — visites sanitaires, examen des objets d'importation — construction plus hygiénique des bâtiments — meilleure hygiène à bord, etc..... — il faudra toujours faire une large place aux mesures qui ne s'imposent pas, mais qui s'apprennent, nous voulons dire à l'instruction et à l'éducation sanitaire des passagers, des équipages, des populations maritimes, etc...

Chaque navire devrait être ainsi un centre, non pas de contamination morbide — mais de vulgarisation hygiénique et antituberculeuse; le médecin du paquebot, le médecin de marine, devrait sur son bâtiment faire à l'équipage et aux passagers de courtes conférences sur les mesures pratiques de prophylaxie individuelle et collective, dire quelles sont les précautions à prendre selon les contrées qu'on traverse, vis-à-vis des maladies auxquelles on est le plus exposé, comment on peut les éviter par la sobriété, la propreté... et tenir la main à ce que, à côté des mesures générales qui se prescrivent en bloc et peuvent faire l'objet d'un règlement, il ne soit commis aucune infraction à l'hygiène individuelle...

C'est ainsi que, au cours d'un voyage, le passager pourrait apprendre, touchant sa santé, les précautions à observer, les maladies contagieuses, les grands fléaux qui déciment l'humanité, ici le choléra, là la fièvre jaune, ailleurs la peste et partout la tuberculose — des notions pratiques de défense.... Les voyages, les échanges commerciaux, les croisières ou les lointaines explorations autour du monde deviendraient par là, non pas des occasions de propagations morbides, mais de vulgarisation scientifique. Chaque bâtiment serait comme une école mutuelle flottante d'hygiène et de salubrité.

Car, puisque les maladies se transportent, s'importent et s'exportent, pourquoi n'en serait-il pas de même de l'instruction hygiénique, de la science pratique, et pourquoi la bonne parole, la parole de vie et de santé, l'enseignement fécond qui doit protéger l'homme contre le mal, les nations contre les calamités mondiales, ne serait-elle pas portée, par ces moyens, aussi loin que le mal lui-même?

C'est à l'homme qu'il appartient de trouver le remède toujours à côté du mal. Chaque fois que le remède peut se décréter et faire l'objet d'un règlement, il doit l'imposer; mais il ne perdra pas de vue qu'il n'est pas d'hygiène collective pratique de possible, sans hygiène individuelle — et que toute l'hygiène individuelle tient dans un seul mot: l'éducation hygiénique de l'individu!

C'est donc aussi à la vulgarisation des notions de prophylaxie individuelle, que devrait travailler le Comité central de prophylaxie antituberculeuse.

Ce qui doit être imposé, ce qui doit être enseigné pour prévenir la prophylaxie de la tuberculose, tel est tout le programme auquel devrait d'abord se consacrer un Office central, c'est-à-dire qui a mission de centraliser, pour les répandre ensuite en lointains et bienfaisants rayons, les mesures et les notions de prophylaxie internationale!

CONCLUSIONS

La prophylaxie antituberculeuse doit être internationale. Il y a des essais nés d'hier qui ont donné déjà mieux que des espérances, qui gagneraient à être étudiés, comparés, améliorés au cours d'une conférence internationale.

Nous estimons en effet que la prophylaxie antituberculeuse doit être internationale. L'hygiène internationale a eu surtout pour objet, jusqu'à ce jour, de préserver les nations européennes de maladies de formes épidémiques toutes spéciales et qui sont jusqu'ici en réalité au nombre de trois: le choléra, la peste et la fièvre jaune. On objecte que la tuberculose ne ressemble en rien à ces maladies épidémiques, qu'elle revêt plutôt un caractère endémique. Cela est inexact au vrai sens du mot. On sait en effet que certaines tribus sauvages sont restées longtemps indemnes du bacille de Koch, dont elles sont devenues tributaires le jour où les races civilisées sont venues leur apporter la néfaste contagion. La tuberculose, qui est une maladie purement contagieuse et épidémique, a une allure différente des épidémies ci-dessus citées et voilà tout.

Mais, comme elles, la bacillose est épidémique et évitable. C'est même, d'après nous, la plus épouvantable des épidémies, car son bacille pathogène est si vivace qu'il dépasse en virulence et en persistance la plupart des autres microbes pathogènes. Tout comme nous-même, le bacille de Koch peut faire de longs voyages sans mourir; il peut traverser, franchir des frontières, et il les passe, hélas, trop souvent, pour aller d'un pays à un autre avec les échanges commerciaux de toutes sortes, par les wagons de chemin de fer, par les navires. C'est pourquoi nous déclarons qu'un effort isolé d'une nation ne sera jamais sanctionné d'un résultat certain, définitif. La prophylaxie la plus logique, la plus réglementée, appliquée dans un pays unique, n'atteindra jamais le but espéré si les pays limitrophes et même éloignés ne prennent des mesures prophylactiques à peu près semblables. Dès lors nous sommes en droit de nous demander pourquoi la prophylaxie tuberculeuse ne ferait pas l'objet d'une législation sanitaire internationale?

Pourquoi ne serait-elle pas débattue au sein d'une conférence comme celles qui, à Rome en 1865, à Venise en 1892, à Dresde en 1893, à Paris en 1894, à Venise en 1897, fixèrent les moyens communs de défense contre le choléra, la peste, la fièvre jaune?

Une commission composée de représentants autorisés par les diverses nations recevrait la mission de comparer entre elles les mesures qui dans leurs pays respectifs seraient apliquées et donneraient les meilleurs résultats.

Cette commission internationale, avec une organisation bien établie, aurait pour mandat de rédiger une sorte de code prophylactique international contre la tuberculose, code qui, une fois adopté, aurait force de loi dans tous les pays.

Nous pensions un moment que le Bureau central international pour la lutte contre la tuberculose, dont le siège social est à Berlin, allait provoquer la réunion d'une commission universelle ayant pour but unique d'étudier ces mesures de prophylaxie internationale. Tout en rendant hommage au zèle de ce Bureau central, nous avouons que nos espérances ont été déçues et que jusqu'à ce jour ce problème si intéressant n'a pas été examiné. Peut-être l'avenir nous réserve-t-il une agréable surprise.

S'il est une question qui soit d'essence universelle, qui mérite l'attention et la vigilance des savants du monde entier, c'est bien celle de la tuberculose. Elle ne peut recevoir de solution efficace que de l'union des intelligences et des bonnes volontés de toutes les nations.

THÈME — **MÉNINGITES GÉRÉBRO-SPINALES**

Par M. le Prof. **ANTON WEICHSELBAUM** (Wien)

Begriff

Da bei jeder Meningitis die Entzündung sich gelegentlich von den inneren Hirnhäuten auf die inneren Rückenmarkshäute fortsetzen kann, so würde die Bezeichnung: Men. c.-sp. eigentlich auf jede Form von Meningitis passen. Gewöhnlich versteht man aber unter Men. c.-sp. jene Form, welche die Fähigkeit zum *epidemischen* Auftreten hat und deshalb auch als Men. c.-sp. *epidemica* bezeichnet zu werden pflegt. Das vorliegende Referat wird sich vornehmlich mit dieser Form befassen.

Etiologie.

Ueber die Frage, ob die Etiologie der Men. c.-sp. epid. eine *einheitliche* ist, sind die Ansichten noch geteilt. Als sicher kann aber betrachtet werden, dass jede Form von Men. c.-sp., welche eine gewisse Neigung zum intermittierenden oder chronischen Verlaufe zeigt und grosse langdauernde Epidemien zu bilden vermag, stets durch den Micrococcus meningitidis cerebro-spinalis, für welchen ich früher die Bezeichnung: Diplococcus intracellularis meningitidis gebraucht hatte, verursacht wird. Derselbe stellt eine gut charakterisierte Bakterienart dar u. z. sind von seinen Eigenschaften folgende hervorzuheben: Er kommt als Diplococcus oder in Tetraden vor, findet sich im Organismus häufig innerhalb von Eiterzellen, ist Gram negativ, wächst nur bei Bruttemperatur [1] u. z. am besten auf Serum- oder Blutagar, bildet im Organismus sowie in Kulturen ganz regelmässig sogen. Degenerationsformen, ist ein obligater Parasit und besitzt nur sehr geringe Widerstandsfähigkeit. Diese seine Haupteigenschaften bleiben immer, selbst in den spätesten Generationen unverändert.

Aus der bisher vorliegenden Literatur ist zu entnehmen, dass für die Men. c.-sp. epid. noch zwei andere Erreger in Betracht zu ziehen sind, nämlich der Diplococcus pneumoniae s. lanceolatus und der Streptococcus mucosus; doch sind von den durch sie erzeug-

---

[1] In einzelnen Fällen kann auch bei 21-12° C. auf geeigneten Nährböden ein spärliches Wachstum erfolgen.

ten Formen von Men. mit Sicherheit bisher nur ganz kleine Epidemien beobachtet worden, und der Krankheitsverlauf war stets ein ganz akuter.

Die Eigenschaften des erst genannten Erregers sind allgemein bekannt. Was den Streptococcus mucosus betrifft, so hat er zwar viele Eigenschaften mit dem Dipl. pneumon. gemein, unterscheidet sich aber von ihm vornehmlich dadurch, dass er lange Ketten und immer, auch in Kulturen Kapseln zu bilden vermag, dass er auf erstarrtem Blutserum nicht wächst und dass sowohl die Kulturen als das bei peritonealer Infection entstehende Exsudat eine exquisit schleimige Beschaffenheit zeigen.

Der Vollständigkeit halber soll noch bemerkt werden, dass bei der akuten Leptomeningitis, gleichgiltig ob sie sich auf die Hirnhäute beschränkte oder auch auf die Rückenmarkshäute übergriff, als Erreger ausser dem Tuberkelbazillus noch verschiedene andere Bakterien nachgewiesen werden konnten u. z. (mit Uebergehung einzelner sehr seltener oder zweifelhafter Fälle):

Streptococcus pyogenes.
Staphylococcus pyogenes.
Bazillus influenzae.
    „   pneumoniae.
    „   typhi abdominalis.
    „   coli communis.
    „   mallei.
    „   pestis.
    „   Fränkel-Welch (und ausserdem noch einige andere Arten von Anaerobien und Aerobien.

Es handelt sich aber hierbei durchwegs um Formen von Meningitis, welche immer oder fast immer nur *sekundär* dh. im Verlaufe einer Infektionskrankheit auftreten und, von letzterer abgesehen, niemals epidemisch werden. Wir ziehen sie daher weiter nicht in Betracht.

Pathologische Anatomie; Komplikationen der Men c.-sp. epid; Misch- und Sekundärinfektion.

Die pathologische Anatomie der durch den M. m. (¹) hervorgerufenen Form von Meningitis zeigt im Vergleich zu jener der anderen Formen keine sehr auffälligen Unterschiede.

(¹) Abgekürzte Bezeichnung des *Micrococcus meningitidis cerebro-spinalis.*

In den akut verlaufenden Fällen zeigt das *meningitische Exsudat* im allgemeinen dieselbe Beschaffenheit wie bei anderen Formen von Meningitis und kann mitunter selbst haemorrhagischen Charakter aufweisen.

Der angeblich grössere Fibringehalt des Exsudates bei der durch den Dip. pneumoniae bedingten Meningitis gegenüber den anderen Formen scheint nicht konstant zu sein. Da aber die durch den M. m. verursachte Meningitis nicht selten einen chronischen Verlauf nimmt und hierbei auch Exacerbationen vorkommen können, so findet man in solchen Fällen mehr minder deutliche regressive Veränderungen des Exsudates — dasselbe wird infolge fettig-körnigen Zerfalles zu einer schmierigen gelblichweissen oder seifenähnlichen Masse — oder bereits Organisationsvorgänge — das Exsudat erscheint dann derber und schliesslich durch Bindegewebe ersetzt — oder man findet nebst den geschilderten Veränderungen noch frisches, eitriges Exsudat. In den chronischen Fällen besteht mitunter die hauptsächlichste Veränderung in einem Pyo- oder Hydrocephalus internus, dessen Fortdauer durch einen bindegewebigen Verschluss des Foramen Magendie bedingt wird.

Bezüglich der Lokalisation des Exsudates ist zu bemerken, dass am Gehirn sehr häufig die Basis und das Kleinhirn bevorzugt werden, während am Rückenmark gegenüber anderen Formen von Men. c.-sp. keine Unterschiede bestehen.

Die Entzündung kann sowohl auf die Hirn- und Rückenmarksnerven als auch auf die Hirn- und Rückenmarkssubstanz übergreifen, während ihre Ex- und Intensität sehr verschieden sein und speziell im Gehirn zur Bildung von deutlichen encephalitischen Herden haemorrhagischen oder haemorrhagisch-eitrigen Charakters führen kann. An den Nerven können im späteren Verlaufe der Krankheit auch Degeneration und Atrophie beobachtet werden.

Von den übrigen Organen zeigen sich am häufigsten die *Nasen- und Rachenhöhle*, weniger häufig die *Nebenhöhlen* der ersteren und die *Paukenhöhle* von Entzündung in Form eines akuten Katarrhes befallen; der Erreger derselben ist offenbar der M. m., welcher freilich in ganz einwandsfreier Weise bisher fast nur im Exsudate der Nasen- und Rachenhöhle nachgewiesen wurde.

Von sonstigen Komplikationen sind noch anzuführen: *Ophthalmia acuta* (namentlich *Iridochorioiditis*), *Tonsillitis*, *Bronchitis*, *Lobulärpneumonie*, *Pleuritis*, *Peri- Endo- und Myocarditis*, *Hepatitis*, *Nephritis*, *Cystitis*, *Urethritis*, *Colpitis*, *Epididymitis* und *Arthritis* (besonders des Kniegelenkes); die häufigste dieser

Komplikationen scheint die Arthritis zu sein. Sonst werden ausser parenchymatöser Degeneration der Leber, Nieren und des Myocards und einem mehr oder weniger ausgesprochenen Milztumor noch beobachtet: sehr häufig *Herpes*, dann mitunter Petechien der Haut und Ecchymosen auf serösen Häuten und Schleimhäuten, ferner (nach *Bettencourt* und *França*) nekrotische Herde in der Leber und (nach *Westenhoeffer*, bezhsw. *Rudmann*) Schwellung der Rachentonsille, der Lymphdrüsen sowie der Peyer'schen Plaques und Solitärfollikel des Darmes.

Unter den angeführten Komplikationen ist aber bisher nur bei Ophthalmie, Tonsillitis, Pleuritis, Peri und Endocarditis, Arthritis und Herpes der M. m. in einwandsfreier Weise nachgewiesen worden. Jedenfalls steht fest, dass der M. m., wenn auch im allgemeinen nur selten, von entzündeten Meningen in das Blut übertreten und sekundäre oder metastatische Entzündungen erzeugen kann. Hiermit steht im Einklange, dass es auch schon einigemale gelungen ist, den M. m. im Blute während des Lebens nachzuweisen.

Misch- und Sekundärinfektionen kommen bei der durch den M. m. erzeugten Form von Meningitis nur recht selten vor; beobachtet wurden solche Infektionen mit dem Dipl. pneumon., dem Streptoc. und Staphyloc. pyog., dem Streptoc. mucosus und dem Tuberkelbacillus.

Pathogenese

Zum Verständnisse derselben ist es von Wichtigkeit zu wissen, ob der M. m. auch bei nicht an Meningitis erkrankten oder gesunden Personen angetroffen werden könne, ferner ob und wie er aus dem Organismus dieser und der an Meningitis erkrankten Personen ausgeschieden und endlich ob er auch in der Aussenwelt vorkommt.

In erster Beziehung steht fest, dass der M. m. während einer Epidemie von Men. c.-sp. auch in der Nasen- und Rachenhöhle von solchen Personen gefunden werden kann, die höchstens mit einem Katarrh dieser Höhlen, aber nicht mit einer Meningitis behaftet sind; auch liegt eine Beobachtung einer durch den M. m. erzeugten Endocarditis vor, ohne dass zugleich eine Meningitis vorhanden war.

Ferner ist anzunehmen, dass der M. m. aus dem Organismus vornehmlich nur mit dem Sekrete der Nasen- und Rachenhöhle, falls er in demselben vorhanden ist, ausgeschieden werden kann;

zwar ist mit Rücksicht auf die Tatsache, dass der M. m. bei Meningitiskranken gelegentlich auch in das Blut übertreten kann, eine Ausscheidung desselben mit dem Harne nicht ausser dem Bereich der Möglichkeit, dürfte aber für seine Uebertragung auf andere Personen kaum in Betracht kommen.

Da der M. m. gegen äussere Einflüsse sehr wenig widerstandsfähig ist, wird er, wenn er in die Aussenwelt kommt, daselbst gewöhnlich rasch zugrunde gehen; eine etwas längere Konservierung wäre höchstens in dunklen, feuchten und erwärmten Räumen denkbar.

Daraus, sowie aus der Tatsache, dass die durch den M.m. hervorgerufene Meningitis sehr häufig mit einer Entzündung der Nasen- oder Rachenhöhle beginnt, daher diese als Eintrittspforten des Krankheitskeimes anzusehen sein werden, kann geschlossen werden, dass die Uebertragung des M.m. auf andere Personen zumeist nur direkt mit dem Sekrete der Nasen- und Rachenhöhle von Meningitiskranken oder jener Personen, welche den M.m. in ihrer Nasen- Rachenhöhle beherbergen, also durch Schnäuzen, Niessen, Schnauben, Husten, Sprechen u. dergl. (sogen. Tröpfcheninfektion) oder indirekt durch solche Zwischenträger erfolgt, auf welche das erwähnte Sekret gelangen kann und die, bevor der M. m. zugrunde gegangen ist, mit der Nase in Berührung gebracht werden (Finger, Sacktücher, sonstige Wäschestücke, Kleider u. dergl.). Ein Eindringen des M.m. mit staubförmigen Substanzen ist bei seiner geringen Resistenz gegen Eintrocknung auszuschliessen.

Ist der M.m. auf die früher erwähnte Weise in die Nasen- oder Rachenhöhle gelangt, so kann er zunächst eine Entzündung dieser Teile bewirken; in einer gewissen Anzahl von Fällen wird es hierbei bleiben, während in anderen Fällen der M.m. von den genannten Höhlen aus entweder zunächst in die Nebenhöhlen der Nase oder in die Paukenhöhle und weiterhin erst in die inneren Hirnhäute oder sogleich in letztere verschleppt wird, der Transport in die inneren Hirnhäute dürfte zumeist auf lymphogenem Wege geschehen. Die Entstehung einer Entzündung an den genannten Stellen wird durch gewisse disponierende Momente wie Traumen, Insolation, Erkältung und dergl. begünstigt.

Epidemische Ausbreitung.

Die durch den M. m. hervorgerufene Form von Meningitis tritt sowohl *sporadisch als epidemisch* auf. Die sporadischen Fälle können Jahr für Jahr auftreten, ohne dass daraus eine Epidemie zu entstehen braucht; es lässt sich auch zwischen ihnen häufig kein Zusammenhang nachweisen sowie sowohl sie als die epidemische Erkrankung an Orten auftreten können, an denen früher niemals diese Form von Meningitis geherrscht hatte. Die Epidemien beginnen niemals explosionsartig, sondern schleichend; auch breiten sie sich nur ganz langsam aus und häufig nicht wie von einem Zentrum nach allen Richtungen, sondern sprungweise, so dass die Krankheit dann in Orten erscheinen kann, welche mitunter weit voneinander entfernt oder durch keinerlei Verkehrswege verbunden sind. In einer gewissen Zahl von Fällen lässt sich aber ein Einfluss des menschlichen Verkehres auf die Ausbreitung der Krankheit mit Sicherheit konstatieren. In den von ihr befallenen Orten tritt die Krankheit entweder an verschiedenen Punkten auf oder beschränkt sich auf bestimmte Häuser, zumeist auf solche, welche dicht bewohnt sind oder feuchte, dunkle, schmutzige Wohnräume enthalten; doch wird nur eine relativ geringe Zahl von Bewohnern ergriffen, sowie überhaupt die Zahl der Erkrankungen während einer Epidemie trotz ihrer grossen Ausbreitung eine verhältnismässig geringe zu sein pflegt.

Der Beginn der Epidemie fällt in der Regel in den Winter oder das Frühjahr; im weiteren Verlaufe kann die Epidemie zeitweilig Stillstände machen, um später von neuem auszubrechen. Gegen die wärmere Jahreszeit zu pflegt sie entweder ganz zu erlöschen oder doch viel schwächer zu werden; in letzterem Falle kann aber die Epidemie über ein Jahr oder noch längere Zeit sich hinziehen.

Am meisten disponiert für die Krankheit ist das kindliche und jugendliche Alter.

Die angeführten Eigentümlichkeiten in der epidemischen Ausbreitung finden in den biologischen Eigenschaften des M. m. eine ausreichende Erklärung. So lassen sich der allmähliche Beginn, die langsame Ausbreitung sowie die zeitweiligen Stillstände der Epidemien und die geringe Zahl der von der Krankheit Ergriffenen dadurch erklären, dass der M. m. ausserhalb des Organismus leicht zugrunde geht, dass eine Konservierung desselben nur unter sehr beschränkten Verhältnissen möglich sein dürfte, und dass ihm zum Eintritt in den Organismus nur *eine* Pforte offen steht. Die Eigentümlichkeit, dass die Krankheit sich häufig sprungweise ausbreitet und in Orten auftritt, die von einander weit entfernt sind, wird durch die Tatsache erklärt, dass der M. m. auch im Nasen-

und Rachensekret von *Gesunden* vorkommen kann, also von Personen, die imstande sind, nach den verschiedensten Richtungen und in sehr weit entfernte Orte zu reisen und den Krankheitskeim zu verschleppen. Da nun weiter die Möglichkeit besteht, dass der M. m. in der Nasen- oder Rachenhöhle von Gesunden oder nur mit einer Rhinitis, bezhsw. Pharyngitis behafteten Personen (in ähnlicher Weise wie der Influenzabacillus im Respirationstrakte von Nichtinfluenzakranken) *längere* Zeit sich lebensfähig erhält, so lässt sich hiedurch auch das Auftreten der Krankheit nach längeren Pausen oder an Orten erklären, in denen sie vorher niemals geherrscht hatte. Freilich bedarf es dann der Annahme, dass der in der Nasen- oder Rachenhöhle solcher Personen schmarotzende M. m. zeitweilig durch uns unbekannte Einflüsse in seiner Vegetationsfähigkeit oder Virulenz gesteigert werden kann.

Die Bevorzugung der dicht bewohnten, feuchten und dunklen Quartiere seitens der Krankheit ergibt sich aus der vermehrten Gelegenheit zur Uebertragung und aus der besseren Konservierung des Krankheitskeimes in solchen Räumen. Aehnliches gilt für die Bevorzugung der kalten Jahreszeit, da auch hierbei der längere Aufenthalt in engen, dunklen und feuchten Wohnräumen der wirksame Faktor ist, welcher in der warmen Jahreszeit, wenigstens zumteile wegfällt.

Bakteriologische Diagnostik.

Die bakteriologische Diagnose der Men. c.-spin. während des *Lebens* wird am ehesten durch die mikroskopische und kulturelle Untersuchung der *Lumbalpunktionsflüssigkeit* ermöglicht. Zum Behufe der ersteren werden Ausstrichpräparate vom Sedimente dieser Flüssigkeit, welches nötigenfalls durch Zentrifugieren gewonnen werden kann, nach Gram gefärbt und dann mit einer dünnen wässerigen Fuchsin-Lösung nachgefärbt. Findet man hierbei Kokken, welche sich Gram negativ verhalten, innerhalb von Eiterzellen gelegen, zu zweien oder in Tetraden angeordnet sind und ungleiche Grösse und Färbungsintensität aufweisen, so darf man schon jetzt nahezu sicher auf den M. m. schliessen. Die Menge desselben ist aber häufig eine geringe; mitunter muss man lange Zeit suchen oder mehrere Präparate durchsehen, bis man auf den genannten Kokkus stösst.

Sind andere Meningitis-Erreger vorhanden, so lassen sich durch die angegebene Untersuchungsmethode auch diese (mit Ausnahme des Tuberkelbacillus) sehr häufig schon mit ziemlicher Sicherheit erkennen.

Die volle Sicherheit in dem einen und anderen Falle gewinnt man allerdings erst durch die Kultivierung. Um hierbei keine falschen Resultate zu erhalten, muss die Lumbalpunktion unter strengster Anti- und Asepsis ausgeführt und als Nährboden Serum- oder Blutagar (auch Löffler'sches Serum) verwendet werden. Ferner ist es zweckmässig, Plattenkulturen anzulegen und hierbei grössere Mengen von der Punktionsflüssigkeit zu benützen. Die Kultivierung muss möglichst bald nach der Punktion geschehen; wird die Flüssigkeit bei Zimmertemperatur oder bei noch niedrigerer Temperatur aufbewahrt, so geht der in ihr vorhandene M. m. nach und nach zugrunde.

Ist das Resultat der mikroskopischen und kulturellen Untersuchung ein negatives, so muss die Punktion noch wiederholt werden, da die Menge des M. m. in der Spinalflüssigkeit sehr wechseln kann; in chronischen Fällen können auch wiederholte Untersuchungen erfolglos bleiben.

In zweiter Linie kommt für die bakteriologische Diagnose während des Lebens die mikroskopische und kulturelle Untersuchung des *Nasen-Rachensekretes* in Betracht, welche in ähnlicher Weise auszuführen ist wie jene der Spinalflüssigkeit; das Sekret selbst muss aus den hinteren Partien der Nasenhöhle, bezhw. aus dem Nasen-Rachenraum entnommen werden. Der mikroskopische Befund wird aber selten für die Diagnose entscheidend sein, da in der Nasen- und Rachenhöhle auch bei nicht an Meningitis Erkrankten recht häufig Kokken vorkommen, welche dem M. m. sehr ähnlich sind; deshalb ist auch bei der Deutung des kulturellen Befundes sehr grosse Vorsicht notwendig.

In dritter Linie kann auf die Untersuchung des *Blutes* reflektiert werden. Die Anlegung von Kulturen aus dem Blute wird freilich sehr selten einen Erfolg haben; dagegen ist die Prüfung des Blutserums auf *Agglutination* etwas aussichtsvoller, umsomehr als sie mitunter schon in den ersten Tagen der Krankheit ein positives Resultat liefern kann. Im allgemeinen ist es aber doch nur ein Bruchteil der Fälle, in denen man auf Grund dieser Untersuchung eine Diagnose zu stellen vermag.

Sind *sekundäre* Entzündungen vorhanden und ist das Exsudat derselben einer bakteriologischen Untersuchung zugänglich, so kann unter Umständen auch diese eine bestimmte Diagnose ermöglichen.

Für die bakteriologische Diagnose an der *Leiche* ist in erster Linie das meningitische Exsudat zu benützen, welches sehr bald nach dem Tode unter möglichster Vermeidung von Verunreinigungen jenen Stellen entnommen werden soll, an denen es am reichlichsten und frischesten ist. Für die Untersuchung und Deutung des Befundes gelten im übrigen dieselben Regeln, wie für jene der Lumbalpunktionsflüssigkeit. Führt die Untersuchung des meningitischen Exsudates zu keinem Ziele, so könnte noch zur bakteriologischen Untersuchung des Nasen-Rachensekretes oder des Exsudates etwaiger sekundärer Entzündungen gegriffen werden.

THÈME 2 — PATHOGÉNIE DE L'HYPERTENSION ARTÉRIELLE
Par M. le Dr. CARL TRUNECEK (Prague)

Le système vasculaire sanguin, dans les conditions normales, est rempli de manière que le volume de sang dépasse un peu celui de la cavité vasculaire, si elle se trouvait à l'état de repos. La conséquence en est que les parois vasculaires, étant des tubes élastiques, en sont distendues et que le sang et les parois exercent réciproquement les unes contre les autres une pression que nous appelons tension vasculaire (Huchard). Celle-ci varie dans les différentes parties de l'appareil circulatoire dans diverses circonstances; néanmoins, pour une partie respective un certain degré peut être considéré comme la tension normale.

De ce que je viens de dire, il est évident qu'une hypertension peut survenir uniquement s'il y a une altération du rapport normal entre le volume du sang et celui de la cavité vasculaire, altération qui peut survenir de deux façons:

1.º *par amoindrissement du contenant, c'est-à-dire de la cavité vasculaire sanguine, c'est l'hypertension spastique.*

2.º *par augmentation du contenu, c'est-à-dire du sang, c'est alors l'hypertension pléthorique.*

Tous les deux types ont la qualité commune que la tension vasculaire est augmentée, comme on peut généralement s'en rendre compte à l'aide de divers sphygmomanomètres. Mais parce que même ce symptôme n'a pas une valeur identique dans les deux types, il est préférable d'en parler séparément.

L'amoindrissement de la cavité vasculaire peut avoir son origine dans l'étroitesse congénitale des vaisseaux sanguins, comme Virchow l'a constaté dans certains cas d'anémie chlorotique. Il est évident que de tels cas devraient être considérés plutôt comme une difformité, que comme une maladie.

Une augmentation analogue du contenu et par conséquent une hypertension, si elle existe en effet, se présenterait dans la pléthore vraie.

Outre ces deux cas, ayant une valeur plutôt théorique, on observe l'hypertension vasculaire dans divers états pathologiques chez les individus, chez lesquels la tension était originalement normale et où, par conséquent, aucune anomalie congénitale ne peut être désignée comme cause.

C'est la pathogénie de cette hypertension sensu stricto que nous allons exposer en détail.

A. *L'hypertension spastique.*

Le système vasculaire sanguin est une cavité close, dont les parois sont composées de tissus différents. La musculature se trouve développée surtout dans le cœur; les grands vaisseaux, comme l'aorte ascendante, la crosse de l'aorte, l'artère innominée, sont composés presque exclusivement de tissu fibreux et élastique. Plus les artères se ramifient, plus leurs parois contiennent de musculature, laquelle se trouve développée dans les artères de petit calibre dans une couche si considérable qu'on les a appelées le cœur périphérique. Les capillaires sont complètement dépourvues de musculature. D'une façon analogue la musculature est distribuée dans les veines.

Il en est évident que deux parties des parois sont capables de produire un amoindrissement réel de la cavité vasculaire: le cœur et les petites artères. Quant au cœur, par chaque contraction de ses ventricules, survient un amoindrissement du volume et augmentation de la pression sanguine, mais elle disparaît pendant la diastole. La tâche du cœur étant de vaincre la résistance que le sang trouve en passant dans les capillaires, il s'ensuit que, par l'action seule du myocarde, la tension artérielle ne peut dépasser celle des veines que du degré qui représente justement la résistance des capillaires. Si le myocarde se contracte plus vite et plus fortement, le sang traverse plus facilement les capillaires et il n'en résulte aucune hypertension durable, mais plutôt une accélération du pouls.

Les artères de petit calibre, grâce à leur musculature bien

développée, peuvent se resserrer fortement et rester à l'état de contraction sans que la circulation sanguine en soit arrêtée. D'une telle contraction résulterait un amoindrissement durable et réel de la cavité vasculaire, si le sang était un corps compressible. Mais, comme ce n'est pas le cas, le sang s'échappe après la contraction des artères dans les capillaires et veines. Le passage par les petites artères resserrées devenant plus difficile, le sang commence à s'accumuler devant l'obstacle; d'où la distension plus ou moins considérable des grands troncs artériels, suivie immédiatement de leur hypertension. La conséquence en est que la pression sanguine s'élève peu à peu dans le ventricule gauche.

Plus les artères se resserrent, plus grande devient la pression dans les artères devant l'obstacle et, par conséquent, la force du sang qui s'efforce à distendre les petites artères contractées. On voit que, dans de pareils cas, la contraction ne peut aller qu'à un certain degré, surtout si les muscles artériels, par la longue durée de l'hypertension, ont été auparavant débilités. C'est seulement dans les cas extrêmes et survenus plus ou moins soudainement chez des individus jusque là bien portants, p. e. chez les gens morts d'asphyxie, que l'on trouve toutes les artères extrêmement resserrées de manière que presque tout le sang est contenu dans les veines et le cœur droit.

C'est la pathogénie de l'hypertension spastique qui atteint de la même manière toutes les artères de l'organisme. Outre cette forme générale, il y a des hypertensions locales, avec siège particulier dans une ou plusieurs artères. Elles évoluent le plus souvent, quand l'hypertension générale a persisté déjà un certain temps, et offrent un intérêt particulier, parce qu'elles peuvent intéresser les artères des organes les plus importants de l'organisme. Mais en outre il y a une différence au point de vue pathologique. Tandis que, si toutes les artères se resserrent avec la même intensité, la pression sanguine devant l'obstacle devenant plus haute, le sang tend avec une grande force à pénétrer dans les artères resserrées, ce n'est point le cas dans les hypertensions locales: moins d'artères se contractent, plus facilement et promptement le sang se distribue dans les artères voisines et il en résulte une hypertension générale appréciable seulement, si l'artère contractée est plus considérable. De cette façon, par la contraction des petites artères la circulation dans les parties respectives peut être presque complètement arrêtée.

Les hypertensions locales, le plus souvent, sont vicariantes:

tantôt elles atteignent une artère, tantôt une autre. Néanmoins presque dans tous les cas il y a une prédilection spéciale pour un certain groupe de vaisseaux. Si cette prédilection est ou non déterminée par des lésions anatomiques commençantes, nous ne saurions le dire.

Quant aux causes de l'hypertension spastique, il est connu que certaines altérations du sang sont suivies de variations constantes de la tension artérielle. Dans l'apnée, état caractérisé par une surabondance d'oxygène et par un amoindrissement de la quantité de produits d'oxydation dans le sang, la tension artérielle est minime; par contre dans la dyspnée, elle est très haute. De l'autre part, il est prouvé que le centre vasomoteur s'excite par la vénosité du sang et son excitation a pour conséquence l'élévation de la pression sanguine par contraction des muscles artériels (Thiry). Le même fait s'observe aussi à la suite d'une anémie de la moelle oblongée (Nawalichine) ou d'une vénostase soudaine de la même partie (Landois). Par contre, la paralysie du centre vasomoteur est suivie d'une grande dilatation des artères et d'un énorme abaissement de la pression sanguine.

D'après les faits cités, il est vraisemblable que le spasme artériel peut être provoqué par la vénosité du sang. Si nous voulons étudier la question de près, il faut se rappeler le caractère veineux du sang, caractère qui est basé d'une part sur l'amoindrissement de la quantité d'oxygène et de l'autre sur l'augmentation des matières de déchet. Le défaut de l'oxygène est régulièrement suivi, comme les données de la physiologie nous le démontrent, d'une élévation de la tension, même si les produits de combustion sont éliminés comme à la normale. Seulement si le manque d'oxygène survient brusquement, ou s'il est très considérable, dans bien des cas une hypotension se produit immédiatement (Marès), constatation qui a une valeur plutôt théorique, le sang, même veineux, contenant toujours des quantités considérables d'oxygène.

Les divers produits de l'oxydation, tels qu'on les trouve chez l'homme, peuvent être distingués, au point de vue chimique, en deux groupes principaux : les matières acides, produits de combustion du carbone, du soufre et du phosphore, et ensuite les dérivés de l'ammoniaque, produits de l'oxydation de l'azote. Chez l'homme, ce sont les matières acides, qui prévalent, et l'acide carbonique en est un des plus importants. Dans l'air, si sa quantité monte jusqu'à 8 – 10 %, au commencement on ne remarque

sur l'animal y placé, que l'augmentation de la respiration. Mais
après un séjour prolongé, ou si sa quantité dans l'air atteint 20 %,
il se produit tout de suite une forte dyspnée avec hypertension.
De la même façon se comportent aussi les autres produits acides
de décomposition, p. e. les sulfates acides et phosphates acides;
or, ils rencontrent partout dans le sang les carbonates, qu'ils
décomposent, pour s'unir avec leurs bases, et l'acide carbonique en devient libre. Seul l'acide urique, du reste un dérivé de
l'ammoniaque, alors matière de constitution chimique toute autre,
mais doué de réaction acide, laisse les carbonates intacts. Néanmoins quelques auteurs, se basant sur leurs expériences, croient
que l'acide urique, ainsi que l'urée, accumulés en plus grande
quantité dans le sang, provoquent l'hypertension artérielle (Haig).

Parmi les autres dérivés de l'ammoniac, ce sont surtout ses
bases tertiaires et quaternaires, p. e. les alcaloïdes ou matières de
constitution chimique analogue, qui sont douées de qualités tonisantes. Il paraît que les dérivés de l'ammoniaque jouent surtout un
rôle considérable au cours de l'insuffisance rénale, surtout dans
la maladie de Bright, où qu'ils sont éliminés, à l'état normal,
de préférence par les reins, tandis que l'acide carbonique quitte
l'organisme presque tout entier par le poumon. C'est parmi les
bases ammoniacales qu'il faut compter l'adrénaline, matière douée,
comme on sait, de qualités tonisantes extraordinaires. Mais le
mécanisme de son action ne paraît pas encore suffisamment
éclairé.

Ces considérations de chimie biologique n'ont pas seulement
une valeur théorique, car l'hyperacidité de l'urine constitue, comme
je l'ai fait connaître dans un de mes derniers travaux, un des
signes les plus précoces de l'artériosclérose, signe que l'on rencontre chez les individus, qui, excepté l'hypertension spastique,
ne présentent encore de signes d'aucune maladie. En effet, si chez
de tels individus, l'on examine la quantité d'urine produite en
24 heures, on constate que l'acidité totale exprimée en grammes
d'acide oxalique, atteint souvent le chiffre de 6—7, tandis que chez
les sujets normaux, elle dépasse rarement 3 grammes. Ce fait a
aussi une importance considérable pour l'organisme tout entier,
car il est prouvé que, si la quantité de matières acides du sang
est augmentée, la consommation de l'oxygène par l'organisme
s'abaisse et la production de la chaleur s'amoindrit (Chvostek).
De telles recherches ont une valeur significative seulement si
elles sont exécutées plusieurs fois chez le même individu et, en

outre, si elles sont relatives aux malades qui n'ont aucune maladie des reins.

D'après ce que je viens de dire, il n'est point surprenant que certains alcalis, notamment les alcalis inoffensifs, pénétrés dans le sang, abaissent la tension artérielle. Si l'on injecte sous la peau de l'individu, atteint de l'hypertension spastique avec hyperacidité de l'urine, quelques centimètres cubes de sérum inorganique, sa tension se trouve déjà après trois ou quatre heures diminuée. Un léger abaissement, à la suite de ces injections, survient même dans les cas où la tension originale était normale, ce qui s'explique par le même procédé de neutralisation, le sang normal, même artériel, contenant toujours une certaine quantité de produits d'oxydation.

L'hypertension spastique peut être provoquée d'une façon artificielle par divers médicaments, parmi lesquels le plus connu est le secale cornutum. Dans ces cas le mécanisme de l'hypertension est le même et l'organisme se comporte d'une façon analogue, comme au cours de l'hypertension spastique d'origine endogène. La différence essentielle est que l'action de ces poisons est généralement plus énergique et plus prompte, de manière que certains symptômes, que l'on observe régulièrement au cours de l'hypertension spastique survenue spontanément, n'ont pas eu le temps nécessaire à leur évolution.

Comme ces agents chimiques, de même l'énergie physique peut être la cause de l'hypertension spastique. Ce sont p. e. les excès de la température, surtout la chaleur qui agit ainsi, et il suffit, d'après les expériences de Lewacheff, de placer un individu dans un bain chaud, pour que sa tension artérielle monte immédiatement. Dans ces cas l'hypertension spastique est due à l'excitation directe des parois vasculaires; la chaleur, en effet, fait contracter les muscles artériels, comme Gärtner surtout l'a démontré. Le même vaut pour les températures basses et, sous ce rapport, ce sont surtout les artérioscléreux, qui réagissent très facilement au froid par contraction des muscles artériels. En général, tout changement brusque de température augmente la tension artérielle, surtout chez les individus atteints de l'altération du sang que je viens de décrire.

Les symptômes de l'hypertension spastique relèvent d'une part du resserrement des artères et de l'autre du travail exagéré du myocarde du ventricule gauche, qui doit travailler plus qu'à l'état normal, pour chasser le sang dans les artères contractées.

Ce sont des individus pâles, à l'aspect anémique, plutôt maigres, facilement excitables, qui, le plus souvent, se plaignent de nervosité et de l'insomnie.

Le plus caractéristique est le pouls. Sur les petites artères, il est dur, grâce au resserrement de leurs parois, en même temps qu'il est petit, parce que les muscles contractés s'opposent à la distension de l'artère et aplatissent ainsi l'ondée sanguine (fort et petit Sénac). Si le resserrement des artères est très fort, comme c'est le plus souvent le cas au cours de l'intoxication saturnine, et si le cœur se contracte énergiquement, le pouls, malgré sa petitesse, peut être en fil de fer (Huchard). Dans les artères qui ne contiennent pas de musculature, l'ondée sanguine ne trouve aucun plus grand obstacle qu'à l'état normal et, par conséquent, son amplitude n'est pas amoindrie. C'est pourquoi le pouls des grandes artères, dépourvues de musculature, est, grâce à l'action exagérée du myocarde, à la fois fort et ample; dans les cas très accusés, il n'est pas même rare de voir les artères sousclavières battre énergiquement, en même temps que le pouls radial est à peine perceptible. Cette disproportion du pouls, c'est-à-dire *le pouls fort et ample sur les grandes artères, dur et petit sur les petites artères, est le symptôme caractéristique de l'hypertension spastique.*

Quand l'hypertension spastique a duré un certain temps, commencent à se montrer les symptômes du côté du cœur et des grands vaisseaux. L'afflux du sang de la part des veines s'effectuant aussi facilement qu'à l'état normal et le cœur gauche travaillant plus énergiquement, le sang commence à s'accumuler dans les vaisseaux, situés devant la partie resserrée, et il en résulte une distension des grandes artères, distension proportionnelle à l'accroissement de l'obstacle, fourni par les petites artères contractées. L'une des premières est la distension de l'aorte ascendante, distension qui n'est peut-être pas une des moins considérables, car il est prouvé que chaque augmentation d'un centimètre de la tension périphérique a pour conséquence une dilatation d'environ deux centimètres cubes de l'aorte ascendante (Hürtle). Elle s'effectue surtout vers l'extérieur; tandis que l'aorte ascendante, à l'état normal, est toute couverte par le corpus et le manubrium sterni, l'aorte dilatée dépasse le bord droit du sternum d'un ou deux travers de doigt. Conformément à cela, la dilatation de l'aorte se constate à la percussion, par un débord de la matité aortique à droite du sternum au niveau du premier espace intercostal et de la deuxième côte. Dans deux cas de l'hypertension spastique considérable, il m'est même arrivé que la pulsation de l'aorte était visible au premier espace intercostal, pulsation qui ne pourrait pas être attribuée à l'existence d'un anévrisme, car elle disparut complètement et définitivement en quelques semaines, après que la tension des artères périphériques se fût approchée de la normale.

Pour qu'une telle distension s'effectue, il n'est pas nécessaire qu'il y ait des altérations anatomiques de ses parois; au contraire, plus les parois ont conservé leurs qualités normales, plus facilement elle survient et disparaît (Cherchewski). Si l'hypertension spastique est de courte durée ou si elle n'est pas considérable, la dilatation n'affecte uniquement que l'aorte ascendante; dans les conditions opposées, elle tend à faire des progrès vers la crosse de l'aorte et de l'artère innominée. Les malades n'ont généralement aucune sensation de cette altération tant que l'aorte a conservé son élasticité. Si, au contraire, comme c'est surtout le cas au cours de l'artériosclérose, l'aorte est devenue rigide, les malades éprouvent sa distension comme une oppression et douleur vague située à droite au niveau du corpus sterni et de la deuxième côte.

À la périphérie, l'accumulation du sang provoque d'abord une légère distension des artères de calibre moyen, situées devant l'obstacle; plus tard, si l'hypertension est constante ou de longue durée, les couches musculaires en sont débilitées et cèdent un peu à la pression sanguine, ce qui détermine sur les artères une dilatation en largeur et notamment en longueur. La conséquence en est que ces artères deviennent tortues et serpentiformes. Si une telle dilatation est plus considérable et surtout si elle affecte les artères viscérales, douées, comme on sait, d'une contractilité extraordinaire, la perte de volume, déterminée par la contraction des petites artères, en est partiellement compensée, ce qui peut aussi de son côté contribuer à l'abaissement de l'hypertension. Ces changements de volume, facilités pour la plupart par des altérations anatomiques des parois artérielles, sont beaucoup plus constants que la dilatation de l'aorte, altération dans ce stadium plus ou moins fonctionnelle.

Au commencement l'hypertension spastique évolue généralement de la manière décrite et son décours est pour un certain temps, dans tous les cas, à peu près le même; plus tard elle commence à se localiser dans un ou plusieurs vaisseaux et il arrive très souvent, surtout dans l'artériosclérose, que l'artère temporale est d'un côté tordue et serpentiforme et de l'autre tout à fait normale. A ce moment commencent chez les malades à prédominer les anémies de diverses parties, anémies qu'on peut, d'après leur localisation, distinguer en plusieurs types, dont les principaux sont à savoir: le type cérébral, pectoral, abdominal et périphérique. Le type cérébral est caractérisé par des symptômes d'ischémie, surtout parèses et paralysies, très variables d'après la fonction de la partie anémiée, mais qui toutes ont la qualité commune qu'elles disparaissent dans un temps relativement court, 12 ou 24 heures au plus, le plus souvent sans laisser de traces. Pour le type pectoral, de la plus grande importance est l'angine vraie de poitrine, l'ischémie du myocarde, provoquée par resserrements des artères coronaires du cœur, resserrement qui est d'autant plus dangereux que, faute de l'hypertension générale suffisante, le sang n'a pas assez de force pour pénétrer à travers les artères contractées. Le type abdominal est caractérisé surtout par l'irrégularité des fonctions de l'appareil digestif qui se traduisent par des coliques abdominales et tantôt par constipation tantôt par diarrhée, ce que l'on pourrait appeler les *selles alternantes*. Les mêmes symptômes se présentent du côté des reins. Les malades rendent une fois des urines abondantes, peu denses et limpides; une autre fois l'urine est rare, concentrée et chargée d'urates. Leurs quantité et poids spécifique sont en rapport avec la fluctuation de la tension des artères rénales. L'hypertension, intéressant les artères périphériques, ne constitue aucun danger particulier pour le malade et rare est la localisation seule de l'hypertension; généralement elle se combine avec les autres types et a une grande valeur diagnostique, car ce que l'on peut seulement soupçonner à l'intérieur du corps, on peut l'observer dans les parties extérieures. L'hypertension spastique à type périphérique peut affecter les grandes vaisseaux p. e. l'artère poplitée, en déterminant une syncope de toute l'extrémité; mais le plus souvent elle atteint les petites artères, d'où relèvent les algidités locales, et surtout le phénomène bien connu du doigt mort, où la pâleur brusquement survenue prouve que l'anémie soudaine en est la cause immédiate.

Dans tous ces cas de l'hypertension spastique locale, la sphygmomanométrie ne constitue qu'un moyen de diagnostic fort médiocre; dans l'hypertension à type viscéral, elle nous abandonne tout à fait.

Quand l'hypertension spastique est extrême, on peut à peine

sentir le pouls des artères périphériques et cependant le choc du
cœur prouve que le myocarde travaille énergiquement pour lutter
contre les obstacles périphériques. Les téguments de toute la
surface du corps sont alors d'une grande pâleur et, si cet état
dure longtemps ou se renouvelle souvent, le myocarde étant mal
nourri à cause de l'altération du sang, la faiblesse du cœur
devient imminente. Dans ces cas, l'hypertension, bien qu'elle
ne soit qu'un symptôme, constitue le plus grand danger pour le
malade.

B. *L'hypertension pléthorique*

Si une augmentation du sang sans que ses qualités en soient
essentiellement modifiées, évolue chez un individu jusqu'alors
normal, il survient immédiatement une augmentation de la cavité
vasculaire par distension de ses parois. Cette distension s'effectue
dans toutes les parties du système vasculaire par la même force,
mais pas avec le même effet, car les veines et les capillaires,
ayant des parois plus minces et plus souples, se dilatent beaucoup
plus facilement que les artères, sur lesquelles la distension au
commencement est à peine appréciable. Seulement plus tard,
quand l'augmentation du sang a fait de plus grands progrès de
manière que les capillaires regorgent de sang et que les veines commencent à être turgescentes, la distension des artères devient
plus considérable. Dans ces cas, même si les artères ont conservé
leur élasticité qu'aucune hémorrhagie n'est à craindre, le malade
est néanmoins dans un grand danger, car, le cœur droit étant
trop rempli de sang, l'œdème des poumons peut survenir instantanément à la suite de la plus légère fatigue du myocarde du ventricule gauche.

Il faut encore ajouter que certaines artères de petit calibre
ne contiennent pas de musculature et, par conséquent, ne sont
exposées qu'à l'hypertension pléthorique. Si, tout de même, les
symptômes de l'hypertension spastique apparaissaient sur elles,
ils relèvent du spasme d'une artère plus considérable; entre
autres, de l'artère centrale de la rétine.

Cette espèce de l'hypertension pourrait s'appeler aussi
l'hypertension par vaso-dilatation ou passive, comme l'hypertension spastique peut être désignée l'hypertension par vaso-constriction ou active. Pour expliquer le mécanisme de l'hypertension
pléthorique, il n'est pas nécessaire, comme on l'a fait jusqu'à
présent, d'invoquer le concours des nerfs vaso-dilatateurs, la dila-

tation des parois vasculaires et leur hypertension s'effectuant tout à fait passivement par la masse sanguine superflue. Du reste, par la seule dilatation des vaisseaux sanguins, n'importe de quelle origine, il ne peut résulter aucune augmentation de la tension vasculaire, mais au contraire sa diminution.

Beaucoup moins claire que l'origine de l'hypertension spastique est celle de l'hypertension pléthorique. À l'état normal, une légère augmentation de la masse sanguine, grâce à l'adaptation vasculaire, n'a pour conséquence aucune hypertension, comme dans les mêmes conditions une petite saignée n'est pas non plus suivie d'une hypotension. De plus, il relève de nos connaissances physiologiques qu'une augmentation de la quantité de sang de 80 % de son volume n'amène encore aucune complication sérieuse et ne provoque pas même toujours une hypertension constante; par contre une augmentation de 150 % devient presque dans tous les cas dangereuse pour la vie (Worm-Müller). Mais, ce sont des cas un peu extrêmes; en général on peut dire qu'une augmentation de la quantité du sang d'un tiers de son volume est déjà suivie d'une hypertension plus ou moins constante.

Au point de vue pathologique, il faut distinguer la pléthore polycythémique et la pléthore séreuse. La polycythémie survient chez un homme, jusqu'alors normal, le plus souvent spontanément et paraît avoir son origine dans une activité excessive des organes digestifs et assimilatoires. Puisque dans la pléthore artificiellement provoquée, les expérimentateurs ont démontré à l'envi que l'organisme se débarrasse plus facilement du plasma que des globules superflus, la polycythémie, en comparaison avec la pléthore séreuse, doit être considérée comme un état pathologique de beaucoup plus constant.

La pléthore séreuse ou plutôt aqueuse, contrairement à la variété décrite, se produit chez l'homme, auparavant bien portant, le plus souvent artificiellement, par ingestion de grandes quantités de liquides. Parce que l'eau, même injectée directement dans les veines, reste toujours au moins une heure dans le sang, il s'ensuit que, si un individu ingère beaucoup de liquides dans un temps relativement court, il peut en résulter chez lui une hypertension. La perte de l'eau, éprouvée par l'organisme en 24 heures, s'évaluant chez l'homme au moins à 2 litres, il faudrait ingérer au moins 4 litres de liquides par jour, pour produire une hypertension appréciable, vu qu'un tiers du volume du sang, quantité nécessaire à ce but, représente un peu moins de 2 litres. En outre, le moment du jour auquel le liquide est absorbé paraît très important, étant donné que les reins travaillent le moins entre 2 et 4 heures du matin.

En somme, si un individu boit pendant des mois ou même des années tous les jours de grandes quantités de liquides, comme c'est l'usage surtout chez les buveurs de bière, l'hypertension pléthorique, qui au début n'était que passagère, devient chez lui de plus en plus constante, surtout parce que, si cet état dure longtemps ou se renouvelle souvent, il survient peu à peu, par le travail excessif, une fatigue des organes émonctoires, fatigue qui se manifeste en ce que les liquides absorbés ne sont pas éliminés aussi rapidement que chez un individu tout à fait normal. Mais à ce moment, les matières nocives, contenues dans les boissons ingérées, ont généralement déjà déterminé des altérations pathologiques de divers organes, altérations qui aggravent particulièrement l'état du malade et donnent désormais le tableau clinique.

L'accumulation du sang dans les veines et capillaires dilatés, dont le rôle est, comme on sait, plutôt passif dans la circulation sanguine, ménage considérablement l'élasticité et la contractilité du cœur ainsi que celle des artères; elle constitue de cette façon le meilleur moyen de détente pour l'organisme, tendant à se débarrasser ou au moins à rendre inoffensive la masse superflue de sang.

Les symptômes de l'hypertension pléthorique relèvent d'une part de l'augmentation de la quantité du sang et de l'autre de la distension des parois vasculaires.

Ce sont des individus rouges, d'un certain embonpoint, à l'aspect congestif, d'allures torpides, le plus souvent somnolents.

Le pouls dans la pléthore est plein, fort et toujours très résistant au doigt qui le comprime, signe que le système vasculaire déborde de sang. Dans les cas plus accusés, il est en outre vibrant, ce qui témoigne des efforts inutiles des parois artérielles pour arriver à l'état de repos pendant la diastole cardiaque. Le même genre de pouls, comme sur les petites s'observe aussi sur toutes les autres artères et même sur les grands troncs artériels, qui, du reste, ne présentent pas de signes d'une dilatation aussi considérable qu'au cours de l'hypertension spastique. Dans le type pléthorique pur, tous les vaisseaux étant distendus par la masse superflue de sang, il n'y a aucun obstacle particulier pour le courant sanguin. C'est aussi la cause essentielle que les artères, malgré l'augmentation de la pression exercée par le sang, ne deviennent généralement dans la pléthore ni tordues, ni serpentiformes, et que l'hypertrophie du myocarde du ventricule gauche, même après une longue durée de la maladie, n'atteint pas celle que l'on trouve au cours de l'hypertension spastique.

Beaucoup plus considérable que la distension des artères est celle des capillaires et des veines au cours de l'hypertension pléthorique. Les capillaires dans les cas plus accusés sont élargis au dessus de leur élasticité, ce qui détermine la rougeur de la peau et une inclination des muqueuses aux hémorrhagies, qui le plus souvent non seulement ne constituent aucun danger pour le malade, mais, au contraire, doivent être considérées comme un moyen de l'organisme de se débarrasser, au moins partiellement du sang superflu. L'accumulation du sang dans les veines et capillaires de la périphérie de l'organisme expose les malades particulièrement aux pertes de la chaleur, qui, dans les cas combinés avec l'oxydation incomplète, ne se réparent que lentement et difficilement. La distension des veines par le sang est d'un côté cause que les malades inclinent aux varices ainsi qu'aux hémorrhoïdes et de l'autre que le sang s'accumule de préférence dans certains organes, caractérisés par un développement spécial du système veineux, lesquels sont: l'intérieur du crâne et le nez, le poumon, l'appareil digestif avec le foie et la rate. A l'intérieur du crâne, l'accumulation du sang détermine des céphalées, des vertiges et des étourdissements, survenant chez les malades tantôt spontanément, tantôt en changeant la position, surtout en baissant la tête. La stagnation du sang dans les veines pulmonaires et surtout dans les veines bronchiales gêne la respiration en ce qu'elle rend plus difficile l'accès de l'oxygène au sang et l'élimination des produits de l'oxydation, d'où chez ces malades les dyspnées d'efforts, qui, plus tard, deviennent même spontanées. En outre l'accumulation du sang dans le poumon augmente considérablement le danger de l'œdème pulmonaire.

La pléthore des organes digestifs mérite une attention spéciale. Celle de l'estomac seule n'a, le plus souvent, pour conséquence que la perte de l'appétit, ce qui est plutôt désagréable que dangereux pour les malades. Aux artères des organes digestifs et à celles de la rate correspondant un double système veineux, il s'ensuit que dans la pléthore beaucoup de sang peut s'y accumuler, ce qui, d'un côté, explique l'augmentation considérable du ventre au cours de la pléthore; de l'autre elle détermine en outre une augmentation du foie chez ces malades. En effet, l'accumulation du sang dans les organes digestifs et dans la rate produit la pléthore de la veine-porte, qui, de son côté, a pour conséquence une dilatation des capillaires du foie, ce qui amène finalement une augmentation du même organe, bien entendu, sans altérations pathologiques. Dans ces cas, on constate à la percussion, que la matité du foie est augmentée surtout vers le bas; son bord inférieur, qui n'est ni granulé, ni induré, dépasse l'angulus costarum de 2-3 centimètres dans la ligne mamillaire droite; dans la ligne médiane l'augmentation est d'ordinaire plus considérable.

L'accumulation du sang, au cours de la pléthore, dans l'appareil de la veine-porte, qui constitue un véritable dépôt de sang, a, au cours de la pléthore, le grand avantage pour l'organisme qu'elle lui conserve sa chaleur, fait qui est d'autant plus important que l'organisme, chez les pléthoriques, en perd beaucoup à cause de la distension des capillaires et veines périphériques.

La pléthore des reins, tant que la différence entre la pression du sang artériel et veineux reste normale, n'a d'après nos connaissances, généralement, aucune influence appréciable sur l'élimination de l'urine. Seulement plus tard, quand une certaine fatigue de tous les organes s'est produite, et surtout, si la force motrice du cœur commence à faire défaut, les qualités de l'urine s'approchent de celle de l'urine vénostatique: elle est rare, concentrée, chargée d'urates et de phosphates, avec tendance à l'albuminurie.

Ce sont les principaux symptômes, comme on les trouve dans l'hypertension pléthorique. La distribution du sang s'effectuant d'une façon analogue sur tout l'organisme, il s'ensuit que, dans la pléthore, il ne peut pas y avoir autant de variétés que dans le type spastique. L'hypertension pléthorique pure, telle que je viens de la décrire, a plutôt le caractère unique et cela non seulement au commencement, mais aussi plus tard, surtout si la masse sanguine va encore s'augmentant.

En somme on peut dire que la caractéristique de l'hypertension pléthorique est la suivante: le *pouls est dur et ample; ses qualités sont les mêmes sur les grandes que sur les petites artères. Les capillaires et les veines de tout l'organisme sont distendus ainsi que les artères, qui ont conservé leur structure primitive, c'est-à-dire ne sont ni tortues ni serpentiformes.*

Quand l'hypertension pléthorique est extrême, la face est rouge et congestionnée, la tête est turgescente et suit les pulsations du cœur, le cou est fort et comme raccourci, le battement des carotides ainsi que celui des artères temporales devient visible, les veines périphériques sont gonflées. C'est le type bien connu de l'habitus apoplecticus, état pathologique qui expose les malades au plus grand danger, car la rupture de la plus petite artère a pour conséquence que le sang s'en écoule en abondance et détruit ainsi non seulement le rayon appartenant à l'artère déchirée, mais aussi une grande partie des tissus environnants.

Ce sont les deux types de l'hypertension vasculaire, comme on peut les distinguer au point de vue théorique. Mais, comme dans la nature en général, de même ici, les formes tout à fait pures sont des exceptions des plus rares, de manière que les cas de l'hypertension qui se présentent dans la pratique sont le plus souvent des états transitifs entre la forme spastique et la forme pléthorique. Bien qu'il serait très intéressant et non de la moindre importance d'étudier l'action simultanée des deux agents nocifs sur l'organisme humain, en attendant, nous rangeons les cas d'après les symptômes qui prévalent, dans l'un ou l'autre des deux types décrits.

THÈME 2 — PATHOGÉNIE DE L'HYPERTENSION ARTÉRIELLE
Par M. le Dr. HENRI HUCHARD
Membre de l'Académie de Médecine de Paris, médecin de l'hôpital Necker

Pour montrer l'importance de la tension artérielle dans les maladies, et particulièrement dans les maladies du cœur, j'ai eu soin dès la première édition de mon Traité des maladies du cœur, paru en 1889, et surtout dans la troisième édition terminée il y a une année environ, de faire précéder l'étude des cardiopathies, par d'assez longues considérations sur la tension artérielle. «Question importante, disais je, au début même de ce livre, elle s'impose à l'attention dans un grand nombre d'affections disparates; elle est la clé de la pathologie cardiaque, la source féconde d'indications et de succès thérapeutiques, puisque l'action du cœur est souvent liée à la pression sanguine.»

En 1883, au sujet de l'angine de poitrine, dans un mémoire publié par la Revue de Médecine, j'ai noté quelques modifications de la tension artérielle au cours de ce syndrome en m'inspirant toutefois d'abord des travaux de mes devanciers et surtout de Lauder-Brunton, sur cette question. Et depuis cette époque, dans plus de vingt mémoires, dont je donne l'énumération, dans les thèses de mes élèves, je n'ai cessé de montrer que cette étude est

une de mes préoccupations constantes. Il y a quelques années
encore (Journal des Praticiens, 1901), paraissait une de mes leçons sur «les trois hypertensions»: *pulmonaire, portale, aortique*.
Nous sommes mal outillés, disais-je, contre la première, plus puissants contre la seconde, fortement armés contre la troisième, au
sujet de laquelle j'ai plus particulièrement insisté, parce que la
lutte engagée contre elle devient une médication *préventive* de
l'artério-sclérose et des cardiopathies artérielles, parce que j'ai
voulu faire la démonstration suivante, ainsi formulée à l'Académie
de médecine de Belgique et à l'Académie de médecine de Paris:

«Dans les maladies du cœur, et même dans des états morbides divers, l'insuffisance cardiaque ne vient pas seulement du
moteur central ni de ses lésions dégénératives ou de sa faiblesse;
elle est encore souvent en rapport avec les obstacles périphériques
que le myocarde parvient difficilement à surmonter, et il suffit de
détendre le frein vasculaire trop serré pour faire disparaître l'im-
minence d'accidents redoutables. Alors, au moyen de la médication hypotensive, réalisée par le régime alimentaire, par le massage et certaine gymnastique musculaire, par les éthers nitriques,
parmi lesquels la trinitrine et le tétranitrol occupent la première
place, peut-être par l'organothérapie, le cœur périphérique vient
au secours du cœur central, après en voir troublé et entravé le
fonctionnement».

Etudier dans une vue d'ensemble la tension artérielle dans
les maladies, ce serait répéter tout ce que j'ai déjà écrit sur ce
sujet et tout ce qui a été judicieusement rappelé par Bosc et Vedel
(de Montpellier) au Congrès de médecine de Paris, 1904, dans un
mémoire où ils m'ont fait le grand honneur de signaler tous mes
efforts et toutes les recherches que je n'ai cessé de faire depuis
déjà de longues années (¹). Il faut limiter la question, l'envisager
par une de ses faces, et il m'a semblé que l'étude des conséquences de hypertension présente un grand intérêt clinique et théra-

---

(1) HUCHARD. Des angines de poitrine (Revue de Médecine), 1883. Propriétés physiologiques et
thérapeutiques de la trinitrine (Bulletin de thérapeutique), 1883. Recherches expérimentales sur l'action
toxique du nitrite de sodium (Soc. de Thérap.), 1879. Trois leçons résumées sur l'artério-sclérose
(Union médicale), 1883. Médication iodurée dans les affections artérielles (Journal de méd. et chir.
pratiques, 1885). Nature et traitement sanatif de l'angine de poitrine (Congrès de Grenoble, 1885).
Les cardiopathies artérielles et leur curabilité (Congrès de Nancy, 1886). Leçons sur les médications
thérapeutiques (Union médicale, 1886). Nature artérielle et traitement de l'angine de poitrine (Soc.
méd. des hôp., 1887). L'artério-sclérose et ses rapports avec les spasmes vasculaires; emploi de la
trinitrine (Congrès de Toulouse, 1887). La tension artérielle dans les maladies; hypertension et hypotension (Semaine médicale, 1888. Congrès de Limoges, 1890; Gazette hebdomadaire, 1891. Leçons
de clinique et thérapeutique sur les maladies du cœur et des vaisseaux (Paris, 1889). Recherches ex-

peutique. C'est pour cette raison que je veux l'aborder aujour-
d'hui en faisant de nombreux emprunts à mon Traité clinique de
maladies du cœur et à mes publications précédentes.

Cette question est divisée naturellement en trois chapitres :
Conséquences physiologiques, pathologiques, thérapeutiques de
l'hypertension artérielle. Les conséquences pathologiques arrête-
ront davantage notre attention.

I. — CONSÉQUENCES PHYSIOLOGIQUES

Si la compression des artères diminue en aval la tension artérielle, elle l'augmente en amont, et cette augmentation est proportionnelle à l'importance du volume de l'artère et par conséquent
de son débit sanguin. Après la compression de l'artère rénale sur
un chat, la pression carotidienne s'élève d'un centimètre ; après la
compression de l'aorte au niveau des piliers du diaphragme, elle
monte de 6 à 12 centimètres. D'autre part, chaque augmentation
de la tension artérielle retentit sur la pression intra-ventriculaire
qu'elle élève, phénomène qui se traduit par des systoles plus fortes
et plus lentes ; dès qu'on cesse la compression, la tension s'abaisse
et les systoles cardiaques deviennent plus faibles et plus accélérées.

Voilà un des nombreux exemples de l'adaptation du cœur
aux vaisseaux, l'adaptation de ceux-ci au cœur étant également un
phénomène bien connu. Mais, il y a lieu de faire remarquer que
tout n'est pas absolument mécanique dans ces phénomènes, et que
le système nerveux donne également sa note. En un mot, l'augmentation de la pression sanguine ne ralentit pas seulement le
cœur en raison de la résistance qu'elle oppose aux contractions
cardiaques, et il est certain que cette hypertension s'étendant aux
artères encéphaliques agit directement sur le nerf vague à ses origines.

____

permanentes sur l'action des iodures (avec Dr Eloy, 1895). Angine de poitrine et médicament, conséquences pratiques de l'hypertension artérielle (Soc. méd. des hôp., 1886). Action du tabac sur la tension artérielle (Bull. méd., 1888). L'albuminurie des morphinomanes et action de la morphine sur la
tension artérielle (Soc. méd. des hôp., 1890). Causes de l'artério-sclérose et des cardiopathies artérielles, leur origine alimentaire et leur traitement préventif (Congrès de Marseille, 1891). La méthode
en thérapeutique (Gazette hebd. de méd., 1891). Traitement de l'artério-sclérose et de la cardiosclérose
(fasc. XI de la Thérapeutique appliquée, 1896-1897). Asystolies et hypertension artérielle (Acad.
de méd., 1899). Néphrosclérose et deux hypertensions, palpitations par vaso-constriction périphérique et traitement par les médicaments vasculaires (Consultations médicales et Nouvelles consultations médicales, 1900-1907). Le tétranitrol d'érythrol (tétranitrol) et la médication hypotensive
(Acad. de méd., 1901). La médication hypotensive (Acad. de méd. de Belgique). Les trois hypertensions (Journal des Praticiens, 1901). Dilatation aiguë du cœur dans les maladies infectieuses par hypertension artérielle. L'hypotension et l'hypertension artérielles (Traité clin. des mal. du cœur, fasc.
1er du Tome III, Paris 1905). Traité clinique des maladies du cœur et de l'aorte, 2e édition, 1893,
3e édition, 1899-1903 en 3 volumes, Tome Ier, pages 1 à 150).

Les expériences suivantes vont démontrer l'influence de la compression de l'aorte sur le système nerveux et sur l'aorte elle-même.

La compression de l'aorte donne lieu à l'hypertension artérielle, mais jamais autant qu'avec l'excitation de la moelle, c'est-à-dire des vaso-constricteurs. Mais, si cette compression est complète et dure longtemps chez un animal (15 minutes), elle peut être suivie ensuite d'un abaissement considérable de la tension artérielle avec production de désordres irréparables (S. Mayer, 1879). Car, si la pression reste très basse, le cœur souffre, et toutes les fois que l'abaissement de la pression coronarienne a une certaine durée, la mort en est la conséquence. Cette expérience vient à l'appui de celle de Tappeiner (1875). Chez les animaux dont la moelle a été sectionnée (d'où considérable abaissement de la tension artérielle), il suffit d'une très faible perte de sang pour amener la mort. D'autre part, à la suite de l'obstruction complète de l'aorte par compression pendant une heure, J. Singer a démontré qu'il survient des modifications permanentes et définitives dans la moelle, d'où abolition des réflexes, production de paralysie, etc.

Lévachoff (1884), à travers une fistule, comprime chez un chien l'aorte abdominale pendant cinq minutes, quatre fois par jour pendant six mois. A l'autopsie, il constate une dilatation considérable de l'aorte thoracique et de la crosse en amont de la compression. Donc, à elle seule, l'augmentation considérable et répétée de la tension intra-aortique peut déterminer des dilatations et des anévrysmes. Cela est possible, mais cela est bien plus probable lorsque l'aorte présente préalablement quelques lésions athéromateuses qui affaiblissent sa résistance. Car, il est à remarquer que toutes les parois vasculaires possèdent une résistance capable de subir des pressions de beaucoup supérieures à celles qu'elles supportent à l'état normal, et d'après les recherches de Gréhant et de Quinquaud (1885) il faut, pour rompre la carotide du chien, une pression 35 à 55 fois supérieure à celle que le sang exerce normalement sur ce vaisseau, et la rupture de la veine jugulaire ne se produit que sous des pressions de 6 à 9 atmosphères. Mais, quand la résistance d'un vaisseau, de l'aorte par exemple, est diminuée par le fait d'une lésion, athéromateuse ou autre, la rupture se fait avec la plus grande facilité, ce qui se comprend.

Un médecin de Dantzig, Scheele (1878), avait imaginé pour les anévrysmes de l'aorte descendante un signe de diagnostic

fondé sur l'augmentation de volume de la tumeur anévrysmale et
sur la production ou l'exagération des douleurs à la suite de la
compression des deux artères fémorales. Malheureusement la recherche de ce signe expose les malades à des dangers mortels, et
Saundby (1870) après une compression de 10 à 15 secondes sur
les deux fémorales a produit en moins de vingt-quatre heures la
mort par rupture du sac anévrysmal, terminaison observée également dans deux faits rapportés par le médecin de Danizia.

Les expériences relatives aux effets de la compression de
l'aorte saine se trouvent pour ainsi dire réalisées par le *rétrécissement congénital de l'isthme de l'aorte*. Ce rétrécissement, comme
on le sait, dû probablement à l'oblitération prématurée du canal
artériel, existe un peu au-dessous de la naissance de la sous-clavière
gauche. Or, dans près des deux tiers des cas, le segment de l'aorte
situé en avant, c'est-à-dire en amont de l'obstacle, est le siège de
lésions importantes: dilatation de l'aorte et de ses collatérales,
anévrysmes de l'aorte qui ont même déterminé 10 fois la mort
par rupture (faits de Jordan, Wise, Otto, Oppolzer, Hamernjk,
Williakt, Barker, Redenbacher, Luttich, Lendet; ruptures de l'aorte,
du ventricule droit (Astley-Cooper et Winstone, Meckel ; perforation inter-ventriculaire à la base du cœur au-dessus des valvules
de l'artère pulmonaire parsemée de plaques ostéo-calcaires (Dupuy-
tren); lésions athéromateuses de l'aorte, insuffisance aortique,
dilatation et hypertrophie du ventricule gauche triplé de volume
dans un cas observé par Andral; hypertrophie du ventricule gauche
avec végétations mitrales et aortiques (Lancereaux). Trois fois seulement, l'aorte en amont de la sténose avait conservé son volume
normal (obs. de Purser, Kriegk, Dumontpallier). Dans le fait
rapporté par ce dernier auteur (1860), il est dit que l'aorte n'était
pas athéromateuse, qu'elle avait conservé l'élasticité normale, ce
qui se comprend en raison du rétablissement de la circulation par
de nombreuses anastomoses bien indiquées par Raynaud en 1828.
Toutes ces lésions développées à la suite du rétrécissement congénital de l'aorte ont la valeur d'expériences et démontrent la
grande influence de l'hypertension artérielle sur leur production.

La filiation des accidents aboutissant au développement de
l'artério-sclérose peut être ainsi résumée: le premier anneau de la
chaîne pathologique commence à l'adultération sanguine; puis
survient le second stade, d'une importance prépondérante, l'hypertension artérielle, provoquée le plus souvent par un état de vaso-
constriction et parfois de vaso-dilatation active; enfin, dans le

troisième et dernier stade, à la faveur de l'irritation vasculaire produite par cette hypertension artérielle, se développent les lésions scléreuses des vaisseaux.

On pourrait croire que ce sont là de simples vues théoriques non confirmées par la clinique ou par l'expérimentation. Or, sans parler de faits nombreux où nous avons constaté depuis près de vingt ans l'existence de l'hypertension artérielle simple chez des individus qui ont présenté ensuite les lésions et les accidents les plus manifestes de l'artério-sclérose, nous pouvons encore nous appuyer sur les travaux plus récents de Roy et Adami (de Cambridge) qui, s'inspirant de nos recherches cliniques, les ont confirmées expérimentalement de la façon la plus formelle. Ils ont pu, en effet, déterminer des lésions scléreuses des vaisseaux et du cœur sur des animaux chez lesquels ils avaient progressivement augmenté la tension vasculaire. Ils obtenaient cette hypertension artérielle par la compression de l'aorte, ou par l'excitation des nerfs vaso-constricteurs. Par la compression de l'aorte ascendante chez les chiens, ils ont pu élever la pression intra-cardiaque du double environ, et déterminer une dilatation aiguë du cœur. Dans six cas sur sept, ils ont constaté, chez les chiens en expérience, une sorte d'œdème localisé aux faces valvulaires avec un état congestif et hémorrhagies punctiformes, la dilatation des vaisseaux et la chute de leur épithélium. Or, il est à remarquer que cet œdème siège exactement aux mêmes endroits où l'on remarque l'épaississement fibreux des valvules et des artères dans les maladies caractérisées par une augmentation de la tension artérielle. Chez les animaux, cette hypertension n'avait pu être que temporaire et n'avait déterminé qu'un simple œdème, lequel est vraisemblablement le début des épaississements scléro-fibreux des valvules et des vaisseaux.

Ainsi, ces physiologistes ont donné la preuve expérimentale de faits cliniques que j'ai avancés depuis plusieurs années, ils ont pu produire sur des animaux, au moyen de l'hypertension artérielle, des lésions vasculaires et des dilatations aiguës du cœur que j'ai décrites dans le cours de l'artério-sclérose et dont je parlerai plus tard (1).

Ce serait une erreur de croire que le tonus vasculaire dépend seulement du myocarde, de la masse sanguine et surtout

(1) H. Huchard, Société Médicale des Hôpitaux, 1887. — Adami et Roy (de Cambridge), Association Médicale britannique de Glasgow, 1888. — Broadbent: The pulse, London 1890.

des vaisseaux; il y a encore un autre facteur qu'on ne doit pas passer sous silence, le fonctionnement glandulaire. On sait, en effet, surtout depuis les expériences de Livon (de Marseille) en 1898, que parmi les glandes, les unes ont une action hypertensive (capsule surrénale, corps pituitaire, rate, parotides, rein), les autres ont une action hypotensive (corps thyroïde, foie, thymus, pancréas, etc.). Ces notions physiologiques devront être utilisées au point de vue thérapeutique.

II. — CONSÉQUENCES PATHOLOGIQUES

a) *Artério-sclérose.* — Tous les faits sur lesquels j'insiste depuis près de vingt ans ont été confirmés par Broadbent qui s'exprime ainsi au sujet de ce que j'ai appelé l'*aortisme héréditaire*, c'est-à-dire l'hypertension artérielle héréditaire: «L'augmentation de la tension artérielle représente souvent une particularité familiale qui se manifeste surtout chez les très jeunes sujets». Il ajoute: «Une tension vasculaire exagérée, lorsqu'elle est permanente, est susceptible de déterminer à la longue des lésions cardio-vasculaires telles que l'hypertrophie ou la dilatation du cœur, la dilatation de l'aorte, la sclérose de ce vaisseau et d'autres artères de gros calibre, la dégénérescence fibreuse du myocarde et l'épaississement des valvules».

C'est ce que nous avons toujours soutenu: l'hypertension artérielle *cause* de l'endartérite et des cardiopathies artérielles avant d'en être l'effet.

Cette opinion si souvent mentionnée par nous n'est pas encore admise par tous les médecins, et cependant elle est inté-niable et d'une grande importance pratique. Dernièrement (il y a deux ans), un médecin italien, Andrea Ferrannini, a publié un travail tendant à démontrer que l'hypotension artérielle peut être cause d'artério-sclérose. On en comprend difficilement le mécanisme, et d'autre part ni les observations cliniques, ni les recherches expérimentales n'ont confirmé cette opinion.

La notion de l'hypertension artérielle ou présclérose donnant lieu à la longue au développement de lésions artérielles, notions d'abord démontrées par nos observations cliniques très nombreuses, a été vérifiée dans ces dernières années par l'expérimentation physiologique, puisque Josué, médecin des hôpitaux de Paris, est parvenu à produire en plusieurs mois l'athérome artériel chez les animaux avec l'adrénaline. Non pas qu'on doive confondre artério-sclérose et athérome. Ce sont deux choses bien distinctes: le siège de la lésion et les symptômes sont différents, l'âge du malade est différent, les causes sont différentes.

L'athérome est une lésion; l'artério-sclérose est une maladie. La lésion de l'athérome est localisée aux gros et moyens vaisseaux; les viscères peuvent être exempts de toute altération. Souvent on trouve des artères converties en tubes rigides, sans que pareille altération ait été suivie d'un retentissement appréciable sur la structure des tissus profonds. Le trouble nutritif en pareil cas se réduit à l'atrophie simple; l'envahissement du tissu fibreux ou la transformation fibreuse peuvent faire défaut.

Dans l'artério-sclérose, ce sont les petites artères, les artérioles périphériques et viscérales qui sont atteintes. Gull et Sutton ont donné à cette lésion le nom d'*artério-capillary fibrosis*; elle détermine la sclérose des viscères. Cette sclérose ne suit pas l'athérome. On peut voir des vieillards atteints d'athérome; le cœur est fort, vibrant; les organes profonds restent normaux, il n'existe pas de myocardite. Des auteurs ont voulu attribuer à une lésion vasculaire la valeur d'un signe d'artério-sclérose. Ils ont considéré l'état serpentin de la temporale comme révélateur d'artério-sclérose. C'est inexact. Des jeunes gens de 18 ans ont des artères temporales serpentines; ils ne sont pas artério-scléreux; ils ne sont même pas athéromateux. L'état serpentin de la temporale est une particularité sans conséquence.

L'athéromateux ne devient scléreux de ses organes que lorsqu'à sa lésion s'adjoint de l'artério-sclérose. Sans doute, cette association se montre fréquemment et il est assez rare de constater une artério-sclérose généralisée avec l'absence absolue d'athérome artériel. Il n'en est pas moins vrai qu'à leur état de pureté, les deux termes évoquent des processus d'évolution différente. L'athérome s'étend peu à peu dans le système vasculaire; l'artério-sclérose frappe les viscères; à forte lésion apparente, les athéromateux peuvent ne montrer que de petits accidents; à petite lésion apparente, l'artério-sclérose peut produire de gros accidents comme la dyspnée toxi-alimentaire. Ces particularités distinctes s'expliquent aisément. Les athéromateux sont des vasculaires; les artério-scléreux sont des viscéraux.

b) Cardiopathies de la ménopause. — J'ai fait connaître l'état de la tension artérielle pendant la menstruation: augmentation de cette tension pendant les jours qui la précèdent et lorsque le flux cataménial se produit incomplètement ou difficilement, comme dans certaines dysménorrhées; chute de cette pression à l'apparition des menstrues et pendant les jours qui la suivent. Ces conclusions viennent d'être absolument vérifiées par mon collègue Armand Siredey et son interne Francillon qui s'expriment ainsi: «Les brusques modifications de la pression artérielle consistent en un double phénomène qui se reproduit avec une netteté très concluante: *accroissement de la pression artérielle* au début de l'époque menstruelle et *abaissement de cette pression* au-dessous de la moyenne à la fin de la menstruation (1).

Or, dans les cas où la ménopause s'établit d'une façon anormale et plus ou moins pénible, les femmes sont absolument dans la situation de celles qui vont avoir leurs règles, et c'est ainsi que pendant des mois et même pendant des années la tension peut rester presque constamment surélevée. Il en résulte une cause d'irritation incessante pour la membrane interne des vaisseaux, laquelle finit par s'altérer. De là, production de *l'artério-sclérose et de l'aortite chronique de la ménopause.*

Stokes, le premier, a parlé de «palpitations hystériques succédant chez les femmes à la cessation physiologique des fonctions utérines», mais il n'en a compris ni le mécanisme, ni l'importance. «Cette forme morbide, dit-il, peut avoir une durée très prolongée; elle succède plus souvent à des impressions morales qu'à des fatigues physiques. J'ai vu les accès de la maladie reparaître pendant plus de deux années. Ces palpitations se montrent sous forme d'accès caractérisés par des battements précipités du cœur, par un sentiment de plénitude du cou et de la poitrine, et par une anxiété très grande avec prostration morale. Entre les accès, le cœur et les artères fonctionnent d'une façon parfaitement naturelle. Dans un cas de cette espèce, la disparition de l'écoulement menstruel avait eu lieu subitement, chez une femme âgée de 50 ans, qui jusque-là s'était toujours bien portée et n'avait présenté aucun accident hystérique.»

En 1884, Clément (de Lyon) a décrit une «cardiopathie de la ménopause» qui nous paraît réunir la plupart des symptômes importants que nous avons assignés aux cardiopathies artérielles.

Les femmes qui en sont atteintes éprouvent des palpitations pénibles et angoissantes capables de troubler leur sommeil; elles ont des lipothymies et éprouvent facilement de l'essoufflement

---

(1) ARMAND SIREDEY et MAURICE FRANCILLON, *Soc. médicale des hôpitaux*, 7 avril 1905.

pour la marche un peu rapide; à un degré plus avancé, la respiration, qui est calme pendant le repos, devient oppressée au moindre mouvement (dyspnée d'effort); l'action de monter dans le lit, d'élever les bras, cause cette dyspnée passagère qui disparaît par le repos et l'immobilité; il y a de véritables accès d'hyposystolie, l'impulsion ventriculaire est exagérée, parfois il existe des irrégularités cardiaques, le plus souvent les battements du cœur sont accélérés et le pouls rapide *(tachycardie de la ménopause)*. Ce qui domine encore, c'est la fréquence des troubles de la circulation périphérique: sensation de froid aux membres, syncope locale des extrémités, décolorations ou rougeurs subites du visage, troubles vaso-moteurs. J'ai vu ces derniers, pendant la période menstruelle et à l'époque de la ménopause, affecter tout un côté du corps sous la forme d'un grand refroidissement avec pâleur des téguments (vaso-constriction), suivi d'une hyperémie avec sueurs très accusées du même côté (vaso-dilatation parétique).

Clément, qui attribue la cardiopathie de la ménopause à une excitation du grand sympathique, a insisté avec raison sur ces troubles vaso-moteurs, et c'est ainsi qu'il a pu faire la remarque suivante: «On dirait que les vaso-constricteurs sont excités, et qu'il y a un spasme général des artérioles». Comme on le voit, il a été bien près de la vérité. Il ne pouvait pas savoir ce qui a été démontré plus tard par Livon, que l'ovaire est une glande hypotensive, d'où la disparition d'un des freins hypotenseurs au moment de la ménopause et la production facile chez certaines femmes de l'hypertension artérielle (¹).

Les cardiopathies de la ménopause accomplissent les trois périodes assignées au développement de l'artério-sclérose. Au début, ce sont les troubles vaso-moteurs (sous forme de vaso-constriction ou de vaso-dilatation active) qui prédominent. Puis, survient presque en même temps le stade important de l'hypertension artérielle, dont la disparition ou la prolongation décidera du sort cardiaque de la malade. Car, jusque-là, il ne s'agit que de troubles vasculaires et cardiaques de nature fonctionnelle, et c'est seulement plus tard que surviendront les lésions artérielles avec toutes leurs conséquences sur la nutrition du myocarde. Comme le disent Bose et Vedel, «les troubles fonctionnels et l'hypertension disparaissent assez rapidement dès que la ménopause

---

(¹) Livon (de Marseille): Action des sécrétions internes sur la tension sanguine. *Congrès de Marseille* 1906.

est définitivement établie; mais dans les cas où il existait une
artério-sclérose plus ou moins marquée, l'intoxication de la ménopause donne un coup de fouet énergique au processus de sclérose vasculaire; elle peut produire une hypertension permanente
et conduire à la sénilité précoce (1).

c). *Troubles cardiaques de la puberté.*—Par une transition naturelle, nous arrivons à l'étude pathogénique des *accidents cardiaques de la puberté*, lesquels ont été signalés depuis longtemps
déjà par Corrigan, Stokes et Richard Pfaff. Le terme «d'hypertrophie cardiaque de la croissance» imaginé par G. Sée est inexact,
car il n'y a jamais hypertrophie dans le vrai sens du mot, il ne
s'agit que de dilatation du cœur, consécutive à l'hypertension artérielle de la puberté. Il ne s'agit pas, non plus, d'accidents de
croissance, puisqu'ils peuvent s'observer chez des adolescents dont
le développement reste parfois incomplet. Tout cela, je l'ai démontré, il y a plus de dix ans, en 1894, au Congrès français de médecine de Lyon. On voit ainsi des enfants chez lesquels la systole
cardiaque est forte, énergique, chez lesquels on constate l'existence
d'un retentissement diastolique de l'aorte; ils ont de la dyspnée
au moindre effort, de la céphalée, des épistaxis fréquentes.

Voici, à titre de document historique, l'énumération des symptômes cardiaques décrits par Stokes sous ce titre: *palpitations
se rattachant à la croissance*: «Il faut insister sur les circonstances suivantes: les variations présentées par le cœur; le caractère
de soudaineté, de netteté, et quelquefois le timbre métallique de
ses contractions; la force de l'impulsion à la pointe de l'organe,
là on ne la perçoit ordinairement pas; l'absence du bruit de souffle, ou, s'il existe, son caractère fugace et incertain; l'absence des
signes d'une affection pulmonaire ou hépatique; enfin, le défaut
de proportion entre la force apparente du cœur, et celle du pouls
radial.» Cette description reproduit presque fidèlement celle de
l'hypertension artérielle. Stokes n'a certainement pas compris
alors le mécanisme pathogénique des cardiopathies fonctionnelles
de la puberté; mais il faut lui reconnaître le mérite d'en avoir
presque complètement reproduit les caractères cliniques.

A cette période de l'existence, comme à l'époque de la ménopause, il est encore un symptôme cardiaque important à signaler

---

(1) Bosc et Vedel (de Montpellier). *Rapport sur la tension artérielle dans les maladies* (*Congrès français de médecine*, 1901).

c'est la *tachycardie* liée à l'hypertension artérielle. Encore faut-il
s'entendre et ne pas toujours l'attribuer à l'évolution de la puberté
parce qu'elle se produit à ce moment. J'ai vu une erreur de genre
commise sur un sujet de 18 ans, chez lequel une croissance rapide et vraiment extraordinaire s'était produite dans l'espace de
dix-huit mois. Ce jeune homme présentait alors des accidents
cardiaques qu'un médecin consulté attribuait à la croissance; le
pouls battait 130 à 140 fois par minute, et cette tachycardie sans
fièvre était presque permanente. Or, il s'agissait d'une adénopathie trachéo-bronchique qui comprimait le pneumogastrique et
dont la nature tuberculeuse, établie par nous dès le début des
accidents, se révéla huit mois plus tard. Cette tachycardie du
début de la phtisie, signalée dès 1786 dans son Traité des scro-
fules par Labouette qui disait que dans les dégénérescences ganglionnaires du médiastin «le pouls est petit, fréquent et serré»,
est différente de celle qui survient dans le cours ou à la fin de la
maladie, et qui, en l'absence de toute lésion ganglionnaire, est
sans doute provoquée par l'action des toxines bacillaires sur les
nerfs vagues. Cette tachycardie *tardive* ne prête pas à confusion
pour les cas qui nous occupent; la tachycardie *précoce*, *prétuberculeuse*, peut faire croire, comme on vient de le voir, à une hypertrophie cardiaque de croissance.

Ce fait est cité dans le but de prémunir les cliniciens contre
une erreur qui ferait voir l'hypertension artérielle un peu partout
là où elle n'existe réellement pas. Mais, il importe de faire la
remarque suivante: si l'hypertension de la puberté n'aboutit jamais, ou presque jamais, au développement de lésions cardio-ar-
térielles, analogues à celles de la ménopause, c'est parce qu'elle
trouve des parois cardiaques et vasculaires normales, capables de
résister à l'effort continu de la masse sanguine [1].

d) Migraine. — L'accès de migraine simple, à forme angio-
tonique, est caractérisé par de l'hypertension artérielle passagère
dont les conséquences ont le plus souvent peu d'importance.

Il n'en est pas de même de la variété de migraine ophthalmique; elle peut devenir l'origine de lésions vasculaires, capables
d'aboutir au développement de la périencéphalite diffuse, comme
on en a cité des exemples, ou encore d'une artério-sclérose géné-

---

[1] H. Huchard, *Les pseudo-hypertrophies cardiaques de croissance* (Congrès de médecin interne de Lyon et *Journal des Praticiens*, 1897).

ralisée, comme j'en ai observé deux cas indéniables. L'artério-
sclérose peut donc avoir un *début migraineux*.

Ce n'est certes pas la migraine seule qui a été cause de la
périencéphalite diffuse ou de l'artério-sclérose généralisée. Mais,
il ne faut pas oublier que la migraine, et surtout la variété ophthalmique, est une névrose vasomotrice, que l'excitation répétée des
vaso-constricteurs ou des vaso-dilatateurs par le fait de l'hémicra-
nie est capable de provoquer, à la longue, des altérations vasculaires. On commet un abus de langage et une erreur de diagnostic
en parlant d'aphasies, de paralysies partielles, et d'hémiplégies transitoires ad'origine migraineuses. Lorsque ces accidents surviennent
dans le cours des accès de migraine, on aurait tort d'établir toujours un pronostic bénin; car le trouble vaso-moteur qui leur donne
naissance a déjà commencé à produire quelques lésions vasculaires, et si l'on n'y prend garde, si l'on ne cherche pas à modérer
la vaso-constriction et l'hypertension artérielle, l'artério-sclérose,
cérébrale ou généralisée, commencera son œuvre.

Il y a 7 ans, je voyais un homme de 58 ans atteint de *migraine ophthalmique*; son médecin, très au courant des recherches
modernes, avait constaté chez lui depuis longtemps tous les signes
de l'hypertension artérielle. Le malade eut, à plusieurs reprises,
trois ou quatre fois, des attaques d'*aphasie* transitoire et d'*hémiplégie* gauche sans ictus; leur durée était de quelques heures à
quelques jours. S'appuyant sur le caractère éphémère de ces accidents, son médecin insistait beaucoup sur la bénignité du pronostic, ce qui était une erreur. Il fallait penser au contraire que ces
accidents pouvaient être déjà les indices révélateurs d'une artério-
sclérose commençante, et instituer dans le but de modérer la tension artérielle un traitement assez sévère qui, du reste, ne fut
pas suivi. Un an après, ce malade présentait des troubles cardiaques que l'on regardait comme fonctionnels et que l'on rattachait
à l'existence d'une dilatation d'estomac (or, dès cette époque, nous
avions déjà formulé le diagnostic de *cardiopathie artérielle*). Une
année après, ce malade était en proie à une dyspnée d'effort très
accusée, avec un bruit de galop cardiaque des plus nets, un peu
d'œdème des membres inférieurs et un léger nuage albumineux
dans les urines (*néphrite artérielle*).

Ce migraineux a-t-il eu plusieurs maladies qui sont venues
l'atteindre comme par hasard: il y a deux ans, des accès de migraine, puis des attaques d'aphasie et d'hémiplégie transitoires; il
y a un an, une affection cardiaque, et aujourd'hui une affection

rénale? Toutes ces affections ont été des manifestations *locales* d'une maladie *générale*, l'artério-sclérose, et celle-ci a été constamment sous la dépendance d'un état d'hypertension artérielle et de vaso-constriction ou de vaso-dilatation dont la migraine ophthalmique a été l'une des principales manifestations.

Défions-nous des *nécroses vaso-motrices* (migraine, angio-tonique, syncope locale des extrémités, etc.) qui peuvent, après un temps plus ou moins long, franchir la période des troubles fonctionnels et entrer dans celle des lésions organiques. Étudions attentivement l'hypertension artérielle, et ainsi nous aurons des armes plus sûres pour la combattre de bonne heure, pour éviter ses funestes conséquences.

e) Anévrysmes. — On aurait tort de croire que le traitement des anévrysmes par les injections gélatineuses est toujours suffisant. Il y a, comme je l'ai dit en 1898, à l'Académie de médecine de Paris, des précautions pré-opératoires ou post-opératoires qu'il serait imprudent de passer sous silence.

Sans doute, comme je le disais encore dans mes «Consultations médicales», le repos complet est une règle absolue pendant toute la durée du traitement; mais le *régime alimentaire* a une importance considérable. Sans doute, la coagulation intra-anévrysmale est le but vers lequel doivent tendre tous les efforts de la thérapeutique médicale, et de tout temps on a voulu la réaliser par des moyens divers; mais il faut chercher en même temps à écarter toutes les causes capables de retarder, d'empêcher cette coagulation, et parmi celles-ci il n'en est pas de plus active et de plus dangereuse que l'hypertension artérielle dont sont atteints certains anévrysmatiques. Un anévrysme n'est jamais si près de se rompre que lorsqu'il existe, en même temps et comme accidentellement, une néphrite interstitielle, maladie où l'hypertension artérielle est à son maximum (1).

La tentative que Schœle a faite par la compression de l'aorte dans le but de reconnaître un anévrysme et dont nous avons parlé plus haut, a été une véritable expérience malheureuse démontrant les mauvais effets de l'hypertension artérielle dans le cours d'un anévrysme. Cette notion a une importance considérable au point de vue pratique, elle démontre que le but visé par la thérapeutique doit être celui-ci: dans tous les anévrysmes, lever tous les

---

(1) H. HUCHARD, Consultations médicales, 1re édition 1900, 4e édition 1906.

obstacles vasculaires, en diminuer la tension artérielle surélevée qui contribue pour une grande part au développement progressif de la tumeur anévrysmale. On y parvient par le repos absolu, par une alimentation spéciale (laitage, régime lacto-végétarien, hypochloruration ou déchloruration alimentaire), par la médication vaso-dilatatrice ou hypotensive (trinitrine, nitrate de soude, iodures, tétranitrate d'érytrol, etc.). J'ajoute que je possède trois observations de guérisons d'anévrysmes par le repos, le régime alimentaire et la médication hypotensive, sans le secours de l'iodure ou des injections gélatineuses.

f) Telles sont les principales maladies qui sont le plus souvent la conséquence d'une hypertension artérielle prolongée. A propos de la migraine et surtout de la migraine ophthalmique, j'ai dit qu'il fallait se méfier des migraines vaso-motrices et à ce dernier point de vue, la *syncope locale des extrémités*, caractérisée par un état de vaso-constriction plus ou moins permanent, peut aboutir, à la longue, comme on le sait, à la production de lésions artérielles localisées.

Dans le *saturnisme*, il existe le plus souvent un état d'hypertension permanente qui se termine par des lésions artérielles et ces accès d'hypertension peuvent aboutir dans certaines conditions à l'encéphalopathie convulsive (¹) ou à l'amaurose saturnine (²).

Quand l'hypertension est extrême, le pouls radial peut être à peine perceptible, et c'est ainsi que certains saturnins présentent une contracture vasculaire telle qu'on peut à peine sentir les pulsations dans toutes les artères; et cependant le cœur se contracte énergiquement, sans doute pour lutter contre les obstacles périphériques. Les téguments de toute la surface du corps sont alors d'une grande pâleur, et chez un de ces malades qui présentait tous ces symptômes réunis, la mort survint après quelques jours. A l'autopsie, nous n'avons trouvé qu'un petit anévrysme situé au niveau de la première portion de l'aorte descendante, maladie qui, à ce degré, et sans aucune rupture de la poche anévrysmale, n'avait pas été capable de provoquer une terminaison fatale. Chez cet homme, déjà en état d'hypertension permanente par le fait d'une artério-sclérose généralisée, la contraction de tout le système

(¹) Quérillec, La tension artérielle dans le saturnisme aigu ou chronique, *Thèse Paris*, 1905.
(²) Weber, Amaurose saturnine, *Thèse Paris*, 1854. Foi récapitule.

vasculaire par suite de l'intoxication saturnine a été l'une des principales causes, sinon la seule cause de la mort.

Dans la *goutte* et le *diabète*, il existe nombre d'accidents dus à hypertension artérielle, et il est à remarquer, comme le dit Broadbent si judicieusement, que le diabète infantile est souvent caractérisé par de l'hypotension, tandis que le diabète des adultes (surtout le diabète dit goutteux) est caractérisé par l'hypertension. Il est à remarquer encore que le saturnisme, la goutte et la grossesse présentent souvent des complications rénales.

Les travaux de Panas nous ont montré les relations qui existent entre l'hypertension artérielle et le *glaucome* aigu ou chronique, relations déjà signalées dans un livre de W. Broadbent *(The pulse,* 1890). Dans une thèse récente, Henry Joseph pour 18 cas de glaucome primitif a trouvé chez tous ses malades des symptômes d'artério-sclérose, avec une exagération fréquente et notable de la tension artérielle. En tête des différents facteurs dans l'étiologie du glaucome, il faut ranger l'hypertension artérielle avec les causes qui le produisent, quelles qu'elles soient (imperméabilité rénale, rétention chlorurée, rétention toxique, troubles d'origine surrénale, etc. [1]).

g) Hémorrhagies. — L'hypertension artérielle ne joue pas seulement un rôle considérable dans certaines cardiopathies; elle peut encore être invoquée dans nombre d'affections ou de symptômes disparates, et elle est utilisée en thérapeutique.

Cl. Bernard fait remarquer judicieusement que la production de *chaleur* est en rapport avec la fréquence des pulsations et surtout avec la pression, et cela est de toute évidence lorsque l'on compare la rareté du pouls chez les animaux à sang froid avec sa fréquence chez les animaux à sang chaud, chez les mammifères et surtout chez les oiseaux. Lorsque nous subissons une température élevée, les vaisseaux se dilatent, le cœur précipite ses mouvements, la pression artérielle s'abaisse. Mais, lorsque la température est surélevée, des phénomènes contraires se produisent, et les expériences suivantes, fécondes en applications thérapeutiques, vont l'établir.

Levaschew (1884) a démontré que les *hautes températures* font contracter les vaisseaux; donc, il s'agit ici d'une action nerveuse, vaso-motrice, et l'on ne doit pas tenir toujours pour vraie

---

[1] *Henry Joseph.* Recherches cliniques sur le glaucome primitif dans ses rapports avec l'artério-sclérose; *Thèse Paris,* 1924.

l'explication trop mécanique de Poiseuille; la vitesse d'un courant liquide dans des tubes inertes croît toujours avec la température.

Gartner (1884) dirige une température très élevée sur le mésentère mis à nu d'une grenouille; il voit aussitôt la contraction des vaisseaux se faire avec une telle énergie qu'elle aboutit parfois à l'arrêt du courant sanguin. Telle est l'explication physiologique des effets thérapeutiques si remarquables obtenus par les irrigations vaginales très chaudes dans les métrorrhagies, par les bains chauds dans les congestions et inflammations des poumons, par des lavements très chauds (48 à 50°) dans le traitement des gastrorrhagies graves et abondantes.

A une femme atteinte de *métrorrhagie*, on a pratiqué avec succès une ou plusieurs injections souscutanées d'ergotine. Chez une autre malade, le même traitement est suivi d'un résultat tout opposé; il augmente au contraire l'hémorrhagie, et l'on n'arrive à la combattre efficacement que par l'emploi des sédatifs, des calmants, c'est-à-dire de l'opium ou de lavements laudanisés, ou encore par les injections très chaudes ou les bains chauds. En un mot, il y a *des métrorrhagies qui n'aiment pas l'ergot de seigle*; elles sont aggravées non seulement par les préparations ergotiques et par le froid, mais aussi par l'emploi des autres agents vaso-constricteurs, du sulfate de quinine ou de la digitale [1].

Chez les tuberculeux, les *hémoptysies* sont, dans la plupart des cas, favorablement influencées par les injections d'ergotine, tandis que d'autres sont aggravées par elles. De ce nombre sont les hémoptysies survenant au début de la période cataméniale, auxquelles nous avons donné le nom *d'hémoptysies utérines* ou *menstruelles*, dans la thèse déjà ancienne de notre élève Pétrasu [2]. Cet insuccès thérapeutique est facile à comprendre; car, si la tension artérielle s'abaisse pendant le flux cataménial, elle est notablement élevée pendant sa période de préparation, et durant le stade de molimen menstruel. C'est l'hypertension artérielle qui, trouvant dans les vaisseaux d'un poumon tuberculeux un *locus minoris resistentiæ*, va devenir la cause occasionelle de l'hémoptysie. Donc, la digitale, la caféine et l'ergot de seigle, qui augmentent encore cette pression vasculaire, sont nuisibles, tandis que l'opium et l'ipéca répondent mieux aux indications thérapeu-

---

[1] Traité des névroses (2e édition), par Axenfeld et Huchard, loc. cit.; Plössu-Ostreau. Congestion utérine métrorrhagique d'origine névralgique (*Thèse de Paris*, 1881).

[2] La tuberculose péritonéale, ses formes cliniques (*Thèse de Paris*, 1889).

tiques. C'est ainsi que l'on obtient des succès avec les injections de morphine, l'administration de la poudre de Dower, les applications ou boissons chaudes.

L'épistaxis, l'*hémoptysie* des adolescents, et celle des arthritiques que j'ai quelquefois observée [1], sont le plus souvent produites par l'hypertension artérielle. Alors, le perchlorure de fer est inutile et les préparations ergotiques nuisibles; il faut combattre la pléthore vasculaire, diminuer la tension artérielle par les moyens divers, au nombre desquels il n'en est pas de meilleur que l'abstinence relative des boissons, le régime sec.

En effet, la diète des liquides est applicable, non seulement aux maladies de l'estomac, mais encore à d'autres affections *caractérisées surtout par l'excès de tension artérielle*, chez les athéromateux, chez les individus atteints de néphrite interstitielle, d'affections aortiques, de certaines angines de poitrine avec élévation considérable de la pression vasculaire, chez ceux qui sont prédisposés aux hémorrhagies diverses, aux congestions ou hémorrhagies centrales — avec épistaxis. L'hypertension artérielle joue donc un grand rôle dans la production d'hémorrhagies diverses et c'est elle seule que la thérapeutique doit viser pour combattre utilement la tendance hémorrhagique.

Ces faits viennent d'être démontrés dans le travail récent de Fernand Barbary, qui arrive aux deux conclusions suivantes: 1.º l'hémoptysie tuberculeuse est fonction de l'hypertension artérielle transitoire instable ou permanente; 2.º la thérapeutique préventive des hémoptysies consiste dans le traitement des différentes causes de l'hypertension, fréquente et souvent méconnue chez les tuberculeux [2].

J'ai déjà parlé en 1882, sous le nom *d'hémoptysies arthritiques*, d'hémorrhagies qui peuvent survenir à toutes les périodes de la vie, qui, n'étant dues à aucune lésion de l'appareil cardio-pulmonaire, doivent être vraisemblablement rattachées à l'hypertension artérielle. De son côté, Duclos (de Tours) a rapporté les observations de malades qui, plusieurs années avant d'être atteints d'artério-sclérose, ont eu des hémoptysies répétées. C'est au même ordre de faits que doivent être rapportées les épis-

---

[1] Congestions pulmonaires et hémoptysies arthritiques. *Congrès de Rouen*, 1883. — Du régime sec dans les maladies (*Soc. de thérapeutique*, 1884).

[2] Fernand Barbary: Interprétation nouvelle du mécanisme de l'hémoptysie tuberculeuse (Paris, 1903).

taxis d'un homme de quarante-trois ans, dont j'ai rapporté l'histoire en 1882 (1). Depuis cette date, les observations de ce genre ne se comptent plus. Il s'agissait d'un goutteux qui avait eu déjà pendant son enfance et sa jeunesse des épistaxis abondantes et répétées, ayant disparu vers l'âge de dix-huit ans. Elles reparurent à l'âge de quarante-deux ans (en 1878), et les années suivantes jusqu'en 1883, elles furent si abondantes qu'elles nécessitèrent plusieurs fois l'emploi du tamponnement. A cette époque, comme je le faisais alors remarquer, il n'y avait aucun signe de néphrite interstitielle, aucune trace d'albumine dans les urines, mais on remarquait chez le malade tous les signes d'hypertension artérielle : pouls fort, vibrant, concentré; retentissement diastolique de l'aorte, battements anormaux des artères cervicales et temporales; légère dilatation de l'aorte. La même année, en 1883, il eut sans hémiplégie une légère attaque d'aphasie qui disparut en quelques jours, et dès cette époque il éprouva de la dyspnée d'effort survenant sous l'influence de la marche ou d'un travail quelconque. Ce fut seulement l'année suivante que se montrèrent, pour la première fois, les symptômes de la néphrite interstitielle à laquelle il finit par succomber. L'histoire de ce malade peut donc se partager en trois périodes : dans la première, à l'âge de quinze à dix-huit ans, des épistaxis répétées qui peuvent bien être d'origine rhumatismale ou goutteuse, mais qu'il faut rattacher à l'état d'hypertension artérielle; dans la seconde, vers l'âge de quarante-deux ans, on voit se renouveler ces épistaxis dues à la même cause et à l'évolution d'une artérite généralisée; enfin, la troisième période est caractérisée à l'âge de cinquante ans par tous les symptômes de la néphrite interstitielle à laquelle le malade succombe une année après.

h) Maladies vaso-motrices, névralgies. Dans la *migraine*, dans la migraine simple, angiotonique, et surtout dans la migraine ophthalmique, on constate presque toujours l'existence de l'hypertension. Or, celle-ci étant un phénomène presque normal à l'approche des règles, on comprend ainsi la raison des *migraines menstruelles*, si fréquentes chez certaines femmes, et surtout chez celles qui sont sous l'influence des diathèses arthritique ou goutteuse, caractérisées par l'hypertension artérielle. Dans la migraine

---

(1) H. Huchard. *(Soc. méd. des hôpitaux,* 1888).

angiotonique, on obtient des tracés sphygmographiques reproduisant ceux de l'hypertension artérielle (ligne d'ascension un peu lente, avec sommet en plateau, ligne de descente sans dicrotisme).

Pour la même raison, dans la *maladie de Raynaud* (¹), les accidents de syncope locale des extrémités augmentent ou se produisent parfois, surtout au moment des époques menstruelles. La constatation et l'explication de tous ces faits ne sont pas sans importance pratique, elles commandent la prudence dans l'administration des médicaments hypertenseurs à l'approche ou dans le cours de la période cataméniale.

Pour quelques auteurs, les sujets atteints de *sciatique* présentent habituellement de la polyurie débutant avec la douleur, augmentant avec elle, et cessant quand elle a disparu. Ils l'attribuent à l'hypertension artérielle produite par l'excitation douloureuse, ce qui expliquerait encore sa production dans tous les paroxismes douloureux de la colique hépatique et de diverses névralgies, et ils l'assimilent à l'augmentation de la pression artérielle consécutive à la constriction réflexe des petits vaisseaux, que l'on fait naître chez un chien dont on a excité le bout central du sciatique. Ce fait de la polyurie dans la sciatique a été appuyé sur des expériences dont voici les conclusions formulées par Hugonnard (²).

1° Les excitations *moyennes* ou *fortes* du sciatique diminuent considérablement et même arrêtent la sécrétion urinaire;

2° Les excitations *légères* du même nerf l'augmentent;

3° L'énervement du rein par la section des filets nerveux du hile, et celui qui est causé par la section du tronc du splanchnique, produisent une polyurie très nette et très abondante, souvent avec albuminurie, et quelquefois avec hématurie;

4° Si l'un des reins est partiellement énervé, l'effet de l'excitation du sciatique est moins marqué (³).

(¹) La maladie de Maurice Raynaud ne reste pas toujours une simple névrose vaso-motrice; Cavalié (de Saint-Étienne), vient de publier une observation relative à une femme de 35 ans, atteinte de néphrite artérielle avec syncope locale et gangrène des extrémités par endartérite (*Loire médicale*, 1895). Ces faits sont fréquents.

(²) Hugounenq: Contribution expérimentale à l'étude du système nerveux sur la sécrétion urinaire (*Thèse de Lyon*, 1880. — Draper et Kaiser: De la polyurie chez les malades atteints de sciatique (*Soc. méd. des hôp.*, 1895). — Hugounenq: Sur l'état de la tension artérielle et de la sécrétion urinaire dans la sciatique (*Soc. méd. des hôp.*, 1891 et 1892).

(³) G. Hürthle (*Arch. f. anat. und phys.*, 1895, et *Rev. des sc. méd.*, t. XXVII) excite électriquement le bout périphérique du sciatique ou du crural. Immédiatement, la pression monte dans l'artère et la veine crurale; et pour démontrer que dans ce cas l'élévation de la tension sanguine est due aux contractions musculaires et non aux nerfs vasculaires, il répète les mêmes expériences sur

Retenons les deux premières conclusions. Elles nous expliquent pourquoi la polyurie dans la sciatique doit être un phénomène au moins très rare, contrairement à quelques assertions. Dans les sciatiques très douloureuses et surtout dans celles qui sont provoquées par l'inflammation du nerf, la sécrétion urinaire est le plus souvent diminuée, il y a de l'oligurie et non de la polyurie. Celle-ci ne se montre—et cela rarement encore—que dans les sciatiques légères, ou même dans les sciatiques intenses développées chez les artério-scléreux ou chez les goutteux. Chez ces malades, l'hypertension artérielle est un phénomène habituel, et le terrain est ainsi tout préparé pour la production facile de la polyurie consécutive aux excitations douloureuses.

D'autre part l'action de l'excitation du sciatique sur l'accroissement de la tension artérielle n'est pas spéciale à ce nerf, et il y a longtemps que Magendie d'abord et Claude Bernard ensuite ont démontré que l'excitation d'un nerf sensitif quelconque détermine cette augmentation de la pression vasculaire, non point par une action excitante du cœur, comme ils le croyaient, mais par la production de la constriction artérielle. Seul, le nerf dépresseur du cœur, doué d'une certaine sensibilité, détermine d'une façon nette et constante une vaso-dilatation réflexe. Sous l'influence de l'électrisation du bout supérieur de ce nerf (formé, comme on le sait, de fibres centripètes allant du cœur à la moelle allongée), Ludwig et Cyon ont constaté une dilatation générale de toutes les artères et surtout des vaisseaux abdominaux dont la surcharge sanguine considérable peut devenir la source d'accidents graves. Ce nerf dépresseur, sensible à la surface interne du cœur, est un moyen de défense de l'organisme contre l'action des hautes tensions cardio-vasculaires, et il joue certainement un rôle, trop souvent méconnu, dans la pathologie cardiaque, tant il est vrai (et nous ne cessons de le répéter) que le cœur et les vaisseaux ne sont pas reliés entre eux seulement par la continuité anatomique, mais aussi et surtout par les connexions physiologiques du système nerveux.

---

des animaux préalablement curarisés, ce qui équivaut à la suppression de l'action musculaire, et alors l'excitation périphérique des deux nerfs est sans effet. D'autre part, les expériences sur l'excitation du sympathique et de certains nerfs comme le sciatique sont contradictoires pour les raisons suivantes. Dastre et Morat (étude des ...) ont démontré que le grand sympathique renferme quelques fibres nerveux vaso-dilatateurs. Il en est de même du sciatique, ce qui explique pourquoi Putnam et Tarchanow ont pu observer le resserrement des vaisseaux du membre inférieur après la section du sciatique.

Certains accidents douloureux paraissent être influencés par l'hypertension artérielle et Pal (de Vienne) (¹) a noté que les *crises gastriques des tabétiques* sont souvent précédées d'une augmentation de tension et qu'elles peuvent disparaître toutes les fois que l'on parvient à abaisser artificiellement cette pression vasculaire. Nous sommes de l'avis de Bose et Wedel qui sont plutôt tentés de renverser les termes et de rapporter l'hypertension à la douleur. Mais cette question est difficile à élucider, puisqu'on a vu assez souvent les douleurs lancinantes des tabétiques s'accompagner d'abaissement de la pression sanguine (Winternitz).

i) Maladies du sang et de l'appareil circulatoire. — On connaît la résistance qu'offrent parfois aux divers traitements les palpitations des *chlorotiques* et des *anémiques*. Les ferrugineux sous toutes les formes, l'arsenic, le quinquina, l'hydrothérapie sont souvent sans effet, les médicaments cardiaques, et parmi eux la digitale, sont inutiles ou nuisibles.

Pourquoi l'impuissance de cette thérapeutique?

C'est parce que celle-ci ne vise que l'élément dyscrasique, et qu'elle méconnaît un autre facteur important qui entre souvent en scène: le spasme vasculaire, et sa conséquence immédiate, l'hypertension artérielle. Les chloro-anémiques ont le système vaso-moteur très excitable et émotif, ce qui explique le refroidissement des extrémités, les algidités et les ischémies locales, les alternatives de pâleur et de rougeur de la face, l'émission d'urines claires, limpides et abondantes. Ce qui prouve l'émotivité de leur système circulatoire, c'est l'existence du bruit de souffle dit «anémo-spasmodique» au niveau de l'artère pulmonaire. Si les souffles anémiques peuvent se montrer à tous les orifices, c'est encore en raison du spasme artério-capillaire qui crée un obstacle, qui produit un rétrécissement à la périphérie du système circulatoire, obstacle et rétrécissement contre lesquels le cœur lutte en se dilatant. Mais, avec lui les orifices s'élargissent, et il en résulte, suivant les cas, la production de souffles fonctionnels aux orifices mitral et tricuspide, ce dernier très fréquent d'après Parrot. La pathogénie de ces bruits divers est ainsi différente de celle qu'on leur a attribuée sous le nom de bruits extra-cardiaques. Donc, pour combattre certaines palpitations rebelles des chloro-anémiques, la thérapeutique doit viser parfois le spasme vasculaire et l'hypertension artérielle,

---

(¹) *Centralblatt für inn. Med.*, 25 avril 1903.

par l'emploi des agents vaso-dilatateurs, des dépresseurs de cette tension, les frictions, le massage et les douches.

Cette pathogénie et cette thérapeutique ne sont pas généralement acceptées, elles ont été théoriquement combattues par quelques auteurs qui n'admettent pas volontiers l'existence des insuffisances valvulaires *fonctionnelles*. Sans aucun doute, celles-ci sont plus rares qu'on est généralement porté à le croire; mais elles existent dans quelques cas, je les ai constatées avec preuves nécroscopiques à l'appui, et mon élève G. Barbier en a démontré formellement la réalité dans sa thèse inaugurale (1).

Dans les *maladies du cœur et des vaisseaux*, les modifications de la tension artérielle jouent un rôle prépondérant.

L'*hyposystolie* et l'*asystolie* sont caractérisées par l'abaissement plus ou moins considérable de la pression artérielle. Les cardiopathies valvulaires (insuffisance mitrale, rétrécissement mitral, insuffisance tricuspidienne, etc.) sont remarquables par leur tendance à l'hypotension, tandis que les cardiopathies artérielles et l'artério-sclérose sont produites par le phénomène contraire, l'hypertension artérielle. Parmi ces maladies, il faut citer le rétrécissement et l'insuffisance aortiques (surtout lorsque cette dernière est d'origine artérielle), les aortites aiguë ou chronique, la dilatation athéromateuse de l'aorte, l'artério-sclérose du cœur, l'angine de poitrine vraie, l'artério-sclérose généralisée, la néphrite interstitielle, les affections valvulaires mitrales ou aortiques d'origine artérielle, etc.

C'est le moment de signaler l'état de la tension artérielle dans l'*angine de poitrine*. Dans celle-ci, l'hypertension est fréquente, surtout lorsqu'elle est liée à une lésion aortique. C'est pourquoi la digitale, qui peut élever encore cette surtension, contribue parfois à aggraver ou à précipiter les accidents; c'est pourquoi la médication iodurée, outre son action spéciale sur les parois vasculaires, agit à la longue sur la pression artérielle qu'elle modère, quoique faiblement. Puis, sous l'influence d'un effort, d'une marche, d'une émotion, de la position couchée durant le sommeil, cette tension s'élève encore; aussi l'accès d'angor trouve-t-il le plus souvent un moyen héroïque dans l'emploi des inhalations de nitrite d'amyle qui déterminent promptement un abaissement de cette tension. Celle-ci augmente après les repas, ce qui explique,

---

(1) *Barbier* : L'insuffisance fonctionnelle des valvules du cœur (*Thèse de Paris*, 1894).

mieux que la plénitude de l'estomac ou l'existence des réflexes gastriques, l'apparition fréquente des accès angineux à la suite de repas plus ou moins copieux. On peut alors faire cesser des attaques souvent sévères d'angor, en modifiant la quantité ou la qualité des aliments, et en soumettant les malades au régime lacté qui a pour résultat d'abaisser la tension artérielle. Enfin, dans la position horizontale, la tension artérielle augmente tandis qu'elle diminue sensiblement dans la station verticale, ce qui explique pourquoi les angineux préfèrent surtout cette dernière attitude [1].

On aurait tort de croire cependant, avec quelques auteurs, que l'angine de poitrine est en quelque sorte conditionnée par l'hypertension artérielle. Celle-ci ne peut pas la produire directement; elle ne peut que l'aggraver, donner une intensité et une durée plus grandes à ses accès, et par conséquent hâter la mort. Cela est si vrai qu'il y a un grand nombre d'angines de poitrine non seulement sans hypertension artérielle, mais même avec une pression vasculaire au-dessous de la normale. Le fait se réalise dans les cas de coronarite simple sans aortite. De sorte que dans l'angine de poitrine, l'indication pronostique est subordonnée à la présence ou à l'absence de l'aortite, à la présence ou à l'absence de l'artériosclérose concomitante. Cette distinction essentiellement clinique explique pourquoi certains angineux, seulement coronariens et non aortiques, n'éprouvent aucun effet des inhalations de nitrite d'amyle, tandis que d'autres hypertendus s'en trouvent rapidement et extrêmement soulagés. Ces considérations ont encore un grand intérêt pronostique, et il est démontré que la sténocardie est beaucoup plus grave chez les aortiques coronariens abusant du tabac, puisqu'il y a deux causes réunies pour augmenter la tension artérielle, l'aortisme et le tabagisme.

Nous ne faisons que rappeler l'influence de l'augmentation passagère de la pression sur les ruptures anévrysmales.

f). Au point de vue *cérébral*, les conséquences de l'hypertension artérielle passagère sont également très importantes. Il est bien certain que chez des individus porteurs d'anévrysmes miliaires du cerveau, l'hémorrhagie des centres nerveux est favorisée par un accès passager d'hypertension. Un médecin anglais, Mohamed, dont les travaux, les premiers en date, ont contribué à démontrer

---

[1] H. Huchard: Note sur l'attitude des angineux (*Journal des Praticiens*, janvier 1896).

les dangers de l'hypertension artérielle, attribuait certaines convulsions urémiques à la rupture des capillaires de l'écorce cérébrale par suite d'une élévation considérable de la tension artérielle.

L'hypertension passagère est également la cause d'*aphasie* transitoire chez des saturnins ou des femmes enceintes, et mon élève Théveney a rappelé, dans sa thèse, l'apparition de ces accidents au cours d'accès éclamptiques. Tous les accidents nerveux, depuis la migraine jusqu'aux accidents convulsifs, sont liés à une exagération manifeste de la tension du liquide céphalo-rachidien, elle-même la conséquence de l'hypertension artérielle.

On a vu l'hypertension soudaine et violente contribuer à produire la mort. Le fait est très rare, mais possible ; la preuve, c'est que chez les angineux, une brusque et forte hypertension artérielle est capable de déterminer le terme fatal, et nous avons cité un cas analogue chez un anévrysmatique atteint d'intoxication saturnine.

On sait, d'autre part, que l'ingestion stomacale de glace ou d'eau très froide chez des individus en sueur après de violents exercices, peut déterminer des accidents fort graves et même la mort subite. Pour Brown-Séquard, il s'agirait d'un acte réflexe provoqué par l'excitation du sympathique abdominal et provoquant un effet inhibitoire sur les nerfs vagues. Mais d'autres physiologistes ont noté que, chez les animaux, le contact de la glace sur la muqueuse stomacale peut augmenter du double en quelques secondes la tension artérielle, par suite du resserrement vasculaire envahissant les vaisseaux de l'encéphale, d'où la mort ou la syncope par anémie cérébrale. Enfin, d'après S. Mayer et Pibram (1873), l'excitation électrique de la paroi stomacale provoque une brusque hypertension artérielle, d'autant plus marquée que les nerfs vagues ont été préalablement coupés.

k) Cardiectasies aiguës des maladies infectieuses. — A deux reprises différentes, en 1887 et 1892, j'ai été témoin, dans la convalescence de *scarlatine* compliquée de néphrite, d'accidents cardiaques redoutables, promptement réprimés par une large saignée dans un cas, et terminés par la mort en trente-six heures dans l'autre. Sous l'influence de l'excès brusque de la tension artérielle provoquée par la néphrite, le cœur, déjà affaibli dans sa contractilité, est atteint rapidement d'une dilatation suraiguë révélée par l'augmentation considérable de la matité cardiaque, par l'abaissement et le déplacement de la pointe en dehors, par l'éclat presque métallique de ses bruits surtout à droite du sternum, la précipitation souvent extrême de ses battements; puis surviennent une dyspnée progressive, de l'orthopnée, de la cyanose due sans doute à la thrombose cardiaque concomitante; le choc précordial devient diffus, on constate parfois d'une heure à une autre l'existence du souffle systolique apexien et le malade peut succomber en trente-six ou quarante-huit heures, si une thérapeutique hâtive hypotensive n'intervient pas. Il ne s'agit ici, ni de myocardite, ni d'endocardite maligne, ni même de péricardite à forme paralytique, mais d'une *cardiectasie suraiguë* sur un cœur à musculature affaiblie par les toxines microbiennes et surpris tout à coup par une hypertension artérielle d'origine rénale qu'il est impuissant à vaincre. Sans doute, cette dilatation aiguë du cœur n'est pas rare dans les maladies infectieuses où elle a été signalée dans ces derniers temps surtout par Henschen (¹); mais dans aucune maladie, en raison même de la néphrite, elle n'atteint un si haut degré que dans la scarlatine.

Parmi les auteurs qui ont insisté sur la dilatation aiguë du cœur comme cause de mort dans l'anasarque scarlatineuse, il convient de citer James F. Goodhart, Silbermann, Steffen, Ashby, dont quelques observations doivent être résumées. — Un enfant de onze ans, atteint de néphrite scarlatineuse aiguë, présente des crises d'orthopnée avec dilatation du cœur qui finit par disparaître sous l'influence de la digitaline et d'injections d'éther. — Deux autres enfants de six ans succombent rapidement dans les mêmes conditions avec les mêmes accidents, et à l'autopsie on trouve une dilatation générale du cœur sans aucune trace d'endocardite ni de lésions valvulaires. Il est même permis de supposer que certains souffles cardiaques constatés au cours de la scarlatine sont de nature fonctionnelle et que l'endocardite, favorisée mécaniquement par l'action de la tension vasculaire exagérée, est parfois d'origine rénale ou urémique.

Cette dilatation aiguë du cœur par vaso-constriction et hypertension artérielle, combinée avec un état d'affaiblissement myocardique, survient assez fréquemment dans le cours de l'artériosclérose, comme nous l'avons établi depuis longtemps, et les recherches expérimentales ont démontré que la cardiectasie aiguë peut être produite par l'augmentation de pression consécutive aux obstacles de la circulation dans les vaisseaux artériels.

(¹) Henschen. Le cœur dans la scarlatine. (Upsal 1898.)

Ces dilatations aiguës de cœur signalées dans la thèse déjà ancienne de Langier (1), sont liées tantôt à l'endocardite, tantôt à l'endo-péricardite, plus souvent à un état de myocardite diffuse admise par Krehl, Romberg, Henschen. D'autres fois, malgré toutes ces lésions, et à plus forte raison en leur absence, on ne peut expliquer cet accident que par l'action de toxines sur la contractilité de myocarde, et en 1899, au Congrès de Lille, je m'exprimais en ces termes: «Pour étudier le problème sous toutes ses faces, une autre question se pose: n'y aurait-il pas des toxines capables d'agir sur la contractilité du myocarde sans l'altérer? La chose est possible, si l'on s'en rapporte à une expérience de Roger. En étudiant les produits d'un microbe décrit par lui sous le nom de *bacillus septicus putridus*, il a vu que le bacille vivant est sans action sur la grenouille, mais que ses cultures renferment une substance dont l'injection détermine chez cet animal des accidents graves sur le cœur (bradycardie, augmentation de durée des systoles, arrêt du cœur en diastole. On peut donc se demander si, en plus des toxines sclérosantes ou nécrosantes, il n'y en aurait pas de paralysantes pour le muscle cardiaque. Je disais aussi que la dilatation aiguë du cœur pouvait encore être due à l'action d'une hypertension sanguine provoquée par l'action vaso-constrictive de certaines toxines, d'où augmentation des résistances périphériques, tachycardie et dilatation aiguë du cœur. Cette influence des toxines microbiennes sur l'appareil cardiovasculaire et sur le système vaso-moteur est bien connue; elle a été démontrée par les expériences de Arloing, Charrin, Gley, elle explique en grande partie les faits de tachycardie typhoïdique avec dilatation cardiaque étudiés par Bernheim (de Nancy) et nombre d'auteurs.

La pathogénie que nous venons d'indiquer doit-elle être invoquée pour toutes les dilatations aiguës du cœur survenant au cours d'autres maladies infectieuses (rougeole, scarlatine, fièvre typhoïde, rhumatisme articulaire aigu, etc.)? La chose est possible sans être toutefois absolument démontrée. Néanmoins nous ne pouvons pas nous empêcher de rapprocher ces dilatations aiguës du cœur survenant au cours des maladies infectieuses par suite de l'hypertension artérielle coïncidant avec un affaiblissement du cœur, de celles que l'on constate au cours de l'artério-

---

(1) Langier. Dilatation aiguë du cœur dans les maladies. Thèse, Paris 1868.

sclérose ou la cardiectasie si fréquente et toujours si menaçante survient par un double mécanisme: augmentation de la pression vasculaire, diminution de la force contractile du cœur. Les indications thérapeutiques s'inspirent de cette pathogénie dans laquelle le premier terme, affaiblissement cardiaque, peut être très peu accusé ou même absent si l'on en croit les expériences déjà anciennes de R. Tigerstedt dont les résultats sont les suivants: «Quand l'hypertension artérielle est modérée, il n'y a rien de changé dans le débit du cœur; mais quand elle devient considérable, la quantité de sang chassé diminue, il y a stase sanguine dans les cavités cardiaques et cela quoique la systole prenne une énergie plus grande.»

l) La notion du pronostic est contenue dans les accidents que l'hypertension détermine lorsqu'elle est passagère, accidents déjà énumérés. Mais lorsqu'elle est permanente, ou seulement prolongée, elle peut avoir un retentissement défavorable sur le cœur lui-même, comme il a été démontré; elle peut en outre devenir l'origine de l'artério-sclérose généralisée, comme nous l'avons déjà dit.

L'hypertension artérielle peut-elle être regardée parfois comme un phénomène salutaire? W. Watson (de Bristol) le croit avec raison (1898), surtout pour la néphrite interstitielle, puisque cette hypertension compensatrice — analogue à l'hypertrophie compensatrice du cœur pour les affections valvulaires — a pour but de surmonter un obstacle à la circulation. Mais n'oublions pas que cette hypertension, comme l'hypertrophie compensatrice du cœur, est déjà un phénomène pathologique.

III. — CONSÉQUENCES THÉRAPEUTIQUES

L'étude des conséquences pathologiques de l'hypertension artérielle, que nous n'avons fait qu'esquisser dans cette rapide énumération, a une importance considérable au point de vue des conséquences thérapeutiques. Si dans quelques cas assez rares, l'hypertension artérielle doit être respectée parce qu'elle est un moyen de défense de l'organisme contre divers accidents, il n'en est pas moins vrai que le plus ordinairement elle doit être combattue sans trêve ni relâche par des moyens divers: hygiéniques et médicamenteux.

L'hygiène a une importance capitale, surtout en ce qui con-

cerne le *régime alimentaire* et la proscription absolue de toutes
les causes d'hypertension ou de vaso-contriction, parmi lesquels
l'abus ou même l'usage du tabac. L'alimentation lactée et la-
cto-végétarienne, l'hypochloruration alimentaire sont les seuls
moyens capables d'abaisser une tension artérielle permanente ou
passagère. Le régime lacto-végétarien est inférieur au régime
simplement déchloruré parce qu'il réalise deux effets thérapeutiques; d'une part la diminution de la pression par la diète des
toxines alimentaires vaso-constrictives et l'élimination des toxines
par la diurèse.

En tous cas, ces deux régimes lacto-végétarien et hypochlo-
ruré se prêtent un mutuel appui. Je passe sur les moyens physiques, massage, électricité, certaine gymnastique, l'emploi des eaux
minérales, parmi lesquelles je cite particulièrement en France,
Bourbon-Lancy dont l'action anti-uricémique, si bien mise en relief par mon ancien interne M. Piatot, a fait largement ses preuves, et les eaux d'Evian qui réalisent si bien le traitement rénal
des cardiopathies artérielles, traitement sur lequel j'insiste depuis
de longues années et qui a été bien exposé dans la thèse de mon
ancien interne M. Bergouignan.

Quant au traitement médicamenteux, je ne ferai que le mentionner, renvoyant pour une étude plus complète au long développement que je lui ai consacré à l'Académie de médecine de Paris et
de Belgique, dans mes deux volumes de *Consultations médicales*
et dans mon *Traité clinique des maladies du cœur et de l'aorte*.
Ces divers médicaments ont tous un inconvénient que n'a pas le
régime alimentaire; ils abaissent assez rapidement la tension artérielle, ce qui est un avantage; mais cet abaissement ne dure pas,
ce qui est un inconvénient.

Donc ce serait se leurrer que de croire à une action prolongée
et continue à l'aide des drogues.

Parmi les médicaments hypotenseurs, il convient de citer: le
nitrite d'amyle en inhalations, la trinitrine, le tétranitrate d'érythrol,
le nitrite de soude. Quant aux iodures, ils abaissent certes la tension
artérielle, mais d'une manière très peu accusée, contrairement à
l'opinion généralement reçue et conformément aux expériences que
j'ai faites au Collège de France avec Eloy en 1888, expériences
dont les résultats ont été en grande partie confirmés par les recherches de Prévost et Binet de Genève. Ce fait explique la raison
pour laquelle je ne cesse de répéter que dans le traitement de la
présclérose ou de la *sclérose confirmée*, comme dans celui des mala-

dies du cœur ou des reins, on abuse singulièrement de la médication iodurée.

J'ai dit plus haut que dans le traitement de l'hypertension artérielle, il ne fallait pas chercher seulement à agir directement par le régime alimentaire ou les moyens médicamenteux sur cette tension, mais qu'il faut aussi agir indirectement par le *traitement rénal*, par l'élimination urinaire des toxines vaso-constrictives ou autres. C'est pour cela que l'administration presque continue de la théobromine ou de la santhéose (cette dernière étant de la théobromine purifiée), à la dose de 0 gr. 25 à 0 gr. 50 centig. tous les jours, pendant 20 jours par mois, produit d'excellents effets. Il est également bon d'associer souvent, surtout chez les uricémiques, le quinate de lithine à la théobromine (parties égales de chaque).

Nous avons parlé des eaux minérales exerçant une action hypotensive des plus manifestes. Or, il existe d'autres eaux trop minéralisées et trop chargées d'acide carbonique qui ont produit, comme je l'ai démontré il y a quelques années à l'Académie de médecine, des effets réellement désastreux en déterminant une augmentation brutale et rapide de la tension artérielle. En m'appuyant sur mes observations et sur celles de mon collègue A. Robin qui, à propos de ma communication, a affirmé avoir observé un cas de mort et un autre caractérisé par des accidents fort graves à la suite de cette médication, je suis en droit de dire que certaines cures hydro-minérales, par leur action hypertensive, constituent un grand danger pour les cardiopathies artérielles caractérisées déjà par un état d'hypertension plus ou moins accentué.

L'organothérapie (qu'on appelle si improprement opothérapie) peut rendre des services: par exemple dans les cas d'aortite ou d'artério-sclérose de la ménopause, lésions dues principalement, comme nous l'avons déjà dit, à la disparition du frein hypotenseur de l'ovaire normal, l'adrénaline est tout à fait contre-indiquée, et il convient de prescrire les préparations d'extrait ovarien.

Ayant voulu étudier rapidement dans une vue d'ensemble les dangers et conséquences de l'hypertension artérielle, j'arrête ici la question des indications thérapeutiques et du traitement que j'ai essayé d'étudier plus complètement dans de multiples publications. Revenir sur cette question, ce serait encore me répéter. Tout ce que je puis dire, c'est que je ne partage pas la confiance de beaucoup de médecins dans l'emploi du calomel qui serait capable, à petite dose, de réduire considérablement la tension artérielle, ou encore dans l'emploi de certain sérum antiscléreux dont les propriétés thérapeutiques très exagérées n'ont qu'une importance théorique, nullement sanctionnée par la pratique.

En terminant, pour montrer l'importance du cœur périphérique au double point de vue clinique et thérapeutique, je n'ai besoin que de reproduire le passage suivant où dès 1889 j'exposais certains principes de cardiothérapie :

« Quand un obstacle siège dans une machine, l'ouvrier, s'il ne le trouve pas dans le jeu des soupapes, dans le piston ou le corps de pompe, s'empresse de le chercher dans les tubes de conduite ou de canalisation. Jusqu'ici, le médecin n'avait, dans les maladies du cœur, qu'une préoccupation presque constante: la recherche des lésions orificielles et la localisation des souffles valvulaires.

Dans les cardiopathies artérielles, l'obstacle n'est pas au cœur central, mais au cœur périphérique aux confins du courant circulatoire. C'est là qu'il faut le chercher pour le vaincre de bonne heure... A cette période, vouloir tonifier le cœur par la digitale serait aussi illogique que si l'ouvrier, pour triompher d'un osbtacle situé à la périphérie, voulait exercer une forte pression sur le piston de sa machine. Pour être de bons ouvriers en cardiothérapie, nous ne devons pas nous contenter de constater un obstacle; il faut aussi en discerner la nature et surtout le siège. Or, au début de la maladie et dans tout son cours, le cœur central, dont l'aptitude fonctionnelle est déjà diminuée par l'insuffisance nutritive due à l'endartérite coronarienne, va être obligé d'augmenter son travail pour vaincre les obstacles périphériques caractérisés par la vaso-constriction et l'hypertension artérielle consécutive. C'est là un cercle vicieux d'où l'on ne peut sortir qu'en agissant directement sur le cœur périphérique, représenté par les vaisseaux. Par là, on soutient déjà, on fortifie indirectement le cœur central, parce qu'on facilite son travail en desserrant le frein vasculaire. »

On le voit, cette question prend de l'ampleur au point qu'elle devient un chapitre de thérapie générale, comme une introduction à l'étude d'un grand nombre de maladies, des maladies du système circulatoire en particulier.

THÈME I — MÉNINGITES CÉRÉBRO-SPINALES

Par M. le Dr. JUDICE CABRAL (Lagos)

L'inflammation des membranes d'enveloppement des centres nerveux peut les intéresser d'une manière conjointe, ou, au contraire, dissociée, le caractère diffus ou localisé du procédé pathologique dépendant de la nature et de la manière d'agir des causes en jeu.

L'atteinte de ces trois membranes reconnaît, en général, une origine exogène et est due soit à des infections consécutives aux plaies à ciel ouvert du crâne et du rachis, soit à des caries et à des nécroses de ces mêmes os. Ce sont des affections aiguës et presque toujours suppurées, rarement étendues à toute la longueur de l'axe cérébro-médullaire.

Les causes de nature endogène déterminent peu de fois la lésion concomitante des trois membranes, épargnant d'ordinaire la plus externe, laquelle, par sa disposition et ses caractères anatomiques spéciaux, se distingue beaucoup des deux autres.

Dans les cas où l'inflammation isolée de la dure mère a été reconnue (pachyméningite) il s'agit encore, tantôt de la propagation des lésions du squelette, tantôt d'intoxications chroniques et d'infections constitutionnelles (alcoolisme, syphilis); mais, dans tous les cas, de procédés lents et très limités. Parmi ces dernières l'inflammation chronique de la dure mère cervicale, par suite des études dont elle a été l'objet et par sa physionomie particulière, a conquis une place à part dans la pathologie médicale: c'est la méningite cervicale hypertrophique.

L'inflammation des deux membranes internes — la leptoméningite — surpasse de beaucoup en fréquence les autres inflammations méningées. Elle procède de l'action pathogénique des germes infectieux les plus variés, qui lui sont apportés des différentes parties de l'organisme par les voies sanguine et lymphatique, et revêt presque toujours une marche plus ou moins aiguë.

Les lésions inflammatoires de l'arachnoïde et de la pie-mère peuvent quelquefois se localiser dans des zones restreintes, occuper, à l'exclusion l'une de l'autre, les régions encéphalique ou médullaire; dans la première elle envahit de préférence la convexité ou la base; dans l'autre elle intéresse une zone plus ou moins étendue du cordon nerveux rachidien.

Ce sont des processus sous-aigus et, dans quelque cas même, chroniques, qui s'accordent le mieux avec cette limitation anatomique à des aires restreintes.

Dans leurs formes les plus aiguës les méningites sont presque constamment cérébro-spinales, bien que dans les autres formes, grâce à la continuité des membranes de l'une dans l'autre cavité, à la vascularisation de la plus interne et aux oscillations du liquide qui circule entre les deux sur toute la hauteur de l'axe cérébro-spinal, la généralisation des leptoméningites soit encore un phénomène avéré.

C'est sur ces méningites généralisées ou cérébro-spinales que porte notre modeste travail et encore dans ce thème, d'ailleurs bien vaste, ferons-nous incider spécialement notre étude sur la méningite cérébro-spinale épidémique, celle à l'égard de laquelle nous possédons de plus nombreuses données d'observation.

La classification à faire des méningites cérébro-spinales ne peut être ni anatomique ni clinique, vu que le critérium différentiel au sujet des variétés ou espèces aujourd'hui admises ne réside pas tant dans la diversité des symptômes, ni même dans la nature spéciale des lésions anatomiques, que, principalement, dans les notions pathogéniques et épidémiologiques et dans la connaissance du caractère primitif ou secondaire, protopathique ou deutéro-pathique de l'affection méningée.

Il y en a cependant une qui par la forme particulière de son évolution, par la plus grande fréquence de certains caractères anatomo-pathologiques, s'est fait une place à part — c'est la méningite tuberculeuse.

Pour ce qui a trait aux autres, la conception étiologique est l'élément basilaire de distinction, quoique quelques signes différentiels dans l'ensemble nosologique se montrent parfois entre les unes et les autres.

Dans ce même groupe nous incluons donc la méningite cérébro-spinale épidémique et les méningites pneumonique, typhoïde, grippale, streptococcique et staphylococcique, celles dues à des formes microbiennes spéciales, intermédiaires aux espèces connues, et encore d'autres, — la coli-bacillaire, l'ourlienne, celle qui survient au cours de l'endocardite infectieuse, la syphilitique, la rhumatismale, etc.

Méningite tuberculeuse. — En ce qui touche à cette espèce de méningite cérébro-spinale il serait superflu de reproduire ici son histoire anatomo-pathologique et clinique; nous chercherons seulement à mettre en relief les points où elle peut se distinguer d'avec les autres dans ce double champ d'observation.

Cliniquement c'est dans le mode d'évolution de la maladie que se trouvent les principaux caractères distinctifs. Tandis que dans les autres méningites les signes révélateurs de l'atteinte des méninges se manifeste d'une manière brusque et inopinée, dans la méningite tuberculeuse une période prodromique plus ou moins longue, constituée, en tout ou en partie, par un état général de faiblesse, de dépression intellectuelle, d'amaigrissement, d'altérations trophiques de la peau, vomissements intermittents, céphalalgie, insomnie, changement de caractère, instabilité du pouls, etc., précède l'apparition des symptômes d'invasion.

Le frisson initial, si fréquent dans les autres méningites, manque souvent, la céphalalgie, d'abord peu intense, augmente progressivement les jours suivants et atteint rarement le degré d'extrême acuité, qu'elle prend dans la méningite épidémique.

Les vomissements constituent un des phénomènes les plus persistants dans le cours de la méningite tuberculeuse, tandis que dans les autres ils forment un symptôme du commencement, qui cesse au deuxième ou troisième jour.

Les phénomènes d'excitation nerveuse sont plus constants et plus intenses dans les méningites non tuberculeuses que dans celles-ci. Là dominent l'agitation, le délire, les phénomènes convulsifs généralisés, l'hypothermie, ici prédominent les états et les phénomènes dépressifs, et la fièvre est, en général, modérée. Dans les premières, les méningites aiguës proprement dites, et dans certaines formes de méningite épidémique, l'évolution de la maladie est courte; elle dure quelques jours à peine, sans que les symptômes dans leur ensemble et dans leur succession permettent de distinguer l'existence de stades plus ou moins nets. La torpeur et le coma peuvent apparaître dès le début ou survenir à la fin, de même que l'agitation et les convulsions et fréquemment ces deux ordres de phénomènes s'alternent.

Dans la méningite tuberculeuse on peut sans grand artifice reconnaître l'existence de trois phases distinctes et successives. La première, qui marque l'invasion, se signale par des phénomènes d'excitation, auxquels appartiennent la céphalalgie, les vomissements, la rigidité de la nuque et le délire.

La fièvre dépasse rarement 39°, le pouls est fréquent et instable. La respiration s'accélère, en se maintenant toutefois régulière.

La phase dépressive survient alors, se signalant par l'apparition de phénomènes mi-partie dûs à l'hydrocéphalie, laquelle s'établit peu à peu, donnant naissance à la compression des centres nerveux.

La somnolence, la torpeur, déjà apparentes dans la période prodromique, s'accentuent considérablement, la photophobie est excessive, le malade fuit de la lumière en même temps qu'il évite tout mouvement.

Les contractures s'exagèrent, le pouls retarde, la température baisse, la céphalalgie diminue et arrive à disparaître par moments, des paralysies surviennent dans le domaine des nerfs crâniens, ainsi que des convulsions, plus souvent généralisées que partielles, et souvent même violentes et répétées.

Dans la période finale ou état paralytique les contractures disparaissent, le pouls s'accélère à nouveau, les oscillations thermiques déjà dessinées dans la période antérieure deviennent plus profondes et la respiration prend le type de Cheyne-Stockes.

Le coma est de plus en plus profond, et la mort est la terminaison pour ainsi dire fatale au bout de deux à trois semaines de souffrances (¹).

Ce tableau morbide se présente plus ou moins complètement en toute méningite tuberculeuse, soit qu'elle se montre circonscrite à l'encéphale, soit qu'elle se propage au long du cordon médullaire. Dans ce dernier cas, cependant, aux phénomènes susdits s'ajoutent ceux d'origine médullaire, lesquels masqués par les symptômes cérébraux occupent rarement le premier plan.

Le malade se plaint de douleurs en ceinture, il est tourmenté par des névralgies dans le domaine des plexus lombaire et sacré, principalement la sciatique; il y a de la dysurie, des paralysies des sphincters et de l'impuissance dans les membres inférieurs. Le signe de Kernig fait son apparition en 60 % des cas, et concourt à affirmer le diagnostic de l'inflammation des méninges spinales.

Au point de vue anatomo-pathologique la maladie est mieux caractérisée qu'au point de vue clinique. L'inflammation de nature séro-fibrineuse siège à la base de l'encéphale, où elle enveloppe presque toujours dans ses exsudats le chiasma, la protubérance, le bulbe et de là s'étend aux méninges médullaires.

Les exsudats, par leur caractère séro-fibrineux, distinguent dé-

---

(¹) Dernièrement quelques rares cas de guérison de la méningite tuberculeuse ont assez-ici été signalés par divers médecins.

jà la méningite tuberculeuse des méningites aiguës où les formations purulentes sont la règle, mais c'est dans l'existence de la petite néoplasie spécifique — le tubercule miliaire — que se trouve l'élément anatomo-pathologique vraiment caractéristique.

Pour ce qui a trait aux méningites aiguës non tuberculeuses un facteur clinique intervient, lequel détermine leur division en deux groupes distincts.

Dans le premier entrent les méningites qui apparaissent comme maladies primitives, en pleine santé, sans reconnaître aucune relation de dépendance avec des maladies préexistantes. Ce groupe est principalement constitué par la méningite cérébro-spinale épidémique, qui a pour agent spécifique *le diplococcus intracellularis meningitidis de Weichselbaum*, et laquelle joint à son caractère protopathique celui de maladie épidémique et contagieuse. Au même groupe appartiennent aussi les quelques cas de méningite pneumococcique, streptococcique et d'autres dont l'apparition survient, non pas à titre d'épiphénomène accidentel et secondaire au cours de maladies ou d'infections déterminées, mais comme leur manifestation primaire et, maintes fois, unique.

Au deuxième groupe appartiennent toutes les méningites encéphalo-rachidiennes dont l'existence s'est montrée subordonnée aux diverses affections de plusieurs organes, d'où les micro-organismes pathogènes ont émigré par la voie sanguine ou, préférablement, lymphatique, jusqu'à atteindre la surface des centres nerveux.

Toutes les méningites qui peuvent survenir comme complications de plusieurs maladies, avérées ou supposées infectieuses, ont été comprises dans cette division.

Nous ferons mention des méningites éberthienne, grippale, streptococcique, staphylococcique, ourlienne, celles qui surviennent au cours des fièvres éruptives, ainsi que de l'endocardite maligne, du rhumatisme, de la syphilis, de la blennorrhagie, de la colibacillose et encore d'autres dues à des formes microbiennes imparfaitement classées, comme celle que Chantemesse a décrite en 1898, causée par le méningocoque de Talamon atténué, et celle que Simonnin a fait connaître, produite par un diplocoque mobile, etc.

Quelques-unes de ces méningites sont nettement suppurées, d'autres simplement séreuses, ou sérofibrineuses. La plupart trouvent leur origine dans l'action directe des germes infectieux ou de leurs toxines; il y en a aussi qui obéissent à une pathogénie

encore mal élucidée. Parfois le même agent microbien peut donner
lieu aux deux formes exsudatives de l'inflammation, alternative
à laquelle se trouve attachée la conception pronostique.

Dans l'état actuel de nos connaissances on ne peut pas conférer une symptomatologie et une anatomie-pathologique univo-
ques à chacune de ces variétés, sauf la méningite épidémique,
motif pour lequel nous les englobons toutes dans la même description.

Les plus communes, celles qui ont été l'objet d'un plus grand
nombre d'observations, sont les méningites occasionnées par les
divers pneumocoques, surtout par celui de Fränkel.

Leur nombre a assurément été exagéré, car il s'agissait, vraisemblablement, dans plusieurs cas, de méningites dues au diplocoque incapsulé de Weichselbaum, lequel a été longtemps confondu
avec le premier, à cause de la ressemblance morphologique entre
ces deux micro-organismes.

Les études culturales et le sérodiagnostic permettent toutefois
d'établir une distinction bien marquée entre les deux espèces de
micro-organismes.

Le pneumocoque peut d'après l'avis de quelques médecins
atteindre l'encéphale sans infection préalable du poumon ou de
la plèvre, alors la méningite ainsi créée ne peut être que difficilement distinguée de la méningite épidémique. Seul l'examen du
liquide céphalo-rachidien obtenu par la ponction lombaire peut
dans ces cas trancher la question.

Dans la plupart des cas, cependant, cette méningite est deu-
téropathique, étant causée par la migration jusqu'aux centres nerveux d'une pneumonie ou pleurésie déjà subsistantes (observations de Sevestre, Rendu, Netter, Henke, Weichselbaum, etc.).

Dans le cours de la fièvre typhoïde on a trouvé des méningites, soit simplement localisées à l'encéphale, soit étendues à la
moelle, et dont l'existence a été constatée par les examens cyto-
logiques et bactérioscopiques de même que par les recherches
nécropsiques. Tels sont les cas de Fernet, Vaillard et Vincent,
Grasset, Raymond, Clogel de Bayer et Houl et plus récemment
de Netter, Rendu, Troisier, Laignel-Lavastine, Labbé, Achard, etc.

Les méningites dues au streptocoque et au staphylocoque ont
été signalées souvent au cours de maladies où ces micro-organismes ont figuré soit comme germes producteurs, soit comme simples agents d'infections secondaires.

C'est ainsi que des méningites dans certains cas plus ou

moins circonscrites à une seule des deux régions, encéphalique ou médullaire, dans d'autres portant un caractère diffus, ont été observées comme complication d'érysipèles, de scarlatines, de fièvres puerpérales, d'angines, d'otites, d'ostéo-myélites, de suppurations diverses, ou comme accidents tardifs et secondaires dans la fièvre typhoïde, grippe, variole, etc. Parfois, encore, les micro-organismes septiques s'associent à ceux de nature spécifique pour donner lieu à l'inflammation méningée (association du streptococcus avec le bacille d'Eberth, le bacille de Koch, le méningocoque, etc.).

Le coli-bacille est encore un agent habituel de la méningite secondaire, principalement au cours des gastro-entérites chez les enfants.

La méningite grippale, avec son contrôle bactériologique, a été signalée par divers auteurs, soit localisée à l'encéphale, soit avec le caractère cérébro-spinal. Tels sont, entre autres, les cas de Meunier de Pau (Société de biologie, 1900), de Friessinger, cité par Galliard, de Parent-Duchâtelet, etc. La malade de Friessinger était une jeune fille de 18 ans, qui se plaignait depuis le commencement de la grippe de violentes douleurs lombaires, et qui au bout de 15 jours a présenté de la dysphagie, la parole nasonnée, des contractures des muscles de la nuque et du dos, de la dyspnée, et 48 heures après ces accidents une grande accélération du pouls suivie de la mort.

Le cas de Parent-Duchâtelet regarde un homme de 56 ans, dont la céphalalgie atteignit une gravité extrême le dixième jour de la grippe. La mort est survenue au quatorzième jour de la maladie, avec des signes de méningite cérébro-spinale. L'autopsie a démontré l'existence d'une couche de matière puriforme, s'étendant sur la surface des méninges, sur toute la hauteur de l'axe cérébro-spinal, d'une sérosité purulente et floconneuse dans les ventricules, etc. Il est vrai que dans ce cas l'examen bactériologique n'a pas été fait, et qu'il reste donc à savoir si l'inflammation purulente a été l'œuvre du bacille de Pfeiffer ou de tout autre; mais ces constatations ont été faites dans les cas de Pfuhl et Walter, Fränkel, etc.

Terrien, en 1901 (Société médicale des Hôpitaux, séance du 6 mai), dit avoir observé, avec M. Legendre, un cas de méningite de faible intensité, démontré par la ponction lombaire, au cours de la grippe, chez une femme attaquée de cette infection.

Chez un garçon de 17 ans, pêcheur, que nous avons observé

au mois de février 1902, la maladie s'est annoncée par des symptômes qui ont fait croire à la méningite épidémique. Commencement brusque, par des frissons, des vomissements, de la céphalalgie frontale, et de la fièvre; le lendemain, nous l'avons trouvé dans une grande prostration, gémissant, se plaignant vivement de céphalalgie, avec une température de 39°, et 114 pulsations. Les globes oculaires étaient douloureux à la pression. Signe de Kernig peu accentué, anxiété, constipation. Au troisième jour, la céphalalgie augmente, le signe de Kernig se montre plus net, les vomissement continuent; il y a du délire professionnel, avec tendances ambulatoires. Il se plaint de douleurs dans la poitrine, au niveau du mamelon droit. L'auscultation à la région infra-scapulaire droite révèle l'existence de bruits muqueux sans diminution de sonorité à la percussion. Le délire et la céphalalgie continuent avec une grande intensité. La ponction lombaire faite avec l'assistance d'un confrère n'a produit que quelques gouttes d'un liquide transparent qui ne put être examiné. Le lendemain les phénomènes thoraciques sont plus accusés, et un foyer net de broncho-pneumonie, accompagnée d'expectoration muqueuse et sanguinolente, s'accentue dans le lobe moyen du poumon droit. Les jours suivants, les symptômes nerveux se maintiennent encore, avec des alternatives d'intensité, tandis qu'au autre foyer de broncho-pneumonie se déclare au sommet du poumon gauche. Peu à peu les phénomènes thoraciques disparurent, mais le signe de Kernig persista encore pendant la convalescence qui fut longue et caractérisée par une extrême faiblesse musculaire des membres inférieurs.

Dans ce cas l'apparition des foyers de broncho-pneumonie nous obligea à modifier le diagnostic primitif que nous avions fait d'une méningite épidémique, et nous induisit à supposer qu'il s'agissait d'une infection grippale qui eût attaqué simultanément les méninges et l'appareil respiratoire.

Dans le rhumatisme aigu, des perturbations nerveuses centrales connues sous le nom de rhumatisme cérébral et médullaire ont été décrites; mais les altérations anatomiques qui y ont été trouvées consistent, généralement, en phénomènes d'infiltration séreuse qui n'admettent que difficilement l'existence d'une marche inflammatoire bien caractérisée. Il paraît, cependant, que dans certains cas on a remarqué l'existence de méningo-encéphalites suppurées (Grasset).

La moelle et ses enveloppes peuvent aussi recevoir des lésions dans le cours du rhumatisme, ces complications revêtant divers aspects de gravité, depuis la forme légère et bénigne qui se manifeste par de simples phénomènes douloureux (rachialgie, névralgies, hyperesthésie) jusqu'aux formes graves où apparaissent des contractures, des paralysies des membres et des sphincters, une fièvre ardente et enfin des troubles cérébraux qui annoncent l'extension de la maladie aux enveloppes encéphaliques.

La syphilis, cause vulgaire de méningites et de meningo-encéphalites, peut d'après certains auteurs donner lieu à des phénomènes aigus, plus ou moins généralisés le long de l'axe cérébromédullaire (Barthélemy, 1877; Débove, Société médicale des Hôpitaux, 19 avril 1901.)

Plus récemment, Brissaud et Brécy, Guillard, etc., ont étudié la méningite aiguë syphilitique, et c'est cette même maladie qui a fait l'objet de la thèse de Drouet, en 1904.

La connaissance des antécédents, l'examen attentif du malade dans la recherche des diverses manifestations de la maladie soupçonnée, et le résultat obtenu du traitement spécifique, sont les éléments qui servent à établir la distinction entre cette méningite et les autres qui peuvent être confondues avec elle, surtout la méningite tuberculeuse et l'épidémique, dans leurs formes prolongées ou chroniques.

La symptomatologie de toutes ces variétés de méningites est d'une nature mal définie, non seulement parce qu'elle se confond avec la maladie principale, mais encore à cause de la diversité, de l'inconstance et du différent mode d'association des symptômes qui se présentent.

Quelquefois elle se rapproche du tableau nosographique de la méningite tuberculeuse; d'autres fois, de la méningite épidémique. Dans quelques cas, la complication due à la méningite passe inaperçue, et seule l'autopsie la révèle.

L'anatomie pathologique varie également dans de larges limites, depuis les simples congestions des méninges, avec ecchymoses et exsudations séreuses et fibrineuses, jusqu'aux inflammations suppuratives, plus ou moins étendues. La convexité de l'encéphale est plus souvent envahie que la base.

Quant à la moelle, moins souvent atteinte que dans la méningite épidémique, ses enveloppes internes sont quelquefois aussi le siège d'une inflammation séreuse ou suppurative principalement au niveau de la dilatation lombaire.

Le pronostic est également fort différent, comme cela s'infère facilement, dans le cas où il s'agit de simples irritations congesti-

ves ou exsudatives (causées, plutôt, peut-être, par les toxines microbiennes) et dans ceux où la suppuration des méninges et des
lésions plus ou moins profondes des centres nerveux entrent en
jeu. Passons, à présent, à l'étude de la méningite cérébro-spinale
épidémique, objet principal de ce rapport.

MÉNINGITE CÉRÉBRO-SPINALE ÉPIDÉMIQUE

Historique

L'apparition dans les tableaux nosologiques de la maladie
qui fait l'objet principal de ce rapport ne date que du deuxième
quart du siècle dernier; c'est le médecin militaire Faure-Villars
qui le premier s'est servi de la désignation de méningite cérébro-
spinale, et nous en a donné une description complète et pleine
d'intérêt, à l'occasion de l'épidémie qui sévit à Versailles en 1839.

La lecture des auteurs qui le précédèrent fait clairement ressortir que l'existence d'une maladie dont les symptômes et les lésions anatomiques amèneraient à l'individualisation d'une affection inflammatoire des méninges encéphalo-rachidiennes leur était
inconnue. Il ne faudrait pas conclure de ce fait à un caractère
absolument récent de cette maladie; mais il est au moins permis
de supposer qu'elle a été confondue avec d'autres, ou incluse
dans la description de diverses épidémies de *pestes* et de *fièvres*,
où la conception dynamique du morbus occupant la première
place devait amener, comme conséquence nécessaire, l'association, sous le même titre, d'états morbides les plus différents dans
leur pathogénie et dans leur substratum.

L'histoire de la méningite épidémique peut ainsi se diviser
en deux périodes — la première s'étend depuis les temps anciens,
principalement depuis les épidémies du XVI° siècle jusqu'à l'année 1839; la deuxième, qui commence avec Faure-Villars et arrive
jusqu'à nos jours, ou, plutôt, jusqu'en 1887, époque où la remarquable découverte du micro-organisme générateur de la maladie
— le meningococcus meningitidis — découverte réalisée par l'illustre professeur allemand Weichselbaum, fit entrer l'étude de cette
affection dans une phase rigoureusement scientifique.

Les matériaux pour l'étude de la maladie dans la première
période sont constitués par les ouvrages de nosologie et d'épidémologie publiés à différentes époques, et par les rapports des épidémies établis par les médecins qui en ont été témoins. Dans

aucun de ces travaux la désignation de méningite cérébro-spinale n'est employée; mais son existence se révèle parfois dans les descriptions des divers morbus et épidémies que leurs auteurs ont fait connaître sous les noms de *fièvre cérébrale* (Ozanam), *céphalie maligne* (Felix Plater), *frénésie et céphalite épidémique*, (Colbalo, Sauvages), *trousse galante* (Forestus), etc.

C'est surtout dans l'ouvrage d'Ozanam (1830), dans l'article consacré à l'étude de l'encéphalite ou fièvre cérébrale, que sont le plus distinctement dessinés les caractères de la méningite épidémique, au milieu d'autres affections cérébrales primitives ou secondaires entièrement différentes.

On rencontre aussi dans les *fièvres continues*, décrites par Sydenham, une forme qui présente une grande affinité avec la méningite épidémique, comme il découle des caractères cliniques suivants que cet auteur lui assigne: «Un grand nombre tombent rapidement malades, souffrant de douleurs atroces dans la tête et dans le dos; douleurs articulaires, rigidité des membres, langue plus ou moins humide, s'écartant peu de la couleur naturelle, ou légèrement blanchâtre, soif modérée.

«Une telle affection menait vite au coma ou au délire stupeur, et emportait les malades en 3 ou 4 jours, ou plus tardivement. Quand on réussissait à obtenir la guérison, la convalescence était longue et difficile.»

Déjà en 1805, M. Viesseux décrit de manière à ne laisser subsister aucun doute, une véritable épidémie de méningite cérébro-spinale qui, cette année-là, sévit à Genève, tout en la désignant sous le nom de *fièvre cérébrale atonique*.

Si l'énumération des faits cliniques (céphalalgie violente, vomissements, rigidité de l'épine dorsale, convulsions, marche extrêmement rapide ou prolongée sous la forme intermittente) est suffisamment concluante pour le diagnostic, il n'en est plus de même pour ce qui touche à l'anatomie pathologique, car l'auteur se limite à signaler «l'engorgement sanguin du cerveau», trouvé dans les autopsies auxquelles il a procédé.

Il fallut arriver au grand courant épidémique qui, de 1838 à 1842, régna sur la presque totalité de la France, pour voir se succéder les mémoires où l'on s'efforce à l'envi de mieux caractériser cette individualité morbide, jusqu'alors inconnue.

Les mémoires de Forget, de Tourdes, de Rollet, et surtout ceux de Faure-Villars, qui le premier décrivit la maladie, et lui attribua son véritable substratum anatomique, «la sécrétion purulente de la dure-mère», marquent le commencement de la deuxième époque dans l'histoire de la méningite.

L'épidémie décrite par Faure-Villars et par lui observée à Versailles est «la même épidémie singulière et sans cause connues qu'un an auparavant Lamothe et Lespès avaient observée à Dax, dans le département des Landes, et que déjà en 1837 Lalanne avait, le premier, découverte à Bayonne, où elle fit 33 victimes à l'hôpital militaire.

Sur la marche suivie ultérieurement par l'épidémie jusqu'à ce qu'elle envahit tous les pays, nous transcrivons ce qu'à cet égard a dit en 1843, d'un façon éminemment claire et concise, le dr. Casimir Broussais, professeur au Val-de-Grâce: «Partie des deux extrémités du midi de la France, elle a circonscrit le royaume par deux embranchements, l'un commençant à Bayonne, et longeant toute la côte occidentale pour se replier au nord et se rabattre sur Metz et Strasbourg; l'autre, s'étendant de Narbonne et Perpignan au midi et à l'est, puis remontant vers le nord pour s'arrêter à Lyon. Dans ce double circuit qui renfermait la France comme entre deux serres, la méningite envoie des irradiations vers l'intérieur....»

L'épidémie de Bayonne commença en 1837; elle se propagea presqu'en même temps aux Landes, et cette même année elle atteignit Bordeaux et La Rochelle. C'est de là qu'elle s'étendit à Saint-Cloud et à Versailles. Elle marcha successivement de garnison en garnison, faisant de chaque point de son passage un nouveau foyer d'irradiation.

L'épidémie de France dura cinq ans environ (1837 à 1842), elle attaqua un nombre considérable de personnes, surtout dans la classe militaire, et détermina une mortalité qui, bien que variant d'une localité à l'autre, ne s'écarta que peu d'une moyenne de 60%.

La méningite, franchissant les frontières de la France, se manifesta en Italie, principalement dans le royaume de Naples, pendant les hivers de 1835-1840 et de 1840 à 1841, où elle fut connue sous le nom de typhus convulsif, apoplectique, tétanique, etc.

Un des régiments français qui s'embarqua à Port-Vendres pour l'Algérie alla ainsi semer la maladie dans cette colonie.

Aussitôt après, l'épidémie s'avança vers le nord, et fit son apparition en Danemark en 1845, en Irlande et dans la Grande-Bretagne en 1846.

Ce n'est qu'en 1854-1855 qu'elle se manifesta en Suède, d'où en 1861 elle passa en Hollande, et c'est naturellement de ce foyer qu'émana l'épidémie qui vers cette époque (1860-1862) se montra en Espagne et en Portugal.

Elle s'étendit peu dans notre pays. Elle débuta par un seul cas dans la ville de Castello Branco, en 1860, et ce n'est que l'année suivante que se produisirent quelques cas dans la garnison de cette même ville. Dans la même année, quelques localités du district de Castello Branco furent envahies, et en dehors de ce district quelques cas apparurent à Evora, Guarda et Oporto.

En 1862, elle reparaît de nouveau à Castello Branco, à Evora, puis à Lisbonne.

En 1863-1864 on signale encore un ou deux cas sporadiques dans les régions atteintes antérieurement, et aussi à Lamego.

En dehors de l'Europe, la méningite a existé en Amérique, où elle fut observée en 1806 à Washington, en 1813 à Philadelphie, et en 1856 à New-York, où jusqu'aujourd'hui elle a continué à se manifester, avec des intermittences.

Dans ces dernières années, et en même temps que l'épidémie se manifestait en Portugal (1900 à 1902), la maladie existait de longue date en France et en Allemagne; dans la première, sous la forme de cas sporadiques, qui deviennent plus nombreux à partir de 1895; en Allemagne, où elle s'est fixée depuis la grande épidémie de Silésie, en 1863, et où elle forme de petits foyers en hiver et au printemps.

Nous nous occuperons bientôt de l'épidémie en Portugal, et particulièrement de ses manifestations dans la province de l'Algarve, où nous l'avons étudiée à cette époque, et où nous sommes allé recueillir les éléments du présent travail.

Nous nous contenterons de mentionner, à présent que nous parlons de l'Allemagne, et spécialement de la Silésie, l'épidémie qui, à partir du commencement de cette année et fin de l'année dernière, s'établit à demeure dans cette région de l'empire allemand, où, dans une période de 4 mois, elle se signala par 1880 cas, dont 582 décès. De cette région, son foyer d'origine, l'épidémie sauta vers le nord-ouest de l'empire, dans le Brunswick, le Hanovre, la Westphalie, et la province Rhénane, et en dehors, elle se manifesta également en Pologne, en Russie et dans l'empire Austro-hongrois. Dans ce dernier pays, elle constitua aussi un foyer important dans la province de Galicie, qui confine à la Silésie.

Disons encore, pour terminer, qu'à cette époque, le nord de

l'Europe n'était pas indemne; car dans ces dernières années quelques cas se montrèrent en Angleterre, principalement à Londres et à Liverpool au nord; et en Grèce, au sud.

Épidémie en Portugal

Depuis la petite épidémie de 1860-1864, jusqu'en 1900, aucun cas de méningite cérébro-spinale n'avait été constaté dans notre pays, lorsqu'en février de cette dernière année, elle surgit de nouveau et inopinément à Quintanilha, petit village du district de Bragance, situé près de la frontière espagnole, et elle y donna lieu à une petite épidémie, qui fit l'objet d'une communication claire et intéressante de la part du dr. Olympio Caggial, qui le premier établit le diagnostic clinique de la maladie et proposa aux autorités compétentes les mesures destinées à en arrêter la diffusion. Les premiers cas de la maladie se manifestèrent dans une famille composée du père, de la mère, et de huit enfants, dont trois furent attaqués presque en même temps et moururent entre le 4.º et le 5.º jour. Peu après trois des autres enfants furent attaqués à leur tour; deux réussirent à se guérir, tandis que l'autre succombait, dans un état comateux, quatre jours après le commencement du mal.

À la suite de ces cas, il s'en manifesta un autre, dans la même rue et dans une habitation qui n'était séparée de la première que par une maison; l'individu attaqué était un homme de 50 ans, qui vécut constamment avec la famille des autres malades, dont il avait aidé à soigner quelques uns. Il mourut le 5º jour de la maladie. La mortalité dans cette petite épidémie s'éleva donc à 71 %.

Depuis le mois de mars 1900 jusqu'au mois de décembre de la même année, on n'eut connaissance d'aucun autre cas dans notre pays.

Mais au mois de décembre, il se produisit deux cas à Portalegre, chez des militaires qui y étaient casernés, ainsi que quelques autres cas à Guarda, chez des militaires également. Le 18 du même mois, se manifesta le premier cas à Portimão (Algarve) chez une jeune fille de 18 ans, qui travaillait dans une fabrique de conserves de poissons. Vers le milieu du mois de janvier apparurent les premiers cas à Moimenta da Beira (district de Vizeu) et le même mois un cas fut constaté à Bragance. Pendant le mois de février, l'épidémie augmenta d'intensité dans les régions déjà infestées, et fit son apparition sur d'autres points jusqu'alors indemnes. Les districts de Castello Branco et de Villa-Real furent atteints l'un après l'autre. C'est en mars que les premiers cas apparaissent à Porto et à Lisbonne, et l'épidémie augmente dans les régions attaquées antérieurement. Au mois d'avril, on peut dire qu'elle est à son apogée; et elle s'ouvre encore de nouvelles zones — les districts de Braga, d'Aveiro et de Coimbra, au Nord du pays; ceux de Santarem, Leiria, Évora et Beja, au centre et au Sud.

C'est dans le district de Guarda et dans l'Algarve que l'on compte le plus grand nombre de malades; à Lisbonne, leur nombre dans les hôpitaux s'élève à 80, plus ou moins, et la mortalité est de 50 %.

En mai et en juin, l'épidémie décroît dans tout le pays et au commencement de juillet on peut la considérer comme éteinte, bien que, pendant les mois suivants, il se présente, par-ci par là, un cas isolé. En décembre les cas sporadiques deviennent plus nombreux, et déjà, au mois de janvier, l'épidémie a repris son cours; elle atteint bien vite, sur quelques points, comme à Lisbonne, son plus haut degré, mais en compensation, de même qu'elle avait commencé plus tôt, elle commence à décroître plus tôt que l'année précédente. Excepté à Lisbonne, où dans le seul hôpital d'isolement furent recueillis 510 malades, l'épidémie se montra plus faible que l'année antérieure.

L'épidémie dans l'Algarve

Donnons à présent une idée succincte de la manière dont l'épidémie s'est développée dans la province de l'Algarve, surtout dans son foyer principal, constitué par les communes de Portimão et de Lagos.

C'est dans la première de ces deux localités que la maladie sévit avec le plus d'intensité; en effet le nombre des cas soignés par les deux illustres médecins qui exercent leur profession à Portimão, ou qui sont parvenus à leur connaissance, dépasse le chiffre de 140.

Ce fut surtout la classe maritime qui paya le plus gros tribut à l'épidémie, ce qui, du reste, ne doit pas nous étonner, puisque c'est exactement cette classe qui vit dans les pires conditions de salubrité et de confort, des familles nombreuses, mal nourries, mal vêtues, s'accumulant dans des taudis sans air ni lumière, et situés dans des ruelles étroites et immondes.

Le premier cas se produisit, comme nous l'avons dit, chez une jeune fille employée dans une fabrique de conserves de poissons, située à l'entrée de la ville, et qui demeurait dans une de ces ruelles, la rue Pedro Calado, où plus tard se manifestèrent 6 autres cas, dont l'un chez un garçon qui habitait la même maison et dormait dans la même chambre où était morte la première malade.

Les cas dont nous venons de parler ne furent cependant pas consécutifs au premier, d'autres s'intercalèrent entre eux; mais tous se produisirent dans des rues contiguës à celle-là, entre autres, la rue Vasco Pires, où se manifestèrent le 2ᵉ et le 3ᵉ cas, chez deux enfants d'une famille de pêcheurs, qui habitaient la même maison et tombèrent malades à trois jours d'intervalle l'un de l'autre. Le 7ᵉ et le 8ᵉ cas se manifestèrent dans cette même rue, de la même manière que les deux précédents, chez deux individus (un garçon de 15 ans et sa nièce âgée de quatre ans), qui habitaient la même maison, mais qui tombèrent subitement malades le même jour. Les mois suivants, 3 autres cas se produisirent dans la même rue. Des divers cas de la rue Pedro Calado, deux apparurent en mars chez deux frères — Auguste et Joseph Barão — qui demeuraient ensemble et qui tombèrent malades à 3 jours d'intervalle; deux autres en avril, un en mai, un autre encore en juin. Le 4ᵉ, le 5ᵉ et le 6ᵉ cas se manifestèrent dans des rues qui se croisent avec les deux premières. A partir de ce moment l'épidémie s'étendit sur toute la ville, mais de préférence dans les rues les plus sales, et sur les familles les plus misérables, attaquant souvent deux, trois personnes, ou plus dans une même maison, lesquelles tombaient malades simultanément ou successivement à peu de jours d'intervalle.

De la ville, la maladie se propagea aux campagnes limitrophes, et aux localités voisines. Celle qui eut le plus à souffrir fut Alvôr, village de pêcheurs, à 4 kilomètres environ de la ville, où se manifestèrent 23 cas, dont les premiers en février. Dans le majorat de Regaengo, propriété située à quelques kilomètres de Portimão, cinq personnes furent attaquées au mois de mars — 3 dans la même maison, une mère et ses deux enfants, l'un âgé de 7 ans, l'autre de 3; la mère, qui allaitait une petite fille de deux mois, tomba malade le 18, et mourut le 24; l'aîné des enfants fut frappé le 19 l'autre le 21, et tous guérirent. Les deux autres personnes (un homme de 22 ans et un enfant de 10 mois) habitaient des maisons séparées de la première, et tombèrent malades, l'un le 21, l'autre le 30 du même mois; ils succombèrent tous deux, le premier le 5ᵉ jour de la maladie, l'autre le 8ᵉ jour.

À Odiaxere, petit village situé au sud-ouest de Portimão, des deux côtés de la route qui relie cette ville à Lagos, nous avons eu l'occasion d'observer, au mois de février, six cas d'épidémie chez des enfants et des adolescents.

À Lagos, le 1ᵉʳ cas se présenta en décembre, chez le fils d'un charretier qui faisait de fréquents voyages d'une localité à l'autre. Un nombre de cas plus ou moins considérable se manifesta, surtout pendant les mois de mars et d'avril, à Monchique, à Lagôa, à Silves, et dans les lieux avoisinants. Nous calculons que le nombre de personnes attaquées à Lagos et dans ses environs ne dépasse pas le chiffre de 60, dont la moitié tout au plus furent assistées par les médecins.

Aucun cas de méningite ne fut signalé dans les deux communes pendant les mois de juillet et d'août; en octobre, apparaît un cas isolé; en novembre, aucun; mais en décembre, deux cas viennent annoncer le commencement de la recrudescence de l'épidémie qui éclata dans les premiers mois de 1902.

Le nombre des personnes attaquées fut très restreint par rapport à l'année antérieure; en effet, on n'eut connaissance que de 18 cas à Portimão, et de 8 à Lagos. Les cas de Portimão furent presque tous observés aux environs de cette ville, exactement dans les derniers endroits, ou dans leur voisinage, que l'épidémie avait visités l'année précédente.

Si le nombre de personnes attaquées fut restreint, en revanche, le chiffre de la mortalité fut plus élevé; car, au début de la première année, il n'avait été que de 39,8 % à Portimão, et de 42,84 % à Lagos, tandis qu'en 1902, il s'éleva à 44,44 % dans la première de ces communes, et à 87,5 % dans la seconde.

En 1903, on ne constata que 5 cas à Portimão, et un seul à Lagos.

En 1904, un cas à Lagos.

En 1905, deux à Portimão, et deux à Lagos; de ces deux derniers cas, l'un appartenait à la forme funeste de la maladie, l'autre à la méningite rachidienne.

Origines de l'épidémie en Portugal

L'un des sujets les plus intéressants qui se rattachent à l'étude de la méningite dans notre pays, mais en même temps l'un des plus controversés, est celui qui se rapporte aux causes de cette épidémie, qui, débutant par 7 cas, en février 1900, dans un hameau de 400 âmes, situé à 22 kilomètres du chef-lieu, et sans aucune autre communication, se propagea, quelques mois après, d'une extrémité à l'autre de notre pays, et en deux ans attaqua trois à quatre mille personnes.

Ici se présente une difficulté qui nous semble à tous insurmontable: c'est de rattacher la filiation de cette épidémie à l'importation de ses germes spécifiques, provenant de pays étrangers, non seulement parce que, dans ces mêmes pays en relations avec le nôtre, la maladie s'est limitée à l'existence de quelques cas sporadiques à Paris, à Bayonne, à Londres et à Liverpool, mais encore parce que le point du Portugal où elle a débuté, ou semble avoir débuté, se trouve éloigné, par sa situation, de toute communication directe avec les sus-dits pays.

La proximité du territoire espagnol, dont ce point n'est séparé que par une petite rivière, pourrait faire croire que c'est par cette voie que pénétra l'infection; mais il est un fait certain, c'est qu'à cette époque la maladie était complètement inconnue en Espagne.

Cette difficulté, s'opposant à l'adoption de la nature exotique de l'épidémie, amena les médecins à faire appel à leurs réminiscences cliniques, et à se demander si, à d'autres époques, et avec des diagnostics différents, ils ne se seraient pas trouvés en réalité en présence de quelques cas de méningite cérébro-spinale.

Quelques-uns de nos illustres confrères répondirent affirmativement; je citerai entre autres le dr. Dias d'Almeida, de Porto, qui, en septembre 1896, observa, dans son infirmerie de l'Hôpital de S.to Antonio, deux enfants (une fille de plus de 2 ans et un garçon de 4 mois) venus de points éloignés, et n'ayant eu aucune relation de contact l'un avec l'autre.

Tous deux présentèrent la symptomatologie classique de la maladie — début brusque, céphalalgie intense, vomissements, contracture des muscles de la nuque, opisthotonos, douleur à la pression le long de la colonne vertébrale, fièvre; en outre, chez le premier, herpès labial et nasal, et iridochoroïdite droite suppurative; chez le 2e nystagmus, mouvements convulsifs de l'un des bras, vives douleurs quand on y imprimait quelque mouvement.

Ces deux enfants guérirent, le premier seul perdit la vue de l'œil droit. Ce même illustre médecin fit alors aussitôt le diagnostic de cas sporadiques de méningite cérébro-spinale épidémique, et les présenta comme tels aux étudiants qui suivaient le cours des dernières années.

En 1897, au mois de septembre, un nouveau cas se présenta encore dans sa clinique; c'était un enfant de 6 mois, chez qui la maladie se déclara, après une courte période prodromique de deux jours, par des vomissements, céphalalgie, fièvre, prostation, suivies de contractures des muscles de la nuque, paralysie des membres supérieurs, et cécité sans lésions matérielles.

Chez cet enfant, il se produisit une circonstance remarquable: il recouvra la vue au bout de 4 mois; ce fait est identique à celui que présentèrent quelques-uns de nos malades comme nous l'exposerons plus bas. Ce même enfant paraît alors complètement guéri; mais trois ans après il présenta les symptômes d'une hydrocéphalie progressive dont on suppose qu'il mourut.

A son tour, le dr. Ernesto Cabrita, de Portimão, déclare, dans les notes qu'il a bien voulu nous fournir, que depuis longtemps il s'est manifesté dans cette localité des cas analogues à ceux de l'épidémie actuelle, et qu'il crut alors pouvoir inclure dans les épidémies de grippe qui existaient simultanément. En cherchant à fixer quelques-uns de ces cas, il parvint à établir les données suivantes:

En 1890, deux enfants, l'un de 12 ans, l'autre de 4, tombèrent malades dans la même maison.

L'aîné était porteur de pain; il se sentit malade quand il faisait la distribution, il posa son panier à terre et se coucha dans la rue. On le transporta à la maison, où il se plaignit d'une violente céphalalgie, de douleurs générales et de fièvre. Il eut de l'opisthotonos, il fut malade pendant 18 jours, souffrant toujours de douleurs de tête, d'insomnie, et poussant des cris; puis il tomba dans l'inconscience, et mourut dans le coma. Son frère, âgé de 4 ans, tomba malade peu de jours après et mourut presqu'en même temps que le premier, après avoir présenté des symptômes identiques.

Notre confrère qualifia ces deux maladies de méningites, et quant à leur pathogénie, il la plaça sous la dépendance de la grippe, supposant que l'ozène dont ils souffraient tous deux (ainsi que leur mère, et un autre frère, encore vivants aujourd'hui) avait pu faciliter l'infection cérébrale réalisée soit par les propres germes de la maladie, soit par des agents d'infection secondaire.

En 1892, une enfant de 9 ans (fille de J. Zarussa) fut frappée d'une violente céphalalgie, accompagnée de fièvre constante et de nausées. Les premiers jours, elle se plaisait beaucoup; elle éprouvait de la prostration, et une grande difficulté à se mouvoir. Au bout de 6 jours, elle cessa de parler; la fièvre ne la quitta pas, et elle mourut le 11° jour de la maladie.

En 1897 (22 mai) un enfant de 12 ans, fils de M. João Varella, tomba malade. L'attaque fut subite et présenta les symptômes suivants: céphalalgies, douleurs dans les jambes et au cou, qui devint rigide, mais sans opisthotonos. Il eut des attaques de convulsions, une congestion de la face, perte des sens, et des vomissements fréquents. Il resta 36 heures sans parler. Le délire était constant; puis apparut la constipation, suivie de diarrhée, durant les derniers jours de la maladie. Il y eut de la dysurie; puis les urines reparurent, mais fort chargées de sédiments. Le trismus se montra dans les derniers jours; le malade perdit l'usage de la raison, et mourut le 19 juin. Au mois de décembre de la même année, la bonne de João Cardoso tomba malade; elle présentait des symptômes analogues, et elle mourut au bout de quelques jours. En février 1898, le fils et la fille de Pedro Antonio manifestèrent les mêmes symptômes de méningite, et ils moururent tous deux à peu de jours d'intervalle.

En outre de ces divers cas, notre confrère se souvient qu'à Silves, il y a environ 18 ou 19 ans, il se produisit une épidémie de méningite, une trentaine de cas approximativement, laquelle, d'après les informations de notre respectable collègue Hermenegildo Chaves, fut parfaitement caractérisée: la symptomatologie était identique à celle des cas d'à présent, et le diagnostic fut confirmé par les autopsies qui montrèrent l'existence de l'exsudat purulent dans les méninges, tantôt à la base dans la grande majorité des cas, tantôt dans la convexité de l'encéphale.

Quant aux premiers cas, bien qu'il s'agisse d'observations incomplètes, quelques-uns des symptômes présentés: la rigidité de la nuque, le trismus, l'inconscience, les convulsions, l'aphasie, le délire, la persistance de la céphalalgie, les vomissements au début, de même que la forme brusque de l'attaque, et surtout ce fait que la maladie frappait plus d'une personne dans la même famille, à peu de jours d'intervalle (circonstance qui fut observée deux fois), l'âge des malades, etc., sont autant de raisons qui, à notre avis, donnent lieu de croire qu'il s'agissait réellement de cas sporadiques de méningite épidémique.

Pour ce qui est de l'épidémie de Silves, d'il y a 20 ans, les phénomènes morbides observés par des praticiens d'un savoir et

d'une expérience si vastes, et les constatations fournies par les
autopsies, n'ont pu certainement induire ces praticiens en erreur,
lorsqu'ils formulèrent le diagnostic de *épidémie de méningites*, ce
qui, renversant les termes, n'est autre chose que la maladie dont
l'étude nous occupe.

Avec ces éléments, tout incomplets qu'ils sont, et que nous
aurions certainement vus s'augmenter, si nous avions eu le temps
de faire une enquête près des médecins de notre pays, nous sommes portés à donner raison à ceux qui supposent que la maladie
qui sévit épidémiquement entre nous, de 1900 à 1902, n'est point
d'origine exotique; nous pensons que, grâce à une association de
causes favorisantes, difficiles à préciser, mais intuitivement acceptables, les germes déjà existants ayant repris une nouvelle vigueur, la maladie qui jusqu'alors ne s'était manifestée que sous
la forme de simples cas sporadiques, se répandit comme un courant épidémique. Tel est, du reste, l'historique des épidémies de
cette maladie, dans les pays où elle surgit d'une manière périodique, comme nous l'avons vu plus haut, en faisant l'étude rétrospe-
ctive de la maladie dans ces deux pays de l'Europe, la France
et l'Allemagne.

Du reste, s'il est difficile de trouver, dans l'hypothèse de
l'origine indigène de l'épidémie, les causes de recrudescence
d'énergie d'un germe existant, affaibli et à l'état latent, il devient beaucoup plus difficile encore de rechercher, pour l'explication de l'épidémie en Portugal, le mode d'importation de ces
mêmes germes endormis, provenant des pays étrangers où l'on
savait qu'ils avaient leur habitat accoutumé.

Si l'on accepte la doctrine du caractère autochtone de la dernière
épidémie de méningite cérébro-spinale dans notre pays, il reste encore un point à élucider: l'unité ou la multiplicité de ses foyers ori-
ginaires. Le fait de l'apparition simultanée ou presque simultanée
de la maladie dans des localités les plus éloignées les unes des autres, et la plupart sans communications communes, ou faciles, a amené
plusieurs médecins à supposer, et peut-être avec raison, que les
foyers étaient multiples, et que les germes de l'épidémie, répandus
sur tout le pays et en général inoffensifs, soit à cause du degré
d'atténuation de leur virulence et de leur végétabilité, soit par
suite de la résistance des organismes, éprouvèrent une recrudescence de vigueur dans leurs aptitudes pathogéniques, sous l'influence de causes générales, par exemple, une variation dans
les conditions physiques de milieu, d'origine atmosphérique. En

même temps les organismes sentaient s'affaiblir leurs réactions
physiologiques sous l'influence hyposthénisante de l'épidémie de
grippe qui régnait à cette époque.

La saison où la méningite commença à se manifester, et la
supposition que l'hiver de 1900-1901 avait été plus rigoureux que
les précédents, portèrent à admettre la première de ces influences,
de même que ce fait que certains cas de méningite retombèrent
sur des individus encore porteurs de restes d'une affection grippale, firent croire à la seconde.

Quelques uns, comme Camiada, en arrivèrent même à penser
que la méningite épidémique ne peut se développer sans que la
grippe, ou à défaut de cette affection une autre maladie infectieuse, n'ait modifié le terrain organique, en diminuant la résistance de l'économie, ce qui suffit pour que les micro-organismes
qui tantôt sont nos hôtes, tantôt nos voisins, se transforment
d'inoffensifs en pathogènes.

De cette manière, soit par la modification unique dans le
terrain, soit par la modification simultanée dans l'individu et dans
la semence, le germe spécifique, l'épidémie se trouverait créée.

Nos recherches relatives à l'existence concomittante de la
grippe, dans les localités de l'Algarve où l'épidémie s'est manifestée, nous portent à une réponse affirmative; il n'est pas rare
en effet de trouver la concomittance dans la même maison des
deux maladies, la grippe se manifestant soit sous la forme de
trachéite ou de bronchite simples, soit sous celle de pneumonie,
d'une marche, en général, atypique.

Quant aux facteurs météorologiques dominants, pendant l'hiver
de 1900-1901, leur analyse comparative avec celle des dix années
précédentes (éléments recueillis dans les diverses stations météorologiques du pays) nous montre que réellement les mois de
février et avril, durant lesquels l'épidémie prit un accroissement
remarquable, furent d'une froideur extraordinaire, qui ne fut
jamais atteinte dans la susdite période de dix années sur lesquelles s'est porté notre examen.

Le tableau de pag. 104-105 montre le résultat de notre enquête.

On y voit que les mois de décembre 1900 et janvier 1901
ne s'écartaient pas sensiblement de la moyenne des autres
années.

En compensation les chiffres relatifs aux mois de février et
mars sont vraiment frappants; la température, à la station météo-

rologique de Guarda, descendit à une moyenne de 5° inférieure
aux moyennes correspondantes des 10 années antérieures.

La pression atmosphérique se montra également inférieure
à celle des autres années; l'humidité ne présente aucune différence digne de remarque.

Le premier de ces facteurs peut expliquer en partie peut-être
le développement de l'épidémie de 1900-1901, c'est-à-dire, expliquer tout au plus le grand accroissement que prit la maladie
pendant ces deux mois, par rapport aux précédents, mais il ne
résout pas complètement le problème, attendu qu'en janvier 1901
et même en décembre 1900 un nombre assez considérable de cas
avait été constaté sur quelques points du pays, comme nous l'avons
vu plus haut.

D'autres facteurs ou éléments étiologiques doivent donc être
incriminés, et dans leur nombre, il faut faire figurer sans doute
les circonstances spéciales des milieux, en certains endroits favorables, en d'autres défavorables, au développement de la maladie.

L'épidémie actuelle commença à se manifester dans un milieu — le village de Quintanilha — où ces éléments favorisants de
cause locale existaient à un haut degré, ainsi que nous l'affirme
le dr. Cazigal dans son intéressant rapport. Ce foyer de l'épidémie fut sans doute le principal, ce qui expliquerait le développement plus grand et plus précoce qu'elle prit l'hiver suivant dans
le district de Braga, de même que dans les Beiras et Traz-os-
Montes.

Il est fort probable qu'outre ce noyau principal, il en exista
d'autres, entre eux celui qui donna naissance à l'épidémie de
l'Algarve.

Quant à la raison d'être des cas isolés ou sporadiques de la
maladie, dans les intervalles des exacerbations épidémiques, il
est peut-être possible de la déduire de ce fait que l'homme est
peu apte à recevoir le microbe, et de cette circonstance que ce
dernier se laisse nécessairement influencer par l'action des éléments cosmiques ambiants, s'atténuant et s'affaiblissant quand
ceux-ci lui sont hostiles, et recouvrant sa virulence et sa plus
grande végétabilité quand ils lui deviennent propices.

Étiologie

La méningite cérébro-spinale épidémique est une maladie infectieuse, et son agent générateur est le *diplococcus intra-cellularis*

OBSERVATIONS MÉTÉOROLOGIQUES

Moyennes 1891 à 1900

Stations météorologiques	PORTO		GUARDA		LISBOA		EVORA		FARO	
Mois	[illegible]	[illegible]	[illegible]	[illegible]	[illegible]	[illegible]	[illegible]	[illegible]	[illegible]	[illegible]
Températures moyennes	[illegible]	[illegible]	[illegible]	[illegible]	[illegible]	[illegible]	[illegible]	[illegible]	[illegible]	[illegible]
Pression atm. moy.	[illegible]	[illegible]	[illegible]	[illegible]	[illegible]	[illegible]	[illegible]	[illegible]	[illegible]	[illegible]
Humidité rel. moy.	[illegible]	[illegible]	[illegible]	[illegible]	[illegible]	[illegible]	[illegible]	[illegible]	[illegible]	[illegible]

1900-1901

Stations météorologiques	PORTO		GUARDA		LISBOA		EVORA		FARO	
Mois	[illegible]	[illegible]	[illegible]	[illegible]	[illegible]	[illegible]	[illegible]	[illegible]	[illegible]	[illegible]
Températures moyennes	[illegible]	[illegible]	[illegible]	[illegible]	[illegible]	[illegible]	[illegible]	[illegible]	[illegible]	[illegible]
Pression atm. moy.	[illegible]	[illegible]	[illegible]	[illegible]	[illegible]	[illegible]	[illegible]	[illegible]	[illegible]	[illegible]
Humidité rel. moy.	[illegible]	[illegible]	[illegible]	[illegible]	[illegible]	[illegible]	[illegible]	[illegible]	[illegible]	[illegible]

méningitide, découvert en 1887 par le savant bactériologiste allemand Weichselbaum.

Cette découverte marque une ère nouvelle et brillante dans l'histoire de la maladie.

Quelques tentatives avaient été faites antérieurement pour arriver à la connaissance du micro-organisme générateur de cette maladie; mais les résultats obtenus par divers bactériologistes n'étaient ni précis, ni harmoniques.

D'entre ces recherches nous détachons celles de Frankel, en 1886, sur les exsudats purulents de deux individus qui moururent de méningite cérébro-spinale accompagnée de pneumonie.

Frankel put faire la récolte de ces exsudats, et cultiver un micro-organisme qu'il avait déjà trouvé dans un grand nombre de cas de pneumonie aiguë et qui est identique à celui que Weichselbaum a nommé le *diplococcus de la pneumonie*.

L'auteur, malgré ses essais, ne put parvenir à provoquer la méningite chez les animaux, en se servant de ses cultures.

Fraenkel et Bordoni Uffreduzzi trouvèrent ensuite le même micro-organisme observé par Fraenkel, et, chose remarquable, des 4 cas sur lesquels ont porté les investigations, deux étaient compliqués de pneumonie.

Ces auteurs donnèrent à ce micro-organisme le nom de *méningococcus*.

Un peu plus tard apparut le mémoire de Weichselbaum, où cet illustre professeur déclare avoir rencontré, en six cas de méningite cérébro-spinale, un micro-organisme entièrement différent de ceux qui jusqu'alors avaient été présentés comme spéciaux à cette maladie, et qu'il fit connaître sous le nom de *diplococcus intracellularis meningitidis*.

Les caractères morphologiques que son auteur lui assigne sont les suivants: Ce sont ordinairement des cocci disposés par couples, et légèrement aplatis sur leurs faces internes, de sorte que chacun d'eux représente une demi-sphère.

Les uns sont libres, d'autres enserrés dans l'intérieur des globules de pus, et que les rapproche des couronnes.

À la température ordinaire du laboratoire (16 à 20 degrés)

ces microbes ne sont point susceptibles de culture. Dans l'étuve, au bout de 48 heures, on obtient des cultures en surperficie sur l'agar-agar. Sur la pomme de terre, les cultures sont négatives.

Une des particularités caractéristiques de ces cultures, c'est qu'au bout de quelques jours elles perdent la faculté de se reproduire par la semence.

A l'état frais, les coccus se colorent bien avec une solution aqueuse de bleu de méthylène; sur des coupes, ils se colorent de préférence avec le bleu de Loeffler; ils sont décolorés par le Gram.

Quant aux expériences faites sur les animaux, l'injection dans la plèvre et le péritoine de petites doses de cultures occasionna la mort des sujets (lapins, cobayes, etc.); l'autopsie révéla l'inflammation des séreuses injectées et des phénomènes d'injection générale, congestion, hépatisation pulmonaire, splénomégalie.

L'injection dans la dure-mère crânienne, après la trépanation, détermine aussi chez les lapins et les chiens des phénomènes de méningite. Enfin, d'après Weichselbaum, le coccus se montre pathogène.

A la suite des travaux de Weichselbaum, il en apparut d'autres de différents bactériologistes, les uns (et c'est le plus grand nombre) confirmant les faits que cet auteur avait observés, d'autres niant la spécificité du méningococcus meningitidis, et ne voulant voir en lui qu'une variété du diplococcus lanceolatus.

C'est alors qu'apparut la remarquable étude de Jaeger, où il prouve que le pneumococcus de Fränkel, et le diplococcus intracellularis sont deux espèces complètement différentes.

Nous n'entrerons pas dans l'étude de ces caractères différentiels, la nature du présent rapport étant purement clinique.

Nous désirons nous limiter simplement à présenter une notice résumée de ce qui est positivement avéré jusqu'à ce jour sur cette importante question de la détermination de l'agent ou des agents provocateurs de la méningite cérébro-spinale épidémique.

Malgré les affirmations de Jaeger et d'Heubner, lequel confirme en tous points les résultats obtenus par les deux auteurs que nous avons cités, et qui même alla plus loin qu'eux dans ses belles expériences sur les animaux, d'autres bactériologistes, ainsi que d'autres médecins, continuèrent à battre en brèche les travaux mentionnés, et à combattre la spécificité du méningococcus, ou tout au moins son rôle exclusif dans la détermination de la méningite épidémique.

Les uns, tout en ne contestant pas l'existence du méningococcus avec ses caractères spéciaux, lui refusent toutefois l'exclusif, et même la prépondérance dans l'étiologie de la méningite, et réservent ce rôle au pneumococcus (Netter); pour d'autres, le méningococcus ne serait qu'une forme dégénérée du diplococcus; enfin pour quelques autres encore, à côté du pneumococcus et du méningococcus, il existerait des formes intermédiaires.

L'état de la question ainsi posé, bien que d'une façon fort sommaire, nous terminerons ce paragraphe par notre profession de foi sur ce sujet.

Elle se résume à considérer le méningococcus de Weichselbaum comme l'agent spécifique, unique, de la méningite épidémique, bien qu'à notre avis il est certain que d'autres micro-organismes peuvent donner lieu à l'inflammation des méninges cérébro-spinales, mais non pas à la méningite primitive, épidémique, dont nous sommes d'ailleurs tout disposé à accepter l'autonomie pathogénique, clinique, et même anatomo-pathologique.

Le pneumococcus, comme le bacille d'Eberth, comme le streptococcus et d'autres agents microbiens, peuvent sans doute déterminer la méningite cérébro-spinale, mais en formant des variétés qui se distinguent de la méningite épidémique comme affections secondaires, et qui, presque toujours, sont subordonnées à la maladie principale, dont elles ne constituent qu'une détermination organique spéciale.

Dans les divers cas où ces méningites semblent s'être présentées sous le masque d'infections primitives (en admettant même la conformité des symptômes), là s'arrête l'histoire de la maladie, dont il n'y a pas à craindre la généralisation sous la forme épidémique. C'est une localisation étrange, accidentelle et rare, d'un micro-organisme spécial à d'autres maladies, et, dont l'habitat organique est différent.

Pendant l'épidémie de Portugal, des recherches nombreuses et bien conduites furent faites par Annibal Bettencourt et Carlos França, au Royal Institut bactériologique de Lisbonne, où nous avons eu l'occasion d'envoyer, nous et les autres médecins qui dans l'Algarve ont eu à soigner des malades attaqués de méningite, des échantillons d'exsudats obtenus par la ponction lombaire.

Toutes les fois que dans les liquides on a trouvé des micro-organismes autres que ceux de l'infection accidentelle, il s'est agi des méningocoques de Weichselbaum, à l'exclusion de tout autre micro-organisme. Nous devons toutefois ajouter que dans certains cas, bien que le diagnostic clinique fût indiscutable, et même absolument confirmé par la nécropsie, l'examen des exsudats recueillis sur le vif fut négatif.

Dans leur intéressant mémoire sur la méningite cérébro-spinale à Lisbonne, les deux bactériologistes que nous venons de citer déclarent que, dans les nombreuses recherches auxquelles ils ont procédé, ils ont toujours trouvé le diplococcus encapsulé intra-cellulaire, tel que Weichselbaum l'a décrit.

Voici comment, dans leur mémoire, les auteurs se prononcent sur ce sujet si débattu:

«Sur les 121 cas de cette épidémie de méningite cérébro-spinale, que nous avons eu l'occasion d'étudier, au point de vue bactériologique, *dans tous, nous avons pu isoler le méningococcus meningitidis de Weichselbaum*. Un grand nombre d'autres recherches ont été faites dans des cas suspects qui ont amené la méningite tuberculeuse, ou d'autres maladies qui présentent le symptôme méningitique, mais qui, en définitive, excluent le diagnostic de méningite-cérébro-spinale.»

Les auteurs rapportent ensuite 3 cas qui semblent faire exception aux règles indiquées, en ce sens que, tout en présentant la symptomatologie classique de la méningite cérébro-spinale, ils révélèrent, aussi bien dans les examens, *sur le vif*, du liquide provenant de la ponction lombaire, qu'à l'examen nécropsique des deux sujets qui succombèrent, des bactéries différentes du diplococcus intracellulaire. Cette exception toutefois n'est qu'apparente; car bien qu'ils présentassent un tableau morbide analogue à celui de la méningite épidémique, ils en diffèrent cependant, d'une manière essentielle, en ce que la maladie n'était pas primitive, mais consécutive à l'apparition d'autres affections, dont la méningite ne fut qu'une détermination ultérieure, par suite de la généralisation des micro-organismes générateurs.

En effet, pour le premier des patients, chez qui l'autopsie révéla l'existence d'une méningite purulente très intense, qu'à l'examen microscopique on reconnut être due au streptococcus pyogenes, la méningite avait été précédée d'une amygdalite qui présenta tous les caractères des angines de streptococcus.

Chez le second patient, la ponction lombaire produisit tous les jours un liquide purulent, qui révéla en cultures pures la présence du *staphylococcus pyogenes aureus*.

Mais cet individo présentait, quand il entra dans la station

d'isolement, en outre des symptômes propres à la méningite:
grande prostration, température élevée, signe de Kernig, ridigité
de la nuque, chémosis, une furonculose aux extrémités inférieu-
tes, qui peut avoir été l'origine de l'inflammation méningée.
L'autopsie démontra l'existence d'une méningite cérébro-spinale,
avec exsudat purulent distribué par petites plaques, et aussi d'une
pleurésie double purulente, d'une péricardite également purulente,
et d'une endocardite végétante. Mais entre ces lésions, qui ont
toutes été observées, bien que rarement, dans la méningite épidémique, il existait une série d'abcès dans l'épaisseur de plusieurs
groupes musculaires, principalement dans la région dorsolombaire,
abcès qui s'étaient déjà manifestés à la palpation, durant la vie du
patient.

Ce cas diffère donc, à plusieurs égards, de ce qui constitue
le tableau morbide et anatomo-pathologique de la méningite épidémique.

Chez le 3ᵉ malade, le liquide provenant de la ponction lombaire révéla l'existence du pneumococcus intracellulaire de Fränkel, et, le 3ᵐᵉ jour d'observation, il se déclara un foyer pneumonique limité au poumon gauche.

«En dehors de ces 3 cas, que les auteurs appellent cas d'exception, on peut toujours dans tous les autres de l'épidémie isoler la bactérie du type diplococcus de Weichselbaum, manifestement en harmonie avec la description donnée par Albrecht et
Phon, et de nos jours, par Jaeger.»

Après ce rapide aperçu sur la cause principale de la maladie
— son agent actif et spécial — disons quelques mots des causes
générales et individuelles prédisposantes ou favorables à son
éclosion.

Nous commencerons par l'influence des saisons.

Presque tous les pathologistes s'accordent à affirmer que le
froid, et par conséquent les climats et les saisons où ce facteur
physique prédomine, sont favorables au développement de la maladie. Il est certain cependant que, si elle établit son siège habituel dans les régions froides, comme la Silésie, elle peut se développer, et largement, dans des climats comme le nôtre, comme le
prouve l'épidémie de 1901-1902 en Portugal. D'autre part, pour
ce qui touche aux saisons, s'il est vrai que l'apparition des épidémies de méningite cérébro-spinale coïncide, le plus souvent, avec
la saison du froid, en revanche c'est au printemps, pendant les

mois de mars, avril et mai, que souvent l'épidémie atteint son plus haut degré. C'est ce qui eut lieu pour l'épidémie de l'Algarve en 1901, dans les deux communes de Lagos et de Portimão, comme on peut s'en rendre compte par le graphique ci dessous:

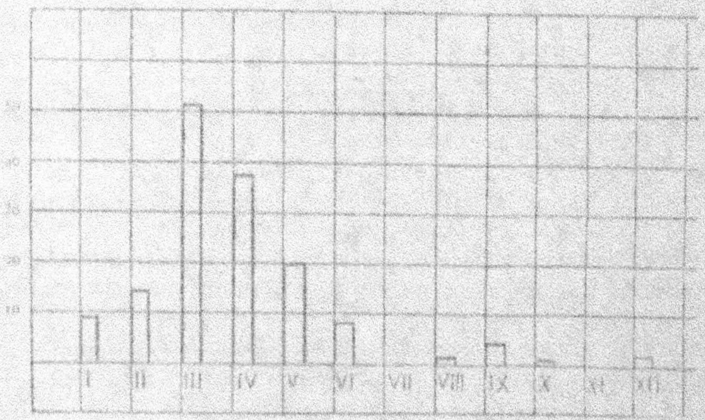

En 1902, cependant, ce fut pendant les mois de janvier et de février que l'épidémie se manifesta de préférence.

Le nombre des cas fut de 6, 11, 4, 3, 0, 1, 1, correspondant respectivement aux mois de janvier, février, mars, avril, mai, juin et juillet.

A Lisbonne, l'épidémie prit une marche identique dans les deux années citées; ainsi elle débute au mois de mars 1901 par 22 cas, et atteint son maximum en mai avec 31; en juin elle descend bientôt à 11. En 1902, la recrudescence de l'épidémie, qui avait commencé au mois de décembre précédent par 6 cas, atteint le maximum de 47 cas en janvier, puis décroît successivement pendant les mois suivants, de sorte que, au mois de mai, mois auquel correspond l'apogée en 1901, elle ne présente plus que 6 cas.

L'apparente contradiction de ces faits relativement à l'influence des éléments étiologiques dont nous nous occupons pourra peut-être trouver son explication dans ce fait, pour ce qui a trait à Lisbonne, que l'épidémie avait commencé tardivement, en 1900, puisque ce ne fut qu'au mois de mars que les germes de la maladie émanés de leur foyer d'origine atteignirent la capitale.

En 1901, quelques germes subsistants de l'année précédente

commencèrent à reprendre vigueur en décembre, et trouvant au
mois de janvier des conditions climatériques favorables à leur
développement, ils produisirent, en un mois, le plus grand nombre de cas (47), bien que le chiffre des mois de février et mars
(35 et 37 cas) fût encore assez élevé. Dans l'Algarve l'épidémie
débuta aussi plus tôt, au mois de janvier, et c'est aussi plus tôt
qu'elle atteignit son point culminant (en mars, 51 cas).

En 1902, comme à Lisbonne, le maximum fut atteint en janvier, mois le plus favorable au développement des germes provenant de l'année antérieure, et pendant lequel ils reprirent tout à
coup une nouvelle énergie. En somme, dans la 1ᵉʳᵉ année il y eut
multiplication progressive des germes de l'épidémie; dans la 2ᵉ,
sous l'influence des froids de l'hiver, se produisit la révivification
soudaine de germes nombreux, mais affaiblis, provenant de l'année précédente.

La raison pour laquelle, après cette révivification, la progression ascendante ne se réalisa pas comme en 1901, se trouve exactement, peut-être, dans l'atténuation, sinon de la virulence, tout
au moins de la végétabilité des diplocoques, sous l'influence des
chaleurs estivales, ou de la différence entre les conditions atmos-
phériques de l'hiver de 1902 et celles des hivers précédents.

Âge. — La méningite épidémique est une maladie des premiers
âges, depuis la première enfance jusqu'à l'état adulte.

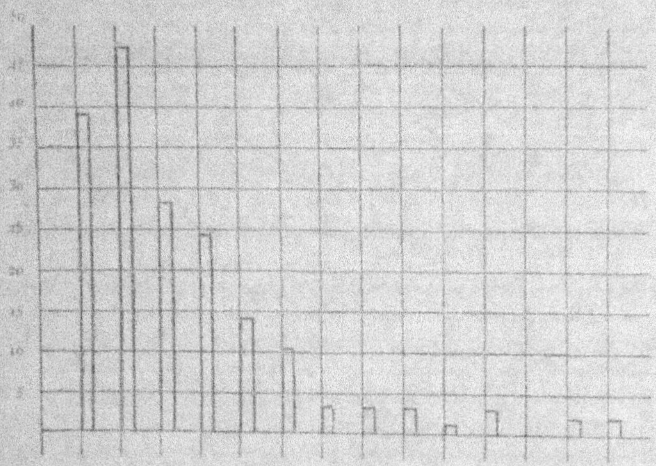

A partir de l'âge de 25 ans, elle devient de plus en plus rare, et elle est exceptionnelle dans la vieillesse. C'est ce qui résulte du graphique que nous inscrons ci-dessous, et qui comprend 178 cas observés pendant l'épidémie de 1901 à 1902, dans les deux communes de Lagos et de Portimão.

Il nous montre que la morbilité atteignit son maximum dans la période comprise entre l'âge de 5 à 10 ans, ensuite à partir de la naissance jusqu'à l'âge de 5 ans.

Sexe. — La méningite a été un peu plus fréquente chez les hommes que chez les femmes.

Les 178 malades, dont se compose notre statistique, comprennent 97 mâles et 81 individus du sexe féminin.

Professions. — Voici comment se distribuent les professions, dans 94 cas où l'historique clinique respectif les a mentionnées:

Gens de mer	27
Individus travaillant dans les fabriques de conserves de poisson	6
Vendeuses	5
Porteurs de pain	4
Domestiques	2
Charretiers	1
Cordonniers	2
Tisserands	1
Cochers	1
Négociants	1
Agriculteurs	3
Serviteurs	3
Bergers	2
Travailleurs des champs	22
Militaires	2
Gérants de pêcheries	1
Professeur particulier	1
Bouchonniers	6
Employés de stations de chemin de fer	3

Et 1 enfant, fils d'un chef de gare.

Pour les individus dont la profession n'a pas été indiquée, il s'agissait pour la plupart d'enfants sans occupation, et dont les parents exerçaient l'une des professions ci-dessus — le plus grand nombre, gens de mer, travailleurs des champs, et ouvriers de fabriques de conserves de poisson.

La préférence si marquée que l'épidémie montre pour ces classes, tient surtout à ce qu'elle attaque principalement le prolétariat, qui, dans ces communes, se livre en général à la pêche, ou à des occupations congénères, et aux travaux des champs.

Dans les professions où les individus travaillent en commun, comme les femmes dans les fabriques de conserves de poisson, les cas ont été fréquents. Il est à remarquer aussi que les vendeuses, les porteurs de pain, et les autres individus exerçant des professions qui les mettent en contact et en relations avec un grand nombre de personnes, ont fourni à l'épidémie un important contingent.

Caractères spéciaux du milieu.—Condition sociale — Aggloméraison.— Un des faits les plus saillants dans l'étiologie générale de la méningite épidémique, c'est que cette maladie frappe spécialement les individus appartenant aux classes les plus misérables de la société, vivant dans les plus mauvaises conditions de salubrité individuelle et urbaine, agglomérés dans de misérables taudis, humides et infects, et dont l'intérieur, que ne visitent jamais les rayons solaires, communique avec l'air ambiant par une seule porte, la porte de l'habitation, située elle-même au niveau, ou au dessous de la chaussée, et qui sert moins à l'utile et hygiénique renouvellement du milieu intérieur vicié qu'à l'entrée de conducteurs d'infection, nouveaux et variés. Et pendant que les conditions de l'existence de ces classes réalisent la négation de toute hygiène, les entités officielles ne se montrent pas plus soigneuses dans l'observance des préceptes les plus élémentaires de l'hygiène publique, qu'ils ont tout pouvoir pour établir et faire respecter.

Déjà, en 1901, dans la rapide relation que nous avons faite en collaboration avec notre collègue, le dr. Mendonça Corte Real, nous appelions l'attention sur la profonde négligence et la véritable insouciance avec lesquelles est envisagé, chez nous, cet important problème de la vie sociale dans la majorité des localités de province.

«Ce n'est pas, disions-nous, en permettant comme on le fait actuellement dans les chefs-lieux de communes et de cantons, qui, en cette qualité, devraient bien avoir au moins quelques lueurs de civilisation, ce n'est pas en permettant au citoyen de jeter sur la voie publique des immondices et des détritus de toute nature; en permettant que le balayage des rues, dans les rares occasions où il a lieu, soit fait en plein jour, à l'heure du plus grand mouvement; en laissant de côté les arrosages, la canalisation des eaux et des égouts, et en laissant, par contre, les tas d'ordures s'amonceler dans les carrefours, au centre des villes; ce n'est pas dans ces procédés de souveraine incurie, dans ce haussement d'épaules, que les maladies infectieuses trouveront des raisons pour s'atténuer et disparaître, alors qu'on offre à leurs agents générateurs des milieux de culture si nombreux et si variés.»

C'est dans un milieu de cette nature que la maladie prospéra si largement qu'elle en vint à fournir une proportion de morbidité sans aucun doute supérieur à 1 %; car dans une commune de 13.600 âmes, en ne comptant que les malades qui eurent recours à l'assistance médicale, le nombre s'éleva à 123, ce qui donne un rapport de 0,9:100.

A l'égard des conditions de lieu, dans la ville de Portimão, où se manifesta d'abord l'épidémie, et où elle se propagea le plus, nous transcrivons ce qu'à dit à ce sujet, dans une note qu'il a bien voulu nous communiquer, l'illustre praticien de cette localité, à qui nous avons plus d'une fois fait allusion:

«Les rues de Pedro Caiado, Vasco Pires, du Forno, du Curral do Concelho, du Craveiro, de S. José (celles où se déclara le 1er cas, et où se constitua ensuite le foyer de l'épidémie) sont voisines les unes des autres, et forment le quartier connu sous le nom de l'umeiros, où la population est la plus dense, où manquent presque complètement les enclos, et dont le niveau est extrêmement bas, les terrassements pour la construction de la nouvelle route l'ayant laissé à-demi enfoui. Les autres rues sur des points divers, mais il faut noter cette particularité que c'est aux plus sales que l'épidémie a donné la préférence pour s'y développer.»

L'épidémie s'étendit aussi aux campagnes et aux hameaux, qui furent les derniers points où elle sévit en 1901; et il est à remarquer que, dans la recrudescence de 1902, ces mêmes lieux qui furent les derniers que la maladie avait visités, furent cette année là les premiers, et presque les seuls infectés.

Ces caractères qui parfois surgirent de l'analyse de l'épidémie de Portugal, dans une des zones où elle se développa le plus, ne sont que la reproduction de ceux qui, dans d'autres épidémies, ont été notés par les auteurs même qui en ont fait l'historique.

Ainsi Tourdes, en décrivant l'épidémie de Strasbourg, nous dit:

«Tous les quartiers de la ville sont atteints, mais l'affection domine dans les ruelles étroites et tortueuses, où est accumulée une nombreuse population; elle est plus rare sur les quais et les places, et dans les rues larges et aérées. Dans les campagnes on constate quelques cas.»

A l'égard de l'encombrement, il écrit:

«C'est dans une caserne où de nombreuses recrues sont accumulées que la maladie éclate, et elle y sévit avec force jusqu'au moment où l'autorité prescrit la salutaire mesure de sa partielle évacuation; la maladie s'y éteint brusquement, et les militaires détachés cessent bientôt de fournir des victimes.

« ... Une influence semblable a été signalée dans les dernières épidémies les plus certaines et les mieux étudiées; on l'a constatée à Metz; à Versailles, ce sont les chambres obscures, humides, mal aérées, contenant un grand nombre de lits, qui ont fourni les malades les plus graves, et l'évacuation de la caserne a été suivie d'un heureux résultat. »

Des causes prédisposantes individuelles concourent aussi à l'apparition de la maladie. Celles qui nous semblent entrer en jeu, d'une façon plus positive, dans l'épidémie que nous avons observée, sont la misère physiologique, et son élément primordial, l'insuffisance de l'alimentation.

Le manque de confort et d'abri contre le froid, l'exercice d'occupations qui obligent à de longues veilles, principalement quand les individus ne sont pas protégés contre l'action agressive du temps, dans la saison d'hiver, comme cela arrive pour la classe maritime, le surmenage, les fatigues, les débilitations de toute nature, les maladies préexistantes, les propathies, ou des tares morbides héritées ou acquises, en un mot, tout ce qui se traduit par une diminution des résistances organiques, agit dans un même sens: mettre l'organisme sur l'éminence morbide.

Au nombre des propathies trouvées chez les malades que nous avons observés, et chez ceux dont nos collègues nous ont fourni l'historique clinique respectif, figurent les affections nerveuses héréditaires ou acquises. Le malade n.º 34 de Cabrita est un épileptique; épileptique est aussi le malade B. F., de Faria.

Le n.º 5, de Cabrita, est fils d'un aliéné et d'une faible d'esprit.

Le premier cas de méningite apparu à Portimão est retombé sur une hystérique.

Quant à d'autres maladies préexistantes, lointaines ou récentes, signalons la lèpre qui existait chez le malade Guiomar de Côrte Real, qui mourut.

Le rhumatisme existait aussi chez quelques patients. Chez quelques-uns, on trouva des lésions cardiaques, qui constituaient un facteur d'aggravation. Cependant chez une malade âgée de 11 ans, qui souffrait d'hypertrophie cardiaque, par suite d'insuffisance mitrale, la guérison survint, la maladie ayant revêtu une forme de moyenne intensité.

Une femme de Côrte Real, fut frappée, alors qu'elle était convalescente d'une infection puerpérale, et parvint à se guérir de la méningite qui, chez cette malade, affecta la forme rachidienne.

Quelques-uns avaient souffert ou souffraient encore de gastro-entérite.

Mais de toutes les maladies préexistantes le plus souvent remarquées sont les inflammations des voies respiratoires, trachéites, bronchites, qui en certains cas paraissent avoir été sous la dépendance de la grippe.

Les lésions inflammatoires de l'oreille (otites moyennes suppurées) préexistaient chez quelques malades; mais il est à remarquer que, malgré la possibilité des infections associées que cette lésion organique enveloppe si largement, elle n'eut point d'influence défavorable sur la terminaison de la maladie, comme nous l'avons personnellement vu dans trois cas.

Ces cas de méningite consécutive aux inflammations exsudatives de l'oreille moyenne nous ont fait hésiter, au début, sur le diagnostic de la nature de l'affection. Dans ces cas, la ponction lombaire n'ayant pas été faite, il fallut établir le diagnostic, en se basant sur d'autres éléments.

La fréquence relative des méningites, à l'époque de l'épidémie, venant compliquer les affections auriculaires, la présence, dans tous les cas, de symptômes indiquant la participation dans les processus inflammatoires des méninges rachidiennes, la bénignité de la maladie dans quelques cas, nous firent supposer que, le plus souvent, pour ne pas dire toujours, nous nous trouvions en présence de la méningite épidémique.

Parmi les causes prédisposantes spéciales, citons encore la *lactation* et la *grossesse*.

Le premier de ces états physiologiques, qui déjà dans d'autres maladies, telles que la fièvre typhoïde, est une cause d'aggravation, par suite de la diminution des résistances organiques qu'il entraîne, aggrave aussi le pronostic dans cette maladie; nous avons eu la confirmation de ce fait par la terminaison fatale de la maladie chez deux femmes qui allaitaient à l'époque où elles furent attaquées de la méningite (Quiteria, 30 ans, Parentilia, qui mourut le sixième jour de la maladie, et Brites, 24 ans, qui succomba le cinquième jour).

La raison d'être de l'influence nuisible qu'exerce sur l'organisme de la nourrice le fait de la sécrétion lactée, a été récemment mise en lumière dans l'intéressante thèse du Dr Vitry, où cet auteur démontre que la lactation imprime à la physiologie normale de la nourrice un certain nombre de modifications défavorables, ayant pour siège l'organe hépatique, et consistant dans l'altération de ses diverses fonctions — glycogénique, antitoxique, adipogénique, uropoïétique.

Au contraire de la lactation, *la grossesse*, dans les trois cas où cet état coïncida avec la maladie, amena toujours à la guérison bien que dans l'un, il s'agit d'une forme grave, permettant à l'accouchement de se faire en temps propre, sans accidents, et donnant naissance à des enfants bien conformés.

Modes d'invasion de l'économie

Ce point se trouve encore aujourd'hui enveloppé d'une grande obscurité, et on en est réduit, pour ainsi dire, à des conjectures plus ou moins vraisemblables. Pour les uns, c'est par les voies respiratoires que se fait l'infection; mais ils ne précisent ni la forme, ni la voie de pénétration des micro-organismes dans l'économie; pour d'autres, la porte d'entrée de l'infection se trouverait dans les voies digestives, et les perturbations gastro-intestinales, que du reste nous avons vues fréquemment précéder la méningite, constitueraient une cause prédisposante.

L'opinion qui rallie le plus grand nombre d'adeptes est celle qui admet comme porte d'entrée du microbe dans l'économie la muqueuse des fosses nasales.

Le microbe pénétrerait dans la cavité crânienne en passant à travers la lame cribleuse de l'ethmoïde, et en suivant les vases lymphatiques de la membrane pituitaire (Medin).

En 1901, Bourquet corrobora cette manière de voir en découvrant le méningocoque dans le mucus nasal de trois soldats attaqués de méningite épidémique.

Ce mucus, introduit dans les fosses nasales de 5 cobayes et de trois lapins, les fit tous tomber malades. Cinq autres animaux moururent, et l'on trouva le méningocoque dans le liquide cérébro-spinal.

Le mucus nasal de ces sujets introduit dans les fosses nasales ou inoculé à d'autres animaux fut retrouvé dans le liquide céphalorachidien.

De son côté le liquide céphalorachidien provenant de l'un des soldats, déposé dans la muqueuse nasale de lapins et de cobayes, les attaqua tous; quelques-uns moururent; mais, avant, le méningocoque apparut dans le liquide céphalo-rachidien.

Telles sont les expériences qui ont servi de base à la théorie de l'invasion de l'organisme par les fosses nasales.

Dernièrement le dr. Mondoal a trouvé le méningococcus dans le mucus nasal de 12 soldats bien portants, mais qui habitaient des régions contaminées par cette maladie.

Presque en même temps, Westenhoeffer (juin 1905), envoyé par le gouvernement allemand pour étudier la méningite cérébro-spinale en Silésie, déclara, dans la Société de médecine interne de Berlin, que, chez tous les individus qu'il avait autopsiés, au nombre de 19, emportés par la méningite, il avait observé que la muqueuse naso-pharyngienne était le siège de phénomènes inflammatoires très intenses, accompagnés de tuméfaction œdémateuse, d'une couleur brun-rouge, avec exsudats transparents.

L'inflammation était plus accentuée dans la partie postérieure des fosses nasales et dans la paroi du pharynx, dont la muqueuse apparaissait violacée et enflée, et elle embrassait également les trompes d'Eustache.

Sur 10% des cas, il y avait inflammation de l'oreille moyenne; 10 fois une sinusite sphénoïdale, 7 fois une sinusite maxillaire, et 1 fois seulement une sinusite ethmoïdale. L'auteur conclut de ses observations que c'est dans les vaisseaux lymphatiques de la muqueuse naso-pharyngienne, toujours intéressée par l'inflammation, que doit se trouver l'agent pathogène. Dans les cas plus récents de la maladie, l'auteur a trouvé des lésions intra-crâniennes limitées à la région de l'hypophyse, y compris la cellule turcique.

De ces faits l'auteur conclut que la propagation des germes se fait par l'intermédiaire des vases nutritifs qui traversent le sphénoïde, tout en admettant aussi que le micro-organisme puisse venir de l'oreille moyenne par les canalicules carotido-tympaniques. Au contraire, il est d'avis que le micro-organisme ne suit jamais la voie de l'ethmoïde.

Suivant ce pathologiste, l'inhalation serait le mode par lequel l'infection se réaliserait dans la méningite épidémique.

Ces intéressantes études, une fois confirmées par de nouvelles recherches identiques, viendront porter une vive lumière sur ce point important de l'étiologie générale de la maladie.

Mais il faut que ces faits soient confirmés par d'autres études réalisées dans d'autres régions, attendu que, comme l'auteur lui-même l'avoue, les naso-pharyngites constituent une affection habituelle en Silésie, qu'il croit devoir être attribuée à l'absorption

des fumées produites par l'intense exploitation manufacturière de
cette région.

Au moment actuel, nous croyons qu'il ne faut pas mettre de
côté, sans autre examen, la théorie de l'infection pituitaire, et que,
outre cette porte d'entrée et celle qu'admet Westenhoeffer, l'infection
peut, en certains cas, partir de l'oreille moyenne où les diplococcus auraient pénétré, soit par une solution de continuité de la
membrane du tympan, soit à travers les trompes d'Eustache,
atteignant ensuite l'encéphale grâce aux relations de proximité et
aux voies de pénétration qui existent entre les deux organes (paroi
supérieure de la boîte, lame cribleuse du conduit auditif interne,
gaines de l'acoustique et du facial).

La fréquence des otites comme phénomène précurseur de la
maladie est, comme nous l'avons vu, un fait saillant dans cette
épidémie; ce fait a été également signalé par nos illustres collègues
d'Oporto, qui font mention des otites, dans des articles publiés
dans la Gazette médicale (Oporto, mars 1901).

Quant à l'habitat du germe morbigène hors de l'organisme,
et à son principal véhicule, rien de certain n'a pu être constaté;
il est probable que c'est à la surface du sol qu'il végète de préférence. Certaines qualités spéciales dont il serait doué, lui per-
mettraient de résister dans la lutte contre les espèces saprophyti-
ques, et d'y rester plus ou moins longtemps comme cela a lieu
pour le bacille du typhus, le bacille du tétanos, le vibrion septi-
que, le bacille du charbon symptomatique, le bacille virgule du
choléra, etc.

Contage

La notion de la contagion dans la méningite épidémique constitue un des sujets les plus débattus dans l'étiologie de cette maladie, et les pathologistes qui la rejettent sont plus nombreux que
ceux qui l'acceptent. Ainsi, pour commencer par les auteurs anciens, nous reproduirons l'opinion de Tourdes et de Broussais;
voici en quels termes s'exprime le premier de ces deux auteurs:

L'épidémie de Strasbourg a-t-elle été le résultat d'une simple affection miasmatique, la maladie s'est-elle, en même temps,
étendue par contagion? L'ensemble des faits est contraire à ce
dernier mode de propagation.»

Cependant cet auteur cite quelques faits qui, bien que quali-
fiés par lui d'exceptionnels et peu concluants, sont, à notre avis,
favorables à l'idée de la contagion. D'abord, ce fait que deux of-

ficiers de santé et deux infirmiers sont attaqués à l'Hôpital militaire; puis le cas de l'Arsenal, où un grand nombre d'ouvriers furent attaqués simultanément, l'épidémie se développant ensuite, en peu de jours dans les rues avoisinantes; ce fait encore que la maladie frappa un grand nombre de personnes qui maintenaient des relations avec les soldats, et cette circonstance, enfin, que les statistiques mentionnent un nombre élevé d'enfants de militaires, comme ayant succombé à la maladie.

Casimir Broussais, dans son histoire des méningites cérébro-spinales en France, de 1837 à 1842, émet une opinion encore plus concluante:

«D'ailleurs nous dirons qu'aucun médecin, dans aucune garnison, dans aucun hôpital, n'a observé le moindre fait favorable à la contagion.»

Parmi les auteurs modernes, la plupart s'accordent à dire que, si la contagion existe, la transmission directe d'individu à individu est un fait peu fréquent.

Dans sa thèse sur la méningite cérébro-spinale, E. Caonet (Paris, 1899) se montre peu enclin à admettre l'existence non douteuses de la contagion directe. Il rappelle ce fait que, dans l'épidémie de Genève, en 1805, selon le témoignage de Viesseux, «lorsque le mal frappait deux malades dans une même maison, il apparaissait au même moment, et ne s'était pas transmis d'un malade à l'autre.» Il ajoute que dans l'épidémie de New-York, en 1893, «Flare ne put trouver un seul cas où l'on pût nettement reconnaître la contagion.»

Apportant encore un nouvel argument contre l'idée de la contagion, il déclare que l'on a signalé de nombreux exemples de personnes qui, vivant dans une localité où la méningite est inconnue, en sont atteints dans la ville où l'épidémie avait déjà régné «alors même qu'il n'y avait plus un seul cas en activité.»

Camiade, dans sa thèse sur «les récentes épidémies de Bayonne» (Paris, 1900), croit que la contagion, si elle existe, doit être très faible.

Netter, dans une de ses communications à la Société médicale des Hôpitaux (séance du 13 mai 1898), croit qu'il y a peu d'intérêt à isoler les malades, parce qu'il est rare d'observer la contagion directe de la maladie, la méningite se transmettant surtout par les locaux et les objets ayant servi aux malades.

Le microbe pathogène, ajoute Netter, étant inclus dans les

cavités crânienne et rachidienne, on comprend qu'il ne puisse pas se propager facilement.

D'autres médecins, cependant, tels que Peterson, dans des cas observés à Berlin, Kahlbaum, dans son étude sur la contagion (Berlin. Klin. Wochenschr. 1899), Assinini d'Athènes, croient à l'existence de la contagion, soit par transmission directe, soit par la voie d'un intermédiaire.

La doctrine de la contagion directe est chaudement défendue par Carlos França, dans son excellent rapport sur la méningite cérébro-spinale épidémique à Lisbonne en 1902.

«La méningite épidémique, dit cet auteur, est une maladie hautement contagieuse, et c'est uniquement à la résistance individuelle que l'on peut attribuer sa faible dissémination.»

Pour notre part, nous croyons que l'individu atteint de méningite constitue un élément de propagation de la maladie, soit qu'elle ait lieu par contact direct, soit par l'intermédiaire du linge et des objets contaminés par le malade.

Les faits que nous exposons plus loin, touchant l'épidémie de l'Algarve, nous paraissent suffisamment nets, quelques-uns du moins, pour amener à cette conviction.

Pour d'autres cas, cependant, relativement fréquents, où la maladie s'est manifestée en même temps chez diverses personnes habitant la même maison, ce n'est pas la contagion qu'il faut incriminer, mais c'est la simultanéité dans l'affection.

Voici les cas auxquels nous venons de faire allusion:

1) António Pacheco, âgé de trois ans, d'une famille de pêcheurs, tomba malade dans la même chambre que sa sœur Margarida, de 14 ans, qui fut la première personne atteinte par l'épidémie (18 décembre 1901).

Il se guérit. Le 27 avril, la mère de ces deux malades, qui avait donné des soins à son fils, tomba malade à son tour. Elle est morte le 10 mai.

2) La malade N.º 3, Guiomar, 8 ans, de Côrte Real, était la sœur du malade N.º 2, Alberto, 3 ans, marchand de poisson, qui fut frappé 3 jours avant elle, et habitant la même maison. La sœur se rétablit, le garçon mourut dans le marasme, après deux mois de maladie.

3) Augusto Durão et José Barão, 16 ans, tous deux marchands de poisson, tombèrent malades dans la même maison, à 3 jours d'intervalle l'un de l'autre. Ils échappèrent tous deux.

4) Le malade N.º 7, Joaquim, de Côrte Real, marchand de poisson, tomba malade, en même temps et dans la même maison qu'un de ses neveux, âgé de 4 ans. Ils furent guéris tous deux. (Cas d'infection simultanée.)

5) Les enfants de João Anacleto: le 1ᵉʳ (4 ans) fut attaqué le 17 mars, et mourut le 19, une fille de 6 ans, l'autre de 8, tombèrent malades en même temps, le 25 avril.

Ce cas semble démontrer la contagion indirecte, mais simultanée, chez les deux filles; car la famille, peu après la mort du garçon, avait déménagé, et s'était installée dans une autre maison de la même rue; c'est là que les deux sœurs furent attaquées, probablement par suite de la contamination du linge non désinfecté ayant servi au premier malade. Les deux sœurs se rétablirent; l'une au bout de quelques jours; l'autre après 2 mois de maladie.

6) Un autre cas où la contagion indirecte semble probable est celui du malade N.º 52, de Cabrita (Alvor), qui habitait le 1.er étage d'une maison, au rez-de-chaussée de laquelle, un mois auparavant, un adolescent avait été atteint de méningite.

7) Les enfants de Henrique Luiz Marços, l'un âgé de 10 ans l'autre de 12, tombèrent malades successivement, à quelques jours d'intervalle, de telle sorte que, quand le 2.º fut attaqué, le 1.er était encore au lit. Celui-ci mourut; l'autre se rétablit.

8) Les filles de Manuel Dias d'Oliveira (Alvor), âgées, l'une de 6, l'autre de 8 ans, tombèrent malades, respectivement le 7 et 11 mai 1901, dans la même maison où peu de temps avant un de leurs oncles avait été malade.

9) Deux enfants trouvés, habitant la même maison, dans la traverse de l'Église, à Alvor, furent successivement attaqués de méningite. Le 1.er Gonçalo, 4 ans, tomba malade le 17 mai, et mourut le 19. Le 2.º Jeremias, frappé le 21 mai, fut guéri.

10) Trois cas dans la même habitation, tous chez des enfants (hameau de Masmulho, à 4 km de Portimão).

Le 1.er, Francisco, 2 ans, tomba malade de 27 mars; il se rétablit, après une maladie de plus de 2 mois.

La 2.º, Georgina, 4 ans, tomba malade le 28 mai (2 mois après, alors que le 1.er entrait en convalescence; elle fut guérie.

Le 3.º, Pedro, 7 mois, fut frappé le même jour que la précédente, 8 heures après sa sœur. Il mourut dans le marasme après plus de 2 mois de maladie.

11) Cas de Reguengos (domaine voisin de Portimão).

Cinq personnes attaquées successivement, dont 3 habitaient la même maison et 2 des maisons voisines. La 1.ère, Quiteria, 30 ans, qui allaitait une enfant de 2 mois, tomba malade le 18 mars, vers minuit, et mourut le 21.

Le 2.º, José, 7 ans, fils de la précédente, tomba malade le 19, fut guéri, mais resta sourd.

Le 3.º, Augusto, 3 ans, frère du N.º 2, fut atteint le 21 mars; il se rétablit, et resta également sourd.

Le 4.º, Antonio Duarte, 22 ans, tomba malade, dans le même domaine, mais dans une maison séparée de celle des autres malades, le même jour que le précédent, et mourut le 25 au soir.

Le 5.º, José, 10 mois, qui demeurait dans la même propriété, mais dans une maison éloignée, tomba malade le 30 mars et mourut le 15 avril.

12) Deux cas, chez 2 frères qui occupaient la même maison, à Portimão.

Le 1.er, Daniel, 5 ans, frappé le 26 janvier 1904, mourut le 20 mars.

La 2.º, Rosa, 9 ans, tomba malade le 26 février, et se rétablit.

Les trois cas suivants s'accordent mieux avec la contagion indirecte qu'avec d'autres formes d'infection.

13) Les enfants de Francisco Marins (Alvor).

Le 1er, Francisco, 15 ans, tomba malade le 15 mars, et succomba le 16, à 10 heures du soir.

Le 2e, José, 11 ans, frappé le 14 avril, mourt le lendemain, le 5. Ces trois malades habitaient tous la même maison.

Tous les cas que nous venons de citer se rapportent à des malades de Portimão.

Le N.º 6 de Faria, une fille de 5 ans, Lagos, étant arrivée de Portimão à l'Arraial da Meia Praia (cabanes habitées par les pêcheurs à une certaine époque de l'année), y tomba malade dans la même cabane, où quelques jours avant était mort son frère. Elle se guérit.

Ce cas est moins clair, puisque les deux malades étaient nouvellement arrivés de Portimão, où la maladie sévissait d'une façon intense.

Le premier malade qui, à Lagos, fut attaqué de méningite, était une enfant, fille d'un charretier qui faisait fréquemment le trajet entre Portimão et Lagos.

La forme dont la maladie se développa à Portimão, et que nous avons décrite plus haut en faisant l'historique de l'épidémie, — attaquant successivement plusieurs maisons dans la même rue et dans les rues contiguës, et généralement plus d'une personne dans chaque maison, — sont des faits qui nous semblent aussi venir à l'appui de l'idée de la contagion. Nous croyons que, de la série de cas que nous avons présentés, on peut tirer une conclusion. C'est que si la contagion explique la succession des cas signalés, la *période d'incubation* de la maladie doit être réellement fort courte, égale ou inférieure à 3 jours, pour la majorité des malades.

L'idée de la contagion, soit directe, dans certains cas, soit indirecte, dans d'autres, nous semble donc s'accorder mieux avec les faits énoncés qu'avec cette étrange coïncidence : des individus attaqués successivement allant chercher la maladie dans un centre commun d'infection.

Symptomatologie générale de la maladie

Formes

L'étude nosologique de la méningite épidémique ne peut pas se traiter comme pour d'autres états morbides, en faisant un seul tableau des symptômes, en décrivant la marche classique de la maladie, en signalant ses périodes, la courbe de la fièvre, les éléments fondamentaux du pronostic.

Il existe, certainement, des caractères communs à la majorité des cas, mais le cadre symptomatologique assez riche de la maladie et son mode d'évolution sont si instables qu'il est nécessaire, en les traçant, d'employer quelque artifice dans le travail descriptif pour introduire ainsi un ordre apparent dans le tourbillon confus des symptômes, dans les anomalies de leur association, de leur intensité, de l'époque de leur apparition et de leur durée.

Quelquefois ce sont des cas d'une gravité extrême, évolutionnant en quelques heures et aboutissant à la mort, dans un état de stupeur et de coma, ou accompagnés des plus violents phénomènes convulsifs qui donnent au médecin l'impression que les grandes fonctions nerveuses auraient été subitement entravées ou détruites par une très forte intoxication; d'autres fois les symptômes de l'infection générale occupent le premier plan; il semble que les graves perturbations nerveuses observées y reconnaissent leur filiation et la mort en est encore une fois le dénouement habituel après quelques jours de souffrance.

Les cas où la maladie a une durée de plusieurs mois avec alternatives d'aggravations ou d'améliorations donnant le temps d'intéresser plus ou moins profondément tous les organes et systèmes et laissant parfois des lésions irréparables, ne sont pas rares. Non moins fréquents sont ceux d'une marche apparemment bénigne et qui d'un moment à l'autre se revêtent des plus sombres couleurs et aboutissent à la mort, ou bien ceux où survient une amélioration du malade et même la guérison après des phases de profonde stupeur, de prostration générale, pendant lesquelles les grandes fonctions de l'économie ont été près de s'éteindre.

Il nous a semblé pouvoir mettre dans les groupes ou formes suivantes la description clinique de 175 cas qui servent de base à cette étude: *forme hyper-aiguë* ou foudroyante, *forme aiguë, forme sub-aiguë* ou de moyenne intensité, *forme chronique*, et encore les *formes frustes* ou de légère intensité et les *formes abortives*.

Cette division a eu ainsi pour base les différences dans le degré de l'intensité des symptômes et dans la durée de la maladie.

En ce qui concerne la plus grande ou la plus petite extension de la maladie et son siège de prédilection dans toute la hauteur de l'axe cérébro-spinal, quelques auteurs, surtout ceux qui ont décrit les épidémies du milieu du siècle dernier, distinguent les formes suivantes: *cérébrale, rachidienne* et *encéphalomédullaire proprement dite*.

Sans conserver ces divisions, parce que ni cliniquement ni anatomiquement elles ne trouvent des motifs d'individualisation

absolue, nous désirons toutefois observer que, dans la majorité
des cas, les symptômes du côté de l'encéphale et de la moelle se
trouvent intimement associés, et que dans d'autres cas, on rencontre une manifeste prédominance de l'un sur les autres pendant
toute ou seulement pendant une partie de l'évolution de la maladie.

Il y a des cas où la céphalalgie, le délire, les convulsions et
l'agitation, l'insomnie, les perturbations sensorielles et d'autres
du domaine des nerfs crâniens, absorbent tout le cadre morbide.
Ces cas sont encore relativement fréquents. Moins vulgaires, mais
non moins intéressants, sont ceux où la plus grande partie de
ces phénomènes manquent ou se manifestent dans un degré très
atténué, pour céder la place à la rachialgie, aux névralgies, aux
parésies et autres phénomènes qui résultent de l'inflammation des
méninges rachidiennes, des perturbations qui en résultent dans
la moelle et les nerfs.

À cette dernière variante ou modalité nous consacrerons
quelques lignes.

* * *

Commençons par la description des formes *subaiguës* ou de
moyenne intensité lesquelles prédominent fréquemment dans l'ensemble des observations sujettes à notre examen.

Dans la grande majorité des cas, le commencement, fort
brusque, s'annonce par les symptômes suivants: frissons, céphalalgie intense, surtout frontale, moins souvent occipitale, vomissements alimentaires, muqueux ou bilieux, sans efforts et sans
nausées, rachialgie spontanée ou sous la pression des doigts sur
les apophyses épineuses, douleurs aux muscles de la nuque et
aux membres, douleurs diffuses ou suivant le trajet des nerfs,
coliques intestinales plus ou moins vives, arthralgies diverses
surtout aux genoux, épaules, poignet et coudes.

Rarement ces symptômes se manifestent tous simultanément;
les plus fréquents sont les trois premiers. On peut dire que la
céphalalgie ne manque jamais comme symptôme initial accompagnant le malade jusqu'à la fin de la maladie, sauf les intermittences brèves et rares, où le cas ou l'obnubilation des fonctions cérébrales arrête ou empêche leur extériorisation.

Dès les premiers jours la céphalalgie et les névralgies s'ac-
croissent, le délire et l'agitation surviennent, la rigidité de la
nuque, l'incurvation du rachis en opisthotonos, le signe de Kernig
s'établissent et s'accentuent ainsi que le frissons et les contrac-

tures en flexion des membres inférieurs. Le mutisme et l'aphasie,
la surdité plus ou moins complète, les perturbations oculaires,
les exanthèmes, font leur apparition en même temps que les vomissements cessent complètement ou pour revenir plus tard dans
les crises d'exacerbation de la maladie. La constipation et la dysurie sont la règle dans les premiers jours de la maladie, mais
plus tard elles donnent place à l'émission involontaire des urines
et des fèces.

La dysphagie, déterminée par l'exagération de l'opisthotonos
ou par les spasmes des muscles du pharynx et dans quelques cas
par des lésions de la protubérance déterminant la paralysie,
entrave l'alimentation.

La perte de connaissance survient d'autant plus rapidement
que le cas est plus grave. La fièvre et le pouls, accompagnant
quelquefois les vicissitudes de la maladie, atteignent des chiffres
élevés quand les symptômes nerveux s'élèvent à leur maximum
d'exaspération; d'autres fois ils commencent par discorder entre
eux et maintiennent cette discordance avec les autres symptômes,
atteignant la normale ou descendant au-dessous quand la céphalalgie, l'opisthotonos, les névralgies et les phénomènes délirants
revêtent une acuité extrême.

Les crises convulsives peuvent survenir à n'importe quelle
période de l'évolution de la maladie, sont plus fréquentes chez
les enfants et dénoncent, en général, un cachet de gravité d'autant
plus grand que les crises sont plus violentes et plus suivies et
que le malade est plus avancé en âge.

Les rémissions sont fréquentes ainsi que les rechutes; mais
habituellement le premier de ces phénomènes se manifeste tout
de suite au commencement de la maladie surtout au second jour.

Les malades adoptent en général le décubitus latéral, parce
qu'il est le plus compatible avec la position en extension de la
tête et du rachis et par conséquent celle qui donne le moins de
souffrance au malade.

Cette attitude d'extension, associée à la flexion habituelle des
membres inférieurs, et parfois aussi des supérieurs, forme ce
qu'on nomme *l'attitude en chien de fusil*, justement considérée
comme un phénomène propre à cette maladie.

L'attitude en extension des membres de façon à gêner leur
flexion et celle du tronc a été observée aussi mais d'une manière
exceptionnelle.

L'amaigrissement est un symptôme fréquent, plus accentué

dans les formes chroniques ou traînantes que dans celle que
nous décrivons, on suppose qu'il est dû à des altérations de l'hypophyse occasionnées par la compression de l'encéphale, phénomène à son tour déterminé par l'excès de tension du liquide
céphalo-rachidien.

Dans cette forme la mort peut survenir sous l'effet de divers
mécanismes entre lesquels figurent principalement l'annulation
fonctionnelle des centres bulbaires, les lésions du pneumogastrique,
la parésie cardiaque, l'épuisement nerveux, l'inanition, l'asphyxie
par paralysie et tétanos du diaphragme.

La guérison cependant est le dénouement le plus fréquent.
Elle exige parfois une longue convalescence qui n'est pas complètement exempte d'accidents, tels que le retour de la céphalalgie
et les vomissements, ce qui véritablement ne constitue pas une récidive, mais une manifestation tardive de l'hydropisie ventriculaire.

Le rétablissement n'est pas toujours complet, parce que des
lésions permanentes s'établissent dans un grand nombre de cas,
ainsi que la surdité, en général double et complète, la perte de la
vue, des contractures, paralysies, perturbations psychiques consistant en un état d'apathie intellectuelle, d'amnésie, d'imbécilité,
d'aphasie partielle, de sur-excitabilité psychique et même de folie
bien signalée.

La durée de la maladie, dans cette forme, est à peu près de
trente jours avec de petites oscillations en plus ou en moins.

Dans la *forme aiguë*, l'évolution de la maladie se fait dans
la courte période de trois à sept jours, pendant lesquels les phénomènes d'excitation ou de dépression du système nerveux revêtent un haut degré d'intensité.

Le patient jouit encore de toutes ses facultés mentales que
déjà la céphalalgie a atteint une acuité extrême. Peu à peu survient la perte de la conscience soit que le malade se conserve en
agitation ou qu'il soit tombé dans la prostration et la stupeur.

Les accès convulsifs s'annonçant par des mouvements toniques et cloniques généralisés, les convulsions oculaires, les tremblements, spasmes des masséters, exagération de l'opisthotonos,
rougeur ou cyanose de la face, infection des conjonctives oculaires,
respiration irrégulière, pouls faible et incomptable, température
toujours élevée, se succèdent à de courts intervalles amenant
avec eux la mort ou donnant lieu au coma fatal.

La guérison de cette forme est, comme on peut le prévoir,
absolument exceptionnelle.

Dans la forme *hyperaiguë* ou foudroyante, le cadre morbide se déroule d'une façon encore plus sommaire et tragique. La maladie dure à peine quelques heures, 10, 12, 24, se confondant avec la forme antérieure quand elle se prolonge plus longtemps.

Le début se produit d'une manière brutale; l'individu jusqu'alors en parfaite santé est assailli tout à coup par de violentes céphalalgies qu'il n'a pas le temps de décrire, des vomissements, convulsions, perte absolue de connaissance, anxiété extrême, sueurs froides, coma et la mort comme épilogue à ce cadre désolant. La *forme prolongée ou traînante* de la maladie est pleine d'intérêt et offre un vaste champ à l'observation et à l'étude, parce que c'est pendant son évolution que surgissent les symptômes les plus variés que la maladie puisse présenter, et que la variété des lésions anatomiques que le processus morbide peut revêtir dans toute l'économie, attire davantage l'attention.

Cette forme de la maladie se caractérise par sa longue durée 2 à 6 mois.

Les guérisons sont fréquentes sous cette forme, le chiffre représentatif de la mortalité étant de 36,8%, on voit qu'il est inférieur à la proportion générale observée pour la maladie, proportion qui, comme nous l'avons vu, a été de 40% en 1901 et de 60% en 1902, ce qui donne une moyenne de 50%.

Ces résultats n'ont rien d'inattendu si nous considérons les causes du prolongement de la maladie, toujours suivies d'une longue et difficile réparation (escarres, paralysies, misère organique), mais en général compatibles avec la vie, même quand subsistent des lésions permanentes.

Dans cette forme se déroulent tous les symptômes décrits dans la forme sub-aiguë; leur permanence, seulement, est plus grande pour quelques-uns d'entre eux, qui ou bien se maintiennent constamment à un degré de faible intensité s'exacerbant par des crises, ou bien ne se manifestent qu'à l'occasion de ces crises. C'est même sous cette forme que la maladie parfois prend nettement le caractère d'intermittence qui, dans les autres formes, s'ébauche à peine à l'occasion des rémissions et des rechutes.

Les vomissements d'ordinaire cessent complètement ou reviennent par crises avec l'opisthotonos, le délire, les convulsions et la dyspnée.

La céphalalgie, la rachialgie et les névralgies, existent en général à un degré modéré, s'irritent aux moments de ces crises.

Le sensorium se montre gravement affaibli et les illusions des sens sont fréquentes.

La dénutrition atteint parfois des degrés extrêmes et des contractures permanentes s'établissent.

La température parfois présente des formes intermittentes et rémittentes avec de grandes oscillations du matin au soir (2 degrés et plus); d'autres fois elle se maintient aux environs de la normale, surtout dans les dernières périodes de la maladie.

Le pouls, démontrant la fatigue de l'organe cardiaque, est faible, accéléré, parfois irrégulier, s'altérant facilement par n'importe quel mouvement ou changement de position.

Dans les intervalles des crises, le malade se conserve dans un état de torpeur et d'indifférence, restant muet ou faisant entendre seulement des cris et des gémissements. Dans les cas plus graves qui se terminent par la mort, la dernière phase de la maladie se signale par des paralysies flasques, insensibilité, incontinence des fèces et des urines, mydriase constante, œdèmes plus ou moins généralisés.

La cécité avec ou sans lésions matérielles et la surdité, bien que se manifestant parfois dans les autres formes, sont fréquentes dans ce cas, leur commencement étant le plus souvent tardif.

Les fonctions digestives s'améliorent en général, d'autres fois elles s'aggravent, en commençant par la mastication et la déglutition qui, dans quelques cas, chez des enfants, doivent être réalisées d'une manière forcée et presque artificielle, tel est l'état d'anéantissement dans lequel se trouve le malade.

L'inappétence, complète en quelques cas, est plus ou moins accentuée dans d'autres et n'existe pas dans les plus favorables.

Le signe de Kernig accompagne en général la maladie dans toute sa durée bien qu'avec des alternatives dans le degré d'accentuation.

Les escarres du décubit sont fréquentes et constituent, avec les paralysies et la dénutrition générale, une des causes qui font retarder davantage l'apparition de la guérison.

Les *formes frustes* et les *formes abortives* ont le caractère commun d'évoluer en peu de jours et d'aboutir, les unes et les autres, à une solution favorable; mais elles diffèrent en ce que, dans les premières, les grands symptômes n'accusent pas la violence habituelle tandis que dans les secondes ils manquent ou sont à peine ébauchés. Dans les formes abortives le cadre morbide ne diffère en rien, les premiers jours, de ce qu'on observe dans les autres formes. Subitement cependant les symptômes tombent avec le même caractère brusque et inattendu qui en a signalé l'apparition.

Les premières, appelées aussi *ambulatoires*, passent facilement inapperçues ou font hésiter le médecin devant le diagnostic. Nous avons eu quelques cas qui nous ont donné cette impression et qui ne sont pas inclus dans le nombre des observations actuelles.

De ces formes abortives nous donnerons comme exemple le cas suivant:

Une jeune fille, âgée de 14 ans, habitant une maison contiguë à une autre où s'est présenté un cas parfaitement confirmé de la maladie, tombe malade avec des frissons, céphalalgie frontale violente, rachialgie, douleurs au ventre, vomissements faciles, sans effort, avec expulsion de matières bilieuses, température 39°, pouls 60.

Les pupilles normales réagissent faiblement à la lumière. Douleurs sous la pression des globes oculaires et apophyses épineuses. Elle avait aussi le signe de Kernig.

Le médecin qui l'assistait prescrivit un purgatif qui détermina des évacuations abondantes. Le lendemain matin, tous les symptômes observés la veille avaient disparu et à l'heure de la visite du médecin la malade prenait son repas comme d'habitude.

Ce jour-là et les deux suivants s'écoulèrent sans altération dans l'état de la malade, mais le matin du cinquième jour, à partir de la première invasion, le médecin, appelé de nouveau, trouva la jeune fille sous l'influence de symptômes parfaitement semblables aux premiers: température élevée, signe de Kernig, surdité incomplète. Le lendemain ces symptômes avaient de nouveau cessé, laissant seulement après eux un certain degré d'asthénie générale.

Méningite rachidienne. — La forme rachidienne pure, avec exclusion de tous les symptômes encéphaliques, n'a jamais été observée; seulement il y a eu quelques cas où les manifestations du côté de la moelle et des nerfs rachidiens ont prédominé considérablement sur les phénomènes encéphaliques, les éclipsant parfois presque complètement.

Dans cette variété le commencement, en général moins brusque, s'annonce, pendant plusieurs jours, par des fourmillements aux membres inférieurs et engourdissement, prostration, coliques intestinales, diarrhée; puis survient la rachialgie avec une intensité croissante, rétention d'urines, dysurie, opisthotonos, signe de Kernig.

Les névralgies aux membres sont constantes, ainsi que l'entéralgie, et parfois elles prennent une intensité considérable. La céphalalgie est faible, et arrive même à disparaître pendant des heures et même pendant des jours entiers ; le délire est absent ainsi que toutes les autres perturbations d'origine encéphalique.

Souvent la maladie débute subitement par des frissons et rachialgie — celle-ci ayant son siège plus ou moins haut dans la colonne spinale — et aussi par de fortes névralgies aux membres inférieurs. D'autres fois la prédominance des phénomènes névro-musculaires se manifeste seulement dans les rechutes, qui surviennent peu de jours après le commencement, la rachialgie arrivant à remplacer complètement la céphalalgie.

Dans un cas dont nous présentons plus loin l'histoire résumée, les deux phases de la maladie ont été séparées par une période de rémission qui a duré cinq jours. La fièvre dans cette variété est toujours modérée ou même nulle.

La maladie, qui peut avoir une durée de quelques jours, peut aussi parfois se prolonger pendant des mois.

Les observations qui suivent appartiennent à la variété de méningite rachidienne :

1.º — Commencement par engourdissement des jambes, frissons, tremblements, suivis de névralgies, colique, rachialgie, signe de Kernig, anorexie, douleurs générales, absence de céphalalgie, abattement. Durée 3 mois, guérison.

Maria. — 21 ans. — ouvrière rurale, tomba malade le 2 avril pendant qu'elle travaillait.

Pendant la nuit elle sentit un engourdissement des jambes, suivi de frissons et de tremblement général. Le lendemain fièvre, manque d'appétit, mauvais goût à la bouche [amertume], constipation. Les fourmillements aux membres sont accompagnés de douleurs plus ou moins vives, de coliques intestinales et d'une fièvre légère de forme intermittente qui dura jusqu'au 26 soir ; alors apparurent de grandes douleurs au rachis et au cou, rendant difficiles les mouvements de la tête, douleurs associées à la rigidité des muscles de la nuque.

Après, elle eut des vomissements écumeux et bilieux. Cet état s'est maintenu, avec des alternatives, pendant près de 3 mois. Les douleurs générales, la prostration, la fatigue, l'inappétence, persistant encore un temps assez long et n'améliorant résulte que lentement.

Elle n'a pas eu de céphalalgie, mais elle a présenté le signe de Kernig.

2.º — Commencement avec prodromes pendant plusieurs jours, sensation de malaise général, rachialgie très intense pendant toute la durée de la maladie, céphalalgie très faible, opisthotonos, dysphagie, dysphonie, sueurs, signe de Kernig, entéralgie, paralysie faciale droite, température et pouls normaux. Durée 8 jours. (guérison observation de F. Catrita, 1901. — Portimão).

A.C., 17 ans — Portimão. — 3-4-1901. Il y a quelques jours qu'elle se sent malade, mais hier elle fut prise de violentes douleurs à la nuque. Peu après apparurent des vomissements et un faible mal de tête. J'ai vu la malade couchée en décubitus latéral avec les membres inférieurs en flexion. L'opisthotonos apparaissait. La malade se plaignait d'un faible mal de tête et d'une violente douleur spinale. Les pupilles réagissaient parfaitement à la lumière. La pression sur les globes oculaires n'était pas douloureuse, mais elle l'était beaucoup sur les apophyses épineuses. Signe de Kernig, douleurs au ventre, pas d'évacuations depuis la veille. Pouls 72. Température 38o,8.

4-4-1901. Elle a peu dormi; la tête lui fait plus mal, mais la douleur n'a pas une grande intensité. C'est dans la région dorsale qu'elle éprouve une douleur très violente. Les mouvements des membres sont douloureux et la déglutition difficile. Température 37o,8 et 86 pulsations régulières. Sueurs abondantes; soif très vive.

5-4-1901. Les douleurs dorsales continuent à être très intenses. Le mal de tête est très faible, l'opisthotonos plus accentué. La phonation est irrégulière, peut-être à cause du dernier symptôme; température 37o,8, pouls 90.

6-4—1901. Les douleurs au dos toujours violentes. Peu de douleur à la tête. La dysphonie et la dysphagie continuent. Température 38o, pouls régulier, 80.

7-4-1901. Douleur au dos toujours très intense. Les muscles du côté droit de la face sont paralysés. Température 37o,5, pouls 62.

8-4-1901. Elle a eu très soif et a beaucoup transpiré. Elle dort bien. La douleur au dos moins intense. Température 37o,5, pouls 68.

9-4-1901. Diminution de la douleur spinale, disparition du mal de tête. Elle conserve encore le signe de Kernig. Elle n'a plus l'opisthotonos ni de troubles dans la phonation et dans la déglutition. La paralysie faciale a disparu. Température 27o, pouls 68.

10-4-1901. Elle se plaint de douleur au dos, mais pas violentes ni aussi continues. Température 36o,8, pouls 72.

11-4-1901. Elle se sent beaucoup mieux, elle n'a pas de douleurs à la tête ni sur le corps mais le signe de Kernig persiste encore.

> 3.o—Commencement brusque par céphalalgie et vomissements; constipation, réaction pupillaire paresseuse, douleurs aux globes oculaires, photophobie, signe de Kernig. Durée de cet état 7 jours, rémission pendant 5 jours. Rechute avec violents douleurs rachidiennes, Kernig exagéré, apyrexie, anorexie, amélioration progressive, guérison.

B. — 43 ans — Lagos — Repasseuse. Elle est tombée malade le 6 avril 1905 à six heures du soir. Elle repassait du linge quand elle fut prise de mal de tête et de vomissements. Les vomissements s'arrêtèrent le lendemain à midi, mais pendant ce temps ils se sont répétés à de courts intervalles, muqueux et bilieux, faciles, sans effort. Constipation jusqu'au 8, où on lui donne un purgatif qui a produit des effets réguliers.

8—4—1905 à 2 heures du soir. La céphalalgie continue très violente surtout dans la région occipitale, s'étendant sur la nuque qui possède un certain degré de rigidité, empêchant la flexion de la tête. Les pupilles sont un peu dilatées et ont une réaction paresseuse. Sous la pression, douleur aux globes oculaires. Photophobie. Le signe de Kernig est à peine esquissé. Le malade, ayant le thorax dans l'attitude verticale, ne peut pas faire l'extension des jambes. Toutefois, en exerçant une forte pression sur les genoux, il fait l'extension des jambes, mais seulement pendant quelques secondes et avec douleurs dans les articulations des genoux et dans la région lombaire.

On voit là une méningitique (signe de Trousseau) et aux côtés deux lignes d'ischémie d'une apparition facile. Elle n'a pas d'herpès. Sons cardiaques un peu faibles, le premier son mitral est traîné, le second a un foyer tricuspide-aortique (?) avec tendance au dédoublement. Température 36°, 8; pouls 72.

J'ai prescrit des sangsues aux régions mastoïdiennes, compresses froides sur la tête, potion de Rivière, caféine et pilules d'extrait thébaïque.

Après ce traitement la céphalalgie a diminué mais la rachialgie est apparue avec une sensation d'abattement général, fourmillement et faiblesse des membres inférieurs.

L'anorexie était considérable et la température normale.

Du côté du cœur les signes physiques observés ce jour cessèrent d'être perceptibles, à l'exception de l'affaiblissement des contractions du myocarde.

La malade est restée dans cet état pendant huit jours; toutefois le 12e jour de la maladie elle eut une rechute avec de violentes douleurs dans l'épine, surtout dans les régions dorsale et lombaire. Le signe de Kernig est plus prononcé. Elle n'a pas de fièvre, a des douleurs intenses et diffuses aux membres paraissant être une irradiation des douleurs spinales.

Pouls faible et régulier. Elle n'a pas de vomissements ni de céphalalgie. Son état s'est amélioré lentement. Guérison.

Après avoir esquissé à grands traits la symptomatologie générale de la maladie, cherchons maintenant à réduire en méthode l'étude des troubles fonctionnels et organiques, analysant séparément les organes et systèmes de l'économie qui sont intéressés dans le processus physio-pathologique de la maladie.

Symptômes spéciaux

Les symptômes de la méningite épidémique peuvent être classés en trois grands groupes:

1º — Manifestations directement imputables aux diverses altérations, par inflammation, perversion nutritive, anémie, compression, etc., éprouvées par les centres nerveux.

2º — Perturbations du domaine des nerfs périphériques.

3º — Altérations des autres organes et appareils, et phénomènes généraux, ceux-ci et ceux-là ayant leur origine dans l'infection générale de l'organisme.

Symptômes nerveux centraux

1) Céphalalgie:

La céphalalgie est de tous les symptômes, le plus constant, celui qui torture davantage le malade et qui, avec les vomissements et les frissons, indique le commencement brusque de la maladie, dans la majorité des cas.

Les observations où la céphalalgie n'est pas signalée se rapportent, en général, à des enfants qui ont à peine quelques mois, qui ne savent pas se plaindre; ou à des formes très graves, convulsives, délirantes, qui dès les premières heures obscurcissent la conscience ou placent le malade dans l'impossibilité de s'exprimer. L'aphasie et le tristanus sont les causes fréquentes de cette impossibilité.

Quand cet état est temporaire et que le malade revient à l'usage de ses facultés, il accuse immédiatement la céphalalgie comme la plus grande de ses souffrances. Si l'inconscience ou les autres états inhibitoires du langage persistent jusqu'à la mort, la céphalalgie peut passer inaperçue.

Les observations suivantes mettent bien en relief cette dernière variante, dans laquelle le malade n'a pu accuser la céphalalgie; ces observations sont en même temps des exemples de la forme aiguë de la maladie.

1º M., 7 ans, fils de A. J. B. Profession, pâtre.

Il s'est couché le soir du 14 février en bonne santé. A neuf heures du soir il s'est éveillé avec du mal au ventre et des vomissements secs, fièvre et ensuite délire. Ainsi se passa toute la nuit. Le 14, il est resté avec le délire, se tranquillisant quelquefois, mais sans dormir. Il geignait mais ne parlait pas. Il a des contractures aux masséters et des grincements de dents, flexibilitas dorsal. Les jambes en extension. Bras droit sans mouvement, le bras gauche toujours en mouvement. L'œil droit presque fermé (ptosis de la paupière supérieure), l'œil gauche très ouvert et plus vif. Le cou était sorti et la tête immobile.

Si on le touche il se plaint beaucoup (hyperesthésie). Il a perdu la raison, on dirait qu'il ne voit pas. Il entend peu.

Depuis le 14 il n'évacua et n'urina pas. Il est sorti le 16 au soir. Durée 3 jours incomplets (observation de Cabeita, Fortunão, 1891).

2º L., 30 ans. Profession, domestique.

Il est tombé malade le 23 mars et je l'ai vu pour la première fois le 26. Il était très agité remuant bras et jambes, criant avec délire, exactement. Il a l'opisthotonos et les yeux fermés, pupilles en myosis, photophobie. Il n'a pas de strabisme et ne répond pas, même quand on lui parle en criant, ou il n'entend pas ou il n'y a pas moyen d'interrompre son délire de cris et de paroles. Il a des hallucinations de la vue et de l'ouïe. Il est toujours à interpeller des individus absents et se dispute avec eux.

Le délire se rapporte à ses occupations habituelles. On ne peut pas vérifier le signe de Kernig. Il urine et évacue involontairement au lit, et ne peut pas même avaler de l'eau; il rejette tout ce qu'on lui approche de la bouche. Il a 72 pulsations et 38º,5 de température.

On lui conserve difficilement le thermomètre sous l'aisselle. Le 27 il est dans le même état, température 38º,5, pouls 74.

On remarque une forte hypotension artérielle, naturellement causée par l'inanition. Depuis trois jours il n'a pas pris d'aliment. Le réseau veineux des bras se dessine en relief. La pression des doigts laisse une tache blanche qui persiste.

L'opisthotonos est très accentué. Le 28, il meurt (observation de Cabrita 1901).

À part ces cas qui expliquent dans leur presque totalité l'exception indiquée, il en apparaît certains autres où l'individu, avec l'usage de sa raison et pouvant s'exprimer, n'accuse pas de céphalalgie pendant toute ou pendant une partie de la durée de la maladie. En d'autres cas encore, si ce symptôme existe, il ne vient qu'en second plan relativement à d'autres symptômes d'origine spinale, en tête desquels se trouve la rachialgie. Ce sont les cas de la forme rachidienne que nous avons antérieurement décrite.

La céphalalgie est ordinairement frontale, moins souvent occipitale. Elle peut s'établir dès le commencement avec une intensité extrême, mais en règle générale elle augmente de jour en jour, d'heure en heure, suivant le caractère plus ou moins aigu de la maladie.

Souvent elle diminue pour revenir ensuite plus intense, par des crises dans lesquelles tous les autres symptômes s'exaspèrent. Chez quelques malades elle prend une acuité et une violence telles que peuvent le faire comprendre les exclamations des malades: «On dirait qu'on me traverse la tête avec un clou» — «Il me semble avoir la tête traversée par un fer rouge».

Dans les formes lentes, traînantes, la céphalalgie arrive à disparaître complètement pendant des heures et des jours, dans les dernières périodes de la maladie, reparaissant de nouveau dans les rechutes et même pendant la convalescence.

2) *Rachialgie.* — La rachialgie est aussi un symptôme dominant dans le cadre morbide de la méningite épidémique. Parfois spontanée, d'autres fois elle se manifeste seulement par la pression sur les apophyses épineuses. Elle peut s'étendre à tout l'axe rachidien ou se localiser à peine en quelques uns de ses segments; ce dernier cas est le plus fréquent.

La rachialgie cervicale et la rachialgie lombaire sont assez fréquentes, surtout la dernière. Elles peuvent apparaître en n'importe quel moment de l'évolution de la maladie: le premier jour simultanément avec la céphalalgie, les vomissements et les autres symptômes dont la précocité varie d'un cas à l'autre; plus tard sous la forme de rechute ou d'accès douloureux, accompagnés de frissons, d'irradiations nerveuses sur le ventre et les membres inférieurs, douleurs vésicales, opisthotonos, contractures et exagération du signe de Kernig.

La rachialgie dorso-lombaire est toujours accompagnée d'entéralgie, douleurs vésicales et névralgie des membres inférieurs.

L'intensité de la rachialgie est très variable: légèrement accentuée dans certains cas, elle a en d'autres une acuité et une persistance notables, prédominant sur la céphalalgie et s'associant aux névralgies violentes des membres pour caractériser ainsi la forme rachidienne de la maladie.

Quelquefois la rachialgie se manifeste successivement en des régions variables de l'épine, paraissant traduire la marche de la méningite par des poussées le long de l'enveloppe médullaire. Après elle revient par accès marchant presque toujours à côté de l'opisthotonos. Ce fait est frappant dans l'observation suivante:

Eliza — 16 ans — Portimão. Elle est tombée malade le 11 avril, avec céphalalgie et vomissements. Le lendemain la rachialgie fait son apparition, spontanée et sous la pression localisée dans la région cervicale.

Le quatrième jour de la maladie elle eut l'herpès labial et la ridigité de la nuque, suivis de l'opisthotonos. Le cinquième, elle eut des douleurs céphalique et cervicale déjà mentionnées, augmentation de l'opisthotonos, délire. La température s'est maintenue, depuis le commencement, à 39° et le pouls entre 100 et 112.

Ces symptômes ont persisté sans modification appréciable jusqu'au 28 (dix-huitième jour de la maladie); alors on a observé une rémission partielle faisant descendre la température à 36°,5 et le pouls à 88.

Le lendemain suivaient des frissons, *rachialgie lombaire* très violente, avec irradiations sur les jambes dont les mouvements deviennent difficiles et douloureux. La température s'est élevée à 38°,1 et le pouls à 100.

Les jours suivants, on a observé l'inversion du type thermique (39° le matin et 37° le soir).

Le signe de Kernig a fait son apparition. Deux jours après cet accès est survenue une nouvelle crise de frissons, douleurs générales, agitation, délire et *rachialgie cervico-dorsale*.

La maladie a duré 3 mois. La convalescence a été longue, mais le malade s'est guéri.

3) *Vomissements.* Les vomissements sont, comme la céphalalgie, un des symptômes capitaux dans la méningite. En 175 cas, on a noté l'absence des vomissements à peine seize fois. De ces seize malades, dix se sont guéris, la maladie ayant un caractère bénin; mais parmi les six qui sont morts, elle a évolué avec une violence extrême, chez deux d'entre eux la maladie ayant une évolution foudroyante (24 et 36 heures), chez les quatre autres, une durée de 3 à 6 jours.

Les vomissements constituent presque toujours un des premiers symptômes par lequel la maladie signale son brusque commencement; cependant quelquefois ils ne se sont manifestés que quelques heures après les premiers signes de la maladie, et même le lendemain.

L'apparition plus tardive (du 3e au 10e jour) a été observée en quelques cas rares. Les vomissements durent, en général, jusqu'au troisième jour; après, ils disparaissent pour revenir plus tard aux périodes d'exacerbation de la maladie.

Les caractères des vomissements de cause cérébrale sont les suivants: ils sont faciles, sans efforts, sans être précédés de nausées, alimentaires, muqueux, bilieux. En deux cas suivis de mort, on a observé des vomissements fétides.

4) *Nausées.* — Dans un cas où les vomissements ont fait défaut, on a vu des nausées les remplacer. En d'autres cas rares elles se sont présentées comme un des premiers symptômes, au commencement de la maladie, précédant de quelques heures les symptômes principaux.

5) *Convulsions.* — Les convulsions sont un phénomène méningé par excellence, c'est-à-dire un phénomène qui traduit d'une manière générale les lésions de l'écorce, n'enveloppant pas l'idée d'une localisation spéciale. Elles consistent en des mouvements spasmodiques des muscles des membres, de la face et du tronc, sous forme de contractions cloniques et toniques, se manifestant par des crises plus ou moins intenses et répétées, et à toute période de la maladie.

C'est un phénomène fréquent que nous avons pu observer dans le quart des cas que nous avons examinés.

Ce symptôme, de même que le grincement des dents, le strabisme et les frissons dont nous parlerons, est bien plus commun chez les enfants que chez les adultes.

Son apparition augmente la gravité de la maladie et d'autant plus que sa répétition et son intensité sont plus grandes. Des 45 cas où ce symptôme s'est présenté, 16 ont été guéris et 29 sont morts, ce qui donne pour la mortalité un pourcentage de 64,4 %. Pour avoir une idée de l'influence que l'âge et le sexe ont, dans l'apparition de ce symptôme, et de sa signification dans le pronostic, nous présentons le cadre suivant:

AGES	GUÉRIS		MORTS		TOTAL		
	Sexe masculin	Sexe féminin	Sexe masculin	Sexe féminin	Guéris	Morts	Total
De la naissance jusqu'à 2 ans	—	—	6	1	—	7	7
» 2 à 5 ans	4	—	7	—	4	7	11
» 6 » 10	—	3	4	1	3	5	8
» 10 » 15	3	3	1	2	6	3	9
» 16 » 20	1	1	1	4	2	5	7
» 21 » 25	—	1	—	1	1	1	2
Plus de 25	—	—	1	—	—	1	1
	8	8	20	9	16	29	45

En ce qui concerne la durée de la maladie, nous avons obtenu les chiffres suivants:

DURÉE DE LA MALADIE	CAS GUÉRIS	CAS DE MORT
Jusqu'à 7 jours	—	18
De 8 à 15 jours	4	1
» 16 » 30	4	2
» 31 » 60	5	6
De 2 à 8 mois	3	1 (65 jours)

De l'examen de ces chiffres, il résulte que les accidents convulsifs sont plus fréquents chez les enfants, depuis l'époque de leur naissance jusqu'à 5 ans, où ils figurent avec le chiffre de 18, égal au double, pour le moins, du chiffre observé dans chacune des périodes suivantes, qu'ils se manifestent encore avec assez de fréquence jusqu'à 20 ans et que passé cet âge ils n'ont apparu qu'exceptionnellement chez un individu de 48 ans; mais celui-ci était épileptique et par conséquent prédisposé à ce genre de troubles nerveux.

La gravité la plus grande a été observée pendant la première enfance, puisque tous les enfants qui ont eu ces convulsions et dont l'âge était inférieur à 2 ans, ont succombé; pendant la seconde enfance et également pendant une partie de la troisième, la gravité a persisté bien que permettant la guérison en certains cas.

De 11 à 15 ans le pourcentage de la mortalité a été minime,

montant de nouveau et arrivant à son maximum, à l'âge de 16 à 20 ans.

Parmi les 7 cas observés dans cette période, 5 ont été fatals et tous ont duré depuis quelques heures jusqu'à 7 jours, prédominant excessivement chez le sexe féminin (5 du sexe féminin pour 2 du sexe masculin).

La durée de la maladie exprime encore mieux la valeur qu'ont les phénomènes convulsifs dans le pronostic; la grande majorité des décès a eu lieu dans la première semaine, chez quelques malades, au bout de quelques heures seulement (12-20).

En compensation les guérisons ont été en général lentes, le malade ayant besoin d'une longue convalescence pour se rétablir des lésions, qui sont en règle de nature paralytique.

En ce qui concerne les sexes, on a vérifié, contrairement à ce qu'on devrait attendre, la prédominance la plus grande des symptômes chez les mâles; mais on doit considérer que la différence observée, quoiqu'elle se reflète d'une façon si accentuée dans les nombres généraux, n'a été observée que dans la première enfance et une partie de la seconde, c'est-à-dire, depuis la naissance jusqu'à 5 ans où il y a une différence extraordinaire de 16 sujets du sexe masculin pour 1 du féminin.

Aux âges où les affections du système nerveux jouent un rôle si important dans la pathologie féminine, de 11 à 25 ans, le symptôme convulsif a été plus fréquent dans ce sexe (12 femmes contre 6 mâles).

Quant à l'époque de l'apparition, nous avons vu les convulsions se manifester quelquefois le premier jour de la maladie et d'autres fois pendant le cours ou à la fin de celle-ci. L'époque la plus habituelle est du 1er au 3e jour. Dans un cas seulement elles se sont manifestées après plusieurs semaines.

Leur fréquence est très variable; elles peuvent se manifester à peine une ou deux fois dans le cours de la maladie, ou bien se répéter tous les jours et plusieurs fois pendant le jour ou avec intervalles périodiques divers. Dans quelques cas d'une évolution très aiguë, ayant une durée de plusieurs heures à deux jours, l'état convulsif a été pour ainsi dire permanent.

Les convulsions dont nous parlons, sont générales, occupent les muscles des membres, la face, le tronc et consistent en des mouvements de flexion, d'extension et de torsion des membres et du cou; en convulsions oculaires, et dans le nystagmus. Les membres habituellement fléchis s'étendent ou leur contracture augmente;

la face devient vultueuse; les yeux arrivent à faire saillie; les extrémités se refroidissent; la peau devient cyanosée; la respiration et le pouls s'accélèrent considérablement et deviennent irréguliers. Chez les enfants, dans la première enfance, les fontanelles se tendent et deviennent proéminentes. En général la température s'élève de quelques degrés. Le malade ne voit pas, n'entend pas, ne parle pas et demeure dans cet état afflictif pendant des minutes, des heures et même pendant des jours, tombant après ces crises dans un état de prostration, d'épuisement fonctionnel qui difficilement peut disparaître.

Les contractures, comme le trismus, l'opisthotonos et le strabisme s'exaspèrent pendant la crise, si elles existaient déjà; autrement elles commencent avec la crise et restent après elle.

L'amaurose, la surdité, l'aphonie surviennent ensuite avec des caractères plus ou moins durables. Les diverses paralysies, les altérations réflexes de l'iris, les désordres mentaux, les troubles de la sensibilité, sont tous des phénomènes qui plus ou moins associés se manifestent après les crises comme s'ils étaient provoqués par celles-ci. La mort, comme nous l'avons vu, survient fréquemment pendant les attaques.

Les convulsions se généralisent d'emblée ou bien se localisant d'abord dans un membre ou segment de membre, envahissent ensuite tout l'organisme. Quand cette dernière forme de début se réalise et que la généralisation s'étend seulement à la moitié du corps, on voit se produire le syndrome décrit en diverses intoxications, infections et maladies constitutionnelles, sous le nom de «épilepsie Jacksonienne».

Les convulsions peuvent se présenter avec le caractère localisé et n'aller pas plus loin. Ce sont les convulsions partielles qui, par leur ensemble, entrent dans la constitution de l'attaque convulsive déjà décrite, et qui ne présentent pas comme il est facile de le supposer le pronostic sérieux que l'attaque possède.

La *carphologie* est une forme spéciale de convulsions des extrémités supérieures, un véritable délire dans les mouvements des mains, qui parfois s'observe dans la méningite et qui représente ici, comme dans les autres maladies où elle se manifeste, un symptôme de très mauvais présage.

6) *Tremblements. Frémissements. Sursauts musculaires et tendineux.* — Ces phénomènes d'excitation neuro-musculaire sont fréquents dans la méningite, surtout dans les formes convulsives, chez lesquelles ils accompagnent, précèdent ou substituent parfois

les mouvements toniques et cloniques qui forment les crises convulsives.

Ils peuvent être plus ou moins généralisés et violents. Les tremblements sont fréquents aux paupières et aux lèvres; les sursauts tendineux et musculaires, aux membres.

Dans l'état d'émaciation prononcée, on voit aussi des tremblements fibrillaires dans les muscles superficiels.

Le grincement de dents peut être aussi considéré comme un mouvement convulsif ou spasmodique d'ailleurs bien connu.

7) *Frissons*. — Les frissons, de même que les convulsions, traduisent l'impressionnabilité du système nerveux, devant l'attaque que lui livrent les agents moteurs de la maladie. Ils sont très souvent le premier indice de la maladie et ils précèdent immédiatement la céphalalgie et les vomissements.

Dans les rechutes, surtout dans celles qui semblent traduire la propagation de l'inflammation aux méninges spinales, leur présence est assurée. Dans ce cas, l'époque de leur apparition est lointaine (10ᵉ, 18ᵉ, 20ᵉ, 27ᵉ jour).

La fréquence des frissons comme symptôme initial est bien inférieure à celle de la céphalalgie et des vomissements, figurant à peine dans un tiers des cas.

Troubles psychiques

1) *Délire*. — Le délire, un des symptômes les plus fréquents de la méningite épidémique, s'observe dans la moitié des cas environ. Il fait son apparition à un degré quelconque de la maladie et se présente avec des caractères divers.

Dans la plupart des cas c'est un délire tranquille, loquace, concernant des sujets professionnels. Un enfant fait le signe de la croix, répète sa leçon de l'école; un autre malade donne des ordres sur les affaires de sa maison, en accompagnant ce délire de paroles ou hallucinations visuelles.

En d'autres cas c'est un délire agité, furieux et ambulatoire. Érotique dans un cas, coprolalique dans un autre, il s'accompagne parfois de cris et de chants (chants funèbres chez deux femmes dont l'une a guéri et dont l'autre a succombé — n.º 20, Côrte Real — n.º 83, Cabrital).

C'est un des facteurs qui concourent pour l'inanition. Le malade rejette tout ce qu'on introduit dans sa bouche. Au contraire, en d'autres cas on entend les malades crier qu'ils ont faim.

Au délire sont associés des phénomènes psycho-sensoriels, *visions* et *hallucinations*, qui ont constitué un symptôme fréquent surtout dans les cas graves. Chez un malade les hallucinations visuelles ont été de caractère religieux; un autre voyait des animaux sur le toit et des voleurs sur la muraille; celui-là interpelle des personnes absentes et discute avec elles, etc.

On a même observé les hallucinations visuelles chez des enfants, se manifestant quelquefois sous la forme de frayeurs (n.º 5, Cabrita).

2) *Inconscience.* — Les troubles du sensorium ne se manifestent pas seulement par le délire, ils existent quelquefois indépendamment de toute manifestation subjective, consistant alors dans la complète aliénation du monde extérieur, dans la perte entière de connaissance. Rarement cet état se montre transitoire, en règle il conduit au coma absolu et à la mort. Mais les fonctions psychiques peuvent simplement se montrer affaiblies ou émoussées, sans arriver au degré de l'inconscience complète. Cet état d'amnésie, de paresse intellectuelle, d'indifférence, de mutisme, est très fréquent dans les phases avancées de la maladie.

La perte de la connaissance et le coma sont aussi en règle un phénomène lointain, tardif; mais, en quelques cas, toujours suivis de la mort, il se manifeste dans les premiers jours de la maladie ne permettant même pas au malade d'accuser quelque souffrance.

* * *

D'autres manifestations de la part du système nerveux central, nous les indiquerons en bloc pour leur importance secondaire soit dans la prognose, soit dans la caractérisation de la maladie. Ce sont: l'agitation et l'insomnie, les vertiges et lypothimies, les hoquets, les bâillements, l'anxiété, les cris, les gémissements, l'assoupissement, la torpeur et la prostration.

Parmi ceux-ci, l'agitation et l'insomnie sont les plus fréquentes. En quelques cas, l'inquiétude, les mouvements désordonnés, les cris s'ajoutent au délire et aux hallucinations de manière à traduire je haut degré d'excitation du cortex cérébral. Cette agitation accompagne quelquefois la maladie dans tout son cours comme dans le cas n.º 42 de Cabrita (J., 30 ans) dont nous avons reproduit l'observation à propos de la céphalalgie.

La torpeur, la prostration et l'assoupissement apparaissent parfois comme une manifestation primaire, un prodrome de la

maladie. Quelques anciens auteurs, quand ils ont décrit les épidémies du dernier siècle, considéraient ces phénomènes de dépression de la partie du système nerveux comme caractéristique de la
première phase de la maladie, laquelle correspondrait à l'invasion
du mal; après, suivaient les phénomènes d'excitation et, plus
tard, de nouveau, ceux de la dépression nerveuse. Nous avons
observé quelquefois cette succession de phénomènes, cependant
elle n'a pas été la règle générale, comme nous le verrons plus tard
en décrivant la marche de la maladie.

Quelquefois la torpeur est un symptôme qui dure peu et n'a
pas de signification pronostique. C'est ce qui survient au commencement de la maladie. Il n'en est pas de même de l'état d'anéantissement général, d'impuissance musculaire et d'épuisement nerveux, de la prostration, enfin, qui s'observe à la fin de la maladie
en bien des cas, état qui peu à peu se fond dans le coma, signe
précurseur de la mort. Les phénomènes de dépression nerveuse
sont ici moins fréquents qu'en d'autres maladies, comme dans la
fièvre typhoïde dans laquelle ils forment, pour ainsi dire, le fonds
du cadre symptomatologique. Dans cette maladie, les phénomènes
d'excitation nerveuse prédominent: l'idéation, la sensibilité, le
mouvement, se trouvent plutôt exaltés et pervertis qu'affaiblis.

2) Vertiges et lypothimies.

Les vertiges et les lypothimies ont été quelquefois observés.
L'époque de leur apparition est indéterminée. En quelques cas ils
ont constitué un phénomène initial. Un enfant, âgé de 3 ans, em-
mené en promenade par son frère, tombe soudainement évanoui.
On le remporte chez lui et on le couche. Il s'endort, mais peu
d'heures après il s'éveille avec une fièvre intense, céphalalgie, frémissements, vomissements bilieux et cris de douleur. Il a passé
la nuit très inquiet et le lendemain de nouveaux symptômes ont
apparu, confirmant la maladie qui a pris la forme convulsive et a
terminé par la mort en peu d'heures.

Un autre malade, un homme âgé de 27 ans, a eu des vertiges
au commencement d'une rechute; étant arrivé à se lever et à sortir, un des jours où la rémission s'est manifestée, il tomba dans
la rue sans connaissance et après est survenue une céphalalgie
intense, des vomissements et les autres symptômes de la maladie.

D'autres fois ces phénomènes surviennent plus ou moins vers
le commencement, le 3.e, 5.e jours ou encore dans une phase avancée de la maladie. Le malade J. C. (Faria) a eu les lypothimies au
5.e jour, perdant la parole, retournant les yeux et restant en lé-

gophthalmos pendant quelque temps. Des autres observations nous n'avons pourtant pas déduit que ce signe eût une signification spéciale pour le pronostic.

3) Hoquets.

Les hoquets se sont manifestés en 7 cas dont 4 mortels. Dans un des cas guéris (femme âgée de 25 ans) ils apparurent le second jour de la maladie en même temps que les vomissements. Cela a été le symptôme prédominant qui nous a frappé davantage et qui a le plus incommodé la malade ne lui laissant pas une minute de repos, ni le jour, ni la nuit. Ils s'espacèrent le 7.º jour et c'est alors que la malade a pu pour la première fois dormir.

Ce cas nous a offert un intérêt spécial étant le seul où nous avons pu observer l'angine de Ludwig, symptôme d'ailleurs signalé par d'autres auteurs et dont nous parlerons en temps opportun.

Chez une autre malade, également guérie (femme de 25 ans), les hoquets se sont aussi manifestés dans le cours de la maladie et ont persisté pendant quelques jours.

Dans un cas qui a été mortel (enfant de 4 ans), les hoquets ont fait leur apparition à la fin de la maladie simultanément avec l'attaque convulsive. Dans les cas restants, ils sont apparus au milieu de la maladie entremêlés avec des symptômes délirants, convulsifs et douloureux.

4) Bâillements et pandiculations.

Les bâillements et les pandiculations, observés quelquefois chez des enfants, au commencement de la maladie ou dans les rechutes, se sont répétés très souvent sous la forme de crises. Leur apparition a eu lieu dans des cas en général bénins.

Contractures et spasmes.

Dans ce chapitre sont inclus la rigidité de la nuque, l'opisthotonos, le trismus, les contractures des muscles de la face, le strabisme, le signe de Kernig.

Rigidité de la nuque, opisthotonos.

L'état de contracture des muscles de la nuque (surtout du splénius), déterminant soit la simple immobilisation de la tête dans l'attitude normale (rigidité simple de la nuque), soit son renversement exagéré en arrière, s'associe très souvent à la contracture des extenseurs du rachis, pour donner à l'axe cranio-spinal la forme d'un arc dont la concavité est tournée vers le dos (opisthotonos). Ces phénomènes de contracture sont les symptômes les plus caractéristiques de la maladie et leur apparition, à la suite des autres phénomènes du commencement que nous avons déjà décrits, et du signe de Kernig, nous permet sans hésitation d'affirmer le diagnostic de méningite cérébro-spinale.

Quelquefois la rigidité se manifeste isolément, en général elle est accompagnée de l'opisthotonos.

Les deux variantes constituent ensemble un symptôme aussi fréquent que les vomissements. Dans les 175 cas étudiés il s'est présenté 148 fois tandis que les vomissements se sont manifestés 151 fois. Les contractures soit des muscles de la nuque, soit de ceux de la colonne vertébrale, peuvent être plus ou moins prononcées, leur accentuation étant en général proportionnelle à la gravité du cas. La simple rigidité de la nuque correspond presque toujours aux cas de moindre intensité. Si quelquefois la tête se maintient comme nous l'avons dit, dans la direction de l'axe du corps, en général elle se recourbe en arrière jusqu'à former un angle droit avec l'épine et même au point de la toucher avec l'occiput (observation n.º 83 de Cabrita).

La torsion du cou a été aussi signalée en 4 cas et si exagérément dans l'un d'eux que la face se retournait en arrière (observation n.º 10 — Portimão 1901).

Quant à l'époque de l'apparition de la rigidité, on a observé qu'elle précède habituellement l'opisthotonos et que l'apparition simultanée ou successive de ces contractures se fait presque toujours du 2e au 5e jour, généralement vers le 3e jour.

Quelquefois elle se manifeste dès le premier jour; en d'autres cas son apparition est tardive et peut n'arriver que le 29e jour de la maladie.

Ces contractures peuvent durer pendant tout le décours de la maladie, surtout dans les cas mortels (cas 40 de Cabrita où la maladie dura 3 mois); en général, toutefois, elles n'accompagnent pas la maladie jusqu'à la fin, et durent un nombre variable de jours.

L'intensité ne se conserve pas la même dans tout le cours de la maladie; elle augmente pendant les crises convulsives, les rechutes et les exacerbations et diminue dans les intervalles de manière à devenir presque imperceptible.

L'incurvation du cou et du tronc associée à la flexion habituelle des membres inférieurs, donne au malade l'attitude nommée «en chien de fusil» qui est considérée comme caractéristique de la maladie.

A ces contractures est attaché un autre symptôme, la *dysphagie*, qui, dans la majorité des cas, paraît dépendre de l'embarras

mécanique occasionné par l'attitude vicieuse du cou. Das les cas,
cependant, où l'opisthotonos n'existe pas, la dysphagie a été aussi
trouvée, et dans ceux-ci elle doit être attribuée au spasme des
muscles du pharynx. Parfois elle semble constituer un phénomène
d'origine protubérantielle. C'est un des phénomènes qui accompagnent habituellement et suivent les attaques convulsives. Elle a
été observée en 14 cas dont 6 fatals.

Trismus.

La contracture de masséters a été observée en quelques cas
(7 guéris et 5 mortels). C'est un symptôme qui peut apparaître à
un degré quelconque de la maladie, mais plus souvent, ainsi que
l'opisthotonos, du 3e au 5e jour. C'est un des éléments constitutifs
des attaques convulsives. Sa persistance aggrave le pronostic non
seulement à cause de l'embarras qu'il offre à l'administration des
aliments, mais parce qu'il possède en général une signification
pronostique fâcheuse.

Contractures des membres.

Dans cette maladie les contractures des membres inférieurs
sont aussi fréquentes que celles des membres supérieurs sont rares.
Elles se localisent, dans la grande majorité des cas, dans les muscles fléxeurs des membres abdominaux de façon que le malade
présente les jambes fléchies sur les cuisses et celles-ci sur le
bassin. Ces contractures, en général, ne sont pas irréductibles,
disparaissent souvent dans les grandes crises convulsives, pour
revenir après, et peuvent être vaincues par le médecin dès que
le malade occupe le décubitus dorsal.

À mesure que les membres inférieurs se trouvent ainsi im-
mobilisés par la contracture, les bras, au contraire, sont souvent
agités par des mouvements constants et désordonnés; plus rarement ils se présentent étendus avec les mains entre les cuisses
ou sur la région pubique. Cette dernière attitude est, comme on
sait, très fréquente en d'autres méningites, au moins dans la méningite tuberculeuse et dans la méningite typhoïde où elle est un
fait d'observation vulgaire.

La contracture en extension des membres inférieurs a été
vue en quelques cas assez rares—3 ou 4. Les malades ne peuvent
ni fléchir les jambes, ni s'asseoir ou fléchir le tronc (n.º 10 — Fre-
derico — 1901, Cabrita). La flexion permanente des bras a été observée à peine en deux cas dans l'un desquels elle était localisée
à l'avant-bras et à la main gauche; le bras droit toujours en
mouvement.

Signe de Kernig

Ce signe, l'un des éléments les plus importants pour le diagnostic de la méningite cérébro-spinale, consiste dans une contracture de flexion des jambes sur les cuisses quand celles-ci forment un angle droit avec le tronc, par exemple quand on fait asseoir les malades sur le lit.

Il a été découvert en 1882 par un médecin russe, Kernig, qui considère ce signe comme appartenant exclusivement aux maladies inflammatoires des méninges.

La recherche peut se faire de deux manières, dont l'une, celle que Kernig enseignait, consistait à faire asseoir le malade sur le lit, le tronc vertical, et à étendre les jambes. Quand le signe existe, le malade ne peut pas faire l'extension au-delà d'un angle de 135°, quelquefois moins de 90°. Si nous essayons de réduire avec les mains la contracture accidentelle des genoux, tout en conservant la même attitude au malade, celui-ci, instinctivement, incline le tronc en arrière pour mettre ainsi fin à la douleur que provoque cette exploration.

L'autre manière de reconnaître le signe de Kernig consiste à placer le malade au décubitus dorsal et à élever les membres inférieurs, étendus, jusqu'à la perpendiculaire avec le tronc. Dans les méningitiques, à mesure qu'on cherche à approcher les membres de la verticale, les jambes se fléchissent sur les cuisses, en sorte qu'il n'est pas possible de les forcer à l'extension, même au prix de vives douleurs.

Ce signe a, comme nous l'avons dit, une considérable importance dans le diagnostic, non pas spécialement pour la méningite épidémique, mais pour distinguer les méningites des autres maladies. Il n'est sûrement pas un signe pathognomonique, mais les exceptions sont rares et l'on peut dire qu'il existe en 95 % des cas. Il y a à peine contre sa valeur diagnostique cette circonstance qu'il n'est pas souvent un signe précoce permettant de l'utiliser dès le 1er ou le 2e jour de la maladie. Il est certain que quelquefois il manifeste cette précocité, mais l'époque habituelle de son apparition est du 3e au 5e jour. Souvent il est assez tardif, étant même arrivé, en un cas, à faire son apparition le 20e jour.

Son apparition très précoce, dès le 1er jour, coïncide généralement avec les cas les plus graves.

Sa recherche a été assez difficile, et même absolument impossible, en quelques cas, dans lesquels l'agitation et l'état convulsif étaient presque permanents.

En d'autres cas, du reste bien caractérisés par l'ensemble des autres symptômes, on a vu ce signe manquer (n.º 4 — Faria 1902. Enfant âgé de 4 ans, mort, cas net; n.º 30 — Cabrita. Enfant âgé de 5 ans, guérison, cas grave avec délire et convulsions, mais sans opisthotonos et sans Kernig. Ce cas entre, avec netteté, par sa symptomalogie, dans la forme cérébrale des anciens auteurs).

Dans un cas il a fait son apparition à l'occasion d'une rechute. Ce dernier cas s'harmonise avec l'hypothèse ailleurs exposée de la marche par étapes que suit souvent la méningite, au long de l'axe céphalo-médullaire.

Dans les cas où la recherche de ce signe a pu être faite, nous ne l'avons vu manquer que 8 fois. De ces 8 malades un seul est mort. Les cas où il se montre très exagéré sont plus graves et accidentés, ce qui ne veut pas dire que son pronostic soit toujours sombre. Le signe de Kernig, une fois manifesté, accompagne la maladie dans toute son évolution et se prolonge, souvent, même après la guérison.

Chez un malade, mâle, de 13 ans, il a duré 22 jours après la disparition des autres symptômes. Chez un autre, femme de 25 ans, il s'est manifesté un mois après le commencement de la convalescence. Quant à son interprétation physiologique, ce phénomène est dû, suivant quelques auteurs, à l'irritation des nerfs de la queue équine, entourés par l'exsudat méningien; pour d'autres il est dû à l'irritation des racines postérieures des nerfs rachidiens.

Paralysies. — Les paralysies flasques contrastant avec les paralysies par contracture n'ont été que rarement observées au cours de la maladie. Signalons celles que nous avons observées et quelle a été leur étendue. La malade Adelina Barcellos, à l'histoire de laquelle nous faisons plusieurs références, eut la paralysie aux membres inférieurs et supérieurs, qui est apparue le 3ᵉ mois de la maladie et a duré jusqu'à la mort. — La malade Vitalina — 7 ans — Portimão — 1903, est restée paraplégique.

Les parésies, surtout aux membres inférieurs, se sont manifestées avec fréquence dans les cas d'une longue durée. L'hémiplégie a existé en 6 cas dont 4 guéris et 2 mortels. Dans tous les cas l'hémiplégie a été droite et accompagnée d'aphasie.

L'hémiplégie a toujours succédé à des attaques de convulsions généralisées et son apparition a eu lieu au début de la maladie, du 3ᵉ au 5ᵉ jour.

Dans deux des quatre cas qui se sont terminés par la guérison, l'hémiplégie a duré deux à trois mois pour disparaître ensuite; dans les deux autres elle a été passagère et n'a duré que 6 jours.

Quant aux autres deux cas, la mort est survenue le 6e jour, pour le premier, et à une époque non déterminée, mais qui doit avoir été supérieure à un mois, pour le second et a été occasionnée par affaiblissement progressif.

Chez un des malades guéris — Silveria, 18 ans, — en même temps que l'hémiplégie, se sont manifestées des difficultés dans la déglutition, sans que ces difficultés aient pu être attribuées à l'opisthotonus car celui-ci n'est survenu que deux jours après. Dans la malade Guilhermina, à laquelle nous nous référons dans l'étude des températures, il y eut *paralysie alterne* du bras droit et de la jambe gauche, paralysie qui s'est manifestée le 4e jour.

Deux jours avant, il y avait eu des attaques de convulsions générales qui se sont répétées quotidiennement, avec apparition d'aphasie le 3e jour et de paralysie des membres le 4e.

Les *paralysies isolées* d'un organe ont été constatées plus fréquemment. La paralysie du bras droit a fait son apparition en deux cas, l'un bénin, l'autre mortel, ce dernier étant accompagné de ptosis de la paupière supérieure droite. La ptosis isolée s'est montrée en quelques cas — 2 cas mortels.

Paralysie faciale droite inférieure accompagnée de dysphonie et de dysphagie; a eu lieu dans un cas (Angelica Correia, n.º 26, Côrte Real, guérison). Chez cette malade, malgré la paralysie faciale, les symptômes rachidiens ont prédominé beaucoup sur les symptômes encéphaliques.

Pour quelques-unes de ces paralysies, du moins, leur origine corticale doit être hors de doute. La nature de la lésion soufferte par les centres respectifs n'a pu être vérifiée dans les autopsies, étant probablement due à des phénomènes compressifs et hémorrhagiques, originés dans les méninges, et plus accentués dans certains points que dans d'autres.

Pour la plupart, toutefois, elles sont sous la dépendance de lésions proprement névritiques.

Paralysie des sphincters. — L'émission involontaire des urines et des fèces, en quelques cas rares, nous semble devoir être attribuée à des altérations fonctionnelles des centres médullaires respectifs et c'est en ces cas que nous sommes en présence de véritables phénomènes paralytiques. Dans la majorité des cas, cependant, où ce phénomène a eu lieu, il doit être attribué à l'état d'inconscience des malades apparaissant ou disparaissant suivant les phases de la maladie.

L'incontinence seulement des urines a été constatée dans la moitié environ des cas, et celle des fèces, toujours associée à la première, à peine dans un quart des cas. Quoique sans une signification pronostique aussi grave que dans d'autres maladies infectieuses, l'incontinence est cependant un signe de mauvais augure surtout lorsque l'émission involontaire des fèces s'ajoute à celle des urines.

Aphasie. Mutisme. Dysphonie. — L'aphasie motrice est un symptôme fréquent manifestant son apparition presque toujours d'une manière précoce. Elle a été observée dès le premier jour comme phénomène initial (malade 55, J. F., 10 ans, guéri; observation de Cabrita) en même temps que le trismus. En général, elle fait son apparition le 2ᵉ ou le 3ᵉ jour ou même plus tard. Elle s'établit fréquemment avec les attaques convulsives et persiste par la suite. Pendant l'aphasie, les malades font entendre des cris inarticulés ou prononcent des paroles inintelligibles. Le retour de la parole se fait lentement et parfois, après la convalescence, la voix reste voilée.

C'est un phénomène de nature corticale de même que les paralysies déjà décrites qu'elle accompagne habituellement comme nous l'avons vu.

Le mutisme, phénomène bien différent de l'aphasie, consiste dans la résistance que les malades présentent à faire usage de la parole, ne prononçant que difficilement tel ou tel mot, mais seulement après une grande insistance, ce qui démontre l'intégrité de l'appareil neuro-moteur du langage articulé. C'est partant un phénomène bien différent du premier, quoique cliniquement il se confonde quelquefois avec lui. C'est une perturbation liée à l'état d'indifférence et de torpeur où les malades se trouvent parfois.

Les altérations du timbre de la voix *(dysphonie)* qui ont été quelquefois observées, doivent avoir leur origine, soit dans la paralysie des cordes vocales, constatée dans cette maladie par quelques auteurs (Annibal Bettencourt, Carlos França), soit dans des phénomènes spasmodiques des muscles du larynx.

Troubles de la sensibilité générale. — L'exaltation de la sensibilité est un symptôme que quelques auteurs considèrent comme très fréquent dans cette maladie, mais que nous avons rare-

ment eu l'occasion d'observer comme phénomène nettement
cutané. En général, les malades sentaient de grandes douleurs
à la pression, ou bien quand on leur imprimait quelque mouvement.

Ces *algies*, parfois d'une acuité extrême, semblaient siéger
plutôt dans les muscles et articulations que dans la peau. Ces
phénomènes ont été dernièrement l'objet d'une étude très intéressante de M. le prof. Marinesco, lequel les fait connaître sous le
nom de troubles de paresthésie (¹). Les anesthésies complètes,
également, ce n'est que rarement que nous les avons observées,
sauf dans les états de stupeur et de coma, où la sensibilité, de
même que toutes les fonctions de la vie de relation, est abolie.

Les hyposthésies ont été observées chez quelques malades,
comme par exemple: — J. M., de 55 ans, observation de Faria,
1901 — chez qui il y eut une diminution de la sensibilité cutanée
accompagnée de parésie des quatre membres et d'incontinence d'urines après plus de 2 mois de maladie. Ce malade a guéri. De même
pour le malade J. Leal (observation de J. Cabral, 1901), qui également a guéri, et pour un cas encore qui s'est terminé par la mort. Mais
si la surface cutanée est rarement le siège de troubles de la sensibilité, ces phénomènes sont, au contraire, très souvent observés
sous la forme de névralgies soit diffuses, soit plus ou moins circonscrites au trajet des troncs nerveux. Nous avons déjà parlé
de la fréquence des *myalgies* et des *arthralgies*. Ces dernières
précèdent, parfois de quelques heures et même de quelques
jours, l'apparition des symptômes classiques de la méningite.

Un de nos malades a été traité comme atteint de rhumatisme
l'avant-veille de l'apparition de la céphalalgie et des vomissements.

Les arthralgies sont très fréquentes, violentes parfois, s'exacerbant par des crises. Les sièges de prédilection sont les genoux,
les épaules et les coudes.

Les douleurs à la pression dans les globes oculaires et sur
la colonne vertébrale constituent pour ainsi dire un symptôme
constant de la maladie; il en est de même pour les douleurs généralisées, symptôme fréquent au commencement et persistant en
général durant le cours de la maladie.

Les *névralgies* constituent un des symptômes les plus communs dans la méningite. Elles occupent presque toujours l'abdo-

---

(¹) *Sem. Médicale*, 19 novembre 1903.

men et les membres. En quelques cas elles sont diffuses, en d'autres elles suivent précisément le trajet des troncs nerveux (névralgies sciatique, crurale, faciale). Souvent elles prennent la forme hémi-latérale.

L'*entéralgie* occupe les fosses iliaques ou l'hypogastre et se manifeste spontanément et à la pression, habituellement sous la forme de coliques. De même que les arthralgies, ces névralgies, tant celles du ventre que celles des membres, marquent souvent le commencement de la maladie, avant les autres symptômes.

Chez un malade (n.º 86 Cabrita) elles ont précédé de bien des jours l'apparition des grands symptômes, qui ont été successivement: convulsions, délire, céphalalgie, vomissements.

Dans les cas 72, 73, 77, du même médecin, la névralgie de la jambe droite a précédé de plusieurs heures le développement des symptômes principaux. Le n.º 79 est un exemple frappant des cas, où l'élément douleur occupe la première place au cadre symptomatologique, en ce qu'il réalise entièrement la forme névralgique des anciens auteurs.

La malade (jeune fille de 7 ans) s'est guérie, tout en restant sourde.

Nous avons reconnu dans les névralgies le caractère d'intermittence et la prédilection pour le côté droit du corps. Les névralgies ne sont pas un signe de gravité dans la maladie; c'est plutôt dans les formes névralgiques que nous avons observé le plus grand nombre de guérisons.

Cette observation est en harmonie avec celle que Tourdes a insérée dans son intéressant mémoire, sur l'importance que cet élément morbide a dans le pronostic.

Cet illustre professeur de Strasbourg a écrit: «Par une heureuse compensation, cette forme (la nerveuse) a été moins meurtrière que les précédentes. La mortalité ne s'est élevée qu'à 30 pour cent, tandis que la mortalité générale a été de 50 %.»

Mentionnons encore les névralgies auriculaires, les *otalgies*, qui se sont manifestées en 6 cas dont 4 ont été fatals. Dans l'un des cas elles ont été le premier et unique symptôme pendant 24 heures; dans d'autres, elles ne sont venues que plus tard vers le 32e jour de la maladie; dans d'autres encore, leur apparition n'a pas eu d'époque fixe.

La névralgie faciale a été observée dans un cas. Quelques malades se sont plaints aussi de sentir aux yeux des douleurs spontanées (Adelina Barcellos), accompagnant la céphalalgie.

Troubles de la réflectivité. — Les réflexes tendineux et cutanés, quelquefois normaux, se montrent, en général, troublés soit par exaltation, soit par un affaiblissement qui peut aller jusqu'à l'abolition.

Chez un malade, l'exaltation des réflexes du genou a duré un mois après l'entrée en convalescence; chez un autre, à l'exagération manifestée au 3e jour a succédé la diminution au 12e.

L'absence absolue de réflexes tendineux et cutanés est un phénomène rare mais que nous avons cependant observé en quelques cas. Au contraire, l'exaltation est un symptôme fréquent.

L'abolition correspond en général à des cas d'une grande gravité, tandis que l'exagération n'a pas grande importance dans le pronostic.

L'absence des réflexes des paupières a été observée en quelques cas coïncidant parfois avec la cécité, dans des phases avancées de la maladie. Quoique symptôme de gravité quand il survient comme signe de l'absence de réactivité générale de l'organisme, il ne possède pas d'importance pronostique lorsqu'il se montre isolé.

Le signe de Babinski a été trouvé dans les quelques cas où nous avons procédé à sa recherche. Dans d'autres, en général des cas de pronostic sombre, il était absent.

D'après Carlos França et Annibal Bettencourt l'absence de ce réflexe dans quelques cas relève de l'exagération de tension du liquide céphalo-rachidien dans le canal médullaire, constituant une indication pour la ponction lombaire. Ces auteurs ont vu le phénomène revenir à la normale quelques heures après l'évacuation du liquide. Ils ont encore remarqué l'exagération du réflexe comme phénomène précurseur de son abolition.

Organes des sens

L'appareil visuel et l'auditif ont souvent été intéressés au cours de la méningite. Le premier surtout a été le siège d'altérations diverses, les unes appréciables, les autres non, à l'examen direct; les unes simplement fonctionnelles: *troubles* de la sensibilité, du pouvoir réflexe, du mouvement, amblyopies de causes mal déterminées, altérations inflammatoires des milieux oculaires. En ce qui concerne leur appareil protecteur, nous avons déjà vu que les paupières pouvaient être le siège de tremblements et paralysies, d'œdème et inflammation et aussi de l'exanthème herpétique. L'état paralytique est dû à l'occlusion incomplète des fentes palpébrales — le lagophthalmos — observé dans quelques cas.

Quelques malades, dans les cas plus graves, se présentent pendant des jours et même pendant toute la durée de la maladie, si celle-ci est courte et le dénouement fatal, les yeux toujours serrés et les paupières immobiles; d'autres ont les yeux très ouverts, avec absence de clignotement, le regard arrêté, terne, fixe, les pupilles plus souvent en mydriasis qu'en myosis.

Les muscles des yeux peuvent être le siège de contractions passagères qui sont cause de convulsions oculaires, du revirement des globes vers le haut, altérations dans leur tonicité, de parésies et paralysies comme celles qui déterminent le strabisme interne et externe. De ceux-ci à peine le premier est dû à la paralysie du moteur oculaire externe; nous avons eu l'occasion de l'observer.

La paralysie complète du moteur oculaire commun ne s'est jamais présentée.

Quelquefois le strabisme paraît dû plutôt à des contractures des muscles oculaires qu'à des paralysies.

Le strabisme, comme nous l'avons dit, a été toujours double et convergent. L'époque de son apparition est variable ainsi que sa durée. Il s'est manifesté plus souvent au cours de la première semaine, au 3ᵉ ou 5ᵉ jour, et une seule fois au 1ᵉʳ jour.

Dans quelques cas, il se montre d'une manière transitoire, en d'autres il est durable et arrive à persister pendant la convalescence et à constituer un reliquat de la maladie. Chez un enfant de 3 ans, le strabisme durait encore 6 mois après la fin de la maladie. Le strabisme n'a pas été un symptôme habituel de la maladie; nous l'avons trouvé à peine chez 12 malades dont 6 sont morts et 6 ont guéri.

La *photophobie* est un phénomène qui a toujours lieu et que le médecin peut toujours reconnaître.

La *diplopie* a eu lieu en 4 cas indépendamment du strabisme.

La *mydriasis* a été reconnue dans un cinquième des cas et la *myosis* a été moins fréquente encore. L'un, aussi bien que l'autre de ces phénomènes, s'est montré plus fréquemment dans les cas mortels que dans les cas heureux. La mydriasis est plus fréquente que la myosis; dans quelques cas ces deux phénomènes alternent entre eux de façon que quelquefois c'est la mydriasis qui est la première à faire son apparition, tandis que d'autres fois c'est la myosis. Dans les cas où l'augmentation du diamètre pupillaire se manifeste à peine, l'époque de son apparition a été, en général, précoce, du 1er au 3e jour, quoiqu'elle se soit aussi manifestée dans des phases plus avancées de la maladie.

Dans les cas d'une évolution rapide et terminée par la mort, elle a persisté jusqu'à la fin de la maladie; dans les cas prolongés quel qu'en fût le dénouement, ou bien elle cessait après quelques jours, ou bien elle revenait avec des intermittences, ou encore elle alternait avec l'autre perturbation.

La myosis a été, en général, un phénomène des premiers jours quoique elle fît quelquefois son apparition aussi dans les rechutes et aux périodes convulsives.

La succession plus ou moins régulière de rétrécissement et dilatation pupillaire, correspondant à l'existence de deux phases dans la maladie, la première d'excitation, la seconde de dépression, a été rarement observée par nous. Nous avons vu alterner la mydriasis et la myosis indifféremment à une époque quelconque de l'évolution de la maladie. Ce fait s'est manifesté très nettement dans le cas de J. Costa — Lagos 1904. Au 3e jour il y eut myosis avec absence de réflectivité à la lumière. Au 6e jour, agitation violente, myosis plus accentuée. Au 9e jour, pupilles très dilatées, sans réaction à la lumière, inconscience, absence de la vue. Au 10e jour, agitation, strabisme, hoquets. Au 11e jour, le matin, moins de dilatation, le soir, *myosis accentuée*, hoquets répétés, grand affaiblissement de l'ouïe. Le 12e jour, état comateux, cyanose, congestion pulmonaire et mort.

L'anisocorie a été observée à peine deux fois; dans l'une, il y avait cécité de l'œil en mydriasis, et affaiblissement de la vue dans l'autre.

L'absence de réflectivité à la lumière et à l'accommodation a accompagné, en général, les altérations du diamètre pupillaire, mais elle a été trouvée même dans les cas où les pupilles ont conservé leur diamètre. Parfois le réflexe photomoteur s'est manifesté aux premiers moments d'incidence de la lumière, mais la pupille s'est dilatée ensuite parce qu'elle ne pouvait conserver la contraction. En continuant l'expérience, la véritable ataxie de l'iris s'est manifestée.

Ces troubles fonctionnels de l'organe visuel, la myosis, la mydriasis, l'absence du réflexe photo-moteur, la diplopie, doivent être sous la dépendance des altérations plus ou moins pro-

fondés du moteur oculaire commun ou plus probablement sous
la dépendance des altérations des centres d'origine du même nerf.
Le strabisme convergent observé est probablement dû à la compression du moteur oculaire externe par d'exsudats à son entrée
dans la fente sphénoïdale.

Dans d'autres cas il peut signifier l'irritation de l'écorce cérébrale.

Amblyopie, Cécité. — Un des phénomènes les plus intéressants
que l'étude des cas de méningite assujettis à notre examen nous
a offert, ce fut l'existence, chez quelques-uns de ces malades, de
troubles fonctionnels de la vue, depuis le simple affaiblissement
ou obnubilation de la vue jusqu'à l'amaurose la plus complète, avec
absence de lésions inflammatoires des milieux oculaires, appréciables à la simple inspection.

En général toutes ces perturbations ont été temporaires et presque
toujours se sont accompagnées de lésions de l'ouïe, s'établissant
et se dissipant avec de courts intervalles les unes des autres. En
quelques cas, cependant, la surdité a persisté et la cécité a guéri;
dans d'autres cas c'est l'inverse qui a eu lieu. En divers cas fatals,
la cécité a persisté depuis le commencement de son apparition
jusqu'à la mort, arrivant ainsi à durer des semaines entières; tel
est le cas dont nous publions l'observation plus bas (observation
n.º 66 de Cabrita — Portimão); chez d'autres elle a duré à peine
quelques jours s'atténuant ou disparaissant après.

Quant à l'époque de l'apparition de la cécité, quelquefois elle
est très précoce, du 1er au 7e jour (cas de J. Balisa dont nous publions l'histoire et qui est resté aveugle et sourd au 4e jour; et
différents autres qui sont cités au tableau; d'autres fois elle est
tardive, faisant son apparition au 19e, 30e jour de la maladie et
même plus tard (cas de Maria de 17 mois; cas d'Antonio Mendes
et autres).

Observation n.º 66 de Cabrita — Portimão

Maria — 17 mois — fille de Paulo Andrade — Rua de Luiz Aoiale. Elle est
tombée malade le 1er mai avec vomissements répétés, fièvre avec température élevée, prostration. Je l'ai vue pour la première fois le 2. Elle était couchée au lit en
décubitus dorsal, les jambes et les bras en hémiflexion, yeux fermés, la face non
gestionnée. Elle ne répondait pas aux questions et ne faisait attention à rien. Le
pouls était très fréquent, difficile à compter et la température de 39º. Elle a vomi
devant moi, vomissements faciles, jaunâtres. Elle avait le tympanisme abdominal
et douleur au ventre à la pression. Diarrhée abondante, selles liquides, jaunâtres.
Le 3 elle a persisté dans le même état avec vomissement et diarrhée. Le pouls
était à 120, température 39º.

4 mai. — Le 4 il lui est apparu un exanthème rubéoliforme. Les vomissements ont continué mais la diarrhée a cessé.

5 mai. — Les vomissements sont plus rares, l'état général persiste de même.

6 mai. — Elle tousse et on observe des râles de bronchite dispersés dans la partie postérieure et dans les deux côtés. Elle a des vomissements quand on lui donne des aliments. L'exanthème a disparu.

7 mai. — La toux continue ainsi que les vomissements. La fièvre se maintient aux environs de 38°,5, 39°. Elle est restée dans cet état jusqu'au :

16 mai. — Ce jour l'opisthotonos a fait son apparition et aussi quelques attaques convulsives avec revirement des yeux. L'opisthotonos s'est accentué de plus en plus. La toux a disparu. Le 22 elle était souple. Jusqu'à ce jour, quand on l'appelait elle donnait des signes d'avoir entendu et elle pleurait ; après ce jour elle n'en donna plus. Elle paraissait avoir le signe de Kernig, d'ailleurs difficile à vérifier. Pendant ce temps les vomissements ont continué et il y eut même des jours où l'estomac ne tolérait aucun aliment ni médicament. Le transport de la petite malade dans une autre chambre plus vaste et mieux aérée n'a en rien influé sur l'état de la malade. Elle était très amaigrie et faisait seulement quelques petits mouvements, restant dans les positions où on la laissait.

Quelquefois elle eut des hypothermies et refroidissement des extrémités. D'autres fois elle transpirait beaucoup. Jusqu'à la fin du mois, l'état général a été de plus en plus mauvais; l'amaigrissement, le manque de forces, la difficulté de s'alimenter, la prostration et l'indifférence, constituaient les symptômes prédominants.

Vers les premiers jours de juin elle cessa de voir. Les pupilles étaient très dilatées et sans réaction à la lumière, les milieux oculaires limpides, la conjonctive un peu congestionnée. Elle ne suivait pas de la vue les objets ni les lumières qu'on lui présentait. Le regard était arrêté; *elle ne clignotait* même pas quand on approchait quelque objet de ses yeux. On a observé le tympanisme au ventre. De temps à autre elle avait la diarrhée et presque toujours des vomissements. Elle conservait l'opisthotonos. Le 23 juin la petite malade est décédée.

Dans les cas terminés par la guérison, la cécité double et sans lésions a été observée à peine une fois comme *un phénomène subsistant,* un reliquat de la maladie. Pour ce que ce fait a de curieux, vu sa rareté (au moins dans l'épidémie observée en Portugal), nous insérons l'histoire résumée du malade auquel il se rapporte. En vérité les auteurs qui ont décrit l'épidémie à Lisbonne (Carlos França et Annibal Bettencourt) ne rapportent aucun cas de cette nature. Xavier da Costa dans sa communication à la Société des sciences médicales rapporte comme une curiosité un cas décrit par Laas auquel un enfant âgé de 5 ans est resté aveugle pendant 8 jours à la suite d'une attaque de forme comateuse.

Cet enfant présentait une normalité ophthalmologique complète. Laas attribue ces perturbations à des modifications dans la circulation sanguine des lobes occipitaux sous l'influence d'exsudats méningitiques.

Courtellemont (Thèse de Paris 1905), décrivant les accidents nerveux consécutifs aux méningites aiguës, rapporte l'apparition de troubles sensoriels, comme la surdité, la surdi-mutité, la cécité et les paralysies oculaires, signalant, comme caractéristique habituelle, la grande bénignité de ces accidents, qui ont en général disparu en peu de semaines et les attribuant à des altérations du système nerveux central, liées ou non à l'inflammation voisine de la pie-mère.

Suit l'observation indiquée:

José — 2 ans — fils d'Antonio dos Reis Balsa, demeurant à Senhora da Saude, tomba malade le 2 mai 1901. Il déjeuna bien mais immédiatement après il se plaignit de soif et de sommeil. Il but et s'endormit. A 10 heures du matin il s'éveilla avec de la fièvre et des vomissements. Le jour suivant les mêmes phénomènes continuèrent, excepté les vomissements qui furent remplacés par des nausées.

Le 4 la fièvre continua, il y eut manque d'appétit et soif. Il ne prit pas d'aliments. Le soir l'agitation et l'opisthotonos firent leur apparition. Il passa la nuit du 3 au 4 sans dormir, toujours criant mais sans formuler de plaintes. Tous les mouvements étaient très douloureux. Il avait les yeux ouverts, mais semblait ne pas voir. Il était sourd ou n'attachait d'attention à rien. Décubitus variable. Constipation depuis le début de la maladie. Il urinait au lit.

6 — Il évacua le soir et fut un peu tranquille. Il ne parla pas de la journée. Torpeur. Sécheresse de la bouche. Pendant le jour il évacua et urina au lit. La fièvre s'éleva. Délire de cris et de gestes. Il ne voyait plus. Il semblait ne pas voir et il était sourd.

La nuit du 6 au 7 se passa avec intermittences d'agitation.

7 — Il a parlé aujourd'hui, le matin, mais il était encore sourd et paraissait aveugle. Très chaud et grande soif. Jusqu'à la fin du mois il se conserva toujours en opisthotonos et paraissait aveugle. Il eut ptose de la paupière supérieure dans un des yeux. Il parlait peu. Incontinence dans les excrétions et sans vomissements. Quand on le touchait il poussait des cris inarticulés. Pendant le mois de juin il s'améliora peu à peu et l'opisthotonos, la fièvre et les douleurs disparurent. L'appétit revint et il commença à bien manger. Cependant *il avait l'aphasie, il était sourd et absolument aveugle.*

Le 15 ou le 16 septembre il commença à entendre et sensiblement en même temps à parler. Cependant la cécité persista. En octobre il entendait parfaitement et parlait également bien, mais ne voyait pas encore, même une lumière tout près des yeux. Il était paralytique des jambes.

En cas de guérison, la cécité temporaire a été fréquente et en deux cas elle s'est manifestée intermittente. L'abolition de la vue a duré en général peu de jours: 2, 3, 5, mais il y a des cas où elle s'est prolongée pendant 2, 3, 4, 5, mois et dans un cas, pendant 2 ans, la vue revenant ensuite lentement et progressivement.

La surdité a généralement accompagné la cécité. Le malade a commencé premièrement à entendre et plus tard il a récouvré lentement l'usage de la vue. L'examen ophthalmoscopique n'a pu être fait en ces malades, excepté chez l'un deux qui a révélé l'existence bien caractérisée de la névrite optique. C'est à ce malade que se rapporte l'histoire résumée qui suit:

Antonio Mendes — 4 ans — Il tomba malade le 23 avril, en apparence d'un rhume. Le 24 il se leva mieux portant et vers 6 heures du soir il commença à se plaindre de coliques intestinales, avec vomissements répétés de bile, tremblements, portant les mains crispées à la tête, ne voulant pas qu'on le touchât.

De 10 heures du soir à 4 heures du matin il reposa tranquillement. Alors il demanda de l'eau et recommença à vomir. Les tremblements revinrent ainsi que le délire. Il urina au lit et il avait une fièvre modérée. A 9 heures du matin je lui fis une visite pour la première fois. Il était en décubitus latéral gauche, avec les membres fléchis, avec torpeur interrompue de temps en temps par des attaques convulsives et il faisait des grimaces.

La peau était sèche, la température de 37°,8, le pouls à 120, et les mouvements respiratoires à 48 par minute. Il avait un catarrhe oculo-nasal et la respiration était bruyante.

Les convulsions étaient accompagnées de grincements des dents. Langue sèche et blanche, manque d'appétit.

Le 26 l'opisthotonos fit son apparition et aussi l'herpès labial. Difficilement il répondait. Les vomissements recommencèrent ainsi que les convulsions. Il urinait au lit, était dans un état de torpeur et semblait ne pas reconnaître sa famille.

Le 28 il était dans le même état. L'opisthotonos s'était de plus en plus accentué et le petit malade était sourd. Il avait des sueurs abondantes. Signe de Kernig.

Le 29, même état. Pouls 144, température 39°,4. Opisthotonos et surdité. *Il semblait ne pas voir.*

Grande sensibilité à la pression dans toutes les parties de la tête et de l'épine dorsale. Dysphagie, manque d'appétit, alimentation très insuffisante. *Il était aveugle et sourd.*

Les jours suivants il continua à empirer, fièvre constante, manque d'appétit, inconscience. Il se plaignait constamment et poussait des cris. Agitation. Il parlait peu, dysurie.

Pendant tout le mois de mai, il resta plus ou moins dans le même état, sourd et aveugle, avec opisthotonos, tantôt prenant les aliments, tantôt les rejetant, vomissant de temps en temps. Il arriva à un état d'émaciation qui semblait indiquer une mort prochaine.

Cependant le 4 juin, il commença à s'alimenter, la surdité disparut peu à peu et le malade entra en convalescence. Il continuait néanmoins à être aveugle. Vu par un collègue, celui ci crut trouver au fond de l'œil plusieurs lésions circulatoires et exsudatives.

Quelques jours après le 28 juin, il commença à percevoir la lumière, puis à compter les doigts et peu à peu il recouvra la vue. Il est aujourd'hui complètement guéri, sans défauts.

La cécité complète dura 59 jours.

Plus remarquable encore est le cas de Francisca Joaquina — 8 mois, fille du chef de gare de Estombar; elle tomba malade le 23 février 1903 et un mois après elle était aveugle. Elle resta *aveugle pendant 2 ans* et aujourd'hui (2 février 1905) elle donne des signes qui montrent qu'elle voit les objects qu'on lui offre, en les prenant.

Physiologie pathologique

Dans une série de cas, ainsi que nous l'avons vu, la cause de la cécité est banale, n'étant que l'aboutissant d'irido-choroïdites plastiques ou suppurées.

Dans une autre série la cécité survient d'une manière brusque ou progressive, sans lésions saisissables à la simple vue et, parfois même, peu sensibles à l'examen ophthalmoscopique.

Dans ces cas on peut être en présence soit de lésions d'ordre vasculaire (thrombose de l'artère rétinienne dans le cas de Pflogger cité par Courtellemont) et alors la cécité s'établit rapidement dans quelques heures, soit de lésions de l'appareil nerveux de la vision, ce qui en constitue la cause la plus générale.

Dans cette catégorie de faits ce sont les lésions des nerfs optiques, névrites et périnévrites consécutives à l'inflammation méningée, la raison d'être habituelle de ces amauroses. À la même catégorie appartiennent les cas révélés à l'examen ophthalmoscopique par la stase papillaire; la lésion des nerfs optiques serait alors due aux compressions résultant de l'hydrocéphalie, syndrome fréquent au cours et comme séquelle de la méningite.

La lésion des nerfs optiques par l'effet de la compression pourrait encore trouver son origine dans la tension des exsudats qui aient pu pénétrer dans la double gaine de ces nerfs et déterminer de la sorte l'abolition de la fonction visuelle pour un temps plus ou moins long.

Ce serait un processus identique à celui qu'Abbadie a décrit pour expliquer certaines cécités subites et que le même illustre ophthalmologiste a attribué à des épanchements sanguins qui s'infiltreraient entre la double gaine dure-mérienne et pie-mérienne qui accompagne ce nerf au dedans de l'orbite.

Dans des cas déterminés la compression par les exsudats méningiens des tubercules quadrijumeaux antérieurs, des deux bandelettes optiques ou du chiasma pourrait expliquer l'apparition des amauroses en question.

Plus fréquemment, comme nous l'avons dit, la cause de la cécité se trouverait dans la névrite optique par propagation de l'inflammation méningée.

Dans les deux circonstances, lorsque la névrite a duré longtemps et a intéressé profondément les éléments nerveux, l'atrophie s'en suit et par conséquent la perte définitive de la vision.

Dans les cas chez lesquels le processus névritique a été peu intense, surtout quand il s'agit de névrite avec stase due aux simples compressions, à l'hydrocéphalie en particulier, la régression des phénomènes anatomo-pathologiques peut avoir lieu et la guérison survenir.

La lésion des nerfs optiques peut être double et profonde ou siéger au chiasma et alors elle détermine la cécité absolue; ou, par contre, intéresser un seul des susdits troncs nerveux et donner lieu à la perte unilatérale de la vision.

Quand le processus pathologique siège au delà du chiasma, dans le trajet des voies conductrices, depuis ce point-là jusqu'à l'écorce cérébrale, à la lésion unilatérale de ces voies ne correspond plus la cécité monoculaire directe comme dans les lésions du nerf optique, mais l'hémianopsie bilatérale homonyme, laquelle a été mentionnée par quelques auteurs dans la méningite.

La cécité peut cependant survenir lorsque l'inflammation ou toute autre lésion anéantit les conducteurs nerveux de l'un et de l'autre côté ou les deux centres corticaux (territoires des scissures calcarines).

Dans ce dernier cas, dans la cécité de cause centrale, il est possible de faire la distinction d'avec les cécités de cause périphérique, siégeant aux tubercules quadrijumeaux ou en avant de ces ganglions nerveux. Les réflexes photomoteurs et palpébraux forment l'élément séméiologique qui permet de préciser la hauteur du système neuronique où siège l'interruption morbide.

Ces réflexes ayant pour centre provocateur les tubercules quadrijumeaux antérieurs sont absents dans les lésions siégeant sur ces ganglions ou sur les voies plus périphériques; ils subsistent, par contre, dans les altérations des centres corticaux.

Nous croyons que les lésions des tubercules quadrijumeaux, très fréquentes dans la méningite épidémique, doivent être la cause de plusieurs cas de cécité observés, surtout de ceux qui s'accompagnent de surdité, ayant regard au rôle qui dans la conduction des sensations auditives est dévolu aux tubercules quadrijumeaux postérieurs.

La cécité de cause corticale, bien que plus rare, semble être en cause dans quelques cas, surtout dans ceux qui sont accompagnés d'aphasie, de troubles mentaux et du mouvement.

M. Déjerine, dans ces derniers temps, a publié des cas d'association de la cécité à l'aphasie, dans lesquels les lésions atteignaient les deux centres de la vision et celui de l'articulation des mots.

Des cas de cécité de cause centrale bien avérée sont encore signalés par Bouveret, Berger et Chauffard.

Pour ce qui a trait à nos malades nous croyons que les lésions des voies périphériques de conduction nerveuse ont été la principale cause en jeu pour expliquer les troubles de la vision observées.

Dans le cas de Antonio Mendes l'existence de la stase veineuse de la papille qui a été constatée démontre la présence chez lui de la névrite optique.

Pour d'autres malades, chez lesquels l'examen ophthalmoscopique n'a pu être fait, l'absence des réflexes pupillaires et palpébraux plaide encore en faveur de cette pathogénie.

Pour le malade Joaquim d'Estombar, lequel a été aveugle deux ans, la cause de la cécité a résidé sans doute dans l'hydrocéphalie dont le petit malade présentait des signes évidents.

Pour les quelques malades, chez lesquels en même temps que la cécité on a remarqué la permanence des réflexes pupillaires, on est porté à admettre une origine corticale pour le trouble sensoriel observé. Quant à la pathogénie de ces lésions corticales elle doit résider soit en des troubles de nature inflammatoire ou nutritive subordonnés directement à l'affection des méninges susjacentes, soit dans la compression de la substance nerveuse de l'encéphale, causée par l'hydrocéphalie, l'augmentation de tension du liquide céphalo-rachidien se faisant sentir dans quelques cas d'une manière plus efficace et plus profonde sur la substance des centres nerveux que sur celle des nerfs émergeants de la base de l'encéphale.

Nous insérons, maintenant, un abrégé succinct de toutes les observations de cécité sans lésions matérielles des milieux oculaires :

Abrégé succinct des cas de cécité sans lésions anatomiques visibles.

(Cas de Cabeda)

1. Cécité temporaire.

a) Guéris

1° Francisca, 6 ans. Surdité et cécité intermittentes débutant le 6e jour de la maladie. Guérie au 35e.

2° Francisco, 25 ans. Cécité et surdité au 1er jour. Au 3e il voit et au 8e il commence à entendre.

3º F., 18 mois. Cécité au 10e jour. La cécité dura 5 jours. 22 jours après le recouvrement de la vue, le malade a eu conjonctivite et irite dans un des yeux dont il est resté aveugle.

4º Antonio Mendes Alves, 3 ans. Aveugle pendant deux mois et sourd pendant 36 jours.

5º José, 3 ans. Aveugle 6 mois, sourd et muet 2 mois. Complétement guéri.

6º Antonio, 5 ans. Il tomba malade le 14 avril 1903. Cécité dans le commencement. 3 mois après il commença à voir.

7º Joaquim, 5 mois. Estombar. Il tomba malade le 23 février 1903. Il devint aveugle un mois plus tard et seulement 2 ans après, 2-1-905, il commença à voir les objets (E. Cabrita).

b) *Morts*

Avelina, 15 ans. Portimão (cas 83 de Cabrita). Aveugle à la fin d'un mois; 10 jours après, recouvrement de la vue.

II. Cécité permanente.

a) *Guéris*

José, 2 ans. Fils de A. B. B. (cas 68 de Cabrita). Au 4e jour cécité et surdité. Il se conserva aveugle et sourd pendant 4 mois; après il commença à entendre. La cécité absolue a persisté jusqu'à présent.

b) *Morts*

1º F., 17 mois. Aveugle à la fin d'un mois de maladie. Elle se conserva aveugle jusqu'à la mort (23 jours). La surdité accompagnea la cécité jusqu'à la fin.

2º Guilhermina, 18 ans. Aveugle et sourde depuis le 3e jour jusqu'à la mort qui est survenue au 6e jour. L'histoire de cette malade est dans le chapitre des températures.

3º Mâle, 11 ans. Le jour de la mort (4e de la maladie) il était aveugle et sourd.

4º Femelle, 8 ans. Aveugle et sourde aux derniers jours de la maladie.

5º Ignez 6 ans (1903 Cabrita). Aveugle et sourde pendant les 5 derniers jours.

III. Cécité sans lésions. Cas de Lagos (Ribeiro de Faria et J. Cabral).

1) Cécité transitoire.

a) *Guéris*

A. B. Lagos, Rue du Vaial. Au second jour paupières fermées, pupilles dilatées, perte complète de la vue.

3e jour.—Diminution de l'ouie. Agitation, insomnie. Hyperthermie. 4e jour — moins agité. Légère vision, pupilles dilatées ayant faible réaction. Sans fièvre. 6e jour — mieux de la vue et des autres symptômes. Plus tard rechute. Guérison.

b) *Morts*

1º J. M. — Femelle — 17 ans. Valles. 1er jour diminution de la vue et de l'ouie. Opisthotonos. 6e jour — Strabisme double convergent. Diplopie et dilatation pupillaire. Il ne voit pas. On ne l'a plus visité. Mort en 15 jours.

2º C. J. — Femelle — 14 ans. Luz. Le 2e jour perte de la connaissance et aussi de la vue et de l'ouie.

3º M. C. — Femelle — 3 ans — Le 2e jour strabisme, opisthotonos. Elle ne parle pas, ne voit pas et n'entend pas. 20 jours après elle commence à voir et à entendre un peu mais ne recouvre pas la parole. Le strabisme continue. Elle guérit après une convalescence de 6 mois, mais elle conserve le strabisme pendant longtemps.

* * *

Nous avons parlé des perturbations fonctionnelles de la vue sans accompagnement des respectives lésions matérielles; parlons maintenant de ces dernières altérations.

Les *conjonctivites* sont apparues en divers cas ainsi que les congestions oculaires. L'une et l'autre de ces symptômes peuvent apparaître en n'importe quelle hauteur de l'évolution de la maladie. Le second offre plus de gravité que le premier, surtout s'il a une apparition précoce. Chez une petite fille âgée de 11 ans (cas de Faria — Lagos — 1903) qui mourut le 7e jour de la maladie, la rougeur conjonctivale apparut le 2e jour accompagnée de myosis et perte de la vue.

La *kératite ulcéreuse* a eu lieu en 3 cas, double et symétrique dans l'un, sans injection conjonctivale et au moment où le malade était déjà en pleine convalescence. Dans un autre cas elle survint dans l'œil droit, au milieu de la maladie, précédée de conjonctivite et guérie, mais laissant un pannus persistant qui a été cause de la cécité. Il n'y a pas eu de lagophthalmie ni absence de réflexes palpébraux. Il y a eu surdité concomitante.

Dans le 3e cas, au 8e jour de la maladie, qui dura deux mois, s'est manifestée la blépharite et l'herpès palpébral (paupière supérieure droite). Le lendemain kératite vésiculaire au bord inférieur de la cornée droite.

Il n'y a pas eu de lagophthalmie. Le même jour, considérable éruption d'herpès nasal, jugal et frontal. 7 jours après, la conjonctivite est apparue et l'œdème de la paupière s'est renouvelé.

La guérison s'est faite sans perte de transparence de la cornée et sans altération de la vue.

De l'analyse de ces faits on induit que les lésions ulcéreuses de la cornée peuvent être précoces et venir en même temps que l'herpès faciale, et, dans ce cas, il est naturel de supposer que la kératite ulcéreuse ait été précédée de kératite vésiculaire et que celle-ci ait eu la même origine que l'exanthème herpétique.

Dans les cas où l'ulcération de la cornée est accompagnée de conjonctivite et d'autres lésions inflammatoires des milieux oculaires, on est conduit à supposer que la nature de cette affection est infectieuse et produite par le même processus d'inflammation des autres membranes, c'est-à-dire par le transport des agents morbifiques au long des nerfs et des lymphatiques.

Finalement les lésions ulcéreuses peuvent survenir dans la convalescence, n'être pas accompagnées de phénomènes inflammatoires, avoir un caractère symétrique, et alors il nous semble permis d'accepter leur nature trophique ou nerveuse, soit que l'on admette pour les nerfs l'existence de propriétés trophiques au même titre que les autres propriétés qui leur sont dévolues, soit que l'on fasse intervenir la présence de nerfs vaso-moteurs qui indirectement vont troubler le fonctionnement nutritif de la cornée, donnant ainsi origine à des processus ulcéreux.

La nature traumatique de ces lésions, basée dans le manque de défense du globe oculaire par diminution ou absence du pouvoir sensible et réflexe de ses membranes externes et par la paralysie des paupières, ce qui supprime le clignotement, est sans doute un processus à invoquer dans les circonstances mentionnées, lesquelles toutefois ne se sont jamais présentées dans aucun des cas observés par nous.

Au contraire, pour nombre de malades chez lesquels l'occlusion incomplète des paupières est survenue, accompagnée de l'absence des réflexes qui déterminent le clignotement, et de la perte de sensibilité de la cornée (dans les cas que nous avons décrits, où les malades restaient pendant des jours le regard fixe, terne et les yeux très ouverts), nous avons seulement observé, et cela pas toujours, la congestion des conjonctives, mais non des lésions ulcéreuses de la cornée.

Tel est le cas de José Senna dont l'observation est transcrite à propos des températures. L'origine trophique ou névro-vasculaire que nous invoquons pour expliquer, dans quelques cas, les ulcérations de la cornée dans la méningite, n'est pas un cas exceptionnel à appliquer à ces lésions, et à cet organe spécialement, mais quelque chose d'analogue à ce qui est admis pour une autre maladie, le *zona ophthalmique*, d'origine nerveuse indiscutable, qui attaque la peau de la région orbitaire ainsi que la surface des globes oculaires. Dans l'hydrocéphalie les lésions ulcératives, la fonte purulente des globes oculaires et les atrophies des nerfs optiques sont considérés par tous les auteurs comme phénomènes de nature trophique.

Outre la kératite, d'autres formes infectieuses et inflammatoires de l'organe de la vue ont été observées.

Le trouble des humeurs oculaires avec aspect purulent, sans être précédé ou accompagné de quelques autres lésions oculaires, a été observé dans un cas. Ce trouble est apparu au 2e jour de la maladie. Peu de jours après le trouble est disparu donnant place à l'irite avec des synéchies postérieures et perte de la vue de ce côté. Le malade a guéri.

Chez un autre malade ce trouble est apparu au 5ᵉ jour accompagné de conjonctivite, ne laissant pas voir l'iris. Le malade est décédé ce même jour et à l'autopsie on a trouvé le liquide céphalo-rachidien très trouble et abondant et les méninges très congestionnées (observation de Ribeiro Faria — Lagos).

Ces formations purulentes, à développement rapide, dans les humeurs oculaires, sans présence d'une porte d'entrée pour l'infection des membranes extérieures de l'œil, ni inflammation précoce des mêmes, sont d'une interprétation difficile, et il y est fait allusion par l'illustre ophthalmologiste Xavier da Costa à propos d'un cas identique observé par Carlos França à l'hôpital des méningitiques.

A ce sujet le dr. Xavier da Costa dit: «Ou bien c'était une irite et irido-choroïdite et son exsudat, ou peut-être même qu'un défaut d'observation a laissé passer inaperçue l'ulcération kératique qui l'a produit d'hypopion».

Admettant cette interprétation et la supposant possible dans le cas visé, nous croyons que dans d'autres cas les exsudats qui ont pu fuser entre les deux gaines du nerf optique peuvent, lorsque la tension qu'ils supportent est très grande se frayer un passage jusque dans les chambres oculaires, fait analogue à ce qui arrive parfois dans l'hydrocéphalie. Chez un malade de Laser (¹), porteur d'une hydrocéphalie symptomatique de méningite épidémique, le liquide céphalo-rachidien pénétra jusque dans le globe oculaire et finit par rompre la cornée et s'écouler au dehors.

L'irite a été observée en plusieurs malades.

Dans l'un d'eux, les lésions inflammatoires des yeux ont été précédées, avec un intervalle de 23 jours, de l'amaurose simple qui a duré 5 jours. De ce cas nous tirons les notes suivantes concernant les altérations de la vue: Brites — 18 mois — Portimão (observation de Cabrita). Elle tomba malade le 6 avril 1901. Le 25, céphalalgie, opisthotonos, délire, agitation. *Elle ne voit pas.* Les pupilles n'ont pas de réaction à la lumière, la malade n'a

---

(¹) Courtellemont, loc. cit., p. 15?.

pas de clignotement quand on approche de ses yeux quelque objet.

Le 26, même état. Elle est aveugle. Le 29 elle voit déjà les objets proches. Elle tend la main vers l'objet qu'on lui offre.

La maladie a continué le mois suivant; le 22, les yeux se sont congestionnés, l'œil gauche s'est enflammé, il a une conjonctivite et immédiatement après une irite avec des synéchies.

L'atropine ne produisait pas la dilatation de la pupille si ce n'est d'une façon assez imparfaite. En même temps la malade se plaignait de douleurs à l'œil. Déjà elle avait quitté le lit. L'irite continua, la pupille s'est contractée beaucoup et l'œil a souffert une rétraction. Peu à peu les phénomènes d'inflammation ont disparu. Elle est restée aveugle de cet œil.

Dans ce cas, ne serait-il pas raisonnable d'admettre que l'amaurose du début et l'irite de la fin de la maladie fussent également dues à l'influence des exsudats méningiens, avec cette différence que dans le premier cas ils se sont bornés à faire la compression des troncs nerveux et que plus tard ils ont infecté les milieux oculaires?

Troubles auditifs

L'*hyperacousie* a été observée très rarement. Au commencement de la maladie ce fut un phénomène probablement dû, ainsi que la photophobie, à l'irritation des nerfs respectifs, par la congestion de leur névrilème résultant de la congestion méningienne.

Surdité. La surdité absolue ainsi que la diminution dans l'acuité de la fonction auditive ont été des symptômes très fréquents dans les cas observés par nous.

Elle a été presque toujours un phénomène du commencement, survenant en général du 3e au 5e jour, rarement du 1er et 2e ou à une époque plus reculée.

Les troubles de l'ouïe accompagnent souvent les troubles analogues de la fonction visuelle et peuvent aussi revêtir la forme intermittente.

La surdité transitoire, beaucoup plus fréquente que la surdité permanente, s'est manifestée dans un tiers environ des cas de méningite. Parfois elle s'est manifestée à la suite d'attaques convulsives. Dans un cas (Luiz, 6 ans, observation de Cabrita), elle est apparue en même temps que le strabisme (paralysie du 6e pair) et après une attaque de convulsions générales.

La durée de la surdité, qui a été courte dans quelques cas, s'est prolongée longtemps dans d'autres. Le n° 77 — Cabrita Georgina, est devenue sourde au 3e jour et s'est conservée dans cet état pendant 3 mois. Elle a recouvré l'ouïe lentement et progressivement. N° 59, Antonio Mendes, dont nous avons déjà parlé, qui est devenu aveugle et sourd simultanément. Il est devenu sourd et aveugle le 8e jour. Il a conservé la surdité pendant 36 jours et la cécité plus longtemps encore, comme nous l'avons vu. Le n° 68, José — 2 ans — déjà nommé, est devenu sourd et aveugle au 4e jour; il s'est conservé dans cet état pendant 4 mois. Il s'est guéri de la surdité mais est resté aveugle.

La surdité permanente a été observée. Presque tous les individus qui sont restés sourds se plaignent de bourdonnements et de différents bruits qui les gênent beaucoup.

L'examen otoscopique ne révèle aucune lésion appréciable.

Quelques malades se sont plaints d'*otalgie* sans que pour ce fait il y eût diminution de l'ouïe.

Dans quelques cas c'est le premier symptôme qui s'est manifesté arrivant à précéder de beaucoup d'heures la céphalalgie, en d'autres cas ce fait s'est produit au milieu et à la fin de la maladie. Ce phénomène s'est produit à l'occasion d'une rechute. Un des malades a souffert l'otalgie un jour avant la surdité.

Physiologie pathologique. — L'interprétation physiologique des troubles de l'audition dans la méningite épidémique, et dans les méningites en général, ne peut pas résulter pour tous les cas, ainsi que nous l'avons dû pour les troubles de la vision, dans une lésion unique, observant la même origine et occupant toujours le même siège.

Nous mettons de côté les cas dans lesquels la surdité résulte de l'otite moyenne suppurée, déclarée au cours de la méningite, en regardant spécialement ceux pour lesquels le mécanisme de production de la lésion sensorielle est endogène et la conséquence plus ou moins directe de l'inflammation méningée.

Quelquefois il s'agit de lésions mécaniques des nerfs ou même des divers plans neuroniques compromis dans leurs fonctions par le fait de l'hydrocéphalie, syndrome fréquent dans la méningite et cause aussi de troubles plus ou moins profonds de la vision.

Dans nombre de cas la propagation de l'inflammation méningée jusqu'à l'oreille interne en suivant le chemin des nerfs acoustiques est aussi un des mécanismes de production des troubles auditifs. Les examens otoscopiques peuvent dans ces cas renseigner plus ou moins sur l'existence des lésions matérielles de l'organe de l'ouïe.

Plus fréquemment la surdité est d'origine nerveuse et alors, ou bien il s'agit de lésions inflammatoires des nerfs ou bien d'altérations des centres encéphaliques (primaires ou corticaux).

La lésion de l'auditif comme cause de la surdité est jugée de difficile interprétation et même niée par quelques auteurs, qui appellent l'attention d'un côté sur les étroits rapports anatomiques entre ce nerf et le facial, et de l'autre côté sur la rareté de la paralysie faciale comparée avec la fréquence de la surdité nerveuse.

Les observations récentes de quelques médecins (Knapp, Moos, Gradenigo, Steinbrügge, Habermann, cités par Courtellemont) démontrent qu'au cours de la méningite suppurée les nerfs auditif et facial sont infiltrés de pus (infiltration qui parfois s'étend jusqu'à l'oreille interne), mais que l'imprégnation purulente est plus parfaite pour la VIII° paire en raison de la division de ce nerf en filets de plus en plus fins; le nerf facial restant compact, et résistant davantage à l'envahissement par le processus inflammatoire. Quand l'atteinte des nerfs a été très profonde l'hyperplasie du tissu conjonctif interstitiel s'ensuit conduisant à l'atrophie des éléments nobles constitutifs du conducteur nerveux. L'abolition de la fonction auditive en est la conséquence nécessaire.

Les lésions du cortex (1° et 2° circonvolutions temporales) causées soit par le fait de l'hydrocéphalie, soit par des lésions originées dans l'inflammation de la première au niveau de ces régions du cortex, doit constituer, en certains cas, la pathogénie de la perte de l'audition.

C'est surtout dans les cas de monolatéralité du symptôme et de son association avec d'autres symptômes siégeant du même côté (décrit, hémiplégie) que cette pathogénie se rend plus vraisemblable.

Otites. L'otite moyenne caractérisée par des phénomènes congestifs ou accompagnée d'écoulement séro-purulent a existé en quelques cas.

Ces otites sont quelquefois précoces et prémonitoires de la maladie, et dans ces cas il est probable que les agents infectieux prédominant dans le pharynx nasal pénètrent dans la caisse à travers la trompe d'Eustache.

Pour les otites moyennes survenant au cours de la maladie la cause devra résider dans la migration des agents infectieux, des méninges dans l'oreille moyenne au long des gaines des nerfs ou encore dans leur épaisseur par continuité, de l'un vers les autres espaces vaginaux. L'existence d'otites internes labyrinthiques constitue un fait prouvé auquel il ne manque pas la confirmation anatomo-pathologique.

Troubles vaso-moteurs

La raie de Trousseau a été observée dans un grand nombre de cas. Elle se manifestait en général aux premiers jours de la maladie; d'autres fois son apparition était tardive et seulement dans un cas elle est apparue le jour de la mort.

Tantôt de formation rapide, tantôt de réaction lente, elle s'est présentée avec des intermittences dans la plupart des cas, se conservant un nombre variable de jours. Presque toujours la raie rouge se faisait accompagner de deux lignes blanches d'ischémie. En quelques cas la pression sur la peau provoquait au lieu de la raie rouge la formation d'une seule ligne d'ischémie. Dans ce cas la raie, pour ainsi dire, n'existait pas. Dans ce genre de perturbations nous incluons aussi les taches érythémateuses et violacées que nous avons observées en quelques cas. Une malade, peu de temps avant la mort, a présenté une vaste tache violacée dans la région du cœur; un autre malade a présenté les mêmes taches, sous la forme de longues plaques, aux jambes et aux fesses, le 3ᵉ jour de la maladie; plus tard il eut des escarres aux régions où antérieurement s'étaient manifestées les taches. Des érythèmes scarlatiniformes généralisés ont apparu en quelques malades.

Le malade José Paulino (1992, Corte Real) a présenté un érythème prurigineux très intense dans toute la région thoracique sans intervalle de peau saine, avec des bords nets mais pas soulevés. Il est apparu au 5ᵉ jour de la maladie et a eu une durée de 3 jours.

Ensuite est survenue une desquamation; la peau tombe sous la forme de lamelles, mais en général furfuracées. Ce malade a eu aussi avant l'érythème l'œdème des paupières très accentué qui a disparu quand l'éruption était à son apogée. Il n'a pas eu d'albumine.

Exanthème rubéoliforme. Nous l'avons vu dans un enfant de 17 mois apparaissant au 1ᵉʳ jour et durant deux jours. L'exanthème vésiculeux ressemblant à la varicelle, généralisé, discret, s'est manifesté le 4ᵉ jour dans un garçon de 7 ans; il a disparu rapidement et les vésicules se sont séchées le lendemain.

Éruptions de papules prurigineuses au ventre et cuisses, nous les avons observées dans un cas qui a terminé par la guérison.

Urticaire. L'urticaire est apparue quelquefois au tronc et aux membres se manifestant en différentes périodes de la maladie.

Dans un enfant, elle est venue le 6e jour et dans un autre le jour de la mort. L'exanthème pétéchial fut souvent observé, en général sous la forme de sugillations éparses au ventre et cuisses. En quelques cas il s'est présenté généralisé dans tout le corps incluant le tronc et la face.

Dans les différents cas où cet exanthème est apparu, les chances de guérison et de mort ont été égales. Son époque d'apparition a été très variable. Il a semblé constituer un élément de mauvais pronostic, surtout dans les cas où il s'est présenté avec beaucoup d'intensité.

L'éruption pustuleuse, au milieu de la maladie, s'est montrée dans un cas suivi de guérison. La sudamina est apparue en quelques cas. Des abcès multiples sont apparus dans un cas pendant la convalescence, ils se sont localisés au côté droit du corps.

Éruptions herpétiques

L'éruption herpétique est de toutes la plus fréquente. Son apparition a constitué un des symptômes les plus intéressants de la maladie et qui nous a le plus servi pour déterminer le diagnostic. Formé de petites vésicules qui plus tard devenaient confluentes, l'herpès formé une ou plusieurs éruptions successives commençant à sécher le 4e ou 5e jours après son apparition. Son siège de prédilection est la peau des lèvres et les ailes du nez, où il reste localisé dans la plupart des cas, mais en d'autres il se généralise à des régions variables de la face et du front, menton, oreilles, le dos du nez, paupières et joues.

Dans un cas il s'est montré à la langue et dans un autre cas à la voûte palatine. Une fois il est apparu aux coudes et fesses et en deux cas à la vulve. L'époque habituelle de l'apparition de l'herpès est du 3e au 6e jour, à peine dans un cas il est apparu au deuxième jour. Après cette époque il survient encore avec une fréquence relative; d'autant plus rare que l'apparition est plus tardive. Cependant il a été observé au 10e, 12e jour. En quelque cas il y a eu deux ou trois éruptions séparées par des intervalles de 3 à 5 jours.

Les rechutes ont été parfois accompagnées de nouvelles érup-

tions herpétiques. L'herpès a été trois fois plus fréquent dans les
cas bénins que dans les mortels.

Sécrétions

La sécrétion sudorifère est apparue augmentée dans différents
cas de méningite, arrivant même à se présenter sous la forme de
crises d'abondante hypercrine. Tantôt elle se montre généralisée,
tantôt elle se localise dans une partie du corps. Fréquemment les
sueurs étaient froides. L'apparition de la sécrétion sudorifère a
coïncidé en général avec les premiers jours de la maladie. Elle
ne nous semble pas avoir de signification diagnostique.

Lésions trophiques. Escarres. Amaigrissement

Des escarres de décubitus, plus ou moins profondes, furent
observées en 9 cas. Dans tous ces cas, l'un excepté, elles étaient
localisées aux fesses et région sacrée.

Un de ces malades, femme de 24 ans, a présenté une vaste
escarre de 2 décimètres de diamètre et assez profonde, localisée
surtout dans les régions fessières et une partie de la région sacrée;
son apparition a eu lieu peu de jours après le commencement de
la maladie. Cette malade a eu en même temps des escarres symétriques aux régions antérieures et postérieures des jambes. Elle a
eu aussi des parésies aux membres supérieurs et inférieurs, plus
accentuées d'un côté, des anesthésies, de l'incontinence de fèces
et d'urines, et exagération considérable des réflexes rotuliens.
La précocité, l'extension et le caractère symétrique des premières de ces lésions démontrent avec toute la vraisemblance
qu'une altération de la substance grise médullaire a présidé à son
développement. Dans un autre malade qui a eu la paralysie aux
membres inférieurs, des anesthésies et incontinence des excrétions,
il est apparu au 10ᵉ jour de la maladie des escarres symétriques
des talons.

Dans tous les autres malades l'apparition des escarres a été
tardive, survenant dans les formes très prolongées de la maladie,
et elles n'ont pas eu le caractère d'extension dont nous avons
parlé. Dans les 9 cas où elles se sont présentées, 4 malades seulement se sont guéris. L'amaigrissement porté à un degré extrême
a été un phénomène très fréquent dans la méningite et parfois il
s'est développé si rapidement et avec tant de précocité qu'on doit

invoquer une pathogénie bien différente de celle qui règle ces altérations nutritives dans d'autres maladies. La compression de l'encéphale dans les cas de distension ventriculaire, paraît être la cause de cette consomption rapide. Pour quelques physiologistes la glande pinéale serait l'organe de l'encéphale dont la lésion fonctionnelle déterminerait de semblables troubles nutritifs.

Œdèmes

Un malade a présenté un œdème des paupières au 6e jour, sans présenter d'albumine dans les urines et sans révéler aucun phénomène inflammatoire des conjonctives palpébrales et bulbaires.

Des œdèmes aux membres supérieurs et inférieurs ont été observés quelquefois à la fin des formes traînantes; ce phénomène n'a rien de spécial à cette maladie et il doit être mis au compte de l'asthénie générale, du marasme qui, dans cette maladie comme en d'autres, en sont la cause habituelle.

Engorgements ganglionnaires

Quoique décrits par quelques auteurs, nous les avons observés seulement dans un cas, siégeant aux ganglions sous-maxillaires, dans un malade qui a eu l'angine de Ludwig. Du reste l'intégrité du système lymphatique est un phénomène que nous avons pu constater dans tous les autres cas observés.

Arthralgies. Arthrites

Nous avons parlé, comme d'un symptôme fréquent, de l'existence de douleurs articulaires. Dans 3 cas ces douleurs ont été accompagnées d'inflammation bien caractérisée.

Dans un de ces cas, de grandes douleurs dans les deux genoux et tuméfaction, sont apparues le 5e jour. Deux jours après se sont ouvertes spontanément des collections purulentes dans chacune de ces articulations; à cet accident a succédé un certain degré d'euphorie dans les symptômes généraux. Les blessures se sont fermées en peu de jours et le malade a guéri.

Appareil digestif

Dans la méningite les malades souffrent en général de manque d'appétit, quoique dans quelques cas, soit dans l'état conscient, soit pendant le délire, le malade demande la nourriture.

La soif est aussi un phénomène habituel. La langue, dans la majorité des cas, ne présente pas de modifications de forme; elle est étalée, humide, rouge à la pointe et aux bords, pâteuse au centre. En d'autres cas elle se présente sèche, conservant la couleur rouge ou couverte d'un enduit noir. Dans deux cas, la langue était le siège de petites vésicules blanchâtres, dans une autre, elle présentait des vésicules transparentes ressemblant à celles de l'herpès cutané. Dans quelques cas elle s'est présentée dépourvue de son épithélium.

La *glossite* a été observé trois fois et dans un des cas accompagnée d'angine de Ludwig et déterminant toujours de la dysphagie. Dans ces cas d'angine et de glossite, il s'est manifesté le ptyalisme, bien que l'hypercrinie des glandes salivaires se soit présentée, quelquefois indépendamment de phénomènes inflammatoires de la bouche ou de l'appareil digestif.

L'angine catarrhale, signalée par quelques auteurs comme signe précurseur de la méningite, n'a pas été observée par nous.

Nausées. Vomissements.

Considérés dans la grande majorité des cas comme un symptôme d'origine cérébrale, les nausées et les vomissements ont été décrits à leur place respective.

Constipation. diarrhée.

La constipation est un des symptômes les plus constants de la méningite. Elle a alterné avec la diarrhée en des cas peu fréquents. Dans 3 cas dont l'un mortel, il s'est manifesté des *entérorrhagies* légères.

Leur apparition a été précoce et a coïncidé dans un cas (petite fille de 7 ans) avec l'épistaxis et l'éruption pétéchiale. Cette malade a guéri. Le tympanisme est apparu en peu de cas, presque toujours à la fin de la maladie et dans des cas très graves.

Appareil respiratoire.

L'épistaxis s'est manifestée dans 7 cas dont 6 ont eu un dénouement favorable. L'époque de son apparition n'a présenté rien de fixe (5e, 6e, 12e, 21e jour, etc). Dans un cas elle a été très abondante, dans un autre elle a duré, avec des intermittences, pendant 3 jours suivis. Dans d'autres elle s'est répétée avec intervalles de jours.

La respiration tantôt normale dans son rythme et fréquence, tantôt légèrement accélérée, accompagne ordinairement la température dans ces alternatives. Pendant les attaques convulsives et dans les rechutes, elle s'accélère, parfois considérablement. Le nombre de 50, 60 mouvements respiratoires, est fréquent dans ces circonstances.

Dans une jeune fille de 22 ans, la tachypnée a été de 100 mouvements respiratoires le jour de la mort. Dans cette malade on observa l'impossibilité de compter les pulsations et la température était de 41°.4.

Pendant la convalescence, la respiration se montre quelquefois accélérée. L'irrégularité est un caractère fréquent de la respiration.

En 1901, en décrivant quelques cas de méningites observés alors, nous disions: Dans quelques cas d'enfants nous avons observé, pendant les accès convulsifs, que les mouvements respiratoires ne se faisaient que par des séries de trois, de quatre, de durée égale, mais superficiels et courts, suivis d'un arrêt, pendant lequel, souvent, on entendait un gémissement; ensuite une nouvelle série, une pause et ainsi de suite pendant une heure et plus. La respiration suspirieuse et entrecoupée est fréquente.

La respiration Cheyne-Stokes a été observée en 3 cas tous mortels. Des symptômes de *trachéite* et *bronchite* d'une intensité légère ont existé dans quelques cas rares au début de la maladie et parfois la précédant de quelques jours.

Appareil circulatoire

Les troubles graves dans le fonctionnement du cœur sont rares. Ce que l'on observe le plus, c'est un affaiblissement aux tons cardiaques et une altération légère du rythme.

Dans 3 malades il s'est manifesté des crises d'angor pectoris.

Dans un cas elles sont apparues le 3e mois de la maladie; dans celui-ci la maladie a eu une durée de 4 mois et la mort en fut le dénouement (cas de A. B. déjà cité plus d'une fois).

Des phénomènes d'asystolie avec cyanose de la face et extrémités et congestion pulmonaire se sont manifestés quelquefois précédant la mort.

Pendant les crises convulsives, la cyanose s'est aussi manifestée liée également dans ces cas à des troubles accidentels de la circulation.

Quelques malades, surtout dans les cas graves, présentent la face vultueuse, les yeux rouges et les pupilles en myosis; ces phénomènes ayant en général une apparition précoce et persistant pendant des jours.

Ces troubles circulatoires accompagnent et suivent en général les attaques convulsives et rendent le pronostic assez sombre (cas n.º 81 et 82 de Cabrita, hommes de 17 et 22 ans, tous les deux morts). Le premier de ces malades a eu des convulsions le 1er jour; le lendemain il avait la face très congestionnée, les yeux rouges et les pupilles contractées. Un jour après il était mort.

Le n.º 82, observé 14 heures après l'apparition des premiers symptômes, avait les yeux fermés, congestionnés, et les pupilles en myosis. Le lendemain il est mort en coma.

Le refroidissement des extrémités, quelquefois observé, les lypothymies et les vertiges, sont des phénomènes qui doivent être mentionnés ici parce qu'ils ont un rapport plus ou moins direct avec la circulation.

Pouls. L'étude développée de ce symptôme, nous la faisons à la suite de l'article sur la température.

Appareil urinaire

Caractères des urines: Ordinairement rouges, sédimenteuses et rares, elles se montrent, toutefois, dans quelques cas abondantes et claires.

L'hématurie a été observée dans un cas et dans un autre on a remarqué l'émission d'urines fétides.

En général les urines révèlent la présence de l'albumine.

La dysurie a été un symptôme fréquent accompagné parfois de ténesme et de douleurs hypogastriques survenant en même temps que la rachialgie et les autres phénomènes dépendants des nerfs spinaux.

L'anurie et l'ischyurie par paralysie du sphincter vésical ont aussi existé dans quelques cas rendant nécessaire l'emploi du cathétérisme. L'incontinence des urines, comme phénomène qu'on puisse nettement attribuer à des lésions du centre nerveux respectif, fut observée dans un malade souffrant de paralysies et d'anesthésies.

Appareil génital

Dans cet appareil on n'a à mentionner que la vulvite observée en deux cas.

Foie et rate

Le foie se trouve souvent hypertrophié, ce phénomène isolé n'ayant pas de signification pronostique.

Dans un cas qui a revêtu une forme grave, avec prédominance des phénomènes infectieux et qui a eu un dénouement fatal (M. T. auquel nous nous sommes référés en étudiant les températures) le volume de la rate était augmenté et le malade n'avait jamais souffert d'impaludisme.

Fièvre

La fièvre est de tous les symptômes de la méningite celui qui présente le moins de fixité dans l'intensité, dans la forme et dans le cycle évolutif et comme élément constituant du syndrome infectieux, dans ses rapports avec tous les autres éléments.

Absente en quelques cas, modérée ou intense en d'autres; ici évoluant en des stades semblables à ceux de la fièvre typhoïde, là avec des intermittences analogues à celles de la malaria. Dans ce cas elle s'annonce par une haute température, la plus haute au cours de la maladie, puis descend successivement jusqu'à la normale ou même au-dessous. Dans un autre cas la marche de la maladie suit un cours tout-à-fait opposé et la fièvre partant de la normale, s'aggrave quotidiennement et successivement atteignant l'acmé au moment de la mort.

Quelquefois elle suit de près la fluctuation des symptômes dominants, s'aggravant et s'améliorant avec eux; d'autres fois, revêtant une marche parfaitement capricieuse, descend jusqu'à la normale quand le pouls et la respiration s'accélèrent, le délire est plus violent et l'état général fait présager le plus sombre pronostic.

La méningite épidémique est remarquable en ce qui concerne l'absence de caractères propres à la fièvre et de là la nécessité de connaître en son intimité le symptôme irrégulier et de l'étudier avec méthode. Pour atteindre à ce desideratum on doit faire une analyse succinte de tous les cas, en les groupant suivant leurs affinités et leurs dissemblances, seulement en ce qui concerne la manière d'être et l'évolution du symptôme thermique.

L'organisation de ces différents abrégés, en même temps qu'elle fait ressortir la diversité de type et de forme que la fièvre prend chez différents malades et parfois chez le même malade, permet aussi de vérifier la grande fréquence de quelques variantes décrites et les différentes significations pronostiques qu'on peut attribuer à quelques-unes d'elles.

En suivant ce cours d'idées nous pensons devoir instituer 6 groupes.

Au *premier groupe* appartiennent les cas qui ont évolué avec des températures presque normales et parfois au-dessous de la normale sauf l'une ou l'autre exacerbation de nature passagère.

Cette forme est une des plus bénignes quoiqu'elle soit la moins fréquente comme on peut le voir dans le cadre qui suit. Parmi les 15 malades qui sont inclus dans le cadre, 9 sont guéris et 6 sont morts. De ces 6, 2 ont eu toujours des températures inférieures à la normale.

Ces 2 cas concernent, le premier une petite fille âgée de 5 ans, de Portimão, Maria Libania, qui vécut à peine 40 heures (observation de Côrte Real 1901); le second une dame âgée de 24 ans, Zulmira, de Lagos, la maladie évolua en six jours avec des températures de 36°,5, 36°, 36°,5, (observation de J. Cabral 1902); dans un autre cas, jeune homme, 18 ans, la maladie qui dura 6 jours, évolua toujours avec des températures normales, descendant à 36 le dernier jour, cette hypothermie étant accompagnée d'algidité, immobilité, dilatation pupillaire, trismus, symptômes pendant lesquels est survenue la mort (obs. de Faria 1902).

Des 3 cas restants, l'un s'observa chez un enfant de 5 ans, Daniel, Portimão, qui mourut en 23 jours de maladie, les températures ayant des oscillations comprises entre 36°,7 et 37°,5, excepté peut-être le premier jour.

L'autre cas concerne un enfant de 2 ans qui mourut au 4e jour de la maladie. Chez celui-ci, la température initiale fut de 38° avec pouls irrégulier et 60 mouvements respiratoires. Le 2e jour la température était de 36° et le pouls 80; le 3e, température 37°, pouls 100; le 4e, température 37°,8, pouls 120.

Finalement le 3e cas eut lieu chez un garçon de 17 ans travaillant aux champs et qui mourut au bout de 3 jours et demi. La maladie a revêtu ici le caractère convulsif, avec délire, aphasie, inconscience, émission involontaire des urines et des fèces; la température était, approximativement, de 37°,5.

Dans les 8 cas de guérison, les températures oscillèrent entre 36°,5 et 37° à l'exception de 3 cas où l'on observa de petites élévations à 37°,5, mais de caractère passager.

Parmi ces cas méritant d'être signalés, on voit celui de M. L.

petite fille de 3 ans (obs. de Faria) chez laquelle, à la suite d'une
courte phase d'agitation, se suivit une autre d'adynamie profonde,
cécité et surdité temporaires, strabisme, flexion permanente aux
membres inférieurs et paralysie des sphincters. Dès le commencement de la maladie jusqu'à la convalescence, l'impuissance fonctionnelle du petit malade dura 6 mois.

Pour contraster avec ce cas, mentionnons celui de Maria Julia,
âgée de 8 ans, forme fruste (observation de Cabrita) chez laquelle la maladie, bien caractérisée par les symptômes du commencement et par la simultanéité d'autres cas dans la même
maison, évolua pendant la courte période de 2 jours. La température 12 heures après le début de la maladie était de 37°,3 et le
lendemain de 37° accompagnée d'amélioration de tous les symptômes, lesquels cessèrent complètement le 3e jour.

L'histoire classique que nous publions ensuite, explique l'évolution de la maladie dans un cas bénin, d'une courte durée et avec
températures jamais supérieures à la normale:

Joaquem Caracol, 11 ans, marin.
4-3-1901. Il tomba malade le matin avec mal de tête, surtout frontal et mal
au ventre. Avant vu le malade le soir je pus constater un décubitus latéral et les membres inférieurs fléchis. Il avait sa raison, mais entendait peu. La pression sur les
globes oculaires était douloureuse, ses papilles réagissaient. Langue normale. Constipation et accroissement du mal au ventre. La respiration se faisait sans difficulté.
Température 39°, pouls 81. Signe de Kernig. Je lui ai prescrit un purgatif qu'il vomit, on lui donna un lavement purgatif. Il prit une potion calmante et on lui
appliqua des compresses d'eau froide sur la tête et teinture d'iode sur la colonne
vertébrale.
13-3-1901. Il dormit mal et délira. Quand je l'ai revu il était inconscient,
urinait au lit et transpirait beaucoup. La température resta à 37° et le pouls à 90.
16-3-1901. Il est conscient, mais absolument sourd. Il se plaint d'un violent
mal de tête. Il a de l'hyperesthésie dans les membres inférieurs et de fortes douleurs, mais intermittentes, le long de la colonne vertébrale. Il a opisthotonos. Respiration 24, pouls 96, température 36°,5.
17-3-1901. Il dormit bien, mais il eut des évacuations involontaires. Il dormait au moment de la visite du médecin. Pouls, 60, temp. 36°,8.
18-3-1901. Il est conscient, mais encore sourd. Il a les lèvres pleines d'éruption herpétique et très soif. Température 37°, pouls 60.
19-3-1901. Il dit souffrir moins de la tête et du dos. Il a de l'appétit et la soif
diminue. Température 37°, pouls 62. Il est encore sourd.
20-3-1901. Le malade dort bien tout en restant sourd. Toutefois il fait entendre un bruit comme celui des cloches venant de très loin. Température 36°,8,
pouls 64.
21-3-1901. Il est sourd, dort, mange bien et n'a pas de douleur. Pouls 66,
température 37.

22-3-1901. Il entendit un de ses frères pleurer dans une chambre voisine. Il eut une nouvelle éruption d'herpès. Température 37, pouls 70.

23-3-1901. Le malade commence à entendre un peu, il n'a pas de douleurs, il mange et dort bien. Pouls 60. Température 37°. Ici je commence à le visiter moins régulièrement.

27-2-1901. J'ai vu le malade qui est de nouveau plus sourd mais qui va bien (observation de Côrte Real).

Le *second groupe* comprend les cas qui évoluèrent avec des températures élevées dans la première phase de la maladie, atteignant la pyrexie son maximum le premier jour ou bien après quelques jours.

Il y eut des cas où la température assez élevée le premier jour, baissa, descendant en peu de jours jusqu'à la normale ou même au-dessous.

Ces cas, au nombre de 14, furent tous bénins, à l'exception de deux qui se terminèrent par la mort, l'un au moment de l'apyrexie le 3e jour, et l'autre le 11e jour de la maladie.

Ceux-ci, en plus de la marche décroissante de la température, eurent l'inversion du type thermique nychthéméral observé dans les fièvres continues et rémittentes. Les courbes n.º 1, 2, 3, ex-

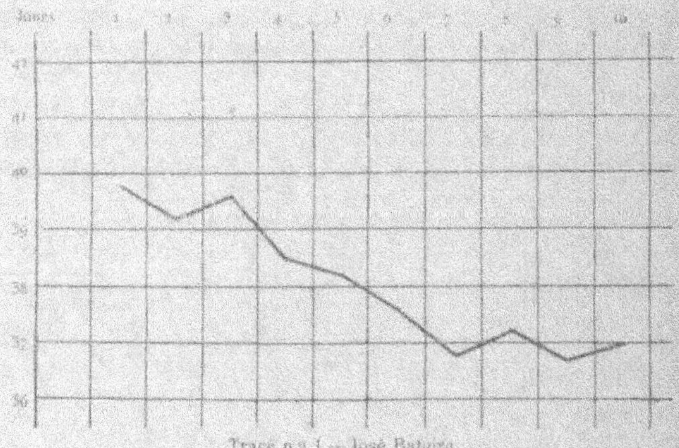

Tracé n.º 1 — José Bateira

pliquent cette forme évolutive de la fièvre dans 3 cas dont 2 se terminèrent par la mort et un par la guérison.

Toutefois, dans la majorité des cas de ce groupe, la température déjà élevée au commencement monte encore les jours suivants, ou se maintient en plateau pendant un temps plus ou moins long, déterminant presque toujours la mort quand la pyrexie est au maximum, pendant la première semaine de la maladie.

Si l'organisme résiste à l'infection, la ligne thermique descend plus ou moins régulièrement jusqu'à la normale pouvant encore

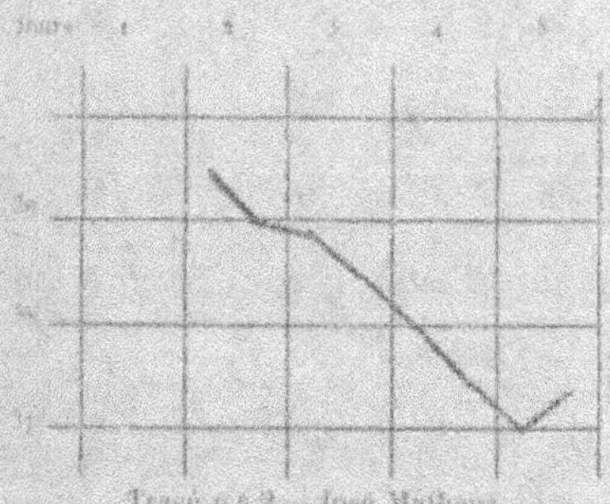

Tracé n.° 2 — José Matheus

conduire à la mort, dans cette phase de son cours, en général passé un mois, ou plus, de maladie.

Des 33 cas où le tracé thermique présenta cet aspect, 24 eurent un dénouement fatal et 9 à peine guérirent. La mort dans

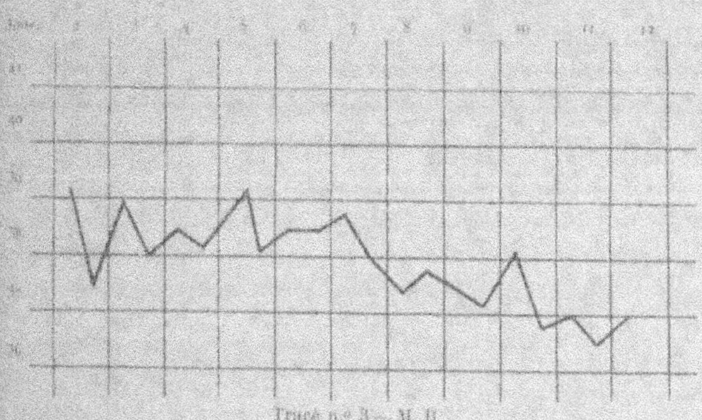

Tracé n.° 3 — M. B.

20 cas eut lieu avec des températures élevées, maximas et encore non atteintes et à peine chez 4 (dans la période de décroissance), avec des températures égales ou inférieures à la normale le 1er et 8e jour de la maladie.

On voit donc que la période proprement fébrile, celle où dominent les hautes températures et où l'infection générale est au premier rang, est, par sa nature, d'une courte durée, mais très dangereuse, période où succombe la plupart des malades au milieu de températures qui paraissent marquer le fastigium de l'infection. Les rares malades qui guérissent, atteignent la guérison après une longue convalescence (7 mois dans un cas), d'autres meurent par affaiblissement général dans le dernier degré de misère organique et physiologique.

La plus haute température observée fut de 41°,8 (température axillaire) prise le 6° jour de la maladie, peu d'heures avant la mort, chez une jeune fille âgée de 18 ans; la maladie prit la forme convulsive.

Des températures de 40°, 40°,5 furent observées chez quelques malades, guéris, ordinairement chez les enfants.

La température de 41° se manifesta le jour de la mort chez différents malades.

Pour établir la transition entre ce groupe et le premier, nous avons observé des cas où la température toujours basse pendant le cours de la maladie, s'éleva subitement le dernier jour, atteignant un haut degré, entraînant la mort.

Dans les cas où la période fébrile fut longue, la convalescence fut aussi longue durant de 3 à 6 mois, laps de temps employé à la réparation des dégâts et à la guérison des paralysies et des lésions psychiques et sensorielles.

Des 90 malades guéris, un se conserva hémiparétique à l'heure de la dernière observation, quelques mois après la maladie; un autre se conserva aveugle et paraplégique. Ceux qui se sont complètement rétablis, n'ont pas souffert l'action prolongée des hautes températures.

La courbe n.° 4 représente un cas où la température initiale se conserva en plateau, pendant beaucoup de jours, à 39°,4, descendant, en crise, jusqu'à la normale d'un jour à l'autre.

L'observation qui suit reproduit la symptomatologie et la marche de la maladie dans un cas de ce groupe et qui se termina par la mort:

Guilhermina — 18 ans — ouvrière dans une fabrique. Elle tomba malade le 7 février 1901 avec des frissons. A 9 heures du soir elle se coucha ayant froid. Le matin elle s'éveilla avec mal de tête et prostration. Elle a passé le 8 au 10 jusqu'au soir; alors elle se leva mais peu de temps après elle se recoucha; il lui semblait avoir les mains et les pieds gonflés. Le mal de tête augmenta jusqu'à minuit; de grand matin elle eut des vomissements amers et jaunâtres. Ensuite elle eut des attaques convulsives généralisées; il était difficile de la maintenir au lit; elle continua à vomir et ne parlait ni ne répondait ayant les pupilles très contractées et paraissant ne rien voir.

La langue très épaisse est sèche au milieu et est blanchâtre aux bords; le ventre est tympanisé. Sensibilité douloureuse à la pression et dans n'importe quelle partie du corps. Elle se dérobe et agite les membres et la tête. Les vomissements se sont faits successivement fétides.

Elle urine au lit. A cause de l'agitation constante, il est impossible de prendre la température et compter le pouls.

Le 9, les convulsions continuent et l'opisthotonos fait son apparition en se prononçant très fort. Elle continue aphasique et paraît aveugle et sourde. Quelquefois elle paraissait suivre des yeux les personnes qui la soignaient. Les vomissements fétides continuèrent. Elle urinait au lit involontairement. Elle ne dormit pas.

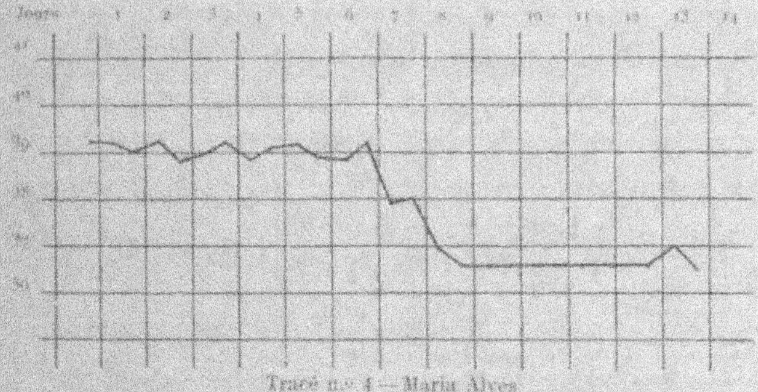

Tracé n.º 4 — Maria Alves

Le 10, les convulsions continuèrent par des crises et apparition de paralysie au bras droit et jambe gauche.

Elle se conservait pendant plus de temps en décubitus dorsal agitant constamment le bras et la jambe qui n'étaient pas paralysés. Quelquefois les convulsions disparaissaient pour faire place à un tremblement général accentué, avec claquement de dents. Dysphagie. Elle rejette les aliments. Les yeux très ouverts et les pupilles en myosis. L'opisthotonos continuait. Le pouls était à 152 et la *température à 39º,4*.

Le 11, les convulsions cessèrent. Le bras et la jambe non paralysés sont en mouvements continus; elle rejette les aliments. Le pouls est à 140 et la température à 40º. Visiblement les forces l'abandonnent. Les vomissements s'arrêtent et l'opisthotonos continue. Elle ne dort pas et continue aphasique paraissant aveugle et sourde.

Le 12 l'état de la malade s'aggrava progressivement, continuant tous les symptômes mentionnés.

Pendant la nuit elle prononça seulement le mot: mère. A 8 heures du soir elle avait 144 pulsations, 64 mouvements respiratoires et 41º,8 de température. Elle est morte à 11 heures du soir!

Troisième groupe. — Cas qui ont évolué avec des températures modérées, entre 37° et 39°, s'approchant du type continu et rémittent, descendant ensuite plus ou moins rapidement jusqu'à la normale.

Dans cette forme la maladie revêt presque toujours une marche sub-aiguë et la guérison est fréquente.

Les symptômes nerveux se présentent en général moins violents et moins durables. La mort, quand elle survient, se manifeste dans les premiers jours coïncidant en général avec des états convulsifs, ou bien elle est tardive et arrive comme dernière manifestation du syndrôme hydro-céphalique, lequel se caractérise par l'amaigrissement excessif, le dépérissement de toutes les fonctions soit de la vie végétative, soit de la vie de relation.

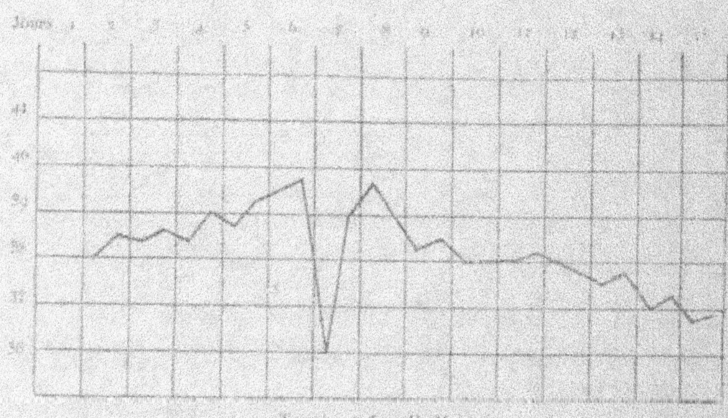

Tracé n.º 5 — F. Maria

Nous incluons dans ce groupe 27 cas, 17 desquels se sont guéris.

Dans la plupart des cas (11 cas), la guérison est survenue pendant les 30 premiers jours; en 4 autres cas elle est survenue pendant le second mois et en deux autres il a fallu 3 mois pour entrer en pleine convalescence.

Des 10 malades qui moururent, deux ont dû la mort aux convulsions, un autre à l'asthénie cardio-vasculaire.

Dans ces trois cas il est survenu des phénomènes de syncope, la mort survenant du 2º au 6º jour de la maladie. Dans 4 autres cas la mort fut déterminée par l'affaiblissement progrescf, dans le marasme, entre le 46e jour et la fin du 4e mois; dans les 3 derniers cas la cause de la mort ne put être établie, le médecin étant absent.

Quatrième groupe. — Cas qui ont commencé dans l'apyrexie ou avec des températures voisines de la température normale, s'élevant ensuite graduellement jusqu'à un haut degré et descendant après avec plus ou moins de régularité et lenteur.

La période ascendante peut durer à peine quelques jours ou bien se prolonger pour des semaines avant d'atteindre le fastigium (tracé n.° 8).

Cette période peut être interrompue par des chutes brusques de la température, continuant ensuite sa marche ascendante (tracé n.° 5).

La ligne thermique, atteignant l'acmé, peut former plateau avec des températures de type continu ou rémittent, ou descendre ensuite jusqu'à la température normale (tracés n.ºs 6 et 7).

Chez quelques malades, comme celui auquel se réfère le tracé n.° 14, la température initiale resta basse et la mort survint dans l'acmé. La descente de la fièvre peut être brusque, en crisis, dans l'espace de quelques heures (courbe n.° 8), ou lente, en lysis, dans l'espace de plusieurs jours (tracé n.° 9); elle peut encore être interrompue par des rémissions ou des rechutes (courbes n.ºs 7 et 10).

Ces tracés, à l'exception du n.° 14, concernent des malades qui ont guéri.

Dans les cas mortels la température s'élève progressivement jusqu'à la mort qui survient en général en peu de jours. Dans les cas n.ºs 22, 27 et 43 (obs. de Cabrita) et 42 (obs. de Judice Cabral) la mort est survenue respecti-

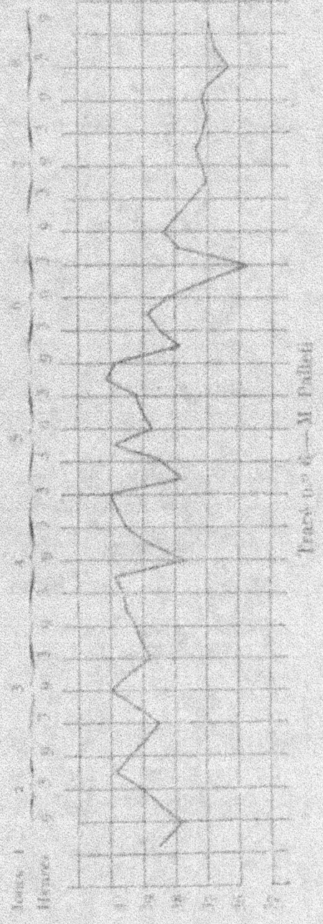

vement au 3e, 4e, 5e et 6e jours. Dans deux cas la température se conserva normale jusqu'au dernier jour, s'élevant dans les heures qui ont précédé la mort jusqu'à 40° et 41°,6 (malade n.° 4 — 1901 —, observation de Côrte Real), qui dura 6 jours, et 44 (observation de Cabrita), qui est décédé le 4e jour. Dans le dernier cas la température, qui du premier au quatrième jour s'est conservée à peu près normale (37°, 37°,8), est descendue à 36°,8 le matin du 4e jour, s'élevant le soir de la mort à 41°,6. Nous mentionnons l'histoire de ce malade. Elle nous semble intéressante pour démontrer cette dernière forme évolutive de la fièvre et aussi pour la coïncidence, chez elle, de la forme convulsive avec des températures basses.

Isabel — 24 ans — Servante. Après le décès d'une amie qui mourut d'une méningite, elle commença à s'attrister et à pleurer. Le 26 mai 1901, elle tomba malade avec céphalalgie frontale peu intense et des nausées.

Le 27 au matin elle eut des vomissements bilieux et plus tard elle eut une céphalalgie violente et des attaques de convulsions généralisées. À 2 heures du soir elle perd la voix. De la vis à 6 heures du soir, Pouls 60, respiration 36, température 37°,6. Elle avait la langue blanchâtre et le ventre tympanisé. Elle urina à 10 heures du soir. Pendant la nuit les attaques convulsives continuèrent ainsi que des cris inarticulés. Jusqu'à 8 heures du matin elle ne put évacuer ni uriner.

Le 28, à midi, elle urina. À 1 heure et demie on lui donna un lavement sans résultat; à 2 heures autre lavement d'hydrate de chloral qu'elle ne garda pas; à

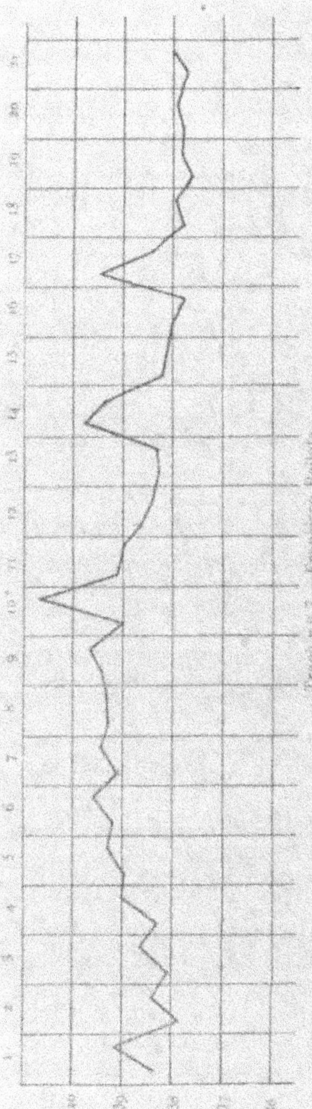

9 heures du soir, application de sangsues aux apophyses mastoïdiennes. À 10 heures elle parle (elle n'avait plus parlé depuis le 27 à 2 heures du soir).

Les convulsions cessèrent. Elle se plaignait de la céphalalgie. Elle a un léger délire professionnel.

Les pupilles sont en myosis et elle ne répond pas aux questions. Pouls 72. Température 37v,8.

Le 29 à 8 heures du matin. Elle ne parle pas, à peine on entend des gémis-

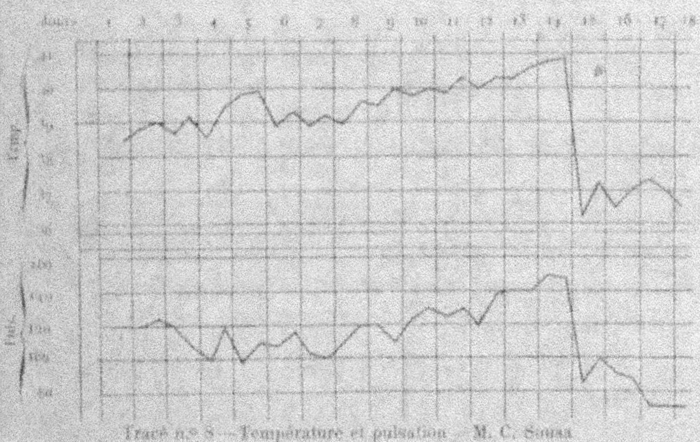

Tracé n.° 8 — Température et pulsation — M. C. Sousa

sements. Elle est inquiète, agitant surtout les membres inférieurs. 3 heures du soir : — pouls 60, respiration 36, température 37v,3.

L'agitation continue, elle veut se retourner dans le lit et ne permet pas l'investigation du signe de Kernig. Apyrexie, sueurs, les yeux fermés. Elle a de la difficulté à prendre les aliments et les remèdes. À 7 heures du soir le pouls monte

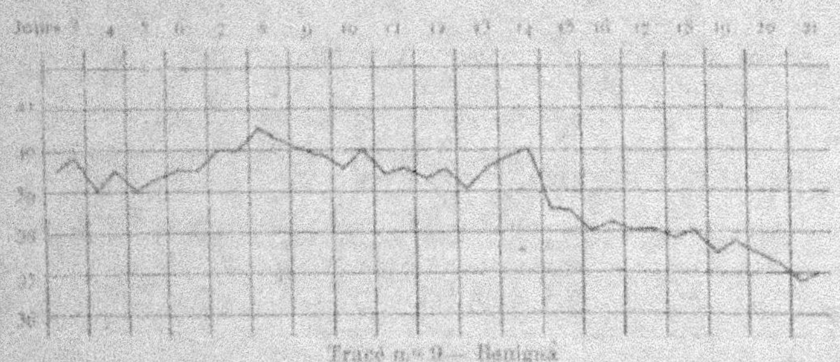

Tracé n.° 9 — Benigna

à 110, la respiration à 40 et la température à 38°,8. L'agitation persiste. La malade est inconsciente. Difficilement on l'oblige à prendre une cuillère de nourriture.

La respiration est bruyante et courte, la face congestionnée. On lui fait une saignée sans la soulager. De même pour les récidifs. À 9 heures du soir le pouls était à 200, la respiration à 64 et la température à 41°,6. À 11 heures elle meurt.

Dans ce groupe nous incluons 30 cas, 21 desquels guérirent et 9 moururent.

Cinquième groupe. Cas où les températures ont présenté un caractère d'intermittence, atteignant pendant les accès des degrés élevés et descendant en suite à l'apyrexie complète ou à des températures légèrement fébriles. L'exacerbation et les rémissions de la fièvre, isolées ou en concomitance avec les symptômes principaux de la maladie, constituent un caractère dominant dans l'histoire de la méningite épidémique. Nous les avons vues et décrites en quelques-uns des groupes précédents.

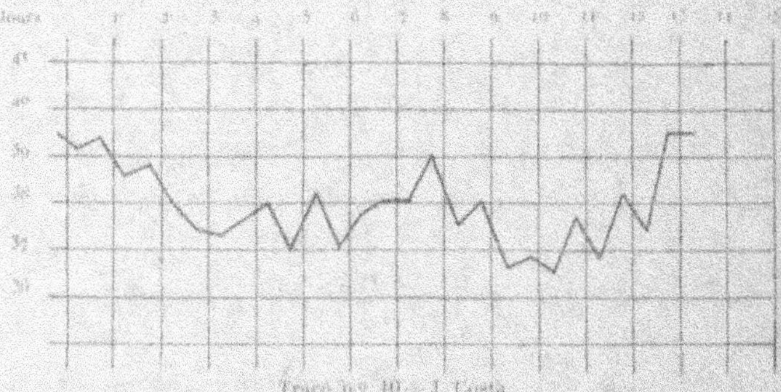

Tracé n° 10 — J. Costa

En effet, les cas seront rares où une exacerbation, ou du moins une rémission fébrile, ne se manifeste, soit au commencement, soit au milieu ou à la fin de la maladie, de manière à rompre, pendant quelques heures, la ligne de son tracé thermique.

Toutefois il y a des cas où ces rémissions et exacerbations se manifestent si nombreuses et avec une telle régularité que la fièvre paraît revêtir un type véritablement intermittent. Ces cas sont ceux qui justifient la raison d'être de ce groupe.

Dans ceux, que nous avons vu être les plus nombreux, où la ligne du tracé peut se décomposer en deux lignes, la première correspondant à des températures toujours élevées et uniformes et la seconde obliquant pour la température normale (2e groupe), les rémissions surgissent dans la première phase de la maladie et les exacerbations ou les rechutes à la fin; celles-ci en général sont plus fréquentes que les premières.

Quand la fièvre est modérée et se prolonge plusieurs jours dans le même niveau général, les rechutes alternent avec les rémissions.

Dans les cas de température basse pendant toute l'évolution, ils sont entrecoupés par des exacerbations plus ou moins nombreuses et périodiques (tracé n° 15).

Autant les unes que les autres, ces perturbations peuvent être plus ou moins étendues, c'est-à-dire avoir une durée de quelques heures ou se prolonger dans les jours suivants.

Parmi les accidents référés, l'intervalle de même peut con-

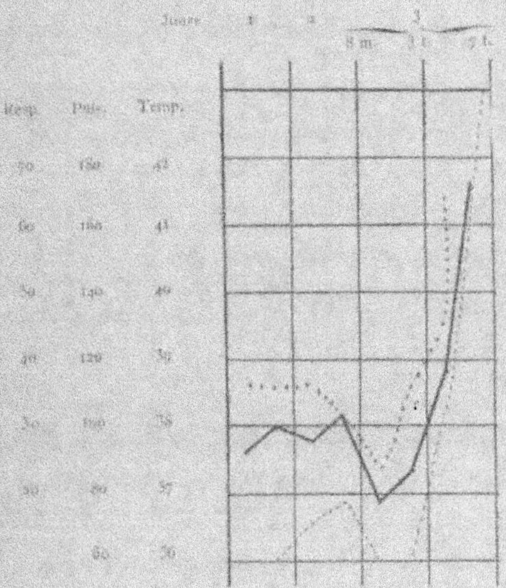

Tracé n.° 14 — Température, pulsation et respiration — Izabel

sister à peine en quelques heures et alors les accès sont quotidiens, ou durer un nombre variable de jours.

Les accès quotidiens et ceux de fièvre tierce ou quarte surviennent fréquemment dans la 2ᵉ phase de la maladie et constituent un des symptômes propres des formes retardées ou traînantes. Les accès quotidiens sont plus fréquents pendant le jour, souvent ils surgissent à la même heure, d'autres fois ils devancent ou bien retardent l'heure habituelle.

Les rémissions peuvent renfermer seulement la température

ou, tout au plus, la température et le pouls, tous les autres symptômes se maintenant au même degré d'acuité. Ces rémissions, nous pouvons les appeler *les rémissions apparentes ou fausses*: telles sont celles qui surviennent à la première phase de la maladie; ou elles peuvent s'accompagner de l'atténuation et même de la disparition de tous les autres éléments morbides, ce qui est fréquent à la phase de déclinaison. Ces rémissions sont les *véritables*.

Parfois chez le même malade se trouvent les deux ordres d'abaissements thermiques, ainsi chez le malade

José Traquino, dont nous présentons le cadre complet des températures et pulsations, dans l'étude du pouls. Ce malade avait au 1er jour: Température 38° — Pouls 88 — Respiration 22.

2.e jour: Temp. 37° — Pouls 150 — Resp. 50.

Les jours suivants la température s'éleva s'approchant de 39°. Pendant les 9e, 10e, 11e jours il y eut rémission de tous les symptômes; la céphalalgie disparut presque, ainsi que l'opisthotonos; les douleurs générales cessèrent, la langue se détergea et les évacuations se régularisèrent. La température, le pouls et les respirations étaient représentés par ces chiffres:

9e jour	Temp. 37°,1	Pouls 84	Resp. 24
10e ..	.. 37°	.. 84	.. 24
11e ..	.. 36°,8	.. 90	.. 24

Le lendemain la température s'éleva à 39°,5 et le pouls à 120, la céphalalgie, les frissons et les vomissements apparurent, c'est-à-dire, tous les signes d'une rechute.

La descente thermique que nous avons vu s'effectuer le second jour, constitua une rémission apparente ou fausse; celle qui s'est manifestée pendant les 9e, 10e, 11e jours, fut véritable, correspondant à une amélioration réelle, quoique temporaire, de l'état du malade.

Dans la fausse rémission du 2e jour, le pouls n'accompagna pas la descente thermique, au contraire, il y eut une accélération considérable.

Le pouls, toutefois, accompagne souvent la rémission de la température, quoique tous les autres symptômes de la maladie se conservent dans le même degré d'intensité.

Pendant le jour on observa, parfois, nous l'avons dit, diverses exacerbations et chutes thermiques; mais ce phénomène est en général lié avec les crises convulsives, ce phénomène n'étant qu'un élément composant de cette grave perturbation des fonctions nerveuses centrales, ayant avec elles une mauvaise signification pronostique, surtout quand les convulsions sont intenses et répétées et quand elles se manifestent chez l'adulte. Il y a toutefois des cas où les crises convulsives se manifestent sans changement de la température qui se conserve dans le même niveau général.

Chez le malade Daniel — Portimão — 1901, qui est mort, les crises convulsives eurent lieu avec des températures basses qui accompagnèrent toute la maladie. De même pour la malade Izabel dont nous avons déjà inséré l'histoire clinique.

On a encore observé quelquefois un cas curieux, c'est celui de l'apparition de véritables rémissions dans l'état général du malade tandis que la température s'exacerbe.

Exemplifions, avec quelques observations résumées, les différents caractères que les rémissions et les rechutes présentent au cours de la méningite.

Maria das Dores Lima — 49 ans — Portimão — (observation de Côrte Real).

Fausse rémission le 2e jour, suivie d'apyrexie prolongée. Véritable rémission pendant les 12e, 13e jours mais exacerbation thermique le 14e. Véritable et complète rémission pendant les 18e, 19e jours. Rechute. Période finale de marasme avec températures peu élevées. Mort (feuille n.° 14).

La maladie a commencé le 24 avril par des frissons, céphalalgie, rachialgie et vomissements. Température 38°.9. Elle n'avait pas le signe de Kernig, lequel fit son apparition le 3e jour. Le second jour la température descendit à 36°.5, mais la céphalalgie et la rachialgie avaient la même intensité. La malade avait insomnie, agitation et ardeur, mais les vomissements avaient cessé.

La rémission thermique se prolongea jusqu'au 5 mai, oscillant les températures autour de 37° et le pouls entre 60 et 80, mais sans amélioration de l'état général.

Ce jour là, la céphalalgie et les névralgies avaient diminué considérablement, l'appétit revint, mais la température s'éleva alors jusqu'à 39° et le pouls à 100.

L'amélioration dura ce jour et le suivant, la température descendit dans ce 7e jour à 37°.1 et le pouls à 78.

Le 7, exacerbation de tous les symptômes ainsi que de la température qui s'éleva à 39°.6. Le pouls resta à 84. La température persista autour de 39° jusqu'au 11, mais l'état général s'aggrava considérablement, avec délire presque constant, obnubilation intellectuelle et stupeur.

Le 11 se manifesta une véritable rémission; la malade se sent mieux, elle est consciente et n'a plus ni douleurs ni délire et elle veut se nourrir. Température 37°.1, pouls 68.

Le soulagement a persisté jusqu'au 13, moment où sont apparus de nouveau les frissons, précédant l'ascension thermique.

Le délire est revenu, les températures ont continué jusqu'à la fin de la maladie oscillant entre 38° et 39°, sauf l'une ou l'autre fausse rémission. L'état de la malade a été de plus en plus mauvais. Le délire est devenu permanent et l'émission involontaire des urines et des fèces est survenue. La malade se plaignait de céphalalgie aux moments de lucidité et elle est décédée dans le marasme, le 31 mai, la maladie ayant eu une durée de 37 jours.

Elisa — 7 ans — Lagos.

Forme convulsive depuis le commencement avec accès en général nocturnes, durant des heures et accompagnés d'une grande exacerbation thermique. Apyrexie consécutive.

Elle est tombée malade le 1-4-1901. Pendant les accès la température s'éleva parfois au-dessus de 40° et la tachycardie, préexistante, augmenta, le pouls arrivant à 140 et 150. L'exagération concomitante des autres symptômes accompagne l'ascension thermique (céphalalgie, opisthotonos, contractures des membres inférieurs, grincement de dents, agitation, délire). Dans les intervalles des accès la température descend jusqu'à la température normale et se maintient (36°,5 — 37° — 37°,5 — 38°). Le pouls reste toujours accéléré même pendant les rémissions (120, 130, 132).

Peu à peu les crises ont diminué se faisant plus courtes et plus espacées et la guérison est survenue à la fin du 2e mois de maladie, laissant comme reliquat une surdité double et un certain degré d'imbécillité, lequel existe encore aujourd'hui (novembre 1905).

Dans ce malade les phases d'hyperthermie ont excédé comme durée celles de l'apyrexie, surtout dans la première période de la maladie (1er mois).

Diocleciano — 28 ans — Portimão.

Accès de forme quarte accompagnés de rémission de tous les autres symptômes et avec prédominance dans la durée des périodes d'apyrexie.

La température initiale fut de 39°,2. Le second jour elle est descendue jusqu'à la normale et tous les autres symptômes, céphalalgie, vomissements, rachialgie, entéralgie, ont cessé presque complètement, 3 jours après ils se sont renouvelés. Température 38°,8. Herpès, dysurie. Le malade a conservé cet état pendant 6 jours. Le 7e, la température descend à 37°,5 et l'apyrexie se maintient pendant 2 jours. Le lendemain un nouvel accès a fait son apparition. Température 39°,2. A peu près 25 jours après le commencement de la maladie, nous avons les accès survenant régulièrement à la manière des fièvres quartes.

Joaquim Coelho — 8 ans — Portimão.
Accès fébriles quotidiens.

Température élevée et persistante pendant les six premiers jours, puis des accès fébriles apparurent quotidiennement jusqu'à la fin de la maladie. Pendant les accès les phénomènes d'excitation nerveuse ont augmenté. Apyrexie complète pendant les rémissions. Fièvre élevée dans les accès, guérison.

Maria das Dôres — 17 ans — Portimão. Les températures habituelles ont été de 38° et 39°. Le 3e jour est apparue une fausse rémission, descendant la température au-dessous de la température normale. Véritable rémission le 5e jour. Puis se suivirent des crises d'apyrexie avec exacerbation des symptômes principaux, la température s'élevant à 40°,8 et 41°,5. Cet état dura 2, 4 jours et fut suivi de rémissions incomplètes avec la même durée. Ensuite est survenue une période finale de marasme avec des températures basses, inconscience, escarres, incontinence des excrétions. Le pouls était faible et arythmique. Mutisme. L'écrit pendant quelques jours avec le caractère intermittent. Durée de la maladie 4 mois. Convalescence retardée. Guérison.

Eduardo — 7 ans — Rémission brusque de 4 degrés au 2e jour. La température initiale a été de 38°. Le 2e jour, le matin, la température s'est élevée à 41° accompagnée d'une grande prostration, de vomissements et de délire. Le soir descente thermique à 37° accompagnée d'une amélioration légère dans l'état psychique.

Dorénavant les températures se sont conservées autour de 40° avec rémissions répétées jusqu'aux environs de la température normale (tracé n.° 12).

Dans ce groupe ont été inclus 27 cas, 16 se sont guéris et 7 se sont terminés par la mort (vide les tracés n.os 11-12-13 concernant cette forme de fièvre).

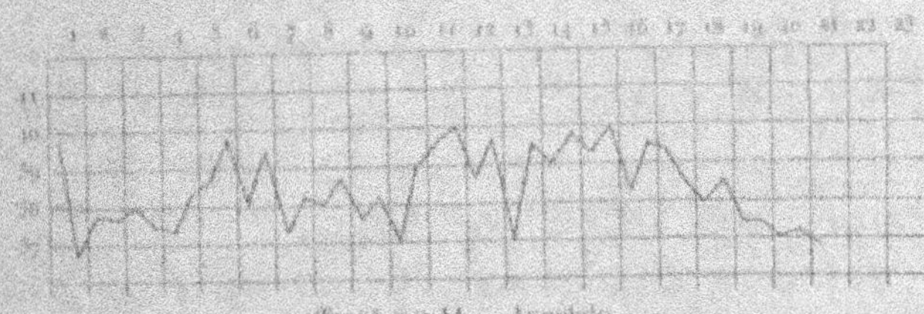

Tracé n.° 11 — Anaclets

Dans les cas guéris, la durée de la maladie a été de 30 à 70 jours, et dans les cas mortels elle a varié entre 30 et 65 jours.

Récapitulant le nombre des cas inscrits dans chaque groupe et leur distribution par guéris et morts, nous avons obtenu le cadre suivant:

N.° des groupes	Guéris	Morts	Total	Pourcentage de la mortalité
N.° 1	9	6	40	40
N.° 2	22	27	56	55
N.° 3	17	10	37	37
N.° 4	21	9	30	30
N.° 5	16	7	30,4	30,4

De l'examen de ce cadre on conclut que la mortalité a été plus grande dans les formes où les températures élevées ont prédominé et ensuite dans les formes apyrétiques et hypothermiques.

La mortalité a été encore considérable dans les cas qui ont

évolué avec des fièvres continues, cas en général d'une longue durée.

La mortalité a été minime dans les formes intermittentes où les périodes d'apyrexie s'intercalent avec les périodes fébriles et encore dans celles où la température a pris une marche ascendente et descendante, avec ou sans plateau intermédiaire, cas qui ont été en général d'une courte durée.

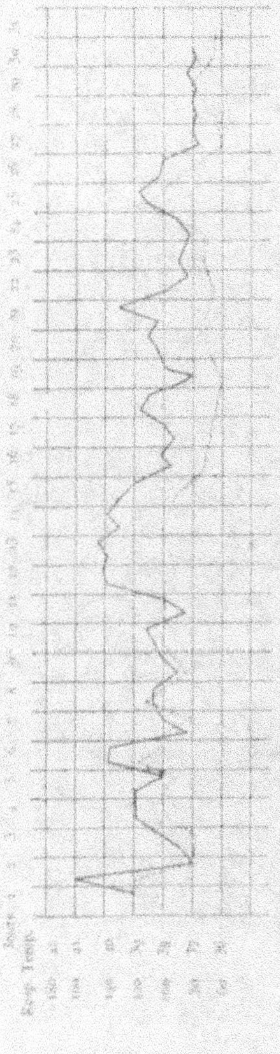

Pouls

Le pouls, dans la méningite épidémique, varie en ses différentes qualités. Il se modifie dans la fréquence, la force, le rythme et la tension.

Quelquefois ces modifications correspondent à des alternatives qui surviennent dans la marche de la maladie, ou dans ses symptômes principaux évoluant parallèlement avec eux; d'autres fois elles se présentent sans cause manifeste, explicable, et par une forme brusque, disparaissant de la même manière.

Fréquence. — Dans la moitié des cas le pouls se manifeste modérément fréquent (80 à 120).

Dans ce groupe est compris la plupart des cas guéris; dans l'autre moitié sont inclus les cas de pouls bradycardique, de pouls normal et encore ceux où il a existé une tachycardie accentuée.

A cette dernière subdivision correspond la majorité des cas qui se sont terminés par la mort.

Tracé n.º 12 — Pulsation et respiration — Échardie

Dans 83 observations où l'examen du pouls a pu être fait d'une forme précise et continue, nous avons trouvé les nombres qui sont au cadre et qui représentent le pouls habituel dans le décours de la maladie et non le résultat d'observations isolées.

Nature de pulsations	Guéris	Morts	Total
Pouls inférieur à 60	2	2	4
,, de 60 à 80	13	2	15
,, de 80 à 120	30	9	39
supérieur à 120	11	14	25
Total des cas...	56	27	83

En général aux approches de la mort le pouls s'accélère surtout quand la température s'élève, quoique une fois ou l'autre il maintienne sa fréquence ou devienne plus tardif. Chez un malade, où la température et le pouls se sont conservés normaux pendant tout le décours de la maladie, on a observé une exacerbation où la température était de 41,6 et le pouls était à 200, deux heures avant la mort.

Dans les cas prolongés, il est fréquent de voir, au commencement de la convalescence, le pouls devenir plus lent que le normal. Ceci paraît signifier que l'appareil neuro-musculaire cardiaque affaibli par l'inflammation dégénératrice et par les diverses intoxications d'origine microbienne et cellulaire se repose pour récupérer ses pertes, travaillant dans la mesure de ses forces et hors de

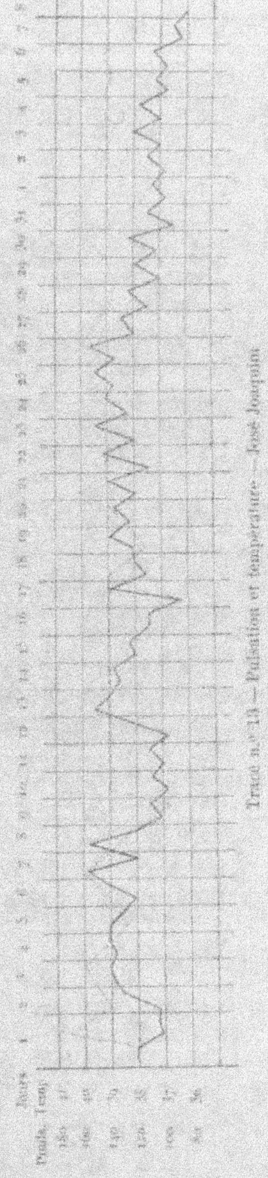

Tracé n.º 13. — Pulsations et température. — José Joaquim

toute influence morbide accélératrice. Ce travail lent et salutaire
de l'organe cardiaque est souvent précédé d'une tachycardie considérable et d'hypotension artérielle, ce qui, avec toute la vraisemblance, doit être attribué à la dégénérescence du myocarde ou
à des altérations des centres du pneumogastrique, altérations transitoires qui s'atténuent à mesure que la convalescence se charge
de la réparation des dégats produits par la maladie.

Le pouls suit, en général, la température dans ses oscillations,
mais quelquefois il y a une flagrante desharmonie dans ces deux
symptômes aussi bien dans les cas heureux que dans ceux qui
se sont terminés par la mort.

Chez le malade José Trigueiros qui est décédé, on a observé
les nombreuses discordances qui sont dans le cadre suivant:

Jours de maladie	Pouls	Température
1er	88	38°
2e	150 discordance	37°,1
3e	120	37°,9 — 38°,5
4e	140 — 120	38°,9 — 38°,8
5e	110	39°
6e	120	38°
7e	140	38°,8
8e	140 — 110	38°,8 — 38° { véritable
9e	84	37°,1 { rémission
10e	90	38°,8
11e	120	39°,5
12e	140	39°,6
13e	110	38°
14e	120	37°,5
15e	100	36°,5
16e	100	36°,3
17e	120	37°,6
18e	120	38°,1
19e	120	38°,2
20e	72 irrégulier	37°
21e, 22e, 23e	120	38°,9
24e	120	38°,9
25e	140	38°,8
26e, 27e, 28e	140	38°,8

Le pouls a continué entre 120 et 140 et la température 38°
et 39°. Ensuite la température s'est maintenue entre 37° et 38° et

finalement au-dessous de la normale, tandis que le pouls a conservé son accélération, se rendant enfin insensible, survenant la mort après 77 jours de maladie. La mort est survenue au milieu d'une décadence organique très prononcée et d'épuisement nerveux avec escarres de décubitus, tremblements fibrillaires et amaigrissement *considérable*.

Bradycardie avec température élevée. Mort. Chez la malade n.° 30 Maria das Dôres Luz, de 49 ans (Portimão), le pouls a accompagné les oscillations de la température jusqu'à l'apparition d'une rechute laquelle s'est manifestée le 18e jour.

Au 17e jour elle eut 68 pulsations et 37°,2. Dans la rechute la température s'est élevée à 38°,8 et le pouls est descendu à 58. Le 31e jour de la maladie elle est décédée.

Bradycardie avec température élevée. Guérison. Chez la malade Maria Alves, 18 ans, Portimão, la température a été élevée et continue depuis le commencement et le pouls a accompagnée l'élévation thermique dans les deux premiers jours. Temp. 39°,5 — pouls 120.

Les jours suivants le pouls est descendu à 80, mais la température s'est conservée toujours à 39°,4. La maladie s'est terminée par la guérison.

N.° 25, José Senna — 29 ans, Portimão. Mort. Chez ce malade la bradycardie a été très accentuée pendant tout le cours de la maladie; dans la 1ère phase qui a duré 20 jours, la bradycardie a été maxime coïncidant avec des températures élevées.

Dans la 2e phase qui a duré à peu près un mois et demi, la fréquence du pouls a augmenté en même temps que les températures descendaient considérablement.

Pendant la première période, les phénomènes nerveux (céphalalgie, rachialgie, vomissements, délire, contractures) ont été très intenses. La seconde période a commencé par une rechute avec frissons, vomissements et exagération des symptômes antérieurs. Les phénomènes de dépression nerveuse, la stupeur, les yeux ternes, fixes, mi-clos, le mutisme, l'inconscience, la paralysie des sphincters, langue sèche, escarres, amaigrissement, ont formé le cadre symptomatologique à cette hauteur de la maladie. Les symptômes de la première période accusent l'état d'irritation de la substance corticale subordonnée à l'inflammation des méninges et à la congestion encéphalo-méningienne. Les symptômes de la 2e période traduisent le développement de la suppuration méningienne et l'accroissement de liquide cérébro-spinal, phénomènes

auxquels sont subordonnées les graves perturbations nutritives
de l'encéphale. La mort est survenue le 64e jour.

Chez le malade n.º 44, Izabel, 24 ans (dont nous avons parlé
au chapitre des températures), l'apyrexie s'est conservée dans la
courte durée de la maladie (3 jours) et le pouls s'est aussi conservé lent à 60. L'état général a toujours été d'une gravité extrême
dominé par les accès de convulsions générales. L'agitation, les
cris inarticulés, l'aphasie, l'inconscience, la displagie se sont aggravés successivement jusqu'à la mort. Le pouls et la température
se sont modifiés profondément aux dernières heures de la maladie, arrivant le pouls à 200 et la température à 41º,6; en général
les discordances entre le pouls et la température n'ont pas l'importance pour le pronostic qu'elles ont dans d'autres maladies
comme dans la fièvre typhoïde par exemple. C'est ainsi qu'on
observe parfois dans les cas de guérison la bradycardie accompagnant les températures élevées. Fréquemment ont été observées,
dans les cas mortels, les grandes tachycardies accompagnant les
températures peu élevées surtout dans les dernières périodes
de la maladie.

Le cas de José Trigueiros et d'autres cas confirment cette
dernière assertion.

(Vide tracé nº 13).

Le pouls peu rester lent en tout le percours de la maladie, se
conciliant avec des températures normales.

Ces cas sont en général bénins; ainsi le cas de José Paulino
—1902—Portimão:

1re observation

5e jour	36,8		68
6e "	37		68
7e "	36,8, 36,9		64 — 70
8e "	36,8, 36,8		68 — 56
9e "	36,8		71
10e "	" "		68
11e "	" "		66
12e "	" "		60
13e "	" "		64

Autres qualités du pouls. — Le rythme est souvent altéré; les
irrégularités sont fréquentes, surtout pendant les crises convulsives.
Le dicrotisme a été observé quelquefois.

La tension artérielle se trouve en général affaiblie, le pouls

se rendant souvent insensible aux dernières périodes dans les cas
d'une longue durée.

Physiologie pathologique

En abordant le sujet de cet article nous croyons nécessaire
pour mieux pouvoir tenter l'interprétation des phénomènes auxquels il se rapporte de tracer d'avance un court aperçu de ce que
dans l'état actuel de nos connaissances la physiologie enseigne
sur le rôle dévolu au système nerveux central dans la régulation
et production des phénomènes de la thermogenèse.

L'existence au cerveau ainsi qu'à la moelle de centres régulateurs de la calorification relève des expériences physiologiques
en même temps que certains faits d'ordre clinique. Pour ce qui
a trait à la moelle nous faisons rappeller à peine l'expérience bien
connue de Naunyn et Quincke, laquelle a rendue bien démontra-
tive cette influence.

On sait qu'à la suite de l'écrasement de la région cervicale
du chien la température de l'animal s'est élevée de 1°,7 au bout
de 5 heures et de 2°,3 d'un jour au lendemain.

Quant au cerveau les expériences de Landois, Eulenburg,
Ott et d'autres physiologistes au sujet de l'écorce et celles de
Aroussahu, Sachs, Gerard, White, Schüler, Rickel, Bourneville,
Valentin et tant d'autres sur les noyaux gris centraux doivent
mettre hors doute l'existence de centres régulateurs de la ther-
mogenèse.

A son tour la clinique a fait voir depuis Charcot que l'hémorrhagie cérébrale apoplectique, parce qu'elle frappe les corps opto-
striés, détermine une élévation thermique qui dans les cas les
plus graves s'accroît jusqu'à la mort.

De ces faits divers et dans l'état actuel de nos connaissances sur ce sujet, encore entremêlé d'interrogations, il nous semble pouvoir conclure avec MM. Chauiemesse et Podwissotsky (¹)
sque l'excitation d'une vaste région cortico-cérébrale s'étendant
aux parties antérieures et moyennes du corps strié, au calamus,
au noyau caudé, à l'écorce de la partie supérieure de la scissure
de Sylvius, au troisième ventricule, à la couche optique et même
à certaines régions de la moelle peut entraîner une élévation de

---

(1) Les Processus généraux, 1903.

température avec exagération dans la production de la chaleur et dans l'élimination de l'acide carbonique».

L'hyperthermie observée d'une manière générale dans la méningite cérébro-spinale épidémique peut relever, en partie, des altérations de voisinage subies par les centres thermiques corticaux du fait de l'inflammation méningée; mais la raison d'être principale de ce phénomène morbide doit résider surtout dans l'excitation de ces mêmes centres par les toxines microbiennes versées dans le courant circulatoire.

La durée, parfois excessivement longue, de la période pyrétique, le haut degré que le chiffre thermique peut atteindre dans la maladie, les troubles accourus dans le domaine des divers appareils de l'économie, celui des modifications urologiques en particulier, l'analyse, en somme, des diverses métamorphoses nutritives, tout fait croire que la thermogenèse observée dans cette maladie ne relève pas d'un trouble purement nerveux, mais, par contre, trouve son origine dans la toxi-infection générale.

Il est peut être dans l'interprétation de l'hypothermie qui plusieurs fois interrompt la courbe thermique et très souvent s'accentue dans les périodes avancées de la maladie (pour les formes traînantes) que des facteurs de caractère local et différente nature (mécanique ou circulatoire, nutritive, inflammatoire) semblent entrer en jeu amoindrissant ou paralysant les fonctions des centres thermogènes.

Nous voulions parler du syndrome hydrocéphalique, épiphénomène fréquent au cours de la méningite, lequel par la distension ventriculaire qu'il détermine et suivante compression des corps opto-striés doit rendre compte de la dépression thermique qui en forme un des symptômes constitutifs.

Pour ce qui a trait aux centres de l'écorce, il n'est pas difficile d'admettre que l'irritation du cortex due à la présence des exsudats à la surface du cerveau ainsi que les troubles nutritifs du parenchyme nerveux occasionnés par les embarras circulatoires pie-mériens peuvent dans certains cas soit exciter soit affaiblir ou anéantir la fonction des cellules nerveuses.

A côté de cette pathogénie pour ainsi dire mécanique ou locale des altérations thermiques il ne faut pas mettre de côté pour la méningite une influence déjà avérée pour d'autres maladies infectieuses spécialement le choléra et la fièvre typhoïde; le rôle de la virulence de l'infection ou mieux des doses des poisons microbiens agissant d'emblée sur l'organisme. L'on sait que la toxine typhique soluble injectée en faibles doses dans quelques animaux produit l'hyperthermie, et que la même toxine injectée en hautes doses donne lieu à l'hypothermie (Chantemesse).

Le même résultat a été obtenu pour le choléra avec la toxine soluble de Metchnikoff, Roux et Salimbeni, nonobstant cette dernière toxine appartenir au groupe des substances toxiques hypothermisantes (¹).

Cette dernière pathogénie nous a semblé entrer en cause pour quelques cas de notre observation appartenant au premier groupe que nous avons établi, dans lesquels l'hypothermie a coïncidé avec des cas d'extrême gravité.

L'interprétation des intermittences fréquemment observées dans le cycle fébrile ne peut être rappelée qu'à titre de simple hypothèse.

Sera-t-il que l'hyperthermie, due à l'action des poisons microbiens, doive subir parfois des détentes engendrées par l'influence antagoniste des autres facteurs en rapport avec l'inflammation méningée.

Pourra-t-on admettre ici, comme pour d'autres maladies infectieuses, que les paroxysmes et les rémissions aient pour cause des phénomènes péculiers à la vie du microbe dont les successives générations ne sachent impressionner l'organisme qu'à l'acmé de leur développement?

Est-ce que la cellule nerveuse répondra d'une manière intermittente aux sollicitations qui sur elle échoient, quoique d'une manière continue, en vertu d'un phénomène d'accumulation d'énergie?

La réabsorption des toxines microbiennes se fera-t-elle par des étapes plus ou moins éloignées les unes des autres?

Ce sont d'autant de questions que nous nous limitons à poser sans vouloir nous prononcer sur la part que l'un ou l'autre des facteurs rappelés puisse tenir dans la production du phénomène en question.

* * *

Le pouls en général suit comme nous l'avons vu les variations de la température. Nonobstant de fréquentes exceptions ont été

(¹) Chantemesse et Podwissotzky. Lieu cité.

rémarquées, dont la raison d'être doit être demandée, il nous
semble, à des causes multiples.

D'abord l'influence des centres corticaux, et partant des causes
qui sur eux agissent dans l'inflammation méningée, est un fait com-
prouvé en des circonstances les plus variées, parmi lesquelles
nous ferons mention de la faculté qui assiste à certains individus
d'accélérer ou interrompre leurs pulsations sous la seule influence de la volonté [faits de Preyer, Weber, Tarchanoff, cités par
Grasset (¹)].

Du reste outre des circonstances particulières à l'un ou l'autre
cas l'on doit aller chercher l'origine de ces écarts, comme le font
rappeler Chantemesse et Podwissotsky «à l'excitabilité, variable
suivant le malade, du bulbe et du noyau du pneumogastrique, à
l'inégale sensibilité, aux toxines des appareils nerveux intracardia-
ques et enfin aux différences dans l'état de tonicité artérielle et
de la pression vasculaire dont l'exemple plus typique est fourni
par le ralentissement du pouls dans certaines méningites fébriles».

Marche de la maladie

Après avoir fait la description détaillée des symptômes dans
la méningite, nous allons voir comme ils s'enchaînent et se succèdent, dans une vue générale de l'ensemble.

Dans la majorité des cas la méningite s'est manifestée d'une
manière tout-à-fait brusque chez des personnes en bonne santé,
au moment de leurs occupations, pendant le repas ou pendant la
nuit, le sommeil interrompu par l'apparition insolite des premiers
symptômes de la maladie.

Ces symptômes qui ont formé la triade classique du début
sont: les frissons, la céphalalgie et les vomissements, les deux
derniers plus fréquents que le 1er.

Dans quelques cas exceptionnels on a observé l'existence de
prodromes, en d'autres la maladie s'est annoncée par un ensemble de symptômes différents.

Les prodromes ont consisté quelquefois dans un état d'abattement général, fourmillements et douleurs aux membres inférieurs,
arthralgies surtout dans le genoux et épaules. D'autres fois ils
ont consisté en des coliques intestinales et des phénomènes de
gastro-entérite.

(¹) Grasset — Les centres nerveux, 1905.

Chez quelques malades existaient des phénomènes de catarrhe des voies aériennes supérieures quand les premiers symptômes de la méningite firent leur apparition.

Dans un cas l'invasion s'est manifestée subitement par des vomissements, beaucoup de chaleur, prostration, délire et mutisme; dans un autre cas par des malaises, suffocation, mutisme, survenant quelques heures après la céphalalgie, les douleurs générales, les coliques, fièvre et troubles nerveux.

Dans un malade le début s'est fait par une douleur précordiale, survenant le lendemain les vomissements, la céphalalgie et le mutisme. Chez quelques malades il s'est manifesté sous la forme de vertiges et assoupissement. Au début, des vertiges et perte de connaissance ont été observés quelquefois.

C'est surtout dans les cas où la méningite revêt la forme rachidienne que se manifeste le commencement lent par des perturbations de la motilité et de la sensibilité. Dans un malade qui a eu cette forme de méningite, la marche de la maladie a été la suivante: le 1er jour, assoupissement dans les jambes, frissons, tremblements généraux; le lendemain, fièvre, manque d'appétit, constipation; le 3e jour, douleurs dans le dos et dans le cou, signe de Kernig et ensuite vomissements et coliques. La céphalalgie a toujours été peu intense. La maladie a eu une marche traînante terminée par la guérison.

Rattachons maintenant la description de la maladie dans ses formes habituelles.

A l'invasion subite de la maladie manifestée par les trois symptômes énumérés, se succède presque toujours une courte période de rémission, de repos, où les phénomènes du commencement s'apaisent, ou sont substitués par la torpeur ou par l'assoupissement. Cette période subsiste pendant quelques heures et se manifeste en général le 2e jour, quelquefois aussi le soir du 1er jour. Bientôt les symptômes recouvrent ou dépassent l'acuité primitive; les vomissements cessent, mais la fièvre est plus ou moins intense, le pouls suit ou ne suit pas les variations de la température, les phénomènes excito-moteurs et psycho-sensoriels font leur apparition; les convulsions, les contractures, l'opisthotonos, le délire, l'agitation, l'insomnie occupent le premier rang au cadre morbide. Les exanthèmes, spécialement l'herpès et les pétéchies, occupent leurs sièges préférées qui sont les lèvres et le nez. Le ventre et les cuisses se couvrent aussi d'un pointillé ecchymotique.

La constipation est tenace, la langue, sèche, se rend bientôt pâteuse; le manque d'appétit et la soif accompagnent les autres troubles des voies digestives. Cet état se maintient pendant un nombre variable de jours, ordinairement une semaine, s'atténuant ensuite dans les cas bénins ou cessant d'une manière complète, tout-à-fait rapide et inattendue, d'un jour à l'autre.

Nous avons vu dans les cas plus graves la maladie revêtir la forme convulsive, les accès se succédant à de courts intervalles et conduisant à la mort dans peu de jours ou même en quelques heures. La mort survient alors dans l'asphyxie déterminée par la tétanisation du diaphragme.

D'autres fois l'amélioration des symptômes se manifeste mais d'une manière passagère et l'intensité des premiers symptômes revient par des crises plus ou moins violentes et espacées. L'amaigrissement fait alors des progrès, l'état de décadence organique se fixe, la diarrhée alterne avec la constipation, le sensorium est profondément troublé et donne place à l'inconscience dans l'évacuation des excreta; la surdité et la cécité sont fréquentes.

Les perturbations du sensorium se manifestent encore par l'état de mutisme et d'assoupissement où les malades sont plongés. Quelquefois ce n'est pas le mutisme qui se manifeste, mais l'aphasie proprement dite.

Les membres inférieurs contractés, sont le siège de tremblements et de sursauts. Des atrophies musculaires et les escarres se manifestent dans les formes prolongées de la maladie.

La fièvre, la céphalalgie et les vomissements apparaissent encore par accès de temps en temps. La céphalalgie prend quelquefois un caractère intermittent. Quelques malades parviennent à réagir contre cet état d'affaiblissement général de toutes les fonctions organiques, mais en général la mort survient dans le marasme le plus complet.

L'observation de José Moraes que nous publions à propos de la convalescence retardée et de la restitution ad integrum, après des lésions graves et prolongées, explique la guérison dans ces formes retardées de la maladie.

L'observation qui suit, également intéressante par la variété des symptômes et par l'évolution spéciale de quelques uns de ces symptômes (pouls, température), est un cas bien démonstratif de la forme traînante de la maladie. La maladie dura 4 mois et se termina par la mort.

Avelina — 15 ans — fille de Francisco Barcellos — Portimão. Elle tombe malade le 11 juin à 1 heure du soir, avec céphalalgie frontale et vomissements bilieux fréquents. Le 11 elle continue à se plaindre de mal de tête, les vomissements continuent. Délire. Le 14 je vais la voir pour la première fois.

Elle n'a pas un décubitus constant. Elle se tourne souvent dans le lit, mais avec difficulté à cause de l'opisthotonos qui est déjà accentué. La langue est pâteuse, blanche aux bords, et foncée au centre. 72 pulsations régulières et faibles; température 38°,5. Elle a pu dormir la nuit et n'a pas uriné. Le délire est constant, mais elle répond aux questions après de vives instances. La nuit, le pouls est à 80 et la température à 38°,5; elle urine et dort un peu.

Le 15 le pouls est à 64, régulier, et la température à 38°. Elle n'a plus vomi et n'a pas évacué. Le délire continue et elle chante parfois. L'opisthotonos est bien accentué. Elle a le signe de Kernig et aussi une éruption herpétique, tout près du nez et des commissures. Le soir le pouls est à 80°, irrégulier, temp. 38°,3.

Le 16 elle se plaint de céphalalgie plus violente et de rachialgie spontanée et à la pression; le matin, pouls 96, temp. 39°, le soir, pouls 88, temp. 38°,2. Elle se plaint de douleurs dans tout le corps et elle a des hallucinations de la vue. Le 18 les mêmes phénomènes douloureux continuent. L'opisthotonos est plus accentué et la tête fait un angle droit avec l'épine. Le délire persiste. Le matin pouls 72, temp. 38°,9, le soir pouls 84, temp. 39°,1. Elle dit voir des animaux dans le toit et des voleurs dans le mur. Le 19 le même état persiste. Elle a dysurie avec ténesme. Le matin pouls 88, temp. 39°,1, le soir pouls 100, temp. 38°,1. Le 20, le même état. Décubitus latéral avec douleur dans le côté du décubitus. Elle a les jambes fléchies et l'extension est assez difficile. Le signe de Kernig persiste et l'opisthotonos aussi. La malade se conserva dans cet état jusqu'à la fin du mois. En juillet elle eut:

Le 1	pouls = 118 temp. = 37°,7		Le 2	pouls = 102 temp. = 37°,4
Le 3	pouls = 110 temp. = 37°,7		Le 4	pouls = 110 temp. = 37°,5
Le 5	pouls = 110 temp. = 37°,2		Le 6	pouls = 108 temp. = 37°,3
Le 7	pouls = 112 temp. = 38°		Le 8	pouls = 120 temp. = 38°,9

À 1 heure et à 8 heures du matin elle a des frissons et ensuite fièvre, bâillements et accroissement de la céphalalgie. Le 9, pouls 112, temp. 39°. Le 10, pouls 120, temp. 39°,2. Ce jour la malade a du délire, elle chante et crie avec des douleurs. Le 11, pouls 104, temp. 37°. Ce jour là elle a de la céphalalgie violente, rachialgie, entéralgies, délire, hoquets et vomissements. Le 12, pouls 120, temp. 39°,3, accompagnant la céphalalgie, la rachialgie, l'otalgie, le grincement de dents, dyspnée et polypnée. Le 13, pouls 92, temp. 36°,8. Elle dort pendant la nuit. Le 14, pouls 116, temp. 38°,7. La malade a du délire pendant le jour, mais reste tranquille pendant la nuit. Le 15, pouls 100, temp. 38°. Le 16, pouls 100, temp. 37°,8. Le 17, pouls 64, temp. 37°. Ce jour la malade a des attaques convulsives, tremblements, grimaces, revirements des yeux. Elle paraît ne pas entendre. La déglutition est difficile. Le 18, la malade n'a pas été observée. Le 19, pouls 104, temp. 36°,7. Elle est consciente, avale plus facilement et appelle sa sœur. Le 20, elle a le pouls à 112, la temp.

à 38°,8, des vomissements et céphalalgie. Le 21, pouls 116, temp. 37°,5. Délire et cris de douleurs. Le 22, pouls 100, temp. 37°. L'état est le même. Le 23, pouls 100, temp. 37°. Collapsus dysphagie, réponses tardives et quelques cris de douleurs. Le 24, pouls 120, temp. 39°,8. Elle est aveugle et a des tremblements musculaires aux membres. Le 25, pouls 120. Apyrexie. Elle persiste aveugle avec délire, mais n'a plus de l'opisthotonos. Le 26, pouls 140, temp. 39°,1, respiration à 38. Aveugle avec délire. Le 30, pouls 132, temp. 37°,9, aveugle. Elle a des convulsions, parle avec difficulté et seulement après des instances. Elle dit ne pas avoir de grandes douleurs.

Août. Le 8 août la malade recouvre la vue, l'état se conservant le même. Elle a mydriasis, paresse pupillaire et elle jette des cris de douleur, l'on observe l'inconscience et on constate qu'elle ne peut garder ni les fèces ni les urines. Le pouls oscille entre 100 et 120, la température se conserve normale jusqu'au 7. Ce jour-là le pouls était à 94. Les névralgies sont plus ou moins fortes, elle a du délire et parfois des crises de dyspnée et de douleur précordiale. Les tons cardiaques ont diminué d'intensité. La rachialgie s'aggrave parfois. On observe des contractures de flexion aux membres inférieurs que la malade étend incomplètement et au prix de vives douleurs. Cependant la malade paraît mieux, dort un peu, parle et mange avec quelque appétit.

Les escarres de décubitus qui se sont formées dans les fèces sont moins étendues et ont meilleur aspect.

Septembre. L'état général s'améliore jusqu'au 15 avec des phénomènes douloureux qui se manifestent avec des alternatives (céphalalgie, rachialgie, névralgie). La malade se conserve apyrétique. Le pouls est toujours fréquent à 100 et plus. Le 16, la malade a eu de l'angoisse précordiale avec polypnée et elle reste paralytique des 4 membres.

Le sensorium n'a pas manifesté des altérations, la malade était presque toujours silencieuse mais elle répondait et quelquefois s'intéressait à sa mère pour lui demander différentes choses ou bien pour se plaindre, ce qu'elle faisait avec jugement. Depuis ce jour-là les crises d'angor précordial et la dyspnée se sont répétées souvent. Elle reste paralytique et insensible, ne pouvant pas retenir les fèces. Elle s'alimente insuffisamment. On voit apparaître des œdèmes aux membres inférieurs s'étendant ensuite aux membres supérieurs et à la face. Au commencement du mois d'octobre la malade se conserve dans le même état, ensuite elle tombe dans un marasme absolu qui se maintient jusqu'au commencement de novembre et elle meurt.

Rémissions, rechutes et récidives. — Les rémissions et les rechutes constituent deux catégories de phénomènes les plus fréquents et les plus intéressants dans la marche évolutive de la méningite.

De la rémission qui survient souvent quelques heures après le début, plus habituellement le 2e jour, nous en avons déjà parlé dans l'étude des températures. La température est le symptôme qui profite le plus souvent de cette rémission quand il n'est pas le seul dont l'amendement se produit.

Pendant la période aiguë de la maladie de nouvelles rémissions peuvent survenir et en quelques cas si complètes et prolongées

que les malades se croient guéris, arrivant à se lever. Dans les
rechutes qui se suivent on peut observer la mort comme dénouement. La remission peut exister même dans les formes d'une
courte durée et se terminer par la mort. L'observation qui suit
confirme cette assertion.

José — 3 ans, fils de José Nicolau Alves. Il tomba malade le 4 mars après
être sorti avec une sœur. Dans la rue il s'évanouit subitement. On l'apporte chez
lui et après être couché il s'endort. Peu de temps après il s'éveille avec une fièvre
intense, céphalalgie et tremblements. Il a des vomissements bilieux, faciles. Je l'ai
vu pour la première fois à 9 heures du soir. Il n'avait pas un décubitus fixe parce
qu'il se conservait inquiet, ayant les yeux fermés et les pupilles en mydriasis. Il
avait des douleurs oculaires et le pouls était à 124. Respiration 40 Température
38o. Le pouls et la respiration étaient réguliers. Le 5 à 8 heures du matin il était
apyrétique; assis sur le lit il parlait et riait. Le soir il commence à avoir chaud et
demande de l'eau. De grand matin, la mère constate des convulsions et il est très
fébrile. Le médecin demandé avec promptitude le trouve mort.

Les rechutes sont des phénomènes qui arrivent presque toujours à la fin des formes prorogées. Quelquefois elles paraissent
traduire l'étendue de la méningite jusqu'à des zones non encore
explorées et que nous avons déjà signalées en décrivant la méningite rachidienne. Les rechutes peuvent être tardives, et survenir
dans la convalescence ou plusieurs jours après le malade se considérer guéri. La malade n.º 86 de Cabrita — Francisca, 15 ans,
douze jours après la disparition de la céphalalgie, de l'opisthotonos
et des autres symptômes de la maladie, eut une rechute où les
troubles excito-moteurs, les douleurs et la fièvre revinrent, prolongeant la maladie pour 15 jours encore. Dans cette réapparition de
la méningite les symptômes prédominants avaient une empreinte
spinale.

Les *récidives*, beaucoup plus rares que les deux phénomènes
précédents, les peuvent cependant exister dans la méningite épidémique.

Nous avons eu la confirmation de ce fait:

Francisca, 11 ans, tomba malade le 24 avril de 1901 avec la méningite en
même temps qu'une autre sœur et dans une maison où un mois auparavant un frère
avait succombé victime de la même maladie. Cette petite fille présentait une forme
de maladie parfaitement caractérisée laquelle eut une durée d'un mois à peu près,
se terminant le 28 mars.

Pendant le mois de juillet suivant elle fut malade pendant 2 jours avec de
la céphalalgie, des vomissements et fièvre. Elle paraissait complètement guérie à la
fin d'août quand elle fut observée; elle conservait seulement un certain degré d'af-

faiblissement dans les jambes. Jusqu'en février elle ne présentait aucun signe de maladie; alors elle tombe de nouveau malade avec vomissements et céphalalgie qui augmentent tous les jours; le 15, l'état est grave, les deux symptômes persistent isolés jusqu'au 22, où l'herpès labial fait son apparition. Elle n'a pas de rigidité à la nuque, mais présente le signe de Kernig. La température se conserve presque toujours normale (37°,5) et le pouls sans altérations. La céphalalgie persiste jusqu'au 28.

Dans quelques cas il est bien possible que nous n'ayons pas affaire à une récidive, dans toute la force du mot, mais à un état d'inflammation chronique des méninges qui peut s'harmoniser avec l'intermittence symptomatologique. La confirmation se trouve dans l'observation publiée par Patois et Dehon (dans la *Semaine médicale*, n.º 20-1905). Cette observation, que les auteurs décrivent avec le nom de méningite séreuse à rechutes, concerne une femme de 35 ans qui a souffert pendant 2 ans, présentant des crises séparées par des intervalles plus ou moins grands. La maladie a présenté la forme ambulatoire et s'est terminée par la guérison. Le liquide obtenu par la ponction a révélé l'existence des meningococcus en des cultures pures.

Convalescence. Séquelles. La convalescence a été en général retardée surtout dans les cas où les symptômes nerveux et la fièvre ont atteint une grande intensité et aussi dans les formes traînantes où la misère physiologique a laissé de profonds signes.

Le retour de la céphalalgie et aussi des vomissements sous la forme d'accès d'une courte durée est fréquent dans la convalescence. L'état psychique se modifie et cette modification persiste pendant des mois et des ans; elle consiste dans un certain degré d'imbécillité, d'anémie, de torpeur intellectuelle et de bizarrerie dans le caractère. Une de nos malades, dame de 22 ans, nous disait il y a peu de temps qu'elle était en train d'écrire un livre pour les aveugles; elle s'habille avec des toilettes extravagantes d'un goût enfantin et elle est devenue extrêmement impressionnable.

Sur le sujet des troubles mentaux comme reliquat de la méningite nous possédons une observation qui nous a été obligeamment offerte par l'illustre secrétaire général de ce Congrès, M. le professeur Miguel Bombarda. Cette observation concerne un individu âgé de 32 ans, cordonnier résident à Lisbonne; il eut une forme très grave de méningite avec paralysies aux muscles des yeux, paralysie faciale, pétéchies, ecchymoses dans tout le corps, pus épais au canal rachidien. Il fut soigné par notre illustre collègue Carlos França qui employa avec grand succès un traitement par des ponctions et des injections dans le canal rachidien.

Le malade sortit de l'hôpital le 2 juillet et plus tard il fut observé par l'érudit directeur de l'hôpital de Rilhafolles qui possède les notes suivantes:

Signales psychiques: oreilles remarquablement déprimées, lobule en pointe, adhérente.

Habitudes alcooliques avant la méningite. Cancer syphilitique il y a 7 ou 8 ans avec des accidents secondaires. Après la maladie il est devenu très irritable. Depuis le 10 octobre jusqu'au 16 décembre il eut des attaques nerveuses restant très abattu, le corps froid, les yeux couverts, voulant sortir dans la rue à toute force.

Ensuite est survenue une amnésie incomplète. Il parlait facilement et il était intelligent pour les choses simples. Il avait aussi une impression douloureuse dans la nuque et dans la tête.

Il ne présentait ni anesthésies ni analgésies. A l'observation les yeux révélaient une inégalité pupillaire avec rétrécissement dans l'œil gauche où existait aussi une petite taie; les réactions pupillaires se faisaient bien, la vue n'était pas affectée et les réflexes se sont conservés normaux.

La parole était claire sans tremblement ni perturbations, à peine un léger tremblement dans la langue. Il n'avait pas d'engorgements ganglionnaires. Cet état se conserva jusqu'au 25 juillet 1904, époque de la dernière observation: Toujours amnésique, indifférent, avec inaptitude pour le travail.

Il lit et écrit des lettres simples les rédigeant avec peu de fautes. Le traitement toujours varié fut inefficace.

Les signes décrits dans cette observation concordent complètement avec les phénomènes identiques que quelques uns de nos malades présentaient en général avec caractère temporaire, dans les premiers mois qui suivaient la maladie. Chez deux enfants que nous avons soignés et qui sont restés sourds, la surdité a sans doute contribué à empêcher le développement des facultés intellectuelles et à conférer l'aspect d'imbécillité qu'ils ont encore aujourd'hui. L'arrêt des fonctions ou altérations plus ou moins profondes de la vue et de l'ouïe ont été observées par nous assez souvent.

Les troubles de l'ouïe ont été de tous les reliquats de la maladie ceux que nous avons observés le plus souvent. Nous ne parlons pas de la simple diminution de l'ouïe, mais de la surdité double et complète que nous avons eu neuf fois comme reliquat de la maladie. La cécité double et absolue sans lésions appréciables est survenue dans un cas dont nous avons déjà parlé. La cécité déterminée par des lésions inflammatoires a toujours été mono-oculaire et fut observée 3 fois par iridochoroïdite, une fois par trouble des milieux oculaires et dans tous les autres cas par kératite panneuse. Quelques malades sont restés souffrants d'amblyopies, affaiblissement de la vue, surtout pour distinguer les objets plus éloignés.

Dans un de ces malades, le même qui eut de la cécité permanente dans un des yeux, déterminée par le trouble de l'humeur aqueuse et depuis inflammation des membranes oculaires, l'amblyopie s'accompagnait de mydriasis. Les autres séquelles observées furent le strabisme double et convergent, des parésies et des paralysies.

La malade Vitalina, 7 ans, Portimão, 1903, est resté paraplégique, avec absence du réflexe rotulien, mais sans perturbations sphinctériennes. Les atrophies musculaires se sont manifestées dans un seul cas, Manoel dos Reis, 4 ans, qui eut une atrophie des péroniers latéraux dans une jambe et qui, je crois, la conserve encore.

Du reste, dans les cas que nous avons observés, la restitution intégrale de toutes les fonctions de l'organisme a été de règle. Un des cas les plus remarquables de guérison complète fut celui de João Moraes, qui s'est guéri d'un cas très grave et prolongé, ayant eu hémiplégie et aphasie pendant 4 mois et étant dans de très mauvaises conditions de vie; mauvais logement, mauvaise alimentation et n'inspirant à personne l'espoir de le sauver. Nous insérons ce cas comme très intéressant:

José Moraes — 12 ans — Portimão (observation de Cabrita). Ce garçon, fils d'un aliéné interné à Rilhafolles et d'une femme faible d'esprit mise en tutelle pour prodigue, tombe subitement malade le 17 janvier, avec un grand frisson, mal de tête et peu après vomissements. A une heure de la nuit, après une attaque de convulsions générales avec revirement des yeux, visions et délire, cesse de parler et reste avec la tête rejetée en arrière. Les jours suivants les convulsions se répètent et le 5e jour il reste hémiplégique du côté droit. Il ne peut retenir les urines et les fèces depuis le commencement de la maladie.

L'opisthotonos a duré 5 ou 6 jours. L'aphasie est disparue au bout de 4 jours, mais 24 heures après elle revient et le malade se plaint de ses souffrances par des cris inarticulés et aussi par des gestes. Il a des grincements de dents et trismus la 2e semaine. Le ptyalisme est apparu, le malade expulsant une salive foncée et fétide.

Il n'est pas possible de lui voir ni la langue, ni la bouche qu'on ne peut pas parvenir à ouvrir. L'anorexie a été persistante. Au commencement le trismus et la dysphagie, qui ont accompagné l'opisthotonos, rendaient assez difficile l'alimentation; quand il put avaler à force d'instances, on parvint à lui faire prendre quelques aliments. Il n'avait pas soif et la fièvre était peu élevée. Le pouls est resté entre 85 et 120. La respiration, hors les crises, était régulière. Il continuait à ne pas pouvoir retenir les fèces pendant toute la durée de la maladie.

Il eut des escarres, étendues et profondes. Il est resté hémiplégique et aphasique jusqu'au 15 mai. Il prononçait à peine les mots : mère, meguem, meguem.

Les mouvements de flexion des jambes étaient très douloureux. Le 15 mai il eut une nouvelle attaque de convulsions générales, vomissements, fièvre, suivis de résolution musculaire. Cet état persiste pendant 3 à 4 jours. Après il put faire quelques mouvements avec la jambe et le bras paralysés et dire quelques mots.

Au bout de huit jours il se leva et étant habillé on le fit asseoir sur une chaise. Après quelques frictions il commença peu à peu à faire des mouvements avec les bras qui étaient paralysés et à marcher soutenu par quelqu'un et ensuite tout seul. La parole devint plus claire. Quelques mois après il marchait et parlait bien, mais la voix reste un peu voilée. L'intelligence est intacte.

Terminaison de la maladie

La guérison avec ou sans défaut organique ou fonctionnel est le dénouement plus fréquent dans la méningite.

Cependant la mort survient dans 40 % des cas et ses causes immédiates diffèrent dans les différentes formes de la maladie et aussi d'un cas à l'autre.

Dans les formes hyperaiguës, où la maladie a une durée de quelques heures et où l'organisme est, pour ainsi dire, terrassé par la violence de l'attaque, la mort survient dans le coma, dans l'état de syncope ou subitement par entravement ou inhibition des grandes fonctions de l'économie, produite peut-être par une intoxication des centres respectifs.

Dans les formes convulsives, le mécanisme de la mort est l'asphyxie par tétanisation du diaphragme et immobilisation du thorax par des contractures.

Dans un grand nombre de cas les perversions nutritives des centres nerveux occasionnées par l'inflammation méningienne déterminent le syndrome bulbaire au milieu duquel survient la mort.

La faiblesse du myocarde, la congestion et l'œdème pulmonaires, constituent les derniers accidents dans quelques cas.

L'œdème de la glotte précède quelquefois le dénouement fatal. La myocardite, l'asthénie générale, le collapsus, le coma, les escarres, l'inanition conduisent à la mort dans les formes prolongées de la maladie.

Durée de la maladie

Les cas heureux, de guérison, diffèrent beaucoup comme durée avec les cas mortels.

C'est ainsi que pour les individus guéris, le chiffre moyen des jours de maladie a été de 40, et pour les morts de 14,5.

Cette différence devient plus frappante si nous étudions l'élément morbide en question, semaine par semaine.

Nous avons obtenu les chiffres suivants:

Guéris pendant la 1re semaine	(1er au 7e jour)	—	3 cas
» » » 2e »	(8e » 15e »)	—	10 »
» » » 3e »	(16e » 22e »)	—	18 »
» » » 4e »	(23e » 29e »)	—	8 »
» » » 5e »	(30e » 36e »)	—	18 »
» » » 6e »	(37e » 42e »)	—	3 »
» » » 7e »	(43e » 49e »)	—	4 »
» » » 8e »	(50e » 56e »)	—	2 »
» » » 9e »	(57e » 63e »)	—	7 »
» » » 10e »	(64e » 70e »)	—	1 »
Du 3e au 6e mois			6 »

De l'examen de ces chiffres résulte ceci:

1.º Les guérisons sont rares la première semaine.

2.º Le plus grand nombre de guérisons survient au commencement de la 3e semaine jusqu'à la fin de la cinquième.

On peut conclure de ceci que la durée habituelle de la maladie est dans les cas heureux de 16 à 35 jours.

3.º Dans la période qui s'étend du 3e au 6e mois, se trouvent encore quelques cas de guérison et la cause d'une si considérable prolongation de la maladie est l'existence de séquelles d'une longue et difficile réparation comme les paralysies et les escarres.

Procédant à la même analyse pour les cas de mort on trouve le partage suivant:

Morts pendant la 1re semaine 32. De ces 32, 20 sont morts dans les 3 premiers jours.

Morts pendant la 2e	semaine	....	4
» » » 3e	»	....	5
» » » 4e	»	....	9

Morts pendant la 5e ....   »   4
    »   »   » 6e..............   »   1
    »   »   » 7e..............   »   1
    »   »   » 8e..............   »   2
    »   »   » 9e, 10e, 11e..... »   2
    »   avec 3 mois de maladie..................... 1
    »   »   4   »   »   1

On voit ici que la mortalité est maxima dans la première
semaine (32 sur 55 qui est la totalité), c'est-à-dire 58 % de morts
surviennent dans la première semaine de cette maladie.

Du 15e au 30e jour la mortalité est considérablement inférieure,
4, 5, 2, 4, pour chaque période de 7 jours.

La mort dans ces premières périodes est due à l'intensité et
étendue de l'inflammation méningienne, dans quelques cas à l'encéphalite et myélite concomitante et en général aux conséquences
de la suppuration des enveloppes (injections, compressions, adhérences).

Dans les périodes plus avancées, la mort survient dans le marasme, au milieu de la plus complète misère organique et fonctionnelle, ou déterminée par des infections secondaires.

Anatomie pathologique

Les constatations nécropsiques dans les cas fulminants ou
dans ceux qui ont revêtu une marche très aiguë peuvent être négatives ou se réduire à des altérations peu importantes, sans aspect caractéristique: simple état congestif de la pie-mère, œdème
sous-arachnoïdien, exsudats séreux.

Quelquefois, au contraire, la présence de pus sur les méninges est excessivement précoce, ayant été remarquée dans des cas
qui ont évolué à peine en quelques heures. Ce fait avait déjà été
signalé dans les épidémies anciennes. Casimir Broussais, entre
autres faits démonstratifs de cette assertion, relate un cas de suppuration en 15 heures. Tourdes en cite un autre de suppuration
en 24 heures. Récemment Birch-Hirschfeld a trouvé une formation
de pus épais sur les méninges 8 heures seulement après l'apparition des accidents morbides, et Gordon encore plus tôt, au bout
de 5 heures.

Les faits constatant l'existence de la suppuration méningée
au bout de 24, 36 heures sont déjà moins rares (cas de Schern,
entre autres).

De telles formations, cependant, ne sont point la règle, et les phénomènes congestifs des méninges et de la substance nerveuse subjacente, ainsi que de simples exsudations séreuses plus ou moins abondantes, résument toutes les altérations dans ces formes hypperaiguës.

Dans la généralité des cas appartenant aux formes communes de la maladie, les lésions rencontrées consistent, pour la dure-mère, dans l'état congestif de cette membrane au niveau du rachis tout en conservant son intégrité dans le crâne.

L'arachnoïde se montre parfois transparente et intacte, plus souvent friable et terne.

La pie-mère se présente épaissie et congestionnée, recouverte par les exsudats qui remplissent les espaces subarachnoïdiens. Elle est parfois le siège d'hémorrhagies. Le pus plus ou moins épais, plus ou moins visqueux, variant en coloration du gris jaunâtre à la teinte verdâtre, forme quelquefois une couche continue à la surface des centres nerveux; plus souvent il se présente disséminé en petits îlots, plus nombreux sur le trajet des vaisseaux; il remplit les sillons de la surface de l'encéphale, entoure les nerfs ou pénètre dans leurs gaines, s'infiltrant même dans l'épaisseur des troncs nerveux.

Quelques anatomo-pathologistes signalent la prédominance des lésions de la convexité; c'est même en cela que résiderait un des caractères distinctifs entre cette méningite et la méningite tuberculeuse: la vérité, pourtant, c'est que la base est plus fréquemment atteinte que la convexité, ou, du moins, les lésions y sont toujours plus prononcées.

Les organes de la face inférieure du cerveau, surtout le chiasma, la glande pituitaire, les faces antérieures de la protubérance et du bulbe, les pédoncules cérébraux, sont le siège habituel des exsudats.

La fente de Sylvius est le lieu préféré des exsudats, d'après l'avis de la plupart des observateurs.

Carlos França, dans son rapport déjà cité sur l'épidémie de Lisbonne, confirme la fréquence de cette localisation.

Durant la récente épidémie de Silésie, Westenhoffer, dans les examens nécropsiques auxquels il a procédé, est arrivé à des résultats un peu discordants de ceux qui sont généralement admis.

Ainsi, dit cet illustre médecin, «contrairement à ce qui s'observe dans la méningite tuberculeuse, les lésions méningées épargnent toujours la scissure de Sylvius. L'exsudat qui s'étend parfois à la plus grande partie des hémisphères se coagule dans les mailles de la première, tandis qu'il demeure liquide autour des vaisseaux. »

Sur un point, l'accord existe entre Westenhoffer et les autres observateurs: c'est qu'ils reconnaissent que les lésions de la base l'emportent sur celles de la convexité, et que l'hypophyse, considérée par cet auteur comme le point de départ de l'inflammation méningée, est toujours ou presque toujours touchée.

Dans l'intérieur du canal rachidien la suppuration manque, très souvent; parfois elle existe sous la forme de fausses membranes recouvrant la face postérieure de la moelle, principalement au niveau de la dilatation lombaire.

La substance du cerveau et de la moelle peut se présenter normale, au moins en face du simple examen microscopique; dans nombre de cas elle est le siège d'aires de ramollissement, de petits abcès, de congestions et d'hémorrhagies.

Carlos França a trouvé plusieurs fois sur les coupes de l'encéphale et dans les formes aiguës de la maladie des pétéchies s'agglomérant de manière à former des plaques de forme régulière dont le volume variant d'une tête d'épingle à un grain de vesce. Des foyers hémorrhagiques s'ouvrant quelquefois dans les ventricules ont été observés.

Le liquide céphalo-rachidien est presque toujours augmenté en quantité, ce qui constitue un des caractères les plus saillants de la méningite épidémique, et, parfois, la seule lésion apercevable à l'autopsie, comme nous l'avons reconnu dans un cas rapporté plus loin.

Le liquide, dans quelques cas transparent et incolore, se montre en général louche et floconneux, d'une coloration jaunâtre ou orangée.

Dans les autres organes il y a des lésions, pour la plupart dues à la généralisation de l'infection, dont l'agent producteur — le méningocoque — a été trouvé dans le sang, ainsi qu'au siège des diverses déterminations (crachats de la broncho-pneumonie, liquide purulent des arthrites, etc.).

Les inflammations articulaires et péri-articulaires, suppurées ou non, constituent une de ces déterminations, laquelle a été présentée par plusieurs de nos malades, qui se sont tous guéris.

Dans les cas où les arthrites ont donné lieu à l'évacuation de pus, on a remarqué la coïncidence de ce phénomène avec une détente des divers symptômes, excepté la fièvre, qui, au contraire, éprouvait une exacerbation.

Des péricardites et des endocardites, accompagnées ou non de formations purulentes, sont aussi des faits dont l'existence ressort de plusieurs observations.

Carlos França, chez les malades de Lisbonne, a rarement rencontré la péricardite suppurée; par contre, des lésions hémorrhagiques sous la forme de pétéchies siégeant au feuillet viscéral ont été observées.

L'endocarde se montrait, en général, pâle et mate avec des épaississements sur les bords des valvules.

Le myocarde rarement s'est montré dégénéré.

Du côté de l'appareil respiratoire, parmi nos malades, peu ont présenté des signes nets de pneumonie ou de broncho-pneumonie, mais plutôt des phénomènes de splénisation des bases.

Dans les malades de Lisbonne des noyaux isolés de broncho-pneumonie, ainsi que des foyers hémorrhagiques, ont été trouvés à l'autopsie.

Le foie, d'après Carlos França, non seulement s'est montré congestionné et grossi, mais il a été le siège de plaques jaunes ou laiteuses, ordinairement superficielles.

La rate est très souvent hypertrophiée, et devient le siège d'hémorrhagies; rarement elle est diffluente.

Les reins présentent des lésions dégénératives et des hémorrhagies qui s'étendent parfois à la vessie (Carlos França).

Les hémorrhagies capillaires de la peau déterminant depuis les simples sugillations jusqu'aux pétéchies plus ou moins larges, ont été décrites dans la symptomatologie, aussi bien que l'épistaxis, le mélaena, l'hématurie.

Enfin les phénomènes de nature hémorrhagique forment un trait saillant dans l'histoire anatomo-pathologique de la maladie.

Nous les croyons en rapport avec la nature infectieuse de la méningite épidémique en portant notre attention sur leur habituelle coïncidence avec les phénomènes dégénératifs des parenchymes et sur leur analogie avec des manifestations identiques observées dans d'autres maladies éminemment infectieuses, telles que la fièvre typhoïde, le typhus, etc. Nonobstant il ne faut pas oublier qu'une pathogénie purement nerveuse peut être invoquée dans quelques cas pour des phénomènes analogues survenus dans d'autres maladies non infectieuses. C'est ainsi que dans les cas de mort par apoplexie (hémorrhagie, ramollissement cérébraux) des hémorrhagies dans les viscères et des ecchymoses sur les séreuses ont été observées.

De même l'expérimentation physiologique a fait voir que la section de la protubérance, du corps strié, du pédoncule cérébral et de la moelle allongée, est suivie d'hyperhémies et d'épanchements sanguins dans les poumons, les plèvres, l'estomac, les intestins, les reins (exp. de Schiff, Brown-Séquard, Ebstein, Klosterhalfen).

La plupart des cas, tant de notre observation directe que de celle des confrères qui ont eu l'obligeance de nous communiquer l'histoire clinique de leurs malades, ont trait à des individus non hospitalisés, d'où il s'ensuit que le nombre d'autopsies réalisées a été très restreint.

Les constatations faites ne permettent donc pas de tirer des conclusions d'un caractère général et de marquer ainsi l'empreinte anatomo-pathologique de la maladie.

Nous nous en tiendrons, alors, à faire une simple mention des lésions trouvées dans les cas où nous avons pu faire des constatations *post-mortem*.

Dans un cas de marche hyperaiguë qui a évolué en trente heures, l'examen nécropsique a démontré l'existence d'une forte congestion des vaisseaux méningiens, ainsi que des plexus choroïdiens. Sur la surface des hémisphères on remarquait, de distance en distance, de petites plaques ecchymotiques, au niveau desquelles la pie-mère et l'arachnoïde se trouvaient adhérentes. Dans les espaces arachnoïdiens et dans les ventricules, le liquide céphalo-rachidien se présentait normal, en aspect et quantité. La congestion méningée et les adhérences se prolongeaient vers le rachis, étant plus prononcées au niveau de la région cervicale de la moelle.

Les coupes pratiquées dans l'épaisseur de l'encéphale et de la moelle n'ont fait voir rien d'anormal.

Les divers organes et appareils n'ont pas présenté de lésions spéciales.

Chez un autre individu, une femme de 18 ans, chez qui la mort est survenue le 5e jour, et qui a présenté une forme aiguë, hyperpyrétique et convulsive de la maladie, l'examen des cavités crânienne et rachidienne n'a révélé l'existence de pus en aucun point, mais seulement une intense congestion des méninges, la dure-mère comprise, lesquelles étaient en même temps adhérentes. Le liquide céphalo-rachidien, trouble et grandement accru, distendait les ventricules.

Un autre examen a trait à un garçon de 10 ans qui a eu la

symptomatologie habituelle de la maladie: commencement brusque par céphalalgie et vomissements, suivis d'agitation, délire, de convulsions généralisées, avec retournement des globes oculaires, congestion des conjonctives. Température normale. Il a eu la rigidité de la nuque et le signe de Kernig. *Jamais il n'a manifesté des troubles de la vision.* Il est mort au 5e jour.

L'autopsie a montré l'existence d'une grande congestion des méninges et d'un pointillé hémorrhagique très abondant dans la substance cérébrale. Surabondance du liquide céphalo-rachidien qui avait l'aspect trouble, et dilatation ventriculaire.

En outre de ces phénomènes, une épaisse couche de pus occupait la base de l'encéphale, dont il remplissait les dépressions. La protubérance, les pédoncules, le bulbe en étaient recouverts, mais la moelle épinière en était exempte.

La fausse membrane purulente entourait le chiasma et les nerfs optiques, passant au travers de la fente sphénoïdale et arrivant jusqu'aux globes oculaires.

Dans la cavité rachidienne il n'y avait pas de pus, et les méninges elles-mêmes ne présentaient pas de signes évidents de congestion. Le liquide céphalo-rachidien conservait l'aspect trouble déjà décrit.

Finalement une quatrième malade, femme de 60 ans, chez laquelle la maladie a pris une forme prolongée, avec les symptômes habituels: céphalalgie, vomissements, fièvre élevée au début, rigidité de la nuque, signe de Kernig, contractures en flexion, mutisme, immobilité, surdité incomplète, vision parfaite; ensuite rachialgie spontanée, et à la pression, des douleurs aux membres, dont les mouvements étaient très limités. Émission involontaire d'urine, délire, affaiblissement progressif, escarres à la région sacrée et fessière. Mort après 91 jours de maladie. À l'autopsie on n'a reconnu qu'une grande quantité de liquide céphalo-rachidien, d'un aspect trouble. Les méninges n'étaient pas adhérentes, elles n'étaient pas non plus congestionnées, ni recouvertes de pus. La substance cérébrale ne présentait rien d'anormal. Une portion du liquide céphalo-rachidien a été prélevée et envoyée à l'Institut bactériologique. L'analyse a permis de découvrir l'existence des méningocoques de Weichselbaum.

Parmi ces observations, la 3e surtout est très intéressante en ce qu'elle présente le fait curieux que les nerfs optiques se montrent entourés d'une gaîne de pus, depuis le chiasma jusqu'aux globes oculaires, bien que le malade eût toujours accusé l'inté-

grité de la vue. La dernière montre que dans les formes chroniques les phénomènes inflammatoires peuvent disparaître complètement, ne laissant d'autres traces (visibles à l'examen macroscopique) que l'hydrocéphalie, laquelle, pour sa part, peut conduire
à la mort.

Dans les formes hyperaiguës exemplifiées dans notre première
observation, les lésions consistent en général en de simples phénomènes congestifs, et en de petites hémorrhagies de la pie-mère avec
ou sans adhérences de cette membrane, et dans l'augmentation du
liquide céphalo-rachidien.

Diagnostic

Malgré la diversité de formes et de symptômes, le diagnostic
de la méningite épidémique est en général facile. Le commencement aigu de la maladie et la presque uniformité des symptômes
par lesquels ce début se signale — la céphalalgie, les vomissements, les frissons — l'apparition à bref délai de la rachialgie, de
la rigidité de la nuque, de l'opisthotonos; celle de l'herpès labial et
du signe de Kernig, pour ne parler que des symptômes les plus
communs, ne permettent pas la confusion avec d'autres maladies,
surtout si la méningite sévit, à cette époque, sous la forme épidémique.

Le diagnostic, dans les cas sporadiques, s'entoure parfois de
plus grandes difficultés.

D'abord nous tâcherons d'établir le diagnostic entre la méningite épidémique et les autres maladies infectieuses; ensuite nous
chercherons les éléments de différenciation entre elle et les autres
espèces ou variétés de méningites.

C'est avec la fièvre typhoïde que le diagnostic peut rester in-
décis, un certain nombre de fois, soit parce que cette maladie, surtout dans sa forme ataxique se fait accompagner de symptômes
graves du côté des centres nerveux, soit parce que la méningite,
s'écartant de sa forme habituelle, revêt par son mode d'invasion,
la courbe de la fièvre, les phénomènes gastro-intestinaux et enfin
par la marche générale de la maladie, une physionomie analogue
à la fièvre typhoïde.

Cette difficulté dans la distinction des deux maladies est bien
mise en lumière par M. le prof. Dieulafoy, dans une de ses leçons
cliniques à l'Hôtel-Dieu (1898-1899).

Les éléments différentiels pour ces cas douteux, il faut les aller demander d'une part à la séro-réaction de Widal, d'autre part à la ponction lombaire. Le signe de Kernig, ayant été observé dans les deux maladies, ne possède pas, dans l'espèce, une valeur décisive.

Une autre maladie avec laquelle la confusion a souvent lieu est la granulie. A ce sujet, nous insérons l'intéressante observation suivante relative à un malade de l'hôpital civil de Lagos, à l'autopsie duquel nous avons assisté.

Annibal — 10 ans, entré à l'hôpital le 14 mai 1903 après 15 jours de traitement chez ses parents. Principaux symptômes présentés : hyperthermie, profond abattement, rigidité de la nuque et de la colonne vertébrale, dilatation pupillaire, signe de Kernig, pétéchies à la poitrine et au ventre, fuliginosités aux dents et aux lèvres, mouvements paresseux, difficulté dans les réponses. Diagnostic : méningite épidémique.

Le 16 mai, même état. Ponction lombaire avec extraction de 20 cc de liquide tout à fait limpide. A la suite de cette opération l'état s'est amélioré un peu ; le malade cause avec moins de difficulté. L'état a empiré dans les journées du 17 et 18 et la mort est survenue le lendemain.

L'autopsie a révélé l'existence d'une granulie généralisée.

Les poumons et la rate sont criblés de granulations tuberculeuses et, par places, de masses caséeuses étendues ; de même que la face supérieure du foie et les ganglions mésentériques, lesquels se montrent très volumineux. Les reins et le cœur sont indemnes.

Le liquide céphalo-rachidien est plus abondant qu'à l'état normal, remplissant les cavités ventriculaires. La pie-mère de la base de l'encéphale se trouve recouverte d'exsudats d'une teinte jaunâtre et est épaissie sur quelques points. Elle présente les mêmes altérations au niveau de la face inférieure du bulbe rachidien. On ne remarque pas de granulations au simple examen microscopique. La congestion inflammatoire se prolonge dans les méninges rachidiennes (observ. de Ribeiro de Faria).

Les phénomènes nerveux signalés dans l'observation n'ont pas trompé quant à la dénonciation de l'existence d'une inflammation des méninges cérébro-spinales. Celle-ci existait, en effet, et était la cause des symptômes observés ; seulement la pathogénie de cette inflammation est diverse, étant sous la dépendance du bacille de Koch.

Si l'on avait pensé au début à la possibilité de la maladie révélée par l'autopsie, le diagnostic aurait peut-être pu ressortir de l'examen bactériologique et cytologique du liquide obtenu par la ponction lombaire ; l'absence des méningocoques d'une part et la présence des lymphocytes l'emportant sur celle des polynucléaires auraient mis sur la voie du diagnostic.

La distinction d'avec les formes nerveuses de la grippe n'est pas toujours facile à établir.

Le cas de notre observation citée au commencement de ce rapport, lequel au début s'est présenté avec des symptômes de méningite (la rigidité de la nuque et le signe de Kernig inclus) et qui ensuite s'est manifesté comme une infection grippale, avec des foyers de broncho-pneumonie, est un exemple de la confusion possible entre les deux maladies.

Les cas appelés du nom de pseudo-méningite grippale, dont Gaucher et Sevestre citent des exemples, ceux de méningo-encéphalopathie grippale de Trouillet et d'Esprit (avec leurs crises épileptiformes, les spasmes, les contractures, la raideur de la nuque, le ventre en bateau, la raie méningitique, puis dans une seconde période l'aphasie, la paraplégie, l'hémiplégie, la paralysie de certains groupes musculaires) donnent entièrement le masque de la méningite épidémique. Du reste il est bien juste de supposer que ces formes nerveuses de la maladie correspondent, en quelques cas, à de véritables inflammations méningées, de nature séreuse, causées plutôt par les toxines microbiennes que par les microbes eux-mêmes, lesquelles passent inaperçues, grâce à leur caractère transitoire et à leur terminaison favorable.

En de tels cas le diagnostic est d'autant plus difficile que l'analyse même du liquide extrait par la ponction lombaire ne constitue pas toujours une *ultima ratio*. En effet le résultat des recherches microbiennes au sujet des cas les plus nets de méningite cérébro-spinale est souvent négatif, ce dont nous avons eu la preuve dans des cas de notre observation, confirmés par l'autopsie.

Le diagnostic entre la méningite épidémique et les autres méningites, principalement la méningite tuberculeuse, offre parfois les plus grands écueils. Il est certain que dans la majorité des cas la méningite tuberculeuse se fait précéder de prodromes, tandis que dans la méningite épidémique le début est en général brusque; des exceptions sont signalées, toutefois, dans lesquelles la méningite tuberculeuse s'installe d'une manière soudaine et inattendue, et la méningite épidémique se fait annoncer par des signes prodromiques. Ce dernier fait, nous l'avons signalé en étudiant la marche de la maladie.

Le signe de Kernig ne peut aucunement peser dans le diagnostic, puisqu'il se présente à peu près avec la même fréquence dans les deux espèces de méningite cérébro-spinales.

Dans le cas précédemment cité, de granulie accompagnée de lésions méningées vérifiées à l'autopsie, le signe de Kernig était très accentué. En d'autres cas de méningite tuberculeuse que nous avons observés dernièrement, son existence a été pour *ainsi dire* constante.

L'examen bactériologique du liquide céphalo-rachidien, lorsqu'il révèle la présence du méningocoque, du bacille de Koch ou de tout autre microbe spécifique, tranche absolument la question; mais les cas sont fréquents dans lesquels les examens morphologique et cultural se montrent négatifs, ou démontrent l'existence d'agents d'infections secondaires, de staphylocoques et de streptocoques, ce qui n'a pas de valeur diagnostique, vu que ces micro-organismes s'associent souvent aux microbes spécifiques.

Il existe encore deux éléments importants pour la diagnose, le cyto-diagnostic du liquide céphalo-rachidien et la culture du même dans le sang gélosé.

L'analyse cytologique des éléments figurés obtenus par la centrifugation du liquide permet de reconnaître la surabondance des leucocytes polynucléaires dans les cas de méningites aiguës, méningococciques ou autres, ainsi que la prédominance des lymphocytes dans la méningite tuberculeuse.

On doit remarquer, toutefois, qu'une cause d'erreur existe encore, laquelle intervient quand l'extraction du liquide a été réalisée dans une phase de rémission de la maladie; dans ce cas, les lymphocytes prédominent de nouveau sur les autres formes.

Nous avons, pour terminer, le procédé de diagnostic de Besançon et Griffon: la culture du liquide céphalo-rachidien dans le sang gélosé, procédé qui s'est toujours montré positif pour ses auteurs, comme moyen de découverte du bacille de Koch, et auquel le prof. Dieulafoy attache une importance spéciale. Pour la diagnose avec les autres méningites aiguës, la notion de la maladie principale au milieu de laquelle la méningite a pris naissance, la prédominance de l'un ou de l'autre de ces symptômes: — l'herpès, dans la méningite épidémique; la fièvre très élevée au début, dans la méningite pneumococcique; la fréquente absence de céphalalgie et de vomissements, dans la méningite typhoïde; la fréquence de la paralysie faciale, dans les méningites à streptocoques d'origine auriculaire — permettent en général d'établir le diagnostic. L'examen du liquide céphalo-rachidien, dans les cas où la recherche bactériologique se montre positive, possède une valeur décisive.

Pronostic

Le pronostic, dans la méningite cérébro-spinale, est toujours sérieux, quoique la gravité varie d'une épidémie à l'autre, et pour la même épidémie, dans les diverses périodes de son évolution.

Dans notre statistique composée de 151 cas pour l'an de 1901, la mortalité s'élève à 44,30 %.

En 1902 l'épidémie, déjà en déclin, ne nous a donné que 26 cas, pour lesquels la mortalité a été, toutefois, très supérieure à celle de l'année antérieure, car elle atteignit le chiffre de 57, 6 %.

A Lisbonne, en 1901 pour les malades traités dans les pavillons d'isolement à l'hôpital de S. José (service du dr. Graça), la mortalité fut de 50 %. Dans la statistique de Carlos França, incluse dans son rapport de 1902, et comprenant 103 observations, le taux de la mortalité fut de 51,4.

Pour les épidémies anciennes la mortalité s'élève parfois au-dessus de 60 %.

Pendant l'épidémie de Strasbourg (1840-1841) on observa une mortalité de 62,36 % pour les 195 militaires hospitalisés.

Pour l'ensemble de l'épidémie dans toute l'armée française, la mortalité s'élève à 57,2 %, d'après les données de Casimir Broussais, c'est-à-dire, à un chiffre analogue à celui qu'ont fourni les épidémies de choléra.

Dans l'Algarve la mortalité a été plus grande dans les périodes d'accroissement et de déclin, s'élevant à 54 % en février, à 53 % en mai et à 50 % en juin.

A l'apogée de l'épidémie (mois de mars et avril) les chiffres trouvés ont été, respectivement, 42,2 % et 39 %.

Ces rapports ne semblent pas constituer une simple coïncidence, car ils concordent entièrement avec ceux qui ont été observés par Tourdes pendant l'épidémie de Strasbourg.

La gravité de la maladie est principalement subordonnée à l'intensité des phénomènes nerveux, à la violence et à la durée du délire et des convulsions, à l'intensité de la fièvre. Excessive dans les formes hyperaiguës, dans lesquelles le nombre des décès se compte par le nombre de cas, elle est encore la terminaison habituelle dans les formes aiguës qui évoluent en trois, quatre ou cinq jours avec un appareil de symptômes qui traduisent bien la violence de l'attaque éprouvée par l'organisme.

Dans le total de décès causés par la méningite, survenus

pendant l'année 1901, et dont le nombre fut de 55, 32 se sont manifestés dans le cours de la première semaine, ce qui donne une proportion de 58 %.

Dans les cas où la résistance de l'organisme, l'emportant sur la violence de la maladie, dépasse la première semaine, les chances de guérison deviennent immédiatement supérieures à celle de mort.

Pour la période comprise entre le 8e et le 35e jour de la maladie, 60 malades de notre statistique se sont guéris, et 15 seulement ont trouvé la mort. Cette période dépassée, les chances de guérison et de mort se contre-balancent.

La prolongation de la maladie est alors due aux lésions dégénératives des centres nerveux provenant de l'inflammation chronique des méninges avec ses multiples conséquences: adhérences, compressions, troubles circulatoires et nutritifs, ramollissements, infiltrations séreuses, etc.

Quant à l'importance pronostique de chaque symptôme considéré séparément, nous croyons superflu de la rappeler ici, vu que nous avons fait acompagner la description détaillée de chaque phénomène de l'énoncé de sa gravité respective.

Traitement

Les règles de conduite suivies dans la lutte contre la méningite épidémique, comme du reste contre les méningites en général, n'a pas éprouvé de progrès sensibles depuis les premières épidémies du mal, jusqu'au moment actuel. Le seul pas en avant qu'on ait fait, c'est d'avoir laissé dans l'oubli les cruels traitements de ces époques là, tels que la célèbre ustion du cuir chevelu réalisée par la combustion *in loco* de l'essence de térébenthine et la saignée *larga manu* comme l'ont préconisée la plupart des médecins d'alors.

À simple titre de curiosité nous rappellerons qu'un des cliniciens les plus renommés, Rodet, en arriva à pratiquer souvent des saignées d'un kilogramme, et plus, et que Casimir Broussais conseillait de dépasser cette dose, considérant l'apparition de la syncope comme un bon signe pour y mettre fin. Délaissant ces pratiques, plus nuisibles que la propre maladie, au dire même d'un médecin de l'époque (Gabriel Tourdes), la thérapeutique est devenue simplement palliative et symptomatique.

Les divers antispasmodiques et narcotiques de muse, le casjoréum, l'opium) les agents de la médication révulsive et dérivative, les altérants et antithermiques (mercure, quinine, etc.) et plus récemment les analgésiques, les modérateurs de l'excitabilité neuro-musculaire, ont successivement été essayés, toujours avec des résultats absolument nuls sous le point de vue curatif et moins que médiocres comme palliatifs.

Dernièrement, plusieurs substances médicamenteuses ont été essayées et préconisées par quelques médecins, entre autres le salicylate de soude *per os* ou en lavements (Seibert, de New-York) et l'iodate de soude employé par Rukemann dans l'actuelle épidémie de Silésie, qui l'administrait par les voies gastrique et sous-cutanée. Sous l'influence de ce traitement il aurait vu disparaître les phénomènes cérébraux, les spasmes, les contractures et la fièvre. Ces effets bienfaisants seraient dûs à l'action bactéricide de l'iode naissant, développée au sein de l'organisme.

Le médicament pourrait être employé par les voies gastrique, sous-cutanée et infra-arachnoïdienne.

Dans le premier cas la dose employée pour les adultes serait de 3 à 4 cuillerées à soupe par jour d'une solution aqueuse aux deux centièmes. La dose dans le procédé hypodermique serait de deux à trois c. c. d'une solution dans l'eau distillée (1:20) additionnée de 30 centigrammes d'eucaïne.

Dans le dernier cas on ferait suivre les ponctions lombaires d'injections de la susdite solution à la dose de 3 ou 4 c. c. chaque fois.

La pilocarpine à la dose de 0ᵍ,07 par jour a été aussi recommandée l'année dernière par le dr. Nahregzch (de Pardubitz) qui dit avoir tiré d'excellents résultats de son emploi.

De tous les procédés de traitement préconisés comme exerçant quelque action bienfaisante sur l'intensité des symptômes nerveux, ceux qui ont pu se vulgariser le mieux dans la pratique courante sont les bains chauds, de 38 à 40 degrés introduits dans la thérapeutique de cette maladie par Aufrecht et très recommandés par Dieulafoy, et la ponction lombaire.

Cette dernière pratique inventée par Luwicke en 1890, comme moyen de combattre l'excès de tension du liquide céphalo-rachidien (et dont nous croyons superflu de décrire la technique), a été ensuite appliquée à la méningite comme méthode de traitement. Elle constitue, en effet, une ressource très utile dans le combat contre la maladie, surtout quand les symptômes de compression des centres nerveux deviennent saillants.

Sous son influence l'on voit s'amender les principaux symptômes, mais ces effets sont, en général, de courte durée et elle doit être répétée plusieurs fois. Quelques médecins l'emploient d'une manière systématique, d'autres seulement quand les symptômes de compression nerveuse par excès de tension deviennent plus évidents.

Les applications de glace sur la tête, la révulsion sur la nuque et l'épine avec la teinture d'iode et la liqueur de Squire, les onctions à l'onguent gris, les émissions sanguines locales et même la saignée générale, en quelques cas, se trouvent dans la pratique courante, leur emploi semblant coïncider parfois avec une réussite apparente, bien que passagère.

Presqu'au déclin de l'épidémie de Portugal, Carlos França, ayant à sa charge le traitement des méningitiques isolés à l'Hopital D. Amelia, en 1902, a institué, pour la première fois une méthode de traitement, laquelle par les résultats qu'en a obtenus son auteur et par ce qu'elle a de rationnel et de scientifique est sûrement destinée à occuper une place prédominante dans le traitement de la maladie. Cette méthode consiste dans l'emploi systématique de la ponction lombaire, en règle quotidienne, quelquefois répétée une deuxième fois dans la journée, en faisant suivre l'émission du liquide céphalo-rachidien d'injections antiseptiques d'une solution de lysol à 1%.

La propriété circulante du liquide céphalo-rachidien permet que la substance injectée dans la région lombaire soit portée dans toute l'étendue de la moelle et du cerveau. L'auteur s'est aussi servi, bien que moins souvent, du cyanure de mercure. Sous l'influence de cette méthode de traitement il a vu se produire une diminution dans la durée de la maladie et la disparition rapide des diplococcus. En même temps l'amaigrissement a cessé de faire des progrès et on n'a pas vu survenir les escarres, non plus que les graves perturbations motrices et les lésions des organes des sens, si fréquentes dans la maladie.

A l'époque où l'épidémie a régné dans l'Algarve (1901 et commencement de 1902) cette méthode de traitement n'était pas encore connue et ultérieurement, dans les quelques cas sporadiques observés, nous n'avons pas eu l'occasion de l'essayer.

Au sujet des autres moyens de traitement, nous avons pu remarquer les incontestables bienfaits produits pas la mise en pratique de la ponction lombaire.

A la suite de la déplétion liquide il se produit une amélioration dans les principaux symptômes, la céphalalgie diminue, l'aphonie et les contractures disparaissent, l'insomnie est moins opiniâtre et l'opisthotonos devient moins prononcé, seulement cette euphorie n'est que très passagère et il est nécessaire de répéter plusieurs fois la petite opération.

Nous n'avons pas vu l'usage des bains chauds couronné des beaux résultats annoncés par nombre de médecins, leur efficacité douteuse n'étant pas compensée par les souffrances qu'ils provoquent chez les malades, très sensibles déjà à cause de leurs hypersthésies.

Les émissions sanguines locales employées au commencement de la maladie sous la forme de sangsues aux apophyses mastoïdes et de ventouses scarifiées au long du rachis, ont toujours été suivies d'une accalmie très accentuée des symptômes, permettant aux malades de tomber dans un sommeil tranquille pendant plusieurs heures.

Les applications révulsives (teinture d'iode et liqueur de Squire àà) sur la région épinière, répétée à plusieurs jours d'intervalle, nous ont semblé utiles dans la majorité des cas.

Des médicaments internes le calomel, l'opium et les bromures sont les seuls peut-être dont l'emploi puisse être de quelque utilité.

Nous considérons l'usage de lavements abondants (deux litres chaque fois) d'eau simple bouillie ou additionnée de substances légèrement purgatives comme une pratique presque toujours recommandable.

BIBLIOGRAPHIE

1 — *Gabriel Tourdes* : Histoire de l'épidémie de méningite cérébro-spinale à Strasbourg. Paris 1842.

2 — *Casimir Broussais* : Histoire des méningites cérébro-spinales. Paris 1843.

3 — *Rollet* : De la méningite cérébro-rachidienne. Paris 1844.

4 — *Galliard* : La grippe. Paris 1898.

5 — *Sevestre*. Méningite à pneumocoque guérie. Soc. méd. des hôp. 10 janv. 1898.

6 — *Chantemesse* : Méningite cérébro-spinale due à une forme microbienne spéciale. Soc. méd. des hôp. 9 déc. 1898.

7 — *Netter* : Mén. céréb.-sp. ép. due à l'association du bacille de Koch au méningocoque.

8 — *Rendu* : Méningite cérébro-spinale à streptocoque. Soc. méd. des hôp. 7 avril 1899.

9 — *Netter* : Fièvre typhoïde avec méningite suppurée. Ibidem.

10 — *Rendu* : Pneumonie du sommet compliquée de méningite cérébro-spinale. Soc. méd. des hôp. 12 mai 1899.

11 — *Camiade*: Méningite cérébro-spinale et les récentes épidémies de Bayonne. Thèse de Paris 1899.

12 — G. *Dieulafoy*: Clinique médicale de l'Hôtel-Dieu, 1898-1899.

13 — *Rechterew*: Les voies de conduction du cerveau et de la moelle, Paris 1900.

14 — *Netter*: Curabilité de la méningite cérébro-spinale suppurée. Soc. méd. des hôp. 11 mai 1900.

15 — *Troisier*: Méningite typhoïdique guérie. Soc. méd. des hôp. 4 mai 1900.

16 — *Laignel-Lavastine*: Méningite à bacilles d'Eberth au cours de la fièvre typhoïde. Soc. méd. des hôp. 28 déc. 1900.

17 — *Moussous (de Pau)*: Trois cas de pleurésie, méningite, ostéopériostite provoquées par le bacille de Pfeiffer. Soc. de Biologie. 6 janv. 1900.

18 — *Eugène Félix*: Les voies aériennes supérieures dans leurs rapports avec les différentes maladies. Semaine médicale, 27 juin. 1900.

19 — E. *Caunet*: Méningite cérébro-spinale épidémique. Thèse de Paris 1900.

20 — *Cayipal*: A epidemia de Quintanilha. Med. contemporanea, n.º 13. 1900.

21 — *Netter*: Une sorte de méningite cérébro-spinale épidémique à Constantine. Soc. méd. des hôp. 25 mai 1900.

22 — Méningite cérébro-spinale épidémique. Soc. méd. des hôp. 6 janv. 1899.

23 — Fièvre typhoïde à forme de méningite cérébro-spinale. Soc. méd. des hôp. 1er fév. 1901.

24 — *Bernard*: Sur un cas de fièvre typhoïde à forme méningée. Soc. méd. des hôp. 26 janv. 1901.

25 — *Dias d'Almeida*: Meningite cerebro espinal no Porto. *Gazeta medical*. Porto a.º 6, 1901.

26 — *Ramos Pereira*: Os primeiros casos de meningite cerebro espinhal epidemica no Porto.

27 — *Souza Junior e A. Rego*: Méningite cérébro-espinal no Porto. Ibidem.

28 — *Basqué*: Transmission du méningocoque par les voies respiratoires. Académie des méd. de Paris, 1901.

29 — *Griffon*: Sur deux cas de méningite cérébro spinale à méningocoques. Soc. méd. des hôp. 5 juillet 1901.

30 — *Debove*: Méningotique syphilitique. Soc. méd. des hôp. 19 av. 1901.

31 — *Sicard*: Méningite cérébro-spinale ambulatoire curable. Ibidem.

32 — *Simonni*: Méningite cérébro-spinale avec présence dans le pus d'un double bacille mobile. Soc. méd. des hôp. 19 juillet 1901.

33 — *Xavier da Costa*: Lesões oculares na meningite epidemica. Jornal da Sociedade de Sciencias medicas de Lisboa, 1902.

34 — *Judice Cabral e Mendonça Corte Real*: Meningite cerebro-espinhal no Algarve. Separata da Revista de medicina e cirurgia praticas, 1902.

35 — *Carlos França*: Meningite cerebro-espinhal epidemica. Relatorio apresentado ao Ex.mo Enfermeiro Mór dos hospitaes. Lisboa, 1903.

36 — *Annibal Bettencourt and Carlos França*: Ueber die Meningitis cerebro-spinalis epidemica und ihren specifischen Erreger. Separat-Abdruck aus der Zeitschrift für Hygiene und Infectionskrankheiten, 1904.

37 — Dr. *Milia*: Le liquide céphalo-rachidien. Paris 1904.

38 — *Courtellemont*: Contribution à l'étude des accidents nerveux consecutifs aux méningites aiguës simples. Thèse de Paris, 1904.

39 — *Daniel Rénaud*: Complications de méningites cérébro-spinales aiguës non tuberculeuses. Thèse de Paris, 1904.

40 — *Jellinek* : Méningite tuberculeuse guérie à la suite d'une ponction lombaire. Société de médecine de Vienne, 3 juin 1904.

41 — *Achard* : Accidents méningés avec réaction lymphocytaire dans la fièvre typhoïde. Soc. méd. des hôpitaux, 15 avril 1904.

42 — *Sicard* : Lymphocytose au cours de la pneumonie. Ibidem.

43 — *Chauffard* : Méningite atténuée au cours des oreillons. Soc. méd. des hôsp. 6 mai 1904.

44 — *Brouardel et Gilbert* : Traité de Méd. Tome IX.

45 — *Laucois* : Physiologie.

46 — *Labbé* : Méningite d'origine otique au cours de la fièvre typhoïde. Soc. de Biologie 10 janv. 1903.

47 — *Chantemesse* et *Podwyssotsky* : Les processus généraux. Paris 1905.

48 — *Grasset* : Traité des maladies du système nerveux.

49 — *Grasset* : Les centres nerveux. Paris 1905.

50 — *Potoir et Sachon* : Méningite séreuse à rechtes. Soc. méd. 17 mai 1905.

51 — *Claisse* : Un cas de méningite tuberculeuse guérie. Soc. méd. des hôpitaux, 12 et 19 mai 1905.

52 — *Vaquez* : Un cas de méningite tuberculeuse suivie de guérison. Soc. méd. des hôp. 19 mai 1905.

53 — *Marchand* : Lésion du cortex dans les méningites chroniques aboutissant à l'aliénation mentale. Soc. de Biologie, 6 mai 1905.

54 — *Grawitz* : Méningite cérébro-spinale en Allemagne. Soc. de méd. berlinoise. 31 mai 1905.

55 — *Von Leyden* : L'épidémie actuelle de men. cérébro-spinale en Allemagne.

56 — *Westenhoffer* : Méningite cérébro-spinale en Silésie. Soc. méd. 1905.

57 — *Seibert* : Traitement de la méningite épidémique par les lavements salicylés.

58 — *Carrière et Lhoti* : Les rémissions prolongées dans la méningite tuberculeuse chez l'enfant. Soc. méd. 30 août 1905.

59 — *C. França* : Tratamento da meningite cerebro espinhal. Polytechnia, n.º 2, 1905.

60 — *Vitry* : Physiologie de la nourrice. Thèse de Paris.

Table

toréum, l'opium) les agents de la médication révulsive et dérivative, les altérants et antithermiques (mercure, quinine, etc.) et plus récemment les analgésiques, les modérateurs de l'excitabilité neuro-musculaire, ont successivement été essayés, toujours avec des résultats absolument nuls sous le point de vue curatif et moins que médiocres comme palliatifs.

Dernièrement, plusieurs substances médicamenteuses ont été essayées et préconisées par quelques médecins, entre autres le salicylate de soude *per os* ou en lavement (Seibert, de New-York) et l'iodate de soude employé par Rukemann dans l'actuelle épidémie de Silésie, qui l'administrait par les voies gastrique et sous-cutanée. Sous l'influence de ce traitement il aurait vu disparaître les phénomènes cérébraux, les spasmes, les contractures et la fièvre. Ces effets bienfaisants seraient dûs à l'action bactéricide de l'iode naissant, développée au sein de l'organisme.

Le médicament pourrait être employé par les voies gastrique, sous-cutanée et infra-arachnoïdienne.

Dans le premier cas la dose employée pour les adultes serait de 3 à 4 cuillerées à soupe par jour d'une solution aqueuse aux deux centièmes. La dose dans le procédé hypodermique serait de deux à trois c. c. d'une solution dans l'eau distillée (1 : 20) additionnée de 30 centigrammes d'eucaïne.

Dans le dernier cas on ferait suivre les ponctions lombaires d'injections de la susdite solution à la dose de 3 ou 4 c. c. chaque fois.

La pilocarpine à la dose de 0ᵍ,07 par jour a été aussi recommandée l'année dernière par le dr. Nahregzch (de Pardubitz) qui dit avoir tiré d'excellents résultats de son emploi.

De tous les procédés de traitement préconisés comme exerçant quelque action bienfaisante sur l'intensité des symptômes nerveux, ceux qui ont pu se vulgariser le mieux dans la pratique courante sont les bains chauds, de 38 à 40 degrés, introduits dans la thérapeutique de cette maladie par Aufrecht et très recommandés par Dieulafoy, et la ponction lombaire.

Cette dernière pratique inventée par Luwieke en 1890, comme moyen de combattre l'excès de tension du liquide céphalo-rachidien (et dont nous croyons superflu de décrire la technique), a été ensuite appliquée à la méningite comme méthode de traitement. Elle constitue, en effet, une ressource très utile dans le combat contre la maladie, surtout quand les symptômes de compression des centres nerveux deviennent saillants.

Sous son influence l'on voit s'amender les principaux symptômes, mais ces effets sont, en général, de courte durée et elle doit être répétée plusieurs fois. Quelques médecins l'emploient d'une manière systématique, d'autres seulement quand les symptômes de compression nerveuse par excès de tension deviennent plus évidents.

Les applications de glace sur la tête, la révulsion sur la nuque et l'épine avec la teinture d'iode et la liqueur de Squire, les onctions à l'onguent gris, les émissions sanguines locales et même la saignée générale, en quelques cas, se trouvent dans la pratique courante, leur emploi semblant coïncider parfois avec une réussite apparente, bien que passagère.

Presqu'au déclin de l'épidémie de Portugal, Carlos França, ayant à sa charge le traitement des méningitiques isolés à l'Hôpital D. Amelia, en 1902, a institué, pour la première fois, une méthode de traitement, laquelle par les résultats qu'en a obtenus son auteur et par ce qu'elle a de rationnel et de scientifique est sûrement destinée à occuper une place prédominante dans le traitement de la maladie. Cette méthode consiste dans l'emploi systématique de la ponction lombaire, en règle quotidienne, quelquefois répétée une deuxième fois dans la journée, en faisant suivre l'émission du liquide céphalo-rachidien d'injections antiseptiques d'une solution de lysol à 1 %.

La propriété circulante du liquide céphalo-rachidien permet que la substance injectée dans la région lombaire soit portée dans toute l'étendue de la moelle et du cerveau. L'auteur s'est aussi servi, bien que moins souvent, du cyanure de mercure. Sous l'influence de cette méthode de traitement il a vu se produire une diminution dans la durée de la maladie et la disparition rapide des diplocoeus. En même temps l'amaigrissement a cessé de faire des progrès et on n'a pas vu survenir les escarres, non plus que les graves perturbations motrices et les lésions des organes des sens, si fréquentes dans la maladie.

A l'époque où l'épidémie a régné dans l'Algarve (1901 et commencement de 1902) cette méthode de traitement n'était pas encore connue et ultérieurement, dans les quelques cas sporadiques observés, nous n'avons pas eu l'occasion de l'essayer.

Au sujet des autres moyens de traitement, nous avons pu remarquer les incontestables bienfaits produits pas la mise en pratique de la ponction lombaire.

A la suite de la déplétion liquide il se produit une amélioration dans les principaux symptômes, la céphalalgie diminue, l'aphonie et les contractures disparaissent, l'insomnie est moins opiniâtre et l'opisthotonos devient moins prononcé, seulement cette euphorie n'est que très passagère et il est nécessaire de répéter plusieurs fois la petite opération.

Nous n'avons pas vu l'usage des bains chauds couronné des beaux résultats annoncés par nombre de médecins, leur efficacité douteuse n'étant pas compensée par les souffrances qu'ils provoquent chez les malades, très sensibles déjà à cause de leurs hyperesthésies.

Les émissions sanguines locales employées au commencement de la maladie, sous la forme de sangsues aux apophyses mastoïdes et de ventouses scarifiées au long du rachis, ont toujours été suivies d'une accalmie très accentuée des symptômes, permettant aux malades de tomber dans un sommeil tranquille pendant plusieurs heures.

Les applications révulsives (teinture d'iode et liqueur de Squire àa) sur la région épinière, répétée à plusieurs jours d'intervalle, nous ont semblé utiles dans la majorité des cas.

Des médicaments internes le calomel, l'opium et les bromures sont les seuls peut-être dont l'emploi puisse être de quelque utilité.

Nous considérons l'usage de lavements abondants (deux litres chaque fois) d'eau simple bouillie ou additionnée de substances légèrement purgatives comme une pratique presque toujours recommandable.

BIBLIOGRAPHIE

1 — *Gibert Tourdes*: Histoire de l'épidémie de méningite cérébro-spinale à Strasbourg. Paris 1843.

2 — *Casteur Broussais*: Histoire des méningites cérébro-spinales. Paris 1843.

3 — *Rillet*: De la méningite cérébro-rachidienne. Paris 1844.

4 — *Goffinet*: La grippe. Paris 1898.

5 — *Sevestre*: Méningite à pneumocoque guérie. Soc. méd. des hôp. 10 juin 1898.

6 — *Chauffard*: Méningite cérébro-spinale due à une forme microbienne spéciale. Soc. méd. des hôp. 9 déc. 1898.

7 — *Netter*: Mén. céréb. sp. ep. due à l'association du bacille de Koch au méningocoque.

8 — *Renda*: Méningite cérébro-spinale à streptocoques. Soc. méd. des hôp. 7 avril 1899.

9 — *Netter*: Fièvre typhoïde avec méningite suppurée. Ibidem.

10 — *Renda*: Pneumonie du sommet compliquée de méningite cérébro-spinale. Soc. méd. des hôp. 12 mai 1899.

11 — *Caniade*: Méningite cérébro-spinale et les récentes épidémies de Bayonne. Thèse de Paris 1899.

12 — *G. Dieulafoy*: Clinique médicale de l'Hôtel-Dieu 1898-1899

13 — *Bekhterew*: Les voies de conduction du cerveau et de la moelle. Paris 1900

14 — *Netter*: Curabilité de la méningite cérébro-spinale suppurée. Soc. méd. des hôp. 11 mai 1900.

15 — *Troisier*: Méningite typhoïdique guérie. Soc. méd. des hôp. 4 mai 1900.

16 — *Laignel-Lavastine*: Méningite à bacilles d'Eberth au cours de la fièvre typhoïde. Soc. méd. des hôp. 28 déc. 1900

17 — *Meunier (de Pau)*: Trois cas de pleurésie, méningite, ostéopériostite provoquées par le bacille de Pfeiffer. Soc. de Biologie, 8 janv. 1899

18 — *Eugène Félix*: Les voies aériennes supérieures dans leurs rapports avec les différentes maladies. Semaine médicale, 27 juin, 1900

19 — *E. Comet*: Méningite cérébro-spinale épidémique. Thèse de Paris 1900

20 — *Capijal*: A epidemia de Quintanilha. Med. Contemporanea, n.º 14, 1900.

21 — *Netter*: Une sorte de méningite cérébro-spinale épidémique à Constantine. Soc. méd. des hôp. 23 mai 1900

22 — Méningite cérébro-spinale épidémique. Soc. méd. des hôp. 6 janv. 1899

23 — Fièvre typhoïde à forme de méningite cérébro-spinale. Soc. méd. des hôp. 1er fév. 1901.

24 — *Bernard*: Sur un cas de fièvre typhoïde à larmes méningées. Soc. méd. des hôp. 30 janv. 1901.

25 — *Dias d'Almeida*: Meningite cerebro-espinal no Porto. Gazeta medica, Porto n.º 6, 1901.

26 — *Ramos Pereira*: Os primeiros casos de meningite cerebro espinhal epidemica no Porto.

27 — *Souza Junior e A. Rego*: Meningite cerebro-espinal no Porto. Ibidem.

28 — *Ruspoli*: Transmission du méningocoque par les voies respiratoires. Académie de méd. de Paris, 1901.

29 — *Griffon*: Sur deux cas de méningite cérébro-spinale à méningocoques. Soc. méd. des hôp. 5 juillet 1901.

30 — *Dehove*: Méningite syphilitique. Soc. méd. des hôp. 19 av. 1901.

31 — *Sicard*: Méningite cérébro-spinale ambulatoire curable. Ibidem.

32 — *Sommel*: Méningite cérébro-spinale avec présence dans le pus d'un double bacille mobile. Soc. méd. des hôp. 19 juillet 1901.

33 — *Xavier de Costa*: Lesões oculares na meningite epidemica. Jornal da Sociedade de Sciencias medicas de Lisboa, 1902.

34 — *Judice Cabral e Mendonça Corte Real*: Meningite cerebro-espinhal no XI sarce. Separata da Revista de medicina e cirurgia praticas, 1902.

35 — *Carlos Franco*: Meningite cerebro-espinhal epidemica. Relatorio apresentado ao Ex.mo Enfermeiro Mór dos hospitaes. Lisboa, 1902.

36 — *Annibal Bettencourt and Carlos Franco*: Ueber die Meningitis cerebro-spinalis epidemica and three specifischen Erreger. Separat-Abdruck aus der Zeitschrift für Hygiene und Infectionskrankheiten, 1904.

37 — *Dr. Milian*: Le liquide céphalo-rachidien. Paris 1904

38 — *Courtellemont*: Contribution à l'étude des accidents nerveux consécutifs aux méningites aiguës simples. Thèse de Paris, 1904.

39 — *Daniel Bizaud*: Complications de méningites cérébro-spinales aiguës non tuberculeuses. Thèse de Paris, 1904.

40 — *Jellinek* : Méningite tuberculeuse guérie à la suite d'une ponction lombaire. Société de médecine de Vienne, 3 juin 1904.

41 — *Achard* : Accidents méningés avec réaction lymphocytaire dans la fièvre typhoïde. Soc. méd. des hôpitaux, 15 avril 1904.

42 — *Sicard* : Lymphocytose au cours de la pneumonie. Ibidem.

43 — *Chauffard* : Méningite atténuée au cours des oreillons. Soc. méd. des hôp. 6 mai 1904.

44 — *Brouardel et Gilbert* : Traité de Méd. Tome IX.

45 — *Lavrois* : Physiologie.

46 — *Labbé* : Méningite d'origine otique au cours de la fièvre typhoïde. Soc. de Biologie, 10 janv. 1903.

47 — *Chantemesse et Podwyssotsky* : Les processus généraux. Paris 1905.

48 — *Grasset* : Traité des maladies du système nerveux.

49 — *Grasset* : Les centres nerveux. Paris 1905.

50 — *Patoir et Sabbon* : Méningite séreuse à rechutes. Soc. méd. 17 mai 1905.

51 — *Claisse* : Un cas de méningite tuberculeuse guérie. Soc. méd. des hôpitaux, 12 et 19 mai 1905.

52 — *Vaquez* : Un cas de méningite tuberculeuse suivie de guérison. Soc. méd. des hôp. 19 mai 1905.

53 — *Marchand* : Lésion du cortex dans les méningites chroniques aboutissant à l'aliénation mentale. Soc. de Biologie, 6 mai 1905.

54 — *Grozitz* : Méningite cérébro-spinale en Allemagne. Soc. de méd. berlinoise. 31 mai 1905.

55 — *Von Leyden* : L'épidémie actuelle de mén. cérébro-spinale en Allemagne.

56 — *Westenhoffer* : Méningite cérébro-spinale en Silésie. Soc. méd. 1905.

57 — *Seibert* : Traitement de la méningite épidémique par les lavements salicylés.

58 — *Carrière et Lhott* : Les rémissions prolongées dans la méningite tuberculeuse chez l'enfant. Soc. méd. 30 août 1905.

59 — *C. França* : Tratamento da meningite cerebro espinhal. Polytechnia, n.º 2, 1905.

60 — *Vitry* : Physiologie de la nourrice. Thèse de Paris.

THÈME I DIABÈTE SUCRÉ : PATHOGÉNIE

(The Pathogeny of Diabetes)

Par M. le Dr. F. W. PAVY, L. L. D., F. R. S. (London)

(Consulting Physician to Guy's Hospital)

Before the pathogeny of Diabetes Mellitus can be satisfactorily dealt with, it is requisite that we should have a right comprehension of the nature of the disease. Without a knowledge of the pathology of the disease, based upon a correct foundation, we cannot reasonably expect to be in a position to profitably enter into its pathogeny. For this reason it is necessary to give preliminary consideration to the conditions standing at the foundation of the disease.

The outside features of the disease are conspicuous enough,

but the conditions existing within have been involved in much obscurity. Essentially the cardinal point presented is that carbohydrate which ought to pass to utilisation in the system flows off in the form of sugar with the urine. The reason of its doing so is obviously connected with faulty chemical action located in some part or other of the economy, and the great desideratum is a knowledge of the seat and nature of the error existing.

Primarily, it may be asked: Whence comes the sugar that is found in the urine? Is it conveyed to the kidney in the blood and simply eliminated by the organ, or is it formed within the kidney from some constituent of the blood that is circulating through it?

Both sources appear, under different circumstances, to exist. Ordinarily, as in human diabetes, hyperglycæmia is antecedent to the glycosuria. The fault in this case lies with the abnormal presence of sugar in the circulatory system, the sugar flowing off with the urine in proportion to its existence in the blood. In Phloridzin Diabetes the sugar is evidently not derived from pre-existing free sugar in the blood; in other words, there is not the preliminary hyperglycæmia to give rise to the glycosuria. It seems as if, through the influence of the phloridzin, sugar is cleaved off from a constituent of the blood that contains it in a locked-up state, whilst the blood is circulating through the kidney. Other instances present themselves, in which it is evident that sugar is derivable from combined or locked-up sugar in the blood and the tissues.

In human diabetes, as I have said, glycosuria is secondary to hyperglycæmia, and the question is carried to the faulty action giving rise to the latter.

There is a class of case in which the eliminated sugar is in a direct manner traceable to carbohydrate in the food ingested. Under the glycogenic theory it is considered that the carbohydrate of the food passes in the form of sugar through the circulatory system to the capillaries of the tissues to be there oxidised and consumed, and the hyperglycæmia of diabetes is assigned either to an excessive influx into the circulation, or to a deficient removal within the systemic capillaries. To this view of influx, transport, and removal, I have contended there is the fatal objection that in proportion as sugar enters the circulation so it becomes manifest in the urine, its small molecular constitution leading to its escape with the urinary water in passing the kidney.

To keep sugar out of the urine, it must be kept out of the

general circulation, and this necessitates that the food carbohydrate should be dealt with by assimilation before the opportunity is afforded for its reaching the systemic blood. I have dwelt upon these matters in my recent work on «Carbohydrate Metabolism and Diabetes», Churchill, London, 1906, and I there adduce evidence to show that at the seat of absorption in the alimentary canal the carbohydrate is assimilated by synthesis into proteid through the instrumentality of the lymphocytes of the villi, and by conversion into fat through the agency of the epithelial cells of the villi. The carbohydrate that may happen to escape being disposed of here, becomes conveyed as sugar by the portal vein to the liver, and checked in its further course by transmutation into glycogen. Thus the contents of the general circulation are guarded, as is noticeable in a state of health, against being influenced by the ingestion of carbohydrate food. Should the carbohydrate fail, as happens in diabetes, to be in this way assimilated, it passes on as sugar into the general circulation and thence flows off with the urine.

The difference, then, between health and «alimentary» diabetes is that in the one case carbohydrate is assimilated and prevented reaching the general circulation as sugar, whilst in the other it escapes being assimilated, and, as a result, reaches the general circulation as sugar.

This brings us to the consideration of the operations concerned in the process of assimilation, as it is from their failure in being properly carried out that hyperglycæmia, and thence glycosuria, emanate. When assimilated by synthesis into proteid through the medium of the actively growing lymphocytes in the villi, the flow of which into the circulation constitutes the source of digestion lymphocytosis, sugar is put into a state to be free from liability of escape with the urine. Locked up, probably as a side-chain, in a large molecule, its retention within the confines of the circulation is secured, and at the same time it is in a position to be ready for detachment to meet the wants of the tissues, just as happens in the case of oxygen as it exists in oxy-hæmoglobin.

Synthesis, or building up, is now recognised as effected, like catalysis or breaking down, by the agency of enzyme action, and in this way the connection of the pancreas with diabetes may be rationally explained. There is evidence to show that an internal secretion is derivable from the pancreas which is concerned in keeping the system exempt from the condition existing in diabetes.

This internal secretion may be taken as probably contributing to the action that occurs in the construction of the bioplasm of the lymphocytes from the absorbed digestion products of the food.

Enzymes, it has recently been learnt, are dual bodies, one portion being apparently of a proteid nature and losing its activity at the boiling temperature, whilst the other does not similarly lose the power belonging to it on being boiled. To the latter, the name co-ferment or activator has been applied, and it seems to hold an analogous position to the active agents that are obtained from the thyroid, suprarenal capsules, &c. The experiments detailed in my recently published work on «Carbohydrate Metabolism and Diabetes» already referred to, point to a co-ferment-like body being yielded by the pancreas which aids in the synthetic process concerned in the linking on of sugar in the construction of proteid. Thus circumstanced, the pancreas, in relation to internal secretion presents an alliance as regards its mode of action to the glandular structures that have been named.

Under the view that has been outlined, the connection of the pancreas with diabetes is rendered intelligible. In the absence of the internal secretion, as after extirpation and in association with disease, the non-existence of the co-ferment concerned in the building up of carbohydrate into proteid would lead to failure of carbohydrate assimilation, and thence give rise to the condition met with in diabetes.

What I have spoken of only touches defective assimilation through absence of proper enzymic power. Whether or not the linking-on operation in the construction of proteid in the villi is related to that concerned in the production of glycogen in the liver it is impossible to say, but as a matter of fact the latter is as much the result of a building-up process as the former, and it is possible in both instances that the tissue may be brought about by the same instrumentality.

Another source of sugar in connection with diabetes is the breaking down of complex molecules into which the sugar molecule has previously entered. Evidence is afforded of the occurrence of this phenomenon in advanced cases of diabetes where the power no longer exists of preventing the elimination of sugar by restriction from carbohydrate food. In these cases there is more or less active wasting, and it may be assumed that through the influence of an abnormal enzymic agency, there is a wrong katabolism or tissue disintegration proceeding which is attended with the liberation of sugar. It is in this class of cases that other products of wrong retrograde metamorphosis present themselves to view, namely, ß-oxybutyric and diacetic acids, and acetone.

When the condition alluded to exists, there is a two-fold source, of a contrasting nature, for the sugar. In the one the sugar met with is the issue of a defective anabolism or molecular building-up, and in the other, an abnormal katabolism or breaking down of molecules into which carbohydrate has been previously incorporated. The former corresponds with the «alimentary» form of the disease, the latter with the grave, or the «composite» form as I have styled it, on account of both conditions existing together.

The point to be now considered is the question of what gives rise to these wrong chemical procedures, resulting in the abnormal presence of sugar.

The association of the pancreas with diabetes I have already dealt with, and have suggested that it may be explained by the proper enzyme influence for determining normal metabolism in relation to carbohydrate being missing as a result of the absence of the internal secretion of the organ. Here, the pathogeny of the condition, under the view enunciated, has a foundation of a simple and direct nature.

Little or no doubt, I consider, can be entertained that the nervous system plays an important part in connection with the pathogeny of diabetes. The production of glycosuria in Bernard's celebrated puncture of the medulla oblongata experiment affords a conclusive illustration of nerve connection with glycosuria, and the vaso-motor system of nerves may reasonably be considered to constitute the medium through which the effect is produced.

It has been observed that vaso-motor paralysis, implicating the vessels of the chylopoietic viscera, follows the *piqûre* operation. Lesions of certain parts of the sympathetic system of the neck, as I many years ago pointed out, produce, like *piqûre*, glycosuria. They also lead to the same kind of vaso-dilatation.

Obviously with this paralytic vaso-motor condition the circumstances as regards the blood in relation to the liver, must be materially altered. The volume of blood and rate of transit must be much increased, at the same time, its character must be modified.

Observation upon the ear of a rabbit, where the cervical sympathetic has been divided, tells us that the blood passes through the capillaries in such volume and with such velocity as to escape being brought into the ordinary venous condition. The veins are seen to be filled with semi-arterial instead of proper venous blood. In these circumstances, vaso-motor paralysis of the chylopoietic area must have the effect of placing the blood in the portal vein in a semi-arterial condition, and experiment has shown that the passage of blood of this nature through the liver leads to the production of glycosuria. Apparently the altered state of blood affects the surroundings of the glycogen in such a manner as to lead to its abnormal transformation into sugar. The increased velocity of the blood arising from the vaso-motor paralysis may further contribut to disturbing the natural course of action, alike at the seat of absorption and in the liver.

Thus, purely through an altered state of the blood vessels, induced by an influence emanating from the nervous system, the source of production of the sugar abnormality belonging to diabetes may arise.

Support is given to the view that has been submitted by the information supplied through the medium of the vascular condition of the tongue in connection with diabetes. In many cases of diabetes nothing special is observable in relation to this point. In others, however, a strikingly red appearance is presented. The surface is clean and of a more or less bright red colour, giving a resemblance to a piece of raw meat. The organ is in a hyperæmic state, for the production of which it is evident that local arterial dilatation must exist.

This may be regarded as the specially characteristic tongue of diabetes, and the condition is not of unfrequent occurrence. The point of importance connected with it is, that its most highly marked form is associated with the worst cases of diabetes. Ordinarily speaking, it may be taken as an indication of severity of disease. In the worst and most acute case of diabetes that, I think, has ever fallen under my observation, not only the tongue but the whole of the interior of the mouth was in an intensely hyperæmic condition. A fact of much interest remains to be mentioned. It is, that as improvement under treatment occurs in the diabetic state a more or less marked reduction of the redness of the tongue is, as a rule, found to occur.

I have spoken of vaso-motor paralysis implicating the chylopoietic viscera as probably constituting one source, if not the main source, of diabetes. The tongue belongs to a portion of the alimentary tract and thus may be looked upon as being connected with the chylopoietic system. Holding this position, it seems to me that what is clinically observable in connection with the tongue may be regarded as having a reconcilable footing. The question resolves itself into extent of area of vascular implication. The tongue may or may not be involved, according to the particular circumstances existing, and it is not surprising that it should be involved in cases of the highest intensity.

For many years my attention has been fixed upon the point to which I have been alluding, and I feel satisfied that the particular character of the tongue referred to has a direct bearing in connection with diabetes. I do not state that the tongue is necessarily involved in all severe cases, nor do I state that the case is necessarily severe because the tongue is seen to be hyperæmic. I conceive that through the incidental circumstances belonging to the case the vessels of the tongue may or may not fall within the area of vaso-motor paralysis. I need scarcely say that the hyperæmic state may be found apart from diabetes, and with reference to these cases, I can state that in more than one instance I have noticed sugar occasionally present to a slight extent in the urine to which, through the promptings aroused by the state of the tongue, special attention has been given.

A hyper-oxygenated state of the blood can be produced through the medium of respiration, and the effect is confirmatory of what has been stated with regard to the production of glycosuria by defective de-arterialised blood. In my writings I have recorded experiments where marked glycosuria was observed as a result of the inhalation of oxygen. It happens, however, with this mode of experimenting that hyper-oxygenation of the blood is not always obtainable on account of the natural tendency of the respiratory movements to adapt themselves to the increased oxygenating efficiency of the agent employed. In other experiments recourse was had to a pumping arrangement, whereby inflation of the chest could be induced at any desired frequency, and thus, even with the employment of air, hyper-oxygenation of the blood could be effected. Here also glycosuria proved to be susceptible of being produced.

Hence, simply through an alteration of the condition of the blood in relation to its oxygen, metabolism may be deranged and glycosuria induced. The arteries fall into connection with the matter through the medium of the governing effect of their muscular coat on the flow of blood through the capillaries, and in the train of further connection the muscular coat of the arteries is under the controlling influence of the nervous system. Thus the nervous system is brought into relation with metabolism through the intervention of the capillary circulation in the particular vascular area concerned.

I think it may be taken to be by general consent admitted that the nervous system is involved in the pathogeny of diabetes. Such an array of evidence from all sides can be adduced as to leave no doubt that cerebral action is intimately related, as an influencing factor, to the disease. It is in connection with the neuropathic disposition that it is most frequently found to exist, and the more sensitive and highly strung the nerve organisation, the more intense is the form that the disease assumes.

A cerebral influence over the vaso-motor state is what is suggested as constituting the link between brain and diabetes. We know comparatively but little at present of the physiology of the vaso-motor system of nerves through which cerebro-spinal influence upon vessels is exerted. The fact that such influence is in constant operation is sufficiently evident from the incessant vascular changes from mental and emotional states that are taking place. Certain parts of the grey matter of the brain appear to be in touch with blood vessel areas, and it is submitted that the nerve filaments of the sympathetic system are not only connected with the spinal cord and medulla oblongata, but with spots at the surface of the brain which stand in the position of cerebral vaso-motor centres.

Upon these grounds a chain of connection becomes established, rendering it possible for diabetes to constitute a disease belonging to the neurosis class, the difference in its case being the implication of a particular area belonging to the vaso-motor system, instead of structures connected with voluntary motion, sensation, and the mind.

There is ample evidence of different kinds to show that cerebral states are capable of producing a marked influence upon the condition of the circulation in particular areas, and the more sensitive the person the greater is the susceptibility to the occurrence of the manifestation of the influence. The flushing of the face from an emotional cause affords a good illustration of the point in question. The watering of the mouth as a result of a passing thought in connection with food, supplies another, for an altered vascular state of the salivary glands may be considered to stand at the foundation of the flow of saliva that takes place.

The kidney is an organ which is frequently giving evidence of the influence of cerebral action upon a particular vascular area. Neurotic polyuria is an effect of common occurrence, in association with different cerebral conditions. I consider diabetes insipidus may be regarded as the result of a persistent vaso-dilatation, implicating specially the renal vascular area. If this area alone, as is usually the case, is affected, no sugar is found in the urine, but it sometimes happens that a mixed condition of diabetes insipidus and mellitus exists—in other words, that an excessive amount of urine of low specific gravity is passed containing a limited amount of sugar. In these cases I consider the vaso-dilatation is not restricted to the kidney, but also implicates, to a greater or less extent, the vessels of the chylopoietic viscera. My experience has supplied with one case where the patient for a time was the subject of well marked diabetes mellitus which subsequently completely disappeared, and was some time later followed by pronounced diabetes insipidus. It is common in diabetes insipidus, like in diabetes mellitus, to meet with an associated neurotic disposition.

Exophthalmic goître, in my opinion, may be referred to as affording an instance of a disease connected with a local vaso-dilatation. After the disease is established, the altered secretion of the thyroid may produce ill effects upon the system; but primarily, it seems to me, a vaso-dilatation of a particular area constitutes the condition to be dealt with. It is well known that this disease is associated with the neurotic disposition, and I believe it to be essentially a neurosis affecting a particular part of the vaso-motor system. It sets in from mental shock, etc., like other neurotic diseases, and subsequently pursues the same kind of course. Not unfrequently more or less glycosuria is present. In these circumstances I should consider that the vaso-motor abnormality involves to a greater or less extent the vessels belonging to the chylopoietic viscera.

Comptes Rendus des Séances

Présidence: MM. Lahmeyer et Quincke

M. LAHMEYER: Ladies and gentlemen,

In first place allow me, in the name of the Portuguese medical body, to compliment and thank those ladies present for doing us the honour to attend our medical discussions of this section of the Congress, making it more agreable and in every way more auspicious in its results; in second place I welcome all the distinguished representatives of the foreign countries, who united in friendly and fraternally conferences, thus showing the solidariety which happily exists amongst the civilised nations of the world, in Lisbon which has been chosen to be the site of this fifteenth Congress of medicine to be held; hoping sincerely and eagerly that, if not all, some at least of the medical problems as yet unsolved, which shall be proposed and submitted to discussion in the different sections of the Congress, should be completely settled; and finally I wish that this beautiful country with its healthy climate and our friendly hospitality and greetings will leave a very favourable and permanent recollection of good-will towards my country in all the illustrious members who have come to Lisbon to take part in this Congress.

In conclusion, will you permit me again to express to you, gentlemen, my heartfelt thanks for your presence and cooperation at this V. section of this international Congress and now allow me to request Dr. Quincke to kindly consent to take this chair in my place and conduct the discussion for the day.

Furent nommés présidents d'honneur de la section MM. Quincke, Combemale, Landouzy, Hammer, Couto, Jendrassik, Purjesz, Pinilla, Huchard, Aráoz Alfaro, Pavy et Sir Thomas Barlow.

Un moyen auxiliaire pour ausculter les lésions centrales pulmonaires
et différencier les fins râles des frottements pleurétiques et péricardiques.

Par M. REGINO DE MIGUEL, Badajoz

Les modifications des bruits respiratoires intrabronchiaux et
intrapulmonaires peuvent être perçues en plaçant la plaque fixe
du phonendoscope à quatre ou cinq centimètres de la bouche
entr'ouverte du malade.

Comme, par ce moyen, on perçoit seulement les bruits internes de l'appareil respiratoire et non ceux qui sont dus au frottement anormal avec la plèvre, il peut servir pour différencier les
fins râles périphériques des frottements pleurétiques et péricardiques, sans que le malade soit obligé d'arrêter sa respiration.

Peut-être pourrons-nous, par ce moyen, mieux apprécier les
petites lésions centrales et celles produites par les adénopathies,
dont l'auscultation n'est pas aisément faite à travers les parois
thoraciques.

Les enfants, dont l'observation n'est pas toujours aisée, peuvent être auscultés même dans leur sommeil.

L'existence de mucus dans les bronches, la trachée et le larynx, dont la présence ne constitue pas un état pathologique, produit quelques bruits, surtout à la fin de l'inspiration, qui ne peuvent être confondus avec les pathologiques, par la qualité âpre et
continue de ceux-là.

L'exercice de ce moyen d'auscultation apprend à distinguer
les différents râles que l'on perçoit en les mettant en relation
avec les correspondantes modifications pathologiques.

L'étude plus suivie de ce moyen d'auscultation pourra peut-
être servir à d'autres applications utiles.

Essai sur la symptomatologie des localisations lobaires hépatiques

Par M. FRANTZ GLÉNARD, Paris

L'introduction en clinique d'un procédé nouveau de palpation
du foie (*procédé du pouce*), basé sur la mobilité respiratoire et la
mobilité antéropostérieure du bord inférieur de cet organe;
l'*application systématique* de ce procédé d'investigation du foie
dans tous les cas de maladies dites de la nutrition, de dyspepsies,
de névropathies, de maladies classiques du foie, la notation en
diagrammes des caractères physiques relevés par le «procédé du

pouce*, ces trois conditions réunies m'ont permis de formuler les propositions suivantes:

I. *Les symptômes des maladies du foie ne sont pas toujours des symptômes hépatiques classiques.*

Les symptômes des maladies du foie doivent être divisés en deux groupes:

a) Les *symptômes hépatiques francs:* douleur de l'hypochondre droit; ictère; ascite.

b) Les *symptômes hépatiques dissimulés:* glycosurie; obésité; goutte, gravelle, lithiase biliaire, entéroptose; maladies d'estomac; maladies d'intestin; névropathies; neurasthénies; mobilité anormale des viscères. Ces symptômes (ou syndromes) ne sont pas toujours, mais ils sont le plus souvent des symptômes hépatiques.

Les maladies du foie à symptômes dissimulés sont beaucoup plus fréquentes que les maladies du foie à symptômes francs.

La lithiase biliaire, ou mieux, suivant le terme que j'ai proposé, d'affection paroxystique du foie (calculeuse ou non), sert de trait d'union entre les deux groupes de maladies du foie, car ses symptômes sont, tantôt francs, tantôt dissimulés.

Les maladies du foie de chacun des deux groupes, le groupe à symptômes francs, le groupe à symptômes dissimulés, peuvent être, soit héréditaires, soit acquises. Les maladies du foie d'un des groupes peuvent se substituer à celles de l'autre groupe, soit d'un sujet à sa descendance, soit, chez un même sujet, dans le cours de sa vie.

II. — *Les signes physiques anormaux du foie, lorsqu'ils existent, ne se trahissent pas toujours par une augmentation de volume et de consistance, ou par une diminution de volume du foie.*

Les signes physiques anormaux du foie doivent être divisés en deux groupes:

a) Le groupe des *foies augmentés de volume et de consistance* et celui *des foies diminués de volume*, ce sont: le foie hypertrophié, le foie tuméfié, le foie atrophié.

b) Le groupe des *foies augmentés de volume mais non de consistance*, tel: le foie déformé (hypertrophie ptosée, lobe flottant; et celui des *foies de volume normal, mais de situation, de fixité ou de sensibilité anormales*, tels: le foie ptosé, le foie simplement «à ressauts», le foie simplement sensible, foies dans lesquels ces caractères constituent le signe essentiel de leur anomalie. C'est le groupe des *foies souples.*

Les foies du second groupe sont bien plus fréquemment rencontrés que ceux du premier.

Chacun de ces deux groupes de foie, classés d'après les caractères physiques, peut s'accompagner, soit de symptômes hépatiques francs, soit de symptômes hépatiques dissimulés. C'est parmi les maladies du foie à symptômes dissimulés que l'on rencontre le plus souvent les types physiques du second groupe.

Les types physiques du foie d'un de ces deux groupes peuvent se substituer à ceux de l'autre groupe, chez un même sujet, dans le cours de son existence.

III. *Les signes physiques anormaux présentés par le foie ne sont pas toujours uniformément répartis sur toute la masse du foie. On peut les trouver localisés à l'une ou l'autre des parties du foie qui sont accessibles à l'exploration ; ils peuvent se présenter avec des caractères différents dans les différentes parties du foie.*

Ces diversités ne sont pas le fait d'une disposition capricieuse de la nature, mais la conséquence d'une loi pathologique.

Bien que le foie soit une glande homogène, la maladie ne l'envahit pas toujours en même temps dans toutes ses parties, mais elle peut frapper isolément ou diversement chacune d'entre elles. La diversité des signes physiques dans les différentes parties d'un même foie, — et c'est là la cause des irrégularités de son bord inférieur — , sont en rapport avec l'inégalité de répartition, ou de gravité, de la maladie dans les différentes parties du foie.

Cliniquement, il y a lieu de diviser le foie en trois parties ou lobes : le *lobe droit*, qui s'étend de l'extrémité droite du foie à une ligne verticale passant par le mamelon droit et l'incisure cholécystique du bord inférieur du foie ; le *lobe moyen* (lobe carré, lobe biliaire, lobe cholécystique), étendu entre cette ligne mammaire droite et une ligne verticale passant par le bord droit du sternum et l'incisure ombilicale ; le *lobe gauche* (lobe épigastrique), compris entre cette ligne parasternale droite et l'extrémité gauche du foie.

Les lobes cliniques correspondent aux lobes anatomiques du foie.

La clinique démontre que les trois lobes cliniques du foie (le quatrième lobe anatomique du foie, ou lobe de Spiegel, n'étant en aucun cas accessible à la palpation) sont respectivement indépendants l'un de l'autre dans leurs processus pathologiques. Ils sont donc également indépendants dans leur fonction. Cette indépendance correspond à leur indépendance circulatoire et aussi à leur indépendance nerveuse.

Les causes morbides n'envahissent pas le foie en bloc, mais procèdent de lobe à lobe, avec rapidité ou lenteur, suivant que le processus est aigu ou chronique. Ils débutent, dans leur invasion, tantôt par un lobe, tantôt par l'autre; ce choix dépend de la voie de pénétration dans le foie, qui a été suivie par le principe morbide: voie porte, voie artérielle, voie biliaire, voie nerveuse.

Les caractères physiques différents des divers lobes du foie indiquent une phase différente du processus morbide dans chaque lobe. Le processus morbide peut se cantonner dans un seul, dans deux ou dans les trois lobes; ils peuvent évoluer différemment dans chaque lobe. Il y a donc une localisation lobaire de l'hyperémie, de l'hyperesthésie, de l'hypertrophie, du kyste ou de l'abcès, de la stéatose, de la cirrhose ou de la ptose; un même foie peut dans chacun de ses lobes présenter un aspect physique différent. Un lobe peut être seul, dans un foie, à présenter des signes physiques anormaux.

C'est cette localisation lobaire différente qui règle les différentes formes revêtues par le foie.

Au foie ou au lobe, normaux d'ailleurs, mais sensibles à la pression, correspond le premier degré ou phase de la maladie; au foie ou au lobe tuméfiés, le second degré; au foie ou au lobe hypertrophiés et souples, le troisième; le quatrième, le cinquième degrés sont ceux du foie ou du lobe hypertrophiés et rénitents, hypertrophiés et durs. Quant aux foies ou lobes, d'ailleurs normaux, mais à ressaut, quant aux foies ou lobes déformés ou ptosés, ce sont les stigmates d'une affection hyperémique ou hypertrophique préalable du foie ou de l'un de ses lobes, en voie de régression.

C'est surtout dans les maladies à symptômes hépatiques dissimulés que sont rencontrés les types de foies à localisation monolobaire de l'hypertrophie, de l'hyperesthésie ou de la déformation souple, ainsi que les foies à détermination bilobaire ou trilobaire, mais de caractère, c'est-à-dire d'âge évolutif, différent dans les différents lobes.

Sur cent cas de maladies hépatiques à symptômes dissimulés et de chacune de ces maladies, il en est soixante dans lesquels la palpation du foie décèle l'une ou l'autre de ces modalités physiques anormales.

Il y a donc lieu, dans chacune de ces maladies (diabète, goutte, obésité, gravelle, lithiase biliaire, entéroptose, affections gastro-intestinales, névropathies, etc.), d'incriminer et d'explorer le foie.

J'ajoute ici que, dans les quarante cas pour cent de ces ma-

ladies où le foie ne présente aucun signe physique anormal palpable, il en est peu chez lesquels l'analyse, soit des anamnesti-
ques, soit des symptômes, exclue formellement toute participation
du foie au processus morbide [1].

Ces divers enseignements de la clinique ont ouvert la voie à
une série de recherches qui en consacrent la valeur.

Par l'hydrotomie expérimentale du foie, j'ai démontré la relation qui existe entre la tension vasculaire et le volume du foie,
d'un côté, et, de l'autre, la tension vasculaire et le volume de l'in-

[1] Sur un groupe de 100 malades pris au hasard, dans la famille de l'hépatisme (maladies du foie, maladies dites de la nutrition, dyspepsies, névropathies), les 40 malades chez lesquels ne pouvait être décelé aucun signe physique anormal du foie, à la palpation, avaient une histoire patholog- ique pouvant être ainsi résumée, par l'ordre successif des causes et des syndromes :

1. Homme, 55 ans, 72 kilos. — Alcoolisme, paludisme, lithiase biliaire, eczéma; migraines.
2. H., 55 a., 77 k. — Hérédité hépatique, dyspepsie, lithiase biliaire, ex-ictère de 5 mois.
3. Femme, 50 a., 121 k. — Hérédité hépatique, lithiase biliaire.
4. H., 41 a., 79 k. — Gravelle.
5. F., 62 a., 101 k. — 10 enfants, obésité, lithiase biliaire calculeuse.
6. H., 55 a., 91 k. — Érythisme, diabète de 30 gr.; eczéma palmaire.
7. F., 20 a. — Hérédité, lithiase biliaire; migraines.
8. H., 40 a., 71 k. — Hérédité diabétique, paludisme, émotions; diabète.
9. H., 75 k. — Souci, diabète.
10. H., 40 a., 71 k. — Hérédité, émotions, fièvre typhoïde; migraines, ictère.
11. H., 50 a., 90 k. — Hérédité hépatique, paludisme, gravelle; neurasthénie.
12. F., 47 a., 81 k. — Ménopause, crises nerveuses.
13. H., 60 a., 95 k. — Hérédité, frayeur, nervosisme, coliques néphrétiques; coliques hépatiques.
14. F., 25 a. — Hérédité, puerpéralité, migraines; sevrage; coliques hépatiques.
15. H., 67 a. — Paludisme, rhumatisme articulaire; sciatique.
16. F., 70 a. — Hérédité, coliques hépatiques calculeuses, psoriasis; eczéma.
17. F., 55 a. — Chagrins, ménopause, coliques hépatiques.
18. H., 72 a. — Érythisme, syphilis, coliques hépatiques.
19. F., 48 a. — Puerpéralité, coliques hépatiques.
20. H., 41 a., 63 k. — Chagrins, ex-ictère; glycosurie.
21. H., 50 a., 103 k. — Coliques néphrétiques calculeuses.
22. H., 53 a., 77 k. — Ex-ictère, coliques hépatiques calculeuses.
23. F., 34 a. — Névropathie, colite muco-membraneuse; douleurs cholécystiques.
24. H., 28 a., 90 k. — Ex-diphtérie, coliques hépatiques; sciatique.
25. F., 50 a. — Frayeur, coliques hépatiques; neurasthénie.
26. F., 34 a. — Ex-diarrhée des pays chauds, dyspepsie.
27. F., 60 a., 97 k. — Puerpéralité, coliques hépatiques.
28. H., 41 a., 72 k. — Pleuro-typhoïde, paludisme, fièvre bilieuse; alcoolisme; coliques hépatiques, goutte, gravelle.
29. F., 30 a. — Rhumatisme chronique, arthrisme; migraines.
30. H., 50 a., 97 k. — Hérédité, gravelle, psoriasis; neurasthénie.
31. H., 52 a., 110 k. — Paludisme, goutte.
32. H., 50 a., 50 k. — Gravelle.
33. F., 20 a., 46 k. — Puerpéralité, dyspepsie.
34. F., 50 a., 79 k. — Fièvre typhoïde, coliques hépatiques.
35. H., 60 a., 80 k. — Gravelle, artériosclérose.
36. H., 48 a., 84 k. — Érythisme, rhumatisme, gravelle.
37. H., 52 a., 71 k. — Hérédité, ex-ictère, coliques hépatiques.
38. F., 30 a. — Hérédité, dyspepsie.
39. F., 33 a., 65 k. — Puerpéralité, crises gastriques.
40. H., 50 a., 86 k. — Hérédité, goutte, coliques néphrétiques.

testin; j'ai été conduit à admettre l'hypothèse que j'avais déjà posée, au nom de la clinique, d'un rapport entre les divers lobes du
foie et les différents territoires du tractus intestinal; j'ai démontré
en outre l'indépendance circulatoire sanguine, l'un à l'égard de
l'autre, des différents lobes du foie (Glénard et Sirand, 1895).

L'expérimentation physiologique (Werthemer et Lepage, 1896)
a démontré l'indépendance circulatoire biliaire des lobes du foie;
elle a prouvé (Sérégé, 1901) l'accouplement du foie gauche avec
l'estomac, la rate et la partie terminale du gros intestin, par l'intermédiaire de la veine splénique et de la petite mésaraïque; l'accouplement du foie droit avec l'intestin grêle et la première partie
du gros intestin par la grande mésaraïque; et l'indépendance de
ces deux accouplements grâce à la formation de deux courants
juxtaposés dans la veine porte, un pour chacun de ces accouplements. C'est par la différence de densité et de point cryoscopique
du sérum splénique et du sérum mésentérique, se juxtaposant tous
deux sans se mélanger dans la veine porte (Sérégé, 1901); c'est
par l'injection de substances colorées dans un territoire intestinal
(Sérégé, 1901, Silvestri, 1905), et la migration de ces substances
colorées vers le seul lobe correspondant à ce territoire; c'est par
la teneur différente en urée (Sérégé, 1902) ou en glycogène (Jovane,
1903, Sérégé, 1904, Pincherle, Silvestri, 1905) des divers lobes du
foie, suivant les différentes phases de la digestion, qu'a été faite
cette démonstration des accouplements distincts entre les divers
lobes du foie et les divers territoires du tractus gastro-intestinal.

L'indépendance pathologique des lobes du foie a été confirmée par la localisation différente des lésions secondaires du foie
dans les divers lobes, suivant la localisation intestinale des lésions
primitives de l'intestin (Sérégé, 1901); par la localisation à un seul
lobe de la lésion que produisent, soit la ligature de sa branche
portale (Ehrhardt, 1902), soit une injection, par les vaisseaux
afférents de cette branche, d'une substance toxique (Pincherle,
1905); par l'âge différent des lésions histologiques dans les différents lobes (Mongour et Sérégé, 1903, Hoche, 1905); par la teneur
différente en arsenic des lobes du foie dans l'intoxication arsenicale
(Denigès, 1905).

A ces causes d'indépendance pathologique, et par conséquent
fonctionnelle, causes tirées de l'indépendance circulatoire, de l'accouplement des territoires différents de l'intestin, il y a lieu d'ajouter la différence normale de lobulation des divers lobes (Brissaud

et Dopter, 1902), la différence de vitesse circulatoire du foie gauche et du foie droit (Sérégé et Soulé, 1905).

§

Bien que les diverses variétés de localisation lobaire des signes physiques anormaux du foie ne soient que les phases d'un même processus hépatique morbide, il n'existe pas moins, entre les divers syndromes et les différentes variétés de localisation, une relation manifeste.

L'étude de la séméiologie lobaire, c'est-à-dire des symptômes ou syndromes qui accompagnent les localisations lobaires, en sont par conséquent la manifestation, et dont la connaissance est nécessaire au diagnostic des localisations, exige une double enquête. La première enquête consiste à établir la fréquence relative des différentes localisations suivant les diverses maladies, une enquête contradictoire établira ensuite la fréquence relative des différentes maladies suivant les diverses localisations.

La première enquête (1) permet de saisir les relations suivantes parmi les plus fréquemment observées :

Dyspepsie gastrique au début = hyperesthésie, sans hypertrophie, du lobe gauche du foie ;

Dyspepsie hépatique (dite hyperchlorhydrique) = hyperesthésie, sans hypertrophie, du lobe moyen du foie ;

Entéroptose = ptose vraie du lobe droit ;

Neurasthénie hépatique = déformation du lobe droit ;

Gastrite alcoolique = tuméfaction des lobes droit et moyen ;

Dyspepsie alcoolique = hypertrophie souple du lobe gauche ;

Diabète = hypertrophie rénitente du lobe droit ;

Lithiase biliaire = hypertrophie du lobe moyen ;

Goutte, gravelle = ressaut, sans hypertrophie, du lobe droit (2).

L'enquête inverse, contrépreuve de la précédente, recueille des indications précieuses, déjà au point de vue séméiologique, dans l'analyse des sensations provoquées par la pression de tel ou tel lobe de foie, lorsqu'il est accessible à la palpation et nettement délimité.

---

(1) F. Glénard, De l'exploration bimanuelle du foie par le procédé du pouce. Introduction à l'étude de l'hépatisme. Lyon médical, 1898.

(2) La fréquence des localisations monolobaires dans la goutte vient d'être confirmée par le Dr. de Grandmaison dans son beau livre sur l'Albuminurie goutteuse. Paris-Maloine, 1906.

Dans les périodes d'accalmie du processus morbide, le foie est indolent à la pression : l'existence d'une douleur provoquée coïncide toujours avec une phase d'aggravation ou de paroxysme critique.

Quel que soit le lobe accessible, sur lequel se limite la pression du doigt explorateur, la sensation provoquée peut être une douleur hépatique locale, douleur pongitive, ou une douleur à distance. Ces deux modes réactionnels de l'hyperesthésie sont en général exclusifs l'un de l'autre. Les sensations provoquées ne correspondent pas toujours aux sensations spontanées dont le malade se plaint au médecin.

Voici les sensations provoquées que j'ai pu noter chez l'un ou l'autre des sujets de mon observation [1] :

a) La *pression du lobe droit* peut provoquer une des plaintes suivantes : une douleur au niveau de l'appendice xyphoïde, — une douleur au creux de l'estomac, — une douleur épigastrique qui remonte derrière le sternum, — une douleur au niveau du sein droit, — une douleur analogue à celle spontanément éprouvée deux heures après le repas.

b) La *pression du lobe moyen* (ou cholécystique) peut provoquer : une douleur d'estomac, — une douleur épigastrique, — une crampe d'estomac, — une douleur au bord interne de l'omoplate droite, — une douleur dans l'hypochondre gauche, — une douleur précordiale comme celle éprouvée dans des accès antérieurs d'angine de poitrine (pseudo-angor).

De ces sensations, rapprochons celles qui sont parfois signalées par l'un ou l'autre malade, dans les cas où la pression peut être rigoureusement localisée au sommet de l'angle formé par l'incisure cholécystique, ou à la vésicule biliaire elle-même :

La pression de l'*incisure cholécystique* peut déterminer : une douleur au-dessus des seins, identique à celle par laquelle débutent les crises d'estomac, — une douleur identique à celle des crampes d'estomac, — une douleur cardiaque comme celle d'accès antérieurs d'angine de poitrine (pseudo-angor).

La pression de la *vésicule biliaire* peut produire : une douleur à l'épigastre et au dos comme celle des crises d'estomac, — une douleur au niveau de la douzième dorsale, — une douleur au sein droit, sous la clavicule comme au début des crises d'estomac, —

[1] Glénard, Sensibilité du foie à la pression, in Presse médicale, Paris-Alcan 1899, p. 32.

une douleur dans le dos et les reins au niveau de la ceinture, — une douleur dans l'hypochondre gauche, identique à la douleur spontanée perçue dans cette région au moment des crises.

c) La pression du *lobe gauche* (lobe épigastrique, et non estomac) peut causer une douleur d'estomac, — une douleur identique à celle provoquée par l'ingestion des crudités, — une sensation de barre rétrosternale, — une sensation de tiraillements dans l'estomac et le dos, — une douleur dans le dos, — une douleur au niveau du sein droit, — une douleur sous l'omoplate gauche.

En outre, et le lobe gauche est le seul dont la pression puisse provoquer des sensations pareilles, c'est un des symptômes suivants : de la toux, — de la nausée, — du mal de cœur, — des régurgitations acides, — une bouffée de sueurs, — du bâillement, — de l'étouffement, de l'oppression, — de la constriction de la gorge, — de la sécheresse de la langue.

Résumons ces diverses constatations : la souffrance, à la pression, d'un quelconque des trois lobes du foie, peut se traduire par une douleur d'estomac ; celle du lobe gauche et celle du lobe droit peuvent se manifester par des sensations dyspeptiques ; la souffrance à la pression du lobe moyen, comme celle de l'incisure cholécystique, comme celle de la vésicule biliaire, sont identiques, elles s'expriment par des douleurs de la nature de celles qui accompagnent les états paroxystiques : coliques hépatiques, crampes, crises d'estomac, ou encore par des douleurs d'angor pectoris, ou enfin par des douleurs de l'hypochondre gauche. Enfin la souffrance du lobe gauche à la pression peut se manifester par l'un ou l'autre des symptômes qui accompagnent, soit une violente émotion, soit l'acte du vomissement.

La conclusion s'impose, c'est que, chez les malades se plaignant de l'une ou de l'autre de ces sensations spontanées, il y a lieu, avant de conclure à une maladie d'estomac, à une névralgie intercostale, à une douleur rhumatismale ou cardiaque, à une dyspepsie ou à une névropathie, d'incriminer une affection hépatique possible et d'explorer le foie.

Ainsi se confirment, non seulement les relations entre une affection du foie et un syndrome non hépatique, mais la relation plus étroite entre certains symptômes et certaines localisations lobaires.

Appliquée à des types physiques bien déterminés de localisation lobaire, la recherche de la fréquence relative des symptômes m'a donné les résultats suivants, dans les deux types physiques du foie où je l'avais jadis poursuivie, celui de ptose vraie du lobe droit et celui de ressaut, avec ou sans hypertrophie, du lobe droit souple (¹).

Les observations qui ont fait l'objet de ces recherches avaient été groupées exclusivement, et sans aucune exclusion, d'après les diagrammes qui les accompagnaient.

Dans l'*hépatoptose vraie* (lobe droit) :

Sur 38 cas d'hépatoptose vraie, le syndrome fut 38 fois, c'est-à-dire dans tous les cas, celui qui est caractéristique de l'entéroptose (faiblesse, dyspepsie, constipation, insomnie, amaigrissement, épreuve positive de la sangle). Ce syndrome, fondamentalement le même dans tous les cas, revêtait l'allure névropathique dans 21 cas où le foie ptosé était indolent à la pression; c'était une allure paroxystique (crampes, crises d'estomac, coliques sous-hépatiques) dans les 17 cas où la pression du foie ptosé à la partie supérieure du bord interne de ce lobe, c'est-à-dire au voisinage de l'incisure cholécystique, éveillait une sensation douloureuse chez le malade. Cette constatation montre bien l'étroite relation des caractères physiques du foie avec l'appareil symptomatique.

Dans le *foie souple à ressaut* (fausse hépatoptose) :

Sur 225 cas (dont 149 sans hypertrophie, 76 avec hypertrophie ptosée) le syndrome entéroptose ne fut rencontré que 12 fois; c'était, en revanche, pour les 213 autres cas, celui d'une dyspepsie, d'une névropathie ou surtout celui d'une des maladies dites de la nutrition (goutte et gravelle, rhumatisme chronique, diabète, lithiase biliaire).

L'étude comparative des *hypertrophies monolobaires*, au point de vue des relations de chacun de ces trois lobes, lorsqu'il est seul hypertrophié, avec le syndrome pathologique, conduit également à d'intéressantes conclusions. C'est leur exposé qui fait l'objet spécial de cette publication.

I

HYPERTROPHIES MONOLOBAIRES

Pour procéder à l'étude symptomatologique des hypertrophies monolobaires, j'ai choisi dans mes observations de malades,

---

(¹) *Glénard*, *Ptoses viscérales* (Paris, Alcan, 1899).

en prenant uniquement les diagrammes pour base de classification, 15 foies de chacun des trois types, parmi ceux où la délimitation par la palpation du lobe hypertrophié était le plus nettement dessinée. Voici quelle était sommairement l'histoire de chacun de ces 15 malades, dans chacune de ces trois séries de 15 cas.

A. *Hypertrophie monolobaire droite*

Les quinze observations sont les suivantes [1]:

1. — Homme 46 ans. — A 28 ans, début de l'OBÉSITÉ (< 95 k.), lassitude. — à partir de 30 ans, SUEURS profuses nocturnes, rhumatisme erratique, pas de signe physique anormal du foie, ni à 30 ans, ni à 32 ans. — à 46 ans, GLYCOSURIE de 10 à 20 gr., sueurs profuses nocturnes; lobe droit hypertrophié, épais, rénitent, mobile, indolent; tuméfaction de la rate; teint coloré rouge. — Etiologie: *éthylisme* (3 litres de vin par jour depuis l'âge de 20 ans); *sédentarité*.

2. — H. 41 ans. — A 25 ans, début de l'OBÉSITÉ (< 96 k.) — à 34 ans, somnolence et lourdeur après les repas; gingivite hémorrhagique; impuissance. — à 41 ans, GLYCOSURIE de 50 gr., réduite graduellement en quatre mois à 7 gr. par le régime, qui réduisit aussi l'obésité de 26 kil. (96-70). Le taux de la glycosurie remonta dans la suite à 30 gr. — lobe droit hypertrophié, rénitent, indolent. — Et. *éthylisme* (2 litres 1/2 de vin par jour dès l'âge de 19 ans, et en outre 3 litres de bière le dimanche).

3. — H. 39 ans. — A 37 ans, vomissements glaireux à jeun le matin (PITUITE) — à 38 ans abcès de la marge de l'anus — à 39 ans, CONGESTION DE FOIE; — à 40 ans, NEURASTHÉNIE GASTRIQUE (soif et polyurie nocturne; hypochondrie; spasmes nerveux; dyspepsie; douleurs de reins, pas de glycosurie; poids 59 kil. — lobe droit hypertrophié, rénitent, indolent. — Et. *alcoolisme* (abus des apéritifs: arquebuse, bitter, picon).

4. — H. 54 ans. — A 48 ans, vomissements glaireux le matin à jeun (PITUITE) — à 52 ans, perte graduelle de 17 kil. (89 à 72) — à 54 ans, CONGESTION DU FOIE; à 55 ans, syndrome GASTRO-HÉPATIQUE CHRONIQUE (faiblesse, soif, anorexie, dyspepsie); lobe droit hypertrophié, très dur, indolent. — Et. *alcoolisme* (10 à 12 verres de bitter le matin; quelquefois trois mois sans cesser de s'éloigner, mort à 55 ans d'hématémèse.

5. — H. 45 ans. — Dès 17 ans, vomissements à jeun le matin (PITUITE) — à 18 ans, douleurs erratiques — à 26 ans, cystite — à 31 ans, GASTRITE et vomissements pendant 3 mois — à 45 ans, lassitude; GLYCOSURIE de 12 gr. à 18 gr. avec douleurs erratiques et polyurie; lobe droit hypertrophié, dur, indolent. — Et. *alcoolisme*.

6. — H. 48 ans. — A 40 ans, vomissements de bile le matin à jeun (PITUITE). — A 45 ans, début de la maladie. — à 47 ans, fracture du péroné et deux mois au lit; — à 48 ans, SYNDROME HÉPATIQUE (faiblesse, anorexie, insomnies; crampes des extrémités, épistaxis légères, soif, polyurie nocturne; teint subictérique, selles

---

(1) Les numéros d'ordre des observations correspondent aux numéros d'ordre des diagrammes. Dans le sommaire de chaque observation j'ai souligné en italiques, à leur rang chronologique, les manifestations auxquels pouvait être dévolu le rôle de cause première, et en capitales le symptôme prédominant des maladies successives.

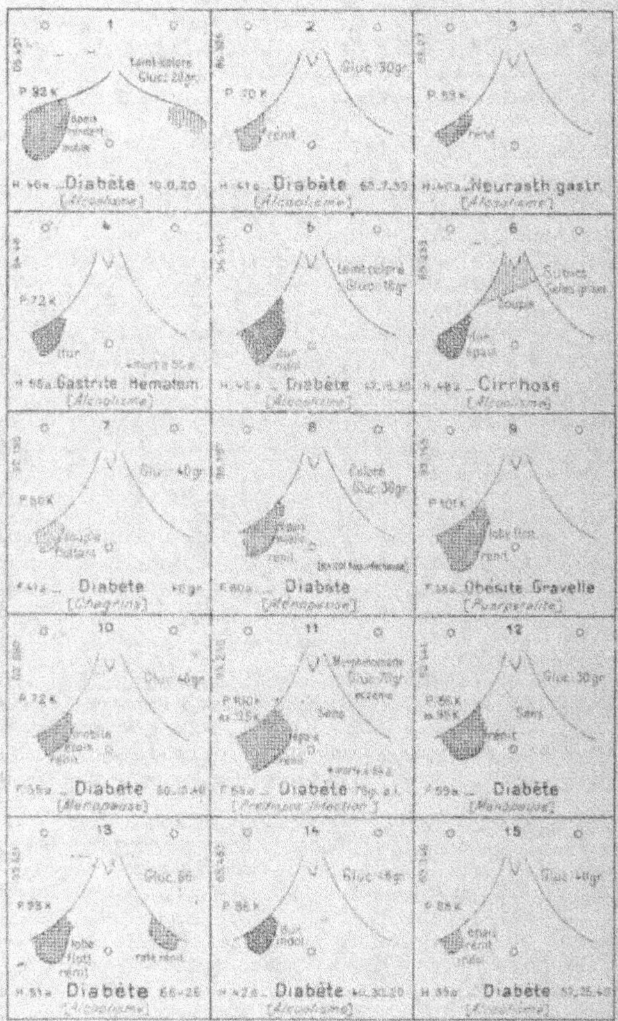

PLANCHE I. — Hypertrophie monolobaire du lobe droit.

grisse; pas de glycosurie), mauvais pronostic — lobe droit, dur, pierreux, très
épais, indolent. Lobe gauche hypertrophié, souple à ressaut. — Et. *alcoolisme*.

7. — Femme, 47 ans, 2 enfants de 24 et 7 ans. — A 15 ans, petite vérole — à 22
ans *fièvre typhoïde* — à 32 ans, *sciatique* — A 41 ans, *violents chagrins*, bouleverse-
ment, éblouissements; six mois après, début de la soif. GLYCOSURIE de
40-10-30; prurit vulvaire, crampes des mollets et des genoux, raideurs articulaires;
poids 80 kil. — lobe droit, hypertrophié, flottant, souple, à bord tranchant, indolent;
teint coloré. — Et. *chagrins*, prédisposition?

8. — F. 60 ans. — A 24 ans 1 enfant; à 40 ans, *fièvre typhoïde*, puis première
COLIQUE HÉPATIQUE — à 40 ans, deuxième colique hépatique — à 52 ans, ménopause, puis soif et GLYCOSURIE de 30-0-60-10-30 — à 58 ans, congestion du foie,
durée 15 jours; à 60 ans, traumatisme du pied, guérison; glycosurie persistante;
peu de soif, poids 82 kil. — lobe droit hypertrophié, souple, mobile. — Et. *ménopause*,
prédisposition hépatique (hépatisme infectieux).

9. — F. 68 ans, 6 enfants de 30 et 25 ans. — A 40 ans, dernière *couche*, puis
début de l'OBÉSITÉ (< 101 kil.) — à 58 ans, *ménopause* — à 65 ans, RHUMATISME
chronique, dyspepsie, soif, GRAVELLE — à 68 ans, CONGESTION DU FOIE pendant quinze jours — lobe droit hypertrophié, souple, très flottant. — Et. *puerpéralité*.

10. — F. 55 ans, 9 enfants de 30 à 21 ans. — A 50 ans, *ménopause*, puis prurit
vulvaire, soif et, six mois après, GLYCOSURIE de 60 gr. — à 55 ans, glycosurie de
40 gr. (prurit, soif, sueurs) poids 79 kil. — lobe droit hypertrophié, peu épais, presque souple, indolent, mobile — Et. *ménopause*; prédisposition hépatique (hépatisme
puerpéral)?

11. — F. 63 ans, pas d'enfants. — A 40 ans *ménopause*, début de l'OBÉSITÉ
(< 125 kilos) — à 50 ans, rhumatisme articulaire aigu de six semaines — à 58 ans
début de l'ECZÉMA — à 59 ans *influenza*, puis soif, polyurie, GLYCOSURIE de
50-70; polyurie de dix litres — à 60 ans glycosurie constante; eczéma très prurigineux; morphinomanie — à 63 ans glycosurie de 540 grammes en 24 heures, soif,
faiblesse, urine 8 litres, abcès des seins, consécutifs aux injections septiques de
morphine; poids 95 kilos — lobe droit hypertrophié, gros, peu rénitent, mobile;
lobe gauche hyperesthésié. — Et. *maladie infectieuse*, prédisposition hépatique
(hépatisme ménopausique) — MORT à 64 ans.

12. — F. 59 ans, deux enfants 24 et 50 ans. — A 48 ans début de DOULEURS
HÉPATIQUES sourdes et d'OBÉSITÉ (< 95 kilos) — à 49 ans, CONGESTION
CHRONIQUE DU FOIE, coliques hépatiques frustes (indigestions, nausées sans vomissements, douleurs hépatiques sourdes) — à 50 ans *ménopause*; à 54 ans, pas de
glycosurie — à 56 ans, amaigrissement, faiblesse, sueurs, GRAVELLE, SCIATIQUE
gauche, GLYCOSURIE de 12 grammes — à 57 ans CONGESTION DU FOIE, cystite, hématuries, GRAVELLE, RHUMATISME chronique — à 59 ans DOULEURS DU
FOIE sourdes constantes, GLYCOSURIE de 30 grammes; poids 95 kilos; teint
vultueux — lobe droit hypertrophié, épais, rénitent, indolent; lobe gauche hyperesthésié. — Et. *préménopause*.

13. — H. 51 ans. — A 18 ans *fièvre typhoïde* — à partir de 40 ans PITUITE (régurgitations aqueuses le matin — à partir de 45 ans LOURDEUR DE L'HYPO-
CHONDRE DROIT, hémorrhoïdes fluentes — à 50 ans lourdeur du foie la nuit et insomnie pendant 3 à 4 heures — à 51 ans expulsion sanguinolente, GLYCOSURIE
de grammes 20-20, poids 99 kilos — lobe droit dur, assez mobile, indolent; rate
épaisse, rénitente — Et. *alcoolisme* (usage habituel des apéritifs).

14. — H. 42 ans. — A 32 ans DYSPEPSIE, aigreurs — à 38 ans examen systéma-

tique de l'urine, GLYCOSURIE de 15 grammes — à 39 ans glycosurie de 15 grammes — à 42 ans glycosurie de 18 grammes, soif, herpès prepatial, poids 86 kilos — lobe droit hypertrophié, dur, indolent — Et. *alcoolisme* (apéritifs, excès de bière entre 25 et 35 ans).

15. — H. 39 ans. — Dès 20 ans vomissements à jeun le matin (PITUITE) — à 37 ans CONGESTION DU FOIE — à 38 ans, impuissance, faiblesse, vertiges, soif, GLYCOSURIE de 57-35-42 — à 39 ans, glycosurie de 40 grammes; poids 88 kilos — lobe droit hypertrophié, épais, rénitent, indolent — Et. *éthylisme* (3 à 4 litres de vin par jour).

En résumé, dans 15 cas (9 hommes, 6 femmes) d'hypertrophie monolobaire droite du foie, le *syndrome* était le suivant (¹) :

Diabète vrai.. 11 cas.
Maladie du foie proprement dite............... 2 cas.
Congestion chronique du foie..................... 1 cas.
Neurasthénie gastrique............................. 1 cas.

La *cause première* de la maladie fut :

Alcoolisme (dans 6 cas de diabète, 2 de maladie
   du foie, 1 de neurasthénie)...................... 9 cas.
Ménopause (dans 3 cas de diabète).............. 3 cas.
Puerpéralité (dans 1 cas de congestion du foie) 1 cas.
Embolisme (dans 1 cas de diabète)............... 1 cas.
Microbisme infectieux (dans 1 cas de diabète). 1 cas.

Une *prédisposition* (hépatique) pouvait être relevée chez trois malades, où cette prédisposition était non héréditaire, mais acquise antérieurement par le sujet lui-même :

Dans 1 cas de diabète causé par la ménopause, il y avait eu antérieurement des coliques hépatiques causées par une maladie infectieuse (obs. 8) ;

Dans un cas de diabète, causé par l'influenza, on relevait antérieurement de l'obésité et de l'eczéma causés par la ménopause (obs. 11) ;

Dans 1 cas de diabète causé par la ménopause, on retrouvait auparavant de l'obésité et de la congestion chronique du foie, causées par l'instauration de la ménopause (préménopause) (obs. 12.)

(¹) Je n'insiste pas ici sur le caractère arbitraire d'une classification nosologique où une même maladie du foie, de même étiologie, est, suivant que, par exemple, le sujet urinal présente ou non de la glycosurie permanente, classée dans les chapitres les plus éloignés de la pathologie, diabète ou maladie du foie. C'est pourtant la classification actuelle, c'est celle dont je combats les principes fondamentaux, au nom de la clinique.

Remarquons ensuite que tous ces malades, sauf deux, pesaient plus de 80 kil.; que, chez ces 13 malades, l'obésité a été le syndrome précurseur de la maladie.

Remarquons encore que, chez 6 alcooliques sur 9, le premier syndrome, qui ait précédé l'obésité ou coïncidé avec elle, présentait un de ces symptômes que provoque la pression du lobe gauche du foie: pituite ou vomissement, sueur, dyspepsie. La localisation lobaire gauche du principe morbide aurait donc marqué le début (précirrhose) du processus qui actuellement se traduit par une localisation lobaire droite.

Une dernière constatation doit être faite ici, c'est la concordance entre la fréquence du diabète dans l'hypertrophie monolobaire droite (11 cas sur 15 ou 73 %) et la fréquence que j'ai établie antérieurement [1] de l'hypertrophie monolobaire droite dans le diabète (51 %). De même, l'étiologie alcoolique de ce diabète, qu'on rencontre ici dans 6 cas sur 11, confirme, en l'accentuant, la fréquence (36 %) que, dans le diabète en général, j'avais attribuée à cette étiologie (sur 234 hommes diabétiques, 88 cas d'alcoolisme, parmi lesquels 61 à étiologie alcoolique exclusive). Il n'est pas douteux que ce diabète, bien que diabète vrai, ne soit un diabète causé par une maladie du foie d'origine alcoolique.

Quant aux 3 cas de diabète dans lesquels se trouve l'étiologie de la ménopause, ils établissent l'éventualité d'un diabète ménopausique de pathogénie hépatique, l'influence de la ménopause, comme celle de la menstruation, de la puerpéralité, de la lactation, sur les fonctions du foie, étant un fait hors de discussion.

En résumé, dans l'hypertrophie monolobaire du lobe droit, le syndrome le plus fréquent est celui du diabète vrai; l'étiologie le plus souvent observée est l'étiologie alcoolique.

B. *Hypertrophie monolobaire du lobe moyen (lobe carré, lobe cholécystique)*

Les 15 observations, à l'étude desquelles je me suis limité, et qui ont été groupées uniquement d'après leur diagramme, et sans aucune exclusion, sont les suivantes:

---

[1] F. Glénard. — Du foie chez les diabétiques, *Lyon médical et Bull. Acad. méd.* 1890. — Du diabète alcoolique dans ses rapports avec l'hépatisme. *Congrès de Lyon* 1894.
Voir: *Rev. mal. nutr.*, n.º de mai 1906.

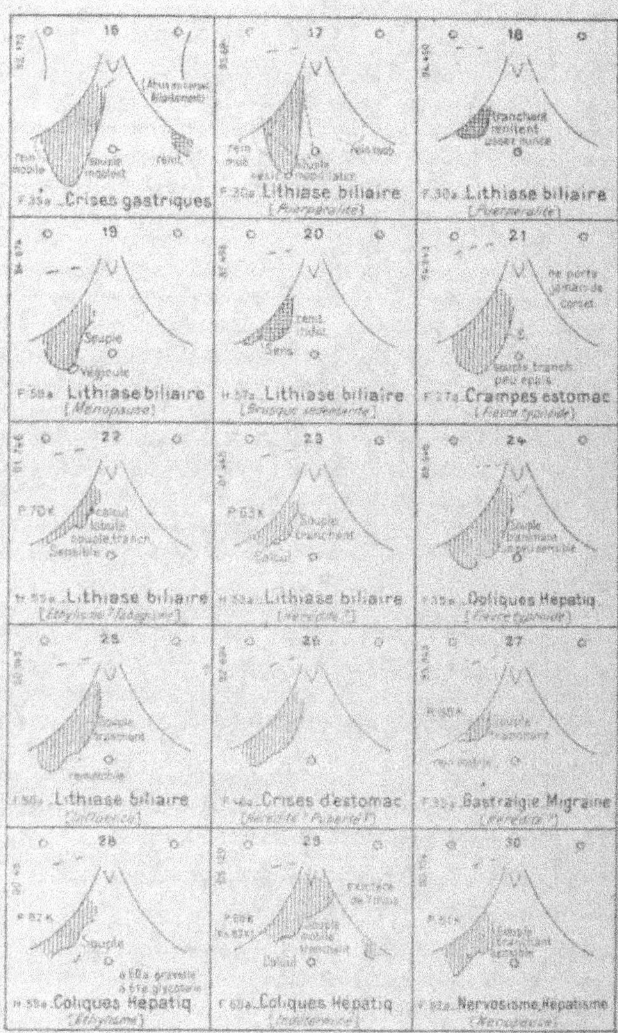

PLANCHE III — Hypertrophie monolobaire du lobe moyen (lobe carré, lobe cholécystique)

16 — F. 35 ans, 3 enfants, le dernier il y a 3 ans 1/2, qu'elle a nourri durant dix-huit mois. — A 32 ans, au troisième mois de la *lactation* début des CRAMPES D'ESTOMAC et d'une grosseur sous les fausses côtes droites. Les crampes, accompagnées au début de vomissements qui ont cessé depuis, durent de 2 à 3 heures, surviennent à 9 heures du soir, parfois à 2 heures du matin ou 5 heures du soir et en particulier à l'approche des règles; depuis six mois, elles augmentent de fréquence — lobe moyen hypertrophié, prolabé, souple, indolent; néphroptose droite, rate hypertrophiée, rénitente, indolente. — Etiol. *l'allaitement* — prédisposition par *abus usuel de corset*, abus qui se trahit par un étranglement prononcé du thorax.

17. — F. 30 ans, deux enfants. — A 22 ans, première *couche* et depuis lors, DYSPEPSIE persistante, parfois coliques avec diarrhée — à 24 ans, deuxième couche — à 29 ans, deux COLIQUES HÉPATIQUES, à deux mois d'intervalle — lobe moyen hypertrophié, souple, flottant, indolent; néphroptose double; cholécystocèle. — Etiol. *puerpéralité*.

18. — F. 35 ans — A 30 ans, à la suite d'une *couche*, CRAMPES D'ESTOMAC, puis, un mois après, COLIQUES HÉPATIQUES violentes «avec vésicule distendue comme une mandarine» — à 31 ans deuxième crise — à 35 ans, pas de nouvelles crises, mais, une ou deux fois par an, vomissements de bile — lobe moyen hypertrophié, rénitent. — Etiol. *puerpéralité*.

19. — F. 50 ans, deux enfants — A 41 ans, CRAMPES D'ESTOMAC, début de ménorrhagies qui continuent pendant 8 ans, jusqu'à la *ménopause* — à 47 ans, COLIQUES HÉPATIQUES, et, depuis, douleur fréquente du foie, dyspepsie — à 52 ans ménopause — à 50 ans deuxième colique hépatique — lobe moyen hypertrophié, souple, avec cholécystocèle — à 51 ans, crise moins violente — lobe moyen hypertrophié, souple, indolent (sans cholécystocèle). — Etiol. *ménopause* (utérisme prémenopausique)

20. — H. 57 ans — à 51 ans, CRAMPES D'ESTOMAC très violentes durant vingt minutes, avec pâleur et sueurs, à deux reprises en un an — à 54 ans, crises plus fréquentes, vertiges — à 57 ans, COLIQUE HÉPATIQUE pendant 9 heures, sans ictère, ni coloration foncée des urines; puis, persistance d'une douleur hépatique sourde — lobe moyen hypertrophié, rénitent, indolent; lobe droit souple; un peu d'hyperesthésie de l'incisure cholécystique — Etiol. *vie sédentaire* avant brusquement remplacée une vie active.

21. — F. 27 ans. — A 19 ans, *fièvre typhoïde* puis CONGESTION HÉPATIQUE, avec subictère, persistance d'une douleur sourde au foie — à 25 ans, CRAMPES D'ESTOMAC, assez rares jusque-là, deviennent plus fréquentes, parfois avec vomissements; dyspepsie opiniâtre; constipation; douleur sourde constante dans le dos et à la région rétrolombaire droite — lobe moyen hypertrophié, peu épais, tranchant, souple, sensible en un point — Etiol. *fièvre typhoïde*.

22. — H. 50 ans — A 19 ans, DYSPEPSIE, constipation, puis CONGESTION DU FOIE et pseudo-angor — à 55 ans, COLIQUE HÉPATIQUE et ictère de 6 jours — lobe moyen hypertrophié, souple, sensible; calcul biliaire palpable sous le bord du foie, au niveau de l'incisure ombilicale. — Etiol. *indéterminée (éthylisme? lithiasme?)*

23. — H. 53 ans — A partir de 48 ans, bronchites répétées, emphysème — à 53 ans, COLIQUE HÉPATIQUE, puis RHUMATISME chronique, ECZÉMA — lobe moyen hypertrophié, souple, indolent; calcul palpable sous le bord du foie, au niveau de l'incisure cholécystique. — Etiol. *non déterminée (hérédité?)*

24. — F. 35 ans. — A 34 ans, *fièvre typhoïde*, 50 jours de maladie, puis deux COLIQUES HÉPATIQUES en un an, et, dans l'intervalle, crises d'estomac à chaque période menstruelle, puis après chaque repas — lobe moyen hypertrophié, souple, un peu sensible. — Etiol. *fièvre typhoïde*.

25. — F. 50 ans, 9 enfants de 28 à 13 ans — A 41 ans, ménopause — à 49 ans, DYSPEPSIE — à 50 ans, *influenza*, douleurs de foie, vomissements après les repas, constipation pendant cinq mois, et enfin COLIQUE HÉPATIQUE — lobe moyen hypertrophié, souple, un peu sensible; néphroptose droite. — Etiol. *influenza*, prédisposition (hépatisme puerpéral?).

26. — F. 40 ans, 2 enfants, 18 et 17 ans. — A 11 ans, début des MAUX D'ESTOMAC; tristesse, mélancolie; début des MIGRAINES — à 22 ans, après la deuxième grossesse, et un *allaitement* de 14 mois de durée, ulcère de l'estomac(?) — à 25 ans, aggravation de la DYSPEPSIE, qui n'a plus cessé depuis; eczéma; migraines; selles muco-membraneuses; rhumatisme subaigu — à 32 ans, COLIQUE HÉPATIQUE — à 40 ans, la dyspepsie a persisté; crises gastriques très douloureuses; migraines — lobe moyen hypertrophié, souple, indolent. — Etiol. *puerpéralité et lactation*; prédisposition (hépatisme pubertaire).

27. — F. 35 ans, pas d'enfants, sujette aux MIGRAINES, vers 30 ans, DOULEURS D'ESTOMAC, tendance à la constipation, palpitations, amaigrissement, poids 37 kil. — lobe moyen hypertrophié, souple; néphroptose du deuxième degré. — Etiol. *indéterminée* (hérédité?).

28. — H. 59 ans. — A 40 ans, début des vomissements, à jeun, le matin (PITUITE) — à partir de 44 ans, bronchite tous les ans — à 59 ans, quatre COLIQUES HÉPATIQUES en six mois? — lobe moyen hypertrophié, souple, un peu sensible. A 60 ans, GRAVELLE, hématurie — à 63 ans, congestion du foie, légère hématurie, puis GLYCOSURIE de 20 grammes; teint coloré rosé; poids 81 kil. — pas de signe physique au foie. — Etiol. *éthylisme* (abus d'eau-de-vie de cidre et de cidre).

29. — F. 68 ans, 3 enfants. — A 58 ans, ménopause — à 66 ans, COLIQUE HÉPATIQUE, avec ictère, qui dura 7 mois, puis disparut — lobe moyen hypertrophié, foie souple, très mobile; calcul palpable sous le bord du foie; rate hypertrophiée, souple — Etiol. *indéterminée*.

30. — F. 52 ans, pas d'enfants. — A 48 ans, COLIQUE HÉPATIQUE — à 49 ans, rhumatisme chronique, névropathie — à 50 ans, anthrax, sueurs nocturnes, NERVOSISME — à 51 ans, crises douloureuses de l'estomac et du dos — à 52 ans, CONGESTION DU FOIE; teint vultueux; poids 50 kil. — lobe moyen hypertrophié, souple, sensible. — Etiol. *ménopause?*

Récapitulons:

Chez les 15 sujets (11 femmes et 4 hommes) qui présentaient une hypertrophie monolobaire du lobe moyen, le *syndrome* se trouvait être:

Coliques hépatiques	10 cas.
Crampes, crises d'estomac	3 cas.
Douleurs d'estomac	1 cas.
Nervosisme	1 cas.

Les crampes d'estomac, les douleurs d'estomac, surtout chez les migraineux (obs. 26 et 27), sont, ainsi que je l'ai avancé ailleurs, des symptômes de ce que j'ai appelé la «prélithiase biliaire» [1]. Dans quatre des observations ci-dessus (obs. 18, 19, 20, 26), on les retrouve dans les antécédents des coliques hépatiques; il est donc permis de dire que l'hypertrophie monolobaire du lobe moyen s'accompagne toujours du syndrome de la lithiase biliaire, ou mieux, du syndrome de «l'affection paroxystique du foie» (calculeuse ou non). A ce point de vue, l'obs. 28 est particulièrement instructive. On voit que l'hypertrophie monolobaire du lobe moyen a disparu, quand, aux crises de la lithiase biliaire (phase hépatique paroxystique de l'hépatisme), a succédé le diabète vrai (phase glycosurique de l'hépatisme).

Cette relation entre l'hypertrophie monolobaire du lobe moyen et l'affection paroxystique du foie concorde très intimement avec le fait que les sensations provoquées, par la pression soit du lobe moyen, soit de l'incisure cholécystique ou de la vésicule biliaire, chez les sujets où ces points sont hyperesthésiés, sont les mêmes, disent ces malades, que les sensations spontanément éprouvées par eux au début de leurs crises hépatiques ou de leurs crampes d'estomac.

C'est cette hypertrophie que l'on classe encore parmi les lobes flottants, comme une simple déformation, due, soit à la cons-

---

[1] L'idée, qui est la synthèse des faits de mon observation, c'est que la formation d'un calcul dans les voies biliaires exige un état anormal préalable de la fonction biliaire, état morbide dont la calculose n'est que la conséquence ou, si l'on veut, la complication.

A cet état morbide, et au syndrome qui lui correspond, je donne le nom de *prélithiase* (bi)liaire, pour le distinguer d'une autre prélithiase, qui est la prélithiase urique; ce mot est bien le seul qui convienne à l'idée qu'il a pour but d'exprimer, c'est l'idée de diathèse; la clinique est, en ce cas, trop affirmative pour qu'on puisse nier les dispositions morbides. Il existe une prélithiase, comme il existe une précirrhose; autre mot et, par conséquent, autre idée, que j'ai proposée, toujours sous l'inspiration de la clinique.

Le médecin, qui sait reconnaître et soigner ces états morbides, peut prévenir aussi bien la calculose que la cirrhose, car pas plus la cirrhose que la calculose ne tombent à l'improviste sur le foie comme le ferait, par exemple, une balle de revolver. Il faut que le foie soit préalablement malade. C'est cet état morbide, dont les symptômes diffèrent suivant qu'il se prête à l'extension ultérieure de la cirrhose ou de la calculose, que je désigne sous le nom de précirrhose, de prélithiase urique ou biliaire ou encore sous les noms d'hépatisme précirrhotique, prélithiasique.

Ce que je dis ici de la prélithiase biliaire n'exclut nullement, bien entendu, l'existence d'une lithiase confirmée quoique latente. Ce sont deux états morbides différents, ayant aussi des symptômes différents. Il ne faut pas croire que la lithiase confirmée, quoique latente, parce qu'elle ne se trahit pas par des coliques hépatiques, ne provoque aucun autre symptôme. De même, c'est, à mon avis, une profonde erreur de croire que le syndrome colique hépatique implique dans tous les cas la présence d'un calcul dans les conduits biliaires. Il existe une pseudolithiase, distincte de la prélithiase, distincte également de la lithiase larvée.

triction du corset, soit à un état tératologique. Riedel [1], le premier, en 1888, a démontré sa relation avec les maladies de la vésicule biliaire et insisté sur sa valeur pathognomonique pour ces maladies, d'où le nom très justifié de «lobe de Riedel» que lui donnent les anatomistes anglais. Riedel attribue ce «prolongement en forme de langue» à la traction exercée par la vésicule sur le lobe droit du foie, tandis que je l'ai interprété, dès 1890, comme une hypertrophie localisée au lobe carré sous l'influence du processus cholélithiasique [2].

L'*étiologie*, chez les 15 malades à hypertrophie monolobaire du lobe moyen, comportait les causes premières suivantes:

Cause indéterminée (hérédité?: dans 3 cas de coliques hépatiques, 1 de crises d'estomac, 1 de gastralgie avec migraines).. 5 cas.
Maladie infectieuse (dans 3 cas de lithiase biliaire)...... 3 cas.
Allaitement (dans 1 cas de crises gastriques)........... 1 cas.
Puerpéralité (dans 2 cas de coliques hépatiques)........ 2 cas.
Ménopause (dans 1 cas de coliques hépatiques, et 1 cas de nervosisme avec hépatisme)........................ 2 cas.
Sédentarité brusque (dans 1 cas de coliques hépatiques). 1 cas.
Alcoolisme (dans 1 cas de coliques hépatiques)......... 1 cas.

Alors que l'alcoolisme était la cause la plus fréquente de l'hyperthrophie monolobaire droite, ici il semble bien que ce soit la génitalité féminine (menstruation, grossesse, allaitement, ménopause), surtout si nous ajoutons que, dans deux des trois cas d'étiologie infectieuse dans lesquels a été relevée une prédisposition, cette prédisposition hépatique avait été causée, une fois par la multiparité (obs. 25), une fois par l'instauration de la puberté (obs. 26).

Les 3 cas dont l'étiologie est infectieuse rentreraient dans la doctrine de l'infection du foie par la voie biliaire (avec retentissement démontré plus haut du processus cholangiocystique sur le lobe moyen du foie), bien que dans ces 3 cas il n'y ait eu ni fièvre, ni ictère, à aucun moment.

Dans les cinq cas d'étiologie indéterminée, il serait légitime,

---

[1] *Riedel.* — *Berl. Klin. Wrch.* 1888.
[2] *Glénard.* — Du foie chez les diabétiques. *Bull. Acad. Med.* 1890.

s'il n'y a réellement pas d'autre cause première, de faire intervenir, peut-être l'hérédité dans un cas (obs. 27), peut-être l'approche
de la ménopause dans un cas (obs. 30), ou, chez l'homme, un âge
critique correspondant (obs. 22, 55 ans; obs. 23, 52 ans). Mais il
est vraiment aussi simple de penser que la cause première peut
avoir été omise ou méconnue, soit par l'observé, soit par l'observateur.

La fréquence, dans l'étiologie de l'hypertrophie monolobaire
du lobe moyen, de la sexualité féminine concorde avec la fréquence bien plus grande de la «maladie paroxystique du foie»
chez la femme que chez l'homme: sur 225 cas de coliques hépatiques, il y a 159 femmes et 66 hommes, d'après une statistique
personnelle que j'avais dressée en 1887 [1].

En résumé, dans l'hypertrophie du lobe moyen, le syndrome
constant est celui de la «maladie paroxystique du foie»; l'étiologie le plus souvent observée est l'étiologie de la génitalité
féminine.

C. *Hypertrophie monolobaire gauche (lobe gauche*
ou épigastrique)

Les 15 observations, que j'ai résumées, de cette variété de
type physique du foie sont les suivantes:

31. — F. 51 ans — mariée à 37 ans. — Fausse couche à 38 ans et, depuis, lassitude rapide à la marche — à 42 ans, habitation dans un *appartement humide*;
DOULEURS ARTICULAIRES erratiques — à 45 ans, abcès de la chambre antérieure de l'œil; opération; cécité consécutive de cet œil: *violente émotion*, la malade se sentit "glacée de frayeur" — à 46 ans, SCIATIQUE gauche pendant 2 mois
— à 47 ans, anorexie, soif. GLYCOSURIE de 37-24-12-24-15, pendant 6 mois — à
ce moment: lobe gauche hypertrophié, rénitent — à 47 ans (après 6 mois de diabète vrai) CIRRHOSE AVEC ICTÈRE CHRONIQUE, soif, prurit, cessation de la
glycosurie — à 48 ans, *ménopause*; état congestif du foie cirrhotique et ictérique
(anorexie, nausées, faiblesse, vertiges, insomnies) — à 51 ans, même état, avec périodes alternatives bonnes ou mauvaises dans l'intervalle des trois années, et légère glycosurie de 5 gr., intermittente = lobe gauche hypertrophié, dur, à bord
tranchant, indolent. — Etiol. *secousse morale* (?), prédisposition (hépatisme rhumatismal) par habitation humide (?).

32. — H. 65 ans. — A 18 ans, PYROSIS — à 54 ans, accès de FIÈVRE
PALUDÉENNE pendant deux années — à 57 ans, rechute de la fièvre intermittente;
parfois GRAVELLE. — à 58 ans, amaigrissement, anorexie, soif, faiblesse, GLYCO-

---

[1] *Glénard.* Neurasthénie gastrique, conférence à l'Hôtel-Dieu de Lyon. *Province médicale*
Lyon 1897

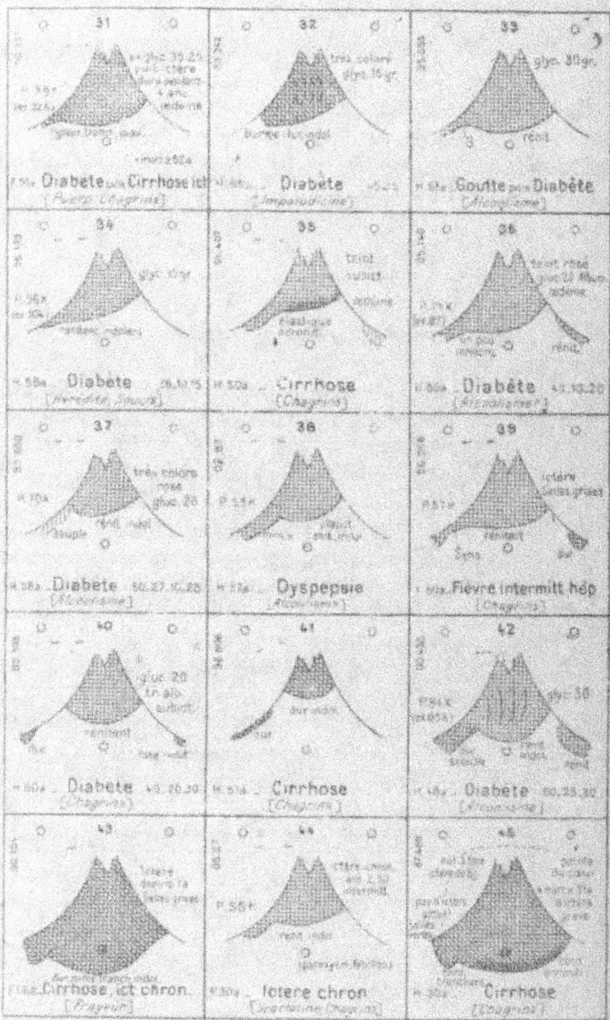

PLANCHE III — Hypertrophie monolobaire du lobe gauche (lobe épigastrique)

SÉRIE de 45 gr. — à 62 ans, les accès de fièvre reparaissent dès le moindre refroidissement; glycosurie de 14 grammes — à 56 ans, CONGESTION DU FOIE, glycosurie de 15 grammes; teint très coloré — lobe gauche hypertrophié, bombé, induré, indolent, rien à la rate. — Étiol. *paludisme*.

33. — H. 63 ans. — A 58 ans, premier accès de GOUTTE et dix accès jusqu'à 63 ans — à 59 ans, *émotions morales* (procès en séparation de corps), puis soif et GLYCOSURIE de 17 gr. — à 63 ans, DOULEURS HÉPATIQUES; la glycosurie, qui a persisté, est de 30 gr. — lobe gauche hypertrophié, rénitent, indolent. — Étiol. *secousses morales*, prédisposition (hépatisme goutteux) d'origine peut-être éthylique, peut être aussi héréditaire.

34. — H. 58 ans — père opéré de la pierre. — A 25 ans, début de l'OBÉSITÉ ($<$ 90 kilos) et, depuis, GRAVELLE, douleurs articulaires erratiques — à 43 ans, CONGESTION CHRONIQUE DU FOIE, vomissements de bile à 2 heures du matin — à 51 ans, *syphilis*, obsession des suites de cette maladie — à 53 ans, phimosis; GLYCOSURIE de 9.30-8.15 grammes — à 58 ans, la même glycosurie a persisté; ni soif, ni polyurie; poids 96 kilos — lobe gauche hypertrophié, rénitent, indolent. — Étiol. *diathèse*, prédisposition (hépatisme) héréditaire.

35. — H. 50 ans. — A 45 ans, étant en pleine santé, eut, dit-il, une nuit, un vomissement de sang. — A 17 ans, *chagrins* (victime, dit-il, de l'injustice de son chef) et alors anorexie, parfois vomissements bilieux le matin à jeun (PITUITE) — à 50 ans, amaigrissement de 15 kilos, teint subictérique; dyspepsie; œdème léger des jambes, selles de coloration normale, CIRRHOSE HYPERTROPHIQUE — lobe gauche hypertrophié, bombé, induré, indolent, rate hypertrophiée, souple. — Étiol. *chagrins; éthylisme?*

36. — H. 58 ans — A 44 ans, ALBUMINURIE, guérison en 6 mois — à 46 ans, CONGESTION DU FOIE, faiblesse; GLYCOSURIE; pas d'albuminurie — à 58 ans, glycosurie de 5 gr. et albuminurie de 1,50; ni soif, ni polyurie; amaigrissement de 7 kilos en trois semaines (87>44); teint rosé — lobe gauche hypertrophié, rénitent, rate hypertrophiée, rénitente — Étiol. *éthylisme*.

37. — H. 58 ans — A 53 ans, gingivite expulsive, analyse et GLYCOSURIE de 10-10 gr.; pas de symptômes; poids 70 kilos — lobe gauche hypertrophié, rénitent, indolent; lobe droit souple. — Étiol. *alcoolisme* (usage habituel des apéritifs).

38. — H. 58 ans. — Malade depuis 6 mois; TOUX QUINTEUSE LE MATIN, avec céphalée; lourdeur après les repas, pas d'autre symptôme; poids 55 kilos — lobe gauche hypertrophié, rénitent, indolent. — Étiol. *alcoolisme* (depuis l'âge de 17 ans, usage des apéritifs avant les repas et 2 à 3 litres de bière dans leur intervalle).

39. — F. 60 ans — 3 enfants. — A 52 ans, ménopause — à 58 ans, à la suite d'une *violente émotion*, causée par l'un de ses enfants, DOULEUR HÉPATIQUE par accès, presque chaque semaine; ces accès débutent par des frissons, du brisement des jambes; des douleurs dans l'estomac et le dos, sont suivis de sensation de chaleur générale avec céphalée, et, le lendemain, un ictère qui dure 3 et 4 jours — ictère, constipation, pas de dyspepsie; amaigrissement de 10 kilos depuis 18 mois (68>57) — lobe gauche hypertrophié, rénitent; sensibilité à la pression au niveau du lobe moyen; rate hypertrophiée, dure. — Étiol. *émotions.*

40. — H. 60 ans — A 55 ans, *chagrins* — à 56 ans, soif, polyurie; pas d'analyse — à 58 ans, anorexie, soif, faiblesse, polyurie, GLYCOSURIE de 40-20-16 — à 59 ans, glycosurie 30-26-13, traces d'albumine — à 60 ans, teint subictérique, douleur rétrolombaire droite, glycosurie de 20-23-5 — lobe gauche hypertrophié,

indolent, rénitent; moignon du lobe droit dur; hypertrophie rénitente de la rate. — Etiol. *chagrins*.

41. — H. 51 ans — pyrosis habituel. — A 38 ans, *graves soucis* — à 45 ans, GASTRITE (vomissements après les repas; souvent état nauséeux et vomissements bilieux et glaireux, le matin; souvent colique et diarrhée noire la nuit — à 51 ans, CONGESTION DU FOIE avec douleur à l'hypochondre droit et à l'épigastre et 5 jours au lit, lorsqu'il se fatigue ou se surmène — lobe gauche hypertrophié, dur, indolent; lobe droit à peine hypertrophié, dur, indolent. — Etiol. *soucis*; prédisposition hépatique? (pyrosis).

42. — H. 49 ans. — Hépatite (?) précédée de VOMISSEMENTS DE BILE LE MATIN et de maux de cœur — de 25 à 35 ans, vomissements de bile tous les matins; souvent sensation de gêne dans l'hypochondre droit — à 38 ans, aggravation; GLYCOSURIE de 60 gr., puis alternance des douleurs hépatiques et de la glycosurie — à 40 ans, bronchite capillaire et six mois de chambre; perte de poids de 25 kil. $(100 > 75)$ — de 41 à 45 ans, glycosurie persistante, variable, jamais à zéro — à 45 ans, CRISE VIOLENTE DE FOIE, avec diarrhée, urines foncées — à 47 ans, congestion du foie pendant un mois et, plus tard, crise hépatique — à 48 ans, diarrhée de 4 à 5 selles par jour pendant 3 mois; puis crampes dans les jambes, la nuit; sommeil médiocre, appétit bon; pas de soif; pas de dyspepsie; glycosurie de 32 gr.; poids 81 kilos (92 kilos quatre ans avant) — lobe gauche hypertrophié, bombé, rénitent; lobe droit dur, sensible à la pression; rate hypertrophiée, rénitente. — Etiol. *excès alcooliques*.

43. — F. 65 ans — 2 enfants. — A 42 ans, ménopause — à 65 ans, FRAYEUR (un voleur s'introduit chez elle au milieu de la nuit, elle se sauve, mal habillée, dans la campagne couverte de neige; dix à quinze jours après, atteinte brusque d'ICTÈRE, après une semaine de sueurs profuses la nuit. Cet ictère reste CHRONIQUE un an; anorexie, dyspepsie, aigreurs, régurgitations aqueuses; constipation, selles scybaliques grises, insomnie; faiblesse; douleur dans le sein droit et douleur rétrolombaire gauche; prurit depuis un an — lobe gauche hypertrophié, dur, mince, tranchant, indolent. — Etiol. *frayeur*.

44. — F. 30 ans. — A 20 ans, scarlatine — à 25 ans, douleurs dans l'estomac et le dos; fatigue générale; puis *soucis graves* — à 28 ans, prurit général et, 3 semaines après, ICTÈRE de 20 jours; depuis lors, teint subictérique persistant et, toutes les 5 ou 6 semaines, RECHUTE DE L'ICTÈRE pendant 15 jours chaque fois avec fièvre de 38,5 à 39,5 pendant les 4 ou 5 premiers jours, douleur dans le dos et albuminurie de 2 gr. 50 qui parfois disparaît, toujours diminue dans l'intervalle des accès; prurit persistant; selles gris jaunâtre; aménorrhée; amaigrissement de 8 kilos $(59 > 51)$ — lobe gauche hypertrophié, rénitent, indolent. — Etiol. *soucis*; prédisposition (hépatisme infectieux).

45. — H. 30 ans. — A 23 ans, étant soldat en *Algérie*, ICTÈRE et 8 jours d'hôpital — à 28 ans, *chagrins* (perte en trois mois de sa mère, de sa femme et de son enfant), douleur pongitive à l'épigastre, tuméfaction de l'abdomen — à 30 ans, trois RECHUTES D'ICTÈRE de huit jours chaque, avec soif et anorexie; anorexie, se nourrit bien pourtant; pas de dyspepsie; constipation; selles de coloration normale ou verdâtre; insomnie après 2 heures du matin; le teint devient jaune citron lorsque le malade se fatigue — lobe gauche énorme, hypertrophié, dur, bord arrondi; la pression, au niveau de la région épigastrique, provoque de la suffocation. Etiol. *chagrins*, prédisposition hépatique acquise — MORT à 31 ans, en huit jours d'ictère grave (avec fièvre et douleur).

Le *syndrôme* fut donc le suivant dans ces 15 cas (11 hommes, 4 femmes) d'hypertrophie monolobaire gauche :

Diabète vrai .... 6 cas.
Cirrhose hypertrophique avec ictère chronique .. 2 cas.
Cirrhose hypertrophique sans ictère.. .... 2 cas.
Ictère chronique (angiocholite).. .... 1 cas.
Ictère intermittent .... 2 cas.
Dyspepsie .... 1 cas.
Glycosurie et albuminurie ... . 1 cas.

Je me borne ici à faire la même remarque que j'ai faite à propos des hypertrophies monolobaires droites, sur le caractère artificiel d'une telle classification, qui pourtant est la classification partout adoptée. Suivant la thèse que je défends, on doit classer ainsi: cirrhose (ou précirrose), ou mieux encore: hépatisme à la phase cirrhotique, ou précirrhotique, ou angiocholitique; variété intermittente hépatique, ou diabétique vraie, ou accessoirement glycosurique, etc. Dans l'obs. 31, la phase cirrhotique a été précédée d'une phase rhumatismale de l'hépatisme; là phase goutteuse (hépatisme héréditaire) a précédé la phase diabétique dans l'obs. 33; dans les obs. 32 et 41, l'hépatisme gastrique a été le premier en date; c'est la phase d'obésité et de gravelle qui est notée avant la phase diabétique de l'hépatisme dans l'obs. 34. Enfin, dans l'obs. 42, une phase d'hépatisme paroxystique se trouve intercalée au cours de la phase diabétique de la cirrhose et, dans l'obs. 31, une phase diabétique vraie dans le cours de l'hépatisme cirrhotique.

Le fait remarquable qui résulte de l'étude du syndrome de l'hypertrophie monolobaire gauche, c'est qu'il est, dans 7 cas sur 15, celui d'une affection hépatique franche: 5 fois avec ictère (2 cirrhoses hypertrophiques avec ictère; 3 angiocholites, l'une avec ictère chronique, les deux autres avec poussées ictériques et fébriles intermittentes), 2 fois sans ictère (2 cirrhoses hypertrophiques sans ictère).

Cette constatation concorde, par la fréquence d'un processus hépatique grave, avec la gravité plus grande que j'ai attribuée ailleurs aux hypertrophies du lobe gauche, par rapport à celles des autres lobes. Nous verrons bientôt qu'elle concorde également avec la signification des symptômes provoqués par la pression du lobe gauche. Enfin, elle met en évidence un fait nouveau, celui de la *fréquence de l'ictère dans les hypertrophies du lobe gauche*.

En ce qui concerne l'*étiologie*, la cause première de la maladie actuelle, c'est-à-dire de la phase d'hépatisme au moment de mon examen, était la suivante, dans les 15 cas:

Émotions (3 cas de cirrhose, dont 2 avec ictère; 3 cas d'ictère chronique, 3 cas de diabète) .... 9 cas.

Excès alcooliques (2 cas de diabète, 1 cas d'ictère, 1 cas de dyspepsie, 1 de glycosurie intermittente)......... 5 cas.

Paludisme (1 cas de diabète).......................... 1 cas.

Ce qui frappe de suite dans l'étiologie de l'hypertrophie monolobaire gauche, c'est la *prédominance* inattendue de *l'étiologie émotive* (secousses morales, chagrins, frayeur, colère, soucis graves), 9 cas sur 15; puis viennent dans 1 cas l'alcoolisme, dans 1 cas le paludisme.

La moindre fréquence de l'alcoolisme dans l'étiologie de l'hypertrophie du lobe gauche (5 cas sur 15) que dans celle du lobe droit (9 cas sur 15) est en désaccord avec l'assertion que j'ai soutenue, ailleurs, de la prédominance, pour le lobe gauche, de l'étiologie alcoolique. Cette contradiction s'explique par le fait que la comparaison des trois lobes avait été présentée au point de vue des syndromes, et non de l'étiologie. Or, le syndrome cirrhotique, qui est le stigmate de l'alcoolisme, est plus fréquent, nous l'avons vu plus haut, dans l'hypertrophie du lobe gauche que dans celle du lobe droit; d'un autre côté, le diabète est, en effet, le syndrome de prédilection du lobe droit; mais ce diabète du lobe droit est souvent alcoolique (6 cas sur 11) tandis que la cirrhose du lobe gauche est souvent, non pas alcoolique, mais d'origine émotive (3 cas sur 11).

La prédominance de l'étiologie émotive dans l'hypertrophie monolobaire gauche est d'autant plus remarquable que, dans les 30 observations d'hypertrophie monolobaire des lobes droit ou moyen, nous ne l'avons rencontrée qu'une fois et seulement dans 1 cas d'hypertrophie monolobaire droite. Cette prédominance est d'autant moins suspecte que la cause émotive a été spontanément confessée et en outre incriminée par le malade lui-même, comme cause de sa maladie. Le médecin, non édifié sur la valeur possible de cette étiologie, ne pouvait, en effet, avoir interrogé le malade sur ce point, comme il l'eût fait s'il se fût agi, par exemple, d'un diabète au lieu d'une hypertrophie du foie.

À ces 9 cas d'étiologie émotive correspondent 3 cas de cirrhose, 3 d'ictère chronique, et 3 de diabète. Le diabète ne serait donc qu'une variété de l'hépatisme émotif.

Dans 6 cas de cet hépatisme émotif, on pouvait invoquer une prédisposition hépatique, mais dans les 3 autres cas, il semble bien que les émotions aient été la seule cause première de la maladie.

La fréquence de l'étiologie émotive dans l'hypertrophie du lobe gauche concorde avec la nature des sensations provoquées chez le malade par la pression du lobe gauche, lorsque ce lobe est hyperesthésié; ces sensations sont précisément les mêmes que celles qui accompagnent, soit la secousse produite par une violente émotion, soit l'acte ou plutôt la préparation du vomissement. Il y a, d'ailleurs, entre la secousse morale et le vomissement une relation bien connue, soit le vomissement peu après l'ébranlement psychique, soit les vomissements bilieux à jeun, tous les matins, qu'on voit survenir chez ces malades comme conséquence de la maladie émotive du foie. Ce dernier symptôme, joint à la possibilité, pour la cause émotive, de provoquer aussi une cirrhose du foie, sont deux caractères qui rapprochent l'une de l'autre l'étiologie émotive et l'étiologie alcoolique. De même l'anorexie, les sueurs, l'insomnie de la précirrhose alcoolique se retrouvent dans la précirrhose émotive.

Ce qui distinguerait l'hypertrophie gauche émotive de l'hypertrophie gauche alcoolique (et aussi de l'hypertrophie droite), c'est, dans la première, la fréquence de l'ictère, alors que celui-ci n'est pas signalé dans les hypertrophies monolobaires de cause alcoolique exclusive, soit gauche, soit droite.

Etant donnée la relation étroite qui existe entre l'hypertrophie gauche et l'étiologie émotive, on est autorisé à interpréter cet ictère de l'hypertrophie gauche comme un *ictère émotif*.

Pour expliquer le mécanisme de cet ictère, il y a lieu, avant de s'arrêter à une des nombreuses théories proposées (polycholie de Stadelmann; spasme biliaire de Potarin; parapédèse de Minkowski; acathexie de Liebermeister, Pal; paracholie de Pick; ictère infectieux par infection générale de Hanot; ou angiocholite de Gilbert; ou déplacement d'un calcul préformé), de tenir compte de deux faits :

1.º La relation de contiguïté entre le lobe gauche et le lobe moyen, qui est le lobe biliaire; cette relation s'exprime sur mes diagrammes par une extension de l'hypertrophie gauche un peu au-delà de la vraie limite qui sépare le lobe gauche du lobe moyen ;

2.° Le fait, qui résulte de mes observations, et qui consiste en une sorte d'*antagonisme entre l'acte des vomissements bilieux (ou de la diarrhée bilieuse) de l'émotisme, et la réalisation de l'ictère émotif, l'un de ces symptômes (par polycholie ?) excluant l'autre.*

Il s'agit dans ces observations, non de l'ictère émotif immédiat, ni même de l'ictère émotif tardif, lequel survient deux à trois jours après la secousse morale et dont la gravité est déjà plus grande, mais d'une troisième variété qui mériterait une description spéciale. Dans cette troisième variété, qui est la plus grave de l'ictère émotif, ce n'est pas, à proprement parler, l'ictère qui est d'origine émotive, c'est la maladie de foie ictérogène que compliquera l'ictère à plus ou moins longue échéance.

Quant aux cas d'ictère émotif immédiat (qui, d'après Weiss [1] serait spécial à la pathologie des Français), quant aux cas d'ictère émotif retardé seulement de deux à trois jours, l'interprétation la plus accréditée serait la suivante :

L'expression, en quelque sorte mécanique, du foie, qui lui fait chasser son contenu sanguin et biliaire, même son contenu cellulaire, et diminuer de volume, sous l'influence de la vasoconstriction produite par l'excitation corticale émotive [2], peut rencontrer, pour la bile, un obstacle dans les canaux excréteurs. Cet obstacle dû à la vasoconstriction des canaux biliaires, qui sont la partie la plus sensible du foie, peut siéger, soit dans le cholédoque (ictère et selles grises), soit dans le canal biliaire excréteur du lobe gauche (ictère et selles colorées), et alors se trouve constitué l'ictère. La persistance de cet ictère sera due ensuite à une déviation, par la voie sus-hépatique, du cours de la sécrétion biliaire (acathexie, paracholie) au sortir de la cellule hépatique, celle-ci trahissant de la sorte la persistance de l'ébranlement dont elle a été l'objet. Je parle, bien entendu, des cas dans lesquels on ne peut invoquer, à part la polycholie, aucun obstacle mécanique (angiocholite ou calcul) au cours normal de l'excrétion biliaire.

Dans quelle mesure cette interprétation doit-elle intervenir pour

---

[1] Weiss — Zur Frage des Emotionsicterus, *Berl. Klin. Woch.* 1906, n° 44 a, p. 101.
[2] Voy. F. Franck. Expression des émotions, in *Travaux du Collège de France*. Paris 1905.

élucider le mécanisme de l'ictère émotif à longue échéance, c'est ce que nous aurons à étudier.

Quant à la localisation au lobe gauche, soit de l'hypertrophie d'origine émotive, soit du processus ictérogène qui est plus spécial à cette hypertrophie, elle s'expliquerait par l'*innervation différente des lobes du foie* ; cette différence d'innervation serait en rapport avec la différence, décrite par l'anatomie, de la terminaison, dans le foie, des pneumogastriques et splanchniques, gauche et droit : les nerfs du côté gauche envoient directement des rameaux dans le foie, tandis que les rameaux émanés des nerfs du côté droit ont préalablement traversé le plexus solaire. Il y aurait donc lieu de tenir compte des sources différentes d'innervation des différents lobes du foie, comme il y a lieu de tenir compte de leurs sources différentes d'irrigation sanguine.

En somme, que l'excitation parte du lobe gauche, par la pression directe de ce lobe à l'aide du doigt explorateur, ou qu'elle parte de l'écorce cérébrale par la secousse émotive, les phénomènes observés, qui sont de même nature dans les deux cas, impliquent une même conduction nerveuse, directe ou réflexe, soit du vague, soit du splanchnique : action directe, vasoconstrictive ; détermination réflexe, tantôt des vomissements, de la déglutition, de la toux que provoque par voie centripète l'excitation du vague, tantôt des troubles de la fonction salivaire ou de la fonction sudoripare dans la tête et le cou, provoqués par les nerfs splanchniques excités.

Un troisième fait qui ressort avec évidence de l'étude des hypertrophies du lobe gauche, c'est l'*antagonisme* qui existe *entre le diabète vrai et l'ictère* : l'un peut succéder à l'autre chez un même malade, mais on ne les voit pas coïncider ; cet antagonisme, que j'ai vérifié sur une série de 93 cas d'hypertrophie totale ou partielle du foie, parmi lesquels 28 présentaient de l'ictère et 18 du diabète sucré, s'est retrouvé aussi nettement caractérisé. L'ictère vrai peut s'accompagner d'une faible glycosurie intermittente, le diabète vrai d'une faible pigmenturie, mais je n'ai pas encore rencontré de cas dans lequel un ictère vrai se rencontrât avec un diabète vrai. Ce fait, rapproché du contraste entre le teint rose ou bleu du diabétique vrai et le teint jaune ou marron de l'ictérique vrai, concorde avec ce que l'on sait des réactions chromatiques différentes des globules rouges sous l'influence, soit de la glycémie, soit de la pigmentémie.

Si nous résumons cette enquête sur l'hypertrophie monolo

baire gauche, nous pouvons dire que le syndrome est variable : 7 fois, celui d'une maladie franche et grave du foie, s'accompagnant d'ictère chronique dans 5 cas; 8 fois, celui d'une maladie de la nutrition, se traduisant par un diabète vrai dans 6 cas.

Quant à l'étiologie de l'hypertrophie monolobaire gauche, c'est la cause émotive qui prédomine, puis c'est la cause alcoolique.

L'existence d'une hypertrophie, limitée à l'un des trois lobes «cliniques» du foie, n'implique pas que les autres lobes soient sains. Il est fréquent, au contraire, de constater, dans les cas d'hypertrophie monolobaire, que le tissu hépatique correspondant aux autres lobes présente une consistance, une forme, ou une sensibilité anormales. Cette constatation trouve, en particulier, son expression manifeste dans les diagrammes de l'hypertrophie monolobaire gauche (ce qui suffirait à expliquer la gravité bien plus grande de cette hypertrophie, relativement à celle des autres lobes). Il n'en est pas moins vrai que, suivant la localisation de l'hypertrophie à tel ou tel de ces trois lobes, le tableau clinique présente un aspect, en règle générale, fort différent.

Le syndrome diabétique et l'étiologie alcoolique prédominent dans les cas d'hypertrophie monolobaire droite; le syndrome de la maladie paroxystique du foie est exclusif à l'hypertrophie monolobaire du lobe moyen, et c'est l'étiologie féminine spéciale que l'on rencontre le plus souvent dans ce cas. Le syndrome cirrhotique, l'étiologie émotive, sont d'une remarquable fréquence dans les cas d'hypertrophie du lobe gauche.

Si l'on embrasse dans leur ensemble, ainsi que je le fais dans le tableau suivant, les 45 cas d'hypertrophie monolobaire qui ont été groupés pour cette étude, voici ce qu'on peut noter:

Le *syndrome des hypertrophies monolobaires* est le plus souvent (33 cas) celui d'une des maladies dites de la nutrition (diabète, 17 cas; lithiase biliaire, 15 cas; obésité et gravelle, 1 cas); puis celui d'une maladie proprement dite du foie (10 cas); enfin celui, tantôt d'une dyspepsie (1 cas), tantôt d'une névropathie (1 cas).

Ceci confirme bien l'assertion émise plus haut que les localisations lobaires sont plus fréquemment rencontrées dans les maladies du foie à symptômes hépatiques dissimulés que dans les maladies du foie à symptômes hépatiques francs.

Syndromes des hypertrophies monolobaires

45 cas : 24 hommes, 21 femmes.

Syndromes actuels de l'opération	LOBE DROIT		LOBE MOYEN		LOBE GAUCHE	
	15 cas { 9 hommes / 6 femmes		15 cas { 4 hommes / 11 femmes		15 cas { 11 hommes / 4 femmes	
	Nomb. de cas	Étiologie	Nomb. de cas	Étiologie	Nomb. de cas	Étiologie
Diabète	11	Alcoolisme 6 Ménopause 3 Emotion 1 Infection 1			6	Emotion 3 Alcoolisme 2 Paludisme 1
Lith. biliaire			15	Infection 3 Puerpéralit. 2 Allaitement 1 Ménopause 2 Sédentarité 1 Alcoolisme 1 Indétermin. (hérédité?) 5		
Cirrhose hyp. avec ictère					2	Emotion 2
Cirrhose hyp. sans ictère	2	Alcoolisme 2			2	Emotion 1 Alcoolisme 1
Ictère chron. (aut. alcool.)					1	Emotion 1
Ict. intermitt.					2	Emotion 2
Cong. du foie (chronique)	1	Puerpéralité 1				
Dyspepsie					1	Alcoolisme 1
Neurast. gas.	1	Alcoolisme 1				
Glycos. et alb.					1	Alcoolisme 1
	15		15		15	

Étiologie des hypertrophies monolobaires

Étiologie	Lobe droit	Lobe moyen	Lobe gauche
Alcool................	9 cas	1 cas	6 cas
Émotions	1 »		9 »
Puerpéralité.........	1 »	2 »	
Ménopause...........	3 »	1 »	
Allaitement		2 »	
Cause paludéenne ...		?	1 »
Maladie infectieuse ...	1 »	3 »	
Sédentarité		1 »	
Indéterminée		5 »	
Prédispos. hépat.	héréd.? 0, acqu. 5	héréd.? 3, acqu. 1	héréd.? 2, acqu. 4

On trouve également ici un argument nouveau tiré, non seulement de la localisation hépatique, mais d'une localisation lobaire identique, en faveur de la parenté qui unit par le foie, en une même famille nosologique (*Hépatisme de Glénard*), certaines dyspepsies, certaines névropathies, les maladies de la nutrition et les maladies proprement dites du foie.

Il n'est pas douteux que, dans le cas d'hypertrophie monolobaire tout au moins, ces syndromes ne soient équivalents au point de vue de leur signification hépatique. Est-ce que, par exemple, le diabète vrai, qui est le syndrome plus spécial de l'hypertrophie du lobe droit, n'est pas un syndrome hépatique au même titre que l'ictère, qui est le syndrome plus spécial de l'hypertrophie du lobe gauche? la glycosurie du diabète vrai n'est ici qu'un symptôme purement hépatique au même titre que la pigmenturie de l'ictère vrai. C'est le foie qui est le substratum. S'il s'agit des divers syndromes que peut présenter l'hypertrophie d'un même lobe, il n'est pas douteux que ces syndromes ne correspondent à des phases différentes du processus hépatique évoluant dans ce lobe.

Dans ce parallèle des hypertrophies se montrent bien nettement, d'un côté, l'analogie des lobes droit et gauche, par leur aptitude à être, l'un et l'autre, le substratum du diabète ou de la cirrhose, par leur plus grande fréquence, à tous deux, chez l'homme que chez la femme; de l'autre côté, l'individualité spéciale du lobe moyen, avec son syndrome spécifique, sa bien plus grande fréquence chez la femme, son immunité vis-à-vis de la cirrhose hypertrophique monolobaire.

L'*étiologie des hypertrophies monolobaires* est, sur 45 cas, aicoolique dans 15 cas, émotive dans 10 cas, féminine spéciale dans 9 cas, infectieuse dans 4 cas; le paludisme, la sédentarité brusque, sont représentés chacun par 1 cas; enfin, dans 5 cas, la cause première a été indéterminée. Comme ces 5 cas appartiennent tous à l'hypertrophie du lobe moyen, et que celle-ci présente une réelle spécificité étiologique et syndromique, il est admissible qu'on puisse suspecter la cause féminine spéciale. Enfin, dans 16 des 45 cas, existait une prédisposition (hépatique), imputable à l'hérédité dans 7 cas, acquise par une maladie hépatique antérieure dans 9 cas.

Aux caractères d'analogie des lobes droit et gauche tirés de leur aptitude à être, l'un et l'autre, le substratum, soit du diabète, soit de la cirrhose, et de la prédominance des cas de leur hypertrophie dans le sexe masculin, s'ajoute ce caractère commun d'être les lobes privilégiés de l'alcoolisme. Ces caractères les distinguent du lobe moyen, qui a une symptomatologie, une étiologie, et, par conséquent, une pathologie toute spéciale et toute personnelle.

En ce qui concerne la *consistance du foie* à la pression, l'hypertrophie monolobaire du lobe moyen fut trouvée, dans 13 cas sur 15, de consistance souple; dans les deux autres cas, le tissu hépatique était seulement rénitent; l'absence de dureté cirrhotique distingue encore cette hypertrophie de celle des lobes droit ou gauche.

La cirrhose hypertrophique des lobes droit et gauche peut être causée aussi bien par l'émotisme que par l'alcoolisme. Dans l'hypertrophie gauche émotive, il y avait 5 foies rénitents (2 diabètes, 3 ictères), 4 foies durs à la pression (1 diabète, 1 ictère, 2 cirrhoses dont une ictérique); dans l'hypertrophie droite alcoolique, le tissu du lobe hypertrophié était rénitent dans 5 cas (4 diabètes, 1 neurasthénie) et dur dans 4 cas (2 diabètes, 1 gastrite symptomatique, 1 cirrhose).

Pourquoi un même lobe hépatique, de même augmentation de volume, de même forme, de même consistance, de même sensibilité, se présente-t-il, tantôt avec un syndrome cirrhotique, tantôt avec un syndrome diabétique, ou enfin avec la symptomatologie d'une simple dyspepsie? Il ne semble pas douteux qu'on ne doive l'expliquer par la seule différence de phase du processus cirrhotique dans le lobe hypertrophié; aux phases diverses d'évolution de ce processus correspondent les réactions différentes de la cellule hépatique dans le lobe hypertrophié lui-même. L'analyse des observations et des diagrammes rend cette interprétation beaucoup plus vraisemblable que celle qui placerait l'explication de cette différence des syndromes d'un lobe donné dans la différence de l'état pathologique des deux autres lobes dont le volume n'est pas accru.

II

HYPERTROPHIES PLURILOBAIRES

Aux enseignements tirés de l'étude de chacune des trois hypertrophies monolobaires, à ceux que fournit une vue d'ensemble sur ce groupe des hypertrophies du foie, il y a lieu d'ajouter les notions également dignes d'intérêt puisées dans la comparaison des hypertrophies monolobaires avec les hypertrophies plurilobaires du foie.

Les 30 observations d'hypertrophie plurilobaire que j'ai réunies dans ce but, et sans autre guide dans mon choix que la forme des diagrammes, peuvent être séparés en trois groupes : 1°, 15 cas d'hypertrophie trilobaire, dans lesquels les trois lobes sont nettement distincts à la palpation (procédé de pouce) par les incisures qui les limitent sur le bord inférieur du foie; 2°, 6 cas d'hypertrophie trilobaire dans lesquels aucun accident de ce bord ne permet de fixer le siège exact de la séparation des lobes; 3° enfin, 9 cas d'hypertrophie bilobaire des lobes droit et gauche [1].

1ª — Hypertrophie trilobaire à lobes distincts (observations et diagrammes 46 à 60)

46. — F. 59 ans, 9 enfants. — A 17 ans, *ménopause, resta muette* (?) pendant trois mois — de 44 à 56 ans, RHUMATISME articulaire, chronique, erratique — à 56 ans, douleurs localisées aux deux premiers orteils du pied droit; ces jours derniers : gonflement, rougeur, puis vésicules, puis plaies de ces deux orteils. Dès ce moment, elle remarque que les urines empesaient le linge — à 58 ans, depuis 8 mois, polyurie nocturne; il y a 15 jours, soif vive, analyse : GLYCOSURIE de 60 grammes. Le traitement dissipe les symptômes, la glycosurie persiste abondante — hypertrophie trilobaire, lobes droit et moyen épais, rénitent, lobe gauche mince, assez souple; hernie graisseuse ombilicale. — Étiologie : ménopause. Prédisposition hépatique, d'origine puerpérale ?

[1] Ces observations, comme toutes celles que j'ai publiées, sont tirées de la pratique privée, sans aide d'aucun assistant isauf, et pas toujours, le chimiste qui analyse les urines), ni d'aucun élève. On ne trouve donc pas ici la série des «épreuves» auxquelles peuvent être soumis le foie et le rein dans un service d'hôpital, ni l'analyse du sang, ni la cytologie du liquide céphalo-rachidien, etc. Mais comme il s'agit ici des rapports entre les signes physiques du foie, les syndromes et les causes premières, c'est-à-dire de pathologie générale, et non de mécanisme pathogénique, mes observations peuvent être utilisées, en dépit de l'absence des signes de laboratoire, et précisent à tout autre point de vue.

Les signes que j'étudie présentent tout de même un enseignement qu'il faut cesser de négliger; leur recherche est à la portée de tout praticien, même du plus recherché; ses dix doigts pour cela lui suffisent.

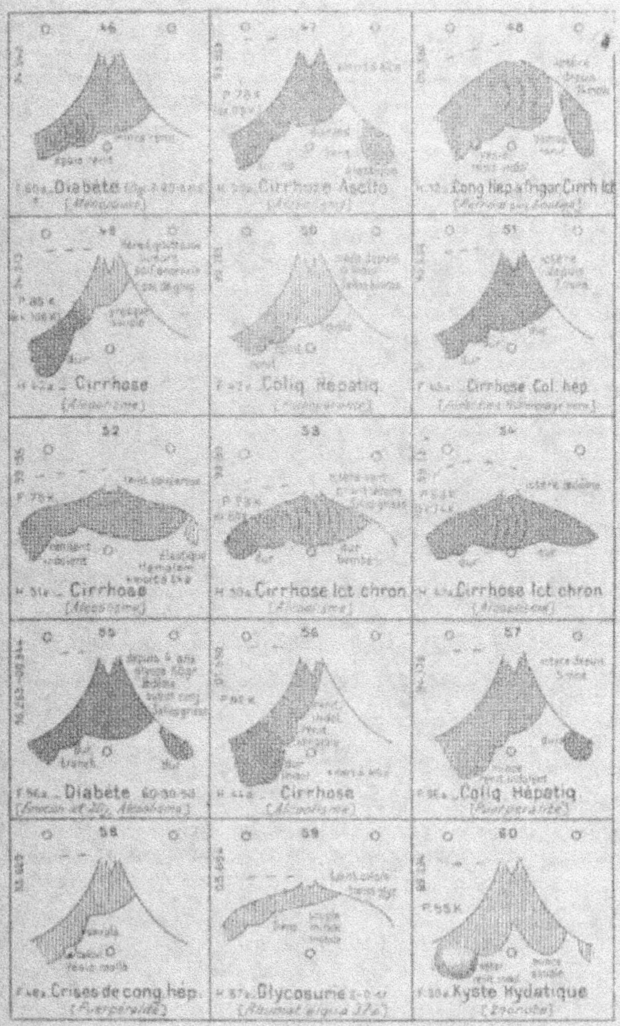

PLANCHE IV. — Hypertrophie trilobaire à lobes distincts

47. — H. 61 ans. — À 45 ans, OBÉSITÉ (95 kilos) — à 52 ans, accès de GOUTTE: un par an pendant trois jours — à 55 ans, anorexie pendant 18 mois, perte graduelle de 18 kilos — À 57 ans, rechute de l'anorexie, SYNDROME HÉPATIQUE: traces de glycosurie, sérinurie urobilinurie; œdème prétibial = hypertrophie trilobaire du foie, qui est dur, indolent; rate volumineuse, rénitente, poids 90 kilos — à 61 ans, grippe, anorexie, toux quinteuse; diarrhée, langue rouge lisse, ASCITE, ponction. — Étiologie: *alcoolisme* (vermouth, apéritifs). Mort à 62 ans.

48. — H. 12 ans. — À 10 ans, *bain de rivière* de 30 minutes, puis FIÈVRE pendant huit jours, avec délire, diarrhée, vomissements incoercibles; huit jours après, violente *émotion* (chute de voiture, sans qu'il se soit, dit-il, fait de mal) et le lendemain, ICTÈRE qui devient CHRONIQUE — À 12 ans, l'ictère persiste depuis 14 mois; durant les sept premiers mois le malade eut du prurit et de l'ascite qui ont disparu. Ictère léger, selles gris-jaunâtre, urines claires, poids 35 kilos. — hypertrophie trilobaire du foie, qui est bombé, rénitent, indolent, hypertrophie de la rate, cholécystocèle. — Ét. *infection? émotion.*

49. — H. 43 ans; père et grand-père goutteux. — À 18 ans, RHUMATISME AIGU et trois semaines de lit, à la suite d'une partie de pêche où il resta longtemps dans l'eau, puis OBÉSITÉ croissante (< 106 kilos) et fréquemment douleurs articulaires obligeant le malade à garder la chambre, jusqu'à 39 ans — à 42 ans, SYNDROME HÉPATIQUE, amaigrissement de 20 kilos en 6 mois (106 > 86), dyspepsie, soif, polyurie nocturne, sueurs, vomissements bilieux et muqueux le matin, souvent douleur sourde du *foie*; ni sucre ni albumine dans les urines — hypertrophie trilobaire du foie: lobe droit épais, dur, indolent; lobe gauche presque souple. Poids 86 kilos — Et *alcoolisme* (apéritifs avant les repas; 5 à 6 bocks de bière tous les soirs); hérédité goutteuse.

50. — F. 42 ans. — À 37 ans, première COLIQUE HÉPATIQUE, puis 2 à 3 crises de moyenne intensité — à 39 ans, kyste de l'ovaire, vomissements incoercibles, état grave, opération, guérison; rechute des crises hépatiques avec vomissements, six mois après — à 42 ans, crises violentes, ictère à chaque crise; ces crises reviennent tous les 3, 4 ou 8 jours, durent 6 à 7 heures, et ne se terminent que lorsque surviennent les vomissements — ictère, éventration — foie à lobe gauche souple, mince, tranchant, à lobes droit et moyen rénitents. — Ét. *indéterminée.*

51. — F. 43 ans, 7 enfants de 29 à 4 ans. — À 41 ans *avortement*, puis HÉMORRHAGIES pendant un an, avec interruption tous les 2 ou 3 mois — à 42 ans, SCARLATINE, hémoptysies et épistaxis très abondantes; suppression des ménorrhagies, *ménopause* — à 43 ans, surmenage, fatigue, lassitude; MAUX D'ESTOMAC pendant 3 mois; puis douleur à l'omoplate droite, enfin CRISE HÉPATIQUE violente, avec douleurs du ventre et des reins et vomissements durant 3 jours; alors survient un ICTÈRE qui reste CHRONIQUE, avec prurit et insomnie — 7 mois après le début de l'ictère, *grippe?* hématémèses, épistaxis, fièvre de 39-40° pendant un mois, puis faiblesse, amaigrissement, malgré la chute de la fièvre, la persistance de l'appétit et une alimentation suffisante; prurit, insomnie, parfois douleur fugitive du côté droit — hypertrophie trilobaire du foie, qui est de consistance ligneuse à ses trois lobes, dont le lobe moyen est seul sensible. Je conseille l'opération. — Ét. *infectieuse*, prédisposition d'origine puerpérale, *cholécystotomie* cinq mois après, l'ictère et le prurit ayant persisté; pas de calcul dans la vésicule (c'était en 1890; le chirurgien a-t-il cherché le calcul dans le cholédoque?) Mort de péritonite le surlendemain.

52. — H. 51 ans. — De 25 à 30 ans, PITUITE le matin — à 49 ans début de l'amaigrissement (85 > 70 kilos) — à 50 ans, *grippe*, anorexie pendant 6 mois — à 51 ans, GLYCOSURIE passagère abondante (?), sans soif, ni polyurie; DOULEUR sourde AU FOIE, faiblesse — hypertrophie trilobaire du foie, rénitente, indolente — à 52 ans, érysipèle de la face; chute de voiture, HÉMATÉMÈSE consécutive — à 53 ans, dyspepsie, constipation, insomnie de 2 à 4 h. du matin, parfois vomissements bilieux ou alimentaires après le repas ou la nuit, hématémèses précédées de douleur sous l'omoplate droite, poids 75 kilos — hypertrophie trilobaire dure, indolente, hypertrophie souple de la rate. — Et. *alcoolique*. — Mort à 54 ans.

53. — H. 50 ans. — A 49 ans, après bonne santé antérieure (jamais de pituite ni d'anorexie), DOULEUR CHOLÉCYSTIQUE, fièvre, 8 jours de lit; — à 50 ans, ICTÈRE vert qui devient CHRONIQUE et persistait encore après 6 mois; selles grises; œdème, ASCITE, insomnie par prurit — hypertrophie trilobaire, dure, indolente; lobe gauche dur et bombé; poids (80 > 73 kilos). — Et. *alcoolisme* (3 à 4 litres de vin par jour).

54. — H. 41 ans. — Vomissements le matin, PITUITE, dès l'âge de 14 ans — à 39 ans, deux crises avec vomissements et douleurs de reins, pendant 4 heures chacune, et, quatre mois *après*, ICTÈRE — à 41 ans, rechute d'ictère, sans crise, avec prurit; l'ICTÈRE devenu CHRONIQUE persistait encore 7 mois après; anorexie, selles grises, urines foncées, insomnie, crampes des mollets, douleurs hépatiques intermittentes — hypertrophie trilobaire, dure, indolente du foie, qui est épais, immobile; poids (74 > 63 kilos). — Et. *alcoolisme* dès l'âge de 14 ans (apéritifs, et 5 à 6 verres de cognac par jour).

55. — F. 50 ans, 8 enfants — A 25 ans, *émotions*, excès alimentaires, ICTÈRE de vingt jours — à 43 ans, POLYURIE, taches aux vêtements par les urines — à 45 ans, *ménopause* — à 49 ans, prurit vulvaire, soif jour et nuit, sensation de gonflement de l'hypochondre droit et GLYCOSURIE de 60 grammes, traces albumine, œdème des jambes — hypertrophie bilobaire (gauche et droit rénitents); foie flottant; hypertrophie dure de la rate — à 56 ans, SYNDROME HÉPATIQUE, fatigue générale, somnolence, nausées et vomissements aqueux le matin, subictère conjonctival, œdème des jambes, glycosurie de 50 grammes — hypertrophie trilobaire dure, indolente, bord tranchant; grosse rate dure. — Et. *émotions*, habitudes *alcooliques*.

56. — H. 44 ans. — A 41 ans, DYSPEPSIE, anorexie — à 42 ans, vomissements de bile et de mucosités le matin (PITUITE), TRACES DE GLYCOSURIE, six mois après, SOIF, six mois après, anorexie — à 45 ans, SYNDROME HÉPATIQUE, faiblesse, SUEURS profuses, anorexie, soif; vomissements le matin — Hypertrophie trilobaire très dure, indolente, du lobe droit du foie, rénitente, indolente des deux autres lobes; sensibilité du lobe cholécystique — à 45 ans, HÉMORRHAGIES, méléoses, hématuries, épistaxis; toux quinteuse incessante, faiblesse, oppression, fièvre. — Et. *alcoolisme* (2 litres 1/2 de vin blanc; 3 petits verres de cognac par jour; pas d'apéritifs). — Mort à 45 ans.

57. — F. 33 ans, 2 enfants de 7 et 4 ans. — A 33 ans, 2 COLIQUES HÉPATIQUES, de 8-10 heures de durée, à 8 jours d'intervalle; — à 35 ans, prurit et diarrhée pendant un mois, puis, six mois après, pendant 8 jours, enfin, un mois après, ICTÈRE qui devient CHRONIQUE et durait encore un an après, avec selles grises, prurit — hypertrophie trilobaire rénitente, indolente; bord mince, tranchant; hypertrophie dure de la rate. — Et. *puerpéralité*.

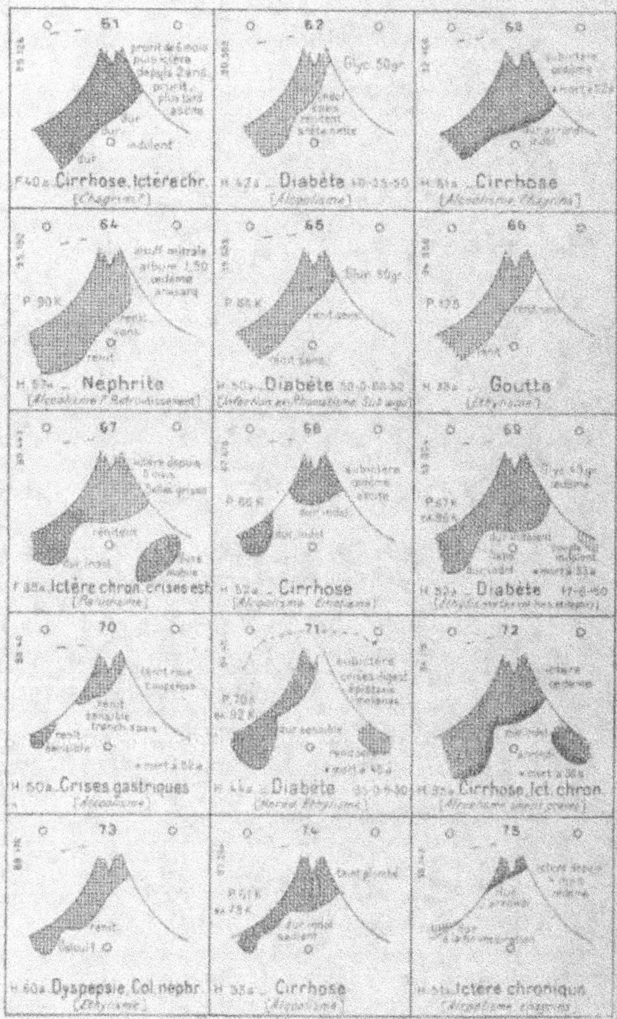

PLANCHE V. — Hypertrophie trilobaire à lobes fusionnés (obs. 61 à 66). — Hypertrophie bilobaire (obs. 67 à 75).

A ces divers types d'hypertrophie trilobaire indurée, je joins ici trois observations du type d'hypertrophie souple (obs. 58, 59 et 60) :

58. — F. 48 ans, 4 enfants de 23 à 11 ans, et trois fausses couches. — A 25 ans, à la suite de sa première couche, faiblesse, NEURASTHÉNIE, état nerveux qui dura pendant 8 ans — à 39 ans, teint jaunâtre et périodes de malaises pendant 3 à 5 jours, avec intervalles de bonne santé — à 48 ans, apparition de la *ménopause* ; aggravation : anorexie, DOULEURS HÉPATIQUES sourdes, douleurs dorsales et lombaires ; constipation et, la nuit, nausées, sueurs, — abdomen flasque ; hypertrophie souple trilobaire du foie, indolente ; cholécystocèle avec calcul. — Et. *ménopause* ; prédisposition hépatique de cause puerpérale.

59 — H. 66 ans. — A 57 ans, RHUMATISME ARTICULAIRE AIGU — à 60 ans, diminution de l'acuité visuelle ; GLYCOSURIE de 2,50 par litre, réduite à 0 par le régime ; pas de symptôme, mais traces de glycose et d'albumine pendant les heures de la digestion — hypertrophie souple trilobaire ; hyperesthésie au niveau de l'incisure ombilicale. — Et. *indéterminés (sénilité ?)*.

60. — F. 30 ans, 2 enfants de 9 à 3 ans — Sujette aux MIGRAINES avec vomissements — à 22 ans, après sa couche : mal d'estomac, faiblesse, pertes blanches — à 30 ans, DOULEURS SOURDES ET CHRONIQUES DU FOIE ; jamais de crise, état général bon ; poids 55 kilos — hypertrophie souple du foie, aux lobes gauche et moyen ; tuméfaction sphérique, rénitente, indolente du lobe gauche. — Et. *zoonose* (plus tard ponction aspiratrice probante) ; prédisposition (hépatique).

Voici maintenant, comme spécimens, six observations d'hypertrophie totale indurée, dans lesquelles la division lobaire du foie n'est qu'à peine indiquée :

2° *Hypertrophie trilobaire à lobes fusionnés (observations et diagrammes 61 à 66)*

61. — F. 48 ans, pas d'enfants. — A 32 ans, et pendant les huit années suivantes, *émotions* (son mari, dément, doit être interné dans une maison de santé) — à 40 ans, ÉRUPTION FURONCULEUSE — à 41 ans, après un prurit de six mois, ICTÈRE qui devint CHRONIQUE et persistait encore deux ans après son début ; ictère vert foncé, selles grises, amaigrissement de 7 kilos ; règles régulières ; fonctions digestives bonnes ; prurit et insomnie — hypertrophie totale, dure, indolente. — Et. *émotions*.

62 — H. 42 ans. — A 18 ans, début de l'OBÉSITÉ $<$ 89 kilos) — à 20 ans, PITUITE le matin, qui persista jusqu'à 39 ans (époque à laquelle il cessa l'usage des boissons alcooliques) — à 34 ans, PNEUMONIE sommet droit, 15 jours de lit — à 39 ans, soif, sueurs nocturnes, insomnie, polyurie, GLYCOSURIE de 40 grammes — à 42 ans, persistance de la glycosurie (50 grammes) — à 45 ans, ANTHRAX de la lèvre, glycosurie de 38 à 48 grammes, traces d'albumine — hypertrophie totale, rénitente, indolente. — Et. *alcoolisme* (apéritifs ; 2 à 3 litres de bière entre les repas, de l'âge de 25 à celui de 39 ans ; 1 litre 1/2 de vin par jour aux repas).

63. — H. 51 ans. — A 33 ans, refroidissement ; soucis ; *maladie fébrile* (?) 40 jours de lit. PITUITE le matin, fréquemment épistaxis légères ; accroissement du

poids (< 106 kilos), OBÉSITÉ — à 51 ans SYNDROME HÉPATIQUE, douleurs de reins, céphalées, vomissements de bile, faiblesse, sueurs profuses, oppression, teint pâle; œdème des jambes, pas d'albuminurie ni de glycosurie, amaigrissement (102 > 97) = hypertrophie totale, dure, indolente, bord arrondi. — *Et. alcoolisme*, (absinthe avant les repas, 3 litres de vin par jour), *maladie infectieuse, soucis*. — Mort à 52 ans.

64. — H. 57 ans. — A 25 ans, PITUITE jusqu'à 32 ans — à 53 ans, *refroidissement*, NÉPHRITE et ALBUMINURIE — à 56 ans, œdème des pieds, oppression, puis, à 3 ou 4 reprises, crises d'ANASARQUE. — à 57 ans, œdème mou, oppression, albuminurie de 1,50 = hypertrophie totale, rénitente; bord tranchant, hyperesthésie limitée en un point du lobe cholécystique. — *Et. alcoolisme ? refroidissement*.

65. — H. 50 ans. — De 25 à 35 ans, GASTRALGIE — à 45 ans, RHUMATISME SUBAIGU, pendant 4 mois — à 46 ans, *grippe*; BRONCHITE — à 47 ans, soif, GLYCOSURIE de 50 grammes, ramenée à 0 — à 50 ans, polyurie, faiblesse, GLYCOSURIE de 58 grammes, DYSPEPSIE = hypertrophie totale, rénitente, sensible à la pression. — Et. pas d'alcoolisme, *irrégularité des repas (?); infection*.

66. — H. 38 ans — A 25 ans, GRAVELLE, OBÉSITÉ (< 128 kilos) — à 38 ans, *influenza* — à 34 ans, première crise de GOUTTE, puis accès de 6 semaines tous les ans, dyspepsie, aigreurs, soif, céphalée, sueurs profuses = hypertrophie totale, rénitente, indolente sauf au lobe gauche, qui est hyperesthésié; poids 128 kilos. — *Et. suralimentation; éthylisme.*

Voici enfin six observations d'hypertrophie bilobaire:

3° Hypertrophie bilobaire (observations et diagrammes 67 à 75)

67. — F. 38 ans, 5 enfants de 17 à 3 1 2 ans. — A 31 ans, *paludisme*; accès quotidiens de FIÈVRE PALUDÉENNE durant 26 mois; — à 38 ans, deux ans après le dernier accès, CRISES D'ESTOMAC de 8 jours de durée, vomissements incoercibles, ictère de 15 jours de durée; puis rechutes successives de 24 à 48 heures chacune, chaque fois, avec ictère, enfin ICTÈRE CHRONIQUE datant de cinq mois, plus intense à chaque crise; telles crises; depuis cinq mois, suppression des règles = hypertrophie trilobaire: lobe droit dur, lobe gauche rénitent; rate mobile, hypertrophiée et dure. — *Et. paludisme.*

68. — H. 52 ans. — A 32 ans, *violente émotion* (rupture du câble dans une mine dont il est surveillant, plusieurs ouvriers tués) et, dans le cours des deux années qui suivirent, apparition sur la face dorsale des mains de plaques jaunes, qui leur donnent l'aspect de peau de léopard, HÉPATIDES XANTHIQUES (Glénard) — à 40 ans, vomissements de bile chaque matin (PITUITE) et jusqu'à ce jour — à 48 ans, anorexie, qui a persisté — à 52 ans, SYNDROME HÉPATIQUE, subictère, anorexie, soif, vomissements de bile le matin, lourdeur, hypochondrie après les repas, faiblesse et œdème des jambes, 5 selles solides par jour, urines bilieuses, traces d'albumine; amaigrissement de 9 kilos (70 > 61 kilos); plus tard, ascite = hypertrophie totale, dure, indolente. — *Et. alcoolisme* (excès de cognac et de vin); *émotions.*

69. — H. 52 ans. — A 30 ans, RHUMATISME épaule droite; début de l'OBÉSITÉ (< 98 kilos) — à 33 ans, COLIQUE NÉPHRÉTIQUE — à 40 ans, GLYCO-

SURIE de 12 grammes — à 43 ans, COLIQUE HÉPATIQUE — à 49 ans, douleurs hépatiques, HÉMATURIES — à 52 ans, congestion hépatique et pulmonaire, puis ECZÉMA — hypertrophie trilobaire, dure, indolente; bord arrondi, point hyperesthésié au niveau de l'incisure cholécystique; hypertrophie souple de la rate. — Et. *africaine?* (séjours aux colonies, jamais d'accès de fièvre); *suralimentation; éthylisme.* — MORT à 55 ans, d'accidents pulmonaires.

70. — H. 50 ans. — De 25 à 30 ans, vomissements muqueux tous les matins (PITUITE) — à 35 ans, phlegmon du cou et de la face — de 35 à 48 ans, OBÉSITÉ (100 kilos), parfois indigestions la nuit et, en février chaque année, malaises, anorexie, faiblesse durant 15 jours — à 48 ans, toutes les 4 ou 6 semaines, vomissements tous les mois avec douleurs violentes, à crier et se tordre, au dos et au côté droit, que soulagent les vomissements (CRISES GASTRO-HÉPATIQUES) — à 50 ans, les crises se répètent pendant 5 mois, cédant enfin au traitement approprié — hypertrophie bilobaire droite et gauche, rénitente, sensible à la pression; bord épais, arête tranchante. — Et. *alcoolisme.* — MORT à 52 ans.

71. H. 44 ans. — mère morte de maladie du foie à 68 ans, père mort de cirrhose hépatique à 45 ans. — A 13 ans, hyperesthésie de l'épigastre et DYSPEPSIE — à 20 ans, ÉPISTAXIS — à 25 ans, début de l'OBÉSITÉ (< 92 kilos) — à 40 ans, épistaxis mensuelles abondantes, jusqu'à 43 ans — à 43 ans, polydypsia, toux quinteuse, insomnie, selles diarrhéiques, GLYCOSURIE de 50 grammes, réduite à 17 grammes — à 44 ans, SYNDROME HÉPATIQUE, crises d'indigestions de 24 à 50 heures (vomissements, coliques, diarrhée, parfois mélœnas) tous les 15 jours, avec SUBICTÈRE. — à 45 ans, persistance des épistaxis, des mélœnas, des crises gastriques avec subictère) : hypertrophie bilobaire, dure, sensible à la pression; hypertrophie rénitente de la rate. — Et. *alcoolisme* (10 bocks de bière tous les soirs pendant 10 ans), excès de tabac, excès de sucre, vie sédentaire; prédisposition hépatique héréditaire. — MORT à 45 ans.

72 — H. 35 ans. — A 20 ans, OBÉSITÉ (poids 88 < 102 kilos, taille 1 m. 63). — A partir de 29 ans, crises de RHUMATISME GOUTTEUX des pieds et des genoux — à 30 ans, PITUITE — à 33 ans, *graves soucis,* SYNDROME HÉPATIQUE, épistaxis, ICTÈRE qui devient CHRONIQUE et persiste jusqu'à la mort; 3 ans après, œdème — hypertrophie bilobaire, dure, indolente; bord arrondi; hypertrophie dure de la rate — Et. *alcoolisme* (excès de vermouth et de bière, à partir de l'âge de 15 ans). — MORT à 36 ans, avec hémorrhagies.

73. — H. 60 ans. — A 16 ans, DYSPEPSIE NIDOREUSE dès le moindre écart de régime, le malade conserva cette dyspepsie toute sa vie — à 60 ans COLIQUE NÉPHRÉTIQUE gauche — hypertrophie bilobaire, rénitente, indolente; nodosité au niveau de la région de la vésicule, diagnostiquée calcul biliaire. — Et. *éthylisme* possible (le malade est dégustateur de cognacs).

74 — H. 55 ans. — A 36 ans, PNEUMONIE double, qui fut suivie de phlébite — à 47 ans, *influenza,* et depuis, à diverses reprises, TOUX QUINTEUSE, surtout le matin — à 50 ans, la toux est remplacée par des SUEURS PROFUSES; hallucinations; puis DYSPEPSIE (pesanteurs, fausse faim; amaigrissement (76 > 61), insomnie — à 51 ans, COLIQUES PARHÉPATIQUES, bronchites répétées, sueurs nocturnes, urines foncées, teint bronzé, sans ictère, SYNDROME HÉPATIQUE — hypertrophie bilobaire dure, un peu sensible à la pression; bord tranchant — à 53 ans, toux quinteuse la nuit; selles sanguinolentes; urines foncées, teint plombé, mauvais pronostic — hypertrophie dure, indolente; foie saillant sous les côtes; météorisme. — Et. *alcoolisme* (excès alcooliques dans sa jeunesse), puis apéritifs matin et soir)

75. — H. 51 ans. — À partir de 25 ans, parfois PITUITE le matin — à 41 ans, GAS-TRITE, subictère, puis bronchite, 6 mois au lit — à 51 ans, *chagrins*, ICTÈRE; un mois après, œdème des pieds, anorexie, soif, selles grises, urines foncées; l'ICTÈRE CHRONIQUE durait encore trois mois après — foie de volume subnormal, dur, à bord tranchant au lobe droit, arrondi au lobe gauche. — Et. *alcoolisme* (abus de l'eau-de-vie, des apéritifs et surtout du vin).

Dans ces 30 cas d'hypertrophie plurilobaire (22 hommes et 8 femmes) le *syndrome* fut donc le suivant:

Cirrhose hypertrophique avec ictère chronique ...	10 cas.
Cirrhose hypertrophique sans ictère..............	5 cas.
Diabète vrai	6 cas.
Hépatisme glycosurique	1 cas.
Lithiase biliaire	3 cas.
Hépatisme néphrétique	1 cas.
Hépatisme gastrique	1 cas.
Goutte	1 cas.
Lithiase urique.................................	1 cas.
Kyste hydatique	1 cas.

C'est donc ici le syndrome de la cirrhose qui prédomine; il comprend, en effet, la moitié des cas. Par ce caractère, l'hypertrophie *trilobaire* se rapproche de l'hypertrophie monolobaire du *lobe gauche*. La lithiase biliaire n'est représentée que par 3 cas, le diabète par 6 cas seulement. Si l'on veut bien se reporter aux observations 55, 69, et 71, et aux diagrammes qui leur correspondent, comment ne pas accepter qu'au diagnostic diabète on ne doive substituer celui de cirrhose hypertrophique? D'autant plus que l'étiologie est précisément celle des cirrhoses, l'étiologie alcoolique? c'est de l'hépatisme cirrhotique à la phase glycosurique, bien qu'ils s'agisse d'un vrai diabète, à glycosurie d'un taux élevé et permanent.

L'*étiologie* de ces 30 cas d'hypertrophie plurilobaire fut la suivante:

Alcoolisme (dans 11 cas de cirrhose, 4 de diabète, 1 de néphrite, 1 de goutte, 1 de crises gastriques, 1 de lithiase urique)	19 cas.
Puerpéralité (dans 3 cas de lithiase biliaire)......	3 cas.
Emotisme (dans 2 cas de cirrhose hypertrophique avec ictère)	2 cas.
Ménopause (dans 1 cas de diabète)................	1 cas.

Paludisme (dans 1 cas de cirrhose hypertrophique
avec ictère) ....   1 cas.
Microbisme infectieux (dans 1 cas de cirrhose avec
ictère et 1 cas de diabète)........................   2 cas.
Indéterminée (dans 1 cas de glycosurie symptomatique) ....   1 cas.
Zoonose (dans 1 cas de kyste hydatique) ....   1 cas.

L'étiologie alcoolique est donc celle qui prédomine; par ce caractère les hypertrophies plurilobaires se rapprochent des hypertrophies monolobaires du *lobe droit.*

En ce qui concerne le *lobe moyen,* l'étude des hypertrophies plurilobaires permet de relever les faits suivants:

Dans ces hypertrophies plurilobaires, il y a 6 cas de diabète, dont 2 où la consistance du foie était dure, ligneuse. Or, dans ces 2 cas manquait l'hypertrophie du lobe moyen, celui précisément qui, lorsqu'il est seul hypertrophié, ne s'accompagne jamais de diabète. Dans un cas (diagramme 68 bis), la glycosurie se trouvait au même taux (50 grammes par litre) à quatre ans d'intervalle, alors que dans ce même espace de temps l'hypertrophie, d'abord trilobaire, était devenue bilobaire de lobes droit et gauche, par régression du lobe moyen.

Le lobe moyen, dont les hypertrophies monolobaires ne s'accompagnent jamais de diabète, n'a donc décidément aucune relation avec cette maladie, qui est, au contraire, intimement liée avec la pathologie des lobes droit et gauche.

En revanche, il est à remarquer que dans tous les cas d'hypertrophie totale, —sauf un (46), —où le lobe moyen fait une saillie nettement caractérisée du bord du foie entre les deux incisures qui limitent ce lobe, il existe des symptômes, soit d'affection paroxystique du foie (50, 51, 57), soit de douleurs hépatiques spontanées (54, 55, 58, 59, 60), soit d'infection des voies biliaires (53), soit de flux biliaire (observation 47, 49, 52, 56), soit de rétention dans les gros canaux (observation 48). Sur ces 14 cas à saillie du lobe moyen, il en est 6 qui s'accompagnaient d'ictère (48, 50, 51, 53, 54, 57), un de subictère (55); les 7 autres avaient des vomissements bilieux le matin.

Nous retrouvons ici la symptomatologie spécifique des hypertrophies du lobe moyen, l'antagonisme de l'ictère et des flux bilieux, que nous avons déjà signalés. Nous notons en outre que, dans les cas de cirrhose totale à saillie délimitée du lobe

moyen, il y a autant de femmes que d'hommes, alors que, lorsque
ce lobe moyen n'est pas distinct ou lorsqu'il n'est pas hypertrophié, il est exceptionnel que cette cirrhose soit rencontrée chez
une femme. Dans ces hypertrophies n'existait pas la cause féminine spéciale à la localisation au lobe carré.

Dans 2 cas d'ictère (58, 51), où l'étiologie émotive était in-
tervenue comme cause intercurrente, le lobe gauche était très
hypertrophié.

En dehors de ces deux cas à étiologie émotive, il en est quatre où cette étiologie s'est surajoutée à celle de l'alcoolisme, un
(61) où cette étiologie émotive se trouvait là seule que l'on pût
incriminer. Or, dans ces cinq cas, il y avait de l'ictère ou du
subictère (61, 63, 68, 72, 75); dans ces cinq cas, qui tous s'accompagnaient d'ictère, le lobe gauche était particulièrement gros et
dur, dans deux cas même (72, 75) le lobe moyen était le seul qui
ne fut pas hypertrophié; aucun de ces malades ne présentait les
symptômes, ni les causes secondes d'ictère par obstruction ou
angiocholite, etc., que nous avons trouvés dans les hypertrophies
plurilobaires, à lobe moyen distinct des autres lobes et saillant.
Ajoutons, enfin, que, dans aucun cas d'hypertrophie plurilobaire
anictérique, la cause émotive ne se trouva signalée.

Nous vérifions donc ici la valeur de l'hypothèse posée plus
haut et d'après laquelle l'ictère de l'hypertrophie monolobaire
gauche serait un ictère émotif, et il semble légitime qu'on peut
dire: *l'ictère de la scirrhose-hypertrophique avec ictères est, en
dehors des cas d'obstruction calculeuse, un ictère émotif*, l'étiologie émotive étant, soit la cause première de la cirrhose elle-même,
soit une cause, surajoutée à celle de la cirrhose, de sa complication ictérique.

L'étude des hypertrophies plurilobaires du foie apporte encore une preuve en faveur de l'indépendance, de la mutabilité et
en même temps de l'individualité si caractéristique du lobe
moyen, tous caractères que nous avons déjà relevés dans l'étude
des hypertrophies monolobaires de ce lobe. La planche ci-jointe,
qui reproduit les diagrammes relevés, au cours de leur maladie,
chez quelques-uns des sujets dont les observations figurent dans
ce travail, montre bien, non seulement les mutations du lobe
moyen, mais encore la rapidité avec laquelle se succèdent ces
mutations, relativement à celles des lobes droit et gauche du foie.
Ces mutations comportent d'ailleurs la même valeur pronostique
favorable que celle du «foie variable» de Mongour.

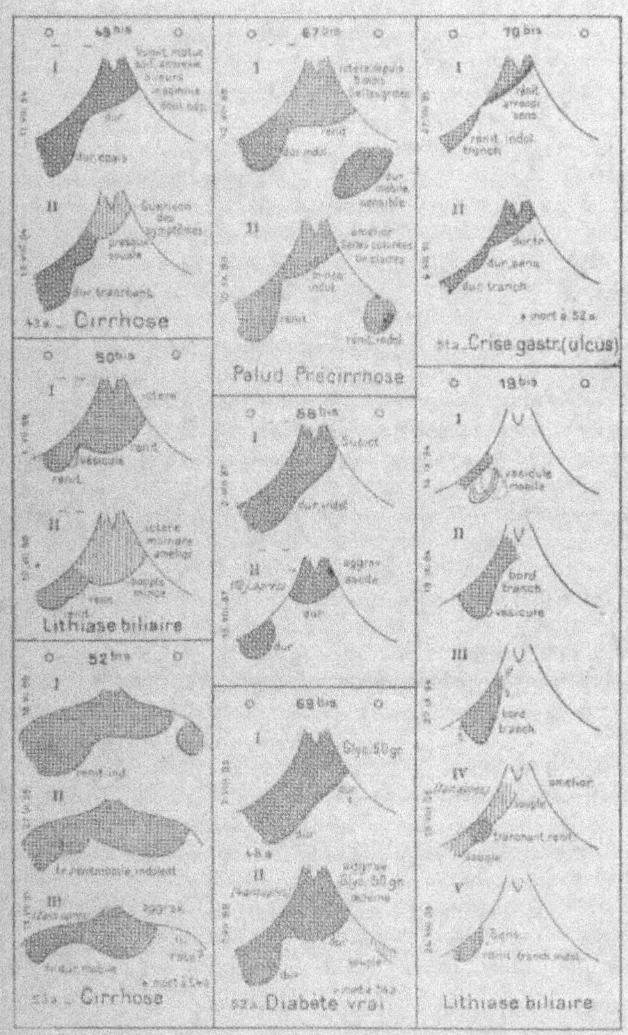

PLANCHE VI — Exemples de mutabilité du lobe moyen

En résumé, on peut dégager de l'analyse des hypertrophies plurilobaires du foie les mêmes conclusions, relativement à la symptomatologie et l'étiologie différentes des diverses localisations lobaires, que les conclusions auxquelles nous a conduit l'étude des hypertrophies monolobaires. Je suis donc fondé à formuler à nouveau [1] la proposition suivante:

La complexité des cirrhoses hypertrophiques est due à la complexité des causes premières qui, simultanément ou successivement, ont pu frapper chaque lobe du foie chez un même sujet, et chacun de ses lobes suivant son mode d'action spécifique: ces causes multiples déterminent, suivant leur intensité, leur date d'intervention, leur durée, l'allure qu'elles impriment aux processus lobaires, les variétés de caractères physiques et de formes symptomatiques qui rendent si difficile la classification des cirrhoses du foie.

Ne doit-on pas conclure de cette comparaison des hypertrophies que, lorsque l'hypertrophie s'étend aux lobes droit et gauche, c'est que deux causes sont intervenues: l'alcoolique qui a frappé surtout le lobe droit, l'émotive qui a frappé surtout le lobe gauche? Dans les cas où un seul lobe se trouve hypertrophié, ne doit-on pas admettre qu'une seule cause ait frappé le foie, celle qui est la plus nocive pour le lobe particulièrement choisi? Enfin, si le bord inférieur du foie hypertrophié est divisé en trois lobes, n'est-on pas fondé à conclure, puisque cette trilobation implique l'hypertrophie du lobe moyen dont la valeur séméiologique est si caractéristique, qu'il y a dans la maladie un principe et une cause de lithiase biliaire? C'est bien ce que confirme la clinique, tout au moins pour les cas où, dans ces foies hypertrophiés, la présence de calcul enclavé était perceptible par la palpation.

Un enseignement plus général encore se dégage de cette étude des localisations lobaires et de l'indépendance pathologique des lobes du foie; je me contente de le signaler ici pour ne pas sortir du cadre que je me suis imposé pour cette étude.

S'il peut paraître légitime, avec Sérégé [2], d'attribuer une fonction plutôt antitoxique au lobe gauche du foie, plutôt trophique au lobe droit, cette attribution étant basée sur l'origine diffé-

---

[1] F. *Glénard*. Hépatisme ou diathèse biliaire? *Bull. Soc. méd. Hôp.*, séance du 23 nov. 1900.

[2] *Sérège*. — Fonction biologique distincte des accouplements hépatiques. *Rev. mal. nutrition*, 1900.

rente de leur irrigation sanguine, il paraît également légitime d'attribuer à chacun des trois lobes cliniques un rôle différent, basé sur l'origine différente de leur innervation.

Au *lobe gauche* serait dévolu un rôle plus spécial dans les relations réciproques du foie et du système nerveux: la localisation lobaire gauche de l'ictère émotif en est le témoignage.

Au *lobe moyen*, un rôle plus spécial dans les relations réciproques du foie et de l'appareil digestif gastro-intestinal: la localisation lobaire moyenne de la maladie paroxystique du foie en serait l'expression dominante.

Enfin, au *lobe droit*, un rôle spécial dans les relations réciproques du foie et du milieu humoral, c'est-à-dire dans le résultat de la balance des oxydations et des réductions, de l'assimilation et de la désassimilation: la localisation lobaire droite du diabète vrai, de la gravelle, de la goutte, en serait la manifestation caractéristique.

En outre de ce rôle plus spécial imputable à chaque lobe, c'est encore à l'innervation spécialement lobaire que seraient dues les répercussions par vasomotricité réflexe, les hypertrophies compensatrices, les suppléances qu'observe la clinique et qui prouvent l'action réciproque des lobes hépatiques l'un sur l'autre, des lobes sur les différents viscères abdominaux ou sur les divers segments du tube digestif.

Orientée dans cette voie nouvelle (¹), ouverte aujourd'hui par la clinique, la physiologie ne sera pas plus déçue qu'elle ne l'a

---

(1) La première expérience déduite de ces considérations a été la suivante pour laquelle mon ami, M. Hallion, a bien voulu mettre à ma disposition sa grande science d'expérimentateur.

Un chien fut anesthésié par des injections intraveineuses de chloral et la respiration artificielle lui fut appliquée par l'intermédiaire d'une canule trachéale.

Par une incision de la cage thoracique sur son côté gauche, les nerfs splanchniques et pneumogastriques sont mis à découvert et chacun des quatre nerfs chargé sur un fil.

Chacun de ces nerfs est excité successivement par un courant faradique durant 3 minutes.

De suite avant et 10 minutes après l'excitation de chacun, il est fait un prélèvement de 10 centimètres cubes de sang dans l'artère fémorale.

La question était de savoir si le sérum du sang ne trahirait pas, après excitation de ces nerfs, et en particulier du nerf pneumogastrique gauche, la présence de bilirubine, par analogie avec ce qui se passe dans l'ictère émotif, étant donnée la pathogénie monolobaire gauche de cet ictère.

Le résultat de cette recherche, pratiquée très obligeamment par M. Carrion, fut, à ce point de vue, négatif. Cela prouve, ou bien que les conditions expérimentales sont par trop différentes des conditions pathologiques, ou bien que l'intervalle entre l'excitation du nerf et la recherche de la cholémie a été trop court.

Enfin, l'ictère émotif n'est qu'exceptionnellement un ictère instantané, et même celui-ci existe réellement. Dans mes observations d'hypertrophie monolobaire gauche ictérique, il s'agissait toujours d'un ictère à long intervalle après la secousse émotive ou la série d'épreuves morales, auxquelles il pourrait être imputé.

été dans la vérification de la loi formulée également par la clinique en 1890, *la loi de l'indépendance respective des lobes du foie*, avec *la loi des localisations lobaires hépatiques*, qui n'en est que la conséquence pathologique.

En attendant, n'est-il pas intéressant déjà de pouvoir enregistrer les conséquences pratiques qui résultent: 1° de l'exploration du foie par le «procédé du pouce»; 2° de l'application systématique de ce procédé dans les maladies de la nutrition, les dyspepsies, les névropathies et les maladies proprement dites du foie; 3° de la notation, par diagrammes, des plus minimes détails physiques relevés sur le bord inférieur du foie?

Ce sont, entre autres, les suivantes:

C'est que, en présence d'un des syndromes qu'on peut trouver avec l'hypertrophie monolobaire, ou d'un des symptômes de l'ordre de ceux qui peuvent être provoqués par la pression du foie, il y a lieu de songer au foie, de l'explorer et d'explorer systématiquement chacun de ses lobes.

Et alors, si le foie présente des signes anormaux, il y a lieu de chercher dans l'étiologie une des causes des affections du foie.

C'est ainsi qu'ont été découverts: le diabète alcoolique, la précirrhose, la prélithiase, la neurasthénie hépatiques; ainsi, pour ne citer qu'un exemple, pourra être tranché le diagnostic différentiel, si difficile, entre l'angor vrai et le pseudo-angor; *le pseudo-angor s'accompagne toujours*, d'après mon observation, *d'hyperesthésie du lobe moyen du foie, alors qu'on ne rencontre pas cette hyperesthésie dans l'angor pectoris mortel*.

Je n'insiste pas. N'est-ce pas un enseignement pratique important d'apprendre qu'il peut y avoir lieu, dans une maladie de cause indéterminée comme les maladies de la nutrition, les dyspepsies ou les névropathies, d'ajouter au traitement de la cause immédiate, c'est-à-dire au traitement symptomatique, le traitement d'une cause seconde, celle de l'*hépatisme*? d'ajouter même le traitement visant une cause première, en supprimant celle-ci, comme cela eut lieu lorsque, à la suite de la découverte d'un *diabète vrai hépatique alcoolique*, on supprima aux diabétiques l'alcool que la théorie nerveuse ordonnait de leur prescrire à larges doses jusque-là?

N'est-on pas amené par la notion de la valeur cirrhogène et en particulier ictérogène des secousses morales à la notion d'un traitement préventif à la suite de toute forme émotive? Est-ce que l'antagonisme qui résulte de mes observations entre l'ictère et les flux bilieux n'est pas un argument en faveur de la médication émétocathartique?

Enfin l'antagonisme que nous signalons également entre le diabète et l'ictère, ne montre-t-il pas la voie dans laquelle doivent s'engager les recherches sur la pathogénie de ces états morbides?

Ce sont là tout autant de questions dont la solution importe au plus haut point tant à la théorie qu'à la pratique dans le domaine encore si obscur des maladies du foie.

APPENDICE

Note sur le « Procédé du pouce », pour la palpation du foie.

Le *Procédé du Pouce* est un artifice de *palpation du foie*, basé sur la mobilité respiratoire et antéropostérieure du bord inférieur de cet organe. Il permet de préciser les données fournies par les autres procédés d'exploration du foie, et il enrichit la séméiologie physique de quatre types nouveaux: le foie *hyperesthésié*, le foie *déformé*, le foie *ptosé*, le foie à *ressaut*, qui s'ajoutent ainsi, comme types de début, de transition, de régression ou de localisation lobaire, aux quatre types connus: le foie normal, le foie petit, le foie tuméfié, le foie hypertrophié.

L'application de ce procédé *exige* que le malade soit placé dans le décubitus dorsal, jambes étendues, et que le médecin soit assis à demi sur le rebord du lit, à droite ou à gauche (pl. A, pl. B), faisant face au malade.

Le « procédé du pouce » comprend *quatre temps*:

I. — Avec la *main gauche*, soulever la région lombaire droite;

II. — Avec la *main droite*, déprimer la paroi antérieure de l'hypogastre et de l'une ou l'autre fosse iliaque (suivant la direction présumée du bord du foie) par leur partie la plus déclive, pour refouler du côté de l'hypochondre droit, sous le foie, la masse intestinale sous-jacente;

III. — Avec le *pouce gauche*, déprimer la paroi antérieure du flanc droit au-dessous du siège présumé du bord du foie;

IV. — Les mains étant solidement en place, commander au malade un mouvement de *profonde inspiration*, et pendant ce mouvement glisser délicatement la pulpe du pouce gauche de bas en haut et en dehors, et d'arrière en avant, pour tenter de rencontrer et « faire sauter » avec le pouce la crête du bord inférieur du foie.

Procédé du pouce

Position du médecin (et de ses mains)

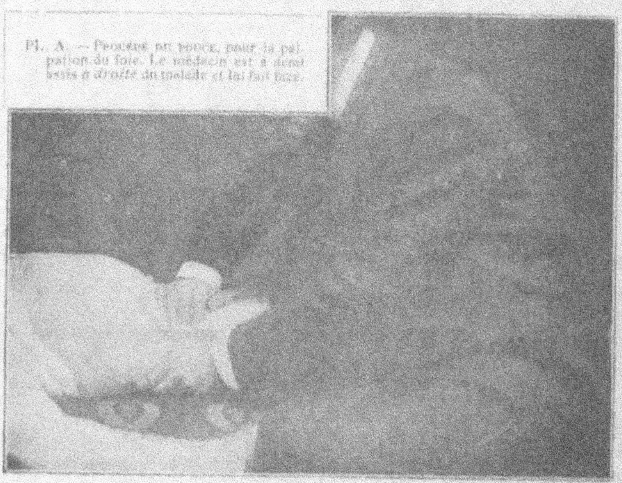

PL. A. — Procédé du pouce, pour la palpation du foie. Le médecin est à demi
assis *à droite* du malade et lui fait face.

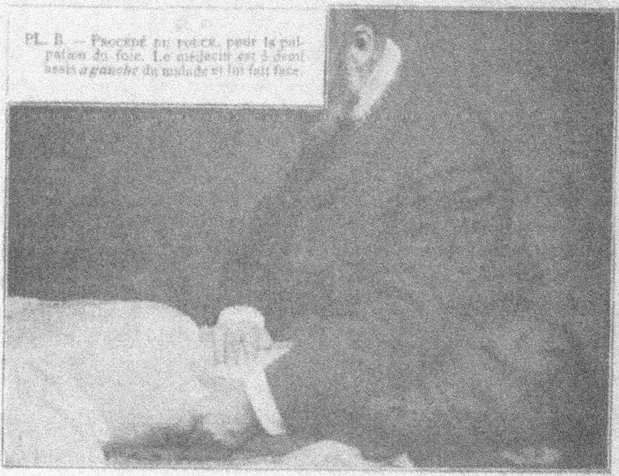

PL. B. — Procédé du pouce, pour la palpation du foie. Le médecin est à demi
assis *à gauche* du malade et lui fait face.

Schéma du «Procédé du pouce»

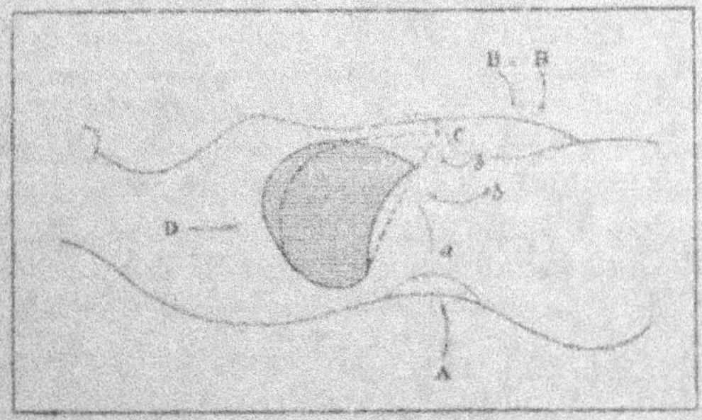

A — 1er temps (main gauche). Amener le foie en avant (a).
B — 2e temps (main droite). Redresser le bord du foie (b).
C — 3e temps (main gauche). Placer le pouce et l'affûter.
D — 4e temps (profonde inspiration). Pendant que s'abaisse le bord du foie, tenter de le faire saillir par le pouce gauche remontant à sa rencontre en sens inverse de bas en haut et d'arrière en avant.

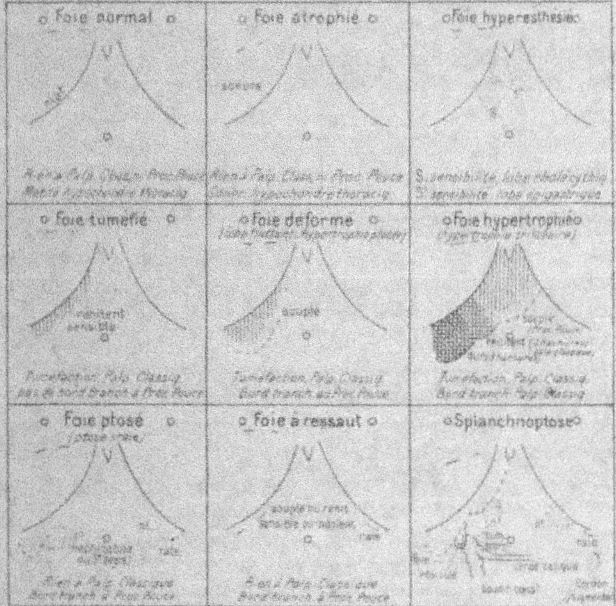

PLANCHE VII — Modèles de diagrammes des divers types cliniques du foie

Le même procédé du pouce est applicable à la *palpation de la rate* et rend pour l'exploration de cet organe les mêmes services que pour le foie. Il n'y a qu'à intervertir le rôle des mains (pouce droit au lieu de pouce gauche) en les plaçant à l'hypochondre gauche.

Le procédé du pouce est le seul qui donne sur la ligne et les caractères physiques du bord inférieur du foie des notions assez précises pour qu'il soit permis de les traduire avec exactitude sous forme de diagramme.

La cure de Vichy considérée au point de vue du diagnostic de quelques affections du foie et de l'estomac

Par M. E. Desrozier, Vichy

Il a été beaucoup écrit sur l'action thérapeutique de la cure de Vichy, ses indications, ses contre-indications, et ce n'est point sur ce sujet que je viens demander un instant l'attention de la section de médecine du Congrès. Mais je ne crois pas que l'on ait signalé les services que l'on en peut retirer pour établir le diagnostic de certaines affections et, en particulier, de la lithiase biliaire, du cancer du foie et de l'estomac.

Il est peu de maladies qui aient une symptomatologie aussi variable et parfois aussi fruste que la lithiase biliaire, sans parler des cas où la présence des calculs dans la vésicule ne s'exprime par aucun signe. A côté de formes typiques où les points douloureux sont au complet, où la crise est soit accompagnée, soit suivie d'ictère, d'autres ne se traduisent que par une douleur épigastrique plus ou moins aiguë. Souvent du reste cette douleur épigastrique épisodique est le symptôme unique au début d'une lithiase, dont le syndrome se complète peu à peu à mesure que la maladie se développe.

En d'autres termes, il semble que dans nombre de cas la cholélithiase présente dans la succession de ses crises étendue à plusieurs mois ou plusieurs années une évolution bien caractérisée. Les premières coliques hépatiques se manifestent seulement par des paroxysmes douloureux à l'épigastre, qui sont presque invariablement rapportés à l'estomac et considérés comme des accès de gastralgie. Il peut en être ainsi pendant plusieurs années, durant lesquelles la question de l'origine biliaire des accidents n'est pas mise en jeu. Puis, si la formation des calculs n'est pas enrayée, il survient des crises accompagnées de nouveaux phénomènes; les irradiations dans l'épaule s'accusent, la vésicule est douloureuse, le foie lui-même est sensible. A une 3e période, on pourra trouver de l'ictère, puis le grand signe révélateur de l'infection, la fièvre. S'il n'en est pas toujours de même, et si une première colique hépatique peut réaliser d'emblée le syndrome au complet, il n'en est pas moins vrai que dans la pratique les choses suivent souvent la marche progressive que je viens d'indiquer.

La physiologie pathologique explique facilement cette évolution qui se rencontre chez un grand nombre de malades. L'étude des parentés morbides conduit à la conviction que la lithiase biliaire se rattache par des liens étroits au groupe des maladies bradytrophiques, si puissamment individualisé par M. Bouchard, il y a plus de 20 ans. En présence par exemple de l'association si fréquente de l'obésité, de la goutte, du diabète et de la cholélithiase, on ne peut se refuser à reconnaître une déviation primitive de la nutrition, héréditaire ou acquise, à l'origine d'un état pathologique dont la complexité n'est qu'apparente. Cette déviation nutritive existe avant toute infection surajoutée.

Il n'est pas sûr, quoiqu'il ait été dit, que toute formation de calculs biliaires soit due à l'infection de la vésicule; cette pathogénie ne saurait revendiquer le droit à l'exclusivisme. Car la présence des microbes morts ou vivants dans les cholélithes fait défaut dans près des 2/3 des cas et la bile contenue dans une vésicule lithiasique est stérile 21 fois sur 100. Cela prouve que l'infection peut être secondaire à la formation calculeuse.

Il est vraisemblable que souvent au début le cheminement du corps étranger ne détermine de douleur qu'à son passage à travers le sphincter du cholédoque surtout s'il est de petit volume. Mais si la production des calculs continue, s'ils sont plus volumineux, les voies biliaires s'infectent et alors les sensations de douleur s'étendent, elles atteignent le cholécyste, le foie lui-même. C'est dans la lithiase biliaire ancienne et rebelle, lorsqu'elle est compliquée d'infection, que le foie et la vésicule biliaire sont douloureux spontanément ou à la palpation.

Quoi qu'il en soit, il n'est pas rare de voir à Vichy des

malades à propos desquels le médecin traitant hésite entre
le diagnostic de gastralgie hyperchlorhydrique ou non, et celui
de lithiase biliaire. Dans tels cas, j'ai pu constater fréquemment qu'au bout de quelques jours de cure l'affirmation de
la maladie calculeuse devient possible sans de grandes chances d'erreur. En effet, on provoque alors en palpant le foie
une douleur qui n'existait pas auparavant, le patient la perçoit parfois d'une manière précise au siège de la vésicule biliaire. Il accuse en outre même sans qu'on l'examine une tension pénible à ce niveau. De plus, il peut survenir colique hépatique, qui s'accompagne des points cystique et scapulaire, et
quelquefois de l'expulsion des calculs.

Dans d'autres circonstances, il s'agit de simples dyspeptiques
dont les voies biliaires étaient supposées indemnes. Dans cette
forme de dyspepsie, liée à la lithiase biliaire, la symptomatologie est des plus disparates. L'appétit est variable, il y a de
la pesanteur épigastrique, de la flatulence, du pyrosis aussi;
la constipation alterne avec des diarrhées brusques après le
repas. Plusieurs fois j'ai vu de tels malades prendre leur première colique hépatique à Vichy, accident qui fut suivi de l'amélioration ou même de la disparition des phénomènes gastriques.

Une troisième catégorie de faits concerne des sujets chez
lesquels on constatait de la sensibilité spontanée ou provoquée
du côté du foie, même de l'augmentation du volume de l'organe, mais qui n'avaient jamais eu de colique hépatique. La
crise éclatait pendant le traitement et révélait ainsi l'existence
probable de calculs biliaires.

Chez d'autres malades enfin, ce sont les retentissements
névropathiques qui dominent la scène. Le médecin cherche
l'origine de l'état neurasthénique dans les fonctions plus ou
moins troublées de l'estomac, dans des ptoses viscérales, dans le
surmenage physique ou moral, sans pouvoir se faire une conviction. Quelquefois, dans des cas semblables, la sensibilité des
voies biliaires se révèle sous l'influence du traitement thermal,
une colique hépatique avec expulsion de calculs survient, et
l'amélioration générale qui en est la suite montre qu'il fallait
placer le point de départ des phénomènes nerveux dans la
présence ignorée des cholélithes.

Pour l'affection la plus redoutable du foie, le cancer, les
constatations faites pendant la cure de Vichy fournissent des

éléments au diagnostic souvent difficile au début. On hésite
toujours devant cette interprétation des phénomènes observés,
puisque c'est là un arrêt de mort pour le malade. Ce n'est
que rarement du reste que je me suis trouvé en présence de
tels cas.

Les sujets présentaient de l'ictère, il y avait eu des coliques hépatiques dans leur passé, et l'on espérait qu'il s'agissait d'obstruction calculeuse du cholédoque avec congestion secondaire du foie. Dès les premiers jours de la cure, il fallait
renoncer à ce diagnostic optimiste. L'appétit diminuait encore,
l'état général s'affaiblissait, et les illusions n'étaient plus per-
mises. Parfois il se déclarait de la fièvre. Mais le phénomène le
plus remarquable était l'augmentation rapide du volume du foie,
qui presque chaque jour dépassait les dimensions constatées la
veille. Inutile d'ajouter que l'interruption du traitement thermal s'imposait et fut aussitôt réalisée.

La cure de Vichy est aussi bien contre-indiquée dans le
cancer de l'estomac que dans le cancer du foie. Ici encore, l'affirmation est difficile au début, et il y a presque toujours dans
l'évolution d'un néoplasme gastrique une phase où le malade
est considéré comme un simple dyspeptique hypopeptique. Il
est quelquefois envoyé à Vichy à cette période où aucun
signe ne permet d'admettre le cancer. Les résultats sont généralement mauvais dès les premiers jours. La digestion est
plus difficile; souvent il apparaît des douleurs qui n'existaient
pas auparavant, l'amaigrissement s'accuse avec plus de rapidité que jamais, par exception l'œdème prétibial se montre.
Deux fois j'ai pu sentir une induration épigastrique non perçue 15 jours auparavant. Le diagnostic devient donc relativement aisé. Je dois cependant signaler à titre de rareté des
faits singuliers. Chez certains gastropathes pour lesquels l'existence d'un néoplasme devient évidente ultérieurement, le vomissement presque quotidien domine la symptomatologie; dans
ces cas il arrive parfois que le vomissement est supprimé dans
la première semaine du traitement de Vichy. Mais l'amélioration est de courte durée, les vomissements reparaissent, et
la maladie reprend sa marche.

A côté des observations où le diagnostic de cancer hépatique ou gastrique est devenu évident à Vichy, il convient de
placer ceux où cette hypothèse des plus plausibles a pu être
écartée. Alors l'anorexie, l'amaigrissement, l'affaiblissement gé-

néral chez des gens âgés pouvaient faire admettre la probabilité
d'un néoplasme. Or, l'on assiste quelquefois à des changements sur-
prenants. L'appétit reparaît, les douleurs post prandium se
calment, j'ai vu le poids augmenter de 5 kil. en 3 semaines,
et plusieurs fois il a été possible de rapporter à de la périgas-
trite des indurations vagues perçues dans la région pylorique.
Les faits analogues sont bien connus, et il n'y a pas lieu d'insister
à ce sujet.

La cure de Vichy peut donc mettre en évidence des lithiases biliaires soupçonnées seulement ou méconnues, des néoplasmes du foie et de l'estomac au début de leur évolution.
Il faut en chercher l'explication dans l'action élective de cette
cure sur les fonctions du foie et de l'estomac, action essentiellement excitatrice, qui peut s'étendre d'ailleurs à tout l'organisme.

L'expérimentation n'a pas donné sur la question des al-
calins tous les éclaircissements que l'on espérait en obtenir.
Les conclusions qui en ont été tirées au point de vue de la sécrétion biliaire, de la sécrétion gastrique, de l'élimination de
l'urée sont contradictoires. Pour ma part, j'ai constaté chez
des animaux soit au régime végétarien, soit au régime carné,
soumis à de fortes doses de bicarbonate de soude, que le
rapport de l'urée à l'azote total augmentait, c'est-à-dire que
l'utilisation de l'azote était plus complète. J'ai vu aussi que sous
la même influence, le glycogène du foie s'accroissait notablement chez les chiens, et les cobayes et l'on sait que la teneur
du foie en glycogène est en quelque sorte la mesure de sa
valeur fonctionnelle. Mais même en admettant qu'il y ait quelque enseignement à déduire de ces expériences, au point de
vue de l'action du traitement de Vichy, il n'est pas douteux
que cette action ne diffère sensiblement de celle de l'administration du bicarbonate de soude. Au surplus, les constatations
cliniques sont de beaucoup les bases les plus sûres qui puissent servir d'appui pour l'appréciation d'une méthode thérapeutique.

Il est probable que pendant la cure de Vichy il y a accélération de la circulation hépatique, irrigation sanguine plus
complète de l'organe. C'est sans doute à ce phénomène qu'est
due la diminution de volume de certains foies hypertrophiés,
ou mieux, engorgés suivant un mot heureux qui tend à disparaître. Mais il peut en résulter que le foie devienne sensible;
il y a une sorte d'éréthisme hépatique qui s'accompagne d'ac-

croissement de la sécrétion biliaire et de contraction plus **active** de la vésicule. Dans quelques cas, l'état pathologique latent du foie devient apparent, et s'il y a lithiase biliaire, il peut se produire des crises significatives. S'il y a cancer, la néoformation recevra un coup de fouet qui accélérera sa marche. Des considérations analogues sont applicables à l'estomac.

La pratique de la cure de Vichy amène rapidement l'observateur à la conclusion qu'elle agit comme un stimulant puissant de la nutrition et la plupart de ses contre-indications résultent de cette action stimulante prononcée surtout pour certains organes, mais s'étendant aussi à l'ensemble de l'organisme.

DISCUSSION

M. DELBASE. Je tiens à confirmer les faits et les idées que vient d'exposer très clairement mon collègue le dr. Dufourt, au sujet des services que rend la cure de Vichy pour le diagnostic entre certaines affections organiques et les affections fonctionnelles du foie et de l'estomac, et entre les dyspepsies et la lithiase biliaire.

Je veux aller plus loin que lui et montrer que la cure de Vichy permet de diagnostiquer les deux grandes formes de dyspepsies non cancéreuses, l'hyperesthésie gastrique ou hyperchlorhydrie et l'hyposthénie ou hypochlorhydrie.

Un hyperesthésique, soumis à Vichy à l'eau de la source de l'Hôpital en boisson, voit toujours les symptômes gastriques (douleurs, brûlures, etc.) s'accentuer, se réveiller même dans les cas latents, en même temps que les troubles généraux augmentent. Mais tous ces symptômes s'atténuent rapidement si l'on fait boire à ce sujet de l'eau des sources plus chaudes, de Chomel et de la Grille. L'amélioration est presque immédiate, comme l'avait été l'aggravation.

Le contraire a lieu dans les hyposthénies avec atonie et hypochlorhydrie, c'est-à-dire dans les insuffisances stomacales, que l'eau de l'Hôpital améliore et qui sont presque toujours aggravées par l'eau des sources Chomel et Grande Grille en boisson. Des analyses de suc gastrique, nombreuses, m'ont apporté la confirmation chimique de ces faits.

J'ai insisté sur ce sujet au Congrès international de Madrid, et je concluais en considérant l'eau de la source de l'Hôpital de Vichy comme excitante de la sécrétion, de la motricité, en un mot des fonctions gastriques, tandis que, au contraire, l'eau des sources plus chaudes, en première ligne Chomel, en seconde ligne Grande Grille, exercent une action sédative sur ces fonctions, d'où les indications bien spéciales de l'eau de ces sources.

Les faits que j'ai observés depuis lors sont venus confirmer ces conclusions.

Tuberculose et maisons insalubres

Par M. S. BERNHEIM, Paris

M. Bernheim affirme que, de tous les facteurs, la maison insalubre est la principale cause de la propagation tuberculeuse.

Il cite de nombreux faits personnels relevés dans les dispensaires de l'Œuvre de la tuberculose humaine et des documents empruntés à MM. Juillerat, drs. Level et G. Petit et Lucien Graux, démontrant tellement l'influence des logements malsains qui offrent d'excellentes conditions pour répandre la tuberculose. Et ce ne sont pas autant les maisons surpeuplées que les locaux mal aérés qui sont redoutables. C'est l'obscurité surtout, le manque d'air, l'absence des rayons solaires qui favorisent particulièrement la contagion. Dans les grandes villes et les centres industriels la tuberculose n'est pas répandue uniformément. Elle sévit avec plus de violence dans les rues étroites, dans les carrefours borgnes, dans certaines maisons, dans certains îlots de maisons. On connaît aujourd'hui ces repaires meurtriers qui ont été démasqués par les casiers sanitaires des maisons. Il faut faire une guerre sans merci à ces taudis, réformer les maisons transformables et démolir celles qui sont défectueuses. C'est là le but de la Ligue nationale contre les habitations insalubres fondée en France par MM. les drs. S. Bernheim et Level. Cette ligue, qui a déjà recueilli plusieurs milliers d'adhérents, a créé une vaste agitation dans tout le pays, par des conférences, des brochures, par des écrits, par la parole, elle signale partout le danger de la maison contaminée, elle est en train de préparer une loi efficace pour la surveillance sanitaire des logements et des maisons. Cette ligue contribue aussi à éduquer le peuple et lui fera comprendre toute l'importance du logement propre et clair.

La question de la maison salubre domine tout le problème de la prophylaxie tuberculeuse.

Diseases of the digestive organs in the pathogenesis of arterial hypertension

Par M. G. W. Mc Caskey, Fort Wayne.

The splanchnic circulation is at present regarded as one of the most important regulatory mechanisms in the control of general arterial pressure. When we consider, in relation to this fact, that this circulation is substantially coextensive with the digestive apparatus, one is almost led, on a priori grounds, to assign to the varying conditions of the organs an important rôle in the modification and control of arterial tension. I was therefore greatly surprized to find that in the literature on blood pressure, which includes up to the present time about four hundred titles, this question has never received a formal discussion. In the volume on «The clinical study of blood pressure» by Dr. Theodore Janeway, which is the most recent and most exhaustive review of the subject with which I am acquainted, the possible etiological relationship of digestive disorders to arterial hypertension is not even referred to. It was my intention to supplement the clinical and physiological review of the subject by some experimental investigations which circumstances have made it impossible to complete, and which will therefore have to be deferred until some future time.

In considering the various possible relationship of morbid states of the digestive apparatus to the vascular system it would seem, a priori, that the general vascular tension might be influenced in two ways. 1st. Through reflex nervous influences originating especially in the gastro-intestinal mucosa and in the peritoneum which is in close relationship to it, and also perhaps from other portions of the splanchnic area, and 2nd. By the effect produced by the absorption of various chemical substances, especially bacterial toxines and the end products of perverted digestion. With reference to the first of these methods it may be said that, while the physiology of the vagus and sympathetic filaments which supply these parts is not fully understood, enough is known to justify the statement that modifications of vascular tension may be produced through these channels. The slightest reflexion upon the physiological and anatomical conditions presented will, I think, convince anyone of the reasonableness of this proposition. The tension of the fluid in the blood vessels is the resultant of three factors, viz. the force of the heart's contraction, the volume of the circulating fluid and the resistance offered by the peripheral circulation. It is perhaps not too much to say that the last condition is, if not more important, yet more constantly operative than the others; and variations in the calibre of the terminal vessels under ordinary conditions very nearly completely control the fluctuations of intra-vascular pressure. The vaso-motor mechanism which regulates the blood supply to the abdominal and other organs is, of course, the medium through which this peripheral resistance is modified and such facts as those observed in the experiments of Jastreboff, who observed in experimental laparotomy upon animals a considerable rise of blood pressure at the moment of incision through the peritoneum, and those of Cook, who found a marked rise of pressure upon stimulation of gastric mucosa with capsicum, are very suggestive; and taken in connection with many other investigations along these lines justify the assumption that important modifications of the vaso-motor mechanism and, of course of vascular tension may thus be induced. It is perfectly clear that these influences, both in their local effect upon the splanchnic circulation, and in their more remote effects upon the heart and general vascular apparatus may operate in both directions. We know for instance that stimulation of the vagus filaments produces a fall in the general blood pressure by decreasing the frequency of the heart action and diminishing the total volume of blood in the arteries; but experiments such as those of Cook with capsicum would seem to indicate that, in the gastric mucosa at least, vaso-constrictor stimulation was predominant.

We have secondly to consider the influence of the chemical products of digestion either normal or perverted, of bacterial products especially in the lower part of the intestinal tract, and certain secretions, especially those of the liver. It is probable that the most important and most sustained effects upon the vaso-motor apparatus and consequently upon vascular tension are derived from these or similar sources. In other words we must look to the constituents of the circulating fluid for the explanation of many of the most important changes in the vascular supply and vascular tonus. It is thus that adrenalin acts when injected intravenously producing a powerful vaso-motor constriction which correspondingly raises the blood pressure; and it is thus that the constituents of bile act in the opposite direction leading to a lowering of blood pressure.

One of the first questions which naturally arises in this connection is the influence of normal digestion upon blood pressure. The evidence is somewhat conflicting. Oliver, for instance, stating that there is a constant rise which, he says, persists far beyond the variations caused by muscular action and temperature; while Weiss and von Recklinghausen have found a gradual fall while digestion was in progress. I have myself made a number of observations on healthy subjects and my results have agreed with the last named observers. The fall was never very considerable, rarely amounting to more than

5 or 8 mm. of Hg, and sometimes the pressure remained unchanged, but in no instance did I find a rise. There are so many factors to be taken into account in the digestive processes that it is difficult to analyze and estimate them. It seems probable that the absorption of the end products of digestion would stimulate the vaso-motor mechanism and thus lead to a rise of blood pressure, but this absorption is anticipated by the reflex vaso-dilatation which occurs as a regular physiological event in any organ which is performing an important function and this would offset, and perhaps more than offset, the possible rise which might otherwise take place. In my own observations there was later a rise of pressure following the initial fall and it is possible that the discrepancy between the observers mentioned may be due to the different times of observation. Whether the digestive processes under pathological conditions would have a reverse effect or not, is a question which we are not as yet prepared to answer. It seems quite probable, however, that the accumulation within either the stomach or intestines of irritating indigestible debris of a more or less solid character together with the chemical products of perverted digestion and bacterial processes may, like capsicum, exert a pressure raising influence upon blood tension through the reflex nervous mechanism above referred to. Such cases as the following are at least suggestive. A lady aet. 35 consulted me on account of severe gastric disturbances the result of achlorhydria. The urine and blood were normal. Her blood pressure was 150. With a strict diet and suitable treatment for two weeks the stomach symptoms and the blood pressure dropped with the improvement to 120.

In how far the perversion of the normal secretions of the digestive tract may influence vaso-motor states and through them arterial tension is another problem which cannot at present be solved. The depressing effect of bile salts is one of the conspicuous facts to be born in mind in this connection and it may be that any interference with the normal secretion and normal circuit of these salts might, by the removal of a normal inhibitory influence, permit the vaso-constrictors to increase peripheral resistance which would, of course, raise arterial tension.

When we come now to certain fairly constant results of digestive disorders in the shape of exaggerated bacterial action, a field is opened up which, it appears to me, is of the greatest importance in this connection. Perverted digestion nearly always results from delayed digestion, and it is well known that any great prolongation of the digestive processes usually weakens the action of the enzymes and bacterio-lysines and favors the prolific growth of the intestinal flora. From the operation of these causes two conditions usually result, viz. 1st, The undue accumulation of intestinal gases which increase intra-abdominal tension and which may to a greater or less extent interfere with the physiological expansion and contraction of the volume of the splanchnic circulation, and 2nd, The production in great excess of the numbers of micro-organisms and the chemical products of their growth and probably of their virulence as well.

The importance of the first factor may possibly not be very great in the direction of increased pressure, but the second, in my opinion, is to a large extent the key to the relationship, however large or small it may be, which exists between disease of the digestive organs and arterial hypertension which is our present thesis. The pathological action of these bacterial products must be for the most part, if not entirely, due to their effect upon the cardio-vascular mechanism after their absorption into the portal circulation. This raises at once three important questions, 1st, Can chemical substances acting through the blood produce a degree of hypertension sufficiently marked and prolonged to constitute an important morbid state, and 2nd, Can these chemicals act indirectly as well as directly, and 3rd, Are the products of the intestinal flora capable either directly or indirectly of producing such results?

With regard to the first question there is not the slightest doubt that certain chemical substances introduced into the circulation will produce a rise in the arterial tension. Of these adrenalin may be taken as a type. The physiological effects of this substance, however, are very transient and the pressure quickly falls back to its previous level. It would seem, at first sight, that a transient influence of this sort could not be regarded as an important factor in the production of a more or less permanent hypertension. In fact it has been assumed and repeatedly stated that the regulatory mechanisms which have to do with the blood pressure are fully capable of counteracting such influences. This, however, is only true within certain limits, and I am fully convinced, very largely on the ground of clinical observation, that hypertension to all intents and purposes permanent in character and serious in degree may be produced by deleterious substances of various sorts which either stimulate the vaso-constrictors or inhibit the vaso-dilators or possibly both. In fact many of the cases in which serious degrees of hypertension are supposed to be the result of organic vascular change are simply the result of a constant vascular hypertonus or spastic condition of the muscular fibers of the arterioles and will yield completely to the sustained effects of vaso-dilators cautiously but energetically pushed to the limit. I will briefly recite such a case.

Mrs. D., age 74, was suffering from constant substernal pain with severe exacerbation upon the slightest exertion, with marked dyspnœa and intense headache. These symptoms had been present in a greater or less extent for a year or more but for a week had been extreme in degree. The heart was markedly enlarged, the left border being 1 1/2" too far to the left. There was no bruit but the second aortic sound was enormously accentuated and the blood pressure was over 200.

The temporal and radial arteries showed the caracteristic changes of well advanced arteriosclerosis. Here now was a case of arterio-sclerosis, apparently typical in its character, in which the hypertension was presumably the result of irremediable organic changes in the peripheral vessels, with of course secondary heart involvement. Nevertheless as the condition was desperate I decided to attempt a reduction of the blood pressure at all hazzards by the use of vaso-dilators. I began with 2 minims of a 1 % solution of nitroglycerine every 4 hours increasing the dose 3 to 4 drops each day until 15 drops were reached. Up to this time there had been no distinct impression upon either the symptoms or the arterial tension although the potency of the solution was demonstrated in other cases. As this dose was exceeded however, a slight fall began to manifest itself and in three or four days the pressure had been reduced to 135 with absolute relief of all the symptoms with a maximum dose of about 20 drops I have given over 30 drops four times a day. The patient was able to sit up and walk around the room without exciting anginous paroxysms and had been translated from a condition of great torture and impending death to one of perfect comfort.

Now no one will contend for a moment that the nitroglycerine had removed any of the organic changes present in the heart and blood vessels. There is in fact only one possible explanation and that is that the severe symptoms present in this case were the result of a persistent spasm of the arterioles so extreme as to require for the maintenance of the circulation a tension which threatened the life of the patient; remitting slightly but never intermitting for weeks and months. The quantity of etherial sulphates and phenol found in the urine in this

case told the story of a circulation surcharged with toxic materials
which had kept up this persistent arterial spasm until an antidote
was found in the heroic use of a vaso-dilator.

This observation does not stand alone, but I think that
standing by itself it proves that chemical products can maintain arterial hypertension in the face of the numerous defensive
arrangements provided by nature to protect the organism against
this accident. It is impossible to experimentally reproduce the
gradual evolution of a pathological state. Pathological processes may be and perhaps usually are incessant and the supply
of toxic material, unlike the experimental introduction of gra-
duated doses at definite intervals, may be constant. As additional proof that vaso-motor stimulants contained in the circulating blood may give rise to a serious and permanent hypertension, I wish to cite the facts concerning nicotine and lead
poisoning and uræmic intoxication. Nicotine, especially when
inhaled in the form of smoke, produces a prompt and marked
rise in arterial tension which persists for several hours; so
long, in fact according to Cook, that if repeated several times
a day, it becomes continuous. This undoubtedly plays an
important rôle in the chronic pathologic processes of habi-
tual smokers. Again in the circumstances of chronic lead poisoning, which occupies a conspicuous position in the etiology
of arterial hypertension and arterio-sclerosis, we find strictly
corroborative facts. Here again the persistent effect of a chemical poison is demonstrated by the fact that the heightened
blood pressure resulting from lead intoxication falls with the
elimination of the lead, again proving that continuously high
pressure is not necessarily the result of organic vascular change.
Uræmic hypertension is further clearly the result at least in
great part of the retention in the blood of excrementitious material and the observations of Gross, Laquer and Cook, which
I am able to corroborate by my own observations, show that
the hypertension rises and falls with the phenomena of auto-
intoxication. It does not seem necessary to adduce further facts
in support of the contention that chemical poisons may and
do maintain for an indefinite period hypertension of a serious
and even dangerous degree.

The second question, as to whether these chemical poisons
can operate in a circuitous and indirect manner in the absence
of a direct pressure raising action is entitled to an affirmative

answer. In proof of this it is only necessary to offer the well known clinical facts of chronic alcoholism in conjunction with the immediate physiological effects of alcohol upon the circulation. We are abundantly justified upon purely clinical grounds alone in assigning to alcohol a prominent place in the etiology of arterio-sclerosis with its associated and probably antecedent high arterial tension. In spite of this fact it has been demonstrated by Cook, Cabot and others that the immediate effect of alcohol is not a raising but a lowering of the arterial tension. The final result of heightened blood pressure which undoubtedly occurs as a sequence of chronic alcoholism cannot be explained, as is the similar condition resulting from chronic nicotine poisoning, by the effects of the alcohol upon the vaso-motor mechanism, but must be regarded as a secondary result of various remote structural changes together, of course, with certain alterations in the cardio-vascular apparatus. These latter may tend directly to the production of a heightened arterial tension; but beyond this and of probably equal importance are the functional and nutritional disturbances occurring as a result of structural changes in other important organs which lead to the accumulation of toxic material in the blood. In both of these ways undoubtedly alcohol produces its effects even though it is a vascular depressant and lowers the blood tension appreciably. The bearing of these observations upon the question of intestinal toxines is sufficiently obvious. In order to demonstrate their importance it is not necessary to show that their immediate physiologic effect is a heightened arterial tension, as they may act like alcohol in an indirect manner through the perversion of nutritional metabolic and eliminative processes.

Coming now directly to the third question, that concerning bacterial toxines in the intestinal tract, and exceptionally in the stomach as a factor in the production of arterial hypertension, we are confronted by the greatest difficulties. Anything like a systematic study of the contents of the intestinal tube in transit through its different segments is obviously impossible. It is probable, however, that the most important pathogenic bacterial processes occur below the cæcum where they are, fortunately, somewhat more amenable to study although the difficulties are still well nigh insurmountable. We have to deal with a profuse variety of organisms, some 50 in number, some of which, the streptococcus and colon groups for instance, we know are capable of assuming pathogenic rôles of the most virulent character.

It is unnecessary to dwell upon the well known fact that the fæces under ordinary conditions are composed principally of bacteria, further than to emphasize the enormous possibilities of such quantities of micro-organisms in the production of chemical products possesses of varying degrees of toxicity. We do not know precisely to what extent soluble toxic products are excreted by these organisms individually and collectively. We do know, however, that the dominant organism in the lower intestinal tract, viz. the bacillus coli communis contains within itself toxines of astonishing virulence. Vaughan and Cooley have shown that the substance of the pulverized organism is so intensely virulent that .2 of one milligram, equal to about 1/300 of a grain, will kill a guinea pig weighing 200 grammes. Assuming the same susceptibility per kilogram of weight, 6 centigrammes or about one grain would be fatal to an average human being weighing 70 kilos, about 150 lbs. They tell us, it is true, that under ordinary conditions the toxines contained in the germ cell do not diffuse from it into the culture medium; but the «ordinary conditions» of a culture medium in vitro may not prevail in the intestinal tract; and it cannot be denied that there is a possibility of such a disintegration of the cell wall as will liberate considerable quantities of these toxines. For instance these same investigators have shown that digestion of the colon bacillus liberates its intracellular toxines without modifying their virulence. Now proteolytic ferments have been demonstrated throughout the extent of the intestinal tract, probably not belonging to the succus entericus proper, but the residue of pancreatic ferments which have escaped destruction in transit. The quantity of these proteolytic ferments probably varies widely in different cases and under different conditions and digestion of the micro-organisms with the liberation of their toxines undoubtedly goes on to a varying degree throughout the extent of the intestinal tract. Then, again, bacteria are themselves active proteolytic agents when dealing with dead organic matter. A large proportion of the organisms in the lower bowel are dead, and possibly an auto-bacteriolysis occurs with liberation of unchanged toxines. It remains furthermore to be shown to what extent, if at all, bile salts and fatty acids and numerous other of the usual constituents of the intestinal contents may affect the diffusibility of these intra-cellular toxines through the cell wall. When we consider in addition that the bacillus coli communis is a pyogenic organism, which rôle it could not play without the extra-cellular diffusion of its toxines; that it penetrates the intestinal wall and enters the circulation and in its elimination through the genito-urinary tract produces localized nephritic lesions and cystitis; that it invades the bile ducts producing various lesions; that it enters the peritoneal cavity producing fatal septic peritonitis; and that endo-carditis, meningitis, hepatic abscess and pleuritis are among its conquests, we are certainly excusable for questioning the impenetrability of the cell envelope in which these death dealing toxines are said to be securely sealed. When we place side by side with these facts the further fact that there are some 50 other organisms, less numerous it is true, but some of them like the streptococcus, capable of producing fatal intoxication, the possibilities for the production of large quantities of intestinal toxines is certainly very great.

It may be objected, that to a large extent these are the normal conditions of the intestinal tract and that they therefore have no special relation to diseases of the digestive organs and especially of the gastro-intestinal tract. Such an objection is not well founded as the inhibitory action of the normal secretions is impaired in disease; and further, the atony incidental to many gastro-intestinal diseases affords unusual opportunities for germ proliferation; and, what is more important may so change the character of the culture medium as to greatly intensify their virulence and convert a perfectly harmless saprophyte into an intensely pathogenic organism. Such incidents are strictly in accord with the established facts of bacteriology.

The experiments of Vaughan and Cooley lead them to conclude that such of the bacterial toxines as found their way into the portal circulation were destroyed by the liver. This is very likely true under ordinary conditions and is strictly in accord with established facts; but the dosage may at any time be relatively too great for the defensive mechanism of the body which includes beside the liver various other agencies such as the anti-bodies of the blood, etc.; and disaster may ensue as it occasionally does in the form of acute fatal intoxication. More commonly, however, in the ordinary types of disease of the digestive organs, the capacity of the defensive machinery is only slightly exceeded either by increase of dosage or a weakening of functional integrity; and as a consequence chronic metabolic and structural disorders ensue. The latter type comprises the large army of patients suffering from the intoxications secondary to gastro-intestinal disease.

Now what is the precise relationship existing between these facts and the clinical picture of arterial hypertension? It may be that the available facts at present do not justify a dogmatic opinion. In the first place it must be admitted that a very large proportion of these cases suffer for a considerable time at least from hypotension rather than hypertension. Still there has been a not very small group of cases coming under my own observation in which there appeared to be conclusive reasons for assigning the arterial hypertension to antecedent toxic conditions resulting from disease of the digestive organs. Furthermore a careful review of the principal facts seems to me to bring this conclusion strictly in line with the teachings of scientific medicine. Whether these toxines act directly upon the vaso-motor mechanism remains to be shown. In the multiplicity of organisms that exist it would seem quite probable that both pressor and depressor toxines might be formed, but in either event the facts connected with chronic alcoholism prove beyond a doubt that these toxines may give us arterial hypertension as a final result through their indirect effects upon the vital organs of the economy regardless of their primary influence upon blood pressure.

Sur le diagnostic des infections paratyphiques

Par MM. R. BENSAUDE et L. RIVET, Paris

Isolée par les grands cliniciens du XVIIe siècle, la fièvre typhoïde était nettement individualisée parmi les fièvres continues par Bretonneau et surtout par Louis qui, dans un travail mémorable (¹), établit qu'à cette affection d'allure clinique si spéciale correspondaient également des lésions spéciales. Dès le début de l'ère bactériologique, enfin, les travaux d'Eberth et de Gaffky (1880-82) vinrent consolider encore l'unité de la fièvre typhoïde en lui assignant un agent pathogène univoque. Aussi le caractère spécifique de la fièvre typhoïde fut-il pendant longtemps admis comme un véritable dogme, reposant sur une triple base, à la fois clinique, anatomopathologique et bactériologique.

On conçoit donc sans peine avec quelle réserve fut accueilli

(¹) Louis. Recherches anatomiques, pathologiques et thérapeutiques sur la fièvre typhoïde. Paris, 1829.

le premier travail publié en 1896 par MM. Achard et Bensaude [1] sur les infections paratyphiques. Il paraissait le lendemain même de la retentissante communication par laquelle M. Widal venait de faire connaître le séro-diagnostic de la fièvre typhoïde qui, basé sur la spécificité du bacille d'Eberth, donnait à cette spécificité l'avantage d'une sanction pratique de première importance.

La question des infections paratyphoïdes semblait faire échec au sérodiagnostic de la fièvre typhoïde, aussi fut-elle en France étouffée presque dès sa naissance.

Et cependant l'existence des bacilles paratyphiques n'était qu'un exemple de plus de la multiplicité de types voisins si habituelle dans le monde des bactéries, et leur découverte avait en bactériologie son homologue dans une foule de maladies non moins bien individualisées, comme la diphthérie, le choléra, la dysenterie. Aussi cette question, abandonnée en France, fut-elle à l'étranger reprise et étudiée dans de nombreux travaux que nous avons déjà antérieurement analysés [2]. Et c'est avec l'appoint et le contrôle de ces nombreuses recherches confirmatives, qu'à nouveau la question des bacilles paratyphiques fut remise en France à l'ordre du jour par les communications de MM. Netter et Ribadeau-Dumas. Simultanément, de nombreux cas épidémiques ou isolés furent étudiés et d'importants mémoires sur la question furent publiés, dont on trouvera la liste dans la récente thèse de Chevrel [3].

L'existence des infections paratyphiques n'est donc plus à démontrer, et nous nous proposons seulement de montrer comment à l'heure actuelle on peut, en l'absence d'une allure clinique suffisamment individualisée, arriver à poser avec certitude leur diagnostic.

I

LE DIAGNOSTIC CLINIQUE DES INFECTIONS PARATYPHIQUES EST-IL POSSIBLE ?

Certains auteurs ont cru trouver aux infections paratyphoïdes des caractères cliniques suffisamment tranchés pour pouvoir les

---

[1] Achard et Bensaude. Infections paratyphoïdes. Soc. Méd. Hôp. 1896, 27 nov. Presse Méd. 28 nov. Sur l'agglutination des divers échantillons du bacille d'Eberth et des bacilles paratyphiques. Soc. de biol. 1896, 21 nov. Presse Méd. 1896, 25 nov.

[2] Bensaude et Rivet. Le paratyphus (avec bibliographie). Revue générale. Gazette des hôpitaux, 13 et 20 août 1904.

[3] Chevrel. Bacilles paratyphiques et infections paratyphoïdes. Thèse de Paris, 1906.

différencier cliniquement d'avec la fièvre typhoïde. Or, dès le début, MM. Achard et Bensaude estimaient cette différenciation impossible; actuellement qu'un assez grand nombre de cas d'infections paratyphoïdes ont été étudiés et publiés, il apparaît de toute évidence que cliniquement des nuances seules séparent les infections typhoïdes et paratyphoïdes: dans les unes comme dans les autres, il y a des formes normales et des formes anormales.

Dans la règle, le paratyphus revêt la *forme typhoïde*: nous en rapporterons ici un cas personnel qui justifie pleinement l'opinion que nous venons d'émettre.

OBSERVATION I. *(Courtois (1))*

Henriette, âgée de 26 ans, domestique, entrée le 7 août 1905, salle Potain, n.º 16, service de M. le dr. Chauffard, suppléé par M. de Massary.

Antécédents héréditaires inconnus.

Personnellement, la malade ne se souvient d'aucune affection antérieure grave. Réglée à 15 ans, régulièrement, elle a eu deux enfants, avec accouchements normaux: le premier, âgé de 9 ans, actuellement bien portant, le second, de neuf mois, bien portant également; la malade ne l'a pas allaité, mais s'est placée comme nourrice aux Enfants-Assistés, à Châtillon. La malade, qui depuis 9 mois n'est jamais sortie de l'établissement, n'y buvait que de l'eau filtrée.

En pleine santé et sans cause apparente, le 4 août, au matin, la malade fut prise d'une sensation de courbature générale avec frissonnements pendant toute la journée, sans diarrhée ni épistaxis. Le soir même on prit sa température, qui était de 40°.

Dans la nuit, apparut une céphalée frontale très intense, avec élancements et sensation d'étourdissement, puis survinrent des coliques abdominales très pénibles et la malade eut dans la nuit 4 selles d'une diarrhée jaune très fétide et un vomissement contenant de la bile et du lait caillé.

Le lendemain, 5 août, la température se maintient à 40°; les coliques et la diarrhée persistent, ainsi que la céphalée. La malade est mise au lait. Cet état se maintient le 6 août, et le 7 la malade entre à l'hôpital, au 4e jour de son affection.

A son arrivée, on se trouve en présence d'une malade très abattue; elle a conservé une rougeur assez marquée des joues, mais les lèvres et les gencives sont fuligineuses, avec quelques *vésicules d'herpès* sur la lèvre supérieure. La langue est sèche, rouge au centre, recouverte d'un enduit blanc jaunâtre de chaque côté. Le ventre est peu ballonné; on y trouve dans la fosse iliaque droite du gargouillement iléo-cœcal. La rate est augmentée de volume à la percussion, mais non appréciable à la palpation. Les selles sont diarrhéiques, d'une couleur ocre, fétides. Rien au cœur; le pouls est à 100, régulier, non dicrote. Aux poumons, quelques râles de bronchite. Les urines ne contiennent ni sucre, ni albumine, mais de l'indican et un disque d'acide urique. La céphalée a disparu. La température est à 40°4.

Bien que le sérodiagnostic pratiqué avec l'échantillon d'Eberth du labora-

---

(1) L. RIVET, Deux cas de paratyphus, Tribune médicale, 25 nov. 1905, p. 741.

toire soit négatif, on institue le traitement par les bains à 28° toutes les trois heures, chaque fois que la température dépasse 39°.

Le 8 août, même état général : il est cependant à remarquer que la malade est peu abattue. La température atteint ce jour-là son maximum : 40°7. C'est à cette date qu'est pratiqué l'ensemencement du sang, dont nous verrons tout à l'heure les résultats.

Le 9 août, sixième jour de la maladie, apparaissent quelques taches rosées sur l'abdomen, la malade a quelques selles diarrhéiques.

Le 11 août, la température s'abaisse aux environs de 39°. Il existe sur l'abdomen et le thorax 5 ou 6 taches roses isolées. Depuis la veille au soir, la malade présente de la *rétention d'urine* : par la sonde, on retire 300 centimètres cubes d'une urine très foncée, contenant une assez grande quantité d'*albumine*, d'indican et d'acide urique. Le pouls est à 136. La malade a dans la journée une seule selle diarrhéique.

On complète son traitement par l'administration journalière de 10 grammes d'acide lactique.

Le 12 août, la malade commence à sauter plusieurs bains. On est forcé de la sonder une dernière fois dans la matinée : les urines sont toujours très albumineuses. Néanmoins, l'état général est bon, le pouls bien frappé, à 116.

A partir de ce jour, l'amélioration est rapide. Dès le 16 août, treizième jour de la maladie, la température tombe au-dessous de 39° pour n'y plus remonter, la malade ayant pris la veille son quarante-huitième et dernier bain. L'albumine a disparu des urines.

La température descend progressivement, en lysis, pour se maintenir définitivement à 37° à partir du 22 août. La malade ébauche alors une sorte de crise urinaire : son chiffre d'urines passe de 1 litre à 2 litres et demi. La convalescence est rapide et la malade, tout à fait remise, quitte l'hôpital le 8 septembre. Nous l'avons revue le 30 septembre, ne présentant plus traces de son infection, si ce n'est, comme nous allons le voir dans un instant, au point de vue des propriétés agglutinantes de son sérum.

Dans cette observation nous pouvons relever un certain nombre de particularités qui ont été signalées dans les grandes formes du paratyphus : un début brusque, avec aggravation rapide des symptômes, qui dès le quatrième jour atteignaient leur apogée ; à cette date, des vésicules d'herpès, telles qu'en ont déjà signalées d'autres auteurs ; enfin, après un plateau de quelques jours, chute progressive de la température en lysis et guérison rapide, malgré l'apparition, au cours de la période d'infection, d'une rétention d'urine et d'une albuminurie passagères. En somme, il y a bien là quelques particularités, mais il faut avouer qu'elles sont bien insuffisantes pour pouvoir établir une différenciation clinique entre cette maladie et une fièvre typhoïde banale de moyenne in-

(1) L. River. Deux cas de paratyphus. Tribune médicale, 25 nov. 1905, p. 741.

tensité; et en dehors de la bactériologie, nous n'aurions évidemment été autorisés qu'à porter dans ce cas le diagnostic de fièvre typhoïde.

La même similitude clinique se retrouve entre les infections paratyphoïdes atténuées et les fièvres typhoïdes bénignes. La forme *gastro-intestinale* de Brill a son homologue dans la fièvre typhoïde et, toujours comme dans la fièvre typhoïde, on voit avec les infections paratyphiques de nombreuses *formes atténuées* et même *ambulatoires*, que rien ne différencie véritablement des infections éberthiennes. Nous avons pu observer un cas de ce genre, où l'on verra que cliniquement le seul diagnostic possible eût été celui de fièvre typhoïde bénigne.

Obs. II. (Ysard.)

Louis, âgé de 36 ans, maçon, domicilié dans le quartier de la place d'Italie, entré le 9 août 1905 à l'hôpital Cochin, salle Straus, n.º 1.

Antécédents sans intérêt.

Le 31 juillet, en rentrant de son travail, le sujet ressent une grande courbature, avec céphalalgie surtout occipitale. Puis surviennent une diarrhée jaunâtre, une inappétence marquée, des nausées. Pas d'épistaxis.

Ce malaise va croissant pendant toute la semaine, et le malade entre à l'hôpital le *9 août, au 9e jour* de sa maladie.

A son entrée, il présente l'aspect général d'un typhique: il est pâle et abattu; la langue est sale, l'abdomen est un peu ballonné, mais la palpation n'y révèle ni douleur, ni gargouillement iléo-cæcal. On voit, à la base du thorax, un certain nombre de taches rosées typiques. La rate est grosse, dépassant légèrement le rebord des fausses côtes. Un peu de diarrhée jaunâtre. Rien au poumon, ni au cœur; le pouls, bien frappé, est à 68. La température est à 39°2.

Le sérodiagnostic immédiatement pratiqué est négatif; on institue néanmoins le traitement ordinaire de la fièvre typhoïde.

Le *10 août*, la température monte à 41°6, mais pour tomber, immédiatement après le premier bain, à 37°8. Depuis, l'affection évolue comme une fièvre typhoïde atténuée, la température oscillant entre 37°5 et 38°5, pour n'atteindre que deux fois 39°, le 14 et 15 août.

A partir du 22 août, la température reste définitivement aux environs de 37°, et le malade entre en pleine convalescence, malgré une très légère *hémorrhagie intestinale*, qui se produit le 23, sans s'accompagner d'aucun symptôme grave, et sans suite aucune. Il présente même dans les jours qui suivent une forte diurèse; le chiffre de ses urines monte presque à 4 litres. Il est considéré comme guéri, à la fin du mois d'août.

Si nous passons aux formes graves des infections paratyphiques nous trouvons décrite dans les auteurs une *forme pyohé-*

mique (R. Schmidt [1], Walker [2]) avec de grands accès fébriles intermittents; cette forme semble très exceptionnelle.

Par contre, de même qu'il existe de très fréquentes manifestations extra-intestinales de l'infection éberthienne [3], de même on a signalé l'intervention des bacilles paratyphiques dans un certain nombre d'affections extra-intestinales, et c'est ainsi que dans ces derniers temps MM. Netter et Ribadeau-Dumas [4], Sacquépée et Fras [5] ont attiré l'attention sur le rôle des bacilles paratyphiques dans la production de *l'ictère catarrhal*. Mais depuis longtemps on sait que dans cette affection peuvent également intervenir et le bacille d'Eberth et le colibacille. Et cette même similitude d'action pourrait être relevée dans toutes les manifestations extra-intestinales des infections paratyphiques.

Mêmes analogies se retrouvent si, passant des formes cliniques de ces infections, on passe à l'étude de leurs *complications*. A part la moins grande fréquence de celles-ci et leur bénignité dans les affections paratyphoïdes, ce sont les mêmes qui se retrouvent et dans les infections paratyphiques, et dans la fièvre typhoïde: il n'y a entre elles que des différences de degré. Seule, la perforation intestinale n'a pas été notée dans le paratyphus, ce qui tient vraisemblablement au peu d'importance des lésions intestinales au cours de cette infection.

Il est cependant une variété d'infections paratyphiques à laquelle MM. Netter et Ribadeau-Dumas [6] ont décrit une allure clinique spéciale; c'est l'infection gärtnérienne, due au bacille enteritidis, qui fut trouvé d'abord par Gärtner dans des infections causées par des viandes avariées, et que Trautmann et Fischer ont rapproché des bacilles paratyphiques A. MM. Netter et Ribadeau-Dumas ont assigné à cette infection gärtnérienne un certain

---

[1] R. Schmidt. Zur Kenntniss der Paratyphobaz. Wien. klin. Wochensch. 1902. N.° 49 XV. 1897.

[2] Walker. A case of paratyphoid. Journ. Amer. med. Ass. Chicago 1904. I p. 72.

[3] Besançon et Philibert. Formes extra-int. de l'infect. éberthienne. Journ. de phys. et de path. 15 janv. 1904.

[4] Netter et Ribadeau-Dumas. Bull. Soc. med. Hôp. Paris, 1er et 15 déc. 1903.

[5] Sacquépée et Fras. Note sur la pathogénie de l'ictère catarrhal. Rôle des bacilles typhiques, paratyphiques et du colibacille. Soc. de biol., 25 nov. 05.

[6] Netter et Ribadeau-Dumas. Etude clinique des infections gärtnériennes. Société médicale des hôpitaux de Paris, 1 déc. et 15 déc. 1902.

nombre de formes cliniques spéciales, fièvres intermittentes et rémittentes, fièvres continues, fièvres accompagnées. Mais la parenté du bacille de Gärtner et des bacilles paratyphiques est une question qui n'est pas définitivement tranchée, et qui appelle de nouvelles recherches.

Somme toute, nous voyons donc que toutes les manifestations cliniques des infections paratyphiques ont leur homologue dans les infections éberthiennes. Rappeler les diverses affections qui peuvent les simuler ce serait refaire le diagnostic différentiel des infections éberthiennes; et le seul point intéressant est la différenciation du paratyphus et de la fièvre typhoïde. Or, nous croyons avoir suffisamment montré que les quelques nuances qui ont été signalées sont totalement insuffisantes pour individualiser les infections paratyphiques, aussi bien dans leur forme clinique habituelle que dans leurs formes anormales. Leur diagnostic a pourtant une grosse importance, non seulement au point de vue doctrinal et théorique, mais encore au point de vue pratique, puisque leur gravité est beaucoup moindre que celle de la fièvre typhoïde. Or, jusqu'à présent, ce diagnostic est purement du ressort des recherches de laboratoire.

II

LES PROCÉDÉS ACTUELS DE DIAGNOSTIC

Pour le diagnostic de la fièvre typhoïde, on a recours d'une façon courante à des recherches chimiques portant sur les urines, à l'examen du sang, et à des recherches bactériologiques (sérodiagnostic et hémoculture). Des recherches de même ordre doivent être pratiquées dans les infections paratyphiques.

L'examen *chimique des urines* ne peut donner, pour individualiser le paratyphus, aucune indication. Comme dans la fièvre typhoïde, on y peut retrouver par addition d'acide nitrique les 3 disques d'indican, albumine et acide urique, qui constituent le classique syndrome urologique de la fièvre typhoïde de M. A. Robin. Et la *diazoréaction d'Ehrlich* se retrouve dans le paratyphus comme dans la fièvre typhoïde.

D'autre part, l'*étude hématologique* pratiquée au point de vue du réticulum fibrineux, telle que la recommande M. Hayem, et au point de vue de la formule leucocytaire, ne peut, elle non plus, donner aucune indication. Dans tous les cas où elle a été pratiquée, elle a donné des résultats comparables à ceux que nous avons obtenus chez le malade de l'obs. I au 9ᵉ jour de sa maladie et qui sont les suivantes:

| Globules rouges | 4400000 |
| » blancs | 4400 |

Pourcentage:

Polynucléaires	76
Mononucléaires	16
Lymphocytes	7
Eosinophiles	0
Myélocyte neutrophile	1

Pas de réticulum fibrineux.

A part une légère polynucléose relative et la constatation d'une myélocytose minime, le sang de notre malade présentait donc les deux grands caractères propres à la fièvre typhoïde: absence du réticulum fibrineux et hypoleucocytose qui, dans les cas étudiés à ce point de vue notamment par Gütig (¹), par Zupnik et Possner (²), s'accompagnaient d'une légère mononucléose.

Si bien que le diagnostic du paratyphus, impossible à poser par la clinique, par l'urologie, par l'hématologie, ne peut être porté que par des recherches bactériologiques. Or, la bactériologie clinique dispose pour cela de deux méthodes: le sérodiagnostic et l'isolement du microbe. Nous mentionnerons enfin la recherche des sensibilisatrices et des précipitines qui, entre les mains de techniciens habiles, peut donner d'utiles indications.

A. *Sérodiagnostic du paratyphus.*

C'est la recherche méthodique de la réaction agglutinante dans la fièvre typhoïde qui permit à MM. Achard et Bensaude d'étudier dès 1896 les deux premiers cas d'infection paratyphique. Ces auteurs furent en effet surpris de trouver dans un cas où le diagnostic clinique était celui de fièvre typhoïde une réaction agglutinante négative pour le bacille d'Eberth, alors que le sérum du malade agglutinait fortement le bacille retiré de l'organisme.

(¹) Gütig. Ueber das Verhalten der Leucocyten bei Paratyphus. Prag. med. Woch. 1903, XXVIII, n.° 18.

(²) Zupnik et Possner. Typhus und Paratyphus, Prag. med. Woch. 1903, XXVII, 108, n.° 10.

Même constatation fut faite après par de nombreux bactériologistes de tous les pays. Et dès lors s'offrait au médecin un procédé pratique et simple de faire le diagnostic des infections paratyphiques. Pour cette recherche, il suffit d'avoir à sa disposition, outre un échantillon de bacilles d'Eberth, des échantillons des diverses types de paratyphiques. A l'aide de la technique devenue classique et si courante du sérodiagnostic de la fièvre typhoïde, on recherchera le pouvoir agglutinant du sérum du malade simultanément avec le bacille d'Eberth et avec les bacilles paratyphiques. L'échantillon avec lequel cette recherche sera positive indiquera la nature de l'infection à incriminer.

Mais les choses ne sont point aussi simples, et dès le début furent signalées des causes d'erreur fort importantes constituées par les *agglutinations de groupe* et par les *infections mixtes*.

Si les premiers auteurs en effet n'observèrent avec des sérums paratyphiques que des agglutinations faibles ou nulles pour le bacille d'Eberth et inversement, à mesure que les recherches de ce genre se multiplièrent, on vit que cette spécificité de la réaction agglutinante était beaucoup moins caractéristique.

Hünermann, dans l'étude de 19 cas de paratyphus, trouvait une agglutination paratyphique variant entre 1 pour 1000 et 1 pour 2000, alors que chez ces mêmes malades elle variait pour l'Eberth entre 1 p. 30 et 1 pour 100. Dans l'épidémie de paratyphus de Jassy, Sion et Negel ne constataient aucune différence entre l'agglutination des paratyphiques et celle du bacille Eberth. Dans un cas de Korte, le sérum paratyphique agglutinait l'Eberth à 1 pour 600; il est vrai que dans ce cas le sérum du malade agglutinait le paratyphique à 1 pour 40000. Dans un cas de Feyfer et Kayser, un sérum paratyphique, agglutinant son microbe à 1 pour 5700, coagglutinait l'Eberth à 1 pour 120. Inversement de nombreux auteurs démontraient la coagglutination des sérums typhiques à l'égard des bacilles paratyphiques. Si bien que le sérodiagnostic du paratyphus se modifia de la façon suivante: en présence d'un sérum agglutinant à des titres divers le bacille d'Eberth et divers échantillons de paratyphiques, *le titre agglutinatif le plus élevé indique le microbe à incriminer*.

C'est au sérodiagnostic ainsi compris qu'ont eu recours une foule de bactériologistes. Mais, même compris de la sorte, le sérodiagnostic du paratyphus s'est vu battu en brèche par de nombreux arguments. En effet, exceptionellement dans les infections paratyphoïdes, on a vu le taux de coagglutination du bacille d'Eberth supérieur à celui de l'agglutination spécifique (Zupnik [1]), d'autre part on a observé des cas où le sérum de typhiques coagglutinait des paratyphiques aussi fortement et même plus fortement que l'Eberth lui-même. Jürgens [2], entre autres cas, rapporte celui d'un typhique authentique, dont le sérum agglutinait 4 fois plus fortement le bacille paratyphique B de Schottmüller que le bacille d'Eberth. Drigalski [3] chez 257 typhiques trouva 24 fois l'agglutination égale pour les paratyphiques et pour l'Eberth ; 26 fois les bacilles paratyphiques étaient agglutinés plus vite et plus fortement que le bacille d'Eberth. Grünberg et Rolly trouvaient dans 70 p. 100 des cas de fièvre typhoïde une coagglutination notable à l'égard des paratyphiques, et même dans 35 p. 100 des cas cette coagglutination était plus forte que l'agglutination éberthienne. Dans des cas de ce genre, peut se poser la question des *infections mixtes*, on peut se demander s'il ne s'agit pas d'infections dues à l'association de l'Eberth et d'un paratyphique. L'épreuve si précieuse *de Castellani* [4] a montré qu'à côté d'un certain nombre de cas d'infection mixte, ces coagglutinations énormes et supérieures même à l'agglutination du microbe pathogène existent bien réellement et qu'elles imposent une bien grande réserve dans l'interprétation des résultats du sérodiagnostic du paratyphus.

Il y a plus : M. Sacquépée a vu certains sérums humains normaux agglutiner des bacilles paratyphiques à des taux variant de 1 p. 50 à 1 p. 150.

De toutes ces considérations il résulte que l'on devra user des plus grandes réserves dans le diagnostic du paratyphus par la seule agglutination :

1° On se défiera toujours des agglutinations faibles ;

2° S'il existe une notable agglutination de groupe, on ne devra admettre le diagnostic d'infection paratyphique qu'à condition d'avoir contrôlé ce diagnostic par l'épreuve de Castellani. Encore cette épreuve n'est-elle pas à l'abri de tout reproche, et

---

[1] Zupnik, Ueber die differential-diagnostische Bedeutung des Agglutinationstiters für Typhus und Paratyph. Deutsche med. Wochenschr. 1905, n° ...

[2] Jürgens, Zur ätiologischen Diagnose des Abdominaltyphus. Deutsche med. Wsch. 18 août 1904, p. 1733-1736.

[3] Cité d'après Schottmüller, Bacteriol. Beobachtungen bei einer Paratyphus-Epidemie. Münch. med. Wochensch. 31 oct. 1905.

[4] Castellani, Die Agglut. bei gemischt. Infect. etc, Zeitsch. f. Hyg. u. Infekt. Leipzig 1902 XI. V. également notre Revue générale dans Gaz. des Hôp. 24 août 1904, p. 954.

son critérium ne vaut-il pas celui que donne l'isolement du germe pathogène.

3° Si, étudiant méthodiquement le pouvoir agglutinatif au cours de l'évolution d'une infection paratyphique, on voit un sérum, qui primitivement n'agglutinait qu'une variété de paratyphiques, devenir également agglutinant, mais à un taux plus faible et moins activement, pour l'Eberth, on peut songer que cette agglutination secondaire n'est qu'une coagglutination: cette opinion sera confirmée, elle aussi, par l'épreuve de Castellani [1].

Si enfin, pendant toute la maladie, l'agglutination se montre franchement positive à un taux élevé pour un paratyphique, et franchement négative avec l'Eberth, alors seulement on sera en droit d'affirmer par la seule agglutination le diagnostic d'infection paratyphique.

C'est ainsi que dans notre observation II, trois ensemencements du sang pratiqués aux 9°, 10° et 14° jours de la maladie étant restés absolument stériles, nous avons cru pouvoir nous contenter, pour poser le diagnostic de paratyphus, des résultats de l'agglutination: celle-ci en effet se montra constamment négative avec tous nos échantillons d'Eberth, constamment positive au contraire, et à des taux élevés, avec le bacille paratyphique B provenant du malade de l'observation I: au 17° jour de la maladie, nous obtenions chez notre malade une agglutination franchement positive et presque immédiate du paratyphique à 1 p. 1300, alors qu'avec l'Eberth, au 1/30, l'agglutination était extrêmement lente et si imparfaite qu'au bout d'une heure on voyait à peine dans la préparation quelques rares petits amas.

Somme toute, le sérodiagnostic du paratyphus est un procédé d'application facile, mais ce n'est qu'un procédé de nécessité. Il peut être suffisant dans beaucoup de cas, mais bien souvent aussi il est passible de critiques des mieux fondées. Aussi doit-on toujours tenter de corroborer ses résultats par l'isolement du microbe pathogène et son identification, qui seule pourra donner une certitude absolue.

B. *Isolement et identification des bacilles paratyphiques*

L'isolement des bacilles paratyphiques fut réalisé pour la première fois dès 1896 par MM. Achard et Bensaude qui, dès leur

---

[1] SCHOTTMÜLLER, loc. cit.

communication primordiale, indiquaient également les principaux caractères différentiels de ces microbes.

Le bacille paratyphique peut être recherché dans tous les organes, dans toutes les sérosités normales ou pathologiques, à l'aide de cultures diverses. C'est ainsi que, suivant les cas, on pourra utiliser les urines du malade, le pus d'un abcès (Achard et Bensaude, Widal et Nobécourt, Cushing), la bile, le liquide céphalorachidien. Mais ce ne sont là que des procédés d'exception et, dans la règle, on recherchera le bacille dans les selles et surtout dans le sang.

Les *selles* seront étudiées par ensemencement sur le milieu d'Elsner, ou par la méthode de M. Chantemesse, connue sous le nom de gélo-diagnostic. Mais la découverte d'un bacille paratyphique dans les urines ou les selles d'un malade n'est pas suffisante au diagnostic. Kayser a montré en effet que ces bacilles se rencontrent souvent dans l'intestin au cours des infections éberthiennes authentiques.

Le procédé de choix est donc l'*hémoculture*. On ensemence une assez grande quantité de sang (10 cc.) recueilli aseptiquement dans une veine du pli du coude dans de grands ballons de 400 à 500 cc. d'eau peptonée. Les cultures ainsi obtenues donneront un diagnostic de certitude et présentent de plus l'inestimable avantage de donner un bacille presque d'emblée et définitivement agglutinable.

Lorsqu'on a ainsi obtenu une culture de bacilles paratyphiques, il faut identifier le microbe d'après ses caractères morphologiques, les caractères de ses cultures et ses propriétés biologiques; il faut enfin, pour démontrer que le microbe isolé est bien le microbe pathogène, étudier l'action sur ce microbe du sérum du malade, du sérum de typhiques et de sérums normaux. L'ensemble de ces caractères permettra de diagnostiquer un bacille paratyphique et de reconnaître sa variété.

Nous n'insisterons pas sur les *caractères morphologiques* des bacilles paratyphiques. Ne prenant que le gram, ce sont de petits bâtonnets munis de 8 ou 10 cils. Ils sont aussi mobiles que l'Eberth, beaucoup plus par conséquent que le coli.

Parmi les *caractères des cultures*, nous rappellerons très rapidement la plupart d'entre eux (*). Sur *bouillon*, cultures très com-

---

(*) Voir pour ces détails de bactériologie notre revue générale (loc. cit.)

parables à celles d'Eberth, quoique souvent plus luxuriantes, avec parfois à la surface une légère pellicule qui les rapproche du coli, généralement, pas d'odeur. Sur *eau peptonée* ils cultivent bien, *sans production d'indol*, caractère de première importance, qu'avaient déjà noté MM. Achard et Bensaude, et qui les rapproche de l'Eberth, mais les distingue du coli; ils ne coagulent pas le *lait*.

M. Achard a essayé de nouveau à ce point de vue tous les échantillons paratyphiques et aucun n'a coagulé le lait, même après ébullition. On sait que la coagulation tient à la fermentation de la lactose, à l'acide lactique et à l'acide carbonique. Quand l'acidité a atteint un certain degré (5 acide p. 1000 d'acide lactique) la coagulation se fait à froid; au-dessous elle ne se produit que si l'on chauffe le tube de culture à 100° (Achard et J. Renault).

Sur *gélatine*, développement plus exubérant que l'Eberth, avec un aspect porcelainé; pas de liquéfaction.

Sur *gélose* et sur *pomme de terre*, culture très luxuriante et comparable au coli (variété B), ou discrète et transparente comme l'Eberth (variété A). On utilise souvent des *milieux à réactions colorantes*: agar au rouge neutre, agar sucre de lait tournesolé, petit lait tournesolé de Petruschky, vert de malachite; parmi ces milieux, le plus employé est l'*agar au rouge neutre*: en 36 heures les bacilles paratyphiques éclaircissent le milieu et donnent une belle fluorescence verte, caractère qui les différencie nettement de l'Eberth et les rapproche du coli; si le milieu est additionné de glucose, la colonne d'agar est complètement fragmentée par un dégagement gazeux abondant.

Parmi les *caractères biologiques*, nous laisserons de côté l'action des bacilles paratyphiques sur certains *sels métalliques* (sous-acétate de plomb, nitro-prussiate de soude), dont MM. Sacquépée et Chevrel [1] ont montré le peu de valeur diagnostique. Par contre, les *réactions sur les sucres* constituent un caractère de premier ordre, qui fut pour la première fois décrit par MM. Achard et Bensaude; tandis que l'Eberth ne donne pas de fermentations, que le coli au contraire fait fermenter tous les sucres, avec les bacilles paratyphiques on observe la fermentation de certains hydrocarbones, alors que d'autres ne sont pas attaqués; ce pouvoir fermentatif pourra être apprécié par le dosage de l'acidité des milieux fermentés ou par la mesure approximative des gaz mis en

---

[1] SACQUÉPÉE et CHEVREL. — Action des bacilles typhiques, paratyphiques et de coli sur quelques sels métalliques. Société de biologie, 25 nov. 1905.

liberté par la fermentation. Cette recherche devra être notée avec soin avec divers sucres (glucose, lactose, maltose, galactose, arabinose, mannite, dulcite, saccharose, etc.), car elle sera de première importance, non seulement pour caractériser un bacille paratyphique, mais encore pour reconnaître sa variété.

Un dernier caractère différentiel important sera donné par les réensemencements *sur milieux vaccinés*, c'est-à-dire sur vieilles cultures grattées. Cette méthode, préconisée dès 1896 par MM. Achard et Bensaude, a été depuis très souvent appliquée. Tout récemment enfin, l'un deux, M. Achard, s'est livré avec cette méthode à un certain nombre de recherches et il a bien voulu nous autoriser à les publier ici. Voici un tableau résumant succinctement les résultats obtenus:

Sur *Eberth*	B 33	+
	Conradi	+
	Schottmüller	+
	Gärtner	+
	Brion A	0
	Rennes A	+
	Rennes B	?
Sur *B 33*	Gärtner	0
	Brion A	0
	Schottmüller	0
	Conradi	0
	Rennes B	0
	Coli	0
Sur *Walther*	Gärtner	0
	Conradi	0
	Brion A	0
	Schottmüller	0
	Rennes B	0
	Coli	0
Sur *Brion A*	B 33	0
	Walther	0
	Conradi	?
	Gärtner	0
	Schottmüller	0
	Rennes A	0
	Rennes B	0
	Coli	0

Sur *Conradi*	B 33	0
	Walther	0
	Brion A	0
	Gärtner	0
	Schottmüller	0
	Rennes B	0
	Eberth	0
	Coli	0
Sur *Gärtner*	B 33	0
	Walther	0
	Brion A	0
	Conradi	0
	Schottmüller	0
	Rennes A	0
	Rennes B	0
	Eberth	0
	Coli	0
	Psittacose	0
Sur *Schottmüller*	B 33	0
	Walther	0
	Gärtner	0
	Brion A	0
	Conradi	0
	Rennes A	0
	Rennes B	0
	Coli	0
Sur *Rennes A*	Walther	0
	Brion A	0
	Rennes B	+
	Coli	+
Sur *Rennes B*	B 33	0
	Walther	0
	Conradi	0
	Rennes A	0
	Eberth	0
	Coli	0
Sur *Coli*	Brion A	0
	Conradi	0
	Gärtner	0
Sur *Psittacose*	Brion A	0
	Conradi	0

De notre côté, nous sommes arrivés au même résultat en n'ensemençant que différents échantillons de bacilles paratyphiques les uns sur les autres. Les seuls faits un peu discordants sont les suivants :

L'échantillon de Schottmüller a poussé très faiblement sur celui de Brion A, et l'échantillon Rennes B a poussé faiblement sur Conradi, Gärtner et Schottmüller.

Ce que l'on peut conclure de ces recherches et de celles faites autrefois déjà par M. Achard c'est que :

1° Le bacille d'Eberth ne pousse pas sur les vieilles cultures du bacille d'Eberth, du paratyphique et du colibacille.

2° Le colibacille cultive presque toujours sur les vieilles cultures du bacille d'Eberth et rarement sur celles du paratyphique et du colibacille.

3° Le bacille paratyphique pousse (à part quelques exceptions) sur les vieilles cultures du bacille d'Eberth, mais par sur celles du paratyphique et du colibacille.

Signalons enfin un dernier procédé utilisable pratiquement pour l'identification des bacilles paratyphiques, procédé fourni par *l'expérimentation*. Certains auteurs [1] ont montré qu'on pouvait obtenir chez l'animal, par inoculation, des vaccinations actives croisées des bacilles typhiques et paratyphiques. On peut néanmoins utiliser au point de vue du diagnostic le sérum d'animaux vaccinés à l'aide de bacilles d'Eberth, de paratyphiques A et de paratyphiques B. L'étude du pouvoir agglutinatif de leur sérum à l'égard du bacille paratyphique retiré du sang du malade, jointe aux autres caractères de ce bacille, facilitera son identification. Bien entendu, ces sérums expérimentaux seront avantageusement remplacés dans cette épreuve, quand cela sera possible, par des sérums humains provenant de malades atteints de fièvre typhoïde, d'infection paratyphoïde A et B. C'est toujours par le sérum provenant du malade chez qui on a isolé le microbe, que ce microbe sera le plus fortement agglutiné.

C'est à l'aide de ces divers caractères réunis qu'on arrivera à cataloguer avec certitude une infection paratyphique qu'on soupçonnait déjà d'après les résultats du sérodiagnostic. Ils permettent de différencier les bacilles paratyphiques :

1° du bacille d'Eberth, qui pousse bien plus discrètement sur

---

[1] Sacquépée et Conveau. Vaccinations actives croisées des bacilles typhiques et paratyphiques. Soc. de Biol. 4 décembre 1913.

gélatine, ne décolore pas l'agar au rouge neutre, ne fermente pas les sucres.

2.º du colibacille, qui produit de l'indol, donne des cultures très luxuriantes, attaque peu la dulcite, mais très activement le lactose; et coagule rapidement le lait.

Enfin, d'après le groupement de ces différents caractères, on pourra préciser à quelle variété de bacilles paratyphiques on a affaire :

1.º Le *bacille A*, qui est de beaucoup le plus rare [1], sur gélatine, gélose ou pomme de terre, donne des colonies fines, transparentes, granuleuses. Sur lait ou petit lait tournesolé de Petruschky, il acidifie le milieu en 24 ou 48 heures, puis l'alcalinise en 10 ou 20 jours. Il ne décolore que lentement l'agar au rouge neutre. Il donne avec la dulcite une acidification très légère et ne donne sur lactose aucun dégagement gazeux.

2.º Le *bacille B*, qui est de beaucoup le plus fréquent, donne sur tous les milieux des cultures plus rapides et plus luxuriantes. Sur le lait, il éclaircit le milieu en une dizaine de jours ; il donne en 24 ou 48 heures une acidification notable du milieu, mais l'alcalinisation secondaire est plus rapide. Sur l'agar au rouge neutre, il donne une fluorescence rapide et intense. Il fermente plus énergiquement les milieux sucrés et donne parfois avec le lactose une légère production de gaz. Les résultats des ensemencements sur cultures grattées et l'étude des agglutinations achèveront de caractériser chaque groupe de paratyphiques.

Ces différentes recherches établissent nettement que, par ses divers caractères de cultures et ses réactions biologiques, le bacille A se rapproche plus du bacille d'Eberth, avec lequel la différenciation est parfois fort délicate, alors que le bacille B s'en éloigne davantage pour se rapprocher du coli.

Dans notre *observation I*, nous avons, par ensemencement du sang pratiqué au 5e jour de la maladie, obtenu à l'état de pureté un bacille paratyphique que nous avons identifié à la variété B par la série des recherches suivantes [2] :

Morphologiquement, c'est un bacille très comparable à l'Eberth, colorable par les couleurs d'aniline, ne prenant pas le gram.

---

[1] KAYSER attribue la rareté du type A à ce qu'il est plus facilement méconnu. Voyez Central. bl. f. Bakter. 15 Jan. 1906, p. 285.

[2] Ces recherches ont été pratiquées soit par l'un de nous dans le laboratoire du dr. Chauffard, soit par MM. Lemierre et Boidin dans le laboratoire du dr. Widal.

Caractères des cultures. Sur bouillon, il cultive rapidement, sans pellicule, mais très abondamment.

Sur eau peptonée, il ne donne pas la réaction de l'indol.

Sur gélatine, cultures très luxuriantes, opaques, sans liquéfaction. Même aspect pour les cultures sur gélose.

Sur pomme de terre, cultures très abondantes, grisâtres.

Le lait n'est pas coagulé; il est légèrement éclairci en 12 jours.

Sur agar au rouge neutre : belle fluorescence en 24 heures.

Réaction des sucres: fermentation nette de la mannite, de la dulcite, du maltose, du glucose. Pas de fermentation du lactose, ni du saccharose. Avec la glycérine, très légère fermentation, mais seulement au bout d'une dizaine de jours.

Action sur ce bacille de sérums d'animaux vaccinés:

1.° Avec le sérum de lapins immunisés avec du paratyphique B (Schottmüller, Widal-Nobécourt), notre bacille est agglutiné au même taux que la plupart de nos échantillons du type B, c'est-à-dire à 1 p. 2000.

2.° Avec le sérum d'un lapin immunisé avec un paratyphique A (Brion et Kayser), notre bacille n'est pas agglutiné, alors que le sérum de ce lapin agglutine les bacilles A à 1 p. 300.

Le bacille isolé du sang de notre malade était donc bien un bacille paratyphique, et par l'ensemble de ses caractères nous pouvons dire qu'il s'agissait d'un bacille paratyphique B. C'est du reste ce que devaient nous faire prévoir les résultats fournis par les recherches d'agglutination. D'une part, en effet, nous avions recherché l'agglutination de notre microbe à l'aide du sérum de plusieurs typhiques authentiques et de sérums d'individus normaux, et cette recherche s'est montrée constamment négative au 1/30. D'autre part, nous avions étudié les propriétés agglutinantes du sérum de notre malade par rapport à son bacille, au bacille d'Eberth et à différents autres échantillons de bacilles paratyphiques, et voici les résultats que nous avions obtenus :

Le 10 août, le sérum de notre malade agglutine son bacille à 1 p. 700, alors que la même recherche est négative même à 1 p. 10 avec l'Eberth. Recherche négative avec le lait de la malade (qui est nourrice);

Le 17 août, le sérum de la malade agglutine franchement son bacille à 1 p. 1500; l'agglutination est nulle avec l'Eberth. Ce même jour le lait de la malade agglutine le paratyphique à 1 p. 150, alors que cette recherche est négative avec l'Eberth;

Le 21 août, le sérum de notre malade agglutine son microbe
d'une façon presque immédiate à 1 p. 3000, et en quinze minutes à 1 p. 4500; il agglutine l'échantillon B Widal-Nobécourt
d'une façon immédiate à 1 p. 1500 et en 15 minutes à 1. p.
3000; il n'agglutine que très faiblement à 1 p. 20 un paratyphique A de Brion, et ne donne pas trace d'agglutination avec
l'Eberth;

Le 30 septembre enfin, plus d'un mois après la guérison,
le sérum de la malade agglutine encore son microbe à 1 p.
1100. La recherche de l'agglutination avec l'Eberth est toujours
négative.

Si bien que par l'étude concordante des caractères des cultures de notre microbe, de ses réactions sur les milieux sucrés
et sur l'agar au rouge neutre, par l'étude de l'action sur ce microbe de parasérums expérimentaux, par l'étude enfin des propriétés agglutinantes du sérum de notre malade à l'égard de son
bacille, du bacille d'Eberth et de divers bacilles paratyphiques
authentiques, nous pouvons affirmer que nous avons été en
présence d'une *infection paratyphoïde due à un bacille paratyphique du type B.*

C. *Recherche des sensibilisatrices paratyphiques*

La recherche des sensibilisatrices paratyphiques a été pratiquée surtout par MM. Rieux et Sacquépée [1], à l'aide de sérums
expérimentaux provenant du lapin, alors que l'alexine était em-
pruntée au cobaye. Ils ont vu que, pour la sensibilisatrice typhique, en règle générale, les bacilles paratyphiques A et B ne
fixent pas la sensibilisatrice typhique expérimentale; au contraire, les sérums humains, inactifs au début et pendant la période d'état, présentent des propriétés fixatrices énergiques pendant la convalescence.

Pour les sensibilisatrices paratyphiques, le bacille typhique
absorbe complètement les sensibilisatrices du type B et incomplètement les sensibilisatrices du type A. Les sensibilisatrices
expérimentales faibles du type B sont fixées complètement par les
échantillons de même type, et partiellement par les bacilles type A.
Les sensibilisatrices expérimentales fortes, de même que les

---

[1] Rieux et Sacquépée. Action des sensibilisatrices typhiques et paratyphiques sur les bacilles correspondants. Soc. de Biol., 25 nov. 1905.

sensibilisatrices humaines, du type B, sont fixées complétement
par les bacilles paratyphiques des deux groupes. Pour les sensibilisatrices paratyphiques A, la spécificité est plus forte.

MM. Rieux et Sacquépée concluent de ces résultats que la
sensibilisatrice typhique est plus étroitement spécifique que les
sensibilisatrices paratyphiques et que, parmi ces dernières, celles
du type A le sont plus que celles du type B; d'autre part, les
sensibilisatrices paratyphiques faibles sont plus étroitement spécifiques que les fortes, et les auteurs attribuent l'extension du
champ d'action des sérums forts à l'existence des co-sensibili-
satrices.

Dans les résultats de leurs recherches, MM. Rieux et Sacquépée voient un argument de plus pour différencier les bacilles
paratyphiques des bacilles typhiques cependant si voisins. Et
cette conclusion est intéressante à rapprocher de celle à laquelle
arrive M. Dopter dans ses travaux sur la sensibilisatrice dysentérique [1]. Cet auteur a démontré, en effet, dans le sérum des
malades atteints de dysenterie bacillaire, l'existence d'une sensibilisatrice spécifique, et il a montré de plus qu'à ce point de
vue les types variés de bacille dysentérique ne diffèrent pas les
uns des autres; il en conclut que ces différents types, séparés
cependant par certaines de leurs propriétés biologiques, ne sont
que les représentants de plusieurs races d'un seul et même
germe spécifique. Si bien que la constatation d'une sensibilisatrice spécifique amène M. Dopter à affirmer l'unité des bacilles
dysentériques et des pseudo-dysentériques, alors que la constatation de divergences dans les sensibilisatrices amène MM. Rieux
et Sacquépée à maintenir entre les bacilles typhiques et les paratyphiques la démarcation qu'indique la différence de leurs réactions
biologiques.

Cette recherche des sensibilisatrices peut venir confirmer un
diagnostic bactériologique, mais la complexité et la délicatesse de
sa technique [2] en font un procédé de luxe, d'exception, qui peut
cependant fournir au diagnostic un appoint intéressant.

Quant à la recherche des précipitines, sa technique n'est pas
encore suffisamment établie pour que nous nous y arrêtions ici.

Somme toute, nous voyons que, pour poser avec certitude le

---

[1] Annales de l'Institut Pasteur, 1905.
[2] V. Le Souan. Recherches sur la sensibilisatrice typhique. Thèse de Paris, 1902.

diagnostic des infections paratyphiques, il ne faut pas dans la règle se contenter des résultats du sérodiagnostic, mais toujours chercher à isoler, de préférence par l'hémoculture, le bacille pathogène qu'on identifiera ensuite par les caractères de cultures, par ses réactions biologiques, et enfin par l'étude de l'action sur lui de sérums humains et expérimentaux.

On peut donc dire du paratyphus ce que M. Achard dit de la fièvre typhoïde: «Le meilleur signe bactériologique est nécessairement la démonstration du bacille typhique dans les organes du malade, au moyen des cultures obtenues par la ponction de la rate, du poumon, etc.; elle donne la certitude que l'organisme est infecté et que l'infection est en voie d'évolution. Immédiatement après ce signe de certitude, prend rang la réaction agglutinante: Elle indique que l'organisme est ou a été infecté par le bacille d'Eberth. Enfin, en trosième lieu seulement, il faut placer la constatation du bacille dans les selles, car le bacille peut exister dans l'intestin sans provoquer la maladie, restant alors à la surface interne de l'organisme sans pénétrer dans son intimité.

C'est grâce à cette technique que l'on a pu déceler en France dans ces derniers temps un certain nombre d'infections paratyphiques, mais ces cas sont en définitive assez rares: nous même, dans le cours de cette dernière année, dans les deux grands services hospitaliers de nos maîtres M. Hayem et M. Chauffard, n'avons pu rencontrer que les deux cas rapportés au cours de ce travail, et encore l'isolement du bacille n'a-t-il pu être réalisé que dans le premier de ces deux cas.

Cette technique bactériologique semble peut-être au premier abord bien compliquée. Il n'y a là rien qui doive étonner, si l'on songe à la complexité actuelle du diagnostic bactériologique précis de la diphthérie avec la question des bacilles pseudo-diphthériques, de la tuberculose avec la question des acido-résistants, du choléra enfin avec la multiplicité de ses vibrions, qui à chaque épidémie suscite les discussions qu'on a vues notamment lors de l'épidémie de Lisbonne. Nous en sommes donc sensiblement au même point pour le diagnostic bactériologique précis de presque toutes les maladies infectieuses. Pour la fièvre typhoïde, comme pour les autres infections, la complexité plus grande des notions bactériologiques n'est point une raison pour faire renoncer à ce précieux moyen de diagnostic, mais elle impose dans les recherches une technique plus précise qui leur donne un caractère plus scientifique.

III

IMPORTANCE DES INFECTIONS PARATYPHIQUES

Si nous avons cru devoir insister si longuement sur le diagnostic des infections paratyphiques, c'est qu'il s'agit là d'une question d'une haute importance, aussi bien au point de vue pratique qu'au point de vue doctrinal.

Pratiquement d'abord, elle nous montre que le sérodiagnostic de la fièvre typhoïde ne doit plus se pratiquer avec le seul bacille typhique, mais il nécessite l'emploi des divers échantillons connus de bacilles paratyphiques [1]. Et la nécessité de pousser le diagnostic rigoureux des infections paratyphiques se trouve justifiée par trois ordres de considérations: le pronostic, le traitement, la prophylaxie et l'épidémiologie.

Les infections paratyphiques, en effet, sont généralement bénignes, et leurs formes les plus graves sont, dans la règle, les équivalents des fièvres typhoïdes ordinaires: la mortalité semble ne pas dépasser 1 p. 100, ce qui vraisemblablement tient à l'absence de lésions importantes du côté du tube digestif, fait qui met les malades à l'abri de la perforation intestinale [2].

Le diagnostic de paratyphus n'impose pas, en l'état actuel de nos connaissances, d'indications thérapeutiques spéciales. Nous savons cependant quels résultats ont été obtenus à l'aide du sérum de M. Chantemesse, aussi bien par cet auteur que par M. Josias et par M. Brunon. Si cette méthode se généralise, il est vraisemblable qu'elle nécessiterait contre les infections paratyphiques un sérum spécial, et contre les infections mixtes un sérum polyvalent.

Au point de vue prophylactique et épidémiologique enfin, il importe dans les infections paratyphoïdes de déterminer les conditions de contamination. MM. Achard et Bensaude, dans leur communication primordiale, avaient déjà discuté le rôle de l'alimentation et celui de l'eau de boisson. Par analogie avec ce que l'on sait pour le bacille typhique, la plupart des auteurs ont porté

---

[1] NICOLLE et CONOR. Action des sérums expérimentaux sur les bacilles paratyphiques A, etc. (Soc. de Biol., 24 février 1908).

[2] Sur 7 autopsies incontestables, 5 fois les lésions intestinales étaient très différentes de celles de la fièvre typhoïde. Dans deux cas (Tuttle, Brion) on a trouvé des ulcérations comparables aux ulcérations typhiques.

leurs investigations du côté de l'eau de boisson, et c'est de ce côté que fut trouvé le point de départ de l'infection par Feyfer et Kayser dans l'épidémie d'Eibergen, par Sion et Negel dans l'épidémie de Jassy, et plus récemment par Schottelius dans une épidémie de maison et par Sacquépée dans une épidémie de garnison. C'est dire que les infections paratyphiques sont de ce fait justiciables des mêmes mesures prophylactiques adoptées en matière de fièvre typhoïde. Mais récemment on a voulu identifier les bacilles paratyphiques B ou bacille de l'intoxication carnée (Trautmann, Fischer) (¹); et dès lors les infections paratyphoïdes pourraient être causées par l'ingestion de viandes avariées. Cette conception assignerait au paratyphus une épidémiologie et des mesures prophylactiques spéciales, mais elle demande confirmation.

Au point de vue doctrinal enfin, l'intérêt de la question des paratyphiques est bien plus grand encore.

Voici en effet des maladies infectieuses à allure véritablement typhoïde, ne se différenciant cliniquement de la fièvre typhoïde par aucun signe digne d'être noté, mais seulement par leur mode d'évolution plus favorable. Et ces états typhoïdes sont causés par des microbes qui, au premier abord, sont identiques au bacille d'Eberth, et qui cependant s'en différencient par un certain nombre de caractères tout à fait nets. Ne faut-il pas dès lors considérer l'histoire bactériologique de la fièvre typhoïde comme analogue à celle d'une foule d'autres maladies, du choléra par exemple et de la dysenterie? Primitivement ces affections, elles aussi, ont été considérées comme relevant d'un seul agent infectieux, agent spécifique; et cependant actuellement il ne fait de doute pour personne que le choléra ne relève d'infection par des vibrions cholériques multiples, que la dysenterie ne soit liée à l'action de plusieurs types très voisins de bacilles dysentériques.

Il y a plus: les bacilles paratyphiques marquent les premiers échelons d'une échelle de microbes qui progressivement et par des dégradations successives s'éloignent du bacille d'Eberth pour arriver au colibacille. Primitivement, seuls les deux termes extrêmes de cette longue série furent connus, le bacille d'Eberth et le bacille d'Escherich. Puis, progressive-

---

(¹) VAGEDES (Paratyphusbacillen bei einer Mehlspeisenvergiftung. Klin. Jahrbuch, Bd. XIV, 1905, H. 3, p. 517-530) a signalé des bacilles paratyphiques dans une intoxication par des pâtes alimentaires sucrées.

ment on découvrit d'innombrables microbes participant à des
degrés divers aux propriétés de l'un et à celles de l'autre: bacillus enteritidis de Gärtner (1888), paracolibacille (Nocard, Gilbert
et Sion), bacille de la psittacose (Nocard, Gilbert et Fournier,
1896), bacillus icteroïdes de Sanarelli, bacille de la septicémie
des veaux de Thomassen, bacille du choléra des porcs, bacille
de la septicémie des souris, etc. Les bacilles paratyphiques constituent un de ces chaînons de passage, le chaînon le plus pro-
che du bacille d'Eberth et, semble-t-il, un des plus importants
de ce groupe de bacilles intermédiaires. Nous devons ajouter
d'ailleurs que ce groupe intermédiaire tend à s'accroître de plus
en plus: M. Chantemesse [1] ne range-t-il pas parmi ces microbes
le germe de la dysenterie épidémique?

C'est une loi bien connue dans l'histoire de toutes les
sciences, que celles-ci commencent par établir un certain nombre de faits nettement individualisés, qu'elles synthétisent ensuite
quand elles leur ont trouvé des traits d'union. La bactériologie
ne fait pas exception à cette loi: après avoir individualisé d'une
façon absolue le colibacille et le bacille d'Eberth, elle a découvert entre eux tous les échelons intermédiaires, dont les paratyphiques constituent le premier, si bien que se trouve nettement affirmée la parenté d'une puissante famille microbienne:
Eberth, paratyphique, paracoli, coli (famille coli-Eberth de Roux
et Rodet), dans laquelle semble se faire un rôle de plus en plus
important aux termes intermédiaires qui si longtemps avaient été
complètement éclipsés par la fortune des termes extrêmes de la
série. Et l'on peut dire que la bactériologie, après avoir, dans
une période d'analyse, aidé la clinique à morceler la pathologie
en de multiples affections en apparence totalement distinctes,
vient actuellement, dans une période de synthèse, établir des
liens inattendus entre un grand nombre de ces affections et en
faire les membres, à des titres divers, de vastes familles pathologiques jusque là dissociées.

Auto-intoxications intestinales

Par M. Alberto Ruvieri, Bologne.

L'Auteur depuis longtemps a consacré son attention à l'étude
des procès de putréfaction intestinale et de la valeur des éthers sul-

[1] Chantemesse, Presse Médicale, 23 juillet 1902, p. 649.

fureux dans les urines comme signe de la décomposition putride des substances ingérées. L'A. a commencé ses recherches dans l'année 1890 à Fribourg dans le laboratoire de M. le prof. *Baumann* et les a poursuivies avec de nombreuses expériences.

Les critiques de M. le dr. *Albu* de Berlin et d'autres n'ont pas infirmé ses convictions et avec le désir d'attirer l'attention des savants sur cette très importante question l'A. se plaît à présenter les conclusions suivantes:

1) Les recherches cliniques et expérimentales prouvent le pouvoir toxique des produits de la putréfaction intestinale, c'est-à-dire de l'*Indol*, du *Skatol* et de l'*Inol*. Ces substances agissent *a*) sur le système nerveux; *b*) sur le foie; *c*) sur les reins; *d*) sur le sang et les organes hémopoïétiques.

2) La toxicité urinaire et les éthers sulfoconjugués de l'urine sont augmentés dans plusieurs états pathologiques de l'organisme et aussi dans l'épilepsie, dans la mélancolie, avec constipation, ou troubles des fonctions gastro-intestinales.

3) Le régime alimentaire a une grande influence sur l'élimination des H^2SO^4 conjugués.

4) Les purgatifs salins, les entéroclysmes avec solutions boriques, le régime lacté et plus encore l'usage du *Kephir* ont le pouvoir de diminuer les procès de putréfaction intestinale.

5) L'élimination des éthers sulfo-conjugués n'est pas la même dans les différentes heures de la journée; l'usage abondant de boisson, l'exercice musculaire augmentent l'excrétion de ces produits par l'urine.

6) Enfin on doit croire, *en une juste mesure*, que ces produits jouent quelque rôle dans plusieurs manifestations morbides, qui atteignent le foie (état de congestion et *foie dyspepfique*), la crase sanguine (anémies des écoles, anémies des individus souffrant de gastro et entéroptose, maladie de Werlhoff, etc.), ou le système nerveux (névrose et aussi dans quelques cas de lésion des cellules grises du système nerveux).

SÉANCE DU 21 AVRIL

(Matin)

*(Sections de Médecine, Chirurgie, et Médecine et chirurgie
des voies urinaires, réunies).*

Président M. Oliveira Feijão

La catastrophe de Californie — La mort de Curie

M. Nuno Porro: Messieurs,

Vraiment ému par les deux grands malheurs qui viennent de frapper le monde, j'ai l'honneur de vous proposer, en l'énonçant dans notre procès verbal, de signifier notre grande douleur à nos confrères américains qui se trouvent ici, nous faisant l'honneur de nous accompagner dans la lutte contre la douleur et contre la mort, leur exprimant les plus vifs sentiments de condoléance pour la terrible catastrophe qui a blessé le cœur de leur grande nation, maintenant couverte de deuil; et, en même temps, à nos confrères français, au monde scientifique, qui a perdu une de ses plus éclatantes lumières par la mort du grand Curie. Je vous propose aussi d'adresser l'hommage de nos plus profonds et douloureux regrets, demandant à nos illustres présidents de présenter de notre part, dans une lettre à la savante Mme Curie, sa compagne du cœur et de l'esprit, l'expression de nos plus respectueux sentiments de douleur.

Diagnostic fonctionnel des reins

Par M. G. Kapsammer, Vienne (v. page 209)

Discussion

M. O. Pasteau: Pendant longtemps les chirurgiens qui étaient amenés à opérer sur le rein se sont contentés de l'exploration extérieure de l'organe; les différentes méthodes de palpation ont été étudiées en particulier par Guyon, Israël, Glénard. Mais les résultats obtenus étaient bien incomplets, alors même que l'examen histo-bactériologique et chimique de l'urine recueillie dans la vessie était fait aussi complètement que possible. L'exploration de la surface du rein mise à nu et la néphrotomie étaient considérées non pas seulement comme de simples temps opératoires, mais comme des moyens d'arriver au diagnostic de l'état du rein.

Quand Nitze, Casper et Albarran apportèrent l'instrumentation nécessaire pour le cathétérisme urétéral, la question fit un pas décisif ; l'examen séparé de l'urine de chaque rein donna des renseignements précis sur le côté atteint, le degré des lésions, l'état du côté opposé. Les différents diviseurs qu'on présenta ensuite ne changèrent pas la face des choses. Le but poursuivi était toujours le même : recueillir séparément l'urine de chaque rein. Dès 1897, avec Albarran on n'opérait plus à Necker sans avoir fait un examen comparé de l'urine de chaque rein, examen histo-bactériologique et chimique ; puis on y ajouta en 1898 la recherche de l'élimination du bleu de méthylène.

Actuellement les méthodes de recherche se sont multipliées : la cystoscopie, le cathétérisme urétéral, la recherche du bleu, la cryoscopie, l'élimination du sucre après l'injection de phlorhydzine, et surtout l'étude de la polyurie expérimentale donnent les résultats les plus complets. On arrive maintenant normalement à établir un diagnostic précis de l'état fonctionnel du rein et à réduire au minimum la mortalité opératoire due à l'insuffisance rénale.

M. CATHELIN, après avoir décrit son cystoscope à vision directe et à air et montré les caractères qui le différencient des autres, employés à l'étranger, reconnaît à cette méthode de cystoscopie les indications suivantes : *a)* utilisation dans *l'ablation des corps étrangers vésicaux*, d'origine endo-exogène (petits calculs, épingles à cheveux, sondes ou conducteurs laissés dans la vessie) ; *b)* utilisation dans *la thérapeutique des lésions vésicales*, en particulier dans les ulcérations et les points inflammés des cystites tuberculeuses ou non spécifiques.

Il conserve le cystoscope simple de Nitze pour l'examen de la paroi vésicale et le cathétérisme des uretères avec les instruments de Nitze ou d'Albarran. Il a recours à son diviseur des urines pour l'étude séparée de la sécrétion et de l'excrétion des reins malades, associée ou non au cathétérisme et à l'épreuve du bleu.

M. Cathelin apporte ensuite les résultats de 37 interventions sur le rein et l'uretère se décomposant ainsi : 9 néphrostomies, 14 néphrectomies, dont 9 primitives et 5 secondaires, 5 néphrolithotomies, 4 néphrorraphies, 3 abcès périnéphrétiques, 1 pyélotomie postérieure et 1 urétérostomie (statistique arrêtée au 1er avril 1906). L'étude du fonctionnement séparé des deux reins a été obtenue 16 fois avec la division intra-vésicale des urines, réalisée avec l'instrument de l'auteur, 5 fois avec le cathétérisme urétéral, 2 fois avec la division et le cathétérisme, 2 fois avec le cathétérisme par vision directe. Dans 1/3 des cas, aucun de ces procédés n'avait pu être réalisé, mais on eut recours, pour justifier l'intervention, à l'examen chimique, à la radiographie et à la cystoscopie simple. Grâce aux précautions prises, on n'eut à déplorer que 5 morts, ainsi réparties : une d'hémorrhagie au cours d'une néphrectomie transpéritonéale pour cancer, une le lendemain de l'opération par septicémie dans une tuberculose rénale, une le quinzième jour après néphrectomie pour énorme calcul ramifié, une de méningite tuberculeuse après une néphrectomie secondaire et enfin une de péritonite le septième jour après urétérostomie par voie péritonéo-iliaque.

Il n'y eut aucune mort d'insuffisance rénale.

M. KUMMELL : En se servant des anciennes manières éprouvées depuis longtemps et en y réunissant les nouvelles méthodes du cathétérisme des uretères et les différents moyens pour s'assurer de la fonction des reins, nous sommes pour ainsi dire sûrs de la diagnose et de la prognose des maladies rénales. Une seule méthode ne nous donnerait guère la sûreté de la diagnose dans des cas si graves et nous sommes obligés de nous servir de tous les moyens à notre disposition pour parvenir à de parfaits résultats. Hors du cathétérisme urétéral, indispensabl dans chaque cas, où il faut s'assurer de la fonction des reins, c'est la cryoscopie qui, selon notre idée, tient la première place et qui dans bien plus de 1000 cas ne nous a jamais trompés. J'espère de tout mon cœur que bientôt cette excellente méthode sera plus répandue dans la chirurgie moderne et que par un travail mutuel et en comparant les valeurs nous trouverons la cause de la différence des chiffres entre les observations de quelques-uns de nos chirurgiens les plus éminents et mes résultats.

Dans 5 cas, où nous fîmes la néphrectomie, quoique nous n'eussions qu'un point de congélation de δ = 0,6 et moins, les malades sont morts après peu de temps par suite d'urémie.

Entre 404 opérations rénales il y avait 189 néphrectomies, dont 15 sont morts avant de nous servir de cette nouvelle méthode = 36,5%, tandis que de 148 cas de néphrectomie faites en nous servant du cathétérisme urétéral, de la cryoscopie, etc., nous n'avions que 10 cas de mort = 6,7 %. Si dans 3 cas, où nous avions constaté un point de congélation de δ = 0,6 et 0,65, nous n'avions pas opéré suivant notre méthode, nous n'aurions pas eu ces 3 cas de mort et notre mortalité entière n'aurait pas surpassé 4,7%. Dans quelques groupes, p. ex. dans les néphrectomies des reins tuberculeux, la mortalité était seulement de 3 %.

M. KAPSAMMER. Ein wesentlicher Erfolg der heutigen Discussion liegt darin, dass die Frage bezüglich der Gewinnung des Harnes von jeder Niere endgültig und übereinstimmend zu Gunsten des Ureterenkatheterismus endgültig entschieden ist. Albarran gegenüber ist darauf aufmerksam zu machen, dass uns die Zuckerbestimmung mit Berücksichtigung der Zeit des Auftretens auch aus dem Gesammtharne innerhalb gewisser Grenzen wichtige Aufschlüsse zu geben vermag. Finden wir 15 Minuten nach der Injektion im Gesammtharns Zucker, so ist mindestens eine Niere funktionsfähig; finden wir 45 Minuten nach der Injektion noch keinen Zucker, so sind beide Nieren derart geschädigt, dass eine Nephrektomie von vorneherein ausgeschlossen erscheint. Diese Orientierung gewinnt eine besondere Wichtigkeit, wenn z. B. bei Tuberkulose die Blase derart erkrankt ist, dass die instrumentelle Untersuchung auf Schwierigkeiten stösst. Die Untersuchungen über die normale Nierenfunktion hat Redner unabhängig von Albarran, gleichzeitig mit diesem gemacht und ist zu dem gleichen Resultate gekommen. Die Thatsache, dass beide Nieren gleichzeitig nicht vollkommen gleichmässig secerniren, hat bezüglich der Zeit des Auftretens keine ausschlaggebende Bedeutung, die Differenzen sind zu gering, als dass sie praktisch in Betracht kommen könnten. Bezüglich der geringen Verspätungen, welche Albarran ausnahmsweise auch bei anscheinend gesunden Nieren gesehen hat, ist zu bedenken, dass manchmal auch eine etwas verspätete Resorption bei starken panniculus adiposus eine unwesentliche Verspätung bedingen kann. Redner hat bei mehr als 250 Beobachtungen niemals Abweichungen von der Norm ohne anatomische Laesion gesehen. Die Prüfungsmethode von Albarran sei ja vom theoretischen Standpunkte aus ausgezeichnet, doch erscheine sie dem Redner für die Praxis zu umständlich. Man müsse dem allgemeinen Chirurgen möglichst einfache Methoden zur Nierenfunktionsprüfung an die Hand geben. Die Methode Albarrans erfordere 2 bis 3 Stunden, die Methode des Redners 1½ bis ½ Stunden. Wenn die kryoskopische Untersuchung wegen der Schwierigkeit der Technik eine derart grosse Uebung und Erfahrung erfordere, wie die Kümmells ist, so spricht dieser Umstand auch gegen ihre Anwendung für die Praxis.

Was die probeweise Freilegung der Nieren betrifft, geht aus den Mittheilungen von Albarran und des Redners hervor, dass auch auf diesem Wege eine Tuberkulose, ja selbst ein Tumor der Niere vollkommen verborgen bleiben können. Man müsste also auch die Niere spalten und Giordano hat auf dem I. internationalen Chirurgencongress in Brüssel auch die probeweise Spaltung beider Nieren verlangt. Ganz abgesehen von der Gefährlichkeit eines solchen Eingriffes gibt er uns aber auch keinen verlässlichen Aufschluss. Allen ist bekannt, dass bei Obduktionen oft der pathologische Anatome, bevor er eine Diagnose stellt, den Kliniker über das Vorhandensein von Cylindern oder Albumen fragt. Es genügt also auch der probeweise Sektionsschnitt nicht um eine exakte Diagnose zu stellen; es genügt nur die histologische Untersuchung der Niere. Denselben Zweck erreichen wir aber auch mit den neuen Methoden der Nierendiagnostik.

(Après-midi)

Présidence: MM. LAHMEYER et F. W. PAVY

Traitement des cirrhoses du foie

Par M. R. SAUNDBY, Birmingham (v. page 1)

La défense internationale contre la tuberculose

Par M. SAMUEL BERNHEIM, Paris (v. page 4)

DISCUSSION

M. BERNHEIM propose, à la suite de son rapport, le vœu suivant. La tuberculose étant une maladie mondiale d'essence contagieuse, doit être réglementée internationalement. La prophylaxie la plus rigoureuse, la plus méthodique appliquée par une seule nation, ne serait pas efficace, parce que les nations environnantes la contamineraient par les denrées, par les chemins de fer (vagons internationaux), par les navires, par les hôtels, par les voyageurs. Le Congrès de Lisbonne devrait et pourrait nommer une commission composée de savants compétents, choisis dans les différents pays, afin d'étudier une police, une loi sanitaire réglementant la prophylaxie tuberculeuse internationale, exactement comme on l'a fait pour le choléra, la peste et la fièvre jaune.

Cette commission remettra son rapport pratique au prochain Congrès international de Médecine et de Chirurgie, qui le discutera.

M. J. E. FAURE: Je suis absolument de l'avis de M. Bernheim relativement aux mesures internationales qu'il préconise pour éviter la contagion de la tuberculose dans les vagons de chemin de fer, les bateaux et les hôtels; et la meilleure preuve est que dès 1893 je publiais un article dans le «Progrès Vétérinaire», article par lequel je réclamais la désinfection des vagons de voyageurs au même titre que l'on opérait depuis longtemps la désinfection des vagons à bestiaux. En France, paraît-il, la santé des animaux primerait celle de l'homme. En outre je demanderai que dans le vœu émis par le Congrès, aux mesures proposées par M. Bernheim et visant les vagons, les bateaux et les chambres d'hôtel on joigne d'autres vœux édictant des mesures de police sanitaire internationale, envisageant la consommation des viandes et du lait provenant d'animaux tuberculeux. Car il est parfaitement démontré, et cela depuis longtemps, que les viandes provenant d'animaux tuberculeux sont dangereuses. De même le lait provenant d'un animal tuberculeux dont la mamelle est exempte de lésions tuberculeuses peut donner la tuberculose.

Le corset — Son application en médecine et en chirurgie [1]

Par Mme. GACHES SARRAUTE, Paris

Dans une précédente étude sur le corset, publiée en 1895 dans la «Tribune Médicale», je m'étais attachée à démontrer que ce vêtement était construit en dehors de toutes les règles anatomiques, que placé sur le thorax en appuyant sur le ventre il laissait à la paroi abdominale la possibilité de se distendre entraînant avec elle, sous l'influence de la pression exercée au-dessus, tous les organes abdominaux. C'est ainsi qu'on était arrivé à constater la fréquence des abaissements des reins, et des ptoses diverses.

Pour obvier à ces inconvénients on faisait depuis longtemps l'emploi de ceintures hypogastriques que les femmes portaient en même temps que le corset. Mais ces ceintures demeuraient inefficaces dès lors qu'on conservait un corset à la partie supérieure du ventre, et l'appui qu'elles fournissaient aux organes était contre-balancé par la pression supérieure exercée par le corset, de telle sorte qu'elles ne réussissaient qu'à les maintenir dans la région ombilicale, par conséquent trop bas et trop en avant par rapport à leur position normale.

Bien convaincue que la femme souffrait de la défectuosité de son corset, je proposai d'abandonner complètement le corset thoracique placé au-dessus de la taille et exerçant une pression vers le bas pour le remplacer par ce que j'appelai un corset abdominal placé sur le bassin et exerçant une pression de bas en haut et montant suffisamment haut au-dessus de la taille pour donner un point d'appui aux jupes sans nécessiter la présence d'autres accessoires. C'était une révolution complète dans la manière de s'habiller, une transformation dans la silhouette de la femme, un changement dans la forme du vêtement. Il était à craindre que cette innovation ne fût absolument repoussée, mais il en a été autrement; mon idée a gagné peu à peu

[1] Étude sur le corset — *Société de Médecine Publique*. Mai 1895.
Avantages du corset abdominal — *Tribune Médicale*, 1895.
Le Corset, étude — Paris, Masson, 1900.

du terrain si bien qu'aujourd'hui mon système a prévalu et qu'il
est universellement adopté même par les plus réfractaires.

Il me semble que nous possédons maintenant un corset
physiologique qui soutient le ventre à la façon de la ceinture,
laisse l'estomac tout entier à sa place à l'épigastre d'où l'ancien
corset creusé à la taille le chassait, prévient et empêche les
abaissements des reins et allège l'utérus de tout le poids de la
masse abdominale.

Il en résulte, il est vrai, à la place du creux épigastrique,
une saillie épigastrique signalant la présence de l'estomac à ce
niveau; c'est cette saillie épigastrique, à laquelle la femme n'a
pas été habituée, qu'il a été le plus difficile de faire admettre.
La disparition du ventre séduisait, car le ventre disparaît lorsqu'il
est porté, mais on ne voulait pas de bosse, et justement cette
saillie épigastrique est d'autant plus volumineuse que l'estomac
est plus distendu; et l'estomac est d'autant plus distendu qu'il
a été plus poussé vers le bas par un corset cambré à la taille.

C'était un problème très difficile à résoudre.

Heureusement quelques personnes malades se sentant soulagées par l'appareil que j'ai imaginé, ont accepté cette modification dans leur silhouette, et comme en somme elle n'était pas
très disgracieuse, petit à petit les autres ont suivi.

Finalement les femmes ont pris l'habitude de se voir avec
une saillie épigastrique. Cette saillie diminue d'ailleurs, à mesure que l'estomac reprend sa tonicité et ses dimensions normales, mais elle doit exister pour prouver que l'estomac est là,
et on la trouve même chez les femmes les plus maigres. Du
reste, spontanément et instinctivement maintenant, en mettant
leur corset quel qu'il soit, les jeunes cherchent à relever leur
ventre pour le placer au-dessus de ce soutien qui leur paraît
nécessaire.

Ce système de corset abdominal me semble être le corset
à adopter généralement chez toutes les personnes bien portantes. Je crois qu'il répond à tous les desiderata hygiéniques et
physiologiques. Mais chez les malades, en dehors de cette forme
générale, il faut de plus tenir compte des indications thérapeutiques.

Il est important avant tout, lorsqu'on a à appliquer un corset
chez une malade, d'avoir le diagnostic de l'affection pathologique qu'il est susceptible d'améliorer.

Il faut, d'une façon générale, classer les malades par catégories pour savoir quelle est la forme de corset qui leur convient, quitte ensuite à modifier les détails particuliers à chacune d'elles.

Si nous passons en revue les affections pathologiques que mon corset est susceptible d'améliorer, nous mettons au premier rang toutes les ptoses, les ectopies rénales, les éventrations, au second rang les tumeurs.

Dans les premiers cas, il faut un corset relevant complètement le ventre, s'ajustant très exactement sur la région hypogastrique de façon à relever la masse intestinale qui, a son tour, fournit à l'estomac et aux reins un appui permanent qui les porte pour ainsi dire et les maintient dans leur position respective malgré la variété des mouvements que les femmes peuvent exécuter.

Il est très important, si l'on veut obtenir un résultat favorable, d'avoir un corset qui reste en place. Pour cela il faut tenir compte de la forme du bassin osseux, laisser à la crête iliaque une place suffisante pour se caser et donner aux pièces du corset la forme et la direction qu'ont les crêtes elles-mêmes; ces formes et ces directions varient avec chaque sujet, mais c'est sur elles que le corset s'appuie, c'est en les emboîtant exactement que le corset s'immobilise, et les malades ne se trouvent réellement bien que lorsque toute la masse abdominale est relevée et immobilisée dans une position fixe. Ce résultat s'obtient facilement chez les femmes grasses; la paroi abdominale est épaissie, forme un coussin uniforme qui double le corset et aide à maintenir les organes vers le haut. Chez les femmes maigres la difficulté s'accentue; la paroi est très mince, ne peut pas tenir lieu de coussin, c'est le corset qui doit dessiner une concavité suffisante pour remplir le vide laissé par les organes relevés. Cette concavité doit être assez accentuée pour qu'au moment de la flexion du corps les malades ne puissent pas avaler leur ventre et le faire passer au-dessous.

Ces cas présentent de très grandes difficultés.

Généralement, les crêtes iliaques sont saillantes, l'amaigrissement des parties molles a pour effet de les faire ressortir, elles sont dirigées en avant et en haut, c'est-à-dire que chez toutes ces femmes atteintes de misère physiologique par suite des ptoses on dirait que pour protéger leur cavité abdominale, pour en diminuer l'étendue, pour retenir leurs organes, en somme, elles font agir leur bassin osseux comme plancher abdominal; elles relèvent leur sacrum en avant de telle sorte qu'il ne forme pas avec les vertébres lombaires l'angle ouvert en dehors, il se dirige verticalement vers le bas, et le coccyx est placé quelquefois en avant de l'axe de la colonne vertébrale. Cette attitude très caractéristique m'est familière; je sais que dans ces cas, en outre de la région hypogastrique, c'est la partie postéro-inférieure du bassin que je dois serrer, c'est là pour ainsi dire que doit s'exercer l'action du corset, et ce n'est que lorsque le plancher pelvien se trouve maintenu par une constriction permanente et suffisante que la malade se trouve soulagée. Bien entendu ce sont les cas les plus graves et ils ne sont pas très fréquents, mais j'ai cependant eu l'occasion d'en rencontrer une centaine.

Les éventrations et les hernies ombilicales sont également susceptibles d'être soulagées par le port du corset abdominal. Dans les deux cas, la paroi abdominale est maintenue sur toute sa hauteur; mais le fait le plus intéressant c'est que, en relevant la peau du ventre de façon à ce qu'elle soit tendue dans la partie inférieure, on amène l'ombilic au-dessus des crêtes iliaques. C'est en effet, dans les cas de distension du ventre, la peau de la région sous-ombilicale qui s'étend; aussi lorsqu'on la relève, elle recouvre à elle seule toute la cavité abdominale et l'ombilic se trouve placé beaucoup plus haut que d'habitude. On provoque une modification dans les rapports qui existent entre la paroi et le contenu abdominal. Dès lors, l'anse herniée se trouve éloignée de l'orifice dans lequel elle avait tendance à se glisser; l'anneau ombilical échappe ainsi à toutes les pressions qu'il subissait. Pour s'en convaincre, il suffit, après avoir installé l'appareil, de faire tousser la malade dans la station debout; on constate que l'anneau ombilical, refoulé vers le haut, ne subit aucune pression. Le procédé est très simple, il rend inutiles les bandages et les pelottes et donne des résultats excellents.

Il en est de même pour les éventrations lorsqu'elles sont situées assez haut. Lorsqu'elles sont très bas on est bien forcé de les soutenir sur place, mais le procédé est toujours le même car toujours les rapports entre la déchirure et l'anse herniée sont détruits.

J'ajoute que ce système de corset convient très bien au maintien du ventre à la suite des opérations sur la paroi abdominale et que, s'il était adopté, les éventrations seraient moins fréquentes ou n'existeraient pas.

Quelques figures montreront mieux que mes explications les résultats produits.

La fig. 1 montre une malade atteinte de ptose abdominale
avec ectopie rénale droite. Chez cette malade le ventre, qui est

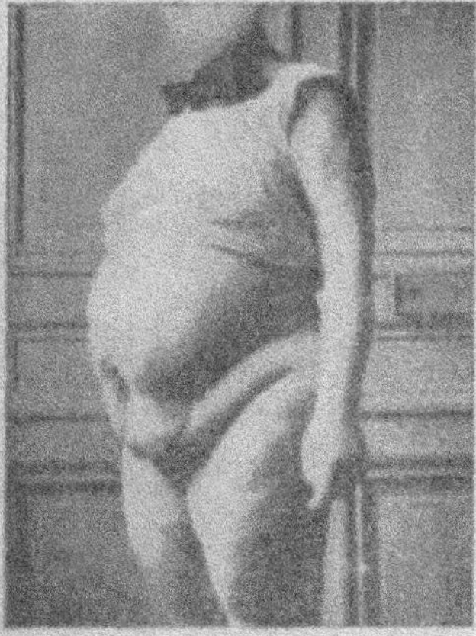

Fig. 1. — Ptose abdominale du rein

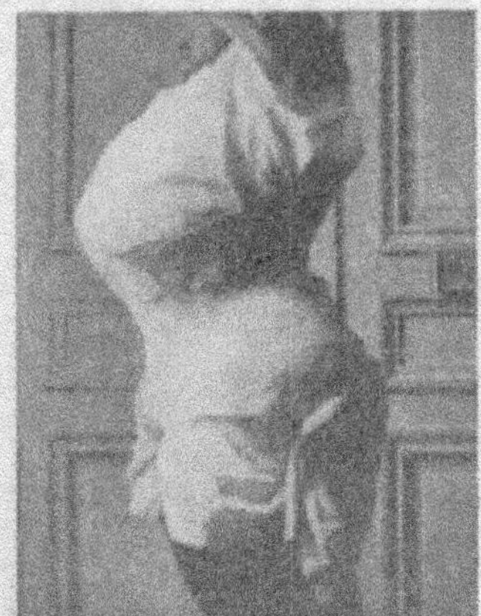

Fig. 2

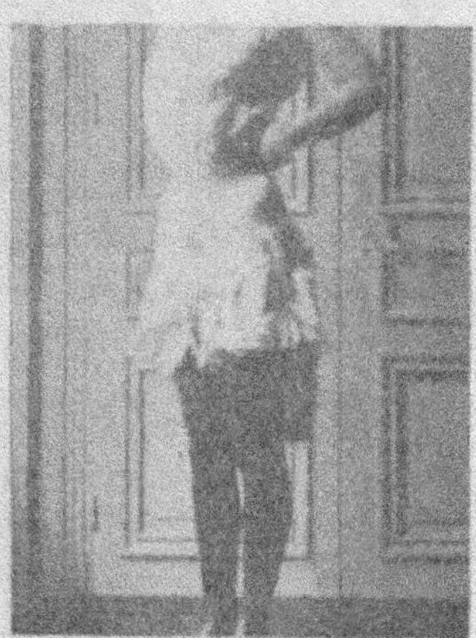

Fig. 3 — Ptose

très saillant, semble relevé d'une façon exagérée, il n'en est rien
cependant. Cette personne porte mon corset depuis 5 ans ; elle

n'est bien et ne peut marcher que lorsqu'elle est immobilisée dans la situation où la montre la figure.

La fig. 3 représente également une malade atteinte de ptose

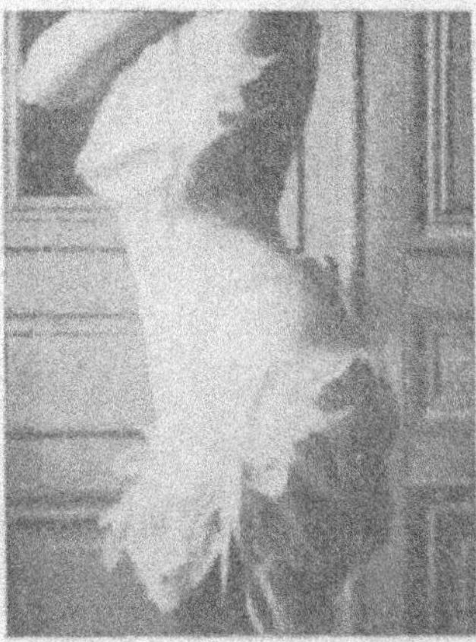

Fig. 4 — Femme normale

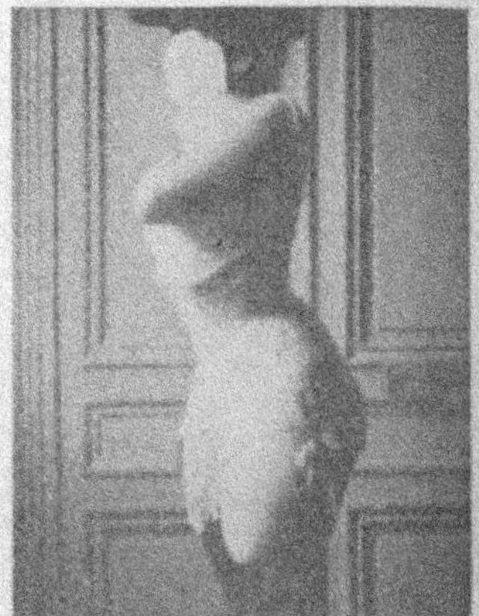

Fig. 5 — Femme normale

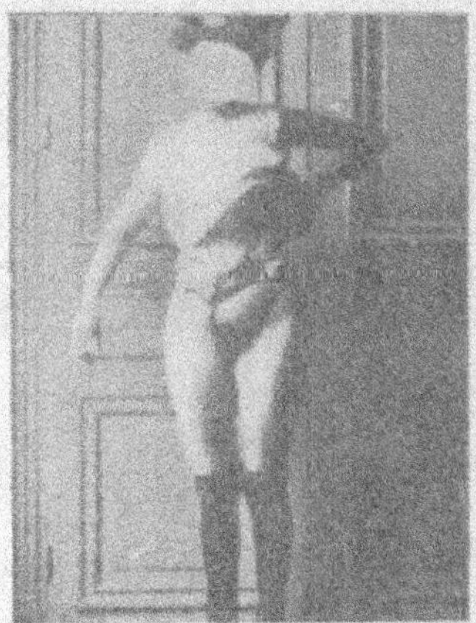

Fig. 6 — Ectopie rénale droite

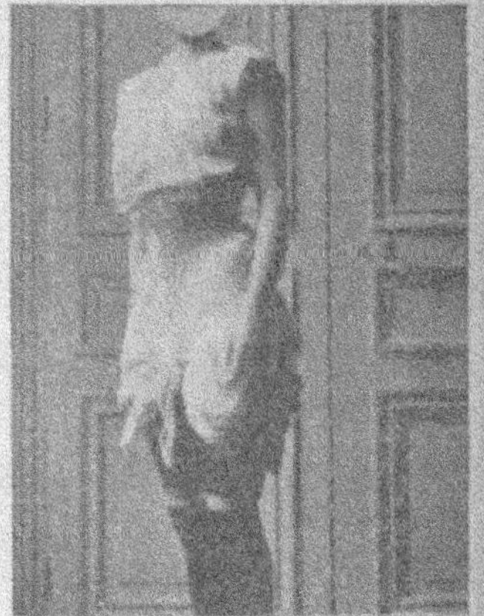

Fig. 6 bis

générale. Celle-ci, en raison de la saillie des crêtes iliaques, offrait une grande difficulté pour maintenir et relever une masse abdominale pour ainsi dire absente; j'y suis arrivée cependant. La figure le démontre amplement, et la malade se trouve bien.

À côté de cette figure se trouvent les n.° 4 et 5 qui nous présentent des types normaux de femmes bien portantes. Comme on le voit, le corset se place de la même façon et, s'il n'a pas à guérir des affections de ce genre, du moins il en prévient la production.

Comme parallèle à ce système de contention, je veux vous montrer les résultats obtenus par la contention locale.

La fig. 6 montre une malade atteinte d'ectopie rénale, à laquelle on a fait porter une ceinture analogue, comme disposition, aux bandages herniaires. Ressort en avant et pelote placée en dessous de l'organe abaissé.

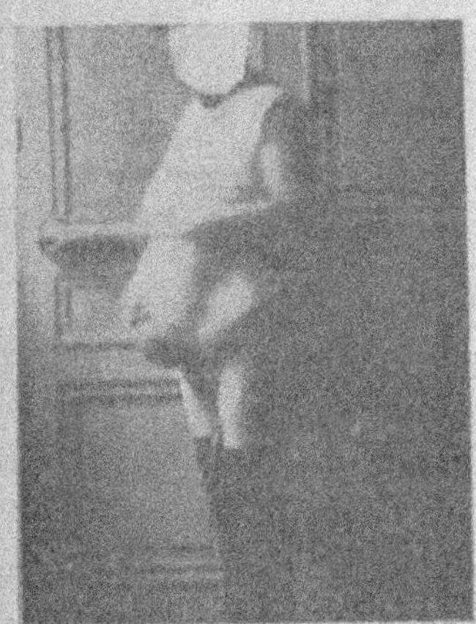 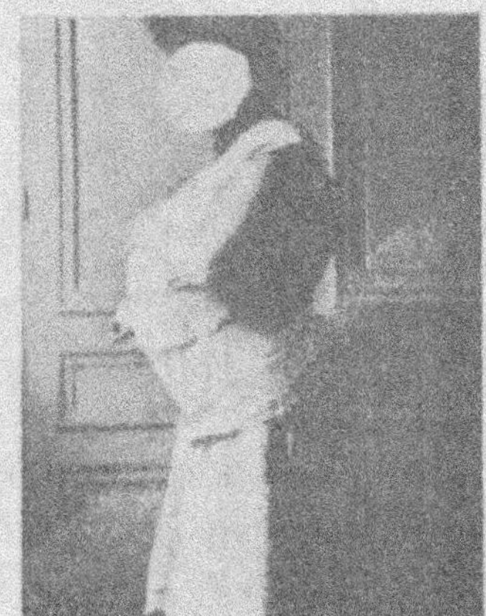

Fig. 1 — Éventration.   Fig. 7.

Ce bandage, lorsqu'on vient de le placer, satisfait peut-être aux indications chirurgicales, mais dès que la malade a bougé ou s'est baissée, il prend la position qu'indique la figure, c'est-à-dire qu'il relève encore la peau du ventre; mais le rein, pendant les mouvements, est passé en dessous et il fait une saillie très nette, je l'ai constaté, au-dessous du bandage, pendant que la masse intestinale refoulée également de l'autre côté, se place dans une position déclive tout à fait défectueuse.

J'ai fait porter à cette malade un corset abdominal qui est

représenté dans la fig. 6 bis. On peut aisément constater la différence qui existe entre les deux procédés. Du reste, cette malade se trouve parfaitement de ce dernier moyen de contention, tandis que le port du bandage lui était insupportable et ne la soulageait nullement, puisque le rein la plupart du temps n'était pas relevé.

La figure 7 nous montre chez une vieille femme une éventration énorme et très ancienne. La paroi abdominale, toute déchiquetée, est mamelonnée par la saillie des intestins. Cette femme était tout à fait impotente et portait une ceinture concave adoptant la forme de la tumeur et ne la relevant rien du tout. Je lui ai fait porter un corset figuré sur la gravure voisine, et cette femme peut marcher sans souffrir, et ses fonctions intestinales très irrégulières et très pénibles se sont régularisées. Le processus en est simple ; il n'est pas besoin d'autres explications.

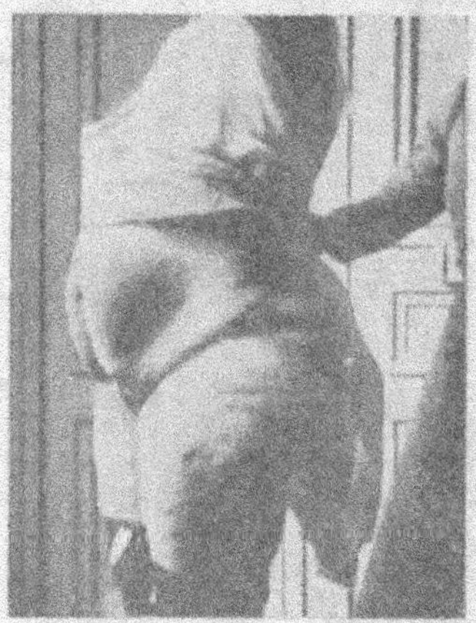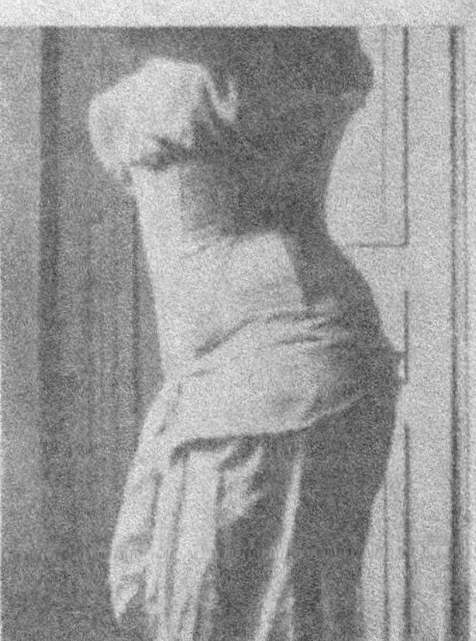

Fig. 8 — Éventration opérée.   Fig. 9

La fig. 8 montre une femme atteinte d'éventration opérée. Elle avait une distension énorme des parois du ventre, mais lorsqu'elle est munie de son corset, le ventre est tout à fait effacé. Très bon cas également.

La fig. 9 montre une éventration tout à fait rare survenue sans opération et portant le ventre au-dessous du pubis — chez une vierge — aucune tumeur du côté de l'utérus, des parois flasques qu'il a été aisé de soulever et maintenir.

La fig. 10 présente également une éventration sans opération préalable. Ce cas, ainsi que le précédent, semblent être produits.

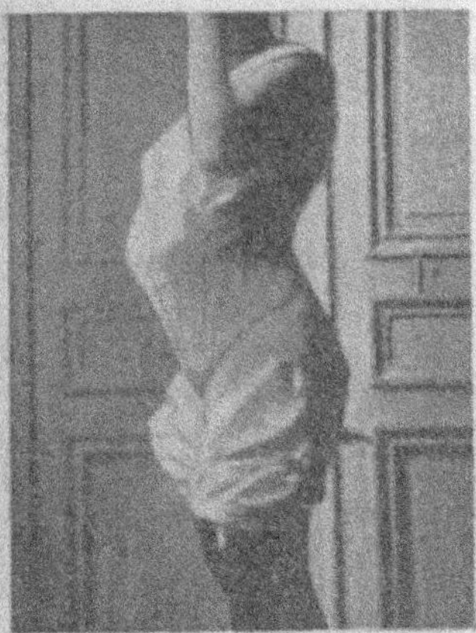

Fig. 7. — Éventration

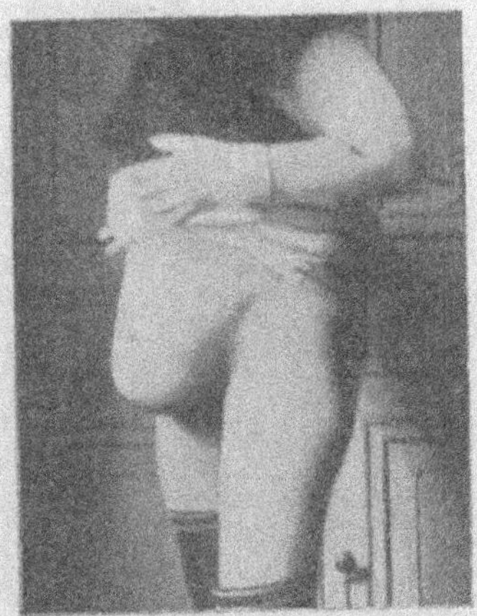

Fig. 9

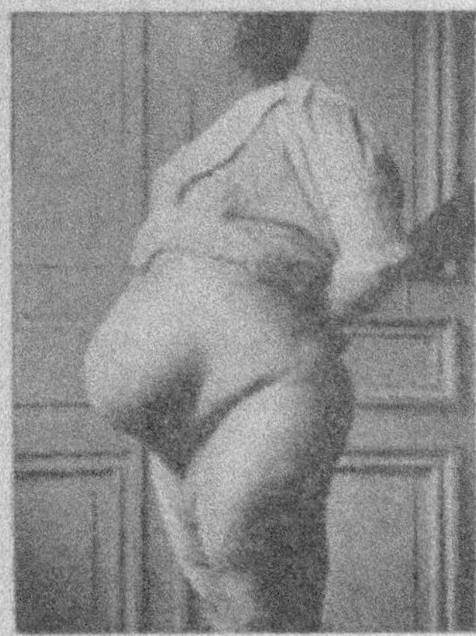

Fig. 8 — Éventration

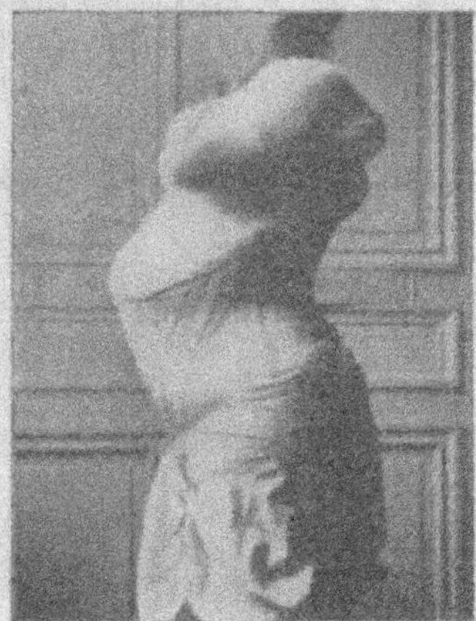

Fig. 10

chez des femmes dont les tissus ne sont pas très solides, par la présence d'un corset serré à la taille et ayant refoulé le ventre d'une façon tout à fait anormale et permanente.

La fig. 11 (¹) présente une femme obèse qui a subi la laparotomie, mais dont la cicatrice a parfaitement résisté. Cette femme

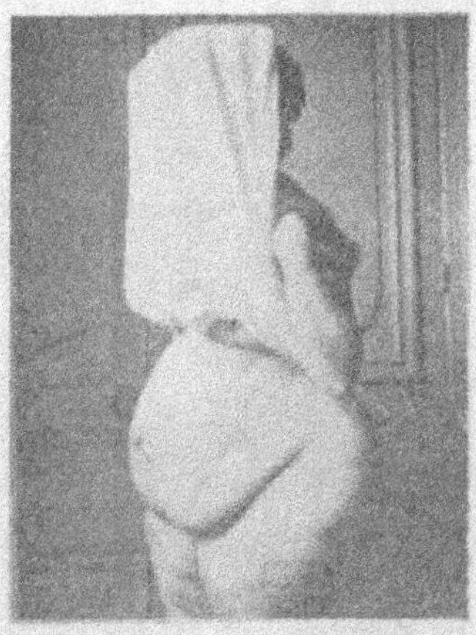

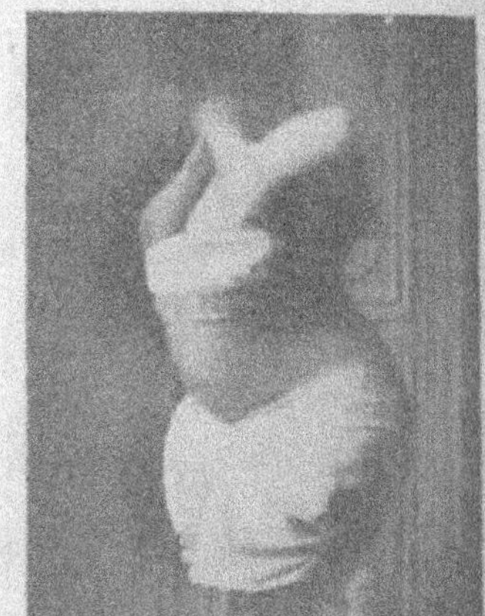

Fig. 12.   Fig. 13

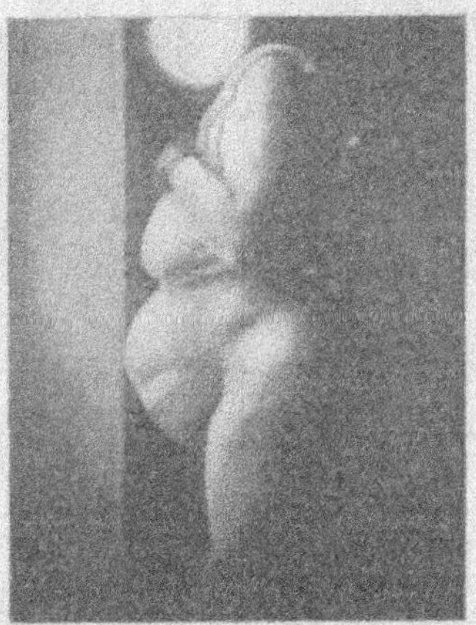

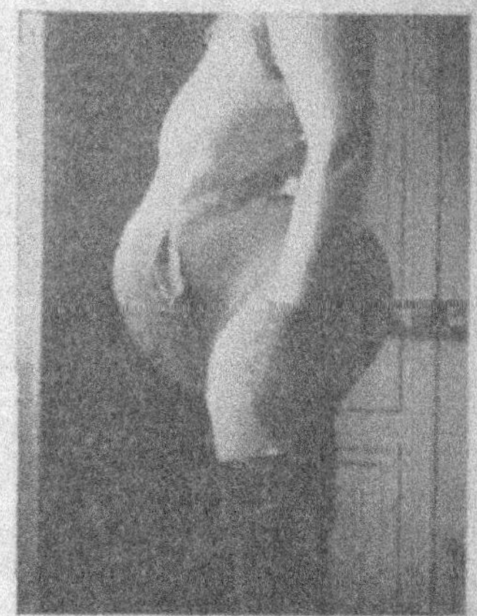

[Fig. 14.] Éventration.   Fig. 15.[1] Grossesse portée pendant 30 ans,
                                 tient sur les épaules avec ces bretelles

ne pouvait pas marcher à cause du poids de son ventre. Le corset
en la soutenant en avant, a réparti ce poids sur toute la surface

____

(¹) Le cliché pour cette figure n'a pas été remis par l'auteur.   B.

du bassin et aussi sur les vertèbres lombaires ; de la sorte le centre de gravité est reculé vers l'axe du corps et elle se trouve très allégée et peut marcher.

La fig. 12 montre une femme monstrueuse par l'envahissement graisseux et l'épaississement du tissu adipeux de la région du bassin et des cuisses. La figure en donne une idée très nette. Cette malade s'est trouvée très soulagée par le corset.

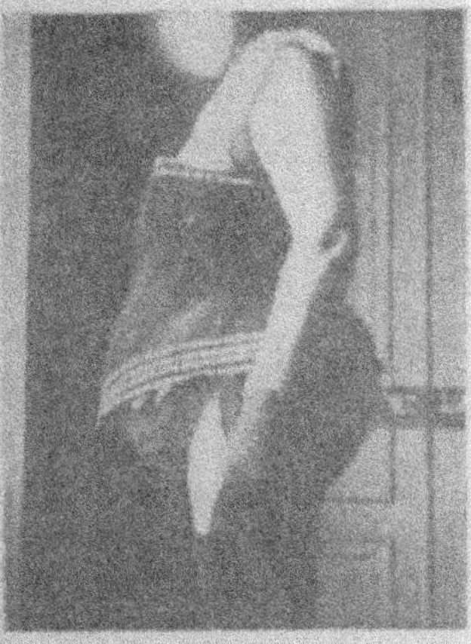

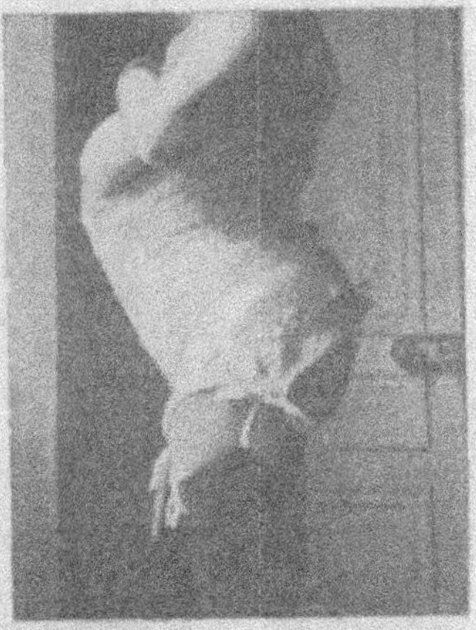

Fig. 13-III. Corset mis en place au dessus de la ceinture

Fig. 14-IV. Corset Gache-Sarraute porté depuis 5 ans

J'ai gardé pour la fin de la série l'observation du n° 13, qui représente une femme atteinte d'éventration à la suite d'une laparotomie il y a 30 ans. Elle a porté pendant 30 ans la ceinture que montre la photogravure II. Cette ceinture très importante, très lourde, portée par les épaules avec des bretelles, a la forme d'un nid de pigeon, dans lequel se place la tumeur. Elle n'offre qu'un soutien tout à fait apparent, et la preuve c'est qu'après 30 ans le ventre a pris la forme de la ceinture, mais les intestins sont restés en dehors de la cavité abdominale. Cette femme était absolument gênée sans retirer de son appareil un bénéfice suffisant. Par-dessus sa ceinture elle était obligée de porter un corset représenté par la photogravure III qui donnait un point d'appui aux jupes. C'était une véritable armature qui comprimait l'estomac, pesait sur le thorax et le bassin, et ajoutait encore au malaise de cette malheureuse. Depuis 6 ans elle porte mon corset représenté par la fig. IV et voilà comment elle est maintenant. C'est une transformation tout à fait remarquable et à l'aide d'un procédé tout à fait simple. Le corset qu'elle porte ne contient presque pas de baleines; il est léger comme un chiffon, et la malade me dit que c'est un plaisir de s'en vêtir.

Il est nécessaire, lorsqu'on fait porter un appareil à une malade pour l'alléger d'un poids qui la gêne, que cet appareil soit très léger, qu'il ne recouvre et ne maintienne que les organes qui ont besoin d'être maintenus, qu'il ne gêne pas les mouvements et ne soit pas trop important. C'est en tenant compte de ces indications qu'on rendra réellement des services.

Il paraîtra naturel, après ces démonstrations, que j'aie pu combiner un corset pour les grossesses. J'ai pu organiser effectivement un genre de corset ceinture dont le n° 14 montre la forme générale. Tous ces corsets faits à des époques de grossesses diverses, emboîtent le bassin osseux, mais montent très peu au-dessus de la taille qu'ils ne cambrent pas de façon à laisser les flancs libres, car c'est dans les flancs et à l'épigastre que se logent, lorsqu'ils y trouvent de la place, tous les organes refoulés en haut par l'utérus gravide; si les flancs étaient serrés pour laisser un sem-

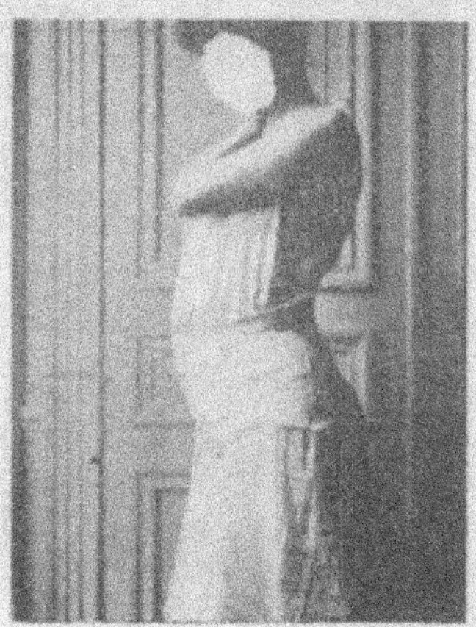

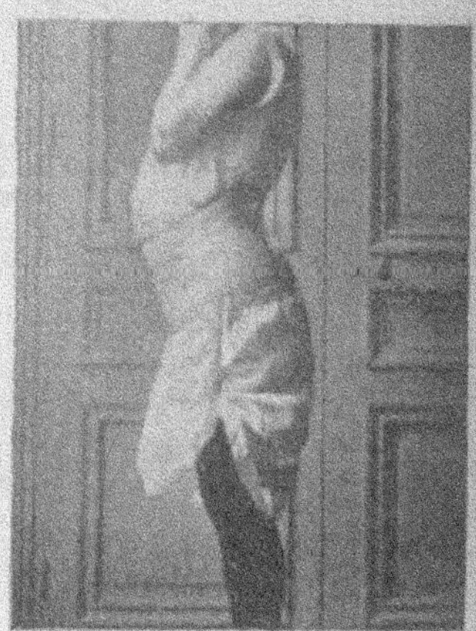

Fig. 14-I. Grossesse de 3 mois   Fig. 14-II. Grossesse de 4 mois et 1/2

blant de taille à la malade, c'est toujours aux dépens de la paroi du ventre que la grossesse se développerait, et le ventre serait

d'autant plus saillant et lourd. Lorsque, au contraire, il y a de la
place au-dessus de la taille, les organes s'y casent, le ventre est

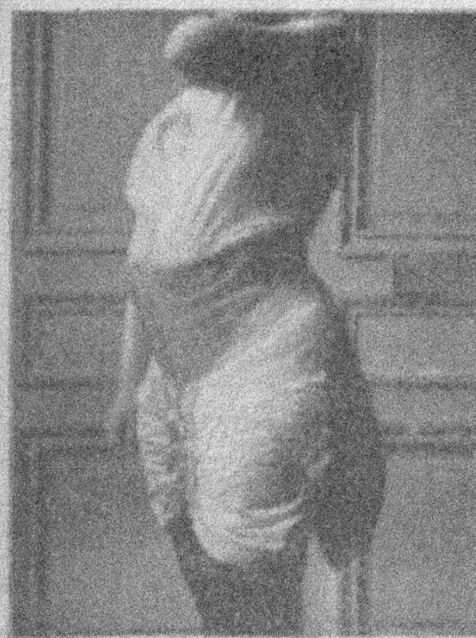

Fig. 13.III. Grossesse de 5 mois.

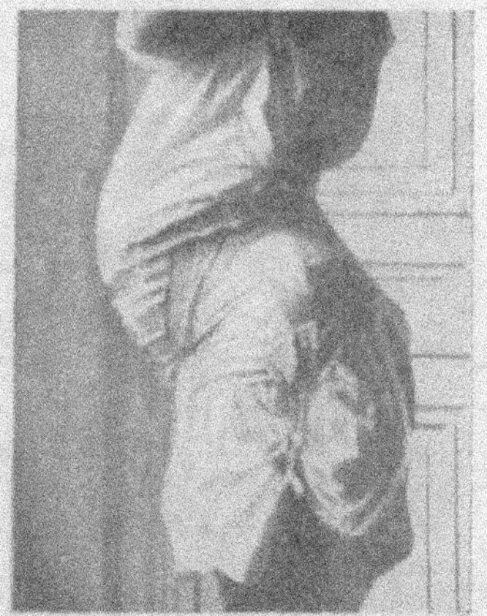

Fig. 13.IV. Grossesse de 7 mois.

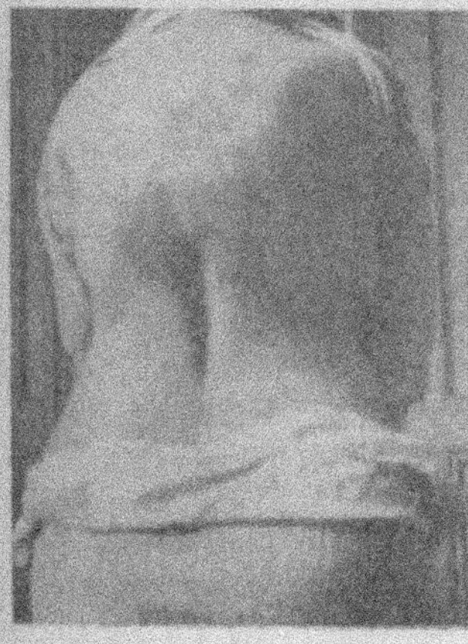

Fig. 13.I

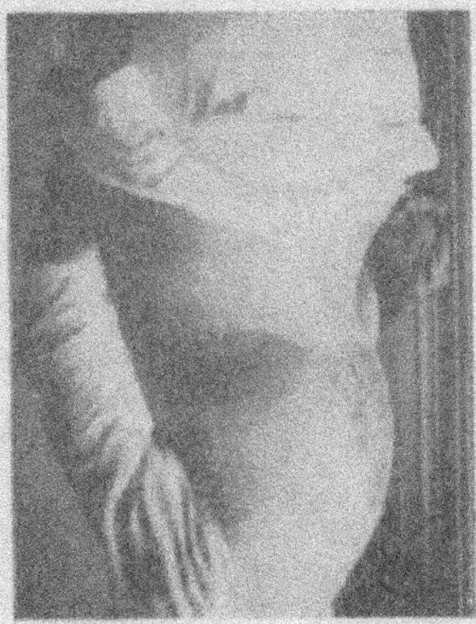

Fig. 13.II

moins distendu, il ne se produit pas de vergetures et après l'accouchement la déformation est presque nulle, si on continue à
porter un corset qui soutient bien.

Dans ces cas seulement il faut employer du tissu élastique, les corsets de grossesse en sont munis en avant, en arrière et sur les côtés. Il y a un moyen d'élargir ce tissu à mesure que la grossesse avance, de façon à avoir un corset approprié jusqu'au bout.

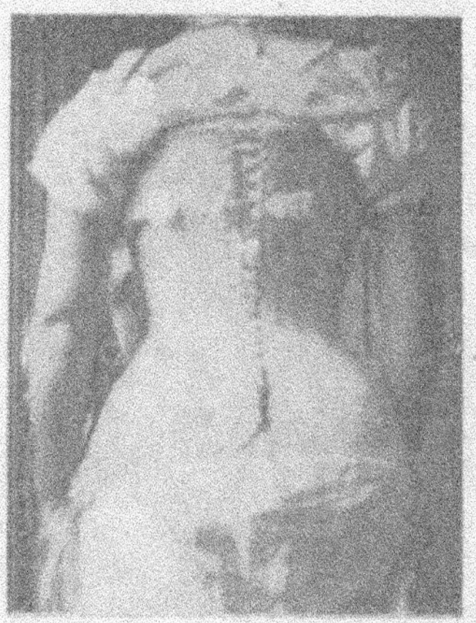

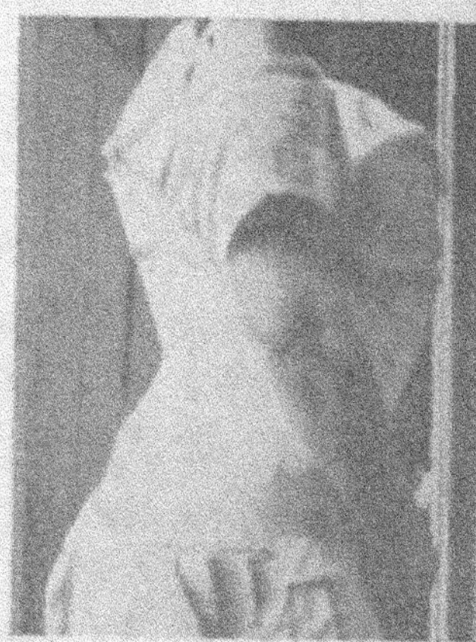

Fig. 15 III   Fig. 15 IV

La fig. 15 montre une femme atteinte de tuberculose des vertèbres dorsales. Cette femme était munie d'un corset en cuir qui la gênait horriblement. J'ai pu lui faire un appareil tout à fait léger qui remplit aussi bien que l'autre le but demandé et qui lui est agréable à porter, ce qui n'est pas à dédaigner.

Quant aux enfants, réprésentés par la fig. 16 ([1]), je n'ai rien à ajouter à ce que j'en disais dans mon mémoire sur le corset, publié en 1900 et que je cite textuellement.

Pour laisser à l'enfant toute latitude au développement du squelette, au fonctionnement des viscères et pour prévenir les attitudes vicieuses du tronc il y a intérêt à débarrasser la partie supérieure du corps de tout vêtement rigide. L'enfant se développera d'autant plus facilement que son action musculaire sera plus énergique, ses mouvements plus fréquents et plus variés.

Jusqu'ici, lorsque les fillettes se tiennent mal, ont les omoplates saillantes, le buste i carré, on les munissait de corsets dits de maintien, ces corsets emboî-

---

([1]) Le cliché pour cette figure n'a pas été remis par l'auteur.

fant la région dorsale tout entière et complétés par des bretelles entourant l'articulation scapulo-humérale. Ce système est tout à fait défectueux, il immobilise le buste sans le redresser, il fatigue l'enfant.

Il est de beaucoup préférable de favoriser la liberté complète des mouvements. L'enfant ne s'arrête pas ainsi à une attitude déterminée, il en change à tout instant, les muscles deviennent forts et l'aident à se tenir d'aplomb. J'ai eu à observer une foule de fillettes qui sont munies de mon système de corset : elles sont maintenant grandes et bien bâties et je crois même que, lorsqu'on débarrasse leur buste et leur corps en général de toutes ces entraves, qui les gênent, elles grandissent plus. J'ai eu l'occasion d'observer dans les mêmes familles des fillettes munies de l'ancienne brassière ou du nouveau corset : c'est toujours celle qui avait le buste libre qui était plus grande que l'autre.

Purpura hémorrhagique et tuberculose

Par MM. R. BESSAUDE et L. RIVET, Paris

Depuis que, à la suite de M. le prof. Hayem [1], on admet couramment comme origine des purpura une toxi-infection, un grand nombre d'auteurs ont cherché à déterminer quels en étaient les agents microbiens. Certains ont voulu y découvrir des agents spécifiques ; mais leurs recherches n'ont plus aujourd'hui qu'un intérêt historique et, de plus en plus, on admet que tous les microbes peuvent, dans certaines conditions, devenir hémorrhagipares.

Pour certains d'eux, le bacille diphthérique par exemple, le fait a été démontré expérimentalement. Mais il est une infection que la clinique semble désigner comme particulièrement apte à donner naissance au purpura, c'est la tuberculose.

Cette notion est de date relativement récente, et les anciens auteurs, avec Lendet [2], pensaient que les hémorrhagies extrapulmonaires étaient rares chez les tuberculeux.

Depuis 10 ans, nous rassemblons les cas de purpura dans la tuberculose, et l'étude de toutes ces observations et de celles qui se trouvent éparses dans la littérature médicale [3], nous permet de

---

[1] G. HAYEM. Obs. de purpura hemorrhagica. Soc. de Biol. 1870, p. 231. Du sang, p. 970.

[2] LENDET. Remarques sur la diathèse hémorrhagique qui se manifeste quelquefois dans la phthisie pulmonaire. Mem. de la Soc. de Biol. 1859.

[3] VERNIER. Purpura hémorrhagique primitif et secondaire, spécialement dans la tuberculose. Thèse, Paris, 1871.

BONNET. Purpura et tuberculose. Thèse, Bordeaux, 1892.

SOUVAIS. Le Purpura. Considérations étiologiques et pathogéniques. Th. Paris, 1896.

DE RATOIS. Purpura et tuberculose. Th. Bordeaux, 1903.

NASSE. Purpura chronique à grandes ecchymoses. Th. Paris, 1900.

ROBERT. Purpura hémorrhagique et tuberculose chronique. Th. Paris, 1904.

MONNET. Les formes chroniques du purpura hémorrhagique. Th. Paris, 1905.

KISSEL. Rušku Wratsch. 1911, N.° 20.

les ranger, en nous plaçant au point de vue purement clinique, en quatre catégories:

1.º Purpura hémorrhagique chez des malades atteints de granulie.

2.º Purpura hémorrhagique chez les malades atteints de tuberculose pulmonaire chronique avérée.

3.º Purpura hémorrhagique chez les malades atteints de tuberculose pulmonaire latente.

4.º Purpura hémorragique chez les malades atteints de tuberculose extrapulmonaire.

1.º *Purpura hémorrhagique dans la granulie*

Depuis longtemps Hérard et Cornil [1] avaient enseigné que le purpura, comme les autres hémorrhagies extrapulmonaires, est relativement fréquent au cours de la granulie, alors qu'il est extrèmement rare dans la tuberculose chronique, et la plupart des auteurs ont, après eux, écrit dans le même sens. Dans un travail récent MM. Moizart et Grenet [2], rapportent deux cas de granulie s'étant accompagnés, l'un d'hémorrhagie intestinale, l'autre d'un purpura exanthématique, banal, et proposent de les réunir à un assez grand nombre de cas antérieurement publiés, quel que soit le mode des hémorrhagies, sous le nom de granulie à forme hémorrhagique. C'est dans ce cadre que doit rentrer le cas de maladie de Barlow rapporté par Reinert [3] au cours d'une tuberculose aiguë.

L'étude de ces cas de tuberculose aiguë hémorrhagique suivis d'autopsie montre qu'il ne s'agit pas d'une tuberculose aiguë primitive, mais bien d'une généralisation tuberculeuse au cours d'une tuberculose pulmonaire chronique souvent cavitaire. Il en était ainsi, pour ne parler que des observations récentes, dans le cas de Variot [4], dans celui de Londe et Brécy [5], dans celui de Sabrazès [6].

Tous ces auteurs, à côté de granulations tuberculeuses jeunes, ont noté à l'autopsie d'anciennes lésions tuberculeuses. Si bien que l'on peut dire que l'apparition du purpura marque dans ces

---

[1] Hérard et Cornil. Traité de la phthisie, 1867, p. 238.

[2] Moizart et Grenet. Deux observations de granulie à forme hémorrhagique. Gaz. des hôp. 17 déc. 1906.

[3] Reinert. Münch. med. Wochenschr. 1895.

[4] Variot. Purpura et granulie. Journal de méd. int. Bordeaux, 1904.

[5] Londe et Brécy. Gaz. hebd. de méd. et chir. Paris, 1902.

[6] Sabrazès. Observ. XLII de la thèse de Raffin.

cas l'éclosion d'une poussée aiguë au cours d'une ancienne tuberculose.

Il ne nous a pas été donné d'observer un cas-type de purpura dans la granulie mortelle, bien que ce soit là la seule forme que signalent les auteurs classiques.

Les cas appartenant à la catégorie suivante nous ont, au contraire, paru plus nombreux.

2.° Purpura hémorrhagique chez des malades atteints de tuberculose pulmonaire chronique avérée

Chez les tuberculeux avérés le purpura se montre soit au cours des deux premières périodes, soit dans la phase terminale cachectique.

Voici quelques observations de ce genre que nous nous contentons de rapporter dans leurs grands traits :

OBSERVATION I. — V... (Alice), ménagère, autrefois blanchisseuse, âgée de 27 ans, entre le 11 mars 1895 à l'hôpital St. Antoine, salle Chomel, n° 10.

Antécédents héréditaires. Sa mère et l'une de ses sœurs sont mortes tuberculeuses.

Antécédents personnels. Elle a eu la rougeole et la variole. Elle ne tousse que depuis trois mois. Elle a accouché il y a 9 ans. Depuis ce temps-là, elle a la voix voilée et cet enrouement ne l'a jamais quittée. Il y a cinq à six mois, elle a reçu un seau dans la poitrine, et c'est à ce traumatisme qu'elle attribue sa maladie. Elle a souffert de misère. Depuis trois mois elle tousse continuellement et a beaucoup maigri. Il y a trois ans, elle a eu deux hémoptysies très abondantes, à pleine bouche. Elle a de l'anorexie absolue et de temps en temps quelques diarrhées passagères, ne dépassant pas 24 heures. La malade continue à être réglée et a des sueurs nocturnes.

Depuis trois jours, stomatorrhagies et épistaxis très abondantes : pas d'autres hémorrhagies. La malade attend ses règles. Sur les lèvres, elle porte des traces noires et sèches d'ecchymose. Quand elle tousse, le sang pur semble venir du larynx ou de la bouche.

Depuis un jour, on voit des pétéchies petites, quelques-unes saillantes, noirâtres aux jambes, dans la poitrine, dans le dos et sur les bras. Hier, elles étaient déjà très abondantes, elles le sont encore plus depuis ce matin.

État actuel. A l'examen pratiqué le 13 mars, on trouve par tout le corps des pétéchies et par places de petites taches saillantes de la grandeur d'une pièce de 50 centimes.

Appareil respiratoire. Toux, dyspnée. On trouve de l'infiltration tuberculeuse surtout à la base du poumon droit. Respiration soufflante. Quelquefois, on entend des râles aux deux sommets en avant et en arrière : signes de tuberculose au deuxième degré.

Appareil circulatoire. Pouls régulier. Cœur normal. Température 36°3.

Appareil digestif. La malade vomit depuis trois mois. Il n'y a que huit jours qu'elle ne vomit plus. Le foie et la rate sont gros. L'estomac paraît descendu d'un travers de doigt au-dessous de l'ombilic.

Appareil urinaire. La malade se lève plusieurs fois dans la nuit pour uriner.

Les urines sont rouges, épaisses, ne contiennent pas de sucre et très peu d'albumine. A l'hématoscope, la raie jaune du spectre est remplacée par une raie noire; il y a donc du sang dans les urines. Au microscope, on voit des globules sanguins déformés.

Appareil génital. Pas de pertes blanches; la malade est bien réglée. Aucune perte de sang.

Système nerveux. La malade a de l'insomnie.

Examen du 16 mars. Poumon gauche. Les vibrations sont exagérées. Il y a de la submatité aux bases, de la matité dans toute l'étendue du poumon et de la sonorité dans l'aisselle.

A l'auscultation, on n'entend rien aux bases, mais à la partie moyenne on trouve un souffle qui devient de plus en plus aigu et amphorique à mesure qu'on remonte.

Poumon droit. A l'auscultation du poumon droit en arrière on trouve au sommet une expiration amphorique, une inspiration soufflante et quelques râles un peu secs; à la partie moyenne, des gargouillements, des râles humides, une expiration à timbre tubaire, une inspiration soufflante. Par endroits, on note des frottements pleuraux, des gargouillements et des râles humides partout.

A la base, les vibrations thoraciques sont plus exagérées qu'à gauche. Au point où l'on entend le souffle pleurétique, on perçoit de la pectoriloque aphone.

Examen du 17 mars. Les hémorrhagies sont arrêtées en partie, les urines claires et abondantes. Les gencives ne saignent plus et la malade crache moins de sang.

Les taches de purpura pâlissent et tendent à disparaître aux jambes. La langue est sale et humide. Le souffle constaté la veille dans le poumon droit a perdu son souffle tubaire; c'est maintenant une respiration soufflante, entrecoupée de gros râles dont le nombre tend à diminuer.

Examen du 18 mars. Au sommet du poumon droit on trouve encore un souffle tubaire. Tout le long de la colonne vertébrale on entend des gargouillements. Il n'y a plus de crachements de sang, les urines ne renferment plus ni sang ni albumine.

Examen du 20 mars. Les crachats sont toujours très abondants, spumeux. Les râles humides sont toujours très nombreux. Le souffle s'entend bien à la partie moyenne et prend au sommet un timbre amphorique très net. La malade a toujours des sueurs nocturnes abondantes.

Examen du 31 mars. Le souffle tubaire s'entend dans toute la hauteur du poumon gauche; on entend également des râles non crépitants. La malade se plaint de pertes blanches abondantes; ses règles sont en retard depuis le 12 mars.

On fait l'examen du sang et voici ce qu'on trouve:

11 mars. — La coagulation se fait après cinq minutes. On ne trouve pas de traces de sérum, après 24 ou 48 heures. On ne trouve pas d'hématoblastes en examinant des préparations de sang sec.

4 avril. — L'écoulement est faible. La coagulation s'effectue très rapidement après trois minutes. Le sérum apparaît après 40 minutes. On trouve des hématoblastes nombreux, en examinant les préparations de sang sec.

Depuis huit jours la malade ne présente plus de manifestations hémorrhagiques.

OBSERVATION II. — *Purpura hémorrhagique épisodique au cours d'une tuberculose avancée.* — P. Lucie, âgée de 24 ans, domestique, entrée le 29 mai 1905 à l'hôpital St. Antoine, service de M. le prof. Hayem, salle Moïana, n° 4.

Le père de la malade est bien portant, mais sa mère est morte de tuberculose pulmonaire à 35 ans.

Personnellement, la malade, qui est d'un tempérament très nerveux, n'accuse comme antécédents que la rougeole à 7 ans.

Elle est réglée depuis l'âge de 16 ans, régulièrement.

Depuis plusieurs années elle contracte des bronchites tous les hivers, mais elle n'a jamais eu d'hémoptysie. En décembre 1904, elle tousse davantage, maigrit et fait une première hémoptysie qui se prolonge une huitaine de jours, vers la fin de janvier 1905.

La toux augmente, l'expectoration devient purulente, la malade s'affaiblit progressivement.

Le 14 mai, nouvelle hémoptysie, coïncidant avec l'époque de ses règles, qui n'apparaissent pas. Cette hémoptysie se reproduit le 19 mai et l'expectoration sanglante se maintient alors plusieurs jours.

Le 29 mai, à 8 heures du matin, apparaît une *épistaxis* qui se prolonge jusqu'à midi et amène la malade à l'hôpital.

À son entrée, on se trouve en présence d'une malade amaigrie avec une pâleur très marquée des téguments et des muqueuses. Elle a une toux quinteuse et fréquente, une expectoration purulente d'aspect nummulaire.

La température est à 38°.

Elle présente des lésions évidentes de tuberculose pulmonaire avancée : au sommet gauche on trouve en effet, en avant, de la submatité avec exagération des vibrations et craquements après la toux ; en arrière, une matité franche, avec souffle caverneux et gargouillements et quelques râles souscrépitants fins à la base correspondante ; au sommet droit, simple rudesse respiratoire ; pas de signes d'adénopathie trachéo-bronchique.

Au niveau des membres inférieurs, sur les pieds, les jambes, la moitié inférieure des cuisses, on constate l'existence d'une éruption purpurique à petits éléments irrégulièrement répartis, particulièrement confluents à la face interne du genou gauche, mais sans grands placards. Rien sur le tronc ni sur les membres supérieurs.

Le pouls est à 100 ; le foie déborde légèrement les fausses côtes, les urines sont très légèrement albumineuses.

Le 30 mai, légère épistaxis par la narine droite. La température est à 39°.

Le 1er juin, hémorrhagie gingivale.

Le 3 juin, nouvelle stomatorrhagie. Puis, dans l'après-midi, épistaxis très abondante par la narine droite : la malade emplit de sang deux crachoirs. Cette épistaxis ne cesse qu'au bout de trois heures, après un tamponnement à la gaze stérilisée imbibée d'adrénaline. La température est à 39 et le pouls à 110. Une légère épistaxis se reproduit le lendemain après l'ablation du tampon, mais cesse spontanément.

Le 5 juin, épistaxis au moindre mouvement. M. Hayem fait pratiquer sur la malade une injection intra-veineuse de 200 cc. d'eau distillée stérilisée.

Les jours suivants aucune nouvelle hémorrhagie ne se produit. L'éruption pur-

purine s'efface et il ne reste à la malade que quelques petites taches verdâtres et à peine visibles lorsqu'elle quitte l'hôpital le 11 juin.

L'examen du sang pratiqué le 6 et le 7 juin y avait montré des hématoblastes peu nombreux, une coagulation rapide, un caillot rétractile.

La purpura survient surtout à la période ultime de la tuberculose, à la *phase cachectique*, principalement lorsqu'il y a une phlegmatia ou de l'œdème cachectique. A cette période, la forme de purpura la plus connue est le purpura simplex, purpura dit cachectique, que l'on observe à cette phase de la tuberculose comme à la phase avancée de toutes les cachexies et spécialement des cancers. Mais souvent aussi on peut voir éclater de grands accidents de purpura hémorrhagique chez des tuberculeux cachectiques comme dans l'observation suivante qui a trait à un tuberculeux qui est venu mourir dans le service du prof. Debove avec des hémorrhagies multiples.

OBSERVATION III. — *Purpura hémorrhagique. Cavernes dans les poumons. Diarrhée, œdème des membres inférieurs.* — V... Pierre, 58 ans, maçon. Entré le 12 décembre 1896 à l'hôpital Beaujon, salle Monneret, n.° 36, dans le service de M. le prof. Debove.

A l'entrée dans le service, le malade présente tous les signes d'un tuberculeux arrivé au dernier degré de la cachexie; l'amaigrissement est extrême, les jambes sont œdemaciées, l'expectoration purulente, les poumons présentent des signes indubitables d'excavations. Diarrhée continue que rien ne parvient à arrêter.

Le *17 décembre*, le malade est pris d'une épistaxis abondante, et en examinant son corps on le voit couvert de pétéchies.

Nulle part il n'y a des ecchymoses.

Le lendemain *18*, les gencives commencent à saigner. Les hémorrhagies cutanées et muqueuses persistent jusqu'au 26. A ce moment on ne trouve qu'une demidouzaine de pétéchies au niveau de la face dorsale des mains et de la face postérieure de l'avant-bras, surtout à droite. En cherchant bien on en trouve aussi sur la paroi abdominale et à la face interne des jambes. Il n'y a pas d'ecchymoses, pas d'hémorrhagies muqueuses ni viscérales.

Le 27, le malade tombe dans le coma et le 28 à 3 heures du matin il meurt.

Autopsie, faite le 29 décembre. Plusieurs cavernes du volume d'une noisette aux sommets des deux poumons. Eruption de tubercules jeunes dans les deux tiers supérieurs. *Cœur*, 5 taches hémorrhagiques rouge vif à la face postérieure du ventricule droit. *Foie*, gras, avec une hémorrhagie sous-capsulaire sur une étendue de deux centimètres carrés à la face supérieure. *Rate*, normale. *Rein gauche*, petit, congestionné, pèse 120 grammes. *Rein droit*, mêmes lésions, pèse 200 grammes. *Estomac:* Petites taches hémorrhagiques le long de la grande courbure. *Intestin:* Une douzaine d'ulcérations circulaires présentant les caractères des ulcérations tuberculeuses et siégeant à la partie moyenne et inférieure de l'intestin grêle.

Des observations analogues à la nôtre ont été rapportées par Sortais [1] qui a vu la mort survenir deux jours seulement après le début des taches ecchymotiques; par Woodburg [2], par Bourreff [3], dont le malade, porteur de lésions tuberculeuses avancées des poumons et des capsules surrénales, succomba en 8 heures à un purpura hémorrhagique à marche foudroyante.

3.e *Purpura hémorrhagique dans la tuberculose pulmonaire latente.*

Bien avant que la tuberculose se révèle au clinicien, on peut voir apparaître un *purpura prémonitoire*, sur lequel a bien insisté Rendu [4].

Parmi les aspects cliniques que peut revêtir le purpura, il est un type bien à part: c'est un purpura localisé au niveau de la région dorsale des mains et des poignets.

Un tel purpura, d'après Rendu, possède une grande valeur diagnostique lorsqu'il s'agit de dépister un tuberculose latente, spécialement chez les vieillards. D'autres fois il s'agit de poussées purpuriques apparaissant sous forme de pétéchies au niveau des membres inférieurs, souvent en rapport avec la station debout (purpura orthostatique de Achard et Grenet [5]).

Des hémorrhagies muqueuses et des ecchymoses peuvent apparaître en même temps que les pétéchies, et l'on se trouve alors en présence d'un véritable *purpura hémorrhagique prétuberculeux* comme dans le cas suivant que nous venons d'observer avec MM. Carnot et Harvier.

OBSERVATION IV. — I. Annette, âgée de 28 ans, plumassière, entre à l'hôpital Saint-Antoine, salle Vulpian, le 16 janvier 1906, présentant une éruption purpurique et des hémorrhagies nasales et gingivales.

Antécédents héréditaires. La mère de cette malade est morte à 29 ans d'une péritonite puerpérale. Son père encore vivant est alcoolique. Une de ses sœurs est morte à 18 mois, d'une maladie qui avait atteint, en même temps, ses deux sœurs aînées, actuellement bien portantes et caractérisée par des marbrures noires disséminées sur tout le corps, accompagnées de fièvre, de toux, sans hémorrhagie

---

[1] Sortais. Loc. cit.
[2] Woodburg.
[3] Bourreff. Recueil de Mém. de Méd. mil., 1875, p. 172.
[4] Rendu. Leçons de clinique médicale, 1890.
[5] Achard et Grenet. — Purpura ecchymotique orthostatique. Soc. méd. des hôp., 29 janvier 1904.

aucune. Nous n'avons pu obtenir d'autres renseignements sur cette affection dont seraient morts quatre autres enfants habitant la même maison.

Antécédents personnels. Notre malade aurait eu, à 18 mois, à la suite d'un pétigo de la face, une ophthalmie qui dura trois mois et qui lui a laissé des taies cornéennes bilatérales qui, d'après M. Terrien, paraissent consécutives à une kératite phlycténulaire ou parenchymateuse. Pas de maladies d'enfance. À noter seulement que la malade, pendant sa jeunesse, était sujette aux épistaxis. Elle a toujours joui d'une excellente santé, n'a jamais toussé ni craché de sang. Elle est accouchée à terme, le 8 juillet 1905, d'un garçon actuellement bien portant, et qu'elle allaite encore.

Maladie actuelle. À la fin de décembre 1905, la malade s'enrhume, tousse légèrement, perd l'appétit et commence à maigrir. *En l'espace de trois semaines l'amaigrissement progresse rapidement*, au point que son entourage s'en inquiète.

Dans la nuit du 13 au 14 janvier, la malade est prise d'hémorrhagies gingivales qui continuent le lendemain. Dans la soirée du 14, en donnant à téter à son enfant, elle constata l'existence d'une tache violacée sur le sein droit. Le 15, elle éprouve, en se lavant, des douleurs sourdes dans les membres, et remarque, sur tout le corps, des taches analogues à celle apparue la veille sur le sein droit.

Dans la nuit du 15 au 16, elle présente à deux reprises une hémorrhagie nasale abondante, durant 10 minutes environ, et s'arrêtant spontanément. Le 16 au matin, l'épistaxis reprend, lente, mais continue. La malade remarque en même temps que son urine est rouge comme du sang. Toutefois l'hémorrhage gingivale diminue peu à peu et l'hématurie ne se reproduit pas. La malade se sent très faible; elle a deux syncopes dans la journée et entre à l'hôpital le 16 janvier dans la soirée.

Examen. Nous trouvons, le 17 janvier au matin, une femme très amaigrie, extrêmement pâle, les muqueuses complètement décolorées, ayant une température de 38°5, et un pouls petit, mais régulier, à 112 pulsations.

L'hémorrhagie nasale continue encore; il existe au pourtour des lèvres, sur le menton et les régions temporales, quelques pétéchies du volume d'une tête d'épingle.

La face antérieure du thorax est le siège d'éléments purpuriques lenticulaires, violacés, irrégulièrement disséminés. L'abdomen rétracté présente deux ou trois éléments analogues. Les membres supérieurs (face externe du bras, avant-bras et face dorsale de la main) sont recouverts de pétéchies, les unes violacées, de la grosseur d'une lentille, les autres rouges ressemblant à de petits naevi, du volume d'une tête d'épingle.

Sur les membres inférieurs, on remarque deux variétés d'éléments: d'une part, sur la face externe des cuisses et des jambes, des ecchymoses de la largeur d'une pièce de 5 francs, de coloration jaune verdâtre, ayant occasionné une légère induration sous-jacente; d'autre part, sur la face antérieure des jambes et la face dorsale des pieds, des pétéchies extrêmement nombreuses constituent un fin piqueté hémorrhagique.

La langue est sale, assez sèche, et présente au niveau du dos et des bords quelques taches purpuriques isolées.

Nous recherchons, de propos délibéré, si ce purpura n'est pas la manifestation d'une tuberculose pulmonaire; d'ailleurs, l'anémie et l'état d'amaigrissement de la malade attirent d'emblée l'attention sur l'appareil respiratoire. Malgré un examen minutieux, nous ne pouvons déceler aucune modification de la sonorité pulmo-

...aire, ou du murmure vésiculaire, qui puisse faire admettre l'existence d'une lésion tuberculeuse; la malade ne tousse pas et n'expectore pas.

Les autres organes sont sains. Les urines sont abondantes, claires, ne présentant ni traces de sang, ni sucre, ni albumine.

Traitement. Tamponnement antérieur des fosses nasales avec une solution d'adrénaline au 1/1000. Injection intra-veineuse de 200 cc. d'eau distillée stérilisée.

18 janvier. L'hématurie est réapparue hier vers midi; l'hémorrhagie nasale continue malgré le tamponnement; les gencives saignent à nouveau, au niveau des canines supérieures. Il existe, au pli du coude gauche (au point où a été pratiquée l'injection intra-veineuse), une large ecchymose violacée avec œdème et induration des tissus.

T. Hier soir 38° 3, ce matin 39° 2. Pouls: très rapide, 144, faible, irrégulier.

Traitement. Nouveau tamponnement avec la solution d'adrénaline.

19 janvier. Même état local, épistaxis et hématurie persistantes, gingivorrhagie atténuée.

T. hier soir 34° 3, ce matin 37° 9. Pouls: 132, un peu mieux frappé.

Traitement. Injection hypodermique de 60 cc. de sérum antidiphtérique.

20 janvier. Les hémorrhagies nasale et rénale continuent.

Les gencives ne saignent plus, mais on constate à leur niveau, près du collet des incisives inférieures, un très fin piqueté hémorrhagique.

T. soir 38° 1, matin 39° 1; pouls: 132.

Traitement. —Tamponnement antérieur au moyen de bandes de gaze imbibées de sérum antidiphtérique.

21 janvier. L'hémorrhagie nasale a cessé; les urines sont moins sanglantes, il existe un léger suintement des taches purpuriques situées sur la lèvre inférieure.

T. soir 38° 5, matin 38° 9.

22 janvier. Disparition des hémorrhagies, urines claires, sans albumine. L'éruption purpurique ne s'est pas modifiée depuis l'entrée de la malade.

24 janvier. Nouvelle épistaxis bilatérale, suintement continu de sang très pâle; la malade est très faible; anémie plus marquée, syncopes fréquentes au moindre mouvement, même dans le décubitus horizontal, bourdonnements d'oreilles. Foie, augmenté de volume, débordant les fausses côtes de deux travers de doigt. Rate légèrement hypertrophiée.

T. soir 40° 2, matin 37° 7. Pouls petit, très accéléré, 160.

Traitement. Injection de 40 cc. de sérum antidiphtérique.

26 janvier. Même état local. État pleural un peu meilleur.

T. soir 38° 7, matin 38°. Pouls 110.

Traitement. Injection dans la narine gauche d'une solution de gélatine à 10 ‰.

Deux lavements par jour d'eau albumineuse.

27 janvier. L'hémorrhagie nasale continue à droite; elle est moins abondante à gauche.

28 janvier. L'hémorrhagie nasale arrêtée.

29 janvier. L'épistaxis a repris cette nuit, bilatérale, continue. T. aux environs de 39°. Frictions au collargol.

30 janvier. Même état. Injection de gélatine dans le nez.

31 janvier. Frictions au collargol.

2 février. L'hémorrhagie ne s'est pas reproduite. Diarrhée liquide, blanchâtre, fétide depuis hier. T. soir 40° 4, matin 39° 1.

Traitement. Suppression des lavements d'eau albumineuse.

5 février. Diarrhée persiste. Même traitement, plus un litre d'eau salée en lavement.

8 février. Amélioration de l'état général. Disparition de la diarrhée. Les taches purpuriques commencent à pâlir. T. oscille entre 38°5 et 39 degrés.

10 février. Les taches des membres supérieurs prennent une coloration vert pâle. Les nodosités des membres inférieurs sont moins appréciables. La teinte violacée des ecchymoses s'efface.

Même traitement, plus 500 grammes de sérum en injection hypodermique.

13 février. L'éruption est totalement disparue. La malade se sent mieux ; le foie diminue de volume et déborde à peine les fausses côtes.

Suppression du collargol.

Alimentation : œufs, viande crue.

16 février. La malade *tousse légèrement* (pour la première fois depuis son entrée à l'hôpital) et expectore *quelques crachats muqueux.*

20 février. État général sensiblement modifié. La malade prend de l'embonpoint ; le teint se colore ; les muqueuses sont moins pâles.

L'examen des poumons révèle : *Une élévation de la tonalité sous la clavicule droite, une légère augmentation des vibrations; inspiration rude et expiration prolongée; quelques craquements après la toux.*

Les crachats contiennent quelques rares bacilles de Koch (4 à 5 par préparation).

22 février. Les urines, jusqu'ici claires, sont troubles dès l'émission et laissent déposer une légère quantité de pus, *contenant quelques bacilles de Koch.*

2 mars. Expectoration muco-purulente peu abondante. Pyurie légère, mais continue.

Température à grandes oscillations : soir 39°5, matin 37°2.

6 mars. Inoculation des urines et des crachats à deux cobayes.

10 mars. A l'examen du poumon, on constate les mêmes signes sous la clavicule droite avec craquements plus nombreux dans la fosse sous-épineuse droite, une submatité avec inspiration rude et expiration saccadée. Sommet gauche intact.

20 mars. Traitement. Cacodylate de soude.

Un nouvel examen bactériologique des urines et des crachats révèle la présence de *nombreux bacilles de Koch.*

22 mars. L'examen du poumon donne les renseignements suivants :

A droite, sous la clavicule, élévation de la tonalité, râles humides après la toux ; le murmure vésiculaire est remplacé par une respiration soufflante ; il existe vraisemblablement une petite cavité à ce niveau.

En arrière, matité descendant à la partie supérieure de la fosse sous-épineuse.

Ralentissement de la toux avec râles humides inspiratoires ; en somme, ramollissement très net.

A gauche, rudesse respiratoire sous la clavicule.

23 mars. Le cobaye inoculé le 6 mars avec des crachats et sacrifié le 23 est tuberculeux.

L'examen du sang pratiqué à différentes dates a donné les renseignements suivants :

Le 17 janvier. Sang d'aspect franchement anémique après piqûre de la pulpe du doigt; coagulation sur lame en *11 minutes* ; coagulation dans l'éprouvette en *30 minutes*. Au bout de 24 heures, il n'y a pas de transmission de sérum et *le caillot n'est pas rétractile*.

20 janvier. Examen du sang sec non coloré.

Modifications très accusées de forme et de volume des hématies ; hématies géantes assez nombreuses, peu d'éléments en forme de raquette, de gourde. Inégalité de teinte des globules rouges. Les hématoblastes, recherchés au point où a été déposée la goutte, sont très rares.

Examen du sang coloré (hématéine, éosine Dominici, triacide d'Ehrlich). Inégalité de coloration des globules rouges. Pas de chromatophilie. En cherchant attentivement on trouve quelques rares *myélocytes neutrophiles* et dans une préparation on a réussi à voir une *mastzelle*.

          Globules rouges 3.100.000
          Globules blancs   6.500 ainsi répartis :

                    Polynucléaires.................... 74 %
                    Lymphocytes...................... 14 %
                    Mononucléaires moyens............ 10 %
                                    grands........... 1 %
                    Éosinophiles...................... 1 %
                                                      ————
                                                      100

                    Hématies nucléées................ 1 %

29 janvier. Globules rouges 1.432.000
          Globules blancs   12.500 ainsi répartis :

                    Polynucléaires................... 81 %
                    Mononucléaires moyens............ 9 —
                         "   grands............. 4 —
                    Lymphocytes...................... 5 —
                    Éosinophiles..................... 1 —
                                                      ————
                                                      100

     Plus d'hématies nucléées, ni de myélocytes.
     7 février. Globules rouges 2.852.000
          Globules blancs   7.820 dont :

                    Polynucléaires................... 70 %
                    Mononucléaires moyens............ 10 —
                                    grands........... 8 —
                    Lymphocytes...................... 10 —
                    Éosinophiles..................... 1 —
                                                      ————
                                                      100

     11 février. L'examen de la coagulation nous a montré : l'absence de transsudation du sérum et la non rétractibilité du caillot. Elle présentait l'aspect décrit par MM. Gilbert et Weill, sous le nom de *coagulation plasmatique*.

     29 février. Globules rouges 2.897.000
               Globules blancs   8.500, dont :

Polynucléaires	66 %
Mononucléaires moyens	15 -
" grands	3 -
Lymphocytes	14 -
Eosinophiles	2 -
	100

19 mars. Globules rouges 2.586.000

Globules blancs 9.200 dont :

Polynucléaires	79 %
Mononucléaires moyens	15 -
" grands	1 -
Lymphocytes	4 -
Eosinophiles	1 -
	100

En résumé, une femme jeune, affaiblie par une grossesse et un allaitement de six mois, maigrit pendant trois semaines, sans présenter de signe positif de tuberculose pulmonaire, puis elle est atteinte d'une forme grave de purpura avec hémorrhagies multiples, nasales, gingivales et rénales continues pendant trois semaines. La malade présente alors un état de déglobulisation voisin de l'anémie pernicieuse avec réaction myéloïde passagère ; son état général est tellement mauvais qu'il fait craindre une issue fatale. Cependant, les hémorrhagies et le purpura cessent, et l'état général s'améliore progressivement. Mais quinze jours après la disparition du purpura, on trouve, pour la première fois, des signes stéthoscopiques évidents de tuberculose pulmonaire et des bacilles de Koch dans les crachats et dans les urines. La tuberculose évolue très rapidement sans aucun processus hémorrhagique et aboutit en six semaines à l'excavation.

Dans la plupart des cas, la lésion tuberculeuse ne tarde pas à se manifester comme dans l'observation qu'on vient de lire. Parfois, cependant, elle peut rester plus ou moins longtemps latente après le premier accident purpurique. Les cas de Vergniaud [1], Cohn [2] et Hertzog [3], sont à ce point de vue fort instructifs.

Dans le cas de Cohn il s'agit d'une jeune fille de 19 ans à antécédents héréditaires de tuberculose ayant été elle-même atteinte de chlorose au moment de la puberté, mal réglée. Brusquement elle fut prise d'un purpura hémorrhagique intense, qui devait se mani-

---

[1] Vergniaud, in thèse de Rubine, obs XXXVII, p. 125.
[2] Cohn, Münch. med. Woch, 10 oct. 1901, p. 2001.
[3] Hertzog, Arch. f. Kinderheilk., VI, p. 35 et XI, p. 140.

fester par des hémorrhagies diverses jusqu'à la mort. C'est deux mois après le début de ce purpura qu'apparurent les signes certains d'une tuberculose pulmonaire qui revêtit une allure aiguë et emporta la malade en moins d'un mois. Dans le cas de Hertzog, il s'agit d'un enfant de 4 ans et ½ à hérédité paternelle et maternelle tuberculeuse, qui en 14 mois présenta 4 atteintes de purpura hémorrhagique typique. A la quatrième poussée, Hertzog, se basant uniquement sur l'hérédité et sur le purpura, fit des réserves sur la tuberculose, et, de fait, six ans après la première attaque de purpura hémorrhagique, après six récidives à intervalles plus ou moins longs, apparurent les symptômes d'une broncho-pneumonie tuberculeuse qui emporta le malade en quelques mois. Nous-mêmes nous avons eu l'occasion d'observer avec M. Gaston un cas de ce genre qu'on trouvera au complet dans la thèse de Robert (¹); il s'agissait d'une malade de 42 ans qui, 1 an après une première crise de purpura hémorrhagique, fut atteinte d'une pleurésie; l'année suivante, deuxième attaque de purpura hémorrhagique au cours de laquelle on constate les signes d'une tuberculose pulmonaire, à laquelle la malade devait succomber quelques années plus tard.

Tels sont les principaux aspects du purpura au cours de la tuberculose pulmonaire. Mais on a signalé des cas du même genre au cours d'autres localisations tuberculeuses.

1° *Purpura hémorrhagique dans la tuberculose extra-pulmonaire*

Rayer, dès 1827, rapporte un cas de purpura hémorrhagique au cours d'une *pleurésie* et d'une *péritonite chronique* (²); Troisier, un cas de purpura hémorrhagique au cours d'une *méningite cérébro-spinale tuberculeuse* (³); Gossner (⁴), un cas de purpura hémorrhagique au cours d'une orchite tuberculeuse; Hoke (⁵), un purpura hémorrhagique terminal au cours d'une *tuberculose des reins et ganglions lymphatiques iléocœcaux*; de même Achmeticew (⁶) rapporte une observation de purpura hémorrhagique chez un su-

---

(¹) Thèse de Robert. Obs. IX, p. 40.
(²) Rayer. Traité des maladies de la peau, 1827.
(³) Troisier 1871, dans la thèse de Charrusorret, 1878 cité par Buisiner.
(⁴) Gossner. Purpura hæmorrhagica bei Genitaltuberculose. Münch. med. Woch., 1912.
(⁵) Hoke. Wien. klin. Woch., 1897.
(⁶) Achmeticew. Detskaia medicina, 1901.

jet porteur de ganglions mésentériques tuberculeux, et Kissel [1] parle d'un cas semblable observé chez une jeune malade atteinte d'*adénopathie cervicale tuberculeuse* : nous-mêmes dans deux cas de purpura hémorrhagique chronique avons, grâce à la radioscopie, relevé chez nos malades une *adénopathie trachéo-bronchique* vraisemblablement tuberculeuse.

Dans un cas de Vollbracht [2], onze mois après un purpura hémorrhagique, apparut une *maladie d'Addison* typique, qui fut vérifiée à l'autopsie peu de temps après.

Enfin le purpura hémorrhagique a été signalé par W. Fox [3] au cours de la *maladie amyloïde*, et nous-mêmes avons observé récemment, dans le service de M. Hayem, un petit *coxalgique* de 16 ans, atteint d'une maladie amyloïde typique, qui, six ans après le début de sa coxalgie, alors que depuis 3 années déjà on avait constaté de l'albumine dans ses urines, fut atteint d'un purpura exanthématique très intense.

ÉVOLUTION

Quelle est la modification que le purpura apporte à l'évolution de la *tuberculose* ?

Quand on lit attentivement les observations, on se rend compte que les différents aspects cliniques correspondent dans la règle à un même processus anatomique. Le purpura hémorrhagique marque une poussée aiguë pendant l'évolution d'une tuberculose à marche lente, ainsi que l'avait déjà bien remarqué Lendet [4]. Cette poussée se traduit tantôt par l'apparition d'une granulie généralisée mortelle, tantôt par l'apparition de symptômes nouveaux venant se greffer sur les lésions tuberculeuses déjà anciennes, tantôt enfin par la mise en évidence d'une lésion tuberculeuse qui sommeillait jusque-là.

Quant à l'évolution du purpura, elle ne semble pas notablement modifiée par le fait de la tuberculose. Les purpuras à évolution aiguë semblent être les plus fréquents. Dans certains cas,

[1] Kissel. Ueber den Zusammenhang zwischen morbus maculosus Werlhofii und Tuberculose. Russky Wratsch, 1904, n.° 26.

[2] Vollbracht, Centralbl.

[3] W. Fox. Un cas de purpura hémorrhagique mortel avec dégénérescence amyloïde des muscles striés et des vaisseaux dans les régions malades. British and For. M. Chir. Rev. Londres 1865, XXXVI, 486—491.

[4] Lendet. Soc. de Biol. 1889.

la mort résulte, non pas de la généralisation de la tuberculose, mais de l'intensité des hémorrhagies: tels les cas observés par Gaillard et Marchais [1], par Dumas [2], dont le malade, tuberculeux avéré, présenta un purpura infectieux au cours duquel la mort survint par une hémorrhagie cérébrale; tel encore le cas de Lionville [3], dont le malade succomba avec une péricardite hémorrhagique.

Parfois cependant le purpura est un simple épisode hémorrhagique dont le malade guérit, tel le cas rapporté par Pigot [4], telle l'observation que nous avons publiée avec MM. Carnot et Harvier, tel enfin ce tuberculeux de Forzet [5] qui, à une période déjà avancée, fut atteint d'un purpura hémorrhagique extrême et en guérit totalement au grand étonnement des médecins qui ne purent, du reste, qu'assister ensuite à l'évolution habituelle d'une tuberculose cavitaire. Guéri de son purpura, le malade n'est cependant pas toujours à l'abri de poussées hémorrhagiques ultérieures, le purpura à marche chronique étant loin de constituer une rareté dans la tuberculose.

Récemment nous avons eu l'occasion d'insister sur la fréquence relative de cette forme [6], qui se présente en clinique sous deux aspects principaux: tantôt il s'agit de malades presque constamment porteurs d'ecchymoses ou de taches purpuriques, saignant du nez et des gencives avec une déplorable facilité, mais sans présenter jamais ou presque jamais les grandes crises de purpura hémorrhagique, c'est la *forme chronique et continue*; tantôt au contraire la diathèse hémorrhagique se révèle à des intervalles plus ou moins éloignés par des crises de purpura hémorrhagique typique, alors qu'entre les crises elle ne donne lieu qu'à des phénomènes larvés et inconstants, c'est la *forme chronique et intermittente*.

Parmi 36 cas de purpura hémorrhagique chronique que nous avons pu recueillir, 7 se sont produits chez des tuberculeux avérés, 5 chez des tuberculeux probables.

---

[1] Gaillard et Marchais.

[2] Dumas. Arch. de Méd. et de Ph. militaire, 1903, p. 325.

[3] Lionville, in thèse de Vaisse, Paris 1873.

[4] Pigot. Un cas de purpura hémorrhagique guéri par des injections de sérum artificiel. Gaz. hebdom. 17 oct. 1897.

[5] Forzet, cité dans la thèse de Vaisse, Paris 1873.

[6] Bensaude et Rivet. Les formes chroniques du purpura hémorrhagique. Poussées indolentes et révélées à de longs intervalles. Rapports de certains cas avec la tuberculose. Arch. gén. de Méd., 24 janv. 1911. Voir aussi la thèse de M. Monier (Paris 1908) qui s'est chargé de publier plusieurs de nos observations personnelles et en a rassemblé un grand nombre d'étrangères.

Aux observations de ce genre rapportées plus haut, à propos de la tuberculose latente, nous joignons les deux observations suivantes:

OBSERVATION V. — *Purpura hémorrhagique chronique à poussées multiples, observé pendant trois ans chez une malade atteinte de tuberculose pulmonaire chronique.*

Mme. L., âgée de 70 ans, marchande de bijoux, entre à l'hôpital St. Louis le 22 février 1895 dans le service du prof. Fournier.

Antécédents héréditaires: Rien

Antécédents personnels: Il y a 30 ans, la malade, à la suite d'une chute, fait une fausse couche, suivie d'une péritonite qui dura deux mois et demi.

Il y a quatre ans, la malade, fort bouleversée à cause d'une perte d'argent, a eu des épistaxis très abondantes. Neuf mois plus tard, dans la rue, elle a été prise tout à coup d'épistaxis et de stomatorrhagie.

L'hémorrhagie a dû être très abondante, la malade ayant été forcée de garder le lit 5 à 6 jours. Elle reprend ensuite ses affaires, mais, 15 jours après, elle a de nouvelles hémorrhagies dont elle ne peut pas préciser la quantité de sang.

La malade travaille et se fatigue beaucoup. Les hémorrhagies deviennent alors beaucoup plus fréquentes, toutes les 2 ou 3 semaines. La quantité de sang est variable, mais toujours assez abondante pour forcer la malade à garder le lit un ou deux jours.

Au commencement de l'année 1892, à la suite d'une intoxication par un chamberski, chez une amie qui est morte quinze jours après, notre malade a eu des attaques nerveuses, de la céphalalgie, des vomissements, mais elle n'a pas perdu de sang.

Depuis cette époque, elle a commencé à avoir des pétéchies sur le corps et des ecchymoses. Ces dernières étaient surtout marquées aux mollets, principalement au mollet gauche, aux mains et aux bras. Elle tousse et se plaint de constipation.

Dans cet état, le 1er mars 1892, elle entre à l'hôpital. On y prend son observation et voici ce qu'on constate: la malade présente un faciès éveillé, elle a les lèvres pâles, et la langue sèche, recouverte d'un enduit blanchâtre. A l'œil droit on voit une hémorrhagie conjonctivale. Les doigts s'engourdissent facilement, la malade ayant la sensation de fourmillements si on les frotte. Pas d'œdème aux jambes, mais on remarque sur la jambe droite une bosse sanguine avec larges ecchymoses et petites pétéchies répandues sur les deux jambes.

Du côté de l'appareil digestif, les signes restent négatifs.

L'appareil respiratoire fournit à l'examen de la matité aux deux sommets, de la respiration caverneuse du côté gauche en avant, des râles humides à la fin de l'expiration et de la pectoriloquie. On ne trouve pas de sons adventices du côté droit.

Appareil circulatoire. Pouls à 98, petit, régulier, compressible. Déplacement de la pointe du cœur: deuxième bruit faible. Pas de souffle à la pointe, mais on entend le premier bruit en arrière sur l'omoplate, avec un bruit de diable très prononcé.

Système lymphatique. Les ganglions ne sont pas tuméfiés, la rate est volumineuse.

Système musculaire. Faiblesse extrême; la malade éprouve la sensation d'une grande fatigue.

Appareil urinaire. L'urine est pâle, légèrement acide, présente une densité de 1014. Pas d'albumine, pas de sucre ni de sang. Léger dépôt de mucine.

À l'hôpital, la malade saigne de temps en temps en quantité suffisante pour tacher un grand mouchoir.

Le *9 mars*, pendant la nuit, elle fait une hémorrhagie de la conjonctive de l'œil droit.

Le *15 mars*, on remarque sur les jambes de nouvelles pétéchies.

21 mars. La malade saigne presque tous les jours. On observe des pétéchies sur les joues et sur la langue.

31 mars. La malade se sent mieux, mais elle saigne toujours.

2 avril. Elle saigne moins. À cette époque la malade quitte l'hôpital.

Elle nous raconte qu'elle a eu des hématémèses, et qu'elle faisait des efforts pour vomir, mais n'a jamais rendu d'aliments. Il y a 18 mois, elle a eu, en une seule fois, un saignement par l'oreille (petite quantité), ayant coïncidé avec des maux de tête très vifs.

La malade nous répète que les hémorrhagies sont venues par poussées. Elles viennent à des intervalles de 15 jours, un mois, mais depuis 4 ans il ne lui est arrivé qu'une seule fois d'avoir un intervalle de 2 mois.

Au mois de janvier 1894, la malade rentre de nouveau à l'hôpital. Elle se plaignait de mal dans le dos et de démangeaisons dans la figure et dans la tête. Elle avait la figure un peu enflée, les mains tremblantes et la langue jaune, chargée d'un mince enduit sec. Le cœur était un peu excité, le premier bruit sourd. Il y avait de la stomatorrhagie que la malade a conservée jusqu'à son départ de l'hôpital. Il y a six mois, elle a eu deux énormes ecchymoses sur la face dorsale des deux mains.

Ces ecchymoses sont disparues pour revenir ensuite.

La malade a quelquefois maigri légèrement, mais elle reprend ensuite le poids perdu. Elle attribue, comme cause de ces hémorrhagies, ce fait qu'elle a souffert un peu de misère. Au moins pendant trois ans, avant le début de sa maladie, elle avait un métier très fatigant. Elle était obligée de monter les escaliers pour offrir sa marchandise. Elle couchait dans une mansarde, rue de Castiglione, au coin de la rue St-Honoré.

Elle avait une bonne boutique où elle restait dans la journée, mais elle passait ses nuits dans une mansarde de la maison.

État actuel. La malade perd du sang par le nez et par la bouche (stomatorrhagie). Les gencives sont dans un état scorbutique; elles saignent à la pression et spontanément. La malade ne saigne pas quand elle se pique.

Sur la peau, on observe des pétéchies généralisées et des ecchymoses sur la face dorsale des deux mains. Ces ecchymoses mesurent, à peu près, la largeur de la paume de la main.

La malade ne vomit pas et n'a pas de renvois. L'appétit est conservé. Les selles sont régulières. Elle n'est pas amaigrie, mais se sent très faible.

On fait l'examen du sang le 22 février 1895.

$$N - 2.480.000$$
$$R - 2.091.500$$
$$B - \quad 10.540$$
$$H - \quad 49.000$$

L'examen du sang frais donne les renseignements suivants: Les piles de globules rouges sont petites; les unes plasmatiques, normales. Il n'y a pas d'augmentation appréciable des globules blancs. On voit quelques rares hématoblastes. Pas de fibrine.

La coagulation se fait après 10 minutes. Le caillot est légèrement rétractile, en godet, après 1 heure. Il n'y a pas de sérum après 18 heures.

OBSERVATION VI. — *Purpura hémorrhagique chronique, trois crises en 9 ans. Pleurésie droite ancienne. Adénopathie trachéo-bronchique.*

Mme. Cr., 31 ans, ménagère, entrée le 15 janvier 1895 à l'hôpital St. Antoine, salle Vulpian, N° 5 bis, service de M. le prof. Hayem.

Antécédents héréditaires. Mère vivante, bien portante. Père mort d'un érysipèle. Une sœur morte à 31 ans, probablement de tuberculose pulmonaire. Quatre frères et sœurs vivants et bien portants.

Antécédents personnels. A 8 ans, elle aurait eu, dans la Creuse, des fièvres intermittentes (?).

Il y a 10 ans, pleurésie droite traitée par des diurétiques, sans thoracentèse.

Il y a deux ans, névralgies faciales très douloureuses et persistantes.

Première crise. Le début de son affection remonte au mois d'octobre 1894. Elle perdit alors, au moment de ses règles, pendant 6 a 8 jours, beaucoup plus de sang que d'habitude, et s'aperçut en même temps de l'existence de petits points rouges disséminés sur le corps; elle eut plus tard (un mois et demi après) des epistaxis à plusieurs reprises, et trois semaines après, elle commença à souffrir des gencives et présenta des hémorrhagies gingivales assez abondantes. Les époques menstruelles suivantes furent encore plus abondantes. La malade dit avoir beaucoup maigri depuis le début de sa maladie.

A son entrée à l'hôpital la malade présente un aspect général relativement bon. Elle présente des croûtes à l'orifice des narines provenant de récentes epistaxis. Sur le corps on aperçoit de toutes petites taches, couleur lie de vin irrégulièrement disséminées, mais plus marquées au cou, aux membres supérieurs et aux jambes, et en outre, des ecchymoses de taille variable; les deux plus volumineuses affectent, à la racine des cuisses, une localisation à peu près symétrique. Les pieds, la poitrine, la face sont indemnes. Ces taches, dit la malade, sont apparues par poussées, disparaissant au bout de quelques jours pour faire place à d'autres.

A partir de son entrée, la malade a perdu du sang par diverses muqueuses: pertes abondantes au moment de ses règles, epistaxis répétées et hémorrhagies gingivales. Jamais d'hémoptysies, ni de saignements par les oreilles. Les conjonctives oculaires ne présentent rien de particulier. Les gencives sont fongueuses et la mastication douloureuse.

La malade reste à l'hôpital jusqu'au 8 avril. Pendant ce temps elle eut trois fois ses règles, les deux premières fois (30 janvier au 5 février et 24 février au 1 mars), elles sont très profuses. Peu de jours après, les taches purpuriques disparaissent complètement. Du 19 au 24 mars la malade a de nouveau ses règles, elles sont beaucoup moins abondantes.

Le sang fut examiné à diverses reprises.

Ensemencements sur bouillon ordinaire, gélose, gélatine (16 février) restent stériles.

Numération le 18 janvier.

N — 3.906.000
R — 2.770.000
G — 0.70
B — 4.900

La numération des hématoblastes a donné, le 5 février, 62.040; et le 10 février, le lendemain d'une légère stomatorrhagie, 41.850. Pas d'augmentation des hématoblastes au lendemain des hémorrhagies. La crise hématoblastique n'a pu être constatée que le 6 mars, deux jours après les règles.

Sang frais. Disposition normale des piles de globules et des mers plasmatiques. Pas d'augmentation de la cohérence des globules; hématoblastes rares, et en général isolés. Pas de réseaux fibrineux au bout d'une demi-heure.

Sang sec. Globules rouges: quelques-uns déformés, inégaux, globules nains par places. Hématoblastes très rares; quelques-uns de grande taille. Corpuscules réfringents analogues à ceux de la leucocytémie. Pas de corpuscules d'exsudation sur les préparations traitées par le liquide iodo-ioduré faible. Pas d'hématies nucléées.

Coagulation en 9 minutes à 20°; irrétractilité du caillot; pas de sérum en 24 heures. Ce résultat est obtenu le 17 janvier, le 5 et le 11 février.

Le 6 mars le caillot est un peu rétractile, modification qui coïncide avec la crise hématoblastique déjà signalée, et avec la disparition des dernières pétéchies.

Le 4 avril le caillot a repris sa rétractilité normale, et l'on numère 161200 hématoblastes.

Deuxième crise. Sortie de l'hôpital St-Antoine en avril 1895, elle rentrait à *l'Hôtel Dieu* en janvier 1896, dans le service de M. Ferrand. Elle présentait à ce moment des taches purpuriques sur les membres inférieurs, avec un affaiblissement extrême, mais sans épistaxis, ni stomatorrhages.

Après un séjour de trois mois à l'Hôtel Dieu et d'un mois au Vésinet, elle quitte Paris pour aller habiter St-Mandé. Depuis lors notre malade a presque toujours des taches hémorrhagiques qui surviennent spontanément, sans traumatisme, et disparaissent très lentement, en un mois généralement; elle a quelquefois de légères épistaxis; elle saigne des gencives très facilement et même spontanément.

Troisième crise. Le 25 février 1898, au lendemain de ses règles, qui avaient été normales, au retour d'un enterrement, sans fatigue aucune, elle est prise dans la nuit d'une grande métrorrhagie, qu'on parvient à arrêter au moyen d'injections très chaudes et de perchlorure de fer. Mais un mois après, elle a des règles extrêmement abondantes qui l'obligent à garder le lit pendant huit jours. Au huitième jour, elle est prise d'une hémorrhagie si abondante que son médecin dut passer toute la journée auprès d'elle.

L'hémorrhagie fut très considérable, la malade était algide, avec un pouls filiforme. On eût pu croire à un avortement, mais il n'y avait pas de caillot et l'utérus n'était pas gros. On employa des hémostatiques variés, on fit à la malade un litre de sérum. Elle resta ainsi 7 semaines au lit, perdant un peu moins abondamment, mais continuellement. En même temps, elle présenta quelques épistaxis et stomatorrhagies, et de larges ecchymoses avec bosses sanguines sur les membres inférieurs. On ne prit jamais sa température, mais la malade croit ne pas avoir eu de fièvre. Elle sortit de cette crise très affaiblie, présentant encore de temps à autre de petites hémorrhagies nasales et gingivales. La convalescence fut extrêmement longue, et l'on mit en jeu une médication reconstituante variée (arsénic, arrhénal, protoxalate de fer).

Depuis cette crise la malade continue à avoir fréquemment des plaques. Elle a très souvent des vomissements glaireux le matin.

Nous avons suivi à nouveau cette malade du mois d'octobre 1904 au mois de janvier 1906. Elle conserve un état de faiblesse générale, avec nervosisme, sans cependant qu'on puisse constater chez elle des troubles organiques sérieux.

Les règles sont normales: elle perd quatre jours abondamment et trois jours un peu. Le toucher montre un col gros avec un utérus en rétroversion légère, rien du côté des annexes.

Pas de pigments biliaires normaux ou anormaux dans les urines. L'épreuve de la glycosurie alimentaire est négative. La radioscopie décèle les vestiges d'une pleurésie ancienne du côté droit et une opacité correspondant à l'hypertrophie des ganglions du médiastin.

HÉMATOLOGIE

Depuis 1894, l'un de nous examine systématiquement le sang de tous les malades atteints de purpura hémorrhagique, et ses recherches n'ont pu que confirmer nos premières publications sur ce sujet. Les altérations sanguines sont les mêmes chez les malades atteints de purpura hémorrhagique dit protopathique ou secondaire à la tuberculose, la leucémie, la variole, etc.[1].

Toutes les fois qu'il s'agit d'un purpura *grave avec grosses hémorrhagies sous-cutanées, muqueuses et viscérales*, on trouve une double lésion hématique consistant dans l'absence de rétractilité du caillot et la diminution du nombre des hématoblastes. En se basant sur l'état de la coagulation et le nombre des hématoblastes, l'un de nous a proposé de classer les purpuras en deux grands groupes. Le premier comprend les purpuras simplex, rhumatismal, toxique, nerveux, et est caractérisé par un caillot rétractile sans diminution du nombre des hématoblastes.

La rareté des hématoblastes et l'absence de rétractilité du caillot sont le trait caractéristique du deuxième groupe dans lequel prennent place toutes les formes de purpura avec grosses hémorrhagies sous-cutanées, muqueuses et viscérales.

Il est nécessaire d'insister sur ce point que la non rétractilité du caillot ne coïncide pas forcément avec une diminution du nombre

[1] HAYEM. Du caillot non rétractile, C. R. de l'Ac. des Sc., 23 nov. 1896.
BENSAUDE. Sur l'absence de rétraction du caillot sanguin et de transsudation du sérum dans les diverses variétés de purpura hemorrhagica. Soc. méd. des hôp. de Paris, 15 janv. 1897.
G. HAYEM et R. BENSAUDE. Sur la non rétractilité du caillot et l'absence de la formation de sérum dans la variole hémorrhagique primitive. Mécanisme des hémorrhagies. Soc. Biol. 19 janv. 1901.
G. HAYEM et BENSAUDE. Sur un cas de leucémie aiguë à forme hémorrhagique avec non rétractilité du caillot sanguin. Bull. et Mém. de la Soc. Méd. des hôp. de Paris, 13 févr. 1903.

des hématoblastes. Cette seconde variété d'irrétractilité du caillot est un phénomène banal, sans signification pathologique précise, et se rencontre *d'une façon inconstante* chez un même malade et dans les maladies les plus diverses.

Chez les malades dont les observations ont été rapportées plus haut, les hématies nucléées n'ont existé qu'une seule fois. Elles ont en particulier toujours manqué dans les cas de purpura hémorrhagique chronique. La réaction myéloïde, exigée par N. Lenoble des purpuras authentiques, nous a semblé dans nos cas sinon absente, du moins très inconstante.

La coexistence entre la tuberculose et le purpura est trop fréquente pour qu'on ne cherche pas à établir des liens entre ces deux affections, et déjà du Castel (¹) s'est demandé s'il ne fallait pas y voir un rapport de cause à effet. Ce rapport semble évident, quelle que soit l'explication pathogénique adoptée, que le bacille de Koch agisse en acquérant temporairement, lors de la poussée aiguë, des propriétés hémorrhagipares ou qu'il s'agisse d'infections secondaires surajoutées. Toujours est-il qu'il faut faire entrer en ligne de compte, dans la production du purpura, outre l'agent infectieux lui-même, un certain nombre de lésions viscérales. Parmi elles, les mieux démontrées par les recherches récentes sont les lésions nerveuses (Grenet) et surtout celles qui donnent naissance à l'insuffisance hépatique; or, on sait combien sont fréquentes les *lésions hépatiques*, et surtout la dégénérescence graisseuse de cet organe chez les tuberculeux. Cliniquement, ces lésions peuvent être mises en évidence par les diverses épreuves pratiquées en pareils cas, notamment la glycosurie alimentaire, l'hypoazoturie, l'élimination polycyclique du bleu de méthylène. Récemment nous-mêmes avons eu l'occasion d'examiner histologiquement le foie d'une malade morte au milieu des grands accidents d'un purpura hémorrhagique survenu au cours d'une péritonite tuberculeuse chronique; ce foie était atteint de dégénérescence graisseuse et de lésions cirrhotiques très intenses. Enfin, dans le service de notre maître M. le dr. Chauffard, l'un de nous a pu examiner le foie de deux tuberculeux qui, à la période ultime de leur affection, avaient présenté sur les membres inférieurs une éruption purpurique; dans les deux cas il existait une dégénérescence graisseuse très marquée de cet organe.

(¹) du Castel. Des diverses espèces de purpura. Thèse d'agrégation. Paris 1883.

Somme toute, en présence d'un purpura, comme en présence d'un état anémique grave, lorsque la cause n'en sera pas évidente, surtout s'il s'agit d'un purpura récidivant ou chronique, le clinicien devra s'efforcer, par tous les moyens possibles, de dépister quelque lésion tuberculeuse chronique, pulmonaire, ganglionnaire ou autre, qui à l'occasion d'une poussée aiguë a pu donner naissance à ce purpura. Au cours de la tuberculose, et à quelque période de son évolution que ce soit, c'est une constatation qui devra faire réserver le pronostic: à une période avancée, elle indique un état cachectique intense et souvent dans ces circonstances le purpura hémorrhagique n'est qu'un épisode terminal, toujours il révèle, outre un état d'amoindrissement fonctionnel du foie, une poussée aiguë de tuberculose et, après sa disparition, on constate que les lésions tuberculeuses ont progressé; souvent il est le prélude d'une généralisation tuberculeuse, et les malades ne guérissent alors de leur purpura hémorrhagique que pour succomber à l'évolution d'une granulie.

Pathogénie de l'hypertension artérielle

Par M. Henri Huchard, Paris (v. page 50).

Sur le réactif pour le sérodiagnostic de la tuberculose

Par M. Léon de Karwacki, Varsovie

Il résulte de mes recherches sur l'agglutination tuberculeuse que les agglutinogènes tuberculeux possèdent une faculté de se saturer par les agglutinines dans un degré beaucoup moindre que les agglutinogènes typhiques ou cholériques. En conséquence, la quantité de corps bactériens, contenus dans une culture homogène ou dans une émulsion des bacilles tuberculeux, exerce une influence très manifeste sur le titrage de l'agglutination d'un sérum donné.

En opérant sur des émulsions, dont la concentration se rapprochait de celle qu'on emploie en général dans les recherches de sérodiagnostic, j'obtenais des différences bien notables de taux agglutinatif dans un même sérum, suivant que les émulsions étaient plus ou moins concentrées.

Évidemment il n'est pas indifférent pour le but pratique que le taux du sérum en expérience soit de 1:5 ou de 1:20. M'occupant depuis un an de l'agglutination tuberculeuse et au point de vue pratique et théorique, j'emploie toujours le réactif à concentration stable que j'ai l'honneur de vous présenter.

La culture homogène de tuberculose, que je dois à l'amabilité de M. Hawthorne est ensemencée sur des surfaces de gélose de 40 cent. carrés. Après 10 jours, on recueille la couche uniforme avec 100 cm. c. de liquide de Koch. L'émulsion est portée à 70° pendant une heure, ensuite broyée au mortier et portée à l'étuve pour trois jours. On obtient un liquide uniformément trouble, qui conserve ses propriétés physiques pendant plusieurs mois. Je possède des échantillons conservés plus de 9 mois à l'obscurité et à la température de la chambre, qui, éprouvés au moyen d'un sérum très agglutinatif, n'ont rien perdu de leur agglutinabilité.

La technique de l'agglutination est la même que pour le «Typhusdiagnosticum» de M. Ficker. A une série de tubes à essai contenant du sérum diversement étendu on ajoute des quantités égales de réactif. La dilution la plus étendue, au sein de laquelle apparaît une agglutination complète au bout de 24 heures, multipliée par 2, exprime le taux agglutinatif du sérum.

Les recherches cliniques faites par mes élèves n'ont rien ajouté de nouveau dans la question du sérodiagnostic. Les chiffres seuls se sont modifiés de ce fait que mon réactif est plus sensible que celui de M. Koch, de M. Behring ou la culture homogène.

Des résultats beaucoup plus intéressants ont été obtenus grâce à l'application de réactifs analogues, préparés de diverses espèces de bacilles de la tuberculose humaine, ainsi que de tuberculose bovine.

Ces recherches ont prouvé que dans certains cas l'agglutination tuberculeuse possédait un caractère individuel, comme par exemple l'agglutination streptococcique, et qu'on pouvait déceler chez les enfants à l'aide du sérodiagnostic la contamination par les bacilles de la tuberculose bovine.

Mes conclusions sont les suivantes:

On doit employer pour les recherches de la clinique les réactifs à concentration stable.

L'agglutination tuberculeuse n'aura pour un clinicien de valeur sérieuse, que lorsqu'il sera démontré que la réaction positive obtenue chez les sujets sains dépend d'une tuberculose latente.

L'agglutination a une valeur très grande pour la différenciation des diverses espèces de bacilles acidorésistants.

Méthode objective de mesure de la pression artérielle avec l'emploi, comme témoin, du sphygmographe Dudgeon modifié

Par M. PARISET, Vichy.

La méthode de mesure de la pression artérielle que j'ai l'honneur de vous présenter est une méthode *objective*, et c'est là, croyons-nous, son principal intérêt. En effet, la plupart des méthodes de mesure de la pression artérielle, chez l'homme, sont fondées sur le contrôle d'une sensation tactile: le doigt, placé sur l'artère radiale, en explore les battemens pendant qu'une pression développée en amont tend à les abolir. Cette *subjectivité* de la méthode empêche de comparer entre eux les résultats donnés par des observateurs différents, puisque, sur un même malade, au même moment, deux médecins seront rarement d'accord sur le chiffre de la pression artérielle. On est ainsi obligé de dire, avec Potain, que ces méthodes subjectives, dont la sienne est un excellent type, sont bonnes, à condition que ce soit toujours le même observateur qui soit en cause.

Pour supprimer cette subjectivité, pour rendre la méthode objective, nous avons essayé de contrôler les pulsations de l'artère, non plus par la sensation tactile du doigt, qui *ne se voit pas*, mais par un instrument traduisant ces pulsations à *la vue* de l'observateur. Il fallait pour cela un instrument d'une grande sensibilité, décelant par un mouvement apparent les moindres pulsations et même les plus légers frémissemens de l'artère. Le sphygmographe Dudgeon présentait ces qualités, mais ses dimensions et sa forme n'en permettaient pas l'emploi pour le but que nous nous proposions, puisqu'il rendait impossible l'arrêt de la récurrence. Nous l'avons fait modifier de telle sorte qu'il occupât sur l'artère radiale un segment très court.

Technique. Avec un tel appareil voici comment l'on procède. On commence par placer le sphygmographe de façon que le ressort s'applique dans la gouttière radiale exactement sur l'artère et que, l'appareil étant fixé par un lien circulaire autour du poignet, on obtienne, à l'aide d'une vis excentrique qui à volonté tend plus ou moins le ressort, les oscillations d'amplitude maximum du style inscripteur du sphygmographe. Avec l'index gauche on arrête alors la récurrence par une pression convenable sur la radiale à la base de l'éminence thénar, tandis que la main droite, armée de l'ampoule du sphygmomanomètre de Potain, écrase progressivement la radiale immédiatement en amont du sphygmographe. On voit alors les pulsations diminuer peu à peu d'amplitude, puis cesser tout à fait : on lit à ce moment le chiffre donné par le manomètre. Il est bon de continuer à appuyer avec l'ampoule jusqu'à ce qu'on soit certain d'avoir dépassé sensiblement le chiffre de la pression artérielle, puis de diminuer la pression qu'on exerce, peu à peu, jusqu'à ce que les pulsations réapparaissent; la lecture du manomètre à la cessation et a la réapparition des pulsations doit être la même.

Principe de la méthode. Pour rendre cet exposé véritablement scientifique, nous devons faire intervenir ici la physiologie, qui va nous en fournir le principe, et nous permettre des déductions pratiques qui, sans cela, seraient difficiles à saisir.

Le principe de la méthode est tout entier contenu dans une loi de Marey et dans un appareil construit par Mosso d'après cette loi : La pression interne du sang est représentée, dans sa valeur, par la contrepression externe qui donne aux parois des vaisseaux sanguins le maximum de leur mobilité.

En effet, chaque pulsation des artères est limitée par la résistance qu'elle rencontre et la tension élastique des parois artérielles. Si, au moyen d'une force externe, pression d'eau par exemple, on arrive à contrebalancer la pression latérale qui distend les vaisseaux, les oscillations des artères acquièrent le maximum d'ampleur lorsque la pression interne est égale à la pression extérieure de l'eau. Les choses se passent alors comme si la pression du sang était appliquée directement au manomètre (Marey).

Appliquant ce principe, Mosso mesure la contre-pression qu'il prend pour valeur de la pression inter-artérielle, en enfermant les doigts annulaire et médius de chaque main dans des manchons métalliques pleins d'eau en communication avec un manomètre à mercure. La pression de l'eau est augmentée jusqu'à ce que les oscillations de la colonne mercurielle atteignent leur plus grande amplitude *(Traité de Physiologie* — Morat et Doyen).

Si nous comparons l'appareil de Mosso et ceux que nous employons dans la présente méthode, nous voyons qu'ils peuvent se superposer. La colonne de mercure, dont les oscillations traduisent les mouvements des parois artérielles, est l'équivalent du style du sphygmographe qui fournit l'inscription

du tracé du pouls. La pression développée par l'eau du plé-
thysmographe sur les doigts du sujet de Mosso est l'équivalent
de la pression exercée sur l'artère radiale par le ressort du
sphygmographe. Quand cette pression égale à la pression interne
du sang, les oscillations atteignent leur maximum d'amplitude,
aussi bien celles du mercure que celles du sphygmographe.

Notons en passant que, dans ces conditions, ces oscillations expriment la *pression variable du sang*, c'est-à-dire la
différence entre la *pression constante* et la *pression totale*, la pression constante étant indiquée par le niveau le plus bas de la
colonne de mercure, et la pression totale par son niveau le plus
élevé. Cette oscillation du mercure entre deux points extrêmes
et opposés, c'est l'expression de la systole cardiaque dans l'action qu'elle exerce sur la paroi artérielle par l'onde qu'elle
lance dans l'aorte; le manomètre l'exprime en centimètres de
mercure, le sphygmographe en donne l'expression imagée, le
tracé. Si nous insistons autant sur ce point c'est que la présente méthode donne à la fois ce chiffre et ce tracé, comme vous
le verrez tout à l'heure.

En résumé, sur ce point de physiologie, la méthode est
rigoureuse, car, lorsque par une pression convenable sur l'artère
nous avons aboli ses pulsations, c'est que nous avons réalisé une
pression égale à la somme de la pression constante et de la pression variable, c'est-à-dire à la pression totale.

Avantages de la méthode. Les avantages de la méthode sont
les suivants:

1° *La méthode est objective*, ainsi que nous l'avons suffisamment démontré; ses résultats sont donc comparables entre eux,
quel que soit l'observateur qui les fournisse.

2° *La méthode simplifie les mouvements de l'observateur*. Dans
le procédé de Potain, par exemple, il faut *dissocier* dans leurs
actes deux doigts voisins d'une même main, l'un arrêtant la
récurrence et l'autre explorant l'artère. Ce sont là deux actions
essentiellement différentes, l'une est une contraction musculaire,
l'autre est l'examen cérébral d'une sensation tactile. Ces deux
actions se passant au même moment dans un territoire neuro-
musculaire assez restreint, ne sont pas sans présenter une certaine
difficulté d'exécution. Une longue habitude permet seule de
les réaliser à coup sûr; et même si l'on prend plusieurs pressions de suite il arrive assez vite que l'on s'embrouille et que
l'on intervertit l'action des deux doigts. Il faut donc que l'atten-

tion de l'observateur y soit sans cesse fixée, et cela aux dépens des autres éléments de l'expérience, qui est ainsi faite dans de mauvaises conditions.

Nous avons remplacé ces *mouvements dissociés* de deux doigts, par les *mouvements associés* des deux mains, qui appuient à la fois et dans le même sens.

3° *La méthode fournit le tracé et la pression*, et c'est là un avantage précieux, car le tracé et la pression sont deux notions qui s'éclairent réciproquement. Le tracé du pouls aurait plus de crédit s'il était accompagné du chiffre de la pression; de même le chiffre de la pression aurait plus de signification s'il correspondait à un tracé. Car, nous l'avons vu, le tracé est l'expression imagée de la pression variable, c'est-à-dire d'un phénomène systolique. La pression variable est la pression développée par la systole; la pression constante étant la pression qui se maintient dans l'artère pendant la diastole; leur somme est la pression totale. Notre méthode donne ces trois chiffres, nous allons le démontrer.

4° *La méthode donne la pression constante et la pression variable*. En voici la technique: le sphygmographe est placé, non plus pour obtenir un bon tracé, à amplitude maximum, mais un mauvais tracé, de faible amplitude. Pour cela, le ressort du sphygmographe ne devra exercer qu'une pression légère sur l'artère, c'est-à-dire, ou pour préciser, une pression inférieure à la pression interne du sang ou pression constante. Dans ces conditions, la récurrence étant d'autre part convenablement arrêtée, lorsque, avec l'ampoule de Potain, on appuie en amont du sphygmographe sur la radiale, on voit les oscillations du style, d'abord très faibles, augmenter peu à peu d'amplitude, jusqu'à un certain maximum, puis diminuer et disparaître. C'est au moment où elles atteignent leur amplitude maximum qu'il faut lire au manomètre le chiffre de la pression constante. C'est qu'en effet à ce moment on a développé sur l'artère, comme dans l'appareil de Mosso, une pression égale à la pression constante, et laisse ainsi à la paroi artérielle son maximum de mobilité et d'expansibilité au passage de l'onde systolique.

Connaissant le chiffre de la pression constante on le retranche du chiffre de la pression totale et l'on obtient celui de la pression variable.

En résumé, cette méthode permet d'obtenir sur le régime

circulatoire dans l'appareil cardio-vasculaire artériel, des observations nombreuses et précises, en même temps que clairement
indiquées dans un diagramme du type suivant:

Pression totale.............. 15 —
Pression variable .... 5 —
Pression constante......... 10 —

SÉANCE DU 23 AVRIL

(Matin)

Présidence: M. LAROMEYER

Diabète sucré: Pathogénie

Par M. F. W. PAVY, Londres (v. page 229).

DISCUSSION

M. PARISET: La sécrétion interne du pancréas n'est pas le seul facteur pancréatique du diabète, la sécrétion externe a aussi sa grande importance.

L'action de l'amylase pancréatique sur le glycogène du foie produit de l'hy-
perglycémie et de la glycosurie, comme le prouvent mes injections de suc pancréatique dans la veine porte et dans la veine saphène du chien (Laboratoire de Physiologie de la Sorbonne, Paris).

Ces phénomènes expérimentaux s'accompagnent d'une augmentation du pouvoir amylolytique dosé par notre méthode (Société de Biologie, avril 1906, Paris).

On peut donc penser que ce mécanisme naturel a lieu en pathologie, quand
le pancréas intoxiqué donne trop d'amylase et que le foie touché dans sa fonction
cellulaire laisse hydrolyser trop facilement son glycogène en sucre.

Des expériences de Bierry et Mme Gatin ont montré que la glycosurie s'accompagnait d'hyperacidité du milieu, cette condition de milieu est peut-être nécessaire, ou nécessairement concomitante, à la production du mécanisme que nous
vous avons présenté.

Sur le diabète infectieux et la théorie de sa contagiosité

Par M. F. DÉLÉAGE, Vichy

Des faits expérimentaux et cliniques ont, depuis quelques
années, éclairé la pathogénie de certaines formes de diabète: ils
ont montré le rôle de l'infection dans un assez grand nombre de
cas de cette maladie. Nous citerons d'abord les recherches de Thier-
celin, qui chez deux enfants glycosuriques atteints d'infection
gastro-intestinale a trouvé le colibacille dans le canal de Wirsung,
puis les expériences de Topfer et d'Hammerschlag (glycosurie pro-

voquée par l'infection sous-cutanée d'extrait de déjections ou de
bacilles isolés de ces déjections); ces derniers concluent, comme
l'a fait plus tard Zaremba, à cette notion que le pancréas a une
fonction antiseptique-antitoxique pouvant être détruite, ou, du
moins, entravée par des affections chroniques du tube digestif.

Les expériences de Charrin et Carnot sont plus concluantes
encore au sujet de la réalisation d'une glycosurie infectieuse et
ont apporté une confirmation plus absolue aux idées émises par
Topfer et Hammerschlag. MM. Charrin et Carnot ont, en effet,
réalisé l'infection ascendante du pancréas, en injectant dans le canal de Wirsung des microbes (bacille du côlon, streptocoques, microbe pyocyanogène) parasites du tube digestif et pouvant tous se
trouver à l'orifice du canal pancréatique, microbes assez atténués
toutefois pour ne pas produire de pus ni d'infection générale.
Trois des chiens soumis à leurs expériences ont eu de la glycosurie. Chez le premier, la glycosurie survint dès le 12ᵉ jour et
l'animal succomba au bout de 4 semaines, après avoir présenté,
outre la glycosurie et la polydipsie, un amaigrissement très rapide;
le glucose apparut chez le second chien au 14ᵉ jour; le 3ᵉ présenta une glycosurie passagère.

Si, ainsi que l'ont fait remarquer MM. Charrin et Carnot, le
rôle du microbe est secondaire ici (car il peut être remplacé par
une foule d'autres causes physiques ou chimiques capables de détruire ou d'altérer le pancréas ou de troubler ses fonctions), il n'en
est pas moins vrai qu'il a provoqué un véritable diabète infectieux,
microbien.

Le microbe et ses toxines peuvent disparaître et la lésion organique continuer, ou bien ils peuvent persister, et le diabète continue; mais l'origine de la glycosurie aura été vraiment microbienne dans tous les cas. Et pourtant ce ne sont pas les microbes
qui font directement la maladie, car appliqués ailleurs ils ne pro-
duiront rien de pareil; ce qui demeure capital c'est la fonction
du pancréas, ce sont les troubles provoqués dans cet organe.

De ces faits expérimentaux MM. Charrin et Carnot concluent
que des bacilles peuvent remonter de l'intestin dans le pancréas,
au cours de certaines maladies, et altérer cette glande.

Les conclusions tirées par Topfer de ses expériences sont en
faveur de l'opinion émise par Zaremba. Pour lui, en effet, le pancréas est un organe antitoxique détruisant certaines substances
toxiques d'origine intestinale; si ces substances sont produites en
trop grande quantité, ou si le pancréas est insuffisant, la toxicité

des déjections augmente et agit sur le foie et les centres nerveux, dont les lésions activent la glycosurie.

En somme, ce ne sont pas les altérations fonctionnelles ou anatomiques du pancréas résultant de l'infection d'origine intestinale qui produisent directement la glycosurie, mais bien leur retentissement du côté du foie et du système nerveux.

Le pancréas et le foie forment en réalité, ainsi que l'ont montré les études d'anatomie comparée et l'expérimentation, un appareil hépato-pancréatique conjugué; ils sont complémentaires l'un de l'autre et intimement unis au point de vue circulatoire. Aussi toute lésion, tout trouble fonctionnel de l'un de ces organes retentit sur l'autre pour dévier ses actions physiologiques. Steinhaus, en 1902, puis Klippel et Lefas, en 1903, n'ont-ils pas montré que dans les cirrhoses du foie on observe des inflammations du pancréas consécutives à l'hépatite; les lésions pancréatiques ne seraient pas sans influence sur la production de la glycosurie alimentaire dans les cirrhoses; le pancréas présidant à l'utilisation du sucre mis à la disposition de l'économie, un simple trouble fonctionnel de cet organe doit influencer l'activité glycolytique des tissus (Steinhaus).

M. Thiroloix a clairement expliqué la pathogénie de ces faits de diabète en montrant que le pancréas et le foie forment l'appareil glycoso-formateur de Cl. Bernard; ces deux glandes, séparées topographiquement, étant réunies chez l'homme par le système veineux-porte au point de vue fonctionnel, la suppression de la sécrétion interne du pancréas abolit la fonction d'arrêt du foie pour le sucre, mais le foie reste le grand dispensateur de la glycosurie des diabètes. Aussi le syndrome glycosurique peut-il être produit par une multitude de lésions anatomiques ou fonctionnelles des cellules hépato-pancréatiques. Mais ce'est au niveau du foie que se fait, pour la plus grande part, le métabolisme du sucre; cet organe joue, par des processus divers, le rôle le plus important dans la genèse des diabètes, et l'action même du pancréas à cet égard ne s'exerce probablement que par l'intermédiaire de l'organe hépatique» (Gilbert et Carnot).

Dès lors, il est rationnel d'admettre que des agents infectieux à point de départ intestinal, en pénétrant dans le pancréas, puissent provoquer la glycosurie intermittente, si l'infection ou les troubles qu'elle a provoqués sont de peu de durée, et le diabète vrai, si ces troubles persistent ou déterminent du côté d'un foie insuffisant ou prédisposé des troubles fonctionnels ou anatomiques durables.

Mais cette action des substances toxiques et éléments organisés de l'intestin ne s'exerce pas seulement sur le pancréas; elle est plus complexe et porte sur les deux grands systèmes contribuant à la genèse de la glycosurie: le foie et le système nerveux.

Quoi de plus légitime que d'attribuer un des rôles principaux, dans la pathogénie de certains diabètes, à l'infection ascendante du foie, infection s'accomplissant par le même mécanisme que celui admis par Charrin pour le pancréas, et surtout au transport, par la même porte, non seulement des éléments toxiques d'origine digestive, mais aussi des éléments figurés végétant à la surface de la muqueuse intestinale.

Dès le début de notre pratique médicale notre attention a été appelée sur la grande fréquence des modifications de volume et de consistance du foie dans les dyspepsies, surtout dans les cas de dilatation stomacale, de stases alimentaires s'accompagnant de coprostase ou de diarrhées fétides, chez des sujets abusant de viande, d'aliments et de condiments fermentescibles ou irritants.

Nous avons suivi un assez grand nombre de malades de cet ordre, dyspeptiques, surtout obèses et congestifs, et nous avons vu survenir chez certains une glycosurie d'abord intermittente et peu durable, disparaissant pour toujours lorsque le sujet s'est résolu à modifier son hygiène générale et diététique et s'est soumis à un traitement rationnel dirigé contre ses troubles gastro-intestino-hépatiques. Mais chez un certain nombre cette glycosurie est devenue un vrai diabète, les cellules hépatiques ayant été troublées plus profondément dans leur fonctionnement et dans leur constitution.

Il semble qu'en raison de l'écoulement de la bile, l'infection ascendante des canaux biliaires et du foie ne puisse s'effectuer que difficilement, le flux biliaire étant un obstacle à la marche ascendante des microbes. Mais que, pour l'une ou l'autre cause, la sécrétion de la bile vienne à diminuer, cette infection sera possible; elle provoquera des modifications dans le fonctionnement du foie. D'après Laffitte, l'inflammation, et spécialement les altérations de la muqueuse gastrique, permettent le passage des microbes de l'estomac dans les voies sanguines et lymphatiques qui les apportent au foie où ces microbes provoqueraient des phénomènes irritatifs dans les espaces péri-lobulaires, et des hépatites interstitielles. De son côté, Adami a voulu faire de la

cirrhose d'origine dyspeptique une maladie microbienne directe
produite par un microbe voisin du colibacille.

Cette genèse de certaines altérations hépatiques est possible,
mais elle n'est pas probable dans la plupart des cas. Les altérations fonctionnelles ou anatomiques du foie reconnaissent le plus
souvent pour cause directe les toxines élaborées par les microbes
et les produits toxiques chimiques de la fermentation intestinale
amenés dans le foie par la veine-porte. Nous n'insisterons pas
sur cette pathogénie de certaines congestions du foie, de certaines
cirrhoses, bien élucidée par les travaux de Portal, Hall, Rovighi,
Budd, Leven, Poncet, Laffitte, Adam, Grasset, Picot et surtout par
ceux de Bouchard, Hanot, Roux, Degnéret, etc. Ce sont des faits
aujourd'hui bien connus. L'on sait aussi que les lésions de la cellule et du tissu conjonctif du foie se produisent plus facilement et
plus rapidement en conséquence de la simple congestion, si à ces
agents toxiques d'origine infectieuse s'ajoute l'abus de l'alcool et
d'aliments irritants.

L'apport de ces substances toxiques par la veine-porte provoque une congestion du foie, débutant par le lobe gauche, pour
s'étendre ensuite au lobe droit; il détermine en même temps une
exaltation des fonctions hépatiques dont la conséquence est une
glycosurie d'abord intermittente, mais qui devient permanente, un
vrai diabète, si la congestion est devenue permanente et si des modifications durables de la glande sont survenues. Ces toxines et
ces produits toxiques agissent d'autre part sur le système nerveux, sur le centre bulbaire de Cl. Bernard, et contribuent au diabète par ce mécanisme. Il s'agit donc ici de diabète infectieux.

L'infection est plus nette encore dans les faits de l'ordre de ceux
publiés par M. Labbé (Soc. Méd. des hôp., 19 mai 1905) après ceux
de Naunyn, Klemperer, Ritter, etc.,

Les faits de M. Labbé, très typiques, se rapportent à deux sujets devenus diabétiques, le premier un homme de 45 ans et obèse
à la suite d'une angine, le second, une femme de 67 ans, à la suite
d'une infection du rhino-pharynx.

Ils guérirent tous les deux de leur diabète à la suite du régime et d'un traitement rationnel.

Pour notre part nous avons observé une dizaine de cas de
diabète consécutif à la grippe et en particulier à la grippe à forme
gastro-intestinale, et deux cas de diabète grave, consécutifs à une
pneumonie.

Dans les cas de diabète dérivant d'une infection générale,

comme dans les cas de diabète d'infection gastro-intestinale, il ne faut pas croire que la glycosurie doive disparaître après l'infection quand celle-ci est peu prononcée et passagère, que les fonctions hépatiques doivent se régulariser. La guérison ne se fait pas spontanément sans intervention d'un régime destiné à modifier l'état des voies digestives, à diminuer les intoxications et sans un traitement destiné à régulariser les fonctions hépatiques perturbées.

La diminution et la suppression de l'alimentation carnée, la suppression des aliments fermentescibles ou irritants, des boissons fermentées ou fermentescibles, alcooliques, le régime végétarien plus ou moins mitigé, lacto-végétarien (si les analyses des urines ont montré que le lait n'augmente pas la glycosurie), les agents thérapeutiques destinés à lutter contre l'infection et la rétention intestinale et à stimuler les fonctions hépatiques (calomel, laxatifs, entéroclyse, etc., remplissent cette première indication.

Le traitement alcalin, dont la cure de Vichy est le type (cure de boisson complétée par les grands lavages intestinaux, les bains, l'hydrothérapie, suivant les cas), remplit la seconde indication. Les cas de cet ordre fournissent à la cure de Vichy ses succès les plus nets.

Nous n'insisterons pas sur cette action de la cure vichyssoise dans les cas de congestion hépatique simple de toute origine, comme dans les lésions non cancéreuses du tissu hépatique au début; cette action est bien connue. Nous ferons remarquer surtout que cette régularisation des fonctions du foie se traduit par la disparition de la glycosurie, au cours du traitement de Vichy, ainsi que nous l'avons vu chez un assez grand nombre de glycosuriques, de diabétiques de cet ordre. C'est d'ailleurs la règle générale. Et même quand le diabète est installé et a fait suite à une simple glycosurie intermittente, nous voyons à Vichy le foie revenir à son volume et à sa consistance normales, l'état général s'améliorer, les symptômes du diabète s'atténuer considérablement et le plus souvent disparaître en même temps que la glycosurie s'abaisse et souvent disparaît, et que la composition de l'urine se rapproche de la normale.

Conclusion: Les faits cliniques, d'accord avec les faits expérimentaux, prouvent l'existence d'une glycosurie infectieuse par troubles hépato-prancréatiques d'origine infectieuse. Cette glycosurie est d'abord intermittente, mais se transforme en diabète vrai, si l'on ne la prévient pas, en soumettant le malade à une hygiène diététique et générale destinée à lutter contre la cause de l'infection, et un traitement apte à régulariser les fonctions hépatiques.

Sur la contagiosité du diabète. — De nombreux cas de diabète ont, ainsi que je l'ai montré, et ainsi que le prouvent les faits expérimentaux et les faits cliniques, une origine infectieuse endogène.

Mais cette notion de l'infection n'implique pas celle de la contagion. Qui dit infection ne dit pas nécessairement contagion. Celle-ci nécessite en effet l'intervention d'un agent infectieux exogène : or, l'existence de cet agent, de ce microbe spécifique du diabète transmettant la maladie d'homme à homme, n'est rien moins que vraisemblable, à preuve la rareté relative du diabète chez des sujets habitant ensemble, voir chez des conjoints, point sur lequel j'insisterai plus loin.

En s'appuyant sur des cas de diabète constatés chez deux époux, chez des membres d'une même famille, etc., Debove, en France, Schmitz, en Allemagne, ont émis l'idée que le diabète pourrait bien être contagieux. Cette opinion a été soutenue et affirmée, à leur suite, par Oppler, Kultz, Senator, Marie, Teissier, Th. Guyot, Talamon, puis par les drs. Boissuneau, Ledieu et Hannet dans leurs thèses de doctorat, et par le dr. Martinet (*Presse médicale*). D'autres auteurs, comme Lecorché, avaient déjà signalé la coexistence du diabète chez deux époux, mais sans conclure à la contagion de l'un par l'autre. De cette constatation d'une maladie survenant à un intervalle parfois très éloigné, et qui peut atteindre plusieurs années, chez des personnes ayant la même prédisposition, la même constitution héréditaire ou acquise, vivant de la même vie, soumises aux mêmes conditions d'hygiène, ayant la même alimentation, il ne semble pas que l'on soit plus en droit d'admettre la contagion qu'on ne peut l'admettre pour la goutte, le rhumatisme déformant, les lithiases biliaire et rénale, et même certaines affections organiques du cœur ou du système nerveux, que l'on voit parfois coexister chez deux conjoints, chez deux personnes habitant ensemble.

Pour ma part, j'ai plus fréquemment observé la coïncidence de la lithiase biliaire et de dyspepsies de même type chez mari et femme que le diabète à deux. Je connais deux ménages tabétiques et pourtant il ne viendra pas à l'idée d'incriminer la contagion directe dans ces cas. Le tabes reconnaissait, dans les deux couples en question, la même origine, l'infection syphilitique de la femme par le mari, infection effectuée sur des systèmes nerveux ayant la même vulnérabilité.

Les lithiases et les dyspepsies conjugales sont la résultante d'une même prédisposition et favorisée par la même hygiène générale et alimentaire défectueuse. Pourquoi donc ne pas admettre pour le diabète ce qui est admis pour le tabès et les maladies de la nutrition?

Si le diabète était directement transmissible, la contagion serait presque la règle dans les ménages dont un membre est diabétique; en tous cas, les faits de diabète conjugal ou familial seraient très fréquents, au lieu d'être presque l'exception. En effet, la plus forte statistique concernant les diabétiques est celle de Schmitz, elle comprend 2320 cas, sur lesquels la glycosurie conjugale a été notée 26 fois, soit 1,12 % des cas. Dans sa thèse Hutinet a relevé 5087 cas sur lesquels 100 ont trait à des faits de diabète conjugal, soit 0,67 %.

La statistique que j'avais fournie en juin 1904 à M. Hutinet des faits observés par moi comprenait 505 diabétiques, sur lesquels 439 étaient ou avaient été mariés, 66 étaient célibataires; or, sur ces 439 mariés, nous avons noté le diabète à deux dans 8 ménages. J'élimine le cas de M. et M.me F. rapporté dans la thèse de M. Hutinet; le mari était diabétique depuis 23 ans; la femme, qui était atteinte de lithiase biliaire et rénale et de rhumatisme déformant, faisait fréquemment analyser ses urines; or, une seule fois, en 1897, à son arrivée à Vichy, l'analyse décela une dose infinitésimale de glycose ($0^{gr}654$ par litre au lieu de $6^{gr}54$, chiffre indiqué par erreur par M. Martinet, et $0^{gr}20$ d'albumine). Sucre et albumine disparurent rapidement et les analyses sont toujours, depuis lors, restées négatives.

Dans un autre ménage, B..., dans lequel je dois noter chez les deux époux un abus des sucreries, comme dans plusieurs autres cas, la femme, dyspeptique ancienne avec congestion du foie, est diabétique depuis 1901. Le mari, rhumatisant, congestif, dyspeptique, gros mangeur et entaché d'alcoolisme, a présenté, en 1903, 10^{gr} de sucre par litre d'urines, glycose qui disparut au bout de 8 jours de cure à Vichy et de régime. Le malade cesse ensuite tout régime et reste glycosurique pendant 2 ans. En juillet 1905, une première analyse faite à Vichy décèle 5^{gr} de glycose par litre d'urines; une analyse faite 6 jours après est négative.

Il me semble difficile de faire intervenir la contagion dans les cas de cet ordre. Je les ai pourtant compris dans ma statistique afin de n'encourir aucun reproche; celle-ci, en 1904, comprenait encore 2 diabétiques hommes et 5 diabétiques femmes, dont le conjoint était mort diabétique. Chez un homme et chez une femme la glycosurie avait débuté peu de temps avant la mort de son conjoint. Le premier, M. G..., dyspeptique avec gros foie et emphysémateux, avait éprouvé de grandes tortures morales pendant les dernières années de la vie de sa femme, aliénée et morte de phthisie diabétique.

La glycosurie chez lui disparut avec le régime et une cure à Vichy, et cela d'une façon définitive.

La seconde, une femme, avait eu, en 1890, avant le début du diabète de son mari, une crise de polydipsie avec polyurie passagère, mais on n'a pas à ce moment analysé ses urines. Le diabète débute chez le mari graveleux et rhumatisant, en 1891; il meurt en 1896 de phthisie diabétique. Pendant la maladie de son mari, elle a de grands soucis d'affaires, de grands chagrins et elle devient d'abord glycosurique intermittente, puis une vraie diabétique. Dans les autres cas, la glycosurie a débuté chez le survivant à un intervalle variant de un mois à 9 ans après la mort du conjoint diabétique; chez plusieurs elle a été passagère et n'a plus reparu.

Mme C. L., fille de diabétique mort jeune, a été mariée à son oncle paternel diabétique, mort en 1888, après 14 ans de ménage; la glycosurie apparaît chez elle à la suite de grands soucis d'affaires, en 1890. Sa fille, âgée de 28 ans, et qui vit avec elle, n'est pas diabétique. Il me semble difficile de rapporter ce cas à la contagion plutôt qu'à l'hérédité prédisposante et aux chocs moraux, cause déterminante.

Mme V., dont le mari est mort en 1892, à 70 ans, après un diabète datant de 10 ans, est fille de goutteux, d'hépatiques, elle a elle-même de la lithiase et des congestions du foie; elle s'aperçoit par hasard, en 1899, de la glycosurie d'abord intermittente, puis permanente.

Dans les autres cas, qui ont une analogie frappante avec ceux que je viens de citer, on relève chez le conjoint survivant et secondairement atteint des causes de diabète autres que la contagion, à savoir la prédisposition héréditaire, des troubles du côté du foie, l'arthritisme, des secousses morales et, chez plusieurs tous ces facteurs réunis.

Il est des cas que j'ai observés et que l'on aurait fatalement attribués à la contagion si les sujets diabétiques de la même famille avaient habité ensemble.

Tel est le cas des familles suivantes:

M. F., diabétique, habitant l'Amérique, revient en France en envoyant un de ses neveux à la tête de ses affaires dans le nouveau monde; un autre neveu reste en France, mais n'habite pas avec son oncle, qui d'ailleurs meurt 2 ans après son retour. Les deux neveux, très éloignés l'un de l'autre, deviennent diabétiques et meurent, l'un de coma, l'autre de pneumonie. La femme de l'un d'eux, sa cousine, névropathe, devient diabétique 4 ans après la mort de son mari et meurt en 1900 au bout de 4 ans. Un de ses fils (sur 3) obèse, goutteux, élevé en France et n'ayant guère habité avec sa mère, depuis l'enfance, présente de la glycosurie, en 1905, à 14 ans.

M. D., diabétique depuis 12 ans, meurt en 1894. Une de ses filles, atteinte de lithiase biliaire avec poussées de congestion du foie et dont les relations avec son père ont été très rares et de peu de durée, depuis 20 ans au moins, devient glycosurique en janvier 1906. Son mari est indemne. M. C..., époux de la sœur de ce dernier, et que M⁽ᵐᵉ⁾ D. voit très rarement (car il habite l'étranger) est diabétique.

Combien n'y a-t-il pas de cas semblables que les partisans de la contagion du diabète considéreraient comme étant en faveur de cette opinion, si les diabétiques avaient vécu ensemble?

Depuis 1904 jusqu'à ce jour, j'ai observé sur 71 cas nouveaux de diabète les cas suivants: L'un se rapporte à un sujet alcoolique à gros foie, devenu diabétique 2 ans et demi après la mort de sa femme qui était diabétique depuis 10 ans. Il s'est remarié il y a 4 ans et, quoique diabétique et âgé de 55 ans, fait des excès génésiques; sa femme actuelle n'est pas diabétique.

Le second cas a trait à une femme qui perd son mari de phthisie diabétique, en 1890. Elle est obèse, dyspeptique, avec lithiase biliaire et poussées de congestion douloureuse du foie. En 1904, elle est prise de polydipsie et polyurie sans glycosurie; cette dernière apparaît en mai 1905.

J'élimine le cas de M. et Mᵐᵉ D., obèses, arthritiques, et hépatiques tous les deux, qui ont présenté des traces de glycosurie très passagères (au maximum 1ᵍʳ85 chez le mari, 2ᵍʳ29 chez la femme à des périodes différentes, le mari en 1902, la femme en 1903).

De même, celui de M. et Mᵐᵉ B., arthritiques, rhumatisants tous le deux et faisant analyser par précaution leurs urines 2 fois par an. M. B. a présenté en décembre 1903 dans ses urines 5 gr. de sucre par litre, qui disparut après 15 jours de régime.

Chez Mme B. l'analyse décèle, en mai 1904, 4^{gr}62 de glycose par litre à la suite d'un embarras gastrique; cette glycosurie disparut au bout de 8 jours de cure à Vichy.

Même en étant très large et en faisant entrer ces faits dans ceux du diabète à deux, la proportion de ces cas n'est pas élevée et n'est guère en faveur de la contagion.

Actuellement une statistique personnelle comprend 600 diabétiques dont 510 sont ou ont été mariés; or, sans faire abstraction d'aucun cas, en faisant entrer en ligne de compte tous les cas de conjoints ayant eu, soit simultanément, soit à des époques différentes, une glycosurie même minime (0^{gr}64) et même très fugace, nous trouvons 14 couples qui ont eu de la glycosurie pendant leur cohabitation et 9 cas chez lesquels la glycosurie est apparue chez le survivant dans un délai variant de 1 mois à plusieurs années. Nous avons vu qu'un certain nombre de ces cas devraient être éliminés. Une proportion aussi faible n'est guère en faveur de la contagiosité du diabète, étant donné le nombre des diabétiques mariés.

A mon avis, les cas de diabète observés dans une même famille, chez des conjoints, dans une même maison, relèvent à la fois de l'hérédité, de l'hygiène défectueuse et d'infections gastro-intestinales ou générales ayant provoqué des troubles fonctionnels du côté du foie, du pancréas et du système nerveux.

Pathogénie de l'hypertension artérielle

Par M. HENRI HUCHARD, Paris (v. page 50),
et M. CARL TRUNECEK, Prague (v. page 56)

Ueber die Behandlung des Magengeschwürs

Par M. LENHARTZ, Hambourg

Meine Herren, Im Dezember 1903 habe ich über ein neues Verfahren zur Behandlung des runden Magengeschwürs berichtet und dasselbe eingehender durch meinen früheren Assistenten Dr. Wagner beschreiben lassen. Ich bin seither auf demselben Wege fortgeschritten und jetzt in der Lage, über eine Reihe von 140 Beobachtungen berichten zu können, die m. E. mit voller Sicherheit lehren, dass meine theoretischen Vorstellungen durch die Erfahrungen am Krankenbett sich durchweg als richtig erwiesen haben.

Meine Methode hat bisher mehr Anfechtung als Zustimmung erfahren; dies konnte in keiner Weise überraschen, da mein Verfahren grundlegende Aenderungen der bisher gültigen Anschauungen voraussetzt und ein von der bisherigen Methode völlig abweichendes Vorgehen fordert.

Es hat sich nun ergeben, dass die wenigen Autoren, die sich mit einer wirklichen Nachprüfung meiner Vorschläge beschäftigt haben, schon in allen wesentlichen Punkten zu den gleichen Ergebnissen gekommen sind, während alle diejenigen, die Bedenken gegen das Verfahren geäussert haben, an die objektive Prüfung der Methode überhaupt nicht herangegangen sind und nur auf Grund theoretischer und wie ich wohl sagen darf vorgefasster Ansichten ihr Urteil abgegeben haben.

Ich zweifle nicht daran, dass meine heutigen Ausführungen dazu beitragen werden die geringfügigen Einwendungen, die von *Wirsing* und *Minkowski* gegen einige Punkte ausgesprochen worden sind zu heben und auch die Bedenken der bisherigen Gegner des Verfahrens zu beseitigen.

Wenn ich nach diesen Vorbemerkungen auf meine Methode eingehen darf, möchte ich folgendes ausführen.

Die bisher geltende Anschauung fusst im wesentlichen auf den Arbeiten und Vorschriften von *Cruveilhier, Ziemssen* und *Leube*. Der *Grundgedanke*, der die Behandlung beherrscht, ist vor allem eine peinliche *Schonungsdiät*, die um so strenger — selbst bis zur völligen Abstinenz — gesteigert wird, je kürzer die Zeit, die seit einer Blutung vergangen ist. Man sucht dem Magen möglichst alle Arbeit abzunehmen, reicht ihm erst 5 bis 6 oder mehr Tage nach einer Blutung etwas geeiste Milch, später Fleischsolution oder Bouillon und geht nach weiteren 2 bis 3 Wochen dazu über bis zu 250 cc. Milch mit 2 bis 2 ½ stündigen Pausen zu reichen. So bleibt es bis zum Ablauf der 4. bis 6. Woche. Besteht grösseres Nahrungsbedürfnis, so darf der Nährwert der einzelnen Gaben durch Zusatz von feinen Mehlen oder Rahm gesteigert werden. Erst nach Ablauf der 4. Woche ist der erste Versuch mit weissem Fleisch in Schleimsuppe gestattet; dann folgen Fisch, Kartoffeln oder Reisbrei und nach Ablauf der 6. Woche die Zufuhr von rotem Fleisch und zartem Gemüse. Gegen die Schmerzen wird Morphium, Opium oder Belladonna verordnet, das saure Aufstossen durch Carlsbaderwasser, Natr. bicarb. oder Magnesia, die Erschöpfung mit Nährklystieren bekämpft.

Noch auf einem der letzten Chirurgenkongresse hat *Leube* angegeben, dass man nur bei strengster Befolgung dieser Prinzipien auf eine Heilung des Geschwürs rechnen könne und dabei

wörtlich hervorgehoben, dass bei der Behandlung der Geschwüre,
die zu profusen Blutungen führen, die vollständige Nahrungsab-
stinenz und Morphium nach seiner Ueberzeugung die besten Mittel
zur Bekämpfung seien. In gleichem Sinne haben sich auch *Fleiner*
und *Ewald* ausgesprochen.

Gegen diese Auffassung haben die Erfahrungen am Krankenbett mich schon seit vielen Jahren mit immer stärkeren Bedenken
erfüllt; ich sah die Kranken nur sehr allmählich sich erholen,
hatte den Eindruck, dass bei nicht wenigen die volle Heilung
sehr zweifelhaft sei und überzeugte mich durch das Studium von
Krankengeschichten, die streng nach *Leubes* Vorschrift behandelte
Kranke betrafen, dass verhältnissmässig häufig Rückfälle eingetreten waren. Hand in Hand damit drängten sich theoretische
Erwägungen hervor, die immer aufs neue Bedenken in mir
wachriefen, ob wir auf dem rechten Wege seien. Es widerstreitet
doch allen unseren sonstigen Vorstellungen, *verblutete Kranke
hungern und dursten zu lassen*, durch neue Blutungen geschwächte
chronische Kranke tagelang bei strenger Abstinenz zu belassen
oder lediglich auf die fragwürdigen Nährklystiere zu beschränken.
Im Gegenteil haben wir stets das Bestreben auf alle nur mögliche
Weise eine rasche Hebung der Kräfte zu erreichen.

Es kommt hinzu, dass wir wohl mit vollem Recht annehmen
dürfen, dass die grösste Zahl aller Magengeschwüre *auf dem
Boden von Anämie, Chlorose und anderer mit Hyperacidität
einhergehender Krankheitszustände entsteht;* dass ferner auch die
experimentellen Untersuchungen von *Quincke, Silbermann, Matthes*
u. a. mit Sicherheit gezeigt haben, dass künstliche Defekte der
Magenschleimhaut bei schwerer künstlicher Anämie überhaupt
nicht heilen oder nur in einem so langsamen Tempo, wie es dem
Grade der künstlichen Anämie entspricht, dass endlich die Heilung
solcher Defekte auch ausbleibt bei täglicher Einführung einer
Salzsäurelösung.

Wenn man alle diese Punkte sich vor Augen hält, wird man
die Berechtigung der Bedenken, wie sie mich erfüllt haben, doch
anerkennen müssen. Es fragt sich deshalb, ob man nicht in
anderer Weise wie bisher der gestellten Aufgabe gerecht werden
kann. Nach meiner festen Ueberzeugung ist dies sehr wohl möglich
und ich werde den Beweis dafür erbringen, dass man auf sehr
viel *raschere, gründlichere und angenehmere* Weise die Heilung
des Geschwürs erreichen kann, ohne nur im geringsten Gefahr zu
laufen, den Kranken auf irgend eine Weise zu schädigen.

Da nun jeder von Ihnen, meine Herren, weiss, dass die Diagnose des Magengeschwürs keineswegs immer eine leichte und sichere ist, andererseits die Möglichkeit einer unrichtigen Diagnose im Fälle einer offenkundigen Blutung sehr viel geringer ist, will ich mich bei den nachfolgenden Ausführungen *ausschliesslich auf Erfahrungen beziehen die an Fällen mit frischer Blutung gesammelt sind.* Und um jedes Missverständnis auszuschalten betone ich, dass ich hier nur solche Fälle berücksichtige, bei denen die aus dem Magen oder Darm erfolgte Blutung *mit blossem Auge* unzweifelhaft festgestellt werden konnte, aber auch durch mikroskopische und chemische Untersuchung noch bestätigt wurde. Ich schalte also mit vollem Bedacht alle diejenigen Fälle zunächst hier aus, bei denen nur durch chemische Prüfung bei unverfänglich aussehenden Stühlen die Gegenwart von Blut erst nachgewiesen worden ist (sog. occulte Blutungen).

Ich kann jetzt im ganzen über 140 Fälle von *blutendem* Magengeschwür die nach meiner Methode behandelt worden sind, berichten. Von diesen Kranken sind 3 *gestorben* (= 2,14 %), während *Leube* bei 195 Fällen mit Blutung 8 verloren hat = 4 %.

Der eine Todesfall bei meinen Kranken ist bereits in der *Wagner*schen Arbeit mitgeteilt, hier handelte es sich um einen Mann, der drei Geschwüre im Magen und zwei im Duodenum hatte, von denen das eine die tötliche Blutung herbeiführte.

Von den letzten 80 Fällen mit 2 Toten erlag die eine mit einem Hämoglobingehalt von 18 % und Beinthrombose am 18. Behandlungstage einer Lungenembolie, während die zweite, die bei 20 % Hämoglobingehalt ebenfalls eine Thrombose beider Unterschenkel zeigte, an progredienter Anämie am 15. Behandlungstage zu Grunde ging. Soviel über die allgemeinen Umrisse.

Das Verfahren selber, das ich bei den übrigen Kranken erprobt habe, versucht

1.° durch fortgesetzte Zufuhr konzentrierter eiweissreicher Nahrung die in der Regel in Ueberschuss vorhandene Magensäure zu binden und dadurch die üble Einwirkung auf das vorhandene Geschwür zu verhindern;

2.° durch zweckmässige Steigerung der Nahrungszufuhr für einen baldigen Ersatz der gesunkenen Kräfte zu sorgen.

Daneben wird strenge Bettruhe für 3 — 4 Wochen beobachtet, die Ausdehnung des Magens teils durch *Eisblase*, teils durch Darreichung von *Bismuth* und sorgfältige *Einschränkung* der *Flüssigkeitszufuhr* bekämpft.

Dass dem Bismuth eine überaus wichtige Rolle nebenher zufällt, hat schon der grosse *Trousseau* erkannt und gelehrt, auch haben nicht nur die experimentellen Untersuchungen von Matthes, sondern auch manche autoptischen Befunde an Leichen gezeigt, dass der Geschwürsgrund vom Bismuth wie von einem zarten Salbeüberzug geschützt wird.

Als das beste *diätetische* Mittel, das meinen Anforderungen gerecht wird, haben sich *frische Eier* erwiesen, von denen ich in ansteigender Reihe, täglich mehr, in gerührter Form reichen lasse. Hierdurch wird m. E. am vollkommensten die Bindung der Salzsäure erreicht, ohne dass der Magen in irgend welcher unbequemen Weise gedehnt wird. Von geeister Milch erlaube ich stets nur eingeschränkte Mengen, mit denen nur sehr vorsichtig angestiegen werden darf, weil man gerade bei ihrer Darreichung Gefahr läuft, dass der Magen gedehnt und dabei das Geschwür von neuem geschädigt wird. *Die Dehnung des Magens halte ich für das gefährlichste, sie muss auf alle Weise verhütet werden.*

Da es nicht möglich ist das gesteigerte Nahrungsbedürfnis mit Eiern allein zu befriedigen, wird vom 6. Tage ab schon Fleisch — am liebsten rohes, geschabtes — erlaubt; am 7. Tage folgt Reis, am 8. geröstetes Brod, am 10. Butter. Den Eiern wird vom 3. oder 4. Tage Zucker in gesteigerter Menge zugesetzt.

TABELLE 1

Tage nach letzter Hämatemese	1	2	3	4	5	6	7	8	9	10	11	12	13	14
Eier	[illegible]	[illegible]	[illegible]	[illegible]	[illegible]	[illegible]	[illegible]	[illegible]	[illegible]	[illegible]	[illegible]	[illegible]	[illegible]	[illegible]
Zucker zum Ei			[illegible]	[illegible]	[illegible]	[illegible]	[illegible]	[illegible]	[illegible]	[illegible]	[illegible]	[illegible]	[illegible]	[illegible]
Milch	[illegible]	[illegible]	[illegible]	[illegible]	[illegible]	[illegible]	[illegible]	[illegible]	[illegible]	[illegible]	[illegible]	[illegible]	[illegible]	[illegible]
rohes Hack.						[illegible]	[illegible]	[illegible]	[illegible]	[illegible]	[illegible]	[illegible]	[illegible]	[illegible]
Milchreis						[illegible]	[illegible]	[illegible]	[illegible]	[illegible]	[illegible]	[illegible]	[illegible]	[illegible]
Kaffeebrot / Zwieback							[illegible]	[illegible]	[illegible]	[illegible]	[illegible]	[illegible]	[illegible]	[illegible]
Rohschinken										[illegible]	[illegible]	[illegible]	[illegible]	[illegible]
Butter										[illegible]	[illegible]	[illegible]	[illegible]	[illegible]
Calorien	[illegible]	[illegible]	[illegible]	[illegible]	[illegible]	[illegible]	[illegible]	[illegible]	[illegible]	[illegible]	[illegible]	[illegible]	[illegible]	[illegible]

Ich kann hier nicht im einzelnen die Kostordnung angeben, habe aber in einem Schema das Vorgehen erläutert und verweise alle diejenigen, die sich für das Verfahren interessieren auch auf die Reihe von Kurven, welche die durchgeführte Behandlung bei Einzelfällen genau anzeigen.

Abgesehen von den 3 Todesfällen haben wir in allen übrigen Fällen mit blutendem Magengeschwür nach diesen Vorschriften glatt arbeiten können, mit dem Erfolg, dass:

1. wir in keinem Falle genötigt waren gegen etwaige Schmerzen mit Morphium, Opium oder anderen Narcoticis vorzugehen und die stets nur milden Schmerzen fast durchweg in den ersten 2 bis 3 Tagen nachliessen;

2. dass das Erbrechen bei den letzten 80 Fällen im ganzen nur bei 4 Kranken am 1. und 2., bei 2 Kranken am 4. bezw. 8. Tag nur je einmal sich wiedereingestellt hat;

3. dass die Zahl der rückfälligen Blutungen sehr viel seltener geworden ist, gegenüber den Erfahrungen bei der Leubekur.

Von *Wirsing* und *Minkowski*, und ganz besonders von *Ewald*, *Boas* u. a. sind nun Bedenken dagegen erhoben worden, dass ich so kühn gewesen bin, schon *unmittelbar nach einer frischen Blutung* überhaupt dem Magen etwas anzubieten, weil sie der Ansicht sind, dass dadurch die Gefahr einer neuen Blutung heraufbeschworen wird. Ich gebe ohne weiteres zu, dass ich im Anfang dieselben Bedenken gehegt habe und erst vorsichtig, in den letzten 2½ Jahren aber konsequent, dazu übergegangen bin, selbst *unmittelbar* nach einer frischen Blutung die eingeführten Eier zu reichen.

Zwei Gründe haben mich zu diesem Vorgehen bewogen:

1. das Bestreben möglichst schnell nach einer Blutung die Säure fortlaufend zu binden;

2. das Bestreben, dem durch die Blutung geschwächten Kranken möglichst bald eine eiweissreiche Nahrung in kompendiöser Form zuzuführen.

Wenn *Minkowski* meint, dass nicht recht einzusehen sei, weshalb ich auf die 3-400 Calorien, die ich in den ersten 2 bis 3 Tagen den Kranken verabreiche, so viel Wert lege und der Ansicht ist, dass das eigene noch im Magen-Darmkanal enthaltene Blut dem Kranken genügen würde, so kann ich dem nicht beipflichten. Denn es ist einmal nicht immer klar, ob und wie viel Blut im Magen verblieben ist und zum anderen haben die hier gewonnenen Beobachtungen an *operierten Magenkranken* gezeigt, dass die Erfolge unvergleichlich günstiger geworden sind, seit man *unmittelbar* nach der Operation mit der Nahrungszufuhr begonnen hat.

Welchen Wert ich im übrigen auf die Ausnützung des ergos-

senen, im Magen-Darmkanal befindlichen Blutes lege, mag die
Tatsache lehren, dass ich von jeher bemüht gewesen bin, so lange
wie möglich die Stuhlentleerung aufzuhalten, weil ich nicht nur
auf diese Weise die Beunruhigung des Magen-Darmkanals möglichst
vermeide, sondern auch von der Aufsaugung des ergossenen
Blutes Nutzen für den Kranken erwarte. Es sei hier ausdrücklich
angeführt, dass die Kranken *völlig beschwerdefrei* 10-12 Tage ohne
jede Stuhlentleerung bleiben können.

Was nun das Hauptbedenken betrifft, dass durch die frühzeitige Darreichung der Eier und mässiger Milchmengen *geschadet* werden könne, möchte ich folgendes anführen:

Ewald befürchtet, dass dadurch die Magenperistaltik angeregt
und so die Thrombusbildung geschädigt werden könnte und man
Gefahr laufe dass ein eben gebildeter Gefässverschluss zerstört
und eine neue Blutung veranlasst werde; dass zweitens die Zusammenziehung des Magens und somit die Heilung des Ulcus
verhindert; endlich, drittens durch die Nahrungsaufnahme von
neuem starke Schmerzempfindung ausgelöst werde.

Meine Herren! Es ist eine alte Erfahrung, dass neue Methoden stets in solcher Weise bekämpft werden. Wenn aber in ihnen
ein guter Kern steckt, so wird ihre Entwicklung durch derartige
theoretische Erwägungen nicht aufgehalten; ergibt die objektive
Prüfung, dass die Bedenken, die man von vornherein haben
konnte, sich tatsächlich nicht bestätigen, so muss man sie fallen
lassen und kann sich der neuen Methode vertrauensvoll zuwenden.

Die Autoren, die mein Verfahren nachprüften, haben nichts
von all den Gefahren kennen gelernt, die Herr *Ewald* befürchtet
und prognostiziert hat. *Wirsing* hat 42 Fälle von Ulcus nach
meinen Vorschriften behandelt, von denen 21 geblutet hatten. Er
kommt zu dem Resultat, dass die Zahl der rückfälligen Blutungen
während der Behandlung nach meiner Methode *absolut* und *relativ* geringer wie in früheren Jahren gewesen sei, wo streng nach
Leubes Vorschrift behandelt wurde.

Desgleichen hat *Minkowski* erklärt, dass er auf Grund der
Behandlung von 30 Fällen nach meinen Vorschriften im allgemeinen mit der Methode recht zufrieden sei, dass die Diät auffallend
gut vertragen werde und nur in einem einzigen Falle eine Nachblutung eingetreten sei. Auch hatte er den Eindruck, *dass die
Heilung sehr viel rascher zustande kam und die Patienten sich
sehr viel schneller erholten.* Aehnlich spricht sich auch *Clemm* aus.

Mein Schüler *Wagner* hat die Frage der rückfälligen Blutung bereits eingehender besprochen und darauf hingewiesen, dass wir unter den ersten 60 Fällen, über die er berichtet hat, procentual weit weniger Nachblutungen erlebt haben, wie in früheren Jahren, wo in Eppendorf im allgemeinen streng nach *Leube* vorgegangen wurde. In unseren letzten 80 Fällen hat sich diese Beobachtung in der gleichen Weise wiederholt und es sind insofern noch weit günstigere Resultate erzielt worden, als bei den letzten 39 Fällen nur bei 3—7,7 % am ersten, bezl. 2. Tage noch Nachblutungen aufgetreten sind.

Aus der anliegenden Tabelle, die eine vergleichende Uebersicht von den mit Blutungen in Eppendorf eingelieferten Fällen aus den Jahren 1896-1900 und 1902-1906 bietet, geht hervor, dass bei der Behandlung von 98 nach *Leube* behandelten Fällen in 20,4 % neue Blutungen auftraten, während von 112 nach meinen Vorschriften behandelten Fällen nur 10 —8,6 % rückfällige Blutungen dargeboten haben.

TABELLE 2

	1896-1900	1902-1906
1. Zahl der Fälle	98	112
2. Durchschnittliche Behandlungsdauer	53 Tage	47 Tage
3. Durchschnittliche Gewichtszunahme	3,601 Kg.	5,356 Kg.
in welcher Zeit?	57 Tage	50 Tage
4. Durchschnittliche Hämoglobinzunahme	?	31,3 %
5. Rückfällige Blutungen	20 =20,4 %	10 =8,6 %

Diese Zahlenübersichten lehren also auf das deutlichste, dass die Hauptbefürchtungen der Herren *Ewald* und *Boas* in keiner Weise durch die Tatsachen gestützt sind, dass vielmehr bei dem Abstinenzverfahren die Neigung zu selbst gefährlichen Blutungen ganz erheblich grösser ist. Nach meiner Ueberzeugung rührt das daher, dass durch den Blutverlust und die mehrtägige Abstinenz die Blutmischung ungünstiger und dadurch die Neigung zu Blutung vermehrt wird, während man andererseits die Heilung des Geschwürs verzögert, da die im Magen befindliche Salzsäure unmittelbar auf das Geschwür einwirken kann und durch die *immer aufs neue gereichten Nährklystiere der Magen-Darmkanal beständig beunruhigt wird*. Schon *Wagner* hat in seiner Arbeit auf mehrere Fälle Bezug genommen, die kurz vor meiner Amtsübernahme in Eppendorf nach den früheren Methoden behandelt worden sind.

Ein 25 jähriges Mädchen erliegt nach 10 tägiger strenger derartiger Behandlung der fortbestehenden Blutung; die Autopsie zeigt, dass ein Ast der Arteria coronaria super. von dem Ulcus corrodiert ist; die Kranke hatte an 7 Tagen nichts per os bekommen lediglich Nährklystiere, Opium und Morphium.

Von einem anderen Falle zeige ich Ihnen hier die äusserst lehrreiche Tabelle; Sie sehen, dass bei dem jungen Mädchen trotz strenger Behandlung mit völliger Abstinenz und Nährklystieren 3 mal schwere Blutungen erfolgt sind, während die nach meiner Methode später einsetzende Behandlung eine glatte und rasche Heilung ermöglichte (Tabelle 3).

TABELLE 3

Die 20 jährige Verkäuferin Erna L. wurde am 15.3.01. dem Eppendorfer Krankenhause zugeführt. Sie litt seit ca. 4 Wochen an Magenschmerzen und hatte am 3. 3. etwas Blutbrechen, am 4. 3. viel Blut erbrochen und am 5.3. bei der Aufnahme eine dritte schwere Magenblutung und zeigte hochgradige Anämie.

5. und 6. Abstinenz.

7.3. 4 mal 100 gr. Kochsalzwassereinläufe.

5.3. Abends Blutbrechen.

8.3. 2 mal 100 gr. Nährklystier.

9.3. 3 » » »

10. bis 13.3. 3 mal 100 gr. Nährklystier.

14.3. 3 mal 100 gr. Nährklystier. 15 Teelöffel Eismilch.

15.3. 3 » » » 20 » »

16.3. 3 » » » 3 » » 15 Esslöffel Eismilch.

16.3. Abends Blutbrechen.

17.3. 2 mal 100 gr. Nährklystier

18.3. 3 mal »

18.3. Abends Blutbrechen.

19.3. 1 mal 100 gr. Nährklystier. 300 g. Salzwassereinlauf, 100 g. Gelatininjektion.

20.3. 3 mal 100 g. Nährklystier

21.3. 500 g. Nährklystier.

22.3. 500 g.

23.3 bis 2.4. Täglich 600 g. Nährklystier.

27.3. Erbrochen.

3.4. 600 g Nährklystier. 1 stündlich 1 Teelöffel Eismilch. Hgb 40.

3.4. 600 g. » 1/2 » » » »

4.4. 500 g » 1/2 » » » »

5.4. 600 g » 1 » » » »

6.4. 500 g » 1/2 » » »

7.4. 500 g » 1/2 » » »

8.4. 400 g » 1 Liter Milch.

9.4. 400 g » 1 » »

10.4. 400 g » 1 » » »

11.4. Nährklystiere ab. 2 Liter Milch.

12.4. 3 Liter Milch.

13.4. 2½ Liter Milch, Bouillon, Hühnersuppe.

14. und 15.4. 2¾ Liter Milch, Bouillon mit Ei, Hühnersuppe.

Sie wurde am 16.4. von mir übernommen und hatte früh mehrfach erbrochen, heftige Leibschmerzen, gespannten, leicht aufgetriebenen Leib, lebhafte Druckempfindlichkeit namentlich der Magengegend rechts. Kollapserscheinungen, Puls 144. Es wurden peritonitische Reizerscheinungen angenommen und deshalb Eisblasen und Opium verordnet.

17.4. Peritonitische Erscheinungen geringer.

18.4. Patientin sehr schwach; deshalb Eismilch, Esslöffelweise ca 600 g in 24 Stunden und 3 Eidotter geschlagen.

19. und 20.4. 4 ganze Eier. Keine Schmerzen.

21.4. 4 Eier, rohes Hack.

22.4. 4 Eier, rohes Hack, eingeweichtes Weissbrot.

23.4. 6 Eier, rohes Hack, eingeweichtes Weissbrot

24.4. 6 Eier, rohes Hack, eingeweichtes Weissbrot, feingeschnittenes Hühner-Fleisch, Kartoffelmus.

1.5. Normale, kräftige Diät.

12.5. Steht etwas auf.

18.5. 71 % Hämoglobin.

4.6. 22 Pfund Zunahme seit 30.4. Geheilt, blühend entlassen.

Endlich mag ein 3. Fall kurz erwähnt werden, weil er mein Vorgehen nach frischer Blutung zeigt.

Ein 20 jähriges, seit vielen Jahren mehrfach wegen Bleichsucht behandeltes Mädchen, das in unserer Anstalt als Wäscherin tätig war, wurde am 1. IX. 03 bei zufälliger Abwesenheit eines meiner Assistenzärzte während der Arbeit von einer schweren Hämatemese befallen, bei der schätzungsweise 1½ Liter Blut ergossen wurden.

Das Mädchen war schwer collabiert und wurde sofort der Krankenstation zugeführt; es hatte unmittelbar nach der Blutung 48 % Hgb und 3.240.000 rote Blutkörperchen.

Es wurden ihr nun in den ersten 24 Stunden 3 Eier schluckweise gereicht und in den folgenden Tagen 4 Eier und ansteigend 200–400 cbcm Milch. Am 5. Behandlungstag wurde sie plötzlich von neuer Hämatemese befallen, als sie sich während der allgemeinen Besuchszeit entgegen dem ärztlichen Rat aufgerichtet und viel mit dem Besuch gesprochen hatte. Man setzte deshalb die Diät herab, wieder auf 4 Eier und 200 cbcm Milch und stieg dann wieder fortlaufend an bis am 12. Tag 8 Eier, ein rohes Hack und 500 cbcm Milch erreicht waren. Der ganze weitere Krankheitsverlauf blieb ungestört; das Mädchen ging am 56. Tage völlig geheilt ab und ist seit dieser Zeit andauernd in ihrem schweren Beruf als Wäscherin ununterbrochen tätig gewesen und dauernd frei von Beschwerden.

Ich füge an dass wir in den wenigen Fällen, die weiterhin während unserer Kur von frischer Blutung befallen worden sind, stets in dieser Weise vorgingen und gute Erfolge gesehen haben. Im übrigen unterlasse ich nicht anzufügen, dass fast sämtliche rückfälligen Blutungen, die wir beobachtet haben, auf *ungestüme körperliche Bewegungen* oder wie in den Anfangsfällen, wo meine Kur dem Personal noch nicht genügend vertraut war, auf *unvorsichtig gesteigerte* Milchmengen zurückgeführt werden konnten. Gerade die Steigerung der Flüssigkeitsmenge muss aber in sorgfältigster Weise überwacht werden, denn sie ist für die Ausdehnung des Magens von der grössten Bedeutung. (Der nur bei wenigen Kranken stärker hervortretende Durst wird eventl. durch kleine Infusionen bekämpft).

Mein Widerspruch gegen die frühere Methode richtet sich ja namentlich dagegen, dass man bei ausschliesslicher Milchnahrung zu grosse Mengen einführen muss. Man darf nicht vergessen, dass man einen erwachsenen Menschen nur dann im Gleichgewicht halten kann, wenn man 3 Liter Milch zuführt. Bei der sorgfältig in ihren Componenten von mir festgesetzten Diät habe ich also mehr, wie dies bisher geschah, der durchaus berechtigten Forderung, die Zusammenziehung des Magens möglichst zu fördern Rechnung getragen. Ich kann auf das allerbestimmteste behaupten, dass bei keiner anderen Methode die Dehnung des Magens so gut verhütet wird, wie dies bei Befolgung meiner Vorschriften der Fall ist.

Was das dritte Bedenken *Ewalds* betrifft, dass durch die frühzeitige Nahrungsaufnahme starke Schmerzempfindung ausgelöst werde, so kann ich darüber mit der Bemerkung hinweggehen, dass ich niemals genötigt gewesen bin auch nur ein einziges Narcoticum zu geben, wie dies bei der Leubekur ja in der Regel erforderlich ist.

Meine Herren! Ich habe nun aber einen Punkt noch nicht berührt, der ebenfalls volle Beachtung verdient.

Bei der bisherigen Kur macht man sich die vom Magen abgesonderte Salzsäure in keiner Weise zu Nutzen; in den Tagen der Abstinenz sucht man sie vorsichtig zu neutralisieren und muss das oft länger fortsetzen, da man erst nach Wochen genügende Nahrung zu reichen pflegt. Ich meine, man sollte die *von den Magendrüsen geleistete Arbeit* aber höher bewerten und lieber dem Körper zugute kommen lassen, man gebe daher von vornherein *eiweissreiche* Kost, damit die Säure rationell verwandt wird.

Die Sorge, dass die etwaige Hyperacidität durch die gereichte Nahrung wiederum gesteigert werden könne, ist schon vor vielen Jahren von *Riegel* meiner Ansicht nach mit vollem Recht zurückgewiesen worden; und ich begrüsse mit grosser Genugtuung die Ergebnisse *Wirsings*, der durch fortlaufende Untersuchungen festgestellt hat, dass als Abschluss der nach meinen Vorschriften geleiteten Behandlung tatsächlich eine gleichmässige und ausgiebige *Verminderung* der *Acidität* in jedem einzelnen Falle seiner aus 42 Fällen bestehenden Reihe nachweisbar war.

Dass es für den Kranken im allgemeinen eine Qual ist, über Tage hin hungern zu müssen, wird jeder zugeben, der solche Kuren geleitet hat. Ich kann versichern, dass ich bei meiner Kur nur glückliche Gesichter sehe, die schon nach wenigen Tagen den Arzt anstrahlen und ich möchte mir nicht versagen den Eindruck wiederzugeben, der sich immer aufs neue meiner bemächtigt. Wenn ich jetzt manchmal zu gleicher Zeit 5 bis 6 Ulcuskranke die kurz zuvor geblutet haben auf der Station dicht beieinander habe, mit ihren fröhlichen, von Woche zu Woche sich mehr färbenden Gesichtern und man von jedem einzelnen Kranken die Versicherung erhält, dass es ihm sehr gut gehe, so ist die Veränderung der Situation so verblüffend, dass jeder Besucher staunt. Noch auf ein weiteres muss ich aufmerksam machen; die Gewichtstabellen zeigen die Ueberlegenheit meiner Methode so offenkundig, dass man auch daraus nicht nur die Berechtigung sondern wie ich meine mehr und mehr die Verpflichtung herleiten kann, zu dem neuen Verfahren überzugehen.

Ich kann sagen, dass unsere Durchschnittswerte der Zunahmen verglichen mit den früheren ein Plus von 50 ja in den letzten Uebersichten bis zu 100 % ergeben haben. Diese Tatsache verdient umsomehr Beachtung, als die durchschnittliche *Behandlungsdauer* nennenswert zurückgegangen ist; wir können die Kranken in einem wesentlich günstigeren Allgemeinzustand und arbeitsfähig in der Regel nach 6 selten erst nach 7 Wochen entlassen, während der Durchschnitt früher mindestens 8 Wochen betragen hat.

Ueber den *Hämoglobingehalt* sind früher keine sorgfältigen und vor allen Dingen keine regelmässigen Bestimmungen gemacht worden. Bei den von uns behandelten Fällen ist die Steigerung des Hämoglobingehalts eine ganz ausgezeichnete und ist bei der Entlassung in der Regel die Norm erreicht.

Zum Schluss nur noch folgende Bemerkung.

Ich begreife die Zaghaftigkeit der Herren Kollegen, mit der sie günstigen Falles dem neuen Verfahren gegenüber treten. In einer ganzen Reihe von Fällen habe ich bei Konsultationen wahrnehmen können, dass die Kollegen zunächst ein gewisses Grauen haben, die Empfehlung in die Tat umzusetzen. Zu meiner Freude kann ich aber versichern, dass noch jeder, der die Methode anwandte, ihre Vorzüge bereitwilligst anerkannt hat.

Es sei mir gestattet noch eine Parallele zu ziehen.

Bei der Behandlung von Knochenbrüchen und Gelenkerkrankungen war vor etwa 20 Jahren auch die absolute Schonung oberstes Gesetz; die kranken Glieder werden in feste Verbände gelegt und wochenlang vor jedem Gebrauch bewahrt. Mit diesem Verfahren ist längst radical gebrochen; man hat sich überzeugt, dass es sehr viel richtiger ist, die Funktion so weit zu erhalten und zu fördern, wie es nur irgend mit der Schonung der Bruchstellen vereinbar war; die Erfolge der neuen Therapie sind unbestreitbar. Ich hoffe, dass man von meinem Verfahren später allgemein das gleiche sagt.

Ein unglücklicher Zufall hat es gefügt, dass ich, wie oben schon kurz angegeben worden ist, in die Lage gekommen bin, den Magen zweier während der Kur verstorbener Patienten an der Leiche besichtigen zu können. Hierbei hat sich gezeigt, dass in beiden Fällen die Magengeschwüre vollständig glatt verheilt waren, obwohl bei der einen Kranken nur 15, bei der anderen 18 Tage nach der letzten Blutung und der Aufnahme in das Krankenhaus verflossen waren. Diese Beobachtungen lehren also, dass selbst bei entkräfteten Patienten die Geschwüre während unserer Kur in kurzer Zeit glatt ausheilen können. Dass man im übrigen durchaus nicht immer darauf rechnen kann, jeden Magengeschwürskranken endgültig zu heilen, kann niemanden befremden, der öfter Gelegenheit zu Autopsien gehabt hat.

Wenn wir daher bei unseren Kranken von Heilung gesprochen haben, so möchte ich dies nur mit einer gewissen Reserve für manchen Fall tun; denn man muss darauf gefasst sein, dass Kranke, die bereits im Laufe von Jahren wiederholt von mehr oder weniger schweren Magenblutungen betroffen worden sind, ein tiefes oder sehr ausgedehntes Ulcus haben, das nur geringe Neigung zur Heilung zeigt oder überhaupt nicht ausheilen kann.

Ich möchte deshalb ergänzend ausführen, dass von unseren 140 Fällen 23 = 16,44 °/₀ schon mehrfach Blutungen gehabt hatten. Unter den ersten 60 Fällen der *Wagner*schen Reihe, hatten 12 schon früher geblutet, während bei den 80 Fällen der zweiten Reihe 11 frühere Blutungen gezeigt hatten.

Mit wenigen Worten muss ich dann noch auf das eigentümliche Ergebnis *Wirsings* eingehen, der bei den Kranken mit *nicht* blutendem Geschwür die sichtliche Ueberlegenheit der *Ziemssen-Leube* Kur aus seinen Erfahrungen folgert, während bei denen mit frischen Blutungen gerade meine Methode ihm unzweifelhaft bessere Dauererfolge gebracht hat. Es ist mir nicht verständlich, wie der Autor zu diesem Resultat gekommen ist. Ich möchte daher für alle diejenigen, die das neue Verfahren erproben wollen, hier noch anführen, dass nach unseren überaus zahlreichen Beobachtungen auch bei den Kranken mit nicht *offenkundig blutendem Geschwür* unsere Methode dieselben vortrefflichen Resultate stets gezeigt hat.

Wir beginnen bei der Behandlung solcher Kranken gewöhnlich mit der Diät des 4. 5. oder 6. Tages nach obigem Schema, und haben uns überzeugen können, dass die Klagen der Kranken rasch verstummen, dass in der Kostregulierung durchaus nicht mehr laviert werden musste, als sonst, und dass die sogenannten occulten Blutungen, auf die von uns mit grösster Sorgfalt geachtet worden ist, sich in allen Fällen sehr rasch unter der Behandlung verloren haben.

Auf die *operative* Behandlung der Magengeschwüre kann ich hier nicht eingehen. Ich will nur anführen, dass ich dieselbe unbedingt empfehle, wenn trotz geeigneter diätetischer Massnahmen deutliche Stagnation fortbesteht; ferner sofort beim Durchbruch eines Ulcus (und selbstverständlich auch beim subphrenischen Abscess).

Dass die Chirurgie umso glänzendere Triumphe feiert, je rascher die Operation dem Durchbruche folgt, ist bekannt. Gerade bei der Nachbehandlung dieser Fälle, sowie bei den Kranken mit frischer Gastro-enterostomie aus anderen Ursachen, ist unsere Ulcuskur besonders zu empfehlen; in Eppendorf haben sich wenigstens die Erfolge bei diesen Fällen ganz offenkundig günstiger gestaltet wie früher, als das Abstinenzverfahren beliebt war.

Ich stimme in dieser Beziehung mit den von *Ehrlich* in Stettin vor 2 Jahren mitgeteilten Ansichten durchaus überein.

Ueber die Indikationen der Hochgebirgskuren für Nervenkranke, mit Berücksichtigung der Verhältnisse in St. Moritz

Par M. A. Nolda, St. Moritz.

Die Tatsache, dass Nervenkranke mit oft glänzenden Erfolgen ins Hochgebirge, auch im Winter, geschickt werden können, ist weiteren ärztlichen Kreisen erst durch die Arbeit von Erb: «Winterkuren im Hochgebirge» bekannt geworden. Andere Mitteilungen sind dann gefolgt, von denen ich besonders die Veröffentlichungen von A. Hoffmann, Eichhorst, Ewald, Determann, Laquer, Loewy, Hoche und das hervorragende Werk von N. Zuntz, A. Loewy, Franz Müller und W. Caspari: «Höhenklima und Bergwanderungen» nenne.

Eichhorst («Bergtouren für Nervöse, Zeitschrift für diätetische und physikalische Therapie», 1904/1905, Band VIII) schreibt:

«Es ist selbstverständlich, dass die grösste Erfahrung über die Einwirkung des Gebirgslebens auf den Nervösen solchen Aerzten zu Gebote stehen sollte, welche in den Bergen leben und praktizieren. Aber man darf doch nicht vergessen, dass sich leider viele Nervöse, welche die Berge aufsuchen, garnicht an einen Arzt wenden, obgleich man ihnen dies dringend angeraten hat. Auch unterliegt es nach meinen Beobachtungen keinem Zweifel, dass manche Gebirgsärzte mit sehr grosser Erfahrung auf unserem Gebiet bis jetzt keine Zeit gefunden haben, mitzuteilen, was sie gesehen haben. Jedenfalls liegen meines Wissens keine genauen Mitteilungen seitens der Bergkollegen vor».

Das ist richtig. Aber vielleicht war es weniger die Zeit, als die nicht sehr leichte Aufgabe, diese Indikationen gerade für Nervenkranke festzustellen. Die Sache ist lange nicht so einfach, wie sie auf den ersten Blick erscheint.

Wenn ich trotzdem den Versuch mache, diese Heilanzeigen nach meinen Erfahrungen aufzuzählen, so bin ich mich der Schwierigkeit meiner Aufgabe und der Lücken dieser Mitteilungen voll und ganz bewusst. Ich glaube aber, dass ich mein Material kritisch und vorurteilslos gesichtet und verarbeitet habe.

Die Hochgebirgsärzte, welchen eine reiche Erfahrung für Nervenkrankheiten zur Verfügung steht, sind nicht sehr zahlreich. In erster Linie kommen nur die Ober-Engadiner Kollegen in Betracht, da das Krankenmaterial der anderen Hochalpen-Kurorte sich hauptsächlich aus Lungenkranken zusammensetzt.

Ich kenne aber die Wirkung der anderen Höhenlagen auf Leidende ebenfalls genau und bin deshalb kein einseitiger Hochgebirgsarzt. Bevor ich mich auch für den Winter in St. Moritz niederliess, habe ich 18 Jahre lang im Herbst, Winter und Frühjahr in Montreux (375 M.) und in den auf dem Gebiete von Montreux gelegenen höheren Stationen: Mont Fleuri (600 M.), Glion (750 M.), Les Avants (1000 M.) und Eaux (1100 M.) praktiziert; also in der Hügel- und in der voralpinen oder Bergregion.

Meine Erfahrungen erstrecken sich also auf *alle* Höhenlagen und ich glaube deshalb befähigt zu sein, festzulegen, welche Krankheiten ausser der Lungentuberkulose gerade am besten für die Hochalpen-Stationen indicirt sind.

Ich beschränke mich heute auf die Heilanzeigen für *Nervenkranke.*

Im Sommer sind Nervöse stets in grosser Anzahl nach St. Moritz gekommen, seitdem die noch heute bestehende Heilquellen- und Kurhausgesellschaft vor 53 Jahren für gutes Unterkommen und für gute Bade-Einrichtungen gesorgt hatte. Anfangs waren es wohl hauptsächlich Anaemische und Chlorotische, die das berühmte Stahlbad St. Moritz auf 1800 Meter Höhe wegen der Eisenquellen aufsuchten. Die Einwirkungen der Hochgebirgsreize auf den menschlichen Organismus waren damals noch nicht bekannt.

Als ich mich vor 16 Jahren im Sommer 1890 als Arzt für die Sommer-Monate in der Perle des Ober-Engadins niederliess, bestanden schon fast die Hälfte meiner Patienten aus Nervenkranken. Seitdem hat sich dieses Verhältnis noch weiter zu Gunsten der Nervenleidenden verschoben.

Von den eigentlichen alpinen oder Hochgebirgs-Stationen (über 1800 Meter) kommen in der Schweiz hauptsächlich *Arosa, Davos,* und *St. Moritz,* in Graubünden, sowie *Leysin* und *Montana* auf den nach Süden gelegenen Hängen des Rhône-Tales für Leidende in Betracht. Während sich nun Arosa, Davos, Leysin und Montana in erster Linie als Kurorte für Lungentuberkulose und anfangs fast ausschliesslich als Winter-Stationen entwickelten, war St. Moritz mehrere Jahrzehnte lang fast nur als Sommer-Kurort für Anaemische, Chlorotische, Nervöse, u. s. w. bekannt. Erst seit 30 Jahren kann man auch von einem Winterkurort St. Moritz sprechen.

Bahnbrecher waren hier sportslustige Engländer, zu denen sich bald leidende Kinder Albions gesellten, als vor ungefähr 25 Jahren der noch jetzt in St. Moritz praktizierende englische Kollege Holland dort ständigen Aufenthalt nahm.

Deutsche Wintergäste kommen eigentliche erst in den letzten 10 Jahren, trotzdem die Deutschen seit dem Bestehen des Bades St. Moritz für den Sommer bei Weitem in der Mehrzeit waren.

In den letzten Jahren hat ihre Zahl aber in den kalten Monaten schnell zugenommen. Es waren im Winter 1905-1906 fast doppelt so viel Deutsche anwesend wie in der gleichen Jahreszeit des vorhergen Jahres. Das ist sehr zu begrüssen. Denn es ist für keinen Kurort gut, wenn er sich einseitig als Domäne für eine einzige Station entwickelt. Die beiden stammverwandten Völker sind übrigens in St. Moritz stets sehr gut mit einander ausgekommen.

St. Moritz hat in den letzten Jahren immer energischer betont, dass es keine Station für Lungenkranke sein kann und sein will und dass es keine Schwindsüchtige aufnimmt. Deshalb fehlen auch alle Einrichtungen, die die moderne Therapie von einem Kurorte für Lungentuberkulose verlangt.

An sich wären die klimatischen Verhältnisse dafür äusserst günstig.

Mein Material besteht aus über 3000 Fällen von Nervenkranken, die ich während meiner langjährigen Tätigkeit in St. Moritz behandelt habe. Nach der Häufigkeit stellte davon die jüdische Rasse die verhältnismässig meisten Nervenkranken. Es folgen die slavischen und romanischen Nationen und zwar marchieren in diesen beiden Kategorien die Polen und die Franzosen an der Spitze ihrer Volksstämme. Dann kommen die Amerikaner aus den Vereinigten Staaten und die Ungaren. Erstere leiden auffallend oft an nervösen Dyspepsien. Zum Schluss treten an die germanischen Stämme in folgender Reihenfolge: Deutsche, Dänen, Skandinavier und Engländer. Es ist bemerkenswert, wie wenig häufig die Neurasthenie bei den Engländern vorkommt. Das Sportleben, das der ganzen Nation in Fleisch und Blut übergegangen ist und ihre Arbeits-Einteilung spielen dabei gewiss eine grosse Rolle.

Die städtische Bevölkerung ist mehr befallen wie die ländliche. Die geistige Tätigkeit disponirt mehr wie die körperliche. Börsen-Männer, Gross-Industrielle und Gross-Spekulanten sowie Dichter und Künstler stehen nach den Berufsarten obenan. Auch bei den Offizieren, wenigstens in der deutschen Armee, haben nach meinen Erfahrungen die Nervenkrankheiten in den letzten 10 Jahren zugenommen.

Bei der Neurasthenie und beim Asthma nervosum sind die Männer in der Mehrheit, während bei der Hysterie und beim Morbus Basedowii die Frauen dem starken Geschlecht den Rang ablaufen.

Die Mehrzahl bildeten *Neurastheniker*, mehr als 2000. Angeborene Neurasthenie hat die schlechteste Prognose. Bei der erblichen Neurasthenie sind die Resultate am besten, wenn es sich um geringe Belastung und um Symptome handelt, die frisch erworben sind oder noch nicht lange Zeit bestanden haben. Am günstigsten werden erworbene frische Fälle im jugendlichen Alter ohne Heredität mit kräftiger Konstitution beeinflusst, möge die Aetiologie nun Gemütsbewegungen, geistige Ueberanstrengungen, Schul- oder Examens-Ueberbürdung, Infektionskrankheiten, Blut- und Säfte-Verluste, Alkoholismus, andere Intoxikationen, sexuelle Ausschweifungen und Verirrungen. Traumen u. s. w. sein.

Hier erzielt man in sehr vielen Fällen in 4-6-8 Wochen Dauer-Erfolge. Ich selbst kam, als ich noch den Winter über in Montreux praktizierte, meistens mit einer Ueberarbeitungs-Neurasthenie nach St. Moritz. Die Symptome: Kopfschmerz und Kopfdruck, Schlaflosigkeit, Unlust zur Arbeit und Arhythmie des Herzens sind immer nach längstens 14 Tagen völlig verschwunden.

Oft muss die Kurdauer länger ausgedehnt oder die Kur mehrere Male wiederholt werden. Am besten in nicht zu langen Zwischenräumen und dann im Sommer und im Winter.

Neuropathisch angelegte Naturen sollten, wenn eben möglich, zwei Mal im Jahre ausspannen, je 4-6 Wochen im Sommer und im Winter. Dadurch ergeben sich viel bessere Resultate, als durch eine lange Erholungszeit ein Mal im Jahre.

Die häufigsten subjektiven Beschwerden: Kopfdruck, Kopfschmerz, Schwindel, Schlaflosigkeit sowie die im Verlaufe der Neurasthenie nicht selten auftretende Hypochondrie verschwinden fast immer im Hochgebirge und zwar meistens in der angegebenen Reihenfolge. Der Kopfschmerz und der Schwindel häufig schon in den ersten Tagen; der Kopf wird vollkommen frei. Die Schlaflosigkeit hält oft länger an, häufig bis zur Beendigung der Akklimatisations-Periode, die unter normalen Verhältnissen 8-14 Tage dauert. Bei besonders erregbaren Naturen nicht selten 14 Tage bis drei Wochen. Das halte ich aber noch nicht für eine Indikation, die Patienten wieder in die Ebene oder auf die halbe Höhe zu schicken, wenn das Allgemeinbefinden nicht darunter leidet.

Nach schlaflosen Nächten fühlt man sich im Hochgebirge viel frischer und leistungsfähiger als in der Ebene unter gleichen Bedingungen. Den Patienten fällt das selbst sofort auf, ohne dass man sie darauf aufmerksam gemacht hat. Einen Neurastheniker, der nach drei Wochen noch nicht schläft, schicke ich allerdings herunter. Häufig kommt es vor, dass Schlaflose vom ersten Tage ab fest schlafen. Das sind die günstigsten Fälle. Die abnorme Erregbarkeit und die psychische Erschöpfbarkeit lassen bei gutem Schlaf meistens schon in der ersten Woche nach. Schliesslich schlafen rund 95 % aller Neurastheniker im Hochgebirge besser als in der Ebene.

Die Hypochondrie werden viele Neurastheniker sehr bald in der heiteren, von der intensiven Sonne durchleuchteten Luft und in der überwältigenden Natur los. Man sieht nur vergnügte Gesichter. Alles atmet Lebensfreude und Lebenslust.

»Ich bin hier immer fröhlich und zufrieden gestimmt. Zu Hause in der Ebene ist es das Gegenteil«. Solche und ähnliche Aussprüche hört man sehr oft in der Sprechstunde von Neurasthenikern mit Grübelsucht und Hypochondrie.

Entgegen Krafft-Ebing halte ich Angstzustände und entgegen Löwenfeld leichtere Fälle von Neurasthenia cordis und vasomotoria für keine Contra-Indikation für das Hochgebirge. Im Gegenteil. Ich habe eine grosse Anzahl von Neurasthenikern mit schweren Angstzuständen gesehen, die diese quälenden Symptome in kürzerer oder längerer Zeit in St. Moritz los geworden sind. Als Beispiel hierfür will ich einen Fall, den ich in diesem Winter behandelte, kurz anführen. Es handelte sich um einen 40 jährigen Herrn, bei dem nach geschäftlichen Misserfolgen eine akute Neurasthenie mit den allerschwersten Angstzuständen zum Ausbruch gekommen war. Auf der Reise hatte er sein tentamen suicidii mit 6 gr. Veronal gemacht. Seine sehr resolute und energische Frau brachte ihn aber trotzdem, fast mit Gewalt, nach St. Moritz, das der Hausarzt empfohlen hatte. Bei seiner Ankunft fiel sein erschrecktes, angstvolles Aussehen und sein unstätes Wesen auf. Nach 9 Tagen waren die Angstzustände fast völlig verschwunden und die Schlaflosigkeit gehoben. Nach vierwöchentlichem Aufenthalt reiste Patient, von seiner akuten Neurasthenie ganz geheilt, Ende Januar wieder ab. Der Erfolg hat nach brieflichen Mitteilungen des Patienten von Ende März angehalten.

Misserfolge bleiben natürlich auch nicht aus. Sie sind aber verhältnissmässig recht selten.

Bei sehr erregten und sehr schwächlichen Neurasthenikern wirkt der Hochgebirgsreiz oft zu kräftig. Aber nicht immer.

Auch die *echten* Fälle von Neurosis cordis ohne anderweitige schwere Komplikationen von Seiten des Herzmuskels, der Herzklappen und der Koronar-Arterien werden meistens ungemein günstig beeinflusst. Herzkranke, bei denen die nervöse Angina pectoris mit schweren myocarditischen Veränderungen oder mit ausgesprochener Dilatation und Hypertrophie oder mit nicht kompensirten Klappenfehlern oder mit vorgerückterer Arteriosklerose complicirt ist, gehören nicht ins Hochgebirge.

Gut kompensirte Klappenfehler und *beginnende* Koronar-Skle rose sind aber *keine* Contra-Indikation. Bei einer ganzen Anzahl von Patienten mit mässiger Arteriosklerose, die jedes Jahr St. Moritz, viele zwei Mal, besuchen, habe ich die Ueberzeugung gewonnen, dass dieser regelmässig wiederholte Hochgebirgsaufenthalt *hemmend* auf die Weiter-Entwicklung der Arteriosklerose gewirkt hat.

Der Neurasthenie schliessen sich Cephalalgie, Vertigo und Hemicranie an. Wegen Kopfschmerz und Schwindel verweise ich auf das oben angeführte.

Die Erfolge bei der Hemicranie sind nicht weniger günstig, oft sogar ganz auffallende. Die Migräne-Anfälle bleiben bei vielen Patienten vom Tage der Ankunft im Hochgebirge an gänzlich weg.

Derselbe günstige Einfluss lässt sich bei den im Verlaufe der Neurasthenie so häufig vorkommenden nervösen und psychischen Dyspepsien beobachten.

Ferner habe ich bei vielen Kranken mit traumatischen Neurosen, mit Hysteroneurasthenie, mit leichter Hysterie, mit Grübelsucht und mit geringen Graden von Melancholie eine Besserung und Heilung durch Hochgebirgskuren eintreten sehen.

Von der in Begleitung der sexuellen Neurasthenie häufig auftretenden Impotenz, die meistens eine psychische ist, wurden 42 Fälle behandelt und zwar 31 mit vollem Erfolge.

Die Chlorose, die von Grawitz neuerdings auf eine primäre Erkrankung des Nervensystems, speziell der vasomotorischen Apparate, zurückgeführt wird, ist immer als eine Hauptindikation für St. Moritz angesehen worden.

Ich komme jetzt zu dem echten *Asthma bronchiale seu nervosum*, das in seiner reinen Form ebenfalls als eine Neurose aufzufassen ist.

Von dieser Nervenerkrankung habe ich in St. Moritz in 16 Jahren 67 Fälle, bei denen ich den weiteren Verlauf kontrollieren konnte, behandelt. Bei acht Kranken war das Asthma in Anschluss an Heufieber aufgetreten. Heufieber-Kranke kommen jedes Jahr in grösserer Anzahl, meistens im Juni, ins Ober-Engadin.

Jugendliche Individuen unter 20 Jahren geben die beste Prognose. Aber auch zwischen 20 und 30 Jahren werden noch sehr gute Erfolge erzielt und auch älteren Patienten kann man ein günstiges Resultat in Aussicht stellen, wenn die Erkrankung nicht zu lange Zeit, nicht über 5 Jahre, besteht.

Schwere Asthma-Anfälle haben eine ungünstigere Prognose als leichte.

Von meinen 67 Asthma-Kranken waren 41 = 61,20 % unter 20 Jahren, 17 = 25,37 % zwischen 20 und 30 Jahren und nur 9 = 13,43 % darüber. Mit Tuberkulose war die Erkrankung in 2, mit Nasen-Affektionen in 5 Fällen complicirt. Bei 2 Kranken über 30 Jahren bestand das Asthma seit über 10 Jahren, bei einem Falle seit über 5 Jahren.

Von den 41 Kranken unter 20 Jahren sind 31 = 75,61 % dauernd geheilt, 6 = 14,59 % wesentlich gebessert und 4 = 9,79 % hatten keinen nennenswerten oder gar keinen Erfolg.

Bei den 17 Patienten zwischen 20 und 30 Jahren stellte sich das Verhältnis fast ebenso günstig, während bei den 9 Kranken über 30 Jahren die drei Kranken, also 33,3 %, welche schon längere Zeit (2 über 10, 1 über 5 Jahre) an Asthma litten, kein Nutzen zu konstatieren war.

In etwas über 70 % aller Fälle verloren die Patienten das Asthma sofort oder bald nach der Ankunft in St. Moritz. Mehrere Male konnte ich feststellen, dass Kranke mit einem schweren Asthma-Anfall in Chur in den Zug stiegen und dass der Anfall mit dem Eintreffen im Ober-Engadin wie weggeblasen war oder in wenigen Stunden verschwand.

Es lag nahe, bei den Herren Kollegen, die die Landpraxis im Ober-Engadin in Händen haben, darüber Nachforschungen anzustellen, ob das Asthma nervosum überhaupt in diesem Hochtale unter der eingeborenen Bevölkerung vorkomme. Diese Umfrage hat zu der überraschenden Tatsache geführt, dass den Herren Kollegen, von denen zwei 25 Jahre lang im Ober-Engadin praktizieren, kein einziger Fall unter den Einheimischen bekannt ist.

Nur Herr Bezirksarzt Dr. Juvalta in Zuoz hat mir in liebenswürdigster Weise aus seinen 24 jährigen reichen Erfahrungen einen ihm zur Beobachtung gekommenen Fall ausführlich mitgeteilt. Es handelt sich aber nicht um einen eingeborenen Ober-Engadiner, sondern um einen eingewanderten *Tyroler*, der als Postillon die Post von Zuoz nach Süs im Unter-Engadin führte. Der ständige Klimawechsel, die ungünstigen klimatischen Verhältnisse, denen ein Postillon auf seinem hohen Bock ausgesetzt ist, im Sommer das beständige Staubeinathmen und endlich die schroffen Temperaturübergänge zwischen der kalten Aussenluft und den immer sehr warmen Ställen werden die Heilung des Rosselenkers nicht beschleunigt haben.

Von den Autoren, welche sich in letzter Zeit über den Einfluss des Klimas auf das Asthma nervosum ausgesprochen haben, ist A. Fränkel im Sommer für mässige Höhen und A. Baginsky bei Kindern für die See oder das Hochgebirge.

Jürgensen, Strümpell, F. A. Hoffmann, Eichhorst, Lenhartz, Avellis, Brügelmann und andere erkennen sichere Indikationen für das eine oder das andere Klima nicht an. Jeder Asthmatiker muss sein Privatklima ausprobieren.

Hermann Weber, Leyden, M. Schmidt, Egger und zuletzt Fr. Müller haben sich für das Hochgebirge ausgesprochen.

Von Hochgebirgsärzten hat der verstorbene A. Spengler, Davos, schon im Jahre 1879 das Hochgebirge bei Asthma nervosum empfohlen. Später dann Veraguth, St. Moritz, Peters, Davos und ich.

Turban und Lucius Spengler haben in Folge eines Auftrages des Davoser Aerzte-Vereins eine Sammelforschung über die Resultate der Asthma-Behandlung im Hochgebirge bei den Davoser Aerzten angestellt und darüber auf dem letztjährigen schweizerischen Balneologen-Congress Mitte Oktober 1905 berichtet. Die sehr bemerkenswerte Arbeit ist noch nicht im Druck erschienen. Dem liebenswürdigen Entgegenkommen meiner beiden Davoser Kollegen verdanke ich aber die Einsicht in das Manuskript.

Bei dieser Forschung hat sich ebenfalls die wichtige Tatsache herausgestellt, dass die drei Davoser Landschaftsärzte der letzten 25 Jahre überhaupt keinen Fall von Asthma bronchiale seu nervosum in der Landbevölkerung beobachtet haben.

Darnach scheint diese Erkrankung in den beiden klimatisch am meisten begünstigten Hochtälern Graubündens — Ober-Engadin und Davos — vollständig zu fehlen.

Die Davoser Statistik erstreckt sich über 143 Fälle, von denen bei 113 Patienten Nachrichten bis zuletzt vorlagen. Sie gibt ungefähr dieselben Resultate wie meine 67 Fälle, ist aber noch etwas günstiger, besonders wenn man in Betracht zieht, dass die Erkrankung in Davos 64 Mal mit Tuberkulose (34 Mal mit offener und 34 Mal mit geschlossener) kompliziert war. Nach Turban und L. Spengler scheint die Tuberkulose-Komplikation keinen ungünstigen Einfluss auf das Aufhören der Asthma-Anfälle im Hochgebirg auszuüben, wenn die Tuberkulose nicht zu weit vorgeschritten ist. Die Zahl der Dauer-Erfolge soll durch Tuberkulose auch nicht herabgesetzt werden, ebenfalls nicht durch Nasen-Komplikationen.

Auffallend ist vor allen Dingen, dass die asthmatischen Anfälle in der Mehrzahl der Fälle sofort nach dem Eintreffen im Ober-Engadin oder in Davos aufgehört haben.

Wie wir wissen, wird in der sauerstoffärmeren Höhenluft das

Minus an Sauerstoff, das in derselben Kubikeinheit Luft enthalten
ist, durch reflektorisches Tiefer- oder in einigen Fällen auch durch
Schneller-Athmen eingeholt. Es handelt sich im Hochgebirge um
eine ständige unwillkürliche Gymnastik der Athmungsorgane und
auch des Herzens. Nach Turban ist das plötzliche Aufhören der
Asthma-Anfälle im Hochgebirge dadurch zu erklären, dass hier der
vitale Reiz grösser als der Asthma-Reiz ist.

Die Trockenheit der Luft, die Kräftigung des ganzen Nervensystems und die Abhärtung durch das Hochgebirgsklima spielen
nach meinen Erfahrungen eine grosse Rolle bei der Dauer-Hei-
lung des Asthma nervosum.

Von *Morbus Basedowii* habe ich 39 Fälle im Ober-Engadin
behandelt; 25 Frauen und 14 Männer. Drei zwischen 20 und 30
Jahren, 22 zwischen 30 und 40 Jahren, 12 zwischen 40 und 50
Jahren und 2 über 50 Jahre.

Hier kommt alles auf den Zustand des Herzens und auf den
Schlaf an. Ich habe Patienten mit 180 und höherer Anfangs-Puls-
frequenz gesehen, die doch Nutzen von St. Moritz gehabt haben.

Ist aber nach der Akklimatisations-Periode (10-14 Tage) die
Pulsfrequenz nicht herunter gegangen oder hat sie sich vermehrt,
sind der Schlaf, die innere Unruhe und das Zittern nicht besser
geworden, so ist es ziemlich sicher, dass eine Höhe wie St. Moritz nicht vertragen wird und direkt ungünstig wirkt.

Von diesen 39 Patienten habe ich 5, die mich nur flüchtig
konsultirten, nicht weiter verfolgen können. Es bleiben also nur
34 übrig.

Hiervon haben 5 = 14,71 % keinen Nutzen von St. Moritz
gehabt. Eine Patientin starb kurze Zeit nach der Abreise bei
Wunderlich in Schöneck, wahrscheinlich an einer akuten Herzpa-
ralyse. Sie wurde eines Morgens tot in ihrem Bette gefunden.

Von den übrigen 29 Patienten sind 18 Fälle = 52,94 % geheilt
(6 über 10 Jahre lang, 7 über 5 Jahre und 5 unter 5 Jahren), 7
Fälle = 20,59 % wesentlich gebessert und 4 Fälle = 11,76 % wenig
gebessert.

Auch hier gilt der Satz: Je frischer der Fall, je kräftiger die
Konstitution, um so besser die Prognose.

Das ist allerdings eine kleine Statistik. Aber sie lehrt doch,
dass man nicht gleich die Operation zu machen braucht, sondern
dass man die Pflicht hat, in frischen leichten Fällen andere Behand-
lungsmethoden, in erster Linie einen längeren Aufenthalt im
Hochgebirge, zu versuchen. Viele Patienten, besonders jüngere

Damen der höheren Stände, lehnen die Operation, hauptsächlich aus kosmetischen Gründen ab und wollen erst die anderen therapeutischen Massnahmen erschöpfen, bevor sie sich einem Chirurgen anvertrauen. Erst wenn diese versagt haben, ist die Operation, die oft recht unangenehme, wenn auch gewöhnlich nicht sehr lange dauernde Symptome nach sich ziehen kann, anzuraten. Kocher rät nach seinen reichen Erfahrungen und glänzenden Erfolgen — von 59 operierten Fällen 45 geheilt, 8 bedeutend gebessert, 2 weniger gebessert und 4 gestorben — dazu, jeden an Morbus Basedowii Leidenden auch schon im Beginne der Erkrankung zu operieren.

Basedow-Kranke müssen, bevor sie nach St. Moritz kommen, meistens eine längere Uebergangs-Station — oft 14 Tage — auf halber Höhe machen. Sie dürfen nicht früher herauf, als bis sie sich dort völlig akklimatisirt haben. Vertragen sie die halbe Höhe nicht, so hat es keinen Zweck noch höher zu gehen. Sie werden dann im Hochgebirge noch grössere Enttäuschungen erleben.

Die Kurdauer ist bei Basedow auf längere Zeit zu bemessen: 2-3-4 Monate.

In einem meiner Fälle wurde die definitive Heilung erst nach einem sechsmaligen Kuraufenthalt in St. Moritz erzielt.

In den letzten sechs Jahren habe ich fünf Fälle von *Paralysis agitans* in St. Moritz behandelt. Bei zwei Kranken war keine Veränderung des Zustandes zu beobachten.

In den anderen drei Fällen war aber ein günstiger Einfluss unverkennbar: Das Zittern, die Spannung der Muskulatur sowie die Erschwerung und Verlangsamung der aktiven Bewegung liessen etwas nach. Ein Herr — es handelte sich um einen deutschen Kollegen, — der im Anfange seines Aufenthaltes nur mit Mühe vom Bade zum Dorfe gehen konnte, machte am Schlusse seines Aufenthaltes, wenn auch mit einigen Beschwerden, zu Fuss den nicht leichten Aufstieg auf den Hahnensee, 350 Meter höher wie St. Moritz-Bad.

Es wäre interessant, an einem grösseren Material zu prüfen, ob wirklich das Hochgebirge auf die Symptome dieser Erkrankung einen günstigen Einfluss haben kann.

Bei einer Anzahl von *Epileptikern* sind nach einer St. Moritzer Kur die Anfälle schwächer und in längeren Zwischenräumen aufgetreten. Die Ursache ist hier, wie auch bei der Paralysis agitans, in der durch den Hochgebirgs-Reiz herbeigeführten Kräftigung des Nervensystems zu suchen.

Welche *Kurmittel* stehen in St. Moritz den Nervenkranken zur Verfügung? In erster Linie das prächtige *Hochalpen-Klima* mit seinen machtvollen intensiven Reizen und Reizungen auf alle Organe und besonders auf das Nerven-System. Hier darauf näher einzugehen, würde zu weit führen. Ich verweise in dieser Beziehung auf das schon angeführte Werk von Zuntz und seinen Mitarbeitern.

Ferner der *Sport*. Im Sommer Bergsteigen; im Winter Schlittschuhlaufen, Rodeln und Skifahren. Ich kann auch das an dieser Stelle nicht näher berühren und behalte mir vor, in einer späteren Veröffentlichung auf den «Sport für Nervöse im Hochgebirge» zurückzukommen.

Eichhorst hat das Thema: «Bergtouren für Nervöse» in einem Aufsatz in letzter Zeit behandelt, wie ich schon eingangs flüchtig erwähnte. Im Sommer kommen noch die Hydrotherapie und die vorzüglichen CO_2-Bäder in St. Moritz hinzu, die im Winter bis jetzt nicht haben ausgenützt werden können.

Der Hochgebirgs-Reiz wirkt im Winter noch belebender, noch erfrischender, noch erregender, noch kräftiger als im Sommer. Das ist durch die grössere Kälte und Trockenheit sowie durch die stärkere Insolation bedingt. Näheres darüber findet sich in meiner Monographie: «Das Klima von St. Moritz» (2. Auflage, 1905. Aug. Hirschwald's Verlag, Berlin N. W.)

Im Allgemeinen lehrt meine Erfahrung, dass man mit einer speziellen Behandlung von Nervenleidenden im Hochgebirge vorsichtiger sein muss als in der Ebene oder auf halber Höhe. In einer Anzahl von Fällen genügt der Hochgebirgs-Reiz allein, besonders bei den leichteren Formen von Neurasthenie. CO_2-Bäder, Hydrotherapie, Elektrotherapie und Massage sind bei den meisten Patienten aber nicht zu entbehren. Ich rate nur, diese Arten der Therapie nicht so häufig und nicht so kräftig anzuwenden, wie in der Ebene. Man überreizt im Hochgebirge durch ein Zuviel in der Behandlung das Nervensystem sehr leicht. Auch eine ganze Reihe von Arzneimitteln, besonders die Opiate, müssen in geringeren Dosen als in der Ebene gegeben werden.

Ich will an dieser Stelle das wiederholen, was ich in der Schrift: «Das Klima von St. Moritz» über die Reinheit und die Schönheit des St. Moritzer Hochgebirgs-Klimas gesagt habe.

Die Luft ist von einer unvergleichlichen Durchsichtigkeit, Klarheit und Reinheit sowohl in Sommer als auch besonders im Winter, wenn jedes Eisstückchen, jeder Eiskristall, jede Schneeflocke die Sonnenstrahlen zurückwirft. Ein Glitzern, ein Gluten, ein Leuchten, ein Schimmern, ein Strahlen, kurz eine ungeheure mannigfache Fülle von Licht durchdringt und durchschwebt dann die Luft, wie das in der Ebene völlig unbekannt ist. Darüber wölbt sich der farbenprächtige, tiefblaue Himmel. Ein Bild, das Jedem, der die ungeahnte Pracht und Schönheit der Hochalpen im Winter schauen durfte unvergesslich bleiben wird und das von einer wunderbar belebenden und anregenden Wirkung auf Geist und Körper, auf Seele und Gemüt ist. Wem sollen wir die Palme zuerkennen? Dem Ober-Engadiner Winter oder dem Sommer, wenn die warmen Frühjahrs-Sonnenstrahlen das unter der Schneedecke schlummernde Leben wach geküsst haben, wenn ein mächtiges Keimen, ein Sprossen, ein Grünen angeht, wenn das Tal und die Hänge im vollsten, schönsten Blütenschmuck prangen, wenn die Schnee- und Eisfelder der himmelragenden Berge sich wiederspiegeln in den funkelnden Seen, wenn der Silberlauf des jungen Inn rauscht, wenn der tiefblaue Seenkranz lächelt und wenn die Vögel ihre Liebeslieder in den prachtvollen Arvenwäldern singen?

Wir glauben die Wagschale bleibt sich gleich. Beides ist zwar grundverschieden und jede Jahreszeit hat ihre Eigenart. Mag man aber im Sommer, mag man im Winter in dieses gottbegnadete Tal kommen: es ist immer unvergleichlich, unbeschreiblich grossartig und einzig schön.

Es ist, als ob das hohe Lied von der überwältigenden Schönheit der Natur angestimmt und den Leidenden und Erholungsbedürftigen zujubeln würde: »Qui si sana«, »Hier wird man gesund«!

Wer findet die richtigen Worte, um diese Naturwunder würdig zu preisen und für Den, der sie so herrlich geschaffen! Wahrlich, begreiflich ist es, dass Jemand, der einmal am Quell des Paracelsus gesessen, stets wieder mit unwiderstehlicher Gewalt ins Ober-Engadin gezogen wird.

Aus meinen Ausführungen ergeben sich folgende *Schlussfolgerungen:*

I. *Der Aufenthalt im Hochgebirge ist für viele Nervenkranke ein vorzügliches Heilmittel, auch im Winter.*

II. *Für Kuren im Hochgebirge kommen hauptsächlich folgende Nervenkrankheiten in Betracht:*

Neurasthenie — Hypochondrie — Grübelsucht — Hemicranie — Neurasthenia cordis et vasomotoria — Nervöse Dyspepsien — Traumatische Neurosen — Asthma nervosum — Hysteroneurasthenie —

*Leichtere Formen von Hysterie — Melancholie und Epilepsie —
Morbus Basedowii.*

Chorea considered as cerebral rheumatism

Par Sir Dyce Duckworth, Londres.

A relation between chorea and rheumatism has long been recognized. In recent years the closeness of that relation has more and more been impressed on the minds of some careful clinical observers, so that it is now maintained by them that chorea is itself a variety of rheumatism which more particularly involves the brain.

I urged this opinion in a communication read before the International Medical Congress in Rome in 1894. Since that time I have continued to study the question, and increased clinical experience has tended to confirm my belief. The most recent researches on the pathology of rheumatism have added fresh and important evidence in favour of the rheumatic nature of chorea, but in spite of this many remain unconvinced of the constancy of the connection. They accept the intimate relation and association of the two conditions, but are still unable to believe that the rheumatic element is the main factor in the pathology of all cases of chorea.

While they regard the question as unsettled, these authorities are as yet unable to point to any other causative factor as explaining the nature of such cases as they believe to be unconnected with rheumatism. They are ready to admit, since the toxic nature of the rheumatic factor has been clearly demonstrated, that the choreic state is possibly dependent on other varieties of toxin not yet detected. They thus deny in the meantime, what we may term, the unity of chorea.

The latest researches have disclosed many facts respecting rheumatism which had been unsuspected, showing that the effects of its toxicity are much more widely spread over the body than on articular or cardiac structures, and that, thus, the throat, the skin, and the brain may equally be sites for its manifestations. The symptoms of rheumatism in its widest sense are therefore found to vary according to the particular sites on which the toxic elements alight, and the special proneness of such parts to be involved.

The association of rheumatism with chorea is now acknowledged to be closer than was the case some years ago. The fact that several phases of rheumatic infection have been recognized in recent times has enlarged the outlook so that we now speak of rheumatism of the skin, throat, or brain.

It was at one time supposed to be possible to distinguish choreic endocarditis from rheumatic endocarditis, but no pathologist will now venture to discriminate between them. The researches of Poynton, Paine, Wasserman, Triboulet, Singer and others have clearly proved that rheumatism is an infective malady, and in proof of this have brought to light the particular micro-cocci which generate the *materia peccans*. The two former observers have traced these microbes into many features of the body, including the cerebral membranes and the cerebro-spinal fluid. Experiments on certain animals have added confirmation to the results obtained in human morbid anatomy. Further confirmation from the pathological side is, admittedly, difficult to secure, inasmuch as fatal results in cases of chorea are now infrequent, owing, as we may believe, to the improved treatment of rheumatism in modern times.

There is still some difference of opinion amongst bacteriologists as to the exact species of micro-coccus which provides the source of rheumatic infection. This is not a clinical question, however. The latest opinion on the matter leads us to believe that the particular organism termed *micrococcus* by Walker, *diplococcus* by Poynton and Paine, and *streptococcus aus chorea* by Wasserman is the actual infective and causal agent of acute rheumatism. This microbe closely resembles the *streptococcus pyogenes* in its chief characters, and it has been detected in cases of chorea. The bacteriological difficulty may admit of explanation by the suggestion that there are varieties of species of the streptococcus, some more and some less virulent than others.

It is to be noted that no other variety of microbe, apart from accidental or mixed infection, has been detected in cases of rheumatism or chorea.

The infective nature of chorea is now accepted by the best authorities, even if the rheumatic theory does not appear to explain all cases. The older idea of the induction of chorea by mere nervous shock or fright, or its occurrence as one of the family of neuroses, has but few supporters to-day, and should be discarded. We, nevertheless, require, as I believe, to acknowledge a neurotic factor in a true conception of the pathogeny of chorea. No trustworthy authorities any longer accept the embolic theory as explanatory of the disorder. That the young and the female sex afford the greater number of examples of it is probably due to the fact that in these subjects the rheumatic toxin is more apt to spread widely, and to act with greater intensity than in adults, as we know to be the case from clinical and *post mortem* observation. The adolescent brain is also more unstable than the fully developed one.

Much evidence in favour of the rheumatic nature of chorea has been adduced from a study of the earlier and later life history of patients and their families in which the disorder has occurred. Thus, it is distinctly more frequently met with in families prone to rheumatism. It may precede by months or years an onset of rheumatic fever, or may supervene during an attack. It may also occur subsequently to such an attack with or without overt rheumatic complications.

The proclivity to rheumatism, although widely spread, is not universal. It pertains to certain families and individuals diathetically so disposed. The disease occurs markedly on the nervous and unstable members of a family. My own statistics show a family or personal history of rheumatism in 85 per cent cases of chorea, and I believe that a larger percentage could be discovered if it was possible to secure accurate histories of past attacks of the disease. The fact that rheumatic fever is so often undetected in children, or forgotten by their parents, especially in the case of poor people, adds to the difficulty of tracing the evidence of the disease in many families.

We have to bear in mind that the occurrence of chorea may be the sole manifestation of an attack of rheumatism in the absence of any concomitants beyond, possibly, some degree of cardiac dilatation. It is thus a true cerebral rheumatism. This fact has not failed to inspire observers with doubt and incredulity as to the true rheumatic nature of the disorder. It is surely worthy of note that in first attacks of rheumatism and in first attacks of chorea there is not seldom to be observed a distinct degree of cardiac dilatation sometimes independent of pyrexia, pericarditis, or appreciable endocarditis [1]. This condition appears to be due to rheumatic toxemia which induces a measure of

---

[1] Drs. Lees and Poynton. Rep. Med. & Chir. Trans. London 1898.

myocarditis. In some of these cases the more ordinary rheumatic symptoms may supervene.

That there is something specific in the nature of the rheumatic toxin as introduced by the particular infecting microbe is certain. We do not meet with acute rheumatism or chorea, as clinically recognized in cases of ordinary streptococcal infection or in strictly pyæmic states, and we must therefore differ from the view so strongly held on this point by Singer of Vienna. Those who still disbelieve in the occurrence of a non-rheumatic chorea have yet to demonstrate the specific infecting agent which is causative.

I have elsewhere published the evidence which has convinced me of the view I hold (¹), and my object now is to urge on the attention of the Congress a further and wider consideration of this question.

It is probable that there are varieties in the quality and degrees of virulence in the provoking toxin of rheumatism. As I have just remarked, we are not justified in accepting the views of Singer to the effect that the disease merely represents an attenuated form of pyæmia due to various pyogenic organisms, staphylococcal and streptococcal.

Perfect conviction on this question may perhaps only be reached after a continued and careful study by bacteriological methods of many fatal cases of chorea. Examination during life of the cerebro-spinal fluid by means of lumbar puncture, made early, may possibly reveal the specific micrococci, since they have already been found in that fluid.

In the meantime many of us must admit that the evidence in favour of the rheumatic nature of chorea is stronger, if possible, from the clinical than from the bacteriological side. Time will not fail, in my belief, to settle the question from both sources of inquiry in the direction just indicated.

Zur Behandlung der Tuberkulose

Par M. MAX BERLINER, Breslau.

Noch umschweben uns die Zauberklänge des letzten Tuberkulose-Kongresses, noch umflutet uns das Brausen des Wiederhalls ob der

---

(¹) St. Barth. Hosp. Reports vol. XXXVII, 1901.

verheissungsvollen Ankündigung einer Morgenröte für die Siechen und Hinfälligen, und wir sollten in Geduld den Anbruch der neuen Aera erwarten. Doch alles fliesst, nirgends ein Stillstand, wir müssen Rat schaffen für die nächste Zukunft, bis die Verheissung in Erfüllung gegangen. Wir müssen vorläufig umsomehr unsere Ungeduld meistern, als Behring selbst in seinem vor dem deutschen Landwirtschaftsrat gehaltenen Vortrage das in Aussicht gestellte Tuberkulin-Praeparat—die Tuberkulase—sensu strictiore nicht als ein Heilmittel, sondern nur als ein Unterstützungsmittel bei der Bekämpfung der Schwindsucht hinstellt, das durch frühzeitige Verwendung bei jugendlichen Individuen die Affektion verhüten und auf die schon bestehenden Tuberkuloseherde so einwirken soll, dass ihre Selbstheilung mit Hilfe der natürlichen Kräfte des Organismus nicht gestört wird durch erneute tuberkulöse Infektion.

Bis uns die frohe Aussicht winkt, und wir die Resultate seiner Forschung geniessen können, dürfen wir uns noch nach einer Unterstützung umsehen, die eine gewisse Existenzberechtigung für sich in Anspruch nehmen darf.

In einem Aufsatze [1] und in einem Vortrage [2] habe ich mich über meine Versuche bezüglich der Applikation einzelner Stoffe, vor allem aetherischer Oele ausgelassen. Ich habe feststellen können, dass man Menthol und Eucalyptusöl in hoher Konzentration mittels des Ricinusöls subkutan, noch besser intraglutäal, oder in die Bauchhaut injiziren kann. Statt des Ricinusöls verwendete ich später ein Präparat, das sich durch Konstanz seiner Beschaffenheit, durch Sterilisationsmöglichkeit und grössere Aufnahmsfähigkeit der Ingredienzen auszeichnet, das Floricinöl, das jetzt, um keine Verwechslung mit dem Glycosid zu verursachen, Dericinöl [3] genannt wird.

Die Beobachtung, dass chronische Katarrhe der Bronchien, die allen therapeutischen Versuchen in vehementester Weise trotzten, in überraschend schneller und günstigster Weise beeinflusst wurden durch die Inkorporation von Menthol und Eucalyptusöl, veranlasste mich diese Medicamente auch bei Phthisis pulmonum zu versuchen. Wir werden von einem Mittel, das nicht spezifisch wirkt, nicht erwarten, dass es jeden einzelnen Fall zur Ausheilung bringt. Ich habe allmählich die Anschauung gewonnen, dass die

---

[1] Deutsche Aerzte-Zeitung, 1904, N° 20 und 21.
[2] Schlesische Gesellschaft f. vater. Kultur, 19. Mai 1905.
[3] Hergestellt von der Fabrik des Dr. Noerdlinger in Floersheim a. M.

Besserung des körperlichen Zustandes, wenigstens nach dem äusseren Verlaufe zu urteilen, nicht in direktem Verhältniss zur Höhe der Dosen steht, dass zu weit vorgeschrittene Fälle auch durch vermehrte Zufuhr des Mittels keine Verbesserung erfahren. Ob diese Medien direkt auf die Bakterien einwirken, ob sie nach Massgabe ihrer antifermentativen Wirkung jene vernichten, oder durch Verbesserung der Reaktionskraft der Zellen ihnen den Existenzboden verschlechtern, das zu entscheiden bin ich noch nicht in der Lage.

Als unmittelbare Wirkung der Injection macht sich die subjektive und objektive Geruchsempfindung der eingespritzen Medikamente geltend. Der Patient merkt in den meisten Fällen bei der Exhalation den Geruch und auch seine Umgebung nimmt bei grösseren Dosen denselben wahr; doch führt er in keiner Beziehung zu einer Belästigung.

Meine Versuche bezogen sich zuerst auf das Menthol, das eine ausserordentliche sedative und antispasmodische Wirkung entfaltete. Personen, die unausgesetzt auf ihre Morphiumflasche angewiesen waren, konnten bald dieses Narkotikums entraten. Auch zur Bekämpfung der Schweisse bedurfte es keiner weiteren Massnahmen. In Bezug hierauf bewährte es sich auch bei einer Luetischen, die nach einer Schmierkur längere Zeit an diesem lästigen Symptom litt. Ich verwandte es in folgender Zusammenstellung:

<pre>
          R. Menthol. cryst. 40
             Ol. Dericini   60 Solve leniter calefaciendo.
</pre>

Später nahm ich das Eucalyptusöl in Verwendung, das in 33 1/3 % Koncentration gebraucht wurde:

<pre>
          R. Ol. Eucalypti albissim. 50 (1)
             Ol. Dericini   100
</pre>

Einzelne Kollegen haben sich auf dieses Präparat allein beschränkt, während ich noch eine Kombination vorschlug.

<pre>
          R. Menthol. crystal.
             Ol. Eucalypt albiss. } aa 10
             Ol. Dericini   20
</pre>

____

(1) Das Eucalyptusöl muss wasserhell und klar, darf nicht gelblich sein.

Falls eine nicht durch den tuberkulösen Prozess bedingte Reizung der Nieren bestehen sollte, wird man sich auf das Menthol allein beschränken.

Es wurden nicht bloss Patienten im Anfangsstadium mit unbedeutenden oder nicht nachweisbaren Veränderungen damit behandelt, sondern auch weiter vorgeschrittene mit ausgedehnteren Processen. Nicht blos solche mit einfacher Schallverkürzung und katarrhalischen Geräuschen in der Spitze, sondern mit ausgebreiteter Dämpfung, bisweilen auf beiden Seiten, mit Bronchialrasseln, einzelne mit Cavernensymptomen, die meisten mit Tuberkelbazillen im Auswurf. Fieber gehörte zu den häufigeren Erscheinungen, ebenso wie erhöhte Pulsfrequenz. Die Wirkung der Injectionen macht sich bei den Fällen, bei denen wir eine Besserung erwarten können, bald von Anfang an geltend. Wo dieselbe nicht bald nach der dritten oder vierten Injektion sich in irgend einer Beziehung einstellte, ist sie meist auch ausgeblieben. Der günstige Effekt zeigt sich bald in Verminderung des Hustens, in Vermehrung des Appetites und Hebung des Kraft- und Muskelgefühls. Es tritt bisweilen ein Stillstand der Wirkung ein. Da empfiehlt es sich eine Pause eintreten zu lassen und nach einiger Zeit die Einspritzungen wieder aufzunehmen. Diese können beliebig lange fortgesetzt werden, da sie niemals eine Schädigung des Organismus herbeiführen. Bei den Patienten, deren Temperatur $39°$ gewöhnlich überschritt, und deren Pulsfrequenz mehr als 110 betrug, war das Endresultat ein ungünstiges, wenn auch eine zeitweilige Remission der Beschwerden die Patienten zur weiteren Vornahme der Einspritzungen veranlasste. Die Wirkung liess sich durch den Augenschein bei zwei Phthisikern beobachten, von denen der Eine ein umfängliches, in die Tiefe gehendes Ileus auf der Zungenoberfläche hatte, und der andere am Mittelfinger der rechten Hand eine durch eine Tuberkulinkur unbeeinflusst gebliebene ödematöse wahrscheinlich tuberkulöse Schwellung des zweiten Gelenkes, die nach viermonatlichem Bestehen zu einer Einschränkung der Gebrauchsfähigkeit der Hand geführt hatte. Im ersten Falle war die Affektion schmerzlos und flach geworden, im zweiten trat eine vollständige Abschwellung und unverminderte Gebrauchsfähigkeit des Gliedes wieder ein. Auch objektiv lässt sich an den Lungen nach ausgedehnter Behandlung, bisweilen erst im weiteren Verlaufe eine Aenderung der Schall- und Auskultationsphänomene feststellen.

Es erscheint mir am zweckmässigsten mit 3 ccm. zu beginnen und das Quantum zweimal wöchentlich zu injiciren. Bei einmal wöchentlicher Injection kann die Dosis auf 5 ccm. erhöht werden; doch empfiehlt es sich anfangs zwecks Feststellung der Verträglichkeit auch nur 3 ccm. zu nehmen, da empfindliche Patienten bisweilen eine Druckempfindung verspüren, die weiterhin sich verliert. Eine stärkere Reizung, jedoch niemals eine Abscessbildung, habe ich selbst nur zweimal bei Verwendung eines unreinen chemischen Präparates gesehen. Falls sich irgend welche Reizerscheinungen geltend zu machen beginnen, applicire man sofort essigsaure Thonerde, oder Alkohol in Form von Umschlägen.

Ich habe in meinem Vortrage die Auswahl der Ingredienzen nicht als eine vollendete, als definitive hingestellt, sondern als eine verbesserungsfähige angesehen. Im Verfolg meiner Studien habe ich noch ein Mittel herangezogen, das zur inneren Antisepsis vielfache Verwendung findet und besonders auf Grund italienischer Arbeiten in grossen Dosen gebraucht wird. Von ihm berichtet Lewin, dass die Einspritzung konzentrierter Lösungen sehr schmerzhaft ist. Das ist das Thymol. Ich habe es in Kombination mit dem Menthol in folgender Formel verordnet:

    Menthol cryst. 5. S. Loquitur calefaciendo.
    O. Benend 10
    R. Thymol cryst. 2

Die intraglutäale Applikation verursacht keinerlei Schmerzen, auch keinerlei weitere Unbequemlichkeiten. Die Verwendungsart ist dieselbe, wie bei den andern Mitteln. Ich wurde in letzter Zeit von einem Kollegen veranlasst die Lösung auch bei einem ¾jährigen Kinde, das eine Dämpfung neben der hinteren oberen rechten Thoraxpartie und eine Infiltration im unteren Lungenlappen aufwies, zu versuchen. Das Kindchen, das seit drei Wochen durch Husten fortwährend geplagt wurde und, zum Skelett abgemagert, in den letzten Tagen jede Nahrungsaufnahme verweigerte, oder die ihm zugeführte Menge bald wieder herausgab, fing bald nach der ersten Dosis von 2 Teilstrichen der Pravazspritze an sich zu beruhigen, nach der zweiten mit zweitägigem Intervall die Nahrung wieder anzunehmen und auch zu behalten. Auch die Temperatur, die vorher nach Angabe des Kollegen im Anus gemessen 39° überschritt, sank in kurzer Zeit auf 37.5 - 37.2 herab.

Ich darf hier noch anführen, dass bei dem Bronchiektatiker,

der von dem Kollegen in der Diskussion meines Vortrages erwähnt wurde, und bei dem während eines 15 jährigen Bestehens das
Mannigfachste vergebliche versucht worden war, nachträglich insofern eine wesentlich Besserung seines Leidens eintrat, als sich
bei Fortsetzung der Injektionen der mephitische Geruch während
der Dauer der medikamentösen Einwirkung sich immer verlor,
und das Sekret sich auch vermindert hat.

Die Injektionen entfalten auch, wie mir von mehreren Seiten
bestätigt wurde, einen durch kein anderes Verfahren übertroffe-
nen Einfluss auf ungelöste Pneumonien.

Meine eigenen Beobachtungen und die von einzelnen Kollegen gewonnenen Erfahrungen geben mir die Aufmunterung auch
dieser hochanschaulichen Versammlung das Verfahren zur Nachprüfung zu empfehlen.

Nouveaux signes pour déterminer l'insuffisance pancréatique

Par M. Jayme Ferreira, Lisbonne

Parmi les différents signes connus afin de constater l'insuffisance pancréatique, il en est un qu'a joui jusqu'aujourd'hui d'une
grande faveur auprès des cliniciens. J'ai nommée la réaction du
salol due à Sahli. Certes elle est intéressante, mais ne nous donne
en aucune manière la clef de la puissance diastasique du ferment
pancréatique.

C'est dans l'intestin que s'accomplit le dédoublement du salol
en ses deux composants et rien ne nous prouve que le pancréas
ait un rôle prédominant et exclusif là-dedans. La preuve dominante en est que la ptyaline ne dédouble pas le salol; or, on sait
que les ferments salivaires et pancréatiques sont similaires au
point de vue diastasique.

Pour mesurer le degré d'insuffisance pancréatique, je me suis
servi de 2 méthodes différentes—une destinée à contrôler le pouvoir diastasique —l'autre, la transformation intégrale des graisses
en acides gras + glycérine.

Il existe un glucoside, la salicine, qu'on extrait de l'écorce de
saule, apte à se dédoubler sous l'influence de la salive à 20 ou
30° en saligénine + glucose. Il en est de même pour le ferment
pancréatique.

Si nous faisons ingérer à un malade des capsules de gluten
à la salicine (on peut en ingérer jusqu'à 4 gr., puisque cette substance a été autrefois usitée comme fébrifuge), on verra, si la fon-

...ction pancréatique est peu ou pas lésée, l'urine présenter la
réaction de l'acide salicylique et réduire aussi la liqueur de
Fehling.

La réaction de l'acide salicylique est très nette parce que la
salicine est éliminée sous forme d'ac. salicylique, ac. salicylurique
et hydrure de salicyle. Cette réaction, comme on le voit, est purement diastasique, l'épreuve de la salive nous le démontre pleinement et l'apparition plus ou moins précoce dans l'urine de l'ac.
salicylique + glucose nous donne le degré de l'insuffisance pancréatique. Maintenant nous arrivons à la 2ᵉ méthode.

Pour cela, je fais ingérer à jeun à mon malade des graisses
sous forme de lécithines et huile d'olives. Afin d'éviter la répugnance naturelle du malade, j'ai choisi la formule que Chauffard
a préconisée pour le traitement de la colique hépatique. J'élève à
peine la dose des jaunes d'œufs de 2 à 6.

Huile d'olives	300 à 400 gr.
Cognac	15 gr.
Jaunes d'œufs	6
Menthol	0,50 gr

Dans les excrétas, si la fonction pancréatique est indemne ou
peu troublée, on trouvera toutes ces graisses à l'état de glycérine
+ acides gras.

Par conséquent, l'huile d'olive sera décomposée, de même
que la lécithine contenue dans les jaunes d'œufs, se comportant
comme une graisse phosphorée, sera dédoublée en acide oléique,
ac. margarique, ac. phosphoglycérique et enfin en choline.

Les acides gras seront déterminés par l'ingénieuse méthode
que Camus et Jacobson ont détaillée dernièrement pour la recherche de ces acides dans les matières fécales, puisqu'ils nous ont
montré leur coloration d'une manière élective pour les couleurs
basiques d'aniline.

En terminant, nous croyons que ces deux méthodes associées
serviront à éclaircir de quelque façon le diagnostic de l'insuffisance pancréatique.

Diagnostic des péricardites latentes avec petit épanchement

Par M. JAYME FERREIRA, Lisbonne

On connaît depuis les beaux travaux de François Frank, que
le rôle de la dyspnée dans les péricardites à grand épanchement

est dévolu surtout à la compression des oreillettes et gros vaisseaux
de la base.

J'indiquerai tout à l'heure l'artifice pour réaliser cette compression, même avec un petit épanchement.

Pour dépister la péricardite avec petit épanchement, il faut
d'abord préciser trois points:

1.° — Relever si la matité apexienne coïncide avec l'impulsion apexienne, puisqu'on sait que même dans les petits épanchements la matité inférieure ne coïncide pas absolument avec le choc
de la pointe.

2.° — Ausculter attentivement le 1ᵉʳ bruit à la pointe.

Il suffit d'un léger épanchement pour assourdir à une oreille
tant soit peu exercée le bruit systolique de la pointe; ausculter
comparativement le 2ᵉ bruit aux foyers de la base.

3.° — Percuter l'oreillette droite.

Ces trois points étant bien précis, on met alors le malade dans
la position de Trendelenburg improvisée.

Pour cela, on retire traversin et oreiller, on pose 2 à 3 oreillers sous la région lombaire du malade, en même temps qu'il re-
plie les jambes à angle aigu sur les cuisses.

L'épanchement obéissant aux lois de la pesanteur se porte
vers la partie déclive, c'est-à-dire, vers la base du cœur et la dyspnée ne tarde pas à éclore due à la compression des oreillettes et
gros vaisseaux.

On peut parfois aussi noter la dysphagie, l'œsophage étant
comprimé par le cul-de-sac de Haller. Ce signe cependant n'a pas la
même valeur que la dyspnée.

Le pouls devient petit et tend à prendre les caractères du
pouls paradoxal.

On constate ensuite que la matité apexienne coïncide bien
avec l'impulsion de la pointe et en même temps par un phénomène
d'inversion le 1ᵉʳ bruit redevient normal et le 2ᵉ s'assourdit.

Si la position de Trendelenburg est prolongée pendant quelque temps, aussitôt le malade revenu à la position initiale, on
peut constater la dilatation de l'oreillette droite, distension passive
qui s'explique bien par sa faible résistance à la compression.

Le 2ᵉ ton pulmonaire sera très accentué, preuve que la tension dans le domaine de la circulation pulmonaire a été accrue.

Nous croyons que ce faisceau de signes est intéressant à noter, puisqu'il s'agit parfois de cas où la sagacité du clinicien même le mieux éclairé est mise à épreuve.

Treatment of appendicitis and allied bowel troubles by high up injection

Par M. F. Palmer Burrows, Lindsay (Canada)

At a meeting of the Medical Association held in Toronto, June 1895, I read a paper on the ordinary india rubber family syringe giving, to my mind, its faults of construction. In this paper I pointed out that the vaginal attachment did not answer the purpose intended, as from its small size it did not smooth out the mucous folds, therefore the wash water or medicine did not reach the irritated or ulcerated surfaces. The ear nozzle should be of soft rubber as less likely to injure delicate structures, and lastly that, which I wish now to principally notice, the hard short nozzle used to administer enemata per rectum was most objectionable and that in being short it did not reach far enough up to deliver its charge where it would do most good, and being hard it impinged on the sphincter muscle and, thus stimulated to expulsive action, the injection delivered low down assisted in this discomfort and was speedily voided, only limited evacuant action was excited and little opportunity given for solvent action of contents of bowel. I then proposed the using of an elastic rubber tube similar in calibre and character to that used in washing the stomach and of 50 to 60 inches in length. I endeavoured to point out the larger field of usefulness in its employment, as either nutriment, solvents, antiseptics or purgatives could be introduced at a point to serve the purposes intended. At this time I gave it as my experience based upon cases that had come under my notice and been treated that in the soft india rubber tube we had a valuable agent in the relief of obstinate constipation, impraction of fœces invagination muco-enteritis and in which I have had signal success emptying the bowel and injecting antiseptics, and allied bowel troubles, but above and beyond all we had a remedy par excellence in appendicitis.

Since writing that paper ten years ago I have had abundant opportunity of further observation and I now record it as a fact that, although I have had some very serious cases under treatment, I have yet to meet one in which surgical interference was necessary nor have I one death to record. I do not hold that in emptying the bowel and removing irritating matter we have the only effect of high up injection; I do think there is a mechanical effect that should not be overlooked; when we distend the bowel, we retract the appendix, and in shortening distend it, and in this way the fluid injected has a chance to enter and remove sources of irritation when immediately within the appendix, and in this way is more largely curative. I do not hold that this or any other medical or expectant treatment will in all cases and especially advanced cases supersede the knife; yet when I read the conclusions of such men as Dr. O. Hanolan based on a personal observation that, in 42 autopsies in which previous diagnosis of appendicitis had been made, 32 were found to have normal appendices, and Dr. Horrick that in the French Army 188 cases were operated upon with 23 deaths and 480 treated medicinally with 5 deaths, then I think it fair to consider the medical treatment in a favourable light. I freely admit that in the majority of my cases I treated them early and those that were of recurrent nature in the quiescent stage with normal temperature and but slightly accelerative pulse.

Should I meet with a case in which the temperature had been increased to a noticeable degree with sudden lowering and I suspected pus formation, I certainly would not rely on medical treatment alone. It is contended by surgeons of experience that it is better to operate early, well that appears the questio vexata between the surgeon and the general practitioner. My own opinion is there is little danger in delay if the patient is given easily digested non-fermentable food, rest in bed, antiphlogistine (a combination of clay, glycerine, boric acid, menthol and eucalyptus), overbowels or poulticing. The filling of the bowel by long tube with sweet oil, glycerine and water or soap and water and hypodermic of morphia or morphia and atropia, complete abstinence from food or the taking of it sparingly to secure digestive rest *and the sure and complete dilating by volume of injection* as the dilating and subsequent rest, I take to be the non plus ultra in the treatment of appendicitis.

I do not think we fully realize the extent to which by the long tube an injection may be forced. A case sent to me by rail was indeed a revelation as I had not met with any similar result in my medical reading. As it has some points of interest bearing on the subject to this paper I may be pardoned in giving a short account.

The patient, H. W., a contractor, about forty years of age, weighing 260 or 275 pounds and of immense girth, had partaken heartily of pork and beans, normally was a larger eater consuming four or five pounds of steak with potatoes, toast and sofort at a sitting. When I saw him he was suffering severe pain in the bowels which were constipated and much distended with gas and food. The Drs. who treated him in Biscotasing, a lumbering village some distance from Lindsay, had used the low down injection repeatedly and given him purgatives without effect. I at once used the long tube fully six feet in length and after one or two very scanty evacuations succeeded in passing the tube its entire length and pumped in a gallon or two of warm water, the bowels being kneaded by Dr. Kempt who was also present, there was considerable vomiting which becoming more free the injection entered more readily. We had used a large quantity of fluid when patient began to cry out that he would certainly burst. The vomiting became more continuous and smelt of peppermint which we had given in the injection as an antiflatulent. The vomiting with continued pressure of injection had evidently reversed peristaltic action and there was no doubt the water flavoured with pepermint had passed completely through and was being ejected by the stomach through the mouth. The distension and soreness was relieved and the patient made a quick recovery.

My paper was read June 6th. 1895 and I find in the «Medical World» of August 1904 the report of a case, an almost complete replica of Dr. E. E. Tope. He does not give the lenght of tube employed, but writes — «A large rectal tube was passed the full length into the bowel.......... We kept on pumping water into the patient and calling for more water while the patient kept vomiting it up until we had used more than five gallons and the water was no longer discolored».

I need not enter into a controversy as to the possibility of passing the cœcum in these cases, there is no doubt the long tube placed the injection so far up that peristalsis was reversed and the stomach accepted the inevitable.

This is perhaps not after all so very strange as in incarcerated bowel and even in appendicitis we have stercoraceous vomiting and admitting that we pass the ileocœcal valve the rest would appear easy.

SÉANCE DU 22 AVRIL

(Après-midi)

Présidence : M. Lopo de Carvalho.

Contribution à la pathogénie et prophylaxie de la tuberculose pulmonaire

Par M. José de Padua (Lisbonne).

La tuberculose pulmonaire est une maladie produite par la fixation et pullulation du bacille de Koch dans les poumons après à son développement.

Le bacille est nécessaire, mais pas suffisant pour faire la maladie; il faut et qu'il puisse arriver au poumon, en vainquant les obstacles que lui met la défense naturelle de l'organisme, et qu'il y trouve des conditions favorables à sa végétation, le poumon devenant un bon milieu de culture, un terrain convenable.

L'évolution et l'intensité de la maladie dépendent, à la fois, de la virulence du bacille et de la qualité du terrain; le plus souvent celui-ci primant celle-là on peut dire que le bacille est beaucoup, mais le terrain c'est tout.

En effet, le bacille de Koch existe partout, dans l'air que nous respirons, dans les fosses nasales d'individus absolument bien portants, et qui ne seront pas tuberculeux tant qu'ils maintiennent leur résistance organique physiologique, tant que leur terrain ne devient pas tuberculisable.

Ce qui rend un terrain intuberculisable, et qui en manquant le rend tuberculisable, c'est encore une inconnue, qui a échappé aux moyens actuels d'investigation, et dont la découverte serait la solution sûre et pratique du problème de la tuberculose.

Seulement nous savons que, pour maintenir ou devenir un terrain intuberculisable, concourent la bonne alimentation, la vie au grand air pur, le travail réglé pour les forces de chaque individu, c'est-à-dire au-dessous de sa capacité de travail, de telle façon que les recettes surpassent les dépenses organiques.

Nous savons aussi que la résistance organique se perd ou s'affaiblit par l'hérédité, par la constitution, la mauvaise alimentation, la respiration de l'air confiné ou vicié, les fortes émotions, traumatismes, surmenage de tous genres, intoxications, maladies antérieures, etc., en somme, par toutes causes depuis longtemps reconnues débilitantes.

Il y a encore une autre cause de la tuberculisation pulmonaire, à laquelle j'attache une importance très grande, et par son action pathogénique et parce qu'elle est très souvent à la portée de la thérapeutique pour la combattre. C'est l'action de l'adénopathie trachéo-bronchique sur le pneumogastrique, en altérant l'innervation du poumon et aboutissant à l'affaiblissement de la résistance de cet organe qui devient tuberculisable.

Stokes a signalé, le premier, la tuberculose pulmonaire parmi les complications des anévrismes aortiques; plusieurs cliniciens ont constaté des cas pareils, et tout récemment dans ma clinique j'ai observé un malade, âgé de 52 ans, grand arthritique, artério-scléreux, faisant de la sclérose sur tous les organes, et ayant un anévrisme de la portion ascendante et horizontale de la crosse aortique pour lequel on me fit appeler en consultation avec le confrère assistant.

Je revois le malade après quatre mois et je constate que le lobe supérieur du poumon droit s'est tuberculisé ; le malade a de la fièvre, de la toux, et de l'expectoration avec des bacilles de Koch.

Il est admis que, dans ces cas, la tumeur anévrismale produit, par compression, des altérations du nerf vague qui affaiblissent la résistance du poumon en le rendant apte au développement du bacille de Koch.

On démontre cette relation de causalité, en constatant que le vague comprimé et le poumon tuberculisé appartiennent au même côté.

MM. Hérard et Cornil ont émis l'opinion que la compression des pneumogastriques peut produire des lésions du poumon (tuberculose, pneumonie chronique, congestion).

On sait, en outre, que la vagotomisation des animaux produit des lésions broncho-pulmonaires.

Elle est bien connue la pneumonie dite du vague.

Bignardi, cité par M. Huchard, a constaté des altérations des pneumogastriques comprimés par les ganglions trachéo-bronchiques hypertrophiés chez les tuberculeux.

Ces faits cliniques démontrent à l'évidence que la compression des nerfs vagues occasionne des altérations du poumon, le mettant dans des conditions de contracter des maladies, particulièrement la tuberculose.

Ceux qui payent plus grand tribut à la tuberculose ce sont les individus de tempérament lymphatique qui ont leurs ganglions hypertrophiés que l'on peut voir et palper au cou, mais que l'on ne peut plus voir ni palper le long de la trachée et des bronches, là pourtant où ils n'existent pas moins.

Ces ganglions trachéo-bronchiques hypertrophiés peuvent donc altérer les pneumogastriques adjacents, en les comprimant ou enserrant dans leur épaississement, et rendre aptes au développement du bacille de Koch les régions du poumon innervées par les filets comprimés.

Cette théorie rendra compte de la variété de localisation initiale de la tuberculose pulmonaire, qui n'est pas si fréquente aux sommets comme on l'a cru, ainsi que de la tachycardie de la période de début, lorsqu'il n'y a pas encore de l'infection qui la justifie.

Il faut donc dépister tous les lymphatiques, et entourer de soins hygiéniques ces candidats à la tuberculose, qui sont légion, et qui ne songent pas à se traiter, à modifier leur tempérament, car ils ne se croient point malades; il faut combattre à outrance l'hypertrophie ganglionnaire par l'iode et le tannin associés, mais pas sous la forme de sirop qui fatigue l'estomac et affaiblit l'appétit.

Cette méthode, depuis longtemps suivie à ma clinique, a fait merveille.

On arrachera, ainsi, beaucoup de vies aux griffes de la tuberculose.

Ulcer of the stomach. — Pathogenesis and pathology.
Experiments in producing artificial gastric ulcer and genuine induced ''peptic'' ulcer ([1])

Par M. FENTON B. TURCK, Chicago.

DEFINITION

By artificial gastric ulcer is meant ulcer produced by experimental means, as by some local, mechanical or chemical injury; by induced ulcer is meant ulcer produced by more indirect and

---

[1] The preliminary report on these experiments was first presented in the symposium on gastric ulcer before the American Gastro-Enterological Association, 1904, and withheld from publication for more careful revision and research, and again as a preliminary report presented before the joint meeting of the Chicago Pathological Society and Chicago Medical Society, March 21, 1906.

natural means, such as feeding methods, as presented by the author. The term «peptic» is retained on account of long usage.

INTRODUCTION

Ulcer of the stomach is one of the most important pathological questions that engage the attention of scientific workers.

Clinically, it has led to the investigation of numerous conditions with which it is directly or indirectly associated, such as the local manifestation of pain, hemorrhage, perforation; the secondary results, as adhesions, cicatrices, and contractions, carcinoma formed at the site of the ulcer, and, finally, the systematic conditions of toxemia, lowered vitality, anemia, etc.

The pathogenesis of gastric ulcer, however, is what has called forth the best scientific effort.

The rôle that cytolysis and autocytolysis play in the formation and persistance of ulcer must be recognized as an important one. It points back to the fundamental problem: What prevents self-destruction of the stomach; and, moreover, what prevents autocytolysis of all tissues of the body? That some sort of protection existed to prevent self-destruction was even recognized by the ancients, who attributed it to some supernatural power.

Stahl regarded our protection to be the «Sensitive Soul.» He states: «This very preservation of a thing essentially destructible by which its destruction through its own activity is prevented is exactly what we ought to understand by the common word «vital.» In any case the fermentation which takes place in the alimentary canal is not an ordinary fermentation, such as occurs in a merely compound, not-living body, but a most special character is impressed on the change by energy of the Soul.»

John Hunter, in his vital principle, expressed a similar idea («On the digestion of the Stomach after Death», Phil. Trans., 1772), and in place of the «sensitive soul,» he believed that the «vital power» protected the body by some inherent energy.

As cellular pathology developed, the word tissues was added to the same vital power of Hunter, and, as Riegel expresses it («Disease of Stomach», 1903, p. 561): «The main reason why the stomach does not digest itself is unquestionably the *vital* resisting *power* of the *tissues*.»

The conception of resistance of the tissue against the formation of ulcer has developed various ideas of local protection, ei-

ther as a vital power residing in the cell, or some secretion
acting as a mechanical or chemical protection. Thus Vaughan
Harley thought the mucus acted as a protective coat of mail to
the mucosa of the stomach, and Claude Bernard believed that the
regeneration of cells rapidly replaced those destroyed by the gastric fluid.

The modern idea of this local protection is shown in Weinland's work, who holds, that an anti-pepsin ferment residing *in*
and *as a part* of the gland cells protects them from destruction.

A. *Protection general*

1.	The Sensitive Soul,	Stahl.
2.	Vital Force,	Hunter.
3.	«Vital Resisting power of the Tissues»,	Riegel.
4.	Alkalinity of the Blood,	Pavy.

B. *Local protection*

The mucus acting as a protective coat to the mucosa,	Vaughan Harley
Constant reproduction of exfoliated epithelium,	Claude Bernard.
Anti-pepsin ferment residing in and as a part of the gland cell,	Weinland.

From the large amount of experimental work on blood serum
by numerous investigators, we are able now to clothe our ideas
of «protective bodies» in more technical and definite language.
We may speak now of natural histogenic immunity, of hemoly-
sins, of agglutinins, of precipitins, of cytotoxins, etc. We may go
a step further in our understanding of this same histogenic immunity when we speak of the immune bodies or amboceptors,
and of the alexins or complements, with their respective toxo-
phore, haptophore, or receptor groups. It is easy to understand
what a clear field of investigation was opened in the study of
natural and acquired immunity towards infectious diseases in
the light of amboceptors and complements of toxins and anti-
toxins. It is no less evident to one investigating the problem of
the production and persistence of gastric ulcer that we have here,
not a question of local pathology, but of general blood pathology,
of complement and amboceptor, of cytolysis and autocytolysis.

HISTORY OF EXPERIMENTS BY PREVIOUS INVESTIGATORS

In the following classified list of methods adopted by various observers, it will be observed that most of the efforts to produce ulcer by artificial methods have been directed towards obtaining purely local cellular changes. This is apparently the direct influence of Virchow and his school in experiments and clinical observation of the pathology and pathogenesis of ulcer up to the present time.

Virchow offered the hypothesis of vascular obstruction or aneurysmal dilatation of vessels, but these are far too inconstantly found in ulcer.

Ulcers produced by some form of mechanical injury to the stomach wall heal even more readily than in other parts of the body, and attempts to produce ulcer by chemical injury, either fail to produce the lesion, or the lesion heals more or less promptly.

As anemia is frequently associated with ulcer, various attempts have been made to produce ulcer by combining resection and some mechanical injury, as resection of the mucosa, with bleeding, or the injection of laked blood or chemical substances, as practiced by Cohnheim, Silbermann and others. If the anemia was sufficiently profound and the injury well marked, ulcers were produced in the stomach, just as one would expect in injury to any part of the body.

The production of ulcer of the stomach by destroying areas in the brain, or section of the cord or vagi, cannot be satisfactorily explained, but seems rather too violent and foreign to the conditions present in ulcer of the stomach. One explanation of the cause of ulcers produced by the above methods might be suggested by the work of Pawlow, who noted loss of motor power of the stomach after section of vagi, and of the recent work of Ophüls, who noted great dilatation of the stomach after section of both vagi below the diaphragm. Both these conditions would be very important factors in causing change in the bacterial growth in the stomach and intestines. How far this bacterial factor may be an explanation of the ulcers produced after injury to the peripheral and central nervous system will require further investigation.

Tables of different authors' experiments

The following tables of the different authors' experiments in the production of artificial gastric ulcers are classified and arranged for convenience and ready reference. A few clinical and post-mortem observations are included in these tables.

C. Mechanical and physical injury

		Result.
Bitter,	Violent bruises.	
Decker,	Heat,	Ulcer.
Matthes,	Trauma (with 5 % HCl),	Ulcer.
Schmidt,	Trauma (with HCl),	
Körte,	Pinching stomach with clamps,	Ulcer.

D. Chemical

		Result.
Roth,	Crystals of nitrate of silver introduced into stomach,	Ulcer.

HCl as a necessary factor

		Result.
Riegel,	HCl necessary.	
Matthes,	Trauma, without HCl,	Negative.
	Trauma, with 5 % HCl,	Ulcer.
Schmidt,	HCl and trauma.	
Ewald,	HCl necessary factor.	

Contra HCl

Pawlow,	Hyperacidity a consequence.
Du Mésnil,	Superacidity without significance.
Ageron,	HCl may be persistently absent.
Karulsky,	Synchronous ulcer of the stomach and bladder.

E. General Dyscrasia

		Result.
Virchow,	Anemia and chlorosis.	
Quincke & Dautwyler,	Anemia by producing gradual hemorrhage and local trauma,	Ulcer which healed with difficulty.
Silbermann,	Hemoglobemia.	Ulcer.
Fütterer,	"	"
Cohnheim,	Hemoglobemia by mechanical injury, and injection of laked blood.	Ulcers.

F. *Disturbance of local circulation*

		Result.
Virchow,	Embolism, thrombi, aneurysm or varicose veins.	
Klebs and Welti,	Thrombi,	
Panum,	Injection of emulsion of wax into femoral vein,	Gastric infarcts Ulcer?
Talma,	Ligation of œsophagus and pylorus,	Ulcer.
Rindfleisch,	Venous stasis; prolonged ischemia,	
Axel Key,	Prolonged ischemia due to contraction of gastric muscle,	No experiments
Müller,	Tied portal vein,	Ulcer.

G. *Influence of nerves*

		Result
Schiff,	Intersection of thalami and pedunculi,	Ulcer.
Brown-Sequard,	Anterior corp. quadrigemina,	Ulcer.
Vulova,	Injection of alcohol into vagus,	Negative.
Vulova,	Section of the sympathetic,	Ulcer.
Yzeren,	Section of the sympathetic, with section of vagi below the diaphragm,	Ulcer.
Siatta,	" " " " "	Ulcer.
Ophüls,	" " " " "	Ulcer.
Kohn and Ewald,	Section of cord, and 5 ‰ HCl in stomach,	Ulcer.

H. *Local infection*

		Result
Cohnheim,	Injection. Infected suspensions of lead chromate,	Erosions and ulcers.
Boettcher,	Infection as cause of ulcer,	Opposed by König.
Nauwerck,	Infection observed at edge of ulcer.	

AUTHOR'S EXPERIMENTS

The following tabulated record of the author's experiments is introduced here, although many of the methods apparently come under the above classification, yet they are sufficiently distinct to permit a separate presentation.

MECHANICAL

Bibliography.		Result
A. 3.	Excision of the mucous membrane. Also application of local irritants and removal of mucous membrane by nippers, observed through a permanent gastric fistula.	
1.	Trauma and hemorrhage by wirebrush (repeated for one month).	No visible lesion.
1.	Cardiac and pyloric ligations.	Hemorrhag, erosions.
1.	Partial ligation of portal vein.	No erosion.
1.	Ligation of veins of stomach.	Erosions near ligation.

CHEMICAL

Bibliography		Result
B. 1, 2, 3.	Application of tannic acid, gastric juice to mucosa with gyromele.	Negative.
1, 2, 3.	Application of chromic acid, silver nitrate crystals with gyromele.	Negative.
1.	Same, pyloric end partially tied.	Hemorrhagic erosions.
1.	Tannic acid daily for several weeks.	Negative.
4.	Mustard oil, large doses.	Acute gastritis only.
11.	Mustard oil for 11 months.	Chronic gastritis. No ulcer.

LOCAL INFECTION

Bibliography		Result
C. 5.	Sarcinae and yeast introduced into stomach; pylorus partially tied.	Negative.
3.	Stomach contents from infected stomach injected into dog's stomach through fistulous opening.	Increased HCl. No ulcer.

INJECTION OF TOXINS

Bibliography		Result
D. 8.	Diphtheritic toxin injected into stomach wall.	No ulcer; pinhead hemorrhagic foci in duodenum.
8.	Same.	Same. Local necrosis near pylorus.

8.	Diphteritic toxin injected into mesenteric vessels.	No ulcer; foci of necrosis after two weeks in duodenum and near pylorus.
6.	Intravenous injection of extracts and emulsion of gastric mucous membrane.	Necrosis of mucous membrane near pylorus.
9.	Intravenous and subcutaneous injection of stomach contents from patients into animals.	No ulcer.

SYSTEMATIC DISTURBANCES

Bibliography		*Result*
E. 10-11.	Shock and infection. Laparotomy. Exposure of stomach to air three hours; repeated inoculation peritoneal cavity.	No ulcer.
12.	Prolonged use of chloroform and ether; two to six hours.	No ulcer.

GUINEA PIGS AND RABBITS CLOSELY CONFINED IN SMALL CAGES

Bibliography	*Result*
7	Six ulcers, two spontaneous; four by local lesions.

INJECTION OF PEPTONES

Intravenous and subcutaneous injection of peptones for two to four weeks after removing portions of the mucous membrane of the stomach (six dogs.)	Two scars. Two delayed healing. Two negative.

In the above series of the author's experiments, most of which have been previously reported, those of injecting mustard oil into the stomach, and those of animals kept in confinement are of special interest.

In the experiments with mustard oil, increasing doses were injected into the dog's stomach at intervals of two to three days for nine to fourteen months. One hundred c. c. of a 1-500 emulsion of the oil was injected at the outset, but the dose was gradually increased, so that at the end of three months 125 c. c. of a 1-50 emulsion could be given, and later the oil was simply added to the dog's food.

Vomiting and acute gastric symptoms followed the earlier injections, but later no reactionary symptoms occurred. At the end of nine months Dog No. 1 died. At the end of eleven months Dog

No. 2 died. No ulcer was found in the stomach or intestines in either Dog No. 1 or Dog No. 2. At the end of fourteen months Dog No. 3 was chloroformed. The dog was emaciated. The stomach was dilated and occupied a large portion of the abdominal cavity, the greater curvature extending to the line of the anterior superior spinous process. The mucous membrane in the fundus of the stomach showed état mamillaire. Microscopical examinations howed chronic gastritis. No ulcer was found in the stomach or intestines.

Failure after such radical means as the feeding of mustard oil for fourteen months demonstrated the futility of attempting to produce ulcer by simply local irritation. The possibility of *systematic disturbance, altered metabolism, impaired nutrition* being etiological factors in the production of ulcer led to the experiment of confining animals in very close quarters for a long period of time.

Ninety-six guinea pigs and thirty-six rabbits were used in the experiment which was continued nine months. The animals were confined in small sterilised cages (mad of wood, except the bottom, which was of wire netting), $4 \times 6 \times 6$ inches. The top was closed by a hinge cover, light being excluded, but air admitted through two small holes on either side. The cages were placed in sterilized pans, in a solution of permanganate of potassium, and were sterilized every other day. The animals were thus restricted to a small allowance of air, light and exercise, but were given the usual amount of food, and kept in as sterile cages as possible.

At the outset a blood count and hemoglobine estimation were made and again after two to three months' confinements, and finally after seven to eight months. As soon as an animal showed any signs of infection it was removed. During the first two to three months the animals gained in weight as a result of deficient exercise and oxidation, but later became emaciated.

Red cells.		Percentage of hemoglobin.		Months.	Result.
Before	After	Before	After		
6,408,000	3,296,000	85	75	4	Ulcer.
5,840,000	4,900,000	80	70	4-1:2	Ulcer.
6,410,000	4,850,000	85	60	6	Ulcer.
4,992,000	4,200,000	75	60	5-1:2	Ulcer.
5,120,000	4,250,000	70-75	60	5	Ulcer.
5,360,000	4,120,000	80	65	6	Ulcer.
6,200,000	3,130,000	85	65	6	No ulcer.
5,450,000	3,800,000	80	50-55	5	No ulcer.

Result: All the rabbits died.

Of the 96 guinea pigs, only 6 survived. In 4 of these animals ulcers produced by removing portions of the mucous membrane failed to heal. Two induced peptic ulcers were found in the other two guinea pigs.

For the first time, then, in the author's long series of experiments induced peptic ulcers were formed, but in such a small percent of the animals that even positive results were of little value in solving the problem of the etiology of peptic ulcer. They suggested, however, the possibility that systemic conditions were important factors, that alteration in the toxic state of the alimentary canal, with consequent changes in the blood, might play some rôle in the formation of ulcers. The next step was to select some more definite means of modifying the normal conditions of the alimentary tract and general system.

Experiments were begun with bacillus coli communis because it is the organism found normally present in such large numbers in the intestines, and is the organism which multiplies so luxuriantly in catarrhal and atonic conditions of the stomach.

Morphologically and *culturally* no difference could be found between the strain of bacillus coli isolated from the stools of *normal* individuals, and that from cases of *ulcer* of the stomach. But the possibility of a difference in their *pathology* led the author to use in his experiments strains isolated from the fæces of cases of ulcer of the stomach. The toxin of bacillus coli being intracellular suggested the experiment of using killed as well as living cultures.

In the author's earlier experiments the bacteria were introduced directly into the circulation, but later they were fed the animals. By this latter method the bacterial status of the alimentary canal could be more directly modified, and an approach be better made to more natural conditions.

Meat extractives were fed certain of the animals in connection with the bacteria, as will be seen by reference to the table of experiments with bacillus coli. It was found that the colon bacillus grew most luxuriantly in media containing meat extractives, hence the possibility was suggested that a more active growth might be produced in an alimentary canal which contained meat extractives.

Positive results have been obtained thus far in *every experiment* in which cultures of bacillus coli were fed to dogs. The number and extent of the ulcers have varied, however, from a few ulcers in the duodenum to numerous typical peptic ulcers in the stomach. In one case death resulted from hemorrhage from a large ulcer at the pylorus.

To give these positive results true scientific value, it was essential to find out the percentage of gastric ulcer in a large number of dogs not experimented with. The dogs were obtained from two different sources: one, healthy dogs that had been asphyxiated at the City Pound; the other, dogs that had died from disease, injury, poisoning, etc. From the first source, 189 dogs were examined; from the second, 82, making a total of 271. Ante-mortem observation as to the general condition of the dogs could be made at the City Pound, because the dogs were kept there ten days before being killed. The stomachs and intestines, after being removed from the bodies, were treated in a uniform manner, e. g., opened, washed in weak creolin solution, hardened for six hours in dilute formalin, and finally examined very carefully microscopically. Of the 189 healthy dogs examined, few showed any changes in the alimentary tract; of the 82 dying from disease, poisoning or injury, many showed diseased conditions of the various organs. But no peptic ulcers were found in either the stomach or intestine of any of the 271 dogs examined. Absolute negative finding of peptic ulcers in both the healthy street dogs and the diseased animals shows that the percentage of ulcers present in dogs is at most exceedingly small.

TABLES OF EXPERIMENTS WITH BACILLUS COLI COMMUNIS.

I. Inoculations experiments with dogs.

    1. Intravenous injections of living cultures of bacillus coli communis.

    2. Intravenous injections of cultures of bacillus coli communis killed by heat.

II. Feeding experiments with mice and rats.

    1. (a) Feeding raw beef.

    2. (b) Feeding raw beef and bacillus coli communis.

    2. (a) Feeding beef extractives.

    (b) Feeding beef extractives and bacillus coli communis.

    3. (a) Feeding extract free beef.

    (b) Feeding extract free beef and bacillus coli communis.

III. Feeding experiments with dogs.

    1. Feeding bouillon culture of bacillus coli communis.

    2. Feeding cultures of bacillus coli communis and beef extract.

    3. Feeding beef extract.

I. INOCULATION EXPERIMENTS WITH DOGS

1. *Experiments in injecting living cultures of Bacillus coli communis into dogs and rabbits*

FIRST SERIES OF INJECTING EXPERIMENTS.—*Methods*. The strain of bacillus coli used was isolated from water and from the fæces of cases of ulcer of the stomach. The injections were made subcutaneously, intraperitoneally, and into the internal jugular vein, at

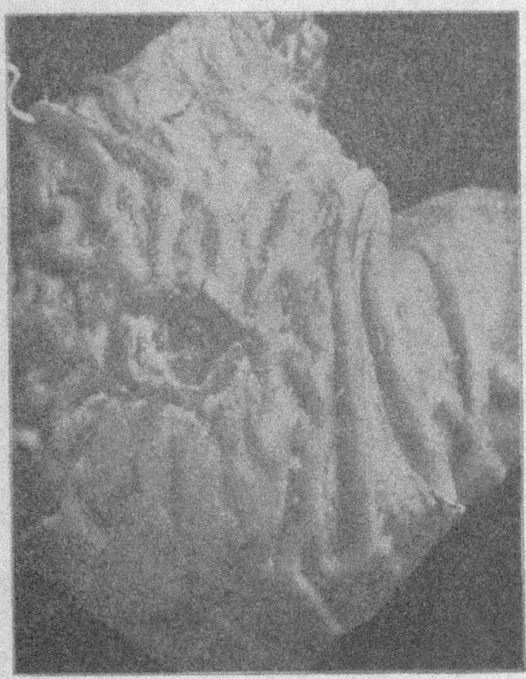

Fig. 1. — Deep ulcer in which perforation occurred, resulting in general peritonitis and death.

intervals of two to five days. Six dogs and twelve rabbits were used in this experiment. After a period of one month, the abdomen was opened, under aseptic precautions, and an artificial ulcer made by removing a portion of the mucous membrane of the stomach. The injections were continued, and at the end of two weeks the abdomen was again opened.

Results. In most of the animals the lesion was entirely healed, so that not even its site could be detected. Scars were visible in some of the stomachs, and defective healing in others. In four animals ulcers were found, which did not show a tendency to heal.

SECOND SERIES OF INJECTING EXPERIMENTS. — *Methods.* The strain of bacillus coli used was isolated from the faeces of cases of ulcer of the stomach. The injections were made into the external jugular vein of dogs, and were continued for six months, at intervals of two to ten days. Four c. c. of a twenty-four hour bouillon culture of bacillus coli was used for two months; then the amount was increased to emulsions of the surface growth of two petri dishes, and later of four petri dishes.

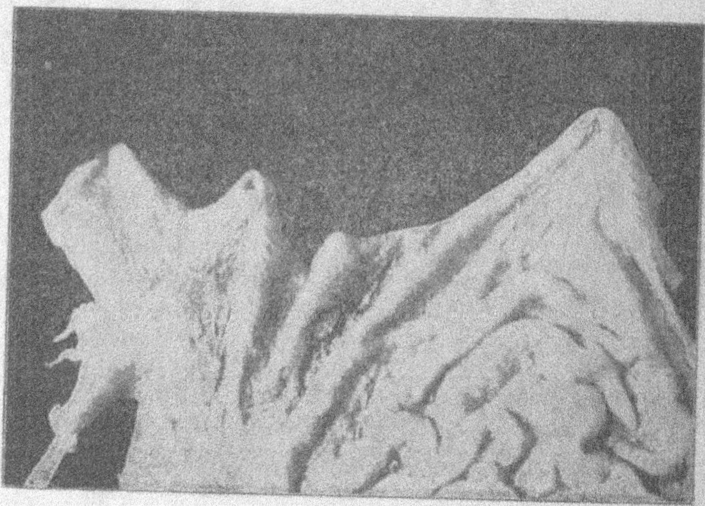

Fig. 2 — Deep ulcer, near pylorus from which hemorrhage occurred resulting in death. (Ulcer indicated by arrow)

Results. The reaction of the injection at first was anorexia and vomiting, with general lassitude for a day or two. After an interval of ten days the reaction to inoculation would be considerable, but would be much less pronounced, if the inoculation was then repeated in a day or two. Later, that is, after three months of such inoculation, no reaction could be obtained, even though large numbers of bacteria were introduced. Bacillus coli was agglutinated by the dog's serum in dilution 1-5,000 ten days after the first inoculation.

Operation. An artificial ulcer was produced in the stomach, four and one-half months after the first injection. The injections were continued two months longer.

Post-mortem. The dog was chloroformed three months after the production of the artificial ulcer, and the stomach and intestines examined for ulcers. The lesion produced at the time of the operation had entirely healed. No ulcers were found in the stomach. In the duodenum and ileum were found numerous oval-shaped raised areas, with depressed centers, resembling Peyer's patches. The entire bowel was very pale, with the exception of a few hyperemic areas. Two irregular patches of erosion were found in the ileum. No ulcer were found in the intestines.

2. *Experiment in injecting intravenous dead cultures of bacillus coli communis*

Methods. The strain of bacillus coli was isolated from the faeces of cases of ulcer of the stomach. The injections were made into the external jugular vein, and were continued for four months, at intervals of two to four days. Emulsions of the surface growth on two to eight petri dishes were used after being boiled to kill the bacteria. The constitutional reaction to inoculation was much less than in case of living cultures.

Operation. An artificial ulcer was made in the stomach three months after the first injection. The external wound healed readily. The injection were continued one month longer, and then the dog was chloroformed.

Post-mortem. No ulcer were found in the stomach. The duodenum showed six typical peptic ulcers, about five cm. from the pylorus. The ulcers were grouped together, somewhat oval in outline (6 × 4 mm); transverse to the long axis of the bowel, with abrupt margins, and floor smooth and covered with a mucous-like accumulation.

II. FEEDING EXPERIMENTS WITH MICE AND RATS

The object of these experiments was to determine the relative effect of the feeding of bacillus coli communis with and without meat extractives.

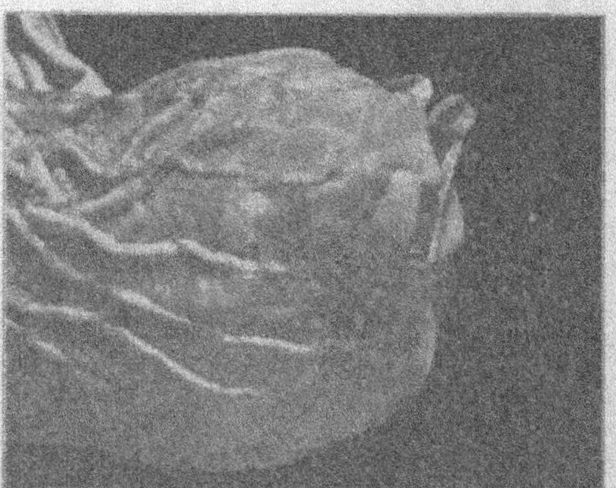

Fig. 3.—Multiple peptic ulcer. Mucous surface, large ulcer in center. Smaller ones shown by depressions above.

Methods. The meat juice obtained by pressing raw beef was used in the experiments with beef extractives. The extract free beef was prepared from the pressed meat, and after being steamed under fifteen pound's pressure for one hour was again pressed and fed the rats dry. Bouillon cultures of bacillus coli were added to the raw beef in one experiment, to the beef extract in a second experiment, and to the extract free beef in a third experiment. The rats were given as much of the culture as they would take. As controls, a second series of rats were given raw beef, beef extract and beef extract free respectively. The experiment was continued one month.

Results. At the end of a month the rats fed upon extractives and extractives containing bacillus coli died. The other rats of the series were killed at the same time for comparison. During the course of the experiment, little, if any, difference was noted in the behaviour of the rats fed meat and extract free beef with and without bacteria. The extractive fed rats showed some bloating of the abdomen early in the experiment. They drank readily all the

extractives and cultures fed them, but appeared restless and
hungry.

Post-mortem. Negative, so far as macroscopical appearances
were concerned, in all except the extractive fed rats. These showed a marked decrease in fat. Their organs, especially the liver,
were pale in colour.

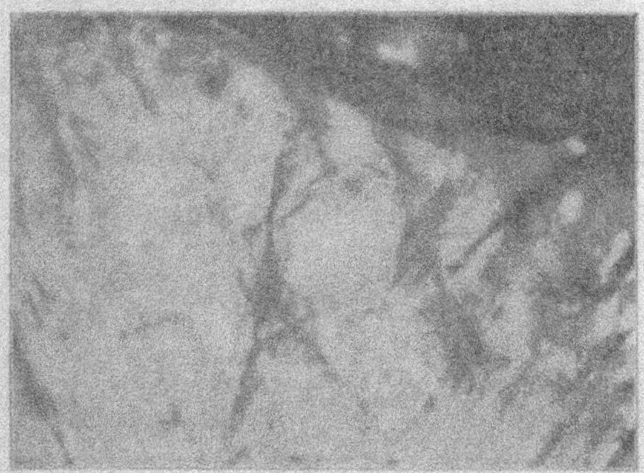

Fig. 4—Same by transmitted light. Multiple ulcers shown by the light spots,
with light transmitted through the gastric walls. Note thinness of wall
in center ulcer.

III. FEEDING EXPERIMENTS WITH DOGS

1. Feeding bouillon cultures of bacillus coli communis

Methods. Increasing quantities of a twenty-four or forty-eight
hour growth of bacillus coli communis in bouillon were fed daily
to the dogs, together with an ordinary meat diet, beginning with
small amounts and increasing to 1,000 c. c. Watery emulsions of
the surface growth on agar plates were occasionally substitued.
The strain of bacillus coli communis used was obtained from the
fœces of cases of ulcer of the stomach. The length of time of feeding the dogs varied; for instance in one case being 81 days
before death occurred, and in another case 102 days.

RESULTS OF THE FEEDING. — *Bacteria in Blood.* The blood remained sterile during the course of the experiment. The heart's blood
at death was also sterile.

Bacteria of the stomach. Nearly pure cultures of bacillus coli communis were obtained from the stomach nine hours after each feeding of the bacteria.

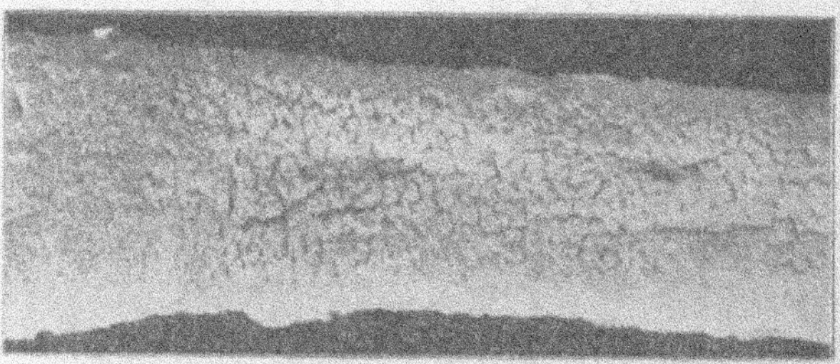

Fig. 5 — Duodenal ulcers, near pylorus

Effect on the blood. Agglutination. Bacillus coli was agglutinated by the dog's serum in dilution 1-500, and slightly in dilution 1-1000 after twenty days' feeding. Marked hemolysis of the blood was present twenty days after feeding.

Coagulability. Coagulation of the blood was slow, the clot formed being soft.

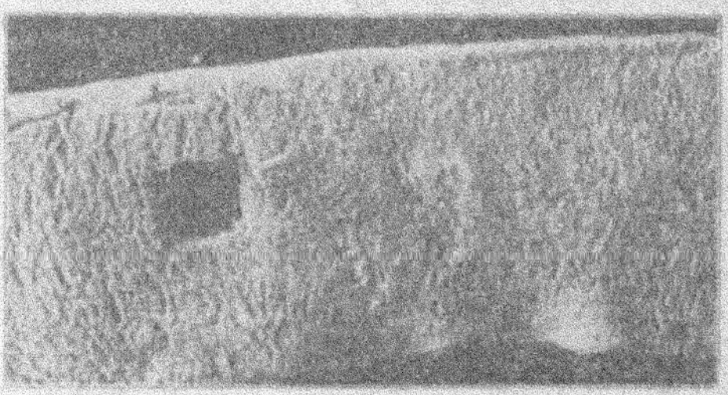

Fig. 6 — Duodenal ulcer, second portion

General constitutional reaction. The dog appeared perfectly normal until one week before death, when symptoms of hemorrhage gradually developed, e. g.: coffee ground vomit, tarry stools, loss of strength and appetite, lowered temperature, with death in shock.

POST-MORTEM.— *Series III, 1. Dog No. 1.* Liver and kidney showed marked venous congestion. Stomach and intestines contained coffee-coloured liquid. Stomach had large blood clot at pylorus and some coagulated blood over mucous membrane. Multiple peptic ulcers were found in the stomach and one large one at the pylorus, from which the hemorrhage occurred, resulting in death.

Series III, 1. Dog No. 2. A dog which had been under feeding experiment with bacillus coli was placed under anesthesia, abdomen opened, stomach found flabby, and a small, wellformed ulcer was found on anterior wall near the pylorus, which perforated on inflation of the stomach and which showed sharpened edges (punched out appearance), the size of a dime; about a pint of fluid was found in the stomach; free HCl absent; peptones present.

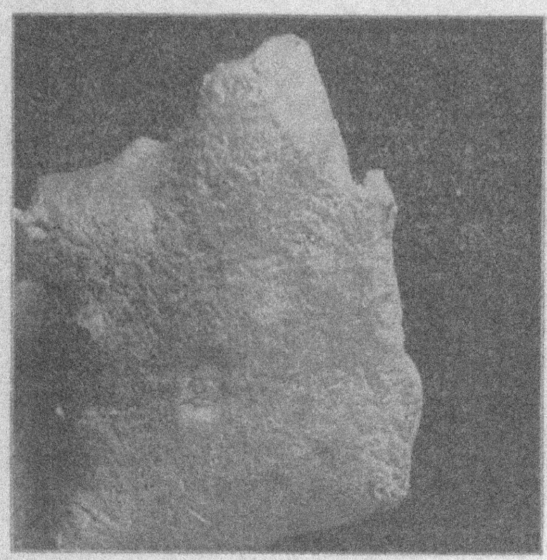

Fig. 7. — Duodenal ulcer at jejunal junction

Series III, 1. Dog No. 3. Dog fed 500 c. c. bouillon cultures of bacillus coli daily for two months, then chloroformed.

In the pylorus were six round, pale-coloured, raised areas, about 3 mm. in diameter, with central depressions, margins raised, and somewhat irregular in outline. No ulcers were found in the stomach.

Intestines. Mucous membrane pale. In the duodenum were

three typical peptic ulcers in the wall opposite to the mesenteric attachment, longitudinal to the axis of the bowel, circular in outline when stretched. Floor of the ulcers was smooth, clean-cut; margins raised and abrupt. No ulcers were found in the ileum or colon.

2. Feeding bouillon cultures of bacillus coli communis and beef extractives.
Feeding beef extractives

Methods. Beef extract was fed the dogs in saturated watery solution or in capsules, approximately 25 gr. being fed daily, together with an ordinary meat diet. Cultures of bacillus coli communis were fed, as in experiments III, 1. The length of time of feeding the dogs was 104 days.

RESULTS OF THE FEEDING. — *Effect on the blood.* III, 2, same as in experiments III, 1.

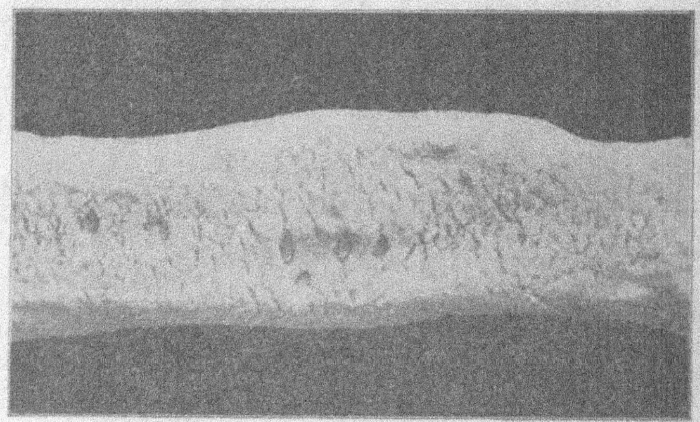

Fig. 8. — Deep peptic ulcers of duodenum (first portion)

General constitutional reaction. Diarrhœa was produced in three days, which lasted four to six days, and was more pronounced in the case of the bacillus coli fed dog. Whenever, during the course of the experiment, the above feeding was stopped for a few days, there was a recurrence of the diarrhœa on beginning the feeding again. With the exception of the above diarrhœa, both dogs remained perfectly healthy for three months, then bacillus coli fed dog began to show some slight indisposition.

Operation. After one hundred days' feeding of beef extract and bacillus coli communis, an exploratory operation was made, but no ulcers of the stomach were found. An artificial ulcer was made by removing a small portion of the mucosa in the posterior wall near the pylorus. Three days after the operation the dog died of peritonitis resulting from perforation of the artificial ulcer.

POST-MORTEM.—General peritonitis. Perforation of the stomach at site of artificial ulcer. Perfect closure of incision in anterior wall of the stomach made at the time of operation, with no signs of inflammation there. Venous congestion of liver and kidney. Duodenum showed thirteen peptic ulcers.

Histological examination of liver, kidney, stomach and intestines of dog of experiment III, 1.—Dog died of hemorrhage from pyloric ulcer after being fed cultures of bacillus coli for eighty-one days.

Liver. Marked degenerative changes are present. The liver columns here are broken up into one or more cells. The cells have a shrunken appearance, are irregular or roundish in outline, stain diffusely with eosin, or are broken down as granular or vacuolated masses. In these cells the nuclei have disappeared, while in others the nuclei appear as faintly bluish, irregular rings. In the peripheral portion of the lobules, the liver cells contain numerous small vacuoles, are somewhat granular, and stain fairly well. The liver columns throughout are compressed by the congestion of the intertubular capillaries. Many leucocytes are seen in these vessels. The blood vessels in the portal system are all engorged with blood. There is no increase in the stroma of the portal system, but it has an œdematous appearance. The bile ducts are closed by their swollen epithelial cells.

Kidney. Histological examination of the kidney section also shows marked degenerative changes. These are present largely in the secretory (convoluted) tubules. The epithelial cells lining these tubules are swollen and cloudy, and fill the lumen of the tubules; others are granular and vacuolated; their outlines have disappeared, are fused together, and broken down. In these cells the nuclei stain very poorly, or have disappeared. The glomeruli have a swollen or cloudy appearance. The capillaries of the tufts are engorged with blood. The glomeruli are separated from Bowman's capsule, the spaces of which are filled with granular detritus. The tissue throughout has an œdematous appearance. The intertubular capillaries are all distended with blood.

Intestine. Histological examination of the sections from swollen Peyer's patches shows acute catarrhal changes, with marked swelling of the follicles. The surface of the mucosa is covered with a bluish-stained, viscid, mucous material, in which are intermingled many detached epithelial cells, some leucocytes, red blood cells and bacteria. Some of the surface epithelial cells have a drawn-out appearance, the ends of which are lost in the exsudate. The glands are all swollen and filled with bluish homogeneous material. The goblet cells are swollen and filled with mucus. The Peyer's patches are marked and swollen. There is a great increase in lymphoid cells in the follicles as well as surrounding the follicles infiltrating the surrounding tissue. The central portions of the follicles are paler and stain pinkish with eosin, due largely to an increase of the epithelial cells, many of which are undergoing degeneration. There are no changes in other coats, except the engorged blood vessels.

Stomach. For histological examination, sections were taken from various areas of the stomach wall, e. g., those which showed typical ulcers; those with slight defects in the mucosa, and others in wich no changes could be detected with the naked eye. The tissues were hardened in bichrom-acetic-alcohol, imbedded in paraffin, and stained with usual stains, hematoxylin and eosin, polychrome methylene blue and toluidin blue, etc.

For the sake of clearness, those sections will be described first which appear almost normal and show changes, followed by those which show changes of a more marked character.

As seen in Fig. 9 (microphotograph) the mucous membrane has a normal appearance; the glandular structures are all fairly well preserved. Here and there the surface columnar epithelial cells are disarranged or entirely broken away (possibly due to the technic), exposing the connective tissue stroma of the columns. The stroma in the mucosa appears normal in amount and shows no changes. The capillaries are tortuous, distended with blood, and plainly seen beneath the surface and the deeper portions of the mucosa. The chief cells of the glands do not stain very well, and their arrangement is somewhat broken up; otherwise they appear normal. The parietal or acid cells are prominent, large, stain well, and show an occasional mitotic figure or a deeply stained nucleus. In certain areas they appear to be increased in number.

Catarrhal stage (Figs. 10 and 11). In tracing the different stages of the formation of ulcer, the catarrhal stage appears to be the

earliest. First we find the surface of the mucosa covered by a more
or less homogeneous pink (eosin) stained material, wich has a resemblance to serum, and in which are seen many red blood corpuscles, a few leucocytes, fragments and debris of detached columnar epithelial cells, and many long bacilli. In other sections
the material on the surface is made up of bands or layers, staining
blue or bluish-red with polychrome methylene blue and toluidin
blue. From the staining reactions and appearance, this material
consists largely of mucus. These mucous bands also dip down
into the neck of the glands, almost to one-half of their depth,
and upon close examination with the high power are shown to be
intimately connected with the columnar epithelial cells. The surface epithelium and the cells lining the glands are well preserved,
especially in the deeper portions of the mucosa.

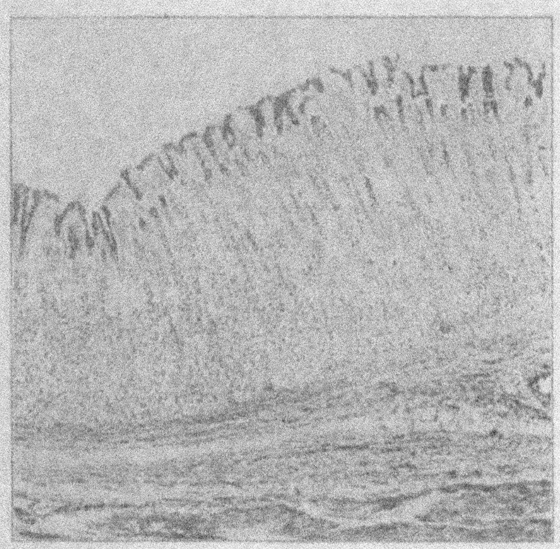

Fig. 9. — (Low power). Stomach of dog.
The mucosa is practically normal. The glandular structure is well shown
and the surface epithelium is intact (hæmatoxylin & eosin).

In some areas the surface cells are detached in groups and
have a swollen appearance. The protoplasm of the cells is vesicular and vacuolated. Their shape is oval, elongated, spindle-sha-
ped and tortuous. They usually have a greatly elongated and

drawn-out appearance, like strings, the nuclei of these cells have an elongated and flattened appearance and stain diffusely. These elongated cells become lost or appear to be intimately connected with the mucous bands which cover the surface of the mucosa, and which fill up the glands themselves. As a result of the accumulation of this material, the glands are greatly distorted, the necks or the glands widened or pressed apart.

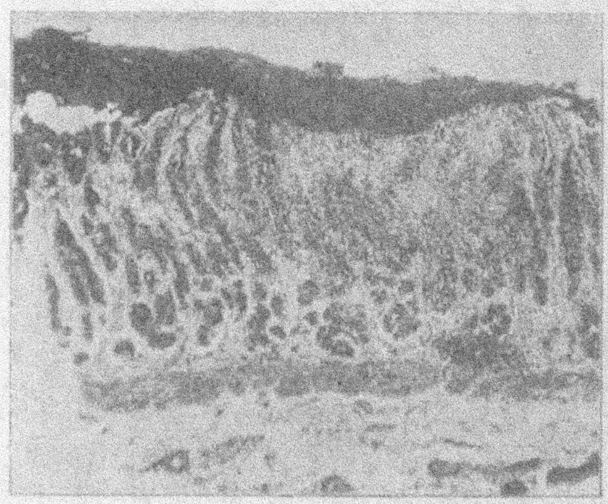

Fig. 11. — (Low power). Stomach of dog. — Early stage.
The black mass on the surface and the finger-like projection downward into the crypts is an accumulation of mucus, cellular debris, blood serum, etc. (hæmatoxylin & eosin).

The deeper glands in the mucosa also show a swollen appearance, their lumen being closed by the swollen cells. The protoplasm of these cells stains reddish-blue (polychrome methylene blue), and is highly granular. The stroma of the mucosa has a swollen, œdematous appearance. In some areas there is a great infiltration with red blood corpuscles, and a few leucocytes. All the blood vessels (smaller veins and capillaries) in the mucosa and submucosa are engorged with blood. The muscularis is normal.

From the above description it will be seen that we have in these sections, first, a great outpouring of mucus, some serum, and red blood corpuscles, followed by desquamation of the surface and lining cells of the glands, and, later, a mucoid degeneration of the cells themselves, which become entangled and intimately connected with the mucous secretion of the surface, and through various mechanical and other factors are easily detached or broken away from their lining, leaving defects underneath.

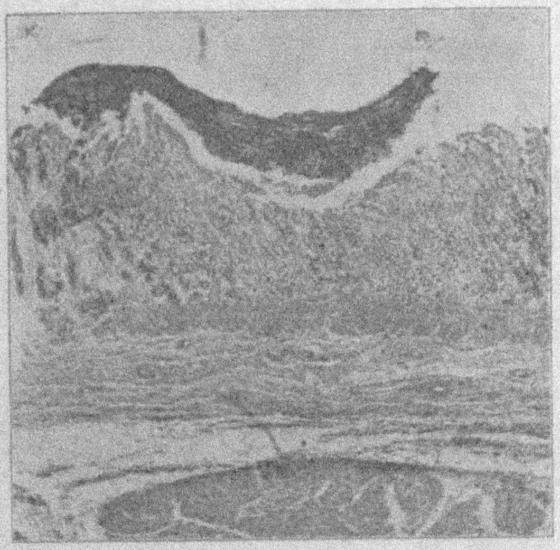

Fig. 11.—(Low power). Stomach of dog. Later stage with
necrosis of the mucosa
The plug is still adherent to the ulcer cavity. The surface epithelium has
disappeared; disarrangement of glandular structure (haematoxylin &
orange).

The further process, with loss of the glandular tissue, is the next step in the formation of ulcer, which can be seen in another series of section taken from a different area of the stomach walls, and which is shown well in Figs. 12 and 13.

As shown in the microphotographs, there is a V-shaped homogeneous mass fitting into the concavity of the mucosa or ulcerated area. In some sections the base of the concavity in the mucosa reached to the muscularis. The homogeneous mass may still be connected to the mucosa by bands, or may lie loosely attached, giving the edges a ragged appearance. With the high power, the mass is seen to be composed largely of detached, proliferated and broken-down cells derived from the mucosa. The mass is made up of thick, bluish-stained bands, in which are entangled epithelial cells, acid or parietal cells, red blood corpuscles, and connective tissue cells. The glandular structure beneath the mass on either side is greatly disarranged, and has lost the glandular outline.

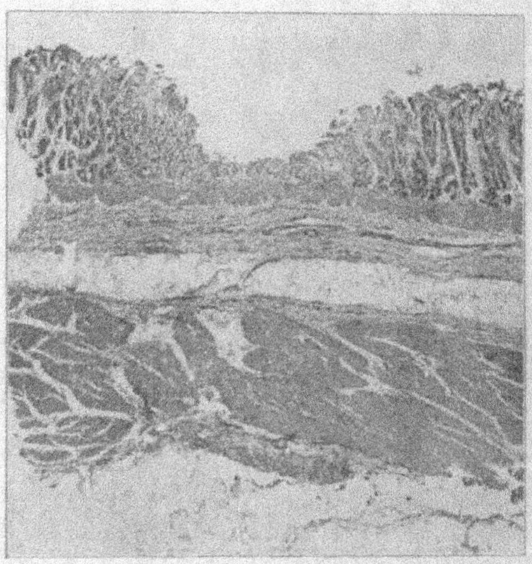

Fig. 12. — (Low power). Stomach of dog.
More advanced stage, with necrosis almost reaching the muscularis, exposing
a small blood vessel (hæmatoxylin & orange G).

The epithelial cells (chief cells) are scattered irregularly throughout the stroma. They show marked degenerative changes; are small and irregular in shape; their protoplasm is vacuolated, and the cell body distorted or compressed, while their nuclei are small, elongated, distorted and pale, or refuse to stain.

These chief cells seem to be crushed out of existence largely by the acid or parietal cells. The latter are so numerous that they almost replace the entire field of the mucosa and are proliferating in large numbers. The proliferation of the acid cells is a marked feature in all these sections. Mitotic figures are very numerous; many of the cells contain two nuclei. They vary in size, being sometimes two and four times their natural size. Hand in hand with proliferation of these cells there are also degenerative changes going on. The protoplasm stains deeply or poorly, or may be granular or broken up. Some cells are vacuolated and swollen; their nuclei appear vesicular, granular, and have a pale

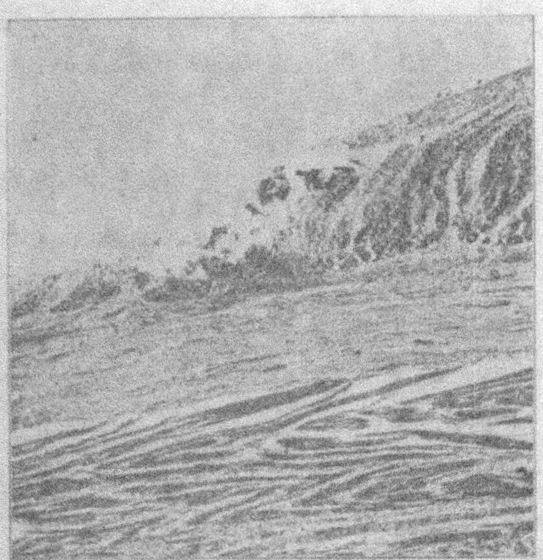

Fig. 13. — (Low power). Stomach of dog.
Edge of ulcer reaching to the muscularis, showing marked degenerative changes with breaking down of the entire glandular structure (hæmatoxylin & eosin).

and distorted appearance. These cells in some areas are so numerous that fifty can be counted in a single field with the high power. The connective tissue stroma in these areas is disarranged or broken-down by the proliferated cells. Underneath the homogeneous mass the stroma has lost its usual character; it is looser in texture, fibrillar or homogeneous, and granular, and refuses to stain well; throughout the stroma in these areas there are hemorrhagic extravasations. As the various cellular elements break down, the loosely fibrillar stroma collapses and later also breaks down, leaving larger and smaller defects in the mucosa.

Some distance away from this area the stroma appears somewhat increased. The surface epithelium has more or less disappeared or become detached, exposing the stroma underneath. Here, also, is active proliferation of the acid cells; they are seen in solid columns, one upon the other, while the chief cells are disarranged and imbedded between the acid cells. The chief cells are small, irregular, vacuolated, and distorted, with peculiar vesicular nuclei, or they may be so overwhelmed by the acid cells that their outlines are lost.

The mechanical factor in the destruction of the chief cells by the proliferated acid cells is only a secondary feature.

Primarily marked auto-cytolytic changes are to be noted in the chief cells themselves. In areas where the glandular structure is fairly well preserved, the chief cells may still be attached to the basement membrane, or, if detached, lie loosely in the lumen of the glands. Here the chief cells are small, distorted and shrunken, with almost complete loss of protoplasmic contents. Their nuclei are peculiarly distorted into half-moon shapes, and stain faintly, the cells appearing in areas as shadow ghost cells. These changes are purely cytolytic.

Other sections of this series show more advanced stages of

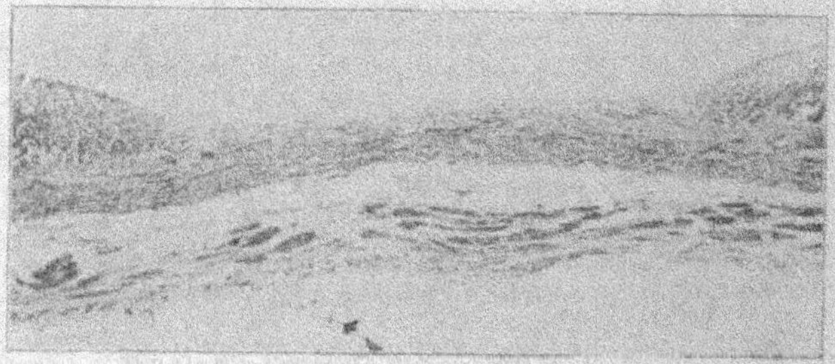

Fig. 14. — Low power.
Smooth walled ulcer. No inflammatory changes (hematoxylin & eosin).

the same process. As seen in Figs. 14 & 15, the homogeneous has dropped out or broken away, exposing a more or less well-defined, irregular, smooth ulcer, reaching to the muscularis, and exposing at the base a larger-sized blood vessel, which is broken down, showing how hemorrhages occur. Otherwise the changes are has described above.

There are no changes in the submucosa or muscularis except engorgement of the veins and capillaries with blood.

DESCRIPTION OF THE TYPICAL ULCER

The typical ulcer, as shown in photograph (Fig. 12, 14, and 15), is a well-defined, smooth-walled concavity. It gradually slopes inward and downward from either side to the base at the muscularis mucosa. In some sections the concavity is more or less square, or somewhat irregular in outline; in others, the edges may be overlapping, with undermining beneath. The edges or walls of the ulcer, as a rule, are smooth, and consist of remnants of the stroma. It is a poorly stained or colorless, loose, fibrillar — almost fibrin-like — homogeneous or granular material, in which are imbedded round, oval or elongated nuclei, fragments of epithelial cells, especially acid cells, which in certain parts are fairly well preserved and stain well. There are no inflammatory changes of any kind present. The same appearance of the stroma is noted some distance from the ulcer. The surface of the mucosa has the same appea-

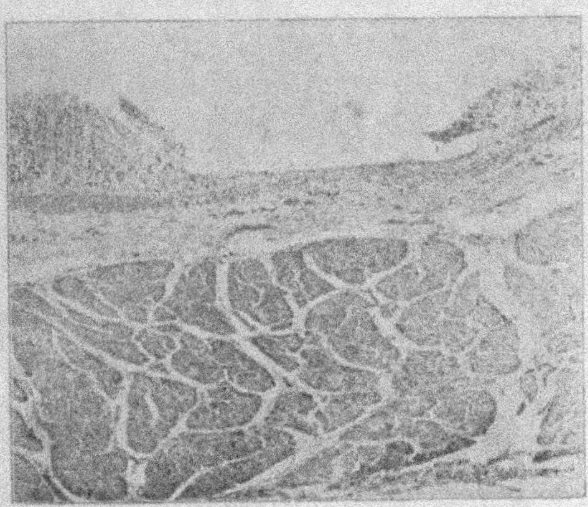

Fig. 15. — (Low power).
Ulcer with undermining of the mucosa (hæmatoxylin & eosin).

rance as the edges of the ulcer. The surface epithelium has all disappeared. The deeper glands show changes, as described in previous specimens. The chief cells are disarranged and crowded out by the large increased number of the acid cells. The deeper glands are fairly well preserved, but have a swollen, cloudy and granular appearance.

The outline of the cells has disappeared, and the individual cells have fused together, so that the gland is composed of a coarsely granular mass, through which are scattered deep-stained nuclei. Some of these glands in cross-section show the early changes in the parietal and chief cells. The chief cells are swollen, opaque or coarsely granular, while the cells show beginning proliferation. They stain intensely pink (eosin), are increased in size, and crowd or press the chief cells inward into the lumen of the glands. In the upper portion of the mucosa the glandular outline becomes gradually disarranged. The acid cells are increased in number, while the chief cells crowded in between are small, appear as shadows, or have disappeared. Usually nearer the ulcer; both kinds of cells are scattered irregularly through the tissue.

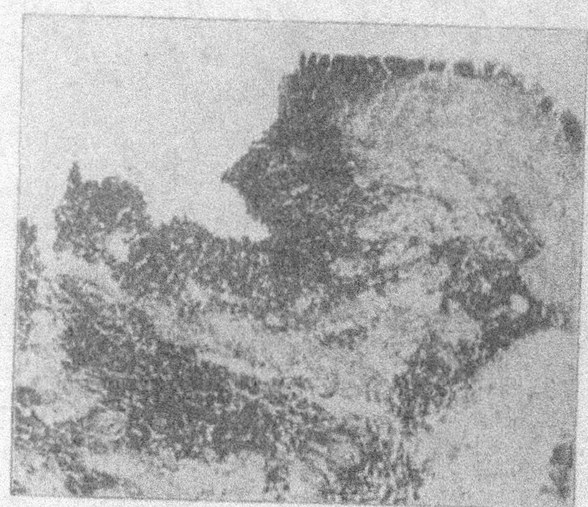

Fig. 16.—Destructive changes in the sub-mucosa, showing necrotic areas which refuse the stain.

Degenerative changes are seen in both kinds of cells; but they are more pronounced in the chief than in the acid cells.

SUMMARY

The factors concerned in the production and persistence of ulcer of the stomach and duodenum appear, from the author's experiments, to indicate a dual condition. There seems to be some toxic condition produced which overcomes natural resistance, resulting in cytolysis, and possibly some chemical substances formed within the alimentary tract which, when absorbed, may neutralize the protective bodies in the blood and tissues, resulting in autocytolysis.

This hypothesis must present itself after a careful study of the local and systemic changes that take place in the production of induced peptic ulcer. In the author's experiments in feeding

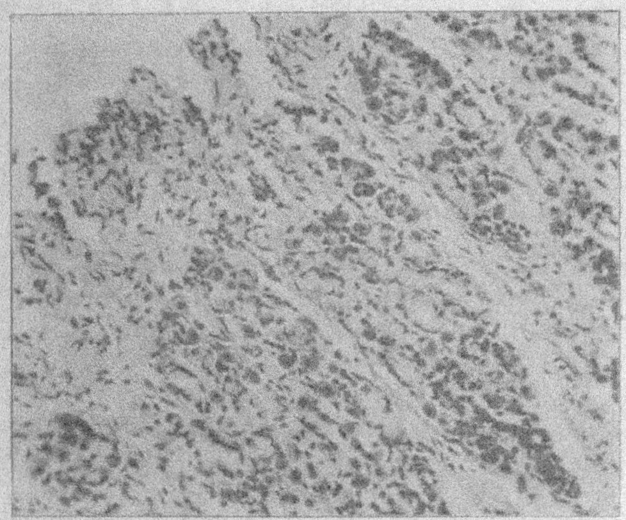

Fig. 17. — (High power) (Hæmatoxylin & eosin).
Showing the increased proliferation acid cells and the degenerated, broken down and disarranged chief cells. Surface epithelium disappeared.

cultures of the colon bacillus, pronounced changes were revealed in the blood and tissues. Agglutination of bacillus coli by the dogs serum in high dilution was noted; hemolysis of the blood was evident; cytolysis and autocytolysis of the cells of the mucous membrane of the stomach, of the kidney, and of the liver were marked on microscopical examination. But there was no bacteriemia, no inflammatory reaction in the form of round-cell infiltration, such as one would expect in a reactionary inflammation induced by pyogenic microorganisms or toxins. It was not the picture of reaction to an infection, not the picture of a local, acting agent, but rather of a systemic condition, and of an induced cellular change.

What have accomplished by our experiments? Gastric ulcers have been produced by other investigators, as will be seen by reference to the literature, but for the first time we have, by our feeding experiments, brought about spontaneous or induced peptic ulcer in the stomach and duodenum. We are as yet at the experimental

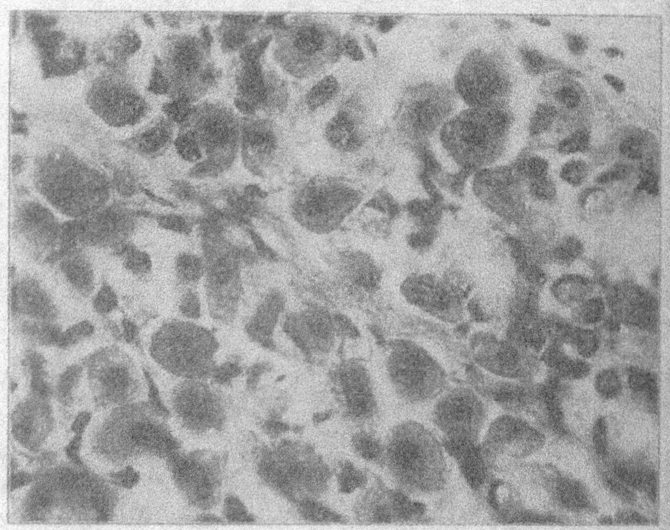

Fig. 18.—(Oil immersion 1·12) (Hæmatoxylin & eosin).
Showing the acid cells. They are larger and increased in numbers; between them are seen a few degenerated chief cells.

threshold, for our experiments have been comparatively few in number, but a percentage of 100 in our results signifies a true grasp of an etiological factor. We are at least justified in saying that we have now a firm working basis for the further investigation of the pathogenesis of gastric ulcer.

There are numerous problems before us under investigation. Perhaps the widest field is opened in the study of the blood changes in these animals. Further determinations must be made of the hemolytic, agglutinating, bacteriolytic and phagocytic strength of the blood, and the coagulability, the reaction, the action of the serum upon digestion, the hemoglobin curve, the number of red and white blood corpuscles and the differential count of the leucocytes. It is of prime importance that the pathology of ulcer be further studied by histological examinations of the ulcers at various stages of their development; that an examination be made also of the liver, kid-

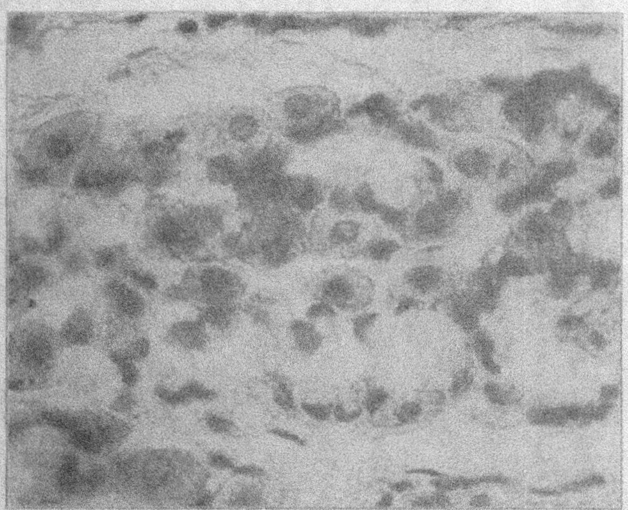

Fig. 19. — (It is Oil immersion).
Showing the acid and chief cells. Note the large size of the acid cells, showing beginning degeneration; also, the crescent shaped nuclei of the degenerated chief cells.

ney, spleen, lymph glands and bone marrow. The problem of altered metabolism must be studied by an analysis of the urine, feces, stomach contents, etc.

It must be determined also whether the feeding of bacteria other than bacillus coli will produce ulcer, and whether all animals are equally susceptible.

CONCLUSIONS

1. Ulcer of the stomach and duodenum can be produced in dogs by feeding bacillus coli communis for a variable length of time.

2. We have now for the first time a firm basis by which to solve the finer or underlying etiology of ulcer.

BIBLIOGRAPHY

A. *Protection (general)*

Stahl,   (1660-1734) De mixti et vivi corporis vera diversitate.
Hunter,   (1728-1793) Phil. Trans., 1772.
Riegel,   Dis. of Stomach (Nothnagel's Pract.), 1903, p. 561.
Pavy,   Guy's Hosp. Reports, 1868.

B. *Protection (local)*

Vaughan Harley,   British Review, 1860, XLIX.
Claude Bernard,   Leçons de phys. exp., Paris, 1856.
Weinland,   Zeit. f. Biolog., Bd. XLIV, 1903.

C. *Mechanical and physical injury*

Ritter,   Zeitschr. f. klin. Med., 1887, 12.
Decker,   Berlin. klin. Wochenschr., 1887, 21.
Matthes,   Ziegler's Beiträge, Bd. XIII, 1897.
Schmidt,   Inaug. Dissert., Leipzig, 1895-96.
Körte,   Inaug. Dissert., Strassburg, 1875.

D. *Chemical*

Riegel,   Zeit. f. klin. Med., Bd. XII, S. 434.
Matthes,   Loc. cit.
Schmidt,   Loc. cit.
Ewald,   Diseases of the Stomach, 1879.
Pawlow,   The Work of the Digestive Glands, 1902.
Du Misul, Riegel: Diseases of the Stomach, 1903, p. 570.
Ageron,   Münch. med. Wochenschrift, Juli 29, 1902.
Kavetsky,   Prag. Vrntch., 1902, No. 24.

E. *General dyscemia*

Virchow,   Anemia and Chlorosis.
Quincke and Datwyler, Deutsche med. Woch., 1886, No. 29, p. s. 497.
Futterer,   Journal Am. Med. Ass., March 15, 1892.
                    Journal Am. Med. Ass., October 15, 1904.
Cohnheim,   Lehrbuch der pathol. Anat.

F. *Disturbance of local circulation*

Virchow,   Virchow's Archiv. Bd. V, p. 360.
Klebs and Welti,   Thrombi.
Panum,   Virchow's Archiv, Bd. XXV, 1862.
Talma,   Zeit. f. klin. Med., Bd. XVII, S. 10.
Rindfleisch,   Lehrbuch der path. Anat.
Axel, Key   Gurlt. Virchow's Jahresb., 1871.
Müller,   Erlangen, 1860.

G. *Injuries to nerves and nerve-centers*

Schiff,	Leçons sur la physiologie de la digestion, T. 1862.
Ebstein,	Deutsch. Arch. f. klin. Med., Bd. LIV.
Brown-Séquard,	Loc. cit.
Vedova,	Archiv. f. Verdauungskrankh., VIII, No 3.
Yseran,	Zeit. f. klin. Med., 1901, XLIII, 81.
Saltta,	Gaz. degli Ospedali, Milan, Vol. XXI, 599.
Ophüls,	Jour. of Experiment. Med., Vol. VIII, No 4.
Koch and Ewald,	Klin. des Verdauungsk. I Theil, 3. Aufl. S. 122.

H. *Local infection*

Cohnheim,	Lehrbuch der pathol. Anat.
Böttcher,	Dorpater Berichte, 1873.
Nauwerck,	Munch. Med. Woch., 1897, No 35.

AUTHOR'S BIBLIOGRAPHY

1.	Turck.	Experimental Observations on Erosion of the Stomach. Fort Wayne Med. Journal and Magazine, January, 1897, Fort Wayne, Indiana.
2.	"	Wiener Med. Woch., Nos. 1 and 2, 1895.
3.	"	Medical News, April 4, 1896.
4.	"	New York Medical Journal, October 25, 1902.
5.	"	Journal Amer. Med. Ass., March, 1895.
6.	"	Medical Standard, Chicago, December, 1903.
7.	"	Proceedings Chicago Medical Society, January, 1901. Chicago Medical Recorder, Vol. XXI, No. 1, 1901.
8.	"	Transactions Chicago Pathological Society, April, 1903.
9.	"	New York Medical Journal, Feb. 22, 1896.
10.	"	American Therapist, November, 1900.
11.	"	Journal Amer. Med. Ass., June, 1897. New York Medical Record, Aug. 11, 1900. Wiener med. Woch., No. 18, 1901.
12.	"	Journal Am. Med. Ass., May 2, 1903.

Étude de deux cas de longue survie (6 ans et 3 ans) chez des malades opérés de cancer de l'estomac

Par M. BENSAUDE, Paris.

Les observations de longue survie dans le cancer de l'estomac ne sont pas encore assez fréquentes pour ne pas mériter d'être publiées en détail. Généralement ces publications sont faites par des chirurgiens qui, se plaçant à leur point de vue spécial, se préoccupent surtout de la technique, de la gravité opératoire et des résultats globaux.

Dans les deux cas qui suivent, nous nous sommes principa-

lement efforcés d'étudier les malades d'une façon complète avant
et depuis l'opération et de discuter les points qui intéressent plus
particulièrement le médecin.

Voici nos deux observations concernant des malades opérés,
l'un, il y a 8 ans et un mois, par M. Tuffier, l'autre, il y a 5 ans et
dix mois, par M. Hartmann.

OBSERVATION I.[1] — W., âgé de 41 ans, garçon de bureau, entré à l'hôpital
St. Antoine le 18 janvier 1898, salle Bazin, N.° 19, dans le service de M. le professeur Hayem.

Antécédents héréditaires et personnels: Père mort à 30 ans. Cause inconnue.
Mère morte à 66 ans d'une bronchite chronique. Le malade a 6 frères et sœurs
qui sont maintenant en bonne santé. Une de ses sœurs a été anémique vers l'âge
de 20 ou 25 ans et a fait à cette époque un séjour de 6 semaines à l'hôpital. Lui-
même a eu dans son jeune âge des convulsions et, plus tard, une croissance lente
et pénible peut-être accompagnée d'un peu d'anémie; mais pas de maladies sérieuses. Pas de syphilis, ni d'excès de boissons.

Il s'est marié à 28 ans et a deux enfants.

De 31 à 36 ans il a eu un eczéma génital qui a disparu sans traitement.

Le malade a été sujet à des troubles gastro-intestinaux et a eu de temps en
temps des indigestions.

Il a commencé à se sentir souffrant de la *maladie qui l'a déterminé à entrer
à l'hôpital* vers le mois de juillet 1897. Jusque là assez bien portant, il ressent
alors des maux d'estomac qui se sont continués sans grandes modifications dans
leur forme. Ce sont de petites crises douloureuses dans la région stomacale que le
malade qualifie de tortillements et qui surviennent irrégulièrement tous les 2 ou
3 jours, tantôt le jour, tantôt la nuit, mais à une heure assez fixe, vers 4 ou 5
heures du matin ou du soir. La crise s'accompagne de pituites, de rejet d'un liquide plus ou moins muqueux, incolore, et dure de 15 à 20 minutes. Il n'a vomi que
deux fois, et ces vomissements ne contenaient pas d'aliments; ils étaient, dit le
malade, bilieux et d'une saveur fort amère.

Il s'agissait probablement d'une sialorrhée d'origine réflexe après sensation
de tortillement stomacal.

Il n'y a jamais eu d'hématémèses. Dans l'intervalle des crises les phénomènes digestifs restaient normaux, le malade conservant un appétit régulier et mangeant n'importe quels aliments. Pas de digestions douloureuses. Selles régulières et
normales quant à leurs caractères objectifs.

En décembre seulement l'appétit a diminué, mais toujours sans dégoût ni
pour les viandes ni pour les graisses. Le malade s'est un peu affaibli, ses téguments ont pris une teinte très pâle, sans cependant qu'il ait maigri d'une façon appréciable.

Il entre à l'hôpital le 18 janvier 1898. Ce qui frappe au premier abord c'est
son aspect anémique. Le visage est d'une pâleur extrême, les muqueuses sont
complètement exsangues. Le malade est faible et les efforts prolongés le fatiguent.

---

[1] Cette observation a été publiée en partie dans G. *Hayem*, Leçons sur les maladies du
sang, p. 976. Elle y figure comme un cas typique de forme anémique du cancer de l'estomac.

L'ascension d'un escalier, par exemple, lui est plus pénible que la marche sur un terrain plat. Il s'essouffle facilement.

Il a des étourdissements fréquents, des lipothymies. Il se plaint de bourdonnements d'oreilles. Il a des insomnies et des mouvements nerveux dans les jambes. Il prétend n'avoir pas maigri, cependant sa peau paraît flasque.

L'appétit est à peu près conservé.

Il n'y a pas de vomissements, mais des pituites, comme dans le commencement de la maladie.

Les selles sont régulières, de coloration bronzée.

Les dents sont mauvaises. La langue est bonne.

L'estomac est clapotant après l'ingestion d'un demi verre de lait et la percussion montre qu'il est descendu au niveau de l'ombilic. La palpation de cet organe est gênée par la défense des muscles abdominaux, surtout ceux du côté droit. Elle est légèrement douloureuse.

Le malade n'a pas eu d'hémorrhagie avant son entrée à l'hôpital.

Par l'insufflation l'estomac reste plutôt petit; le pylore ne se laisse pas forcer par les gaz; il n'est pas insuffisant.

Hémorrhoïdes peu développées.

Le foie déborde légèrement les fausses côtes droites.

La rate n'est pas perceptible à la palpation ni à la percussion.

L'abdomen est modérément distendu. Pas de ganglions indurés dans les creux sus-claviculaires, les aisselles, les aines.

L'examen du cœur ne révèle aucune modification importante dans le fonctionnement normal de l'organe. On n'entend pas de souffles anormaux.

Bruits assez bien frappés, mais assourdis et lointains. L'étendue de la matité cardiaque est très petite. Il y a un souffle léger dans les jugulaires.

L'examen oculaire a donné: Vue normale avec ses verres. Réfraction: œil gauche, œil droit; hypermétropie et astigmatisme élevés.

Pupilles réagissant bien. Pas d'hémorrhagies.

Le poids du malade était le 5 février de 62 kil. 500; du 13 février jusqu'au 12 mars de 63 kil.

Un examen du sang a été pratiqué le 24 janvier et a donné les résultats suivants:

N. (nombre des globules rouges par mill. cube)...   2.635.000
R. (richesse globulaire exprimée en globules sains)   1.424.700
G. (valeur individuelle moyenne d'un globule)...   0,54
B. (nombre des globules blancs par mill. cube)...   15.100

Le sérum était abondant et le caillot franchement rétractile.

Cet examen a été complété par l'étude du sang sec et du sang pur examiné dans la cellule à rigole, et il a été constaté que les globules rouges présentaient des altérations profondes. Ils sont très irréguliers de forme, en raquette, en têtard, en croissant, etc. Quelques-uns, très pâles, présentent des prolongements bizarres. De plus, dans les préparations de sang pur, il existe quelques éléments se déformant sur place, d'autres munis de prolongements mobiles, d'autres, enfin, présentant des phénomènes de reptation. Les hématoblastes sont abondants. Enfin, dans les préparations colorées par l'éosine et l'hématoxyline on ne trouve pas de globules rouges à noyau.

Un second examen du sang pratiqué le 18 février a donné les résultats suivants :

$$N = 3596000$$
$$R = 1123000$$
$$G = 0,31$$
$$H = 20650$$

Altérations globulaires peu nombreuses. Forme en haltères, en raquette. Hématoblastes nombreux. Pas de globules rouges à noyau. Sang pur comme le 24 janvier. En plus réticulum fibrineux à peine visible.

Il a été fait deux analyses des urines :

L'une le 13 février. — Vol. 1200 c.c. Couleur jaune pâle, odeur ammoniacale, aspect trouble, dépôt blanc (phosphate ammoniaco-magnésien), densité = 1201, réaction alcaline.

	Pour le litre	Pour les 24 heures
Chlorures (NaCl)	7,80	9,36
Phosphates (Ph²O⁵)	1,62	1,94
Urée	18,91	22,69
Acide urique	0,46	0,55

Albumine, glycose, mucine, peptones, pigments biliaires, indican, urobiline = 0.

A ce moment, le malade mangeait peu. Après un régime lacté mixte plus substantiel, on trouve le 18 février :

Vol. 3200, couleur jaune pâle, odeur ammoniacale, aspect louche, dépôt blanc (phosphate ammoniaco-magnésien), densité = 1010, réaction alcaline.

	Pour le litre	Pour les 24 heures
Chlorures	5,20	16,64
Phosphates	0,75	2,41
Urée	10,08	32,25

Acide urique = impondérable.
Albumine, mucine, peptones, glycose = 0.
Pigments biliaires, indican, urobiline = 0.
L'examen du suc gastrique a donné les résultats suivants :

Le 14 février :

A (acidité totale)	0,040
H (HCl libre)	0
C (HCl combiné organique)	0,003
H+C (Chlorhydrie)	0,003
T (Chlore total)	0,408
F (Chlore minéral fixe)	0,405
z (Coefficient)	13,35
$\dfrac{T}{F}$ Coefficient	1,00

Liquide à jeun peu abondant, légèrement sanguinolent, muqueux, sans résidus alimentaires. Il y a trop peu de liquide pour faire la recherche des acides gras.

Extraction une demi-heure après le repas d'épreuve:

Liquide peu abondant, mal émulsionné, renfermant du sang.

    A 0,032
    H 0,
    C 0,190
    H + C 0,190
    T 0,299
    F 0,109
    * 0,16
    $\frac{T}{F}$ 2,79

On n'a pas repris de liquide au bout d'une heure, le liquide extrait au bout d'une demi-heure renfermant du sang.

Le 7 mars:
Pas de liquide à jeun.

Après 30':

    A 0,020
    peptones — traces
    parachlorure — lactique
    H 0,
    C 0,22
    H + C 0,22
    T 0,226
    F 0,204
    * 0,09
    $\frac{T}{F}$ 1,10

    Liquide assez abondant, mal émulsionné.

Après 60':

    A 0
    peptones — traces
    parachlorure — lactique faible
    H 0,
    C 0,11
    H + C 0,11
    T 0,257
    F 0,266
    * 0
    $\frac{T}{F}$ 1

    Liquide assez abondant, mal émulsionné.

Après 90' :

A	0
T	0,277
H	0
F	0,273
C	0,04
x	0
H+C	0,04
T	
F	1

Liquide peu abondant mal émulsionné.

Le 29 février le malade passe dans le service de M. Tuffier.

Le *malade a été opéré* par M. Tuffier le 29 mars 1898.

Après l'incision de la paroi abdominale on trouve une tumeur du volume d'un œuf d'oie, irrégulière, bosselée, dure, couleur gris-rose et brillante, elle occupe la région près du pylore, la face antérieure de l'estomac, la petite et la grande courbure.

L'estomac est adhérent au côlon. Il n'y a pas de ganglions épiploïques, pas de noyaux dans le foie.

L'opération consiste en une résection étendue de l'estomac suivie de l'abouchement du duodénum à la face postérieure de l'estomac (anastomose termino-latérale). Les deux organes sont difficiles à rapprocher, aussi la bouche est-elle faite à un deux centimètre à peine de la suture terminale (en cul-de-sac) de l'estomac.

Les suites opératoires ont été assez simples. Cependant, il s'est formé dans les premiers jours d'avril une fistule donnant issue à du pus et à des matières stercorales pendant quelques jours.

Le 5 mai le malade quitte l'hôpital en excellent état. Il est toujours très pâle, mais sent des forces, a de l'appétit et digère bien. Son menu ordinaire après sa sortie de l'hôpital se composait de quatre œufs, deux litres de lait, cent grammes de viande crue dans du potage, à midi et le soir.

Ce n'est que depuis la fin de l'année 1898 (neuf mois environ après l'opération) que la réparation du sang a été complète et que le malade s'est senti entièrement guéri.

Depuis, nous l'avons vu régulièrement au moins une fois par an et il est resté en très bon état de santé.

Actuellement (avril 1906) le malade est pâle, mais ne présente pas d'autres signes d'anémie.

Son poids se maintient d'une façon constante entre 69 et 70 kilogs. C'était là son poids moyen avant de tomber malade.

Le malade a perdu dans ces deux dernières années presque toutes ses dents, il ne lui en reste que six dans la mâchoire inférieure, toutes en mauvais état.

L'appétit est bon, le malade mange n'importe quoi sans aucune précaution, et boit à tous ses repas du vin coupé de moitié d'eau. Il n'a pas de pituites, pas de vomissements, pas de constipation ni de diarrhée. Il lui arrive parfois, cependant, d'avoir la digestion lente.

On trouve une légère éventration au creux épigastrique, à l'endroit de la cicatrice ; elle est surtout visible quand on fait tousser le malade, mais cette particularité ne le gêne nullement.

L'estomac n'est pas dilaté et reste à deux travers de doigt au-dessus de l'ombilic. On ne sent aucune induration pouvant se rapporter à un néoplasme.

L'insufflation montre que l'estomac distendu reste au-dessus de l'ombilic. Le pylore est suffisant.

Examen du suc gastrique fait le 10 avril 1905

Éléments dosés	Liquide normal	Liquide à jeun	Après 30'	Après 60'
Acidité totale — A	190	31	260	14
HCl libre — H	44	0	0	0
HCl combiné organique — C	170	31	22	26
Chlorhydrie — H + C ..	214	31	22	26
Chlore total — T	321	310	106	228
Chlore minéral fixe — F	107	279	84	202
Coefficient — $\frac{T}{C}$	66	1	113	53
Coefficient —	3	1,11	1,26	1,12
Variation de la concentration		0,02 50	0,01875	0,01825
Résidu		Incolore	Incolore	Incolore
Caractères physiques ...		Remis 12° B. liquide bilieux. Pas de résidus	Remis 63° de liquide mal émulsionné, hématique	Remis 26° B. quide mal émulsionné, hématique

Examen radioscopique de l'estomac le 11 avril 1905 à 2 1/2 h. du matin. Malade à jeun depuis la veille à 8 h. (Note remise par M. le dr. Barret)

1° Avant toute manœuvre, la région gastrique apparaît uniformément sombre, sauf au voisinage de la courbe diaphragmatique où l'on aperçoit une légère lueur indiquant la présence d'une petite quantité de gaz dans l'estomac.

On n'aperçoit pas trace de liquide; la compression de la paroi, l'inclinaison latérale du corps n'en font pas apparaître.

2° Le malade avale (sans boire) une pilule de 1 gr. 50 de sous-nitrate de bismuth.

Après un arrêt de quelques instants, l'ombre de la pilule apparaît un peu à droite de la ligne médiane, à 5 cm. environ au-dessus de l'ombilic. Elle reste fixe en ce point, qui répondrait donc au point le plus déclive de la cavité gastrique vide (?).

3° Ingestion de 60 gr. de lait de bismuth.

On voit apparaître une traînée noire, de direction presque verticale, très étroite, qui vient rejoindre le point marqué par la pilule.

Le niveau du liquide apparaît très haut, malgré la faible quantité ingérée, à 5 cm. environ au-dessous du diaphragme.

4° Ingestion de 250 gr. de lait de bismuth.

Le niveau du liquide reste sensiblement au même point, mais l'ombre s'élargit. Le fond de l'estomac est nettement délimité, de même qu'une partie du bord gauche et du bord droit.

5e. Cet aspect change assez rapidement. L'ombre devient plus étroite et moins opaque. En même temps on note la présence d'une quantité notable de bismuth au-dessous de l'ombilic, presque au niveau de la fosse iliaque droite, disséminé dans les anses intestinales. La pilule se montre aussi dans cette région.

Ce passage rapide du bismuth dans l'intestin est rarement observé.

6e. Une nouvelle quantité de 125 gr. de lait de bismuth est ingérée; l'aspect observé précédemment se rétablit à peu près, mais dure très peu de temps; la plus grande partie du lait bismuthé passe rapidement dans l'intestin.

En résumé: L'estomac, examiné à jeun, est vide de tout contenu. La limite inférieure est à 5 cm. environ au-dessus de l'ombilic.

Le remplissage s'effectue suivant le mode observé sur les estomacs normaux et dont la paroi présente une tonicité suffisante.

La cavité gastrique présente des dimensions en hauteur et en largeur, plutôt inférieures aux dimensions habituelles. Le fond de l'estomac n'est pas abaissé par l'ingestion d'une quantité importante de liquide.

L'évacuation du contenu (eau gommée additionnée de bismuth) s'opère avec une rapidité exceptionnelle.

Examen anatomique (résumé).

La portion réséquée de l'estomac infiltrée de cancer ne mesurait pas moins sur la pièce, après macération dans le Müller, de 15 cm. environ dans tous les sens. Le néoplasme, sous forme de plaque épaisse disposée en anneau prépylorique, bosselée, dure, gris-rose brillant, s'étendant particulièrement sur la *face* antérieure et la p. courbure. Au centre, le tissu morbide comprend toute l'épaisseur de la paroi jusqu'au péritoine épaissi. Histologiquement, il s'agissait d'un épithélioma alvéolo-trabéculaire à cellules cylindriques basses, très proliférées; la néoplasie est bien délimitée; elle ne devient infiltrée en aucun point. Le cancer a par endroits remplacé toute la muqueuse et envahi la couche musculaire. Mais, même dans les points où il atteint son maximum de développement, son expansion paraît arrêtée par le tissu sous-séreux et séreux, fortement épaissi, et par places infiltré de cellules embryonnaires.

OBSERVATION II. — Mme. S. P., 57 ans, est venue nous consulter le 18 juin 1900, à Paris, envoyée par M. le dr. Moulon, de Lisbonne, qui avait porté le diagnostic de cancer du pylore.

Ses antécédents héréditaires ne présentent pas grand intérêt. Son père et sa mère sont morts tous deux d'une affection cardiaque, et cela au même âge, 74 ans. Un frère aîné est mort tuberculeux, mais il était d'une autre mère.

La malade elle même a eu dans sa jeunesse des fièvres intermittentes dont la nature exacte est difficile à déterminer; puis, à des époques qu'elle ne peut bien préciser, une pneumonie (?) double, et plus tard une pneumonie unilatérale (?).

Étant jeune fille, elle a eu des attaques de nerfs et a souffert de mauvaises digestions; plus tard, elle digérait assez bien. Depuis son mariage qui eut lieu à 34 ans et demi, elle s'est toujours bien portée et avait seulement de temps à autre des migraines. En 1893, son appartement ayant été inondé, elle tombe dans l'eau, et en éprouve une violente émotion. C'est à partir de ce moment qu'elle commence à ressentir des troubles digestifs. Au mois de juillet 1897, c'est-à-dire *il y a trois ans, elle eut pour la première fois un vomissement.* Les vomissements se répètent de temps en temps, mais elle reste parfois des périodes de 15 jours sans vomir, pendant lesquelles elle aurait même pu se considérer comme n'étant pas malade. Depuis deux ans, cependant, elle a commencé à vomir presque tous les jours. Ces vomissements étaient alimentaires, et la malade elle-même avait remarqué qu'ils contenaient parfois des aliments ingérés plusieurs jours auparavant. Elle vomissait tout ce qu'elle prenait, des viandes blanches, du bouillon, et, dans les derniers temps, même le lait et les œufs.

Habituellement, cependant, elle ne souffrait pas, mais certains aliments, tels que le pain, lui causaient parfois des douleurs. Elle avait un état nauséeux continuel, mais n'a eu qu'une seule hématémèse il y a environ deux mois et demi. «J'avais souvent, écrit-elle à propos des symptômes éprouvés avant son arrivée à Paris, des insomnies et je passais la plus grande partie de la nuit assise sur le lit et accostée à des oreillers. Je maigrissais énormément et n'avais plus aucun courage; j'étais triste; ma faiblesse était telle que je ne pouvais plus marcher; tous les remèdes étaient inutiles ou plutôt empiraient mon état.»

Lorsque nous voyons la malade pour la première fois, le 18 juin 1900, elle était manifestement amaigrie, avait un teint anémique plutôt que jaune paille. L'appétit n'avait pas complètement disparu, mais la malade ne pouvait pas manger, car la plupart des aliments provoquaient des vomissements. Et pourtant la malade ne prenait que du lait, du bouillon et des œufs.

Ils se répétaient tous les deux ou trois jours et offraient parfois les caractères typiques des vomissements de sténose pylorique. Ils étaient abondants et contenaient des aliments ingérés plusieurs jours auparavant. Fréquemment elle avait des éructations et son haleine était incommodante par sa fétidité. Constipation opiniâtre. Poids, 55 kilogr. environ.

Examen physique. Paroi abdominale très flasque. L'estomac descend jusqu'au-dessous de l'ombilic. On produit facilement le clapotage. Pas d'ondes péristaltiques.

Dans la région pylorique, on sent nettement une tumeur, non douloureuse à la pression. Nous portons le diagnostic de sténose du pylore d'origine cancéreuse. L'opération est proposée, mais auparavant nous faisons voir la malade à M. le prof. Hayem (19 juin). La malade est mise au keplir n° 2 et au repos absolu. Sous l'influence de ce traitement la malade se trouve soulagée.

Le 20 juin, consultation avec M. le prof. Hayem, qui confirme le diagnostic et conseille l'opération.

Le même jour la malade voit M. Hartmann, qui relève tous les signes de sténose pylorique et veut bien se charger de l'opérer.

Examen chimique (20 juin). L'examen chimique fait par M. Carrion donne le résultat suivant: Après un repas d'épreuve, composé de 60 gr. de pain rassis et de 300 cc. de thé léger:

Liquide abondant et mal émulsionné

A — Acidité totale	0,157
H — Acide chlorhydrique libre	0
C — Chlore combiné organique	0,165
H + C — Chlorhydrie	0,165
T — Chlore total	0,405
F — Chlore minéral	0,240

$$\text{Rapport } \frac{A\,H}{C} \quad \ldots \ldots \ldots \ldots \quad 0{,}95$$

$$\text{Rapport } \frac{T}{F} \quad \ldots \ldots \ldots \ldots \quad 1{,}08$$

Peu de peptones. Syntonine abondante.

Réaction lactique faible.

Le 28 juin, on examine la malade à jeun. Liquide extrait peu abondant. Résidus d'œufs pris la veille, odeur fétide.

A	0,272	Rapport $\dfrac{A\,H}{C}$ =	1,17
H	0,007		
C	0,225		
H+C	0,233	Rapport $\dfrac{T}{F}$ =	1,99
T	0,481		
F	0,241		

Peptones abondantes. On trouve de l'acide lactique. Urines acides de densité normale. Urée = 17,92.

La malade entre dans la maison de santé de la rue Bizet, le 27 juin. Opération faite par M. le dr. Hartmann, 29 juin 1900.

(D'après la thèse de Defosser, Paris 1900, p. 75.)

Chlorof. Bourbon. Aides: Gosset, Deléage. Incision verticale un peu à gauche de la ligne médiane. L'estomac paraît sain extérieurement. En le palpant, nous constatons un épaississement au niveau de la région pylorique. Nous pratiquons un débridement transversal à droite.

Nous effondrons les épiploons au-dessus et au-dessous du pylore; la face postérieure explorée semble libre.

Nous ne trouvons pas de ganglions près du cardia, on pratique la ligature de la coronaire stomachique.

On place une pince courbe obliquement, en haut et à gauche, on enlève la plus grande partie, mais non toute la petite courbure. On fait la section stomacale, qu'on suture à deux plans. Nous rabattons l'estomac à droite et décollons la face postérieure du pylore du pancreas. 2 ganglions sous-pyloriques sont enlevés en même temps que le pylore.

On applique une pince sur le duodénum et on pratique la section. Implantation du duodénum dans un trou fait à la face postérieure de l'estomac. Réunion à deux étages au catgut.

Suites opératoires. — Excellentes. Sérum, bouillon. Œufs dès le quatrième jour.

Examen chimique, le 29 juillet (Mr. Carrion). Le liquide extrait 60 minutes après le repas d'épreuve (pain rassis, 60 grammes, infusion légère de thé, 250 cc) est assez abondant, très épais, bilieux et à odeur butyrique.

$$A = 0,249$$
$$H = 0,097$$
$$C = 0,100$$
$$H + C = 0,197$$
$$T = 0,321$$
$$F = 0,124$$
$$\frac{A - H}{C} = 1,52$$
$$\frac{T}{F} = 2,58$$

Peptones assez abondantes.

Syntonine.

Réaction lactique obtenue.

Suites éloignées. — Le 26 décembre 1900, la malade, au dire de son mari, se porte comme un charme.

Le 31 mai 1901, 11 mois après l'opération, voici ce qu'elle nous écrit :

«Maintenant, heureusement, depuis que l'on a fait l'opération que vous m'avez conseillée et après avoir suivi rigoureusement le traitement que vous m'avez imposé et qui consistait à ne manger ni pain, ni aucun aliment indigeste, depuis juillet à fin novembre, je mange de tout, je n'ai plus d'éructations acides et désagréables. Plus rien ne me fait mal. Je puis m'occuper de mon ménage, excepté des travaux fatigants. J'ai gagné un tel embonpoint qu'actuellement je pèse 74 kilog. Je ne puis affirmer combien je pesais avant l'opération, mais certainement mon poids n'excédait pas 55 kilog.

La malade, suivie depuis, nous donne régulièrement de ses nouvelles une ou deux fois par an, elle se porte toujours très bien. Aucune manifestation, aucune complication dignes d'être notées.

Le 1er août 1904, nous voyons la malade à Paris. Son état général est parfait. Elle pèse 77 kilog., c'est-à-dire 22 kilog. de plus qu'avant son opération.

Elle se sent forte et de bonne humeur.

L'appétit est bon. Elle mange de tout, sauf de la viande de porc, et certains légumes secs qui lui pèsent sur l'estomac. Son alimentation consiste en lait, laitage, bouillon, viande au moins une fois par jour, œufs, poisson, fromages fermentés. Elle boit du vin à déjeuner.

L'estomac reste à deux travers de doigt au-dessus de l'ombilic. Pas de douleurs à la pression; pas de tympanisme. La cicatrice est en très bon état. Selles régulières.

L'examen du suc gastrique a été fait par M. Carrion le 2 août 1904; il n'y avait pas de liquide à jeun.

L'examen du liquide extrait 60 minutes après le repas d'épreuve donne les résultats suivants:

Liquide assez abondant, mal émulsionné.

$$A = 0,78$$
$$H = 0,$$
$$C = 0,101$$
$$H + C = 0,101$$
$$T = 0,220$$
$$F = 0,119$$

$$x \left(\frac{A - H}{C} \right) = 0,77$$
$$\Gamma = 1,84$$

Peptones peu abondantes.

Acides gras: 0.

Examen du sang fait le 3 août 1904.

$$N = 3782.000$$
$$H = 3372.000$$
$$G = 0,90$$
$$R = 4650$$

Examen macroscopique [1]

La portion réséquée comprend la région pylorique, une partie du corps de l'estomac et environ un centimètre et demi de duodénum.

La pièce a été divisée par une section horizontale en deux segments, l'un inférieur, l'autre supérieur; seul ce dernier m'a été remis.

On peut constater sur ce segment que le pylore est occupé par une tumeur saillante, dont la surface libre présente une série de petites élevures d'aspect papillaire. La tumeur s'arrête au niveau de la valvule pylorique et forme un bouchon qui fait saillie dans la lumière du duodénum; mais la paroi de ce dernier paraît macroscopiquement saine. Du côté de l'estomac, la tumeur se termine en pente douce et forme la limite droite d'une ulcération à fond irrégulier. A gauche, cette ulcération est limitée par un bourrelet peu saillant qui se continue, d'autre part, sans ligne de démarcation bien nette, avec la muqueuse gastrique saine. La section chirurgicale semble avoir porté, à droite comme à gauche, en tissu sain.

Le petit épiploon contient trois petits ganglions du volume d'un pois. Il existait également plusieurs ganglions dans la portion sous-pylorique du grand épiploon.

Examen histologique

L'examen histologique, rendu difficile par une très mauvaise fixation de la pièce, a porté: 1.° sur la zone d'extension gastrique de la tumeur, 2.° sur la zone duodéno-pylorique; 3.° sur trois ganglions.

1.° *Zone d'extension gastrique.*—Une des extrémités de la coupe comprend un segment d'environ 1 cm. et 1/2 au niveau duquel la paroi stomacale est absolument indemne de toute lésion néoplasique. Après une zone de transition assez courte, caractérisée par l'hypertrophie de l'élément de soutien interglandulaire et l'augmentation du nombre des culs-de-sac, on arrive sur la masse néoplasique. A ce niveau la muscularis mucosæ n'existe plus, muqueuse et sous-muqueuse sont confondues en une masse unique. Tous les éléments normaux de la muqueuse gastrique ont d'ailleurs disparu en ce point et sont remplacés par les éléments du néoplasme. Celui-ci est constitué par de larges alvéoles remplies d'une substance muqueuse, se colorant en rose par l'éosine et dans laquelle apparaissent des noyaux,

---

[1] V. Hartmann. Travaux de chirurgie anatomo-clinique. Article «Anatomie pathologique du cancer de l'estomac» par R. Cuneo. p. 335.

En certains points, les cellules néoplasiques forment des amas diffus, sans dégénérescence muqueuse. La musculaire ne contient que de rares traînées; en revanche, celles-ci sont nombreuses dans la couche sous-muqueuse.

2° *Zone d'extension pylorique.* — Le néoplasme arrive jusqu'au niveau du duodénum sans envahir celui-ci. La face duodénale du bourrelet pylorique est partiellement dégénérée. Au niveau du pylore, la tumeur revêt l'aspect d'un carcinome à stroma peu abondant. En certains points de la masse néoplasique, on aperçoit des amas lymphoïdes, remarquablement conservés.

En résumé, la tumeur a un aspect variable suivant le point considéré: épithélioma à cellules muqueuses au niveau de sa zone d'extension gastrique, elle devient un carcinome au niveau du pylore.

3° *Ganglions.* — J'ai examiné un ganglion sous-pylorique et deux ganglions de la petite courbure. Seul un de ces deux derniers est envahi par le néoplasme.

Résumons en quelques mots nos observations.

La première a trait à un homme de 41 ans, entré dans le service de M. le prof. Hayem au mois de janvier 1898, et présentant tous les signes de la forme anémique du cancer de l'estomac, mais sans sténose pylorique.

Le malade sujet à des troubles gastro-intestinaux fait remonter le début de sa maladie au mois de juillet de l'année précédente. Il commence alors à avoir des crises stomacales douloureuses, accompagnées de pituites et de rejets d'un liquide muqueux, incolore. En décembre seulement apparaît l'anorexie, mais sans dégoût pour la viande. L'anémie fait de rapides progrès. L'estomac n'est pas dilaté; il reste plutôt petit après l'insufflation; le pylore n'est pas insuffisant. Pas de vomissements alimentaires; pas d'hématémèse ni de méléna. L'examen du sang montre une anémie intense avec diminution notable de la valeur globulaire ($G = 0,31$) et augmentation des globules blancs. L'examen du suc gastrique fait en série montre une forte hypopepsie avec $HCl = 0$.

Le malade a été opéré par M. Tuffier le 29 mars 1898. On lui fait une résection étendue de l'organe suivie de l'abouchement du duodénum à la face postérieure de l'estomac. Les suites opératoires sont assez bonnes, mais ce n'est que neuf mois environ après l'opération que le malade dit se sentir absolument guéri.

Actuellement il est en très bon état de santé. Il a augmenté de 7 kilog. depuis son opération. Il lui arrive parfois d'avoir un peu de pesanteur à l'estomac, mais il mange n'importe quoi et il boit du vin à tous ses repas.

La portion réséquée était infiltrée de cancer et ne mesurait pas moins sur la pièce, après macération dans le Müller, de 15 cm.

environ en tous sens. Le cancer étendu en nappe atteignait jusqu'à 1 cm. 1/4 d'épaisseur. Il était ulcéré sur une petite étendue. Il s'agissait d'un épithélioma alvéolaire sans envahissement des ganglions.

Dans la seconde observation il s'agit d'une femme de 57 ans, sans antécédents héréditaires ni personnels dignes d'être rapportés en détail. Elle commence à éprouver des troubles digestifs au cours de l'année 1893. A partir de 1897 elle présente des vomissements, d'abord espacés, puis quotidiens. Une seule fois, en avril de l'année 1900, elle eut une hématémèse. Ne pouvant garder ni le lait, ni les œufs, ni le bouillon, elle tombe dans un état de grande faiblesse et d'amaigrissement. Au mois de juin 1900, elle nous est envoyée à Paris par M. le dr. Mouton, de Lisbonne, avec le diagnostic de cancer du pylore. Ce diagnostic est confirmé par M. le prof. Hayem qui trouve des signes non douteux de sténose pylorique: vomissements abondants avec parfois des aliments ingérés plusieurs jours auparavant, dilatation de l'estomac, liquide à jeun d'odeur fétide, contenant des débris alimentaires macroscopiques. La nature cancéreuse de cette sténose est démontrée par la marche de la maladie, l'amaigrissement et l'affaiblissement notables, par l'existence d'une tumeur pylorique et par les résultats de l'examen du suc gastrique (hypopepsie) avec absence totale d'acide chlorhydrique libre.

L'opération pratiquée par le dr. Hartmann consiste en une résection étendue, suivie, comme chez le premier malade, de l'abouchement du duodénum à la face postérieure de l'estomac. Les suites opératoires sont bonnes et la malade reprend rapidement son embonpoint, ses forces, sa gaieté. Aujourd'hui, 6 ans après son opération, elle pèse une vingtaine de kilog. de plus qu'avant. Ses digestions sont bonnes; elle boit du vin, mange de la viande, mais supporte mal le porc et certains légumes secs.

Deux examens chimiques faits un mois et cinq ans après l'opération font voir la persistance de l'hypopepsie avec anachlorhydrie. L'examen de la pièce enlevée à l'opération montre que le pylore est occupé par une tumeur saillante, légèrement papillaire et ulcérée à son extrémité stomacale.

Histologiquement il s'agit d'un cancer alvéolaire ayant détruit par places toute la muqueuse et envahi la musculaire et surtout la sous-séreuse. Un ganglion sous-pylorique et deux ganglions de la petite courbure enlevés pendant l'opération; seul un de ces derniers a été trouvé cancéreux.

A la lecture de ces observations deux questions se posent tout d'abord : *1° S'agissait-il réellement de cancer ? 2° Les malades sont-ils vraiment guéris ?*

La nature cancéreuse de la maladie, rendue probable par l'évolution clinique, devient évidente après l'examen macroscopique et microscopique des pièces. Dans les deux cas il s'agit d'un épithélioma alvéolaire typique ne pouvant laisser aucun doute dans l'esprit.

Des examens histologiques complets ont d'ailleurs été faits dans d'autres cas de longue survie.

Kocher possède deux observations de malades opérés depuis 16 ans ½ et 11 ans; Roux, un cas datant de 9 ans et 4 mois; Mikulicz, un cas de 8 ans et 6 mois; Kroenlein, un cas de 8 ans; Czerny, un cas de 7 ans; Chaput, un cas de 5 ans; Hartmann, un cas de 6 ans (en dehors de celui rapporté ici).

Voici quelques renseignements complémentaires sur quelques-unes de ces observations se rapportant aux survies les plus longues :

Cas de survie de 16 ans [1] (Kocher)

Femme de 58 ans, entrée le 8 mai 1888; depuis deux ans, douleurs de l'estomac et constipation; depuis trois mois, vomissements. Ballonnement et pesanteur de l'estomac. Tumeur mobile dans la région du pylore.

Opération, le 11 mai 1888. Tumeur adhérente à la vésicule biliaire.

Examen histologique : Epithélioma cylindrique avec muscularis intacte.

Le 10 août 1904, la malade était parfaitement bien portante.

Cas de survie de 11 ans (Kocher)

Femme de 45 ans. Depuis trois mois, douleurs après l'ingestion des aliments; vomissements fréquents contenant des parties de marc de café. Amaigrissement, constipation. Grosse tumeur mobile.

Opération, le 7 juillet 1893, adhérence au pancréas.

Examen histologique : Carcinome, ganglions intacts.

Le 18 août 1904, la malade est en très bon état.

Cas de survie de 8 ans et ½ (Mikulicz. Voir Barrmann, obs. VI [2])

Femme de 13 ans, opérée le 15 juin 1893. Depuis 2 ans hématémèse; depuis 4 mois, tumeur stomacale.

---

(1) Baegger. Résultats de 33 pylorectomies pour cancer de l'estomac, faites par M. le prof. Kocher. Diss. Bern, 1900.

Meyer. Beiträge z. Chirurgie des Magenkrebses. Inaug. Diss. Bern, 1905.

(2) Borrmann. Das Wachstum und die Verbreitungswege des Magencarcinoms. Jena 1901. Diss. VI, p. 23, et Obs. I, f. 7.

Examen histologique: Épithélioma alvéolaire.

En février 1901, parfaitement bien (c'est-à-dire 91 mois après l'opération).

Cas de survie de 5 ans et 7 mois. (Herrmann, obs I).

Femme de 49 ans, opérée le 31 mai 1895. Durée de la maladie: 3 mois.

Opération: Tumeur infiltrant tout l'antre pylorique, adhérée à sa partie supérieure, mesurant 12 cm. au niveau de la grande courbure.

Histologiquement, il s'agit d'un épithélioma alvéolaire.

En février 1901, c'est-à-dire 67 mois après l'opération, était bien portante.

Ces longues survies correspondent-elles à des guérisons définitives?

Il est d'autant plus difficile de répondre à cette question que dans certains cas on a vu une récidive survenir à une époque très éloignée de l'intervention (au bout de 3 ans et ½, cas de Hartmann; de 4 ans et ½, cas de Tricomi; de 5 ans, cas de Wölfler).

L'étude d'un nombre considérable d'observations de cancers (dans lesquels les cancers de l'estomac ne sont pas compris) a fait d'autre part écrire à Labhardt qu'un malade opéré de cancer est menacé d'une récidive pendant toute son existence; la possibilité de récidive diminue cependant à mesure qu'on s'éloigne de la date de l'opération.

Il n'en est pas moins vrai qu'on est en droit de croire à la possibilité d'une cure radicale quand on voit des survies de 6 et 8 ans comme chez nos malades et même de plus longues comme celles que nous avons rapportées plus haut.

L'état général de nos malades est actuellement excellent. Tous les deux ont augmenté de poids. Ils sont gais, bien portants et ont repris leurs occupations. Il n'y a pas de leucocytose et le sang a repris des caractères très voisins de la normale. Ils tolèrent la plupart des aliments sans éprouver de troubles gastriques. L'examen de l'estomac ne révèle rien pouvant faire soupçonner une récidive. Nulle part on ne sent de tumeur. Après insufflation l'estomac conserve son volume normal et le pylore paraît suffisant. Mais l'examen radioscopique a révélé chez notre premier malade quelques particularités; l'estomac, examiné à jeun, est vide de tout contenu. Sa limite inférieure est à 5 cm. au-dessus de l'ombilic. Le remplissage s'effectue suivant le mode observé habituellement. Après l'ingestion d'une petite quantité de liquide (60 cc.) le niveau apparaît très haut à 5 cm. environ au-dessous du diaphragme, et le fond de l'estomac ne s'abaisse pas notablement par l'ingestion d'une quantité importante (environ 450 cc.). Mais l'évacuation du contenu (eau gommée additionnée de bismuth) s'opère avec une rapidité exceptionnelle.

Si ce résultat devait se confirmer dans d'autres observations de pylorectomie, il y aurait là un contraste assez singulier entre les résultats obtenus par l'insufflation et ceux obtenus par la radioscopie.

L'existence chez nos deux malades de l'hypopepsie avec absence d'HCl libre et sa persistance pendant de longues années après l'opération est un fait fort curieux qu'on trouve également signalé dans d'autres observations de longue survie. Ainsi, pour ne citer qu'un exemple, chez le malade de Kocher (obs. II) l'HCl libre n'avait pas reparu onze ans après l'opération. Cette particularité suffirait à elle seule pour faire justice de cette opinion, encore soutenue récemment par Reissner, que l'absence d'HCl libre dans le néoplasme est due à la neutralisation du suc gastrique par l'alcalinité de l'ichor cancéreux.

M. Hayem ([1]) a démontré que l'hypopepsie dépendait d'une lésion complexe très intéressante qu'il a décrite sous le nom de *transformation muqueuse*. Lors de ses premières recherches sur ce point d'anatomie pathologique, il pensait que la gastrite avec transformation muqueuse était souvent primitive et constituait un terrain favorable au développement du cancer. De nombreux examens histologiques lui ont montré depuis que le cancer est susceptible de se greffer sur une forme quelconque de gastrite chronique. L'action irritative du suc cancéreux porte plus particulièrement sur l'appareil muqueux et cette irritation a pour résultat la séparation presque absolue de cet appareil du reste de la couche glandulaire.

Ce processus une fois suscité continue à évoluer jusqu'à transformation complète de la muqueuse, alors même que le cancer a été enlevé par une opération.

Et c'est ainsi que le type chimique post-opératoire reste celui que donne la transformation muqueuse, malgré la suppression du néoplasme et du suc irritant qu'il fournit.

On ne saurait donc tirer aucune conclusion, au point de vue de la récidive du cancer, de ce fait que les malades, après la pylorectomie, continuent à rester des hypopeptiques.

____

[1] G. Hayem. Note complémentaire sur l'anatomie pathologique de la gastrite muqueuse. Bull. et Mém. de la Soc. Méd. des Hôp., 29 mai 1903, p. 411.

Pouvait-on prévoir chez nos malades la longue survie ?

Chez tous les deux, la résection complète du cancer avait pu avoir lieu et la section passait en plein tissu sain. Le type histologique (cancer alvéolaire) était à priori également favorable. C'est à ce type qu'appartiennent les deux cas de longue survie (8 ans $\frac{1}{2}$ et 5 ans $\frac{3}{4}$) examinés par Borrmann. C'est de lui aussi qu'il s'agit probablement dans le cas de Kocher (survie de 16 ans). Dans ce dernier cas, la couche musculaire était intacte tandis que dans notre observation II les couches profondes de la paroi stomacale, y compris la sous-séreuse, avaient été envahies.

Malgré l'étendue déjà considérable des lésions cancéreuses, la propagation aux ganglions faisait totalement défaut dans notre première observation, tandis que dans la seconde, sur trois ganglions examinés, un seul, situé au niveau de la petite courbure, présentait des lésions néoplasiques. Mais si ces constatations anatomiques, faites après l'opération, pouvaient laisser espérer une issue favorable, il n'en était plus de même de l'évolution de la maladie et de l'état des malades au moment où cette opération a été exécutée. Dans les deux cas, le diagnostic clinique avait pu être fait avec certitude bien avant l'intervention opératoire.

W. avait commencé à éprouver des symptômes sérieux 9 mois avant son opération. Quant à Mme. Sp., les premiers vomissements remontaient à 3 ans, et depuis 2 ans elle vomissait presque tous les jours. On ne peut donc pas dire que chez nos deux malades l'intervention ait eu lieu à une période très précoce du développement du cancer.

Non moins défavorable que cette longue durée de la maladie, semblait la forme clinique du cancer chez l'un de nos malades. Si l'un d'eux avait un cancer du pylore avec sténose, c'est-à-dire la forme chirurgicale par excellence, l'autre (qui jusqu'à maintenant a la plus longue survie) présentait une forme avec anémie grave sans signes de sténose, c'est-à-dire une de ces formes où l'on n'est de prime abord pas tenté de courir le risque d'une opération.

Malgré ces circonstances en apparence défavorables (longue durée, forme clinique, gravité de l'état général) nos malades ont largement profité de l'intervention, et tout porte à espérer qu'ils sont définitivement guéris.

En résumé, ces observations, jointes à quelques-unes de celles rapportées plus haut, montrent que le cancer de l'estomac peut être guéri par une opération, même quand il est étendu et lorsque les symptômes de la maladie, y comprise la présence d'une tumeur, ont déjà acquis un développement assez considérable.

DISCUSSION

M. DELPRAT: Le chimisme gastrique des malades, dont M. Bensaude vient de nous rapporter les très intéressantes observations, n'a pas été modifié, dit-il. Cela n'a rien d'étonnant; je dirai même que ce fait n'a pas une grande signification pronostique. En effet, pourquoi en serait-il autrement ici que dans les cas de sténose pylorique, d'hyperchlorhydrie opérée? J'ai fait des analyses du suc gastrique de malades ayant été opérés depuis des dates variant de 1 à 3 ans et j'ai toujours retrouvé chez eux le type chimique qu'ils présentaient avant l'intervention; ils continuaient à avoir des doses élevées d'HCl libre, et pourtant ils étaient délivrés de leurs douleurs et de tous leurs malaises antérieurs.

M. Bensaude s'est demandé avec raison si la guérison pouvait être considérée comme définitive chez ces deux malades. Mais ne le serait-elle pas, que ces faits n'en garderaient pas moins leur très grande importance et leur grande signification. Il a obtenu des survies de 3 ans et de 6 ans, et étant donné l'excellent état général actuel des deux opérés, tout fait espérer que cette survie sera plus longue. Si la récidive survenait plus tard, les résultats obtenus n'en auraient pas moins été des plus remarquables et des plus encourageants.

M. R. S. KOCHER: Je confirme une partie des cas de longue survie après les résections stomacales, car j'ai fait une monographie sur les cancers de l'estomac et sur leur traitement chirurgical, basé sur le matériel scientifique du prof. Roux, de Lausanne. L'orateur a mentionné un de ces cas de 9 ans et 4 mois. C'était en 1901. Aujourd'hui cette durée est plus longue.

Donc, le cancer de l'estomac est guérissable, surtout quand on ne prétend qu'à une survie assez possible de quelques années. Pour augmenter ces résultats favorables il faut, comme le dit très bien l'orateur, considérer la maladie comme chirurgicale et soumettre le malade à l'opération exploratrice, suivie d'une opération radicale (résection) ou palliative (gastro-entérostomie).

Quant à juger, par l'aspect physique et l'examen histologique de la pièce enlevée, sur la survie probable ou la guérison, cela n'est pas possible, les cas sont des plus différents; même dans les cas de carcinome péritonéal secondaire, les chances de survie assez longue ne sont pas exclues.

Nous avons le cas d'un malade de gastro-entérostomie par cancer de l'estomac avec carcinome péritonéal, qui trois ans après l'intervention était encore en apparence en pleine santé. Nous avons d'autres cas où l'on avait fait trois gastro-entérostomies successives, soit par récidive néoplasique sur place avec sténose du nouveau pylore, soit à cause d'une sténose bénigne par péripylorite ou sténose par adhérence, circonstance qui autorise donc à plusieurs opérations successives.

Quant au rétablissement de la fonction digestive, motrice et sécrétoire, elle est plus ou moins parfaite par suite de plusieurs facteurs: intervention radicale ou palliative, procédé opératoire, état général du malade, maladie nerveuse (par exemple neurasthénie), infiltration de la tumeur dans les parois de l'estomac, forme de la néoplasie, etc., etc. Un patient, pylorectomisé avec gastro-entérostomie en Y d'après le procédé de Roux, avait gagné, après l'opération, 15 kilog. et digérait tout; voilà un bon exemple pour la fonction optima.

A côté de ces cas il y en a bien d'autres de G. E. qui ne profitent que très peu de l'anastomose gastro-intestinale, c'est ici le plus souvent le choix du procédé opératoire, qui commande le résultat fonctionnel éloigné.

Le meilleur procédé de choix est la G. E. en Y procédé Roux, ou au même celui de Hacker.

Le chimisme stomacal reprend peu à peu son type normal avec une rapidité plus ou moins proportionnelle à la motilité de l'organe opéré.

L'hypopepsie n'a pas l'importance qu'on croirait à priori, l'intestin compensant souvent le défaut.

SÉANCE DU 24 AVRIL

(Matin)

(Sections de Médecine et de Pédiatrie Vla réunies)

Présidence : M. DIAS D'ALMEIDA

Méningites cérébro-spinales

Par M. ANTON WEICHSELBAUM, Vienne (V, page 28)

Méningites cérébro-spinales ; étiologie, traitement, etc.

Par M. CARLOS FRANÇA, Lisbonne (V, page 1 du volume de la section de Pédiatrie)

Méningites cérébro-spinales

Par M. JUDICE CABRAL, Lagos (V, page 81)

La méningite cérébro-spinale en Portugal

Par M. SILVA CARVALHO, Lisbonne

Je vais faire un très court résumé de mes recherches [*] sur l'histoire de la méningite cérébro-spinale en Portugal, présentant quelques notes sur la symptomatologie et surtout sur les éléments du pronostic de cette maladie.

La méningite cérébro-spinale épidémique sévit en Portugal depuis le premier quart du dix-neuvième siècle, ayant été probablement apportée par l'invasion française.

Il y a eu plusieurs épidémies liées entre elles par des séries de cas sporadiques en chapelet. Le développement et l'extinction des épidémies ne sont pas brusques, mais graduelles.

---

[*] Epidémiologie portugaise.

En Portugal, les épidémies se succèdent avec un intervalle de 15 à 20 années.

L'étude de l'épidémie de 1900-903, la seconde en importance de celles connues jusqu'à présent, permet de dire que la maladie est transmise surtout par la contagion indirecte et médiate, dont le linge des malades est le principal véhicule, le germe morbigène pouvant vivre et se perpétuer en dehors de l'organisme pendant longtemps, jusqu'au moment où les conditions du climat, exaltant son pouvoir, facilitent son action morbide chez plusieurs personnes, et l'épidémie éclate.

Il est possible que dans ces conditions une altération du climat soit comprise, qui se traduise par une considérable augmentation de l'ozone atmosphérique.

L'incubation de la maladie est de 2 à 5 jours.

La morbidité, bien plus grande chez les hommes et les enfants, décroît avec l'âge, surtout après la trentième année.

La maladie sévit surtout partout où l'hygiène manque, elle est plus fréquente dans les villes et elle préfère les altitudes et les rivages de la mer.

Chez les adultes, les professions les plus attaquées sont la profession militaire, celle des domestiques des deux sexes, et celle des blanchisseuses et de leur famille.

En dehors des cas suraigus, dans plus de 25 % des cas l'invasion n'est pas brusque et elle se manifeste par des signes qui font croire dans les premiers jours à un embarras gastrique fébrile ou à la grippe. Cela dure pendant un à trois jours et dans des cas exceptionnels pendant dix ou quinze jours.

D'après mon observation, il se présente des cas sans fièvre et d'autres n'ayant seulement que l'hyperthermie des premières heures.

Il est relativement fréquent que la température du matin soit supérieure à celle du soir.

Le signe de Kernig peut apparaître très tard, quelquefois après 14 ou 15 jours de maladie.

Les éléments de mauvais pronostic, d'après mon observation, sont les suivants:

— les âges extrêmes;

— chez la femme, la ménopause, la grossesse et surtout l'accouchement;

— les infections et les intoxications chroniques et notamment le paludisme et surtout l'alcoolisme;

— les maladies concomitantes et spécialement le paludisme,

les infections gastro-intestinales, les bronchopneumonies, les infections septiques et surtout celles qui dérivent des procès suppuratoires des téguments;

— la marche prolongée de la maladie;

— les rechutes;

— l'hypothermie continuelle, l'absence de rémissions thermiques, l'hypotension accentuée, la cyanose, les grandes hémorrhagies et l'hyperhydrose précoce.

Pathologie de la méningite cérébro-spinale. Localisation dans le tissu péri-spinal (extra dura). Pathogénie

Par M. RICHARD PETERS, St Pétersbourg

(Ce travail sera imprimé à la fin du volume si l'auteur nous l'envoie, ainsi que nous le lui avons demandé)

(Après-midi)

Présidence: M. NUÑO PORTO

Phosphaturie

Par M. A. MUÑOZ RUIZ DE PASANIS, Cazorla

Jusqu'à présent personne, que je sache, n'a essayé de vérifier le rôle que les reins peuvent jouer dans la phosphaturie. On considère ce phénomène morbide comme un trouble nutritif plus ou moins lié aux altérations organiques ou fonctionnelles du système nerveux ainsi qu'à la tuberculose, qu'elle précède et accompagne quelquefois, et à la glycosurie, qu'elle précède aussi dans plusieurs cas; raison qui a servi à Teissier pour considérer cette maladie comme une sorte de diabète sucré latent; mais on n'a pas dit si les altérations rénales peuvent servir de cause occasionnelle pour l'apparition de la phosphaturie.

Je crois sûrement que la phosphaturie a toujours son origine dans les troubles nutritifs et qu'elle peut exister même lorsque les reins se trouvent dans le meilleur état physiologique, lorsqu'il y a dans le sang une trop grande quantité de phosphates. Je crois tout de même que, s'il y a un trouble rénal par un motif quelconque, la phosphaturie peut apparaître, quoique les phosphates n'existent que dans de justes proportions.

Ce que nous disons des pertes phosphatiques peut aussi se dire de celles de l'albumine, du sucre, etc. Comme dans cette brève communication nous ne poursuivons qu'un but tout à fait pratique, nous nous bornerons à faire l'histoire de quelques malades chez lesquels, du moins en apparence, les troubles rénaux précédèrent la phosphaturie, et la phosphaturie, l'albuminurie observées chez les mêmes personnes.

Je citerai avant tout une jeune fille de 18 ans, dont la mère fut tuberculeuse, atteinte d'une lithiase rénale fort accentuée.

La première crise douloureuse, ou, pour mieux dire, la première colique néphrétique qu'elle souffrit et pendant laquelle elle chassa une grande quantité de sables et d'acide urique fut suivie de phosphaturie, qui fut soignée comme il convenait à son état de lithiase et selon les préceptes des classiques par un régime alimentaire d'œufs, poissons, viandes blanches, légumes verts, un exercice actif, séjour à la campagne et par les phosphates solubles ; mais malgré ces prescriptions la phosphaturie allait son train et les pertes phosphatiques étaient de plus en plus considérables.

Mais, un jour, on trouva dans l'urine avec les phosphates une forte dose d'albumine et la malade fut mise au régime lacté absolu. Quinze jours après, les phosphates et l'albumine avaient disparu.

Dernièrement, elle souffrit de nouveau de coliques néphrétiques suivies de phosphaturie, mais comme après ces crises elle ne prenait que du lait la phosphaturie fut toujours de peu de durée et l'albuminurie ne se présenta plus.

Je me souviens aussi du cas d'un garçon de 14 ans qui fut atteint d'une phosphaturie très forte, avec des symptômes fort gênants : névralgies faciale et lombaire et agitation nerveuse avec amaigrissement très rebelle à toute médication. Quoique le malade fut soigné par de savants médecins, il n'obtint sa guérison qu'après avoir fait usage du régime lacté, ayant eu, lui aussi, comme la jeune fille dont nous avons parlé, un accès d'albuminurie.

En étudiant donc l'origine de ces phosphaturies et albuminuries, on doit supposer que chez la jeune malade il y avait des dispositions à la phosphaturie provenant des antécédents tuberculeux de sa famille, d'autant plus qu'elle même devint tuberculeuse, et que les lésions causées aux vaisseaux urinaires par les sables et petits calculs trouvés dans l'urine furent la cause occasionnelle de la phosphaturie premièrement et de l'albuminurie plus tard.

Le second malade n'offrait rien qui pût faire songer à des altérations rénales et l'on jugea la phosphaturie indépendante de cette cause; mais l'albuminurie étant apparue par la suite, il fallut reconnaître les altérations rénales, car je crois, comme le plus grand nombre des cliniciens, que l'albuminurie ne se produit jamais lorsque les reins ne sont pas altérés et l'on doit supposer aussi que si les reins étaient dans un état parfaitement physiologique au commencement de la maladie, la phosphaturie les avait altérés au point de produire l'albuminurie.

J'ai remarqué également des albuminuriques qui après leur guérison ont éprouvé des pertes phosphatiques très considérables.

Parmi ceux-ci je n'en citerai qu'un seul que je considère le plus remarquable.

Il s'agit d'un vieillard de 75 ans qui par suite d'un refroidissement souffrit d'une néphrite avec de grands œdèmes et une diminution très considérable d'urine, maladie dont il guérit en un mois grâce au régime lacté et à toutes les précautions hygiéniques convenables. Cependant, il fut encore soumis plus de vingt jours à l'usage absolu du lait, quoique, je le répète, il n'y eût plus d'albumine dans l'urine et que l'état général du malade fût fort satisfaisant.

Peu de temps après avoir repris son régime alimentaire habituel, il se sentit de nouveau malade et très faible; douleurs aux reins, grandes difficultés d'uriner; à l'analyse, une énorme quantité de phosphates chargeait l'urine.

En conséquence je le soignai comme phosphaturique, mais sans obtenir de résultats. Je me décidai alors à le soigner comme albuminurique; quelque temps après, la guérison fut complète et le mal ne laissa aucune trace pathologique dans l'organisme du vieillard.

Pour ces cas cliniques, je me demande quand je vois un albuminurique, surtout s'il n'offre pas les symptômes néphrétiques aigus ou chroniques ni ceux d'une sclérose du rein, si l'albuminurie ne serait pas liée à la phosphaturie; de même, quand je vois un phosphaturique, s'il n'y aurait pas de relations entre la phosphaturie et l'albuminurie.

Comme ces faits peuvent servir de base à des investigations scientifiques, je les soumets à la considération du Congrès sans avoir d'autre prétention que celle de les avoir fait connaître.

Pathogénie de l'arythmie

Par M. A. Muñoz Ruiz de Pasanis, Cazorla

Un des problèmes les plus importants et de solution des plus difficiles de la pathologie cardiaque est certainement celui relatif aux arythmies.

Son étude, dans tous les temps et pays, a toujours attiré l'attention des médecins les plus éminents, surtout en ce qui se rapporte à sa pathogénie. Quoique je ne sois pas une éminence, mais au contraire un modeste clinicien, je me suis préoccupé de ce thème si intéressant et confus et je me suis formé de son mécanisme une conception que je me permets de développer dans cette communication.

Les arythmies sont, comme le mot l'indique, le manque de

cadence ou mesure dans la succession des battements cardiaques;
et l'on doit arracher la connaissance de leur mécanisme intime
ou pathogénie du jugement que l'on se forme du rythme normal
du cœur.

On sait aujourd'hui que la fonction rythmo-cardiaque est
très complexe par le très grand nombre de facteurs qui intervien-
nent et dont la relation harmonique détermine le rythme. Ces
facteurs sont: les fibres musculaires au point de vue de leur constitution anatomique, de leur groupement et principalement de la
manière dont elles se distribuent dans les oreillettes et les ventricules pour donner origine aux fibres spéciales à chaque cavité et
à celles qui unissent les cavités similaires et le système nerveux
modérateur et excitateur du cœur avec ses ganglions correspondants.

La fibre musculaire cardiaque se contracte toujours rythmiquement, autrement dit, le rythme est une condition inhérente à
son essence. Le stimulant dont a besoin son fonctionnement est
constitué par le système nerveux. Il sera plus ou moins important
selon le degré d'activité de la fibre et des résistances qu'il doit
vaincre.

Le cœur, étant un agrégat ou ensemble de fibres musculaires,
doit posséder la faculté rythmique, mais celle-ci ne suppose pas
la faculté synchronique; deux organes pouvant se mouvoir rythmiquement, sans cependant que ce soit d'une manière synchronique.

Synchronisme signifie cadence et il est nécessaire, pour que
deux organes soient synchroniques, qu'il existe entre eux un lien
commun et une cause qui marque l'instant du mouvement.

Les oreillettes et les ventricules se contractent simultanément
parce que leurs cavités ont un lien commun par leurs fibres d'union
et un système nerveux qui marque le moment de la contraction.

Le nerf pneumo-gastrique est, comme nous le savons, un nerf
modérateur; le grand sympathique lui est excitateur; par conséquent, la fréquence plus ou moins grande du mouvement rythmique cardiaque sera d'après la prédominance d'influence de l'un ou
de l'autre.

D'autre part, comme les oreillettes ne se contractent que lorsqu'elles ont reçu la quantité de stimulant nécessaire pour faire
leurs révolutions systoliques, il faut que le système nerveux donne à chacune d'elles l'énergie suffisante dans le même espace de
temps, pour que le mouvement des deux parties coïncide du commencement à la fin et détermine un véritable synchronisme dans

les systoles et les diastoles. On peut en dire autant des ventricules. Ceux-ci ne se contractent jamais non plus, jusqu'à ce qu'ils aient
reçu la quantité de stimulant dont ils ont besoin pour leurs révolutions;
pour cela, c'est le système nerveux qui se charge de distribuer entre leurs cloisons l'énergie suffisante pour que les mouvements de
contraction et de dilatation soient synchroniques.

De plus, les oreillettes et les ventricules ont chacun leurs fibres
propres. Pour que les fibres des oreillettes soient synchroniques
dans leurs mouvements rythmiques avec leurs fibres unitives et
pour que les mouvements rythmiques des fibres propres des ventricules soient également synchroniques avec leurs fibres communes, il est indispensable que le système nerveux donne aux unes
et aux autres l'impulsion suffisante dans la même unité de temps,
pour qu'elles battent synchroniquement.

Donc, le système nerveux joue un rôle important dans le rythme
parce que c'est lui, comme nous l'avons déjà dit, qui sti-
mule la fibre cardiaque dans ses contractions. Il y est aidé
en petite proportion par le sang et le principal facteur du mouvement synchronique des oreillettes et des ventricules; parce que
sans la distribution de l'énergie stimulante dans la quantité proportionnelle nécessaire à chaque cavité pour sa contraction simultanée avec sa similaire, le synchronisme n'aurait pas lieu, les
oreillettes et les ventricules ayant même leurs fibres communes
dans l'état nécessaire pour qu'un véritable synchronisme physiologique en résulte.

Donc, les altérations du système nerveux qui innerve le
cœur et celles de la fibre musculaire peuvent donner origine à
l'arythmie. Quand les unes et les autres existent, il est naturel
alors que l'arythmie sera presque un attribut nécessaire de l'état
de la fibre cardiaque et de son innervation.

Supposer, comme quelques-uns l'ont fait, que l'arythmie
n'est seulement qu'une conséquence de la perturbation de ce
système, c'est donner au système nerveux une plus grande importance que celle qu'il a.

Affirmer que l'arythmie est produite uniquement par une modification de la fibre cardiaque, par le fait de ce que le rythme
est une condition inhérente à la fibre, c'est méconnaître que les
maladies sont la résultante d'une lésion anatomique ou de troubles fonctionnels que les organes subissent par l'action d'agents
qui y influent et vivent sur eux. Cela est manifeste.

Le cerveau a la faculté de penser et de se souvenir, mais

ces facultés se troublent également dans les lésions cérébrales comme lorsqu'il est influencé par un sang pauvre ou intoxiqué, ou par une température excessive.

Les anémies exagérées, quelques intoxications, comme par exemple d'opium, de belladone, et la plus grande partie des fièvres à hautes températures sont motifs de perversions dans les facultés intellectuelles.

Les indigestions dépendent parfois d'une inflammation de la muqueuse gastrique, ulcère rond, cancer, etc., ou de la grande quantité ou de la mauvaise qualité des aliments, d'une attaque de dyspnée, de quelque maladie cardiaque, pulmonaire, rénale ou des mauvaises conditions de l'air que l'on respire, et de la même façon, on doit admettre les arythmies par altération de la fibre cardiaque, aussi bien que de l'élément nerveux qui donne la vie au cœur.

Les arythmies, donc, sont organiques ou fonctionnelles. Les premières, pour des causes qui affectent la constitution anatomique de la fibre cardiaque; les secondes proviennent des altérations du système nerveux du centre circulatoire.

Ceci, fils de la spéculation physiologique, s'accorde en tout et pour tout avec ce que nous enseignent l'observation clinique et l'anatomie pathologique.

Il est donc impossible de douter de l'existence des arythmies fonctionnelles et nerveuses. L'extraordinaire rapidité de l'apparition et de la disparition de l'arythmie lorsqu'elle est produite par une impression morale ou par une mauvaise digestion, comme il arrive chez quelques dyspepsiques, son existence chez des personnes dont l'autopsie n'a permis de vérifier aucune maladie du cœur ni des grands vaisseaux dans leurs membranes ou enveloppes; l'attaque soufferte par quelques sujets pendant les premières années de leur vie sans que par la suite ils n'aient jamais eu d'autres accès; son existence depuis leur naissance chez quelques individus d'un pouls arythmique sans qu'ils n'aient jamais souffert, même vieux, aucune perturbation cardiaque de quelque ordre que ce soit; enfin d'être quelquefois une manifestation de l'hystérisme, sont les raisons très puissantes et presque irréfutables en l'état actuel des connaissances médicales, ou tout au moins, qui militent en faveur des arythmies fonctionnelles.

Les arythmies fonctionnelles sont, en règle générale, d'origine réflexe, surtout de réflexion gastro-intestinale, et quelques autres naissent de causes émotives.

Les arythmies d'origine organique ne sont pas non plus d'existence douteuse. Si le muscle est malade, comme la faculté rythmique réside en lui, il est naturel que sa perturbation sera accompagnée d'arythmie dans beaucoup de cas.

Maintenant, dire qu'il y a des arythmies d'origine nerveuse provenant d'altérations de la fibre cardiaque, c'est faire beaucoup en faveur de la division des arythmies, mais très peu pour leur pathogénie, et la raison en est très claire.

Il y a des perturbations du système nerveux du cœur qui n'engendrent pas l'arythmie, autrement dit, presque toutes celles du nerf pneumo-gastrique et du grand sympathique produisent plus facilement, au lieu de l'arythmie, la tachycardie et la brady-cardie, surtout quand elles sont déterminées par des excitants ou des modifications d'éléments histologiques, comme nous l'avons déjà démontré.

En conséquence, dire que l'arythmie nerveuse est due aux al-térations de l'innervation cardiaque n'équivaut à rien; il serait né-cessaire que l'on dise quels sont les nerfs qui prennent part dans le processus pathologique et en approfondissant le sujet, jusqu'à expliquer les espèces d'altérations et la façon dont elles se con-duisent pour que le cœur soit arythmique en ses palpitations. De cette façon nous saurions quelque chose, sinon tout ce qui con-cerne les arythmies nerveuses.

Il n'est pas possible aujourd'hui de faire une classification des arythmies nerveuses basées sur l'observation clinique ni sur l'expérimentation physiologique.

D'autres classifications ne pourraient être qu'hypothétiques; en raisonnant de cette façon nous devons dire que les arythmies nerveuses peuvent être émotives pour des causes qui affectent les centres d'innervation du cœur ou par action réflexe ayant pour point de départ l'estomac, les intestins, l'utérus, les ovaires, le foie ou le cœur même et ses membranes d'enveloppe; comme aussi par intoxication par tabac, alcool, digitale, etc., et se présentant également comme manifestation de l'hystérisme. Cependant, d'après ce qui est exposé et sans sortir du domaine des hypothèses, mais en te-nant compte que la plus grande partie des arythmies fonctionnel-les sont d'origine réflexe, nous ferons savoir que l'arythmie ner-veuse peut être une conséquence du manque de concordance de quelques éléments parmi ceux qui sollicitent le mouvement rythmi-que du cœur, et dont l'absence de concordance serait détermi-née par un phénomène d'interférence nerveuse.

Supposons que du tube digestif ou de toute autre partie de l'économie parte un courant nerveux qui se rencontre avec l'un de ceux qui vont innerver le ventricule gauche, et qu'il s'effectue un phénomène d'interférence par la destruction d'une partie du courant qui se dirige à ce ventricule; il arrivera que, si le ventricule droit a reçu la quantité d'énergie nécessaire à sa révolution systolique et détermine également une contraction du ventricule gauche par le moyen des fibres communes et unitives, il se contractera; mais la systole de ce ventricule aura moins de force que celle qu'il développe habituellement à cause de la non intervention de ses propres fibres.

Si la systole du ventricule gauche, réalisée dans ces conditions, n'a pas l'énergie suffisante pour lancer le sang dans l'artère aorte de manière qu'il arrive à la radiale, il se produira un faux passage ou une fausse intermittence, la pulsation suivante étant plus ou moins énergique, selon que la contraction des fibres propres à ce ventricule s'ajoute ou non à la systole postérieure à la contraction des fibres unitives.

Dans le premier cas, il y aura toujours intermittence fausse avec pulsations relatives en force avec les conditions du malade.

Mais dans le second, la pulsation sera toujours faible et il pourrait s'ensuivre une fausse intermittence ou un pouls intercadent ou bigéminé.

Il s'ensuivra une fausse intermittence si la systole secondaire, qui doit avoir lieu ensuite par contraction des fibres propres du ventricule gauche, ne lance pas le sang avec suffisamment de force pour le faire arriver jusqu'à l'artère radiale, et un pouls intercadent ou bigéminé dans le cas contraire.

Ce pouls, si les choses se passaient ainsi, devrait recevoir le nom de pouls bigéminé ou intercadent fonctionnel.

Maintenant, si la systole du ventricule gauche s'effectue de la façon susdite, c'est-à-dire, étant entraîné dans sa révolution systolique par la contraction du ventricule droit de façon que le sang puisse arriver jusqu'à l'artère radiale, il se produira un pouls alternant si la contraction des fibres propres du ventricule gauche s'ajoute dans la systole postérieure à la contraction des fibres unitives, et un pouls intermittent ou intercadent, si les fibres propres déterminent une systole secondaire.

Il ne serait pas étonnant non plus que le point de départ du courant nerveux fût le cœur même ou ses membranes d'enveloppe; dans ce cas le phénomène se réaliserait de même façon, si le manque d'innervation simultanée ventriculaire a lieu en faveur du ventricule gauche, alors on pourrait observer l'arythmie dans l'artère pulmonaire.

Il est également facile que l'innervation simultanée manque dans les oreillettes et le phénomène aurait lieu également, quoiqu'avec moins de force, et peut-être sans transcendance artérielle, ces cavités n'ayant qu'une bande musculaire antérieure comme fibres communes. Tout en discourant sur ce point sans sortir de la probabilité et de l'hypothèse, nous ajouterons que l'arythmie nerveuse provoquée par manque d'innervation simultanée des cavités similaires du cœur, plutôt que par un phénomène d'interférence, pourrait être occasionnée par une inhibition de quelques fibres nerveuses d'une seule oreillette dans quelques cas, ou d'un seul ventricule dans d'autres.

La raison des inhibitions de cette catégorie, peut-être, sera-t-elle donnée un jour par l'anatomie jointe à la physiologie, et celle des interférences par la physiologie seulement, ou qui sait? par l'anatomie.

Les arythmies causées par lésion de la fibre cardiaque n'ont pas été non plus classifiées ni leur mécanisme expliqué.

Les infiltrations et dégénérescences du myocarde et les dilatations même des cavités ventriculaires, surtout du ventricule gauche, peuvent les produire. Mais comme elles ne se présentent pas chaque fois qu'il y a dégénérescence du myocarde et dilatations des ventricules, on est obligé de reconnaître qu'à ces états doit s'ajouter quelqu'autre accident, pour que le phénomène ait lieu.

D'après nous, les arythmies d'origine myocardique sont dues au même mécanisme que les nerveuses, avec cette différence que dans celles-ci le manque d'innervation simultanée des deux oreillets et des deux ventricules est motivé parce que l'énergie que réclame le mouvement rythmique n'arrive pas en même temps aux cavités similaires, et dans les arythmies myocardiques, parce que les deux oreillettes ou les deux ventricules, recevant dans la même unité de temps un stimulant égal, ne correspondent pas également en vertu de leurs altérations et dégénérescences.

Si le ventricule gauche souffre d'une myocardite dégénérée, le ventricule droit étant sain, on comprend que ce dernier réponde plus vite au stimulant moteur que le gauche.

Imaginons-nous que le ventricule droit ait reçu le stimulant suffisant pour se contracter avant que le gauche le fasse, et avec l'énergie nécessaire pour déterminer la contraction des fibres commûmes des deux cavités; il arrivera que, si le flot sanguin ne sort pas avec la force suffisante pour arriver à l'artère radiale, il y aura un faux passage cardiaque, la pulsation suivante pouvant être plus forte ou plus faible, le phénomène s'expliquant par le même mécanisme que celui des arythmies nerveuses. Si la contraction ventriculaire gauche se réalise de cette façon ou, ce qui est la même chose, au moyen des fibres initiales seulement, et de façon que la vague sanguine arrive à l'artère radiale avec peu de force et d'ampleur, il résultera un pouls alternant si la contraction des fibres propres s'ajoute à la systole postérieure, ou un pouls intercadent si cela se passe d'un mode différent.

Si le ventricule gauche est en partie dégénéré et que le droit soit sain, nous devons convenir que ce ventricule devra lancer le sang aux artères en deux systoles; il est très facile d'en comprendre la cause.

La partie saine du ventricule gauche, répondant au stimulant reçu en même temps que le droit, se contractera simultanément avec celui-ci en déterminant une systole de force régulière, mais, si pendant la diastole subséquente la partie malade du ventricule gauche répond au stimulant reçu, il y aura une seconde systole plus faible et le résultat du phénomène devra être un pouls alternant ou bigéminé si le flot sanguin arrive à l'artère radiale, ou une intermittence fausse secondaire s'il n'avance pas jusqu'à ce point.

La digitale, en prolongeant la diastole, car telle est sa principale action, fait que le ventricule gauche se remplit excessivement et, comme il ne peut pas répondre au stimulant moteur en même temps que le ventricule droit à cause de l'état dégénéré dans lequel il se trouve, il doit lancer le sang à l'artère aorte en deux systoles consécutives, de là résultera le pouls bigéminé.

Quand elle est administrée à un malade dont le cœur n'a aucune lésion, le pouls bigéminé n'apparaît pas, malgré qu'on l'administre à des doses toxiques, parce que la diastole se prolonge et les ventricules se remplissent complètement; comme ceux-ci répondent au stimulant reçu avec un synchronisme parfait dans toutes leurs fibres, le lancement du sang aux artères se produit en un seul moment.

Le même phénomène aura lieu dans le ventricule droit, quand sa capacité recélera le stimulant moteur et sera inférieure à celle du gauche. Il est logique de supposer que la même chose se passe dans les oreillettes quoique à un moindre degré pour les raisons dites antérieurement.

Le fondement que nous avons eu pour raisonner comme
nous l'avons fait repose sur ce principe: que le cœur répond à la
contraction quand il a reçu le stimulant suffisant, c'est-à-dire,
dans la loi de Ranvier de «tout ou rien» et au principe de l'inex-
citabilité du cœur formulé par Marey.

Conclusions

Les arythmies sont fonctionnelles et organiques et leur mécanisme s'explique en tenant compte de la distribution des fibres
musculaires dans les oreillettes et les ventricules et de leur mode
de fonctionnement.

La fibre musculaire du cœur se contracte toujours rythmiquement, le rythme étant une condition inhérente à son essence.

Le stimulant nécessaire à son fonctionnement est constitué
par le système nerveux, il sera plus ou moins fort selon le degré
d'activité de la fibre et les résistances qu'il aura à vaincre.

La faculté rythmique ne suppose pas la faculté synchronique,
deux organes peuvent se mouvoir rythmiquement sans cependant le faire d'une manière synchronique.

Pour que deux organes soient synchroniques, il faut qu'il
existe entre eux un lien commun et quelque cause qui marque
l'instant du mouvement.

Les ventricules se contractent simultanément, de même que
les oreillettes, parce que les cavités ont un lien commun en leurs
fibres unitives et un système nerveux qui marque le moment de
la contraction.

Les ventricules ne se contractent que lorsqu'ils ont reçu tous
les deux la quantité de stimulant nécessaire pour faire leur révolution systolique et, pour cela, il faut que le système nerveux
donne à chacun d'eux l'énergie suffisante dans le même espace de
temps, pour que le mouvement des deux cavités coïncide du
commencement à la fin et qu'il résulte un véritable synchronisme
dans leurs systoles et diastoles. On peut en dire autant des oreillettes.

Pour que les mouvements des fibres propres aux ventricules
soient synchroniques avec ceux de leurs fibres communes et que
ceux des fibres propres aux oreillettes le soient aussi avec leurs
fibres unitives, il est indispensable que le système nerveux donne
aux unes et aux autres le stimulant nécessaire pour qu'ils battent
synchroniquement.

Quand les deux ventricules et les deux oreillettes ne reçoivent pas en même temps le stimulant qui détermine la contraction parce qu'un phénomène d'interférence s'opère entre les courants qui se dirigent à l'une ou l'autre de ces cavités ou par l'inhibition d'une des fibres nerveuses d'un seul ventricule ou d'une seule oreillette, alors survient l'arythmie fonctionnelle ou nerveuse.

Si les deux ventricules ou les deux oreillettes reçoivent dans la même unité de temps le même stimulant et ne correspondent pas à la fois, c'est-à-dire simultanément avec la contraction, l'arythmie organique se déclarera.

Le Iniezioni endovenose dei rimedi eroici

Metodo del Prof. G. Baccelli nella R. Clinica Medica di Roma

Par M. FELICE SANTINI, Rome.

E' oramai fatto di tale lampante evidenza che niuno possa, neppur lontanamente, revocarlo in dubbio che una sostanza medicamentosa, immessa nell'albero venoso, si mesce intiera ed inalterata al sangue, divenendo così immediatamente attiva. Eppure, forse anche perciò che le idee più semplici sono talvolta le più difficili a concepire e ad attuare, non sorprende che niuno, fino ad epoca recentissima, abbia tentato di iniettare medicamenti nelle vene a scopo terapeutico.

Siffatto argomento di trascendentale importanza riassumo da una pregevolissima nota del dottor G. Mari, della Regia Clinica Medica di Roma, assistente, il quale a proposito ricorda come sia stato poco prima del 1890 che l'illustre clinico di Roma, prof. Baccelli, di fronte alla urgenza di apprestare un soccorso efficace ai colpiti da malaria perniciosa, felicemente iniettò per la prima volta nelle vene dei pazienti soluzioni neutre di chinina traendone così splendidi risultati che nei casi di perniciosa subcontinua e comitata, quasi sempre letale, avesse il cento per cento di guariti, siccome appunto rilevasi da una rigorosissima e provata statistica, presentato all'ultimo Congresso Medico Internazionale di Berlino.

Il metodo endovenoso, iniziato coi sali di chinina, venne immediatamente seguito da altri rimedi eroici nella polimorfa famiglia delle infezioni lente ed acute e primo dal sublimato nella cura della sifilide.

Eppure, per quanto confortato da larghe ed esaurienti esperienze sugli animali, che come è naturale avevano preceduto le prove sull'uomo, l'ardito tentativo suscitò a tutta prima vero sgomento. Imperocchè parve eccessiva l'audacia del medico e clinici valorosi, fra cui il Nothnagel, pur al Baccelli legato da vecchia ed intensa amicizia, guidati da idee aprioristiche, gli si schieraron contro, adducendo pericoli di embolie per eventuale passaggio di aria nelle vene, timori che l'azione energica del medicamento in diretto contatto del sangue ne inducesse la coagulazione ed irritasse le pareti vasali, provocando una flebite con la consecutiva trombosi. E si volle infine asserire come niun vantaggio in confronto della sottocutanea offrisse la via endovenosa.

Senonchè quanto destituiti di ogni fondamento fossero i concepiti timori a luce meridiana dimostra la diffusione, che ha oggidì assunto il metodo delle iniezioni endovenose per l'introduzione nell'organismo dei più svariati farmaci e sieri terapeutici. Allontanamento di ogni e qualsiasi pericolo si riduce a pura questione di manualità tecnica.

Nè è men lungi dal vero chi sostiene la equipollenza del metodo ipodermico con quello endovenoso. Non è cosa indifferente, alla azione ultima, che una data sostanza deve esplicare, il risparmiarle le vie lunghe, malsicure, poco fide di riassorbimento per giungere in circolo. Si trascuri pure tener conto delle alterazioni, che un farmaco, immesso sotto cute, o amministrato *per os*, può subire per via, rimane sempre il fatto che l'assorbimento dalla cute grandemente varia, non pure in rapporto alla natura della sostanza iniettata ed al luogo di inoculazione, ma ancor più nei riguardi delle condizioni del circolo. Perchè qualora queste siano depresse, ogni riassorbimento può mancare; e, per fermo, in moltissimi casi allora che i malati a soccorrere versino in condizioni gravi, il riassorbimento procede con eccessiva e pericolosa lentezza, così che una porzione della sostanza abbandona il sangue intanto che questo ne riprende un'altra. La quantità di farmaco, presente in circolo, è in tal guisa costituita dalla differenza fra la parte assorbita e quella escreta in un dato tempo; ma il medico non arriva a conoscere se nei singoli casi ne resti nel sangue quantità sufficiente a produrne un effetto qualsiasi, e sempre, in ogni modo, la celerità, la intensità ed il decorso dell'azione del farmaco varieranno rilevantemente. Siffatti inconvenienti, di contro, non si verificano allorchè si sceglie la via endovenosa, mercè la quale il medico può misurare con matematica esattezza la dose del farmaco, che entra in attività. La sostanza, giungendo disciolta, direttamente in circolo, sviluppa la sua azione in modo sorprendentemente rapido, di guisa che se ne

ottenga in una volta il massimo effetto, che, appunto per la rapidità, onde si esplica, può riuscire anche qualitativamente diverso.
Non vi ha dubbio che le iniezioni endovenose raggiungano l'effetto
massimo con dosi minime, ciò che non è sempre indifferente per
lo organismo umano di fronte al potere altamente benefico di al-
cuni farmaci. Introdotti direttamente nelle vene, questi vengono
ad immediato contatto con i virus, che inquinano il sangue e sono
transportati con rapidità fulminea in tutti gli organi, in tutti i tessuti,
in tutte le fibre, in tutte le cellule; nei sifilitici l'azione del sublimato
nelle pareti vasali, sede prediletta delle alterazioni luetiche, si
rende con tal mezzo pronta ed intera. Noi anche negli ospedali
della Marineria Militare e sulle Navi da guerra, approdammo con
siffatto metodo a risultamenti, altrettanto rapidi quanto meravi-
gliosi.

Questi, rapidamente enumerati i vantaggi delle iniezioni endovenose, e la tecnica ne è delle più semplici:

Si fa precedere una accurata asepsi della parte (la piega del
gomito, il dorso della mano o del piede) e l'applicazioni di un
laccio elastico al braccio od alla coscia così che le vene, rigon-
fiando, si rendano più appariscenti; preparato così il campo alla
piccola operazione, si riempie la siringa fino ad esclusione di
ogni più piccola bolla d'aria con una soluzione di sublimato
così composta:

Bicloruro di idrargirio .... gr.	1
Cloruro di sodio................................. »	8
Acqua distillata .... »	1000

Si punge da ultimo la vena.

Trarremo certezza di esser penetrata nel lume della vena l'as-
senza di qualsiasi bozza, che non tarderebbe ad apparire ogni qual-
volta il liquido, anzichè nel vaso, si versasse sotto cute, la
mancanza de ogni sensazione dolorosa e successivamente di
qualsiasi reazione locale flogistica.

La dose, che si inietta, da 1 cmc. della soluzione all'uno
per mille (milligrammi 1 di sublimato) gradatamente sale a 2,
3, 4 fino ad 8 (dose massima) *pro die*.

Le applicazioni del sublimato corrosivo per la via endovenosa non si sono limitate alla sifilide nelle sue diverse forme,
ma furono sperimentate con successo eziandio nelle malattie
settiche gravi, quali le infezioni puerperali, la infezione carbon-
chiosa, la meningite cerebro-spinale, il reumatismo articolare

acuto, la erisipela e in tutte quelle forme che Leube ha chiamato infezioni criptogenetiche.

Infinite publicazioni, nostrane e straniere, le quali provano che il bicloruro di mirargirio, a contatto del sangue, si trasforma in albuminato di mercurio solubilissimo nel siero ed avente le stesse proprietà antisettiche degli altri preparati di mercurio, in unanime consesso attestano che chi, deponendo i timori, ingenerati da errate idee aprioristiche, si indusse ad accedere al metodo del Baccelli delle iniezioni endovenose, non pure ebbe a convincersi della innocuità del metodo medesimo, ma provò la soddisfazione di vederne giovati dei pazienti, che un medico soverchiamente timido avrebbe forse perduto.

Non è pretesa nostra che con ciò della applicazione di medicamenti, segnatamente del sublimato corrosivo, della via delle vene debba farsi un metodo comune. Ma nei casi gravi e ribelli ad ogni altro intervento terapeutico, in quelli in specie in cui ogni indugio nella azione del rimedio potrebbe tornar fatale, ed in quelli infine in cui la circolazione per esaurimento dei poteri nervosi depressa non lascia alcun affidamento dell'assorbirsi dei farmaci, amministrati per altra via, in siffatti casi, lo asseriamo con sicura e provata fede, le iniezioni endovenose trovano la più razionale, la più stringente delle indicazioni ed oramai la fondata speranza di un brillante successo, una vera radiosa vittoria dell'arte salutare, la quale, se è una nuova corona, che cinge il capo glorioso dell'illustre clinico romano, è pure una gloria dell'intiero mondo scientifico ed un affidamento di frequente salvezza per l'umanità sofferente.

DISCUSSION

M. CRUCHET. M. le prof. Santini vient de nous exposer les avantages de l'injection intra-veineuse de bichlorure d'hydrargyre dans le traitement de la syphilis. Il résulte de mes études personnelles sur la propriété que présentent les sérums végétaux d'augmenter considérablement l'action des métaux introduits dans l'organisme.

Ainsi, des malades conservant dans leur organisme quelques atomes de mercure, reste de traitements très anciens, virent survenir une nouvelle cure mercurielle obtenue par absorption d'eaux vivantes (eaux minérales sulfurées). J'ai obtenu les mêmes résultats par injections intra-musculaires de sucs végétaux non altérés (sérum végétal).

Ainsi, l'action si puissante des injections intra-veineuses de bichlorure de Hg peut être encore augmentée par l'injection de sérum végétal.

Die Behandlung frischer Verätzungen des Verdauungskanales

Par M. Hugo Starck, Karlsruhe

Die im allgemeinen geübte Therapie frischer Verätzungen des Verdauungskanales ergiebt so unbefriedigende Resultate, dass es sich wohl verlohnt eine Revision der üblichen therapeutischen Maassnahmen vorzunehmen.

Alle in den letzten 10-20 Jahren über diese Frage veröffentlichten Vorschläge beschäftigen sich in der Hauptsache mit der Behandlung bereits ausgebildeter Stenosen; ich erwähne hier die Behandlung mit Dilatationssonden, die Therapie im Oesophagoskop, die Thiosinamininjectionen, etc.

Niemals hat sich aber das Bestreben geltend gemacht, *die Entstehung fester narbiger Stenosen zu verhüten.*

Meine Kranken mit Verätzungen des Verdauungskanales suchten bei mir in der Regel erst dann Hilfe, wenn die Stenosenerscheinungen so hochgradig waren, dass der behandelnde Arzt keine Aussicht mehr auf Erfolg einer einfachen Sondenbehandlung setzt. Dies war gewöhnlich in der 6.—8. Woche der Fall.

Untersuchen wir worin bis zu diese Zeitpunkte die Behandlung bestanden hatte, resp. was zur Verhütung einer narbigen Stenose geschehen war, so ist dies fast ausnahmslos verblüffend wenig.

Kam der Patient unmittelbar nach Einnahme des Giftes zum Arzt, so wurde in der Regel Milch oder Citronenwasser oder verdünnte Essigsäure eingegeben, wie das die Schulregel der Therapie der Vergiftungen verlangt.

Nur sehr selten wurde der Magenschlauch eingeführt, da die Gefahr bestand, dass Speiseröhre oder «Magen perforiert werden könnte.

In den nächsten Tagen wurde den Patienten anempfohlen breiige oder flüssige Speisen zu geniessen und dann wurde der Kranke ausser Behandlung gegeben mit der Weisung sich wieder vorzustellen falls sich erhebliche Schluckbeschwerden einstellen.

In der Regel, nach 5-6 Wochen ist dies der Fall und nun sucht der Arzt die Sonde einzuführen. Das Sondeninstrumentarium ist nicht so ausgestattet, dass damit alle Schwierigkeiten einer complicierten Stenose überwunden werden können und nun wird der Kranke einem Specialisten zugewiesen, der bereits eine der hartnäckigen Narbenstenosen constatiert, deren Heilung in vielen

Fällen trotz aller Geduld und Mühe überhaupt nicht mehr möglich ist oder doch Monate und Jahre in Anspruch nimmt.

Die Verätzungen sind allerdings nicht so zahlreich, dass jeder Arzt mit deren sachgemässer Behandlung vertraut wäre; schlägt er aber in seinen Lehrbüchern nach, so ist dieser praktisch so wichtige Gegenstand in der Regel nur mit ein paar Worten berührt und die therapeutischen Empfehlungen kommen den oben angeführten und in der Regel geübten sehr nahe.

Die Gefahren verschluckter ätzender Flüssigkeiten sind an verschiedenen Punkten des Verdauungskanales und in verschiedenen Momenten zu suchen.

Bei kleineren Quantitäten kommen vor allem die lokalen Einwirkungen, bei grösseren ausserdem die Gefahren der Giftresorption in Betracht.

Die lokalen Aetzwirkungen sind vor allem zu befürchten in der Speiseröhre, im Magenfundus und in der Pylorusgegend, weit weniger im Duodenum und oberen Jejunum; die Giftresorption geschieht hauptsächlich im Magen und Dünndarm.

Die Therapie hat deshalb ein doppeltes Bestreben: 1. die lokale Einwirkung zu verhüten, 2. die Resorption hinanzuhalten.

Eine lokale Einwirkung kann nur verhütet werden, wenn *möglichst rasch die Flüssigkeit entleert wird* oder wenn sie so stark *verdünnt* wird, dass sie ihre ätzende Wirkung verliert oder dadurch, dass sie neutralisiert wird.

Allein von einer Neutralisierung ist deshalb nicht viel zu erwarten, weil die ätzenden Flüssigkeiten in der Regel sehr concentriert sind und wir deshalb ebenso starke Gegenmittel geben müssten, dass sie ihrerseits wieder Aetzwirkung ausüben würden.

Bessere Erfolge sind von rascher Verdünnung zu erhoffen, doch können damit natürlich nicht die Verätzungen der Speiseröhre verhütet, wohl aber können ausgiebigere Verätzungen im Magen und besonders im Darm vermieden werden. Eine solche Verdünnung des Giftes kommt nie zu spät, da das unverdünnte Gift den ganzen Verdauungskanal durchläuft und gelegentlich auch erst im Colon die Perforation herbeiführt.

Das idealste Mittel ist indess die *sofortige Entfernung des Giftes aus dem Körper*. Man kann diese nicht früh genug einleiten, aber auch nach Stunden kann noch Erfolg erwartet werden. Bekanntlich rufen starke Reize, wie es die Aetzmittel sind, Contractionen des Pylorus hervor; und in der That konnte ich noch nach 5 Stunden das Gift im Magen nachweisen. Es ist sonach dringend indiciert, innerhalb dieses Zeitraumes eine vorsichtige Aushebe-rung vorzunehmen.

Auch der Indication einer Verhütung der Resorption des Giftes genügt einzig und allein dessen Entfernung aus dem Körper.

Nach diesen Grundsätzen hat die erste Hilfe bei Verätzungen zu geschehen

Kommt der Kranke innerhalb 5 Stunden in Behandlung, so ist vor allem der weiche Magenschlauch anzuwenden.

Derselbe wird gründlich eingeölt und bis hinter den Ring-knorpel eingeführt; nun lässt man etwa 200 cbcm. Olivenöl einlau-fen um die Wände schlüpfrig zu machen und schiebt langsam den Schlauch nach bis er eben die Cardia passiert. Dies alles geschieht im Liegen. Nunmehr spült man in der Weise aus, dass man erst etwas warmes Olivenöl, etwa ½ Liter, in kleinen Por-tionen ein und wieder auslaufen lässt. Auch Milch, eventuell Wasser eignet sich zur Spülung.

Sobald keine blutige Flüssigkeit mehr ausläuft giesst man etwas Wasser mit reichlich Bismuth — Magn usta nach, das im Magen verbleibt.

Alle Nahrung *per os* wird sistiert. Campher und Morphium sind in den ersten Tagen in der Regel unentbehrlich.

Die Lebensgefahr, die das Gift bedingt, besteht noch Wochen nach dem Unfall, so sah ich noch nach 3 Wochen den Exitus an Perforation eines Magengefässes eintreten.

Sobald die acuten Vergiftungserscheinungen vorüber sind, hat man sein Augenmerk darauf zu richten, dass eine *Stenose ausbleibt* resp. erweitert wird, bevor sie hart und unnachgiebig geworden ist.

Nur die Speiseröhre ist in dieser Hinsicht wirksam zu behandeln. Schon bald nachdem die kranke Schleimhaut abge-stossen ist, beginnt die Neigung zur Narbenbildung und schon nach 10 Tagen kann man gelegentlich die ersten Stenoseerschei-nungen feststellen.

Auf zweierlei Weise kann man dieselben bekämpfen, einmal durch passende Diät, dann mit Hilfe der Bougierung.

Etwa nach 8—10 Tagen bekommt der Kranke *breiige* Kost: feines Purée von Kartoffeln, Erbsen, Grützen, Pudding von Maize-na, durchgetriebenem Reis, Tapioca, Dann Mehlspeisen. Anfangs dürfen nur kleine Bissen geschluckt verden, allmählich grössere; die Quantität der einzelnen Mahlzeiten soll sehr gering sein.

Zur gleichen Zeit hat die Sondierung zu beginnen; dieselbe geschieht 2-3 mal wöchentlich mit Hilfe eines gut eingeölten Magenschlauches; am besten lässt man den Kranken vorher etwas warme Butter oder Olivenöl schlucken um den Weg schlüpfrig zu machen. Der Schlauch soll dabei eben die Cardia passieren; eine Verletzung des Magens ist sonach ausgeschlossen.

Mittelst des weichen Magenschlauches lässt sich mit aller Bestimmtheit feststellen ob und an welcher Stelle sich eine Stenose ausbilden will.

Sind Stenosenerscheinungen ausgeblieben, dann muss allwöchentlich einmal mindestens ½ Jahr lang der Schlauch eingeführt werden, da noch im Verlauf dieser Zeit Verengerungen eintreten können.

Findet der Schlauch aber an irgend einer Stelle ein Hindernis, so hat die Behandlung dieser Stenose sofort einzusetzen und nicht erst wenn dieselbe bereits durch eine Narbe unnachgiebig geworden ist.

Liegt die stenosierte Stelle an der Cardia, dann hat man wiederum darauf zu achten, dass man mit dem Sondenende die Magenwand nicht berührt.

Nimmt man eine Stenose so frühzeitig in energische Behandlung, dann gestaltet sich die Prognose günstig.

Nächst der Erkrankung der Speiseröhre gibt die Verätzung des Magens eine Indication zu therapeutischem Handeln.

Dieselbe erfasst mitunter grosse Flächen der Magenschleimhaut und kann dieselbe vollkommen zerstören. Andere Stellen geraten in den Zustand hochgradiger Entzündung; die Schleimhaut ist gerötet, geschwellt, und sondert enorme Massen von Schleim ab. Wir haben die Combination von hochgradigem *Catarrh* und *Geschwür*. Die Behandlung geschieht nach den Grundsätzen nach welchen sonst diese Krankeiten behandelt werden. Besonders zu berücksichtigen sind in der ersten Zeit die ulcerösen Prozesse.

Nicht selten treten Wochen und Monate nach dem Unfall Erscheinungen von *Pylorusstenose* in den Vordergrund des Krankheitsbildes.

Falls bei nur mässiger Oesophagusstenose das Magenbrechen sich immer mehr steigert und insbesondere die Quantität des Erbrochenen steigt, darf man eine beginnende Stenose annehmen; nimmt die Urinmenge und das Körpergewicht trotz zweckmässiger Ernährung ab, dann besteht die Indication eines chirurgischen Eingriffes.

Hier ist nur eine Operation angebracht und zwar nicht, wie sonst üblich, die Gastroenterostomie, sondern die *Jejunostomie*.

Vor Eröffnung des Magens kann man nämlich nicht mit Sicherheit erkennen an welcher Stelle derselbe gesund und wo er krank ist. Es handelt sich dabei nicht nur um Stellen, welche direct der ätzenden Flüssigkeit ausgesetzt waren, vielmehr erkrankt secundär häufig die ganze Magenschleimhaut. Ferner kann man zur Zeit der Operation nie mit Sicherheit voraussagen, welche Form- und Lageveränderungen in der Folge noch eintreten (Sanduhrmagen, Verwachsungen mit der Umgebung, etc.), so dass die Gastroenterostomie später doch noch ihren Zweck verfehlen kann.

Ausserdem besteht immer noch die Möglichkeit, dass von Seiten der Speiseröhre eine Complication eintritt, die nachträglich doch noch eine Jejunostomie notwendig macht.

Die Jejunostomie wird geschlossen sobald man die Gewähr hat, dass die Magenwand ausgeheilt ist. Bestehen die Symptome der Pylorusstenose weiter, dann kann jetzt die *Gastroenterostomie* angelegt werden.

Eine spezielle Behandlung der *Verätzung des Darmes* kann nur insofern in Betracht kommen, als gelegentlich erst im Verlaufe des Dünndarmes — oder sogar des Dickdarmes — eine Perforation sich einstellt; in solchem Falle und ebenso wenn im weiteren Verlaufe eine Darmstenose resultiert, kann die Therapie nur eine chirurgische sein. Verschluss der Perforationsstelle resp. Resection der Narbe oder Enteroanastomose sind die in Betracht zu ziehenden Operationen.

Sur le traitement de l'obésité

Par M. A. Loxxxo, Carlsbad.

Il existe trois causes principales de l'obésité.

1) De cause exogène, i. e. par suralimentation; cette obésité est causée d'un côté par l'ingestion de grandes quantités d'aliments riches en calories et d'autre côté par leur brûlure défectueuse à la suite d'un manque d'exercice corporel.

2) De cause endogène, i. e. par la dégénérescence de certaines glandes vasculaires sanguines, la thyroïde, les ovaires, testicules, hypophyse, qui ont le rôle de gouverner les processus d'oxydation dans notre corps.

Cette obésité peut être causée par tous les agents nuisibles aux glandes mentionnées. Ainsi, par des maladies infectieuses chroniques, par les excès sexuels, castration, par des grossesses fréquentes, et surtout par la sénilité.

En établissant cette classe d'obésité par mes travaux antérieurs, j'ai attiré l'attention aussi sur les différences dans les symptômes cliniques de ces deux classes d'obésité. Les personnes de la première catégorie sont généralement rouges, pléthoriques, elles transpirent facilement, elles ne sont presque jamais constipées alors que les personnes de la seconde catégorie sont généralement pâles, leur graisse est une graisse différente, c'est comme du lard, et de là j'ai appelé les cas typiques de cette catégorie «obésité lardacées».

Ces personnes ont toujours froid et elles ne transpirent jamais. Elles souffrent d'une constipation opiniâtre.

En général, les processus d'oxydation ne sont pas changés chez les personnes obèses de la première catégorie, ce qui est la règle générale dans l'obésité endogène. Il a été démontré par plusieurs auteurs, surtout Magnus Levy, que les oxydations sont abaissées dans les procès de dégénérescence de la thyroïde, et augmentés, d'autre part, dans l'état opposé, dans l'hyperthyroïdie et par le traitement thyroïdien. Le même fait a été démontré par Loewy et Richter quant aux glandes sexuelles et par Narbuth pour l'hypophyse.

3) De la combinaison des deux causes mentionnées, i. e. formes mixtes. Ces cas présentent un mélange des symptômes des deux classes.

Le meilleur traitement de l'obésité est sa prévention. Pour prévenir l'obésité exogène il ne faut pas introduire des aliments riches en calories, ainsi les graisses, l'alcool, la bière et les substances amylacées. Pour satisfaire les besoins de la faim on peut les remplacer par les légumes verts, par les fruits cuits et frais et aussi permettre certaines substances hydrocarbonées qui sont moins riches en calories, ainsi que l'avoine, le sarrasin, etc.

Cette cure alimentaire est aidée puissamment par l'usage de certaines eaux minérales purgatives: Hunyadi Janos, Apenta, etc., et par des cures d'eaux minérales: Carlsbad et Marienbad, etc. Dans ces stations thermales l'application simultanée des bains de boue peut heureusement favoriser l'effet des eaux.

La cure de Banting a donné des résultats favorables, mais a produit aussi des symptômes qu'on pourrait comparer à ceux produits pas des doses exagérées de glande thyroïde. J'explique ces symptômes par l'action du régime exclusif de viande sur la thyroïde. En effet, comme il a été démontré, par mes observations cliniques et les travaux expérimentaux de Breisacher, Blum, et Chalmers Watson, le régime carné a des actions marquées sur la thyroïde, il est un excédant de la fonction thyroïdienne.

Pour prévenir les cas d'obésité endogène il faut suivre une hygiène raisonnable des glandes qui régularisent les procès d'oxydation dans notre corps en évitant les agents nuisibles mentionnés. Pour combattre les cas déjà formés, le traitement organothérapeutique est le plus rationnel et le plus heureux, et surtout le traitement thyroïdien. Avant de commencer ce traitement, il faut examiner l'urine avec un repas d'épreuve sucré, si elle ne contient pas de sucre, puisque, comme je l'ai observé fréquemment dans les cas d'obésité par suralimentation, le danger de la glycosurie ou diabète par la thyréothérapie est assez imminent.

Il faut choisir des produits frais des meilleures maisons et n'en donner que de petites quantités, pendant longtemps. En même temps, il ne faut donner que de très petites quantités de viande. L'état du pouls et du cœur doit être surveillé et, en cas que le pouls atteigne 90-100, il faut supprimer le traitement.

Le traitement ovarien est indiqué simultanément avec la thyroïde chez les femmes obèses.

De ces préparations on peut donner impunément de plus fortes doses que de la thyroïde, surtout lorsqu'il s'agit des procès dégénératifs des ovaires (ménopause, castration, aménorrhée, etc.).

J'ai observé des cas d'obésité partielle chez des femmes, consistant dans une obésité plus ou moins développée, quelquefois même extraordinaire, des glandes mammaires, après des troubles ovariens, surtout après des excès sexuels (masturbation), ou grossesses fréquentes. Le traitement combiné thyroïdien et ovarien a influencé cet état quelquefois d'une manière surprenante.

L'action favorable des bains de boue chez les femmes obèses peut aussi être expliquée par leur action spéciale sur les organes sexuels.

Kolibacillose der Harnwege

Par M. Hugo Graetzer, Sophia

Die Bacteriurie im Verlauf und nach Infectionskrankheiten ist bekannt und häufig beobachtet. Hingegen wird bei spontan auftretenden Cystiten — kurzweg Erkältungscystiten — zu wenig Gewicht auf die mikroskopische und bacteriologisch kulturelle Untersuchung gelegt. Würde dies der Fall sein, so würden wir einen grossen Prozentsatz der Blasenkatarrhe auf die Wirkungen des Bacterium coli zurückführen können. Verfasser meint dass die Erkrankung eine recht häufige, doch wenig bekannte ist, besonders bei Kindern; so berichtet Georg Mélim über 10 Fälle im Verlaufe eines Jahres und auf der Klinik von Prof. Mya in Florenz wurden 7 Fälle beobachtet. Autor hatte Gelegenheit einen solchen Fall am Kinde des Dr. P. zu beobachten.

Wie die Infektion zu Stande kommt, ist nicht völlig klar, doch wahrscheinlich auf dem Wege der Lymphbahnen. Die Diagnose basirt sich auf dem mikroskopisch bakteriologisch kulturellen Nachweis von Bact. coli. Symptome: Häufiges, oft sehr schmerzhaftes Uriniren, trüber purulenter Urin mit starksaurer Reaktion, schwankende Temperatur bis 40 und darüber, schneller Puls. Bezüglich der Therapie – nach in Betrachtziehung verschiedener therapeutischer Massnahmen, Serum anticolique – hat A. bei der Behandlung sein Falles mit Innunctionskur mit Ungueutum Credé und innerlicher Darreichung von Helmithol guten Erfolg gehabt.

Was die Prognose betrifft, so handelt es sich um eine langwierige, jedoch meist gutartige Erkrankung.

Appendicitis

Par M. Hugo Graetzer, Sophia

Nachdem Autor über die Ursachen der Erkrankung und ihrer grossen Häufigkeit berichtet, legt er dar, dass zwei Arten hauptsächlich zu unterscheiden sind, nämlich die rein katarrhalische-catarrhalis inflammatoria, und die rein eitrige–spontana suppurativa. Früher, wo Autor jede Appendicitis operierte, fand er in den Fällen der ersten Kategorie nur das Bacterium coli in seinen verschiedenen Arten, in denen der zweiten Art neben dem Bacterium coli stets noch andere Mikroorganismen, wie z. B. Strepto und Staphylococcen, abgesehen von den Fällen von Tuberkulose, Actynomycose, etc. Verfasser will diese zwei Arten genau getrennt behandelt wissen, wenn er auch zugiebt, dass in seltenen Fällen die erste Art in die zweite übergehen kann. Deshalb erfordert der Appendicitiskranke eine sehr genaue Beobachtung und Ueberwachung von Seiten des behandelnden Arztes, damit ihm nicht die geringste Veränderung in dem Zustande des Kranken entgehe. A.

geht nun des näheren auf die Symptomatologie der beiden Erkran-
kungsarten ein, wie Facies, Schmerzen, Temperatur, Puls, Abdo-
minalbefund, wobei er stets die Untersuchung *per rectum* empfiehlt. Was die Behandlung anbetrifft, so steht Verfasser analog seiner Eintheilung in den ersteren Fällen unbedingt auf dem Stand-
punkt der internen, expektativen Behandlung. Mit dem besten Erfolge hat er bei einer ganzen Anzahl solcher Fälle Einreibungen
mit Unguentum Credé in näher angegebener Quantität angewendet,
neben Beibehaltung der sonst üblichen Medikation, und er möchte
dieser Salbe einen geradezu spezifisch colibactericiden Einfluss
zuschreiben. Was die Recidive der intern behandelten Fälle
anbelangt, so belaufen sie sich auf etwa 10 %. Alle Fälle der
Kategorie spontana suppurativa gehören von Anfang an und einzig
und allein dem Chirurgen. Nach Erwähnung einiger interessanter
Krankengeschichten stellt A. zum Schluss den Satz auf: Internist
und Chirurg theile sich streng getrennt in die Behandlung: dem
ersteren die Appendicitis catarrhalis inflammatoria, die spontana
suppurativa dem letzteren und zwar sofort ohne langes Zaudern,
denn nur auf diese Weise wird der Prozentsatz der Mortalität auf
das Minimum herabsinken.

Diagnostic précoce de la tuberculose pulmonaire

Par M. Benjamin de Souza Teixeira, Lisbonne.

Introduction

Il n'y a peut-être pas en pathologie de sujet plus important,
plus intéressant en général, que celui de la tuberculose, et il y
en aura très peu aussi, qui soient plus inextricables et plus complexes.

Ceux qui ont suivi attentivement cette campagne anti-tuberculeuse entreprise partout, dans le monde civilisé, et qui en ont envisagé les résultats d'une manière sereine, ne peuvent manquer
d'être, comme moi, péniblement impressionnés en constatant
l'inanité des effets obtenus au prix de si sublimes efforts.

Et si l'on en examine les résultats, on arrive à la conclusion
que tous ces efforts ayant pour objectif de prévenir ou de guérir
la tuberculose sont encore loin d'attendre ce but.

La cause de cette discordance réside surtout dans le peu d'importance qu'on attache au diagnostic précoce de la maladie, base

essentielle sur laquelle repose la grande question de la tuberculose.

Il est un fait certain pour moi que tout ce que l'on fera dans le sens de prévenir et de guérir la tuberculose sera inutile, si l'on n'a pas recours au diagnostic précoce de cette maladie. Que les gouvernements dépensent des sommes folles, que les bactériologistes découvrent le sérum tant souhaité et si attendu, que les chimistes trouvent l'antiseptique capable de tuer instantanément le bacille, la tuberculose n'en continuera pas moins sa marche dévastatrice, si elle n'est reconnue et combattue en temps convenable.

Fermement convaincu de cette vérité, dès le début de ma carrière médicale j'ai porté mon attention sur ce difficile et délicat problème, vers lequel mon esprit était attiré, et, pendant les six années écoulées depuis, j'ai réuni de nombreux documents, fruits d'observations patiemment faites, aussi bien en Portugal qu'à l'etranger. En Inhambane (Afrique Orientale), mon pays d'origine, la malaria, cette grande simulatrice de la tuberculose, m'a également fourni, par ses congestions pulmonaires, si fréquentes, un vaste champ d'études et d'observations.

C'est muni de tous ces éléments que je me hasarde, non sans crainte, à entreprendre la lourde et difficile tâche d'accomplir ce modeste travail, dont les nombreuses imperfections et lacunes ne me permettent pas d'espérer la bienveillance du lecteur, et n'aspirant qu'à l'honneur de provoquer le doute, source des discussions, d'où quelquefois jaillit l'etincelle de la vérité.

PREMIÈRE PARTIE

Diagnostic précoce

> O quantum difficile est curare
> morbus pulmonum.
> O quantum difficilius eosdem
> cognoscere!
>
> BAGLIVI

S'il y a, en effet dans l'étude de la tuberculose — j'entends la tuberculose pulmonaire en particulier — une question difficile, plus que toute autre devant intéresser, c'est, sans doute, celle du diagnostic précoce de cette maladie, sujet capital, ayant toujours attiré l'attention des savants et qui devrait faire naître, entre tous les médecins, la plus vive stimulation; car il domine, pour ainsi dire, toute l'histoire clinique des affections pulmonaires, dont la prophylaxie, le pronostic et le traitement en dépendent aussi.

Par là, on peut se rendre compte de sa grande importance et de l'utilité de sa connaissance.

Ce n'est pas d'aujourd'hui seulement que la connaissance prématurée de la tuberculose incite la sagacité des médecins, désireux de surprendre, au plus tôt, la nature du mal contre lequel ils ont à lutter; mais, bien au contraire, cette question du diagnostic précoce de la tuberculose pulmonaire a eu et aura toujours une grande importance en pathologie.

Hippocrate le disait déjà: «Le malade phthisique, convenablement soigné dès le début, guérit» (¹).

Après le pronostic du fatalisme et la thérapeutique du désespoir auxquels les anciens furent portés, sans doute par la connaissance tardive de la maladie, les travaux récents de Jaccoud, Grancher, Bouchard, Landouzy, Latulle, et tant d'autres, sont venus démontrer que la tuberculose pulmonaire est évitable et guérissable et que cela dépend surtout de la connaissance précoce de cette maladie. Malheureusement, le diagnostic précoce est chose très délicate et très difficile à établir; la preuve en est, évidemment, dans les nombreux indices et dans les nouvelles méthodes que journellement on voit paraître dans ce but. Le protéisme essentiel de la maladie, manifesté par tant de modalités cliniques, dépendantes, soit de la constitution, soit de l'âge, soit du sexe, ou de l'état de virulence du bacille, contribue de beaucoup à augmenter cette difficulté.

Reconnaître toutes ou, tout au moins, la majorité de ces modalités cliniques, doit être, à mon point de vue, le premier pas à faire dans l'étude de cette importante question. Si la phthisie était, en effet, une de ces maladies qui, dès leur début, se font accompagner d'un cortège symptomatique assez apparent pour attirer l'attention, soit du médecin, soit des malades ou de leurs familles, elle ne passerait certainement pas inaperçue. Malheureusement il n'en est pas ainsi. La phthisie chronique ulcéreuse, commune, sans doute la plus fréquente des tuberculoses pulmonaires, est une maladie insidieuse. Très souvent, à son début, même dans les formes typiques, elle passe inaperçue des malades et du méde-

<hr>

(¹) *Hippocrate*. Tome VII, trad. Littré, pag. 771.

cin, surtout quand elle est cachée par des phénomènes étrangers, en apparence, au développement de la lésion pulmonaire. Son installation est lente, sans grande réaction de l'organisme, réalisant parfois le cadre clinique de la chloro-anémie, avec ses palpitations et toux légère non fréquente; d'autres fois, revêtant la forme de la dyspepsie gastralgique, et dans d'autres encore, ne se manifestant que par un amaigrissement rapide que rien n'explique.

Tels sont les phénomènes qui souvent accompagnent le début de la tuberculisation des poumons. Ils n'ont rien de caractéristique, et sont parfois si insignifiants qu'ils n'attirent pas suffisamment l'attention.

Si le malade est robuste, s'il y a de la résistance du côté du poumon et de l'organisme, la maladie sera retardée pendant un temps plus ou moins long; mais, qu'une nouvelle poussée invasive vienne à se produire, la maladie augmente, la fièvre apparaît, et le médecin appelé constate alors la présence de tubercules dans le poumon à sa période de ramollissement: il ne s'agit plus d'un tuberculeux, mais d'un malade atteint de phthisie confirmée!

Les familles affligées exigent alors conférences sur conférences médicales et pendant que les médecins discutent le pronostic à établir, désorientées, elles veulent impatiemment savoir de quel côté il faut envoyer leurs malades: quel climat conviendrait le mieux à leur cas? Un climat d'altitude? maritime? ou plutôt un climat tempéré? Tout est sacrifié au salut de l'épouse adorée; de l'enfant chéri; du mari bien-aimé.

Si le mal est encore bien localisé, il y a des probabilités de guérison; mais s'il a pris beaucoup d'extension, si l'infection est intense, tout effort est vain, tout ce que l'on fera sera inutile: le malade mourra fatalement à brève échéance.

De là, les clameurs et les cris contre la tuberculose, maladie terrible devant laquelle tous les efforts viennent échoir.

Exagération de la douleur!

La tuberculose est une maladie terrible, en effet, mais non seulement elle est guérissable, comme on peut aussi l'éviter. Cependant, pour cela il faut la prendre au sérieux et ne pas lui donner le temps d'évolutionner à sa guise. Qu'arrive-t-il au cancer, s'il n'est pas opéré de bonne heure? Naturellement, il infectera tout l'organisme, et l'opération la plus soignée ne parviendra pas à en extirper le mal. Qu'arrrive-t-il à l'ophthalmie purulente, si elle n'est pas convenablement soignée dès son début? Elle détruira l'organe de la vision. Eh, bien! il en est de même pour la tuberculose; elle infectera l'organisme et détruira le poumon, si elle n'est pas reconnue et soignée à temps.

Par là on peut se rendre compte de l'importance qu'il faut attacher à la connaissance des différentes modalités que peut revêtir la période initiale de la tuberculose pulmonaire.

La classification idéale de toutes ces formes serait celle qui permettrait, une fois le diagnostic posé, d'établir immédiatement le pronostic, la thérapeutique et le choix du climat convenable à chaque cas en particulier. En botanique, une fois la plante classée, on sait de suite les conditions de sa vie et de sa culture: il devrait en être de même pour la médecine. Malheureusement, une classification semblable est presque impossible, car, justement, les types cliniques ne présentent pas la même invariabilité de forme qui caractérise les types botaniques.

De toutes les classifications parues jusqu'à ce jour, la seule qui semble réaliser cette fin, jusqu'à un certain point, est celle du prof. Peter (1). Purement clinique, elle ne s'écarte en rien des conceptions hippocratiques et actuelle de la maladie, et elle se base sur des faits, non encore expliqués, il est vrai, mais auxquels j'attache la plus grande importance, comme fait clinique d'observation bien vulgaire. La clinique nous enseigne, en effet, qu'il existe des poumons et des organismes, qui résistent pendant longtemps, voire des années, à l'irritation tuberculeuse tandis que dans d'autres la réaction est vive. Dans le 1er cas, il y a tolérance, dans le 2e cas, intolérance du poumon et de l'organisme. L'intolérance pulmonaire se manifeste par la dyspnée mécanique résultant de la présence des tubercules, ainsi que par d'autres troubles fonctionnels dûs à l'irritation du parenchyme pulmonaire, ou, mieux encore, des branches terminales des nerfs pneumogastrique et sympathique pulmonaires (toux, congestion pulmonaire péri ou paraphymique).

L'intolérance de l'organisme se manifeste par la fièvre, sueurs nocturnes, troubles digestifs, cardiaques, rénaux et du système nerveux, amaigrissement.

La tolérance partielle, jamais absolue, et l'intolérance partielle ou absolue peuvent être simultanées ou consécutives. Étant donné cela, admettons les hypothèses suivantes:

1° Tolérance partielle et simultanée du poumon et de l'organisme: forme chronique très lente, caractérisée seulement par des altérations physiques du poumon et par une dyspnée mécanique proportionnelle à l'extension du parenchyme envahi.

2° Intolérance absolue et simultanée du poumon et de l'organisme: forme aigüe granuleuse ou pneumonique.

Entre ces deux extrêmes, on rencontre toutes les formes intermédiaires.

A - Intolérance du sympathique pulmonaire; } Forme chronique hémoptoïque
     Tolérance de l'organisme.

---

(1) Michel Peter, Leçons de clinique médicale, t. II, p. 373.

B—Intolérance du pneumogastrique pulmo- } Forme chronique tussigénique
naire. Tolérance de l'organisme

C—Tolérance du poumon. Intolérance du } Forme chronique dyspeptique ou
pneumogastrique stomacal } gastralgique

D—Tolérance du poumon. Intolérance du } Forme chronique palpitante.
pneumogastrique cardiaque

E—Tolérance du poumon. Intolérance } Forme fébrile continue.
absolue de l'organisme

F—Intolérance partielle du poumon. Into- } Forme galopante.
lérance absolue de l'organisme

G—Tolérance du poumon. Intolérance } Forme chronique vulgaire
partielle de l'organisme } commune

Telle est, en résumé, la classification que j'adopte dans ma pratique. Elle a ses défauts, certainement, mais quelle est celle qui n'en a pas?

Cependant, cette classification, par son fond essentiellement pratique, peut être appliquée immédiatement au malade dans son lit, ce qui la rend incontestablement supérieure.

Établissons, maintenant, une comparaison entre cette classification et quelques autres, comme celle de Bard par exemple.

Que m'importe, comme clinicien, de savoir que la tuberculose se présente sous une forme ulcéreuse, si la constatation simple de la lésion ne peut me fournir aucune donnée certaine sur le pronostic et la thérapeutique de la maladie? Tandis que si je fais un diagnostic de tuberculose à forme fébrile continue, je puis, immédiatement, déclarer aux parents que le cas est de ceux inguérissables et que, probablement, aucune médication, aucun climat, ne parviendront à enrayer la marche de la maladie. S'il s'agit, au contraire, d'une forme chronique hyperemique non fébrile, le pronostic sera en tout favorable et je pourrai garantir la guérison, si le malade possède les moyens de fortune nécessaires pour être bien soigné.

Mais on m'objectera que les formes cliniques ne sont pas invariables, et qu'une forme bénigne peut devenir grave, et réciproquement. Cela est vrai et arrive bien souvent, en effet. Mais, ces éventualités ne peuvent être prévues et doivent être attribuées, dans la majorité des cas, à l'absence du régime auquel doivent être assujettis les malades, qu'ils soient riches ou pauvres.

Les classifications anatomo-pathologiques sont sans doute intéressantes; cependant, il ne suffit pas de reconnaître la lésion et ses signes, car la lésion n'est pas la maladie, et, fait important, il n'y a presque jamais parallélisme entre celle-là et l'altération de l'organisme. «Entendre les tubercules — comme disait Peter — n'est qu'un acte d'ouvrier et ne représente que la traduction d'un fait matériel».

Ces considérations sur les diverses modalités cliniques de la phthisie pulmonaire m'ont entraîné bien loin: mais l'importance en est énorme et leur connaissance indispensable, car elle facilite le diagnostic précoce de la maladie et mène très souvent le clinicien à chercher et à découvrir la tuberculose là où l'on s'y attend le moins.

Cela dit, j'entre dans mon sujet, et, pour suivre une méthode, j'envisagerai d'abord les tuberculoses en activité ou en évolution, et passerai ensuite à l'étude de celles dites latentes, cliniquement parlant.

TUBERCULOSE EN ÉVOLUTION

Au point de vue clinique, les maladies infectieuses présentent dans leurs évolutions des différences bien sensibles. Il y en a, parmi elles, qui évoluent toujours sous une forme aiguë; d'autres, au contraire, suivant le cas, peuvent présenter les caractères d'infections aiguës ou chroniques, telles que la syphilis, la lèpre et la tuberculose.

Comme la lèpre et la syphilis, la tuberculose est une maladie protéiforme; fantastique dans sa marche, elle avance par poussées, s'éveillant subitement pour prendre l'offensive, très souvent après de longues périodes d'état latent.

En étudiant minutieusement les différentes maladies infectieuses, on arrive à la conviction que leur évolution a lieu par périodes successives; et, dans quelques-unes d'entre elles, cette évolution est tellement régulière, la succession de leurs différentes phases tellement harmonique, que la dénomination de *maladies cycliques* leur a été judicieusement appliquée.

La tuberculose, étant une maladie infectieuse, ne doit pas faire exception à cette loi générale. Aussi est-on porté à admettre dans son mode d'évolution les mêmes périodes qui caractérisent celles des autres maladies infectieuses en général, à savoir: 1.º période d'incubation; 2º période d'invasion; 3º période initiale; 4º période d'état; 5º période finale (guérison ou mort de l'être inoculé).

L'anatomie pathologique et la clinique confirment, en tous

points, cette manière de voir. En effet, la première nous montre qu'à la période d'invasion correspond la phase embryonnaire du tubercule; qu'à la période initiale correspond sa germination et agglomération (tubercule adulte); à celle d'état, son ramollissement et élimination; et, finalement, qu'à la dernière correspond la cicatrisation des lésions pulmonaires. D'autre part, la clinique nous montre aussi qu'à quelques-unes de ces périodes correspond une symptomatologie plus ou moins particulière.

Comme dans toutes les infections, la tuberculose présente des cas dont l'évolution est parfaitement cyclique, et ce sont là les plus fréquents (phthisie ulcéreuse commune); mais fréquemment aussi l'on observe des cas à marche irrégulière, dont quelques périodes peuvent faire défaut, tels que, par exemple, ceux des tuberculoses à forme aiguë, granulique ou pneumonique, qui tuent par asphyxie, avant même l'apparition des nécroses de coagulation; ceux des tuberculoses dans lesquelles le processus fibreux intervenant de bonne heure ne permet pas à la matière tuberculeuse d'évoluer ultérieurement (tubercules fibrocrétacés, révélés par l'autopsie).

Ces faits constituent des exceptions absolument analogues à celles les autres infections.

D'après ce que nous venons de dire, il est tout rationnel de conclure que, si l'évolution clinique de la tuberculose peut se faire par cinq périodes successives, le plus grand désidératum et la plus grande aspiration du praticien doivent être de reconnaître la maladie dans toutes ses périodes. Mais, malgré tous les progrès effectués dans ce sens, on est forcé d'avouer que, dans l'état actuel de la science, ce désidératum n'a pas encore été réalisé.

Examinons maintenant un cas de phthisie ulcéreuse commune, en décrivant chacune de ses périodes en particulier, et en indiquant les symptômes qui y doivent attirer davantage l'attention du médecin, tout en nous efforçant ainsi de savoir à laquelle de ces périodes le diagnostic devient possible.

Nous commencerons par la première période, celle de l'incubation.

Période d'incubation

Le bacille de Koch, à la manière des autres microorganismes, ne commence pas tout de suite son œuvre de destruction dès qu'il se trouve introduit dans le poumon; il faudrait pour cela non seulement qu'il fût en grand nombre et d'une extrême virulence, mais aussi que l'organisme ne présentât qu'une faible résistance vitale, ce qui n'arrive pas toujours. Cela admis, le bacille doit se préparer d'abord, pour entrer en lutte avec les éléments cellulaires de l'organisme.

C'est cette phase de préparation qui constitue la période d'incubation proprement dite, laquelle ne doit pas être confondue avec la période de latence, appelée aussi prétuberculeuse, car dans celle-ci, en effet, les germes déposés dans les tissus restent inactifs dans l'attente de conditions favorables à leur germination.

Il en est de la contagion comme du grain de blé qui (suivant l'heureuse comparaison de E. Besnier), après être resté pendant deux mille ans dans un sarcophage, sans subir d'altération appréciable, fleurit une fois semé dans un terrain fertile.

La détermination exacte de la durée de cette période, variable selon le cas, est très difficile ; dépendante, comme elle l'est, du degré de résistance de l'organisme et de la virulence du bacille, on est forcé d'admettre l'impossibilité de lui fixer des limites qui peuvent aller de quelques jours à peine jusqu'à des semaines et même à des mois. D'après Arthaud, elle serait d'un à deux mois, «cependant, dit-il, de nouvelles investigations sont nécessaires».

Pour bien évaluer cette durée, il faudrait déterminer avec précision le temps qui s'est écoulé depuis la pénétration du parasite dans le poumon jusqu'à l'époque de l'apparition des premières manifestations appréciables. Or, si nous pouvons être fixés sur la date du début apparent de la tuberculose, celle de son début réel nous échappe, vu que des semaines et même des mois peuvent s'écouler avant qu'on reconnaisse la maladie.

Les symptômes cliniques de cette période doivent être tellement peu appréciables que le diagnostic de la tuberculose à la période d'incubation devient tout à fait impossible.

A la période d'incubation succède la période d'invasion.

Période d'invasion

A cette période, le bacille, déjà préparé à la lutte, s'attaque aux forces défensives de l'organisme. Quoique toujours avérée, cette période semble faire défaut dans quelques cas; mais ce défaut comme l'a si bien dit Arthaud, n'est dû qu'au peu d'intensité avec laquelle elle est susceptible de se présenter et qui la fait passer inaperçue du malade. Et cela ne doit pas nous étonner, car, en étudiant les autres maladies infectieuses telles que la variole, la scarlatine, la rougeole, la syphilis, etc., à leur période d'invasion, on constate qu'à côté des cas où cette période se manifeste par une réaction très intense, il y en a d'autres d'une grande bénignité. Il en est de même pour la tuberculose.

La durée moyenne de cette période serait de 15 jours d'après Arthaud.

La lutte cellulaire entre les bacilles de Koch et les éléments de l'organisme va se manifester par des symptômes plus ou moins intenses selon la réaction que les éléments de l'organisme offriront à l'offensive tuberculeuse. Ces symptômes sont de trois ordres : *généraux, fonctionnels et physiques.*

SYMPTÔMES GÉNÉRAUX. — Dans les formes aiguës, en général, les phénomènes généraux présentent plus d'intensité ; la fièvre est plus vive et débute très souvent par un frisson prolongé, très intense et solennel, comme celui de la pneumonie ; son intensité, variable, peut passer inaperçue dans les cas bénins, et s'élever jusqu'à 40° dans les cas graves. Elle serait caractérisée, d'après Arthaud, par une marche spéciale, vespérale, apparaissant constamment, soit après le repas du soir, soit pendant la nuit. L'amaigrissement, déjà constaté à la période précédente, continuerait à s'accentuer, caractérisé alors par une perte de poids à marche régulière (Arthaud).

Si l'infection est intense, le malade peut présenter, dès le début, un état typhoïde des plus alarmants ; la langue et les lèvres se dessèchent, la lassitude et la prostration deviennent extrêmes. Malgré la gravité de ces symptômes généraux qui annoncent l'intensité de l'intoxication, la température peut être peu élevée et ne pas dépasser 38° ; le pouls, cependant, est petit, fréquent, dépressible, misérable.

SYMPTÔMES FONCTIONNELS. — Dyspnée légère ou intense, mais persistante, s'exagérant facilement par suite de l'exercice.

À propos de la dyspnée, Arthaud décrit un faciès dyspnéique particulier, que, selon lui, on ne rencontre dans aucune autre maladie chronique pouvant simuler la tuberculose.

Ce qu'il y a de caractéristique dans le faciès de la tuberculose, même au début de la période d'invasion, c'est le spasme permanent de l'appareil respiratoire de la face, qui donne à la figure cette expression si particulière de souffrance, que l'on constate avec la dernière évidence dans les cas de phthisie confirmée. La dilatation active des narines, accompagnée ou non d'amaigrissement de la face, doit faire toujours soupçonner l'existence de la tuberculose (1).

---

(1) ARTHAUD. — *Études cliniques sur la tuberculose* – Paris, 1892, p. 3

Le rapport entre la respiration et le pouls, qui est normalement de ¼, devient de ⅓ pour arriver même à ½.

Signes physiques. — Légers, mais constants, peuvent être traduits, d'après Arthaud, par le schéma suivant:

$$S = \text{(o)} = \quad V = \text{— ou —}$$
$$Ra = \text{— ou } Rea = \begin{cases} I = \text{— ou —} \\ E = \text{(l) ou —} \\ R. \end{cases}$$

Peut-on, d'après les symptômes généraux, fonctionnels et physiques que nous venons d'étudier, faire le diagnostic de la tuberculose pulmonaire à la période d'invasion?

Pour moi, le diagnostic de cette période est très difficile, pour ne pas dire même impossible. Pour Arthaud, cependant, cette impossibilité semble ne pas exister, puisqu'il nous dit: «Le diagnostic différentiel n'est donc pas impossible et la poussée d'invasion peut, par conséquent, être diagnostiquée aussi sûrement que toute autre affection, grâce à l'auscultation».

Qu'il y ait dans la tuberculose, comme dans toutes les maladies infectieuses, une période d'invasion, cela est hors de doute; mais peut-on, comme l'affirme si catégoriquement Arthaud, diagnostiquer, aussi sûrement et avec la plus grande facilité, la tuberculose à cette période?

C'est ce que nous allons voir.

Arthaud se base, pour faire ce diagnostic, non pas sur les symptômes généraux ou fonctionnels, mais sur le schéma que j'ai présenté plus haut, et qu'il considère comme tout à fait caractéristique de la poussée d'invasion, à la condition que ces divers symptômes physiques soient généralisés à tout l'organe respiratoire. Or, ce schéma n'a rien de caractéristique, de pathognomonique, comme Arthaud l'affirme, si toutefois les symptômes pathognomoniques existent. Pour que ce schéma se réalise, il faut qu'il y ait un affaissement ou une perte d'élasticité du parenchyme pulmonaire, capable d'expliquer la conservation ou + de S et de V, avec R — ou O. Les causes susceptibles de produire cet affaissement sont très variées: obstruction des bronches, compression du poumon, l'asthme, l'emphysème et l'œdème du poumon.

Dans ces cas, le diagnostic différentiel est possible et facile même, mais il n'est plus ainsi quand il s'agit de la congestion. Si celle-ci est localisée, comme il arrive, par exemple, pour les congestions dépendant des cardiopathies, des maladies rénales pour certaines congestions actives, aujourd'hui plus ou moins individualisées, telles que la maladie de Woillez, la pneumonie congestive, la congestion pleuro-pulmonaire, le diagnostic est encore possible; mais, si elle est aiguë, généralisée, accompagnant le début des pyrexies, ce diagnostic devient extrêmement délicat. Arthaud, lui-même, est le premier à le reconnaître en disant «En pareil cas, le même schéma peut-être réalisé en ce qui concerne le poumon, et la confusion serait plus facile». Pour résoudre le problème, Arthaud recourt à la topographie des signes physiques, croyant peut-être y trouver la solution. «On rencontre rarement — dit-il, à propos de la congestion — l'uniformité absolue du schéma d'auscultation»; et plus loin, il explique la pathogénie du syndrôme en partie par l'état congestif du poumon.

Or, s'il y a congestion initiale du poumon dans toutes les pyrexies non tuberculeuses, due, d'après Woillez, à l'accélération des battements du cœur, pourquoi n'y en aurait-il pas dans les pyrexies tuberculeuses? Et si la congestion existe, comme Arthaud lui-même le reconnaît, pourquoi ne réaliserait-elle pas le même schéma «avec uniformité absolue», si elle est légère ou d'intensité moyenne, et avec des foyers maxima, accompagnés de râles crépitants ou sous crépitants, si elle est intense? Sans doute! L'enthousiasme du début m'aveuglait tellement, que je ne voyais que des poussées d'invasion tuberculeuse chez tous les malades. Et jamais de ma vie je n'ai tant abusé de ce diagnostic que pendant mon séjour en Afrique.

Chez les malades atteints de fièvres paludéennes, la percussion et l'auscultation réveillaient, au complet, le syndrome en question et le diagnostic s'imposait; mais deux ou trois jours après, tout retournait à la normale. La même chose m'est arrivé pour la grippe. Maintenant, mes idées sont en tous points changées et le pélerin exalté qui autrefois précédait la procession, en faisant éclater des pétards, la suit aujourd'hui, en dévot contrit, en se frappant la poitrine. Non! malgré toute ma bonne volonté, malgré la science d'Arthaud, je suis forcé de reconnaître que le diagnostic précoce de la tuberculose ne peut être établi d'une manière certaine qu'à la troisième période ou période initiale. On peut prévoir une poussée d'invasion, mais jamais l'affirmer. Que mon maître, auquel tant de liens d'estime et de gratitude m'attachent, veuille bien ne voir dans tout ce que je viens de dire que la conviction sans prétention à laquelle j'ai été entraîné uniquement par l'observation impartiale des faits. Et, au lieu de dire comme Arthaud: «... tout malade qui, au milieu d'une affection fébrile, non définie, présente de la dyspnée latente ou manifeste, chez lequel l'auscultation permet de dévoiler le schéma développé plus haut généralisé à toute l'étendue de l'organe, est un malade qui fait une poussée d'invasion tuberculeuse, que mon maître me permette de dire: «est un malade qui fait une poussée congestive.» Comme en botanique, où il n'est pas facile de distinguer les espèces, au moment où les folioles apparaissent à peine entre les cotylédons de la graine et où il faut attendre le développement ultérieur de la plante pour pouvoir reconnaître la famille, le genre et l'espèce à laquelle elle appartient, en médecine il n'est pas facile de dire de quelle maladie il s'agit, quand cette maladie n'est encore qu'à son début. Il faut attendre, comme font les botanistes, car savoir attendre est un des grands principes de la médecine. L'évolution ultérieure de la maladie viendra éclaircir le diagnostic.

Période initiale

Cette période est caractérisée, anatomiquement, par la présence de tubercules à l'état adulte et tout à fait aptes, par conséquent, à subir la série de transformations que nous rencontrerons dans les périodes ultérieures (périodes de ramollissement et d'élimination).

Les auteurs ne sont pas d'accord en décrivant cette période. Ainsi Dubief (*Manuel de Médecine*, Achard et Debove, t. I) divise l'évolution symptomatique de la phthisie pulmonaire en 3 périodes : latente, initiale et terminale. La période latente, dit-il, correspond à la phase de l'installation du bacille dans les tissus, et comme il n'y a pas encore de lésion constituée, elle peut être désignée par pré-tuberculeuse. Puis, la décrivant, le même auteur nous cite des symptômes généraux et physiques, ceux-ci se traduisant par des modifications de la respiration normale des sommets.

La contradiction est bien manifeste. En effet: ou cette période est latente, ou elle ne l'est pas. Dans le premier cas, il ne doit pas y avoir des symptômes capables de la traduire extérieurement; ou s'ils existent, ils doivent être, nécessairement, bien insignifiants pour attirer l'attention du malade, et moins encore du médecin. D'autre part, s'il n'y a pas encore de lésion constituée, comment expliquer les modifications de la respiration normale et surtout la rudesse?

De ce que nous venons de dire on conclut que la période latente de Dubief correspond, au point de vue clinique et anatomo-pathologique, à la période de germination des tubercules; et celle qu'il décrit plus loin (p. 358) comme période initiale, à sa conglomération. Le terme *latente* n'est donc pas bien appliqué à la période de germination, de même que celui *d'initiale* ne l'est pas pour celle de la conglomération.

Du reste, pour ne pas compliquer inutilement les choses, j'envisagerai les deux périodes de germination et de conglomération comme deux phases distinctes d'une même période, l'initiale.

Dans la première phase, les granulations sont encore petites, disséminées, mais se révélant déjà par certaines altérations physiques du parenchyme pulmonaire. C'est dans cette phase que, dans l'état actuel de nos connaissances, la tuberculose peut être reconnue le plus tôt, et alors son diagnostic peut bien mériter le nom de très précoce. Comme il se base surtout sur les modifications anormales de la respiration, si bien étudiées par M. Grancher, nous désignerons sous le nom de ce grand savant cette première phase ou phase de germination.

Dans la 2ᵉ phase, les tubercules, complètement formés, s'unissent les uns aux autres et l'infiltration est constituée. C'est la phase de conglomération, d'infiltration que Dubief considère, à tort, comme étant la période initiale. Son diagnostic, tardif par rapport à celui de la première phase, mérite bien, cependant, la dénomination de *précoce*.

Étudions, maintenant, ces deux phases séparément.

Phase de Grancher

Comme à la période précédente, on rencontre dans le cadre nosologique de cette phase des symptômes généraux traduisant l'atteinte de l'organisme, et des symptômes fonctionnels, ainsi que des signes physiques, traduisant l'attaque du poumon par le bacille de Koch, à la seule différence près que les signes physiques sont bien plus nets et mieux localisés pour permettre un diagnostic certain, dans la majorité des cas. Les phénomènes généraux y sont variés, comme dans toutes les infections, mais il en est deux parmi eux qui méritent toute attention, par leur constance et leur importance. Nous voulons parler de l'amaigrissement — le plus souvent sans cause appréciable — et de l'anémie (pseudo-chlorose tuberculeuse) avec son cortège habituel de symptômes vagues et inconstants, tels que névralgies, myalgies, dyspepsies de formes variées et spécialement de forme gastralgique, sueurs nocturnes légères et passagères, etc,

Comme symptômes fonctionnels, nous avons la dyspnée, facile même après un léger effort, la toux légère, sèche, rebelle, apparaissant surtout le soir à l'heure du coucher, etc.

Avec une symptomatologie générale et fonctionnelle de cet ordre, personne n'oserait, nous en sommes convaincus, diagnostiquer, d'une manière certaine, la tuberculose, quand même des phénomènes d'une certaine importance, tels que l'amaigrissement, l'anémie, voire les hémoptysies, qui ne sont pas rares dans cette phase, viendraient s'y ajouter.

S'il en est ainsi, les mêmes difficultés, pour ne pas dire impossibilités, de la période d'invasion se rencontreraient également dans cette phase, soit pour distinguer la tuberculose des autres maladies infectieuses, soit pour la distinguer de la chloroanémie, des dyspepsies, des hémoptysies de causes nombreuses et variées.

Donc, le diagnostic, dans la phase de Grancher, pourrait, comme dans la période d'invasion, être seulement prévu et non pas affirmé d'une manière positive, si nous n'avions pas à notre disposition un autre ordre de phénomènes plus importants et plus décisifs.

Ces phénomènes sont les divers signes physiques révélés par les méthodes classiques d'investigation pulmonaire, et plus spécialement par l'auscultation.

Après tout ce que je viens de dire, je devrais, naturellement, aborder les signes physiques qui nous mèneront au diagnostic précoce de la maladie, mais j'ajournerai le moment d'y arriver, parce que mon véritable enthousiasme pour les méthodes classiques ne s'accorde pas très bien avec la tendance qu'on a actuellement à la remplacer par les procédés de laboratoire, dont l'engouement est tel que la majorité des médecins les considèrent supérieurs aux premiers, dans le diagnostic précoce de la phthisie pulmonaire. Et cela est d'autant plus étrange que, comme dit M. Grancher, «l'examen physique des organes respiratoires, examen bien fait, c'est-à-dire, l'auscultation attentive et précise, corroborée par la percussion, suffit, dans la très grande majorité des cas, à faire le diagnostic précoce.»

Comment donc expliquer cette tendance actuelle? Est-ce par la supériorité réelle des nouveaux procédés? Non. Par modernisme? Peut-être! Pour moi, toutefois, sa cause principale réside, précisément, dans la difficulté, dans la délicatesse de la technique de l'examen pulmonaire, technique qui demande un long apprentis-

sage, et qui, en outre, n'est pas convenablement enseignée dans les
cliniques officielles.

C'est, malheureusement — s'écrie M. Granchar — dans la propre France, la
patrie de l'auscultation, la tendance actuelle de la plupart des médecins chargés
de l'enseignement de la jeunesse de chercher le diagnostic précoce de la tuberculose pulmonaire ailleurs que dans les examens des poumons. Les procédés de la laboratoire ont ou tendent à prendre le pas sur l'auscultation et la percussion qu'on
néglige. La recherche du bacille de Koch, l'injection de tuberculine ou de sérum, le
cyto-diagnostic, l'épreuve de l'agglutination, la radiographie, le chimisme respiratoire, tels sont les moyens qu'on étudie et qu'on enseigne (1).

Aujourd'hui, comme on le voit, les procédés de laboratoire
tendent partout à remplacer les méthodes classiques d'investigation pulmonaire; cependant, il me semble qu'il n'est pas bien difficile de prouver que leur prétendue supériorité n'a pas raison
d'être, exception faite pour quelques cas, comme la séro-réaction
agglutinante et l'injection de tuberculine.

Dans l'impossibilité de passer en revue tous ces nouveaux
procédés, je me limiterai à peine à l'étude de la bacilloscopie, de la
radiographie et de la radioscopie, aujourd'hui si pratiquées, et je
commencerai par la bacilloscopie.

La bacilloscopie, ou le diagnostic par le crachat, quand peut-
il avoir lieu? Naturellement, dans les cas où il y a expectoration.
Or, nous savons par la clinique que, dans les cas les plus difficiles,
dans ceux qui, d'après M. Jaccoud, constituent le véritable écueil d'un
diagnostic précoce, le malade n'expectore pas. Et quels sont-ils ces
cas? La chlorose grave, avec toux persistante quelquefois accompagnée de fièvre; la toux nerveuse; les tuberculoses torpides, à
marche lente, sans expectoration ou autres phénomènes, si ce n'est
une détérioration graduelle de la santé et une toux légère qui
n'arrive pas même à être fréquente. A ces cas j'ajouterai aussi
l'impaludisme chronique, se révélant, de temps à autre, par une
légère fièvre vespérale, quelques sueurs nocturnes, lassitude, névralgie intercostale, etc.

L'auteur de cette communication est une victime de l'impaludisme contracté en Afrique, et on peut juger de son martyre en
voyant des collègues diagnostiquer son cas de tuberculose!
Heureusement que cette pseudo-tuberculose a guéri rapidement,

---

(1) Bavarez — *Sémiologie pratique des poumons et de la plèvre. Lettre préface de M. le professeur Granchar. Paris, 1902.*

grâce à l'ingestion de quelques grammes de quinine. Or, je me demande, comment peut-on faire en pareil cas le diagnostic par la présence du bacille, alors que le malade ne crache pas? Et pourtant, ce diagnostic est d'une grande importance pour l'orientation thérapeutique.

Dans les cas de pseudo-chlorose d'origine tuberculeuse, — si bien étudiés par Papillon dans le service du regretté professeur Potain, — on doit éviter l'usage des ferrugineux, sinon absolument, tout au moins en ne les appliquant qu'avec beaucoup de prudence. Et, si je cite de préférence ce médicament, c'est pour prouver qu'il n'est pas si inoffensif qu'on le pense et que, très souvent, il a été cause de conséquences bien funestes. Il y a des cas, effectivement, fort nombreux, dans lesquels le fer excitant rapidement les forces musculaires et l'appétit, et accélérant le pouls, produit une espèce de fièvre et d'excitation analogue à celle de l'ivresse. Dans ces cas, on ne doit pas insister sur son usage, car la tuberculose, de latente qu'elle était, peut devenir galopante.

Comment expliquer ce phénomène? Je l'ignore. Cependant, il est tout naturel de penser que peut-être l'anémie est une condition favorable à la conservation de la tuberculose à l'état latent et qu'en enrayant l'anémie l'on peut précipiter les événements; or, comme ces cas sont impossibles à prévoir, la précaution de proscrire le fer du traitement de l'anémie tuberculeuse, et même de celui des personnes prédisposées à cette maladie, se trouve justifiée.

Quoique l'usage de cette pratique, véritable règle de prudence, soit suivi par les grands maîtres, comme Trousseau, je ne le partage pas en absolu, car il y a des cas dans lesquels on a obtenu des résultats très satisfaisants par l'administration circonspecte de ce médicament. Le danger réside dans l'emploi et surtout dans l'abus qu'on en fait aujourd'hui, comme d'une véritable panacée capable de guérir toutes les anémies.

J'ai la conviction que beaucoup de pauvres jeunes filles ont été victimes de ce médicament, si prôné à la quatrième page des journaux et pour l'administration duquel la plupart d'entre elles jugent inutile de consulter le médecin.

Ce que je dis pour le fer, s'applique aussi bien à ce qui a rapport au mariage, aux bains de mer, voire aux promenades hygiéniques à pied, pendant une heure et plus, que l'on conseille si aisément, comme moyens thérapeutiques infaillibles, aux jeunes chlorotiques.

Puisse ceci, au moins, servir d'avis aux mères de familles. Mais, revenons à la bacilloscopie.

Le malade expectore, et l'analyse des crachats, faite par dizaines et même par centaines de fois, présente toujours des résultats négatifs. D'autre part, la clinique n'est pas d'accord avec cet examen. Que peut-on conclure? Que le malade n'est pas tuberculeux? Non. Je pourrais citer des cas dans lesquels l'analyse de l'expectoration, faite des centaines de fois, n'a jamais permis de constater la présence du bacille, bien qu'il se fût agi de phthisie bien confirmée. Ces cas suffiraient à prouver que la bacilloscopie, non seulement ne résout pas le problème du diagnostic précoce et moins encore celui du diagnostic très précoce, mais qu'elle laisse régner, très souvent, l'indécision dans les cas de phthisie bien confirmée par la clinique.

*

*   *

L'enthousiasme ne pouvait manquer de se manifester pour les rayons X, la nouvelle et immortelle découverte de Röntgen. Cet enthousiasme, en effet, a été porté à un tel point que, pour beaucoup, la radiographie et la radioscopie supplantent tous les autres moyens de diagnostic précoce de la tuberculose pulmonaire.

D'après ce que j'ai observé, les rayons X ne fournissent des résultats appréciables qu'à la phase de conglomération des tubercules, période dans laquelle les procédés classiques sont plus que suffisants pour permettre un diagnostic certain. Quoique la radiographie et la radioscopie présentent les lésions tuberculeuses sous la forme de taches plus ou moins opaques, le doute ne subsiste pas moins sur l'extension réelle des lésions, sur l'espace qu'elles occupent dans l'épaisseur du poumon et sur le degré de son évolution. Et encore plus, dans les scléroses pulmonaires d'origine parasitaire, lésions, comme dit si bien Arthaud (¹), minimes en apparence, mais profondes en réalité et capables de réagir sur le fonctionnement général de l'organisme, la bacilloscopie, la radiographie et la radioscopie n'éclaircissent nullement le problème, tandis que les méthodes classiques, par contre, conduisent au diagnostic d'une manière certaine.

____

(¹) Progrès médical, 3 octobre 1903.

Si la radiographie et la radioscopie ne donnent des résultats (et encore, sujets à faillite) que lorsqu'il y a des lésions grossières, je ne puis convenir, comme Faisans (¹) et d'autres, que des tubercules crus disséminés, que des lésions discrètes et minimes, difficiles à apercevoir à l'œil nu, puissent intercepter les rayons Röntgen, de manière à diminuer la transparence du poumon. Malgré que des hommes de l'autorité de Béclère avancent que «la radioscopie et, *mieux encore*, la radiographie peuvent devancer tous les autres moyens d'examen», je ne puis partager cette manière de voir.

Je connais le service de Béclère à l'hôpital S. Antoine, de Paris; j'y ai vu l'admirable perfection avec laquelle sont exécutées la radioscopie et la radiographie, cependant elles n'y ont jamais pu outrepasser les procédés classiques d'investigation pulmonaire, dans le diagnostic très précoce de la tuberculose du poumon.

Malgré le favorable accueil dont jouissent les nouvelles méthodes, je me garderai bien de m'y lancer négligemment et, au risque d'être traité de retardataire, fermement convaincu, je resterai fidèle aux anciens moyens d'examen, tant que de nouvelles études et de nouvelles expériences ne viendront confirmer l'efficacité des méthodes de laboratoire; car, en somme, je ne puis me croiser les bras et, en fataliste, attendre, pour faire le diagnostic de la tuberculose pulmonaire, l'aurore du jour où la science triomphante, dissipant mon scepticisme, me fera voir le bacille dans l'expectoration et les résultats positifs de la radioscopie et de la radiographie, découvertes récentes, qui tendent à se développer, à progresser et à se perfectionner, il est vrai, et dans l'avenir desquelles j'ai pourtant confiance.

D'après ce que je viens de dire, qu'on n'aille pas conclure que je n'attache pas d'importance aux procédés de laboratoire, car, bien loin de là, je considère ces nouvelles acquisitions de la science comme étant d'une grande importance et d'une grande utilité dans certains cas en particulier. La tuberculine et la séroréaction agglutinante, par exemple, outrepassent même l'auscultation dans les tuberculoses latentes qui accompagnent certains états pathologiques chroniques ou aigus; dans les cas où le tubercule se développant lentement et insidieusement, et ne pouvant fournir aucun signe stéthoscopique, imprègne l'organisme de

---

(¹) *Les rayons de Roentgen et le diagnostic des affections thoraciques*, Paris 1904, p. 6.

toxines, donnant ainsi naissance à des troubles variés, tels que l'albuminurie, la phosphaturie, symptômes, en apparence, d'une affection essentielle de l'appareil urinaire; à des névralgies, à des troubles digestifs, tels que le syndrome initial de la phthisie, si bien décrit par M. Marfan. Ce que je condamne, c'est l'enthousiasme exagéré pour les nouveaux procédés, enthousiasme, comme dit M. Jaccoud, de conséquences funestes et pour le malade et pour le médecin. Pour le malade, parce que c'est surtout à la phase initiale que la maladie est plus accessible au traitement, et nous avons déjà vu que ce serait perdre un temps précieux que d'attendre l'apparition de l'expectoration ou les résultats positifs des rayons X. Pour le médecin, parce que de la préférence accordée aux nouvelles méthodes il s'ensuivra, naturellement, l'oubli des méthodes classiques, partant de l'auscultation, comme il en arrive déjà de nos jours.

Autrefois, l'éducation clinique des médecins se faisait au lit des malades et, comme ils ne possédaient pas les moyens dont la science se sert aujourd'hui, ils se limitaient à l'analyse rigoureuse des symptômes, c'est-à-dire, qu'ils étudiaient la séméiologie comme on ne l'étudie plus de nos jours. L'importance qu'on y attachait était telle qu'elle faisait dire à Boerhaave: «Je préfère avoir à mon côté un médecin qui, ignorant tout, sait la séméiologie, à celui qui, sachant tout, ignore cette dernière».

Aujourd'hui il se passe absolument le contraire. Les procédés de laboratoire ont envahi le champ clinique; si un malade, par exemple, se plaint d'un point de côté, immédiatement il est soumis à l'action des rayons X. Les crachats, les urines passent directement chez l'analyste, sans avoir mérité un coup d'œil du médecin!

Mais on nous objectera que la science aujourd'hui est très avancée. Évidemment, mais ce qui est incontestable, c'est que les bons cliniciens, comme les Trousseau, les Laennec, les Potain et tant d'autres dont les noms sont gravés en caractères d'or dans l'histoire de la médecine, deviennent de plus en plus rares. Qui de nos jours, avec tous les recours que la science peut nous fournir, serait capable de présenter une description aussi magistrale de la laryngite striduleuse que Trousseau l'a faite? Et celle de la phthisie confirmée, par Arétée en l'an 50 de l'ère chrétienne! Hippocrate a résumé toute la médecine dans ses admirables aphorismes, qui encore aujourd'hui provoquent l'admiration du monde entier.

Il résulte de ce que nous venons de dire que l'enthousiasme

exagéré est nuisible; et la génération actuelle des médecins se ressent de cet excès de tendance vers le modernisme. Accompagnons avec ferveur la science dans sa marche triomphante, mais en répétant toujours, comme Jaccoud: «Gardez-vous de cette faute trop fréquemment commise, qui consiste à substituer le progrès du moment présent à toutes les notions les plus anciennes; ce progrès est simplement une notion de plus, elle doit s'ajouter aux autres, elle ne doit point les faire oublier. Si le principe salutaire est méconnu, vous pouvez être sûrs que tout progrès est le signe d'un mouvement rétrograde dans quelque autre direction». Jaccoud, *Clinique médicale*, vol. II, p. 330.

*   *

Comme pour les procédés de laboratoire, il en est de même pour les autres, c'est-à-dire, qu'ils n'ont pas tous la même valeur au point de vue du diagnostic très précoce de la tuberculose pulmonaire.

Du reste, examinons-les:

Inspection. — L'inspection peut nous révéler des phénomènes statiques (poitrine allongée et étroite, surtout dans sa circonférence supérieure, la paroi thoracique antérieure comme une aplatie, l'amaigrissement général, avec participation des muscles, etc., et dynamiques (amplitude respiratoire plus prononcée dans le sens vertical que dans le sens antéro-postérieur, etc.); phénomènes résultant de la conformation particulière du thorax et du mode de respiration. Mais ces phénomènes, bien que d'une grande importance, n'éclaircissent nullement le diagnostic, et la seule chose qu'ils permettent d'affirmer, c'est que les individus chez lesquels on les observe sont prédisposés à la tuberculose.

Palpation. — La palpation peut fournir deux ordres de phénomènes: statique et dynamique et l'état des vibrations thoraciques (V).

Des deux premiers, nous avons déjà eu l'occasion de montrer le peu d'importance qu'ils méritent pour le diagnostic précoce. Pour ce qui concerne les vibrations thoraciques, l'expérience personnelle m'a démontré que ce n'est qu'à la phase de conglomération des tubercules que les altérations de V apparaissent avec plus de netteté.

Il n'en est plus de même pour la percussion et l'auscultation, qui, bien pratiquées, deviennent deux excellents moyens de diagnostic dans cette phase. Leur valeur, pourtant, n'est pas semblable, car l'auscultation dépasse de beaucoup la percussion, comme nous aurons l'occasion de voir.

Percussion. — A l'état physiologique, la percussion du thorax donne lieu à deux ordres de sensations: auditive et tactile.

La première consiste en un bruit particulier, d'une sonorité sui generis, désignée par Piorry sous le nom de *son pulmonaire*.

La seconde est caractérisée par la résistance éprouvée par les doigts, percuteur et percuté (percussion digito-digitale), qui permet d'apprécier plus ou moins le degré d'élasticité du parenchyme pulmonaire sous-jacent.

Les sensations purement tactiles étant d'une appréciation extrêmement délicate, nous ne nous y arrêterons pas, car, à la phase de germination, les altérations insignifiantes de cette sensation passent facilement inaperçues. La sensation auditive, par contre, se manifeste par un bruit d'un caractère musical, c'est-à-dire, par un son, et partant donc des trois qualités qui caractérisent tous les sons en général: l'intensité, la tonalité et le timbre. Si l'appréciation du timbre et de ses modifications est d'une extrême délicatesse, celle de l'intensité et de la tonalité, dont les modifications sont plus faciles à constater, fait qu'elles jouissent d'une certaine valeur dans le diagnostic de la tuberculose pulmonaire.

Je ne m'attarderai pas à décrire les règles qui doivent présider à la technique si difficile et si délicate de la percussion, ni à montrer la supériorité de la percussion digito-digitale sur celle pratiquée avec tous les doigts de la main, dans le cas qui nous occupe; et encore moins à constater que le son pulmonaire, indépendamment de toute altération des organes intrathoraciques, n'est pas le même dans toutes les régions du thorax, ni chez tous les individus. Ce sont là des faits bien connus et bien étudiés dans tous les livres classiques.

La fin que je me propose est de démontrer que la percussion, bien qu'elle soit un procédé grossier, comme dit Grancher, est susceptible de rendre de grands services dans le diagnostic très précoce, en corroborant les résultats de l'auscultation. Je suis d'accord avec l'opinion généralement admise, que dans la tuberculose vulgaire à forme chronique la sonorité conserve les caractères normaux pendant toute la période de germination. Ce qui est intéressant, en réalité, c'est de constater à cette même phase le changement (augmentation) de la tonalité indépendamment des modifications de la sonorité. Et un fait important vient démontrer que le rapport entre S (sonorité) et T (tonalité) n'est pas aussi constant qu'on l'affirme. J'ai observé quelquefois ce phénomène, sans y attacher cependant la même valeur que Barbier, qui le considère comme un des signes les plus précoces, non seulement de la tuberculose, mais aussi de toutes les maladies inflammatoires, soit du poumon, soit de la plèvre (1). Je n'ai jamais vu, en effet, ce phénomène isolé, mais toujours accompagné de signes stéthoscopiques, qui peuvent exister, même sans que la percussion manifeste la moindre modification de la tonalité.

Il s'ensuit que, ou bien les résultats de la percussion sont négatifs, alors que l'auscultation révèle déjà de délicates nuances de l'exploration stéthoscopique, ou bien, s'ils sont positifs, qu'ils ne se montrent jamais isolés, mais toujours accompagnés des phénomènes de l'auscultation.

De tous les procédés d'investigation pulmonaire, l'auscultation est donc le seul sur lequel l'on peut compter pour établir le diagnostic très précoce de la tuberculose, sinon en absolu, du moins dans la majorité des cas.

Du reste, la tuberculose à la période de germination, n'est pas le seul état pathologique capable de se manifester exclusivement par les signes physiques de l'auscultation; il y a aussi les symphyses pleurales très fines, les affections inflammatoires des bronches, la granulie, la pneumonie lobulaire limitée à des foyers peu nombreux, qui le sont également.

Ayant ainsi exposé la supériorité de l'auscultation pour le diagnostic très

____

(1) Barbier, p. 177.

précoce de la bacillose pulmonaire, non seulement sur les autres procédés classiques, mais encore sur ceux de laboratoire, exception faite pour la séro-réaction agglutinante et la tuberculine, il est tout naturel que je donne à ce moyen d'examen pulmonaire tout le développement qu'il mérite.

La tendance manifeste actuelle vers l'abandon de ce principe n'est donc pas admissible, excepté dans certains cas particuliers.

Auscultation. — L'auscultation a pour objet la recherche des bruits qui se produisent dans la poitrine.

Ces bruits peuvent avoir lieu pendant les mouvements respiratoires, ou quand le malade parle ou tousse.

Ces derniers étant plus tardifs et leur étude devenant, par cela même, inutile dans le cas qui nous occupe, nous n'étudierons que les premiers.

Les bruits respiratoires peuvent être divisés en deux groupes : physiologiques et pathologiques.

Au premier, appartient le murmure vésiculaire normal; au second, le murmure vésiculaire anormal, les bruits de transmission ou soufiles, les divers bruits adventices, tels que râles, frottements pleurétiques, etc.

À ces deux groupes on peut ajouter d'autres bruits, sans importance en séméiologie pulmonaire, mais que nous jugeons utile de mentionner, parce que très souvent ils ont été cause de confusions et d'erreurs de diagnostic; tels sont les bruits musculaires thoraciques, ceux produits par le frottement de la barbe, des cheveux, etc.

Tous les bruits respiratoires anormaux ne jouissent pas de la même importance dans le diagnostic très précoce de la tuberculose pulmonaire. Et comme ce diagnostic se base, presque toujours, sur la connaissance des anomalies pathologiques du murmure vésiculaire, si bien étudiées par le professeur Grancher, nous jugeons indispensable de connaître d'abord le murmure vésiculaire normal, pour la compréhension de ce qui va suivre.

Murmure vésiculaire. — Le murmure vésiculaire, d'après les traités classiques, est le bruit particulier que l'on entend, quand on ausculte le thorax d'un individu à l'état sain; il est encore connu sous les noms de bruit respiratoire pulmonaire, et de bruit vésiculaire.

Dans tous les traités classiques, il est considéré comme pouvant être dédoublé en deux temps, facilement saisissables par l'oreille, l'un lié à l'inspiration (temps inspiratoire), et l'autre lié à l'expiration (temps expiratoire).

Pour mieux nous en rendre compte, traduisons les données classiques par le schéma suivant:

$$I / E$$

dans lequel I et E représentent respectivement les bruits respiratoires, inspiratoire et expiratoire.

Mais, en étudiant les tracés pneumographiques et en les comparant au schéma de l'auscultation, on constate, avec surprise, que la succession des deux temps de la respiration n'est pas aussi parfaite que semble l'indiquer l'auscultation, et que les tracés représentatifs de l'inspiration et de l'expiration sont séparés par une ligne intermédiaire, presque horizontale et oscillante, comme le montre le tracé suivant:

De sorte que le tracé pneumographique révèle l'existence de trois temps: le premier, représenté dans le dessin par la ligne ascendante (temps inspiratoire), le troisième, par la ligne descendante (temps expiratoire), et le deuxième, par la ligne horizontale intermédiaire, et considéré improprement comme un temps de repos.

En établissant la comparaison entre ce tracé et le schéma de l'auscultation, on remarque donc l'absence, dans le dernier, du 2e temps ou temps intermédiaire; or, si ce temps existe réellement, comme le tracé pneumographique semble l'indiquer, on devrait conclure que l'oreille est incapable de le saisir, partant que, comme organe enregistreur, il est imparfait.

Mais ne nous empressons pas de tirer cette conclusion, et avant d'aller plus loin, cherchons, si possible, la cause de cette discordance entre les deux tracés, et voyons s'il faut l'attribuer à l'insuffisance de l'oreille ou à toute autre motif.

En pratiquant l'auscultation, on doit surtout s'appliquer à bien observer la manière de respirer de l'individu que l'on ausculte. S'il respire mal, c'est-à-dire, précipitamment et avec force, si ses inspirations sont brèves, convulsives, violentes et suivies d'expirations incomplètes, ou profondes et exagérées, s'il respire d'une manière superficielle et incomplète, on doit le prier d'exécuter des mouvements respiratoires égaux et réguliers. Et ce n'est qu'après s'être rendu compte, en l'examinant pendant quelque temps, qu'il a bien compris ce que l'on exige de lui, qu'il faut procéder à l'auscultation. Qu'est-ce que l'on entend alors?

D'abord, le bruit inspiratoire, immédiatement suivi du bruit expiratoire, dont les caractères sont connus et décrits dans tous les livres de pathologie pulmonaire. Le schéma de l'auscultation est encore le même, et l'oreille reste toujours impuissante à surprendre le temps intermédiaire.

Cependant, ne concluons pas encore, et recommençons l'auscultation, mais, cette fois-ci, en priant le malade de faire des inspirations lentes et profondes, en exagérant même un peu la respiration normale, sans altérer toutefois, la régularité des mouvements respiratoires. Alors, chose surprenante, entre le bruit inspiratoire et l'expiratoire, et comme séparé d'eux par deux petites pauses, on entend un bruit plus doux, plus caressant à l'oreille: c'est le murmure vésiculaire proprement dit que je représenterai par Mv.

Donc, pour saisir Mv., et pour pouvoir analyser ses caractères, ainsi que ceux des autres bruits, il ne suffit pas d'avoir l'oreille musicale, il faut encore faire l'éducation de l'individu que l'on ausculte. Et comment? En suivant les conseils du prof. Grancher(¹): «Vous ferez l'éducation de chacun de vos malades, et leur apprendrez à fournir des inspirations profondes et régulières, suivies d'expirations complètes, le tout, sans bruit, naturellement et de manière à exagérer seulement un peu la respiration physiologique. Quand vous vous serez assurés, en les regar-

---

(¹) GRANCHER. — *Maladie des organes respiratoires*, p. 6x.

dant respirer quelques instants, qu'ils vous ont bien compris, alors, mais alors seulement vous appliquerez votre oreille sur la poitrine et vous pratiquerez l'auscultation.

Ainsi, à la rigueur, on doit admettre l'existence de trois bruits respiratoires au lieu de deux, l'inspiratoire et l'expiratoire, indiqués dans les traités classiques.

Le schéma classique de l'auscultation :

$$\text{I} \qquad \text{E} \qquad \text{I} \qquad \text{E}$$

deviendra donc :

$$\text{I} \qquad \text{E} \qquad \text{I} \qquad \text{E}$$

en harmonie avec les tracés pneumographiques.

À l'état physiologique, le 2e temps, ou temps intermédiaire, n'est donc pas un temps de repos, comme l'affirme Barbier, car il est rempli par le murmure vésiculaire, et la respiration est continue ou plutôt complète. À l'état pathologique, Mv peut disparaître, et alors la respiration deviendra discontinue ou incomplète.

L'ensemble de ces trois bruits constitue le bruit respiratoire ; bonne désignation, car chacun d'eux est dû aux mouvements de la respiration et provoqué par le courant d'air qui pénètre dans le poumon.

L'expression *bruit* ou *murmure vésiculaire*, fréquemment employé comme synonyme de *bruit respiratoire*, n'est donc pas exacte, et à la rigueur ne pourrait être admise que si effectivement les trois bruits respiratoires avaient lieu dans les alvéoles ou vésicules pulmonaires, comme la dite expression paraît l'indiquer. Or justement, cela semble ne pas avoir lieu ainsi.

Toujours est-il que le mécanisme des bruits respiratoires, qu'ils soient dûs au frottement du courant d'air contre les parois des bronches, ou contre les alvéoles, comme le pensait Laënnec, ou bien à la formation de tourbillons d'air, comme l'admet Eichhorst, est d'une importance secondaire.

La diversité de leur origine, cependant, semble hors de doute. Ainsi, les bruits inspiratoire et expiratoire prendraient la leur au niveau des bronches, tandis que le murmure vésiculaire prendrait naissance au niveau des vésicules pulmonaires.

Les faits semblent confirmer cette dernière manière de voir.

Supposons, en effet, une induration légère et limitée du poumon (infiltration tuberculeuse, pneumonique ou autre). L'auscultation au niveau de ce petit foyer permettra de constater l'existence des bruits I et E, légèrement soufflants ; Mv. n'existera plus, et le schéma de l'auscultation deviendra :

indiquant que I et E sont séparés par un véritable temps de silence ou de repos. La respiration est donc discontinue ou incomplète.

Si le foyer d'hépatisation acquiert de plus grandes proportions, les conditions de transmissibilité s'amélioreront et alors I et E deviendront de véritables souffles.

Encore un autre fait important:

Certains bruits adventices tels que les râles secs et humides, les râles sibilants de la bronchite, les râles sous-crépitants, ne sont perceptibles que pendant le 1er et le 3e temps, tandis que les râles crépitants ou vésiculaires ne peuvent être perçus qu'au 2e.

Pour toutes les raisons que je viens d'indiquer, il me semble pouvoir conclure que les bruits I et E, qui prennent naissance au niveau des bronches, sont des bruits bronchiques; tandis que le 2e qui prend naissance au niveau des vésicules pulmonaires est le murmure vésiculaire proprement dit.

La séparation du bruit vésiculaire des autres bruits respiratoires (I et E), progrès dû, sans doute, aux travaux d'Arthaud, est venue éclaircir de beaucoup le phénomène de la radossée en particulier et de sa valeur séméiologique comme j'aurai l'occasion de le démontrer.

Arrivé au terme de ces réflexions, je tiens, avant d'aller plus loin, à appuyer, encore une fois, sur le fait que le bruit respiratoire normal (R), loin d'être constitué à peine par deux temps, comme il est généralement admis, se compose en réalité de trois temps, c'est-à-dire, du bruit inspiratoire (I), du murmure vésiculaire (Mv) et du bruit expiratoire (E).

Cette manière d'envisager la division de la respiration en trois temps, ayant une grande importance classique pour le but que je désire atteindre, je me permets d'y insister. Elle me semble faciliter le système de la division de la respiration et donner plus de garantie à l'auscultation.

Aucun traité classique n'en parle; cependant il apparaît évident que le 3e temps, considéré, bien à tort, comme un simple temps de repos, apporte à la séméiologie des éléments nouveaux et d'une grande valeur pour le diagnostic très précoce de la bacillose pulmonaire.

Je comptais tenter une description de cette partie du bruit respiratoire, mais la crainte, en m'attaquant à un sujet si complexe, de n'obtenir qu'un résultat imparfait me fait hésiter. Que ceux qui veulent le connaître se donnent la peine d'ausculter des individus à l'état sain, en ayant soin de pratiquer des auscultations attentueuses et analytiques, selon la méthode indiquée par le professeur Grancher.

Comme il a été dit, c'est l'auscultation qui fournit les signes physiques qui indiquent mieux le développement des tubercules dans le poumon.

Ces signes peuvent être classés en trois groupes:

1.º Modifications du bruit respiratoire normal;

2.º Bruits adventices;

3.º Bruits de transmission.

L'importance des signes des deux derniers groupes est nulle pour le diagnostic très précoce; ce sont, comme dit Barbier, des manifestations acoustiques de grosses lésions pulmonaires, ou de sécrétions bronchiques accidentelles et par cela même incapables de résoudre un problème si délicat, dont la solution doit être rapide et précise, autant que possible.

En effet, il y a une phase plus ou moins longue, où le diagnostic n'est possible que par l'appréciation des délicates nuances de l'exploration stéthoscopique, qui apparaissent avant même que la percussion et la palpation aient révélé la submatité, prélude de la matité, ou augmentation des vibrations vocales, et avant que le poumon ait manifesté son intolérance, soit par la toux, soit par les hémoptysies.

Ces nuances, délicates mais réelles, ne sont que les modifications pathologiques des bruits respiratoires normaux, qui ont été si bien étudiés à propos de l'inspiration et de l'expiration, et désignées par Grancher sous la dénomination de respirations anormales. C'est sur la connaissance de ces anomalies qu'on s'est basé jusqu'à présent pour faire le diagnostic très précoce de la tuberculose pulmonaire.

Le cadre de ce modeste travail serait débordé, si j'entreprenais d'y décrire ces respirations anormales et d'y dire l'importance que l'on y attache; outre que cette récapitulation serait superflue, elle m'attarderait sur la route que je me suis tracée vers l'étude des anomalies du murmure vésiculaire Mv., où non seulement je tâcherai, à l'aide de quelques données, de tirer l'auscultation de l'abandon auquel elle a été rouée, malgré tous les efforts de M. Grancher, mais aussi de résoudre le problème du diagnostic très précoce de la tuberculose pulmonaire, qui ne cesse d'attirer l'attention des médecins.

Tout comme l'inspiration et l'expiration, le *murmure vésiculaire* est un bruit sonore, dans lequel il est possible de reconnaître un certain nombre de propriétés physiques fondamentales, telles que l'intensité, la tonalité, le timbre et le rythme, susceptibles de modifications, soit sous l'influence de causes pathologiques, soit sous l'influence de causes uniquement et purement physiologiques. D'où sa division en modifications physiologiques et en modifications pathologiques.

Or, pour bien les apprécier, il faut, avant tout, bien connaître les caractères du murmure vésiculaire normal, ce à quoi l'on parvient au moyen d'une auscultation fine et analytique.

A l'instar des anomalies des autres bruits respiratoires, celles du murmure vésiculaire peuvent se présenter isolément ou simultanément, dans n'importe laquelle des propriétés physiques énumérées plus haut; ainsi, par exemple, les anomalies d'intensité peuvent se présenter seules, ou simultanément avec celles du timbre, réalisant, de la sorte, le *murmure vésiculaire fort* ou le *murmure vésiculaire faible et rude*.

Comme pour l'inspiration et pour l'expiration, les anomalies de Mv. n'ont pas toutes une égale valeur pour le diagnostic très précoce.

INTENSITÉ OU FORCE. — L'intensité est une propriété directement subordonnée à la force des mouvements respiratoires et de certaines conditions de transmission du bruit respiratoire à l'oreille; partant, elle peut être modifiée, soit à l'état pathologique, soit à l'état physiologique, indépendamment de toute altération du parenchyme pulmonaire.

Les anomalies de l'intensité sont de trois ordres: *forte, faible et nulle*.

La *respiration forte* étant la respiration normale exagérée, le poumon ou les parties du poumon qui lui donnent naissance doivent être normales aussi; car si elles respirent d'une manière active, ce serait pour suppléer d'autres parties dont les fonctions auraient été supprimées ou gravement compromises et alors la *respiration forte*, c'est-à-dire Mv.+, apparaîtrait comme le symptôme indirect d'une lésion plus ou moins éloignée. De là le nom de *respiration supplémentaire*, sous lequel elle est également connue.

Or, à la période de germination, les lésions tuberculeuses sont tellement minimes et discrètes, qu'elles ne pourraient que difficilement compromettre et encore moins supprimer la fonction du sommet du poumon, de manière à provoquer la respiration forte supplémentaire.

La *respiration faible* est l'anomalie inverse de la précédente.

Pour le cas qui nous concerne, elle n'a d'importance que quand elle est limitée exclusivement aux sommets des poumons. A la période ou phase de germination, quand même les tubercules auraient pu porter atteinte à l'intégrité fonctionnelle d'un ou de plusieurs lobules, la diminution de la fonction serait compensée par les parties voisines, ce qui empêcherait le phénomène de devenir appréciable. Donc, cette respiration qui, d'après Grancher, "pose un problème, bien qu'elle ne le résout pas, est d'une valeur minime, ce que confirme l'observation clinique, en nous la montrant précédée, pendant un temps plus ou moins long, d'autres signes stéthoscopiques, et coïncidant presque toujours avec un certain degré de sous-matité et une légère augmentation des vibrations vocales.

La *respiration faible* est donc un bon signe de tuberculose, non pas à la période de germination, mais pendant celle de conglomération, ce qui est bien différent.

RYTHME. — Comme l'intensité, le rythme est aussi une qualité intrinsèque. Leurs anomalies de continuité et de durée ne peuvent avoir une valeur sémiotogique absolue au point de vue du diagnostic très précoce de la bacillose pulmonaire.

Dans l'anomalie de continuité, le murmure vésiculaire, au lieu d'être continu, sans interruption, devient irrégulier, coupé par de petits silences et comme divisé en deux temps : c'est le *murmure vésiculaire saccadé*, anomalie qui a été étudiée et décrite pour la première fois par Hambursky, dans «l'inspiration et l'expiration».

Je dirai du murmure vésiculaire saccadé ce que j'ai dit en parlant de cette même anomalie, pour les autres temps de la respiration, à savoir: que le murmure vésiculaire saccadé est un phénomène si banal et si fréquent qu'il est indispensable qu'il soit accompagné d'autres anomalies (de timbre, de tonalité ou d'intensité) pour avoir une certaine valeur sémiologique; et c'est également ce qui arrive pour l'expiration saccadée, bien que Peter la considère comme le signe le plus précoce et le plus certain de la tuberculose pulmonaire.

Pour ce qui concerne les anomalies de durée, nous continuerons à attacher toute l'importance à l'expiration prolongée, attendu que ces anomalies sont d'une difficile constatation dans le murmure vésiculaire.

Malheureusement, pour notre cas, l'expiration prolongée est un phénomène tardif de la phase de conglomération, bien que Barth et Roger affirment "qu'elle paraît assez fréquemment avant tout autre signe stéthoscopique...

TONALITÉ ET TIMBRE. — La tonalité et le timbre sont deux qualités excellentes; premièrement parce qu'elles sont purement intrinsèques, c'est-à-dire, indépendantes de la respiration proprement dite; deuxièmement, parce qu'elles sont d'une délicatesse extrême, se modifiant facilement sous l'influence de minimes altérations du parenchyme pulmonaire.

Leurs anomalies doivent être donc d'une grande valeur dans le diagnostic très précoce de la tuberculose pulmonaire. Mais, de ces deux espèces d'anomalies, celles du timbre occupent la première place; ce fait est admis par tous.

Ceci ne veut pas dire que les anomalies de la tonalité soient à dédaigner, comme le pensent plusieurs auteurs, entr'autres Barth et Roger; la raison en est tout autre : c'est qu'elles sont d'une constatation bien plus difficile.

De tout ce que je viens de dire, il résulte que les anomalies du timbre sont

les seules qui, dans la majorité des cas, peuvent nous conduire au diagnostic de la
tuberculose, dans sa phase de germination.

C'est donc avec raison qu'aujourd'hui, à l'instar de Grancher, l'attention des
auteurs se porte particulièrement sur la rudesse respiratoire, car d'elle on peut
conclure à l'existence d'une lésion du parenchyme pulmonaire, et de son siège
constant et persistant aux sommets, à la tuberculisation.

Mais l'expression : *rudesse respiratoire*, si couramment employée dans les
traités classiques, est vague, et, pour juger de sa valeur séméiologique au point de
vue spécial qui nous occupe, une analyse détaillée devient nécessaire.

En effet, la rudesse est une anomalie qui peut exister isolément dans chacun
des trois temps de la respiration, d'où la *rudesse inspiratoire*, celle du murmure
vésiculaire et l'expiratoire ; ou bien simultanément dans les trois temps, d'où la
rudesse respiratoire totale.

Or, si la valeur séméiologique de toutes ces espèces de rudesse était la même
pour le diagnostic très précoce de la tuberculose pulmonaire, l'expression : *rudesse
respiratoire* serait admissible, tandis que les divisions ci-dessus indiquées deviendraient superflues, car elles compliqueraient inutilement un sujet déjà si difficile et
si délicat par sa nature. Mais, dans la pratique, les choses ne se passent pas réellement ainsi.

Je suis pleinement d'accord avec la majorité des auteurs qui considèrent la
rudesse expiratoire comme un des phénomènes relativement tardifs, propre à la
phase de conglomération. C'est ce qui arrive en général pour toutes les autres anomalies de ce temps respiratoire. Et Grancher, lui-même, a si peu de confiance dans
ces anomalies que, quand il en parle, dans son excellente méthode d'auscultation,
il nous dit : «Il faut écouter séparément l'inspiration, d'abord en la comparant
seule à celle du point symétrique opposé, puis, si besoin en est, l'expiration».

S'il en est ainsi, la rudesse respiratoire totale, que je représente par le schéma :

$$Mr\ r$$
$$Ir \qquad Er$$

cesse d'être un signe précoce pour devenir un signe tardif de la phase de conglomération.

Et en effet, on retrouve Mr dans le schéma indiqué ci-dessus, mais, au fur et
à mesure que les lésions progressent, il diminue d'intensité, tout en conservant sa
rudesse, jusqu'à disparaître complètement.

La respiration devient discontinue et le schéma se transforme ainsi :

$$Mr\ a$$
$$I = r \qquad R = ill$$
$$(i\ ll)$$

avec expiration forte, rude et prolongée, et inspiration faible et rude.

Il ne nous reste donc que les rudesses inspiratoires et du murmure vésiculaire, dont la valeur séméiologique est bien plus précieuse pour le diagnostic
très précoce de la tuberculose pulmonaire.

Dans tous les livres classiques, la rudesse inspiratoire est considérée comme l'anomalie la plus importante, comme celle qui doit être étudiée avec un soin tout particulier, et Grancher attache une si grande importance à ces anomalies, parlant à la rudesse, que pour lui ce n'est que sur cette dernière que l'on doit compter pour faire le diagnostic très précoce de la tuberculose pulmonaire.

Au début de mes recherches sur l'auscultation, lorsque je n'admettais encore que deux temps pour la respiration, j'attachais aussi une grande importance aux anomalies inspiratoires et surtout à la rudesse, ce que je fais encore aujourd'hui du reste; mais, depuis que les travaux d'Arthaud m'ont porté à admettre trois temps dans la respiration, depuis six ans que j'étudie les anomalies de l'inspiration et du murmure vésiculaire, au point de vue de leur importance, fréquence et précocité, je dirai, en présence des éléments si concluants, par moi patiemment recueillis, et malgré l'autorité d'Arthaud, que les anomalies de l'inspiration ne sont pas le signe capital, le premier signe de la tuberculose pulmonaire; à la période de germination, je dirai que, bien avant l'apparition de la *rudesse inspiratoire* et, en général, de toutes les anomalies de l'inspiration, j'ai rencontré la rudesse du *murmure vésiculaire*, seule, isolée, constituant, pendant un temps plus ou moins long, l'unique phénomène stéthoscopique de tuberculose pulmonaire, et que plusieurs cas de tuberculose pulmonaire incipiente, mentionnés sans phénomènes stéthoscopiques, appartiennent peut-être à cette catégorie.

La rudesse de l'inspiration peut, sans doute, apparaître ainsi isolée; mais alors, selon moi, plusieurs cas peuvent s'offrir.

La *rudesse inspiratoire*, en effet, peut être: 1° *totale*, c'est-à-dire, où elle peut occuper tout le temps de l'inspiration et nous donner le schéma suivant:

$$Mv$$
$$Ii \qquad Ei$$

2° elle peut être *partielle*, et, dans ce cas, *partielle finale* ou *partielle initiale*, et les schémas seront respectivement:

$$Mv$$
$$Ii$$
$$Ir \qquad Ei$$

$$Mv$$
$$Ir$$
$$Ii \qquad Ei$$

D'après mes observations personnelles, de ces trois espèces de rudesse, l'*initiale* est la seule qui puisse apparaître isolément; les autres (*totale* et *partielle finale*) sont toujours accompagnées d'anomalies du murmure vésiculaire.

Quelle est leur valeur séméiologique, au point de vue qui nous occupe?

La *rudesse inspiratoire initiale* est un fait d'observation bien vulgaire dans les bronchites, quand l'inflammation ne se propage pas jusqu'aux plus fines ramifications; les rudesses *totale* et *partielle finale* sont d'une grande valeur séméiologique, sans être, cependant, les premiers signes de la tuberculose pulmonaire; et toutes les fois qu'il m'a été donné de les observer, je les ai rencontrées jointes aux anomalies de Mv (*fort et rude, faible, rude*). Donc, au lieu de dire comme Grancher, et faisans que la rudesse débute presque toujours par l'inspiration et n'atteint que plus tard l'expiration, je dirai que, s'il en est ainsi dans les bronchites, dans la tuberculose elle commence presque toujours, par Mv. pour, plus tard, devenir perceptible dans l'inspiration et dans l'expiration. Et cela se conçoit aisément étant donné que la fréquence de ces différentes variétés de *rudesse respiratoire* dépend naturellement du siège des tubercules dans l'appareil broncho-pulmonaire et que ce siège n'est pas exclusif à certaines régions.

Pour une meilleur compréhension, rappelons, en quelques mots, la constitution anatomique du poumon, telle qu'elle est décrite dans les traités d'anatomie.

Le poumon, au point de vue de sa constitution anatomique, se compose essentiellement des parties suivantes : 1.° des lobules pulmonaires ; 2.° des canaux bronchiques ; 3.° des canaux d'hématose ; 4.° des vaisseaux de nutrition, destinés à nourrir l'organe ; 5.° des nerfs ; 6.° des tissus conjonctifs du poumon.

Les lobules pulmonaires, véritables poumons en miniature (Testut), sont de petits sacs membraneux, dont la cavité se remplit d'air pendant l'inspiration et dont les parois, très fines, servent de substratum aux vaisseaux de l'hématose. De forme et de valeur variables, chaque lobule présente un pédicule constitué par une des divisions des bronches, -le lobule est suspendu à la bronche comme une poire à sa tige- (Testut). Le pédicule se continue dans l'intérieur du lobule (bronchiole intralobulaire), où il se ramifie dichotomiquement un certain nombre de fois. Les dernières ramifications prennent le nom de bronches terminales ou bronchioles et vont s'ouvrir dans les acini.

Dans ceux-ci, il y a à distinguer le *vestibule*, d'où partent les canaux alvéolaires qui se dirigent vers les *infundibula*, ou cavités les plus grandes des acini.

Les parois des canaux alvéolaires sont creusées d'une série de logettes, en forme de nids d'abeille, qui sont les alvéoles.

Or, les travaux de Rindfleisch, Charcot et Grancher démontrent que les bacilles de Koch n'ont pas la même préférence par toutes les parties du poumon, mais qu'au contraire ils en ont une bien marquée précisément pour le point où les bronchioles terminales vont aboutir dans le lobule et s'aboucher avec les canaux alvéolaires, au niveau du pédicule de l'acinus : «Le tubercule se développe d'abord dans le vestibule, c'est à dire, dans cette petite dilatation de la bronchiole acineuse d'où partent les canaux alvéolaires» (Grancher).

Cette localisation s'expliquerait, d'après Rindfleisch, par l'existence des éperons des divisions bronchiques, qui empêcheraient les bacilles de descendre des branches supérieures, en les retenant.

Ce siège n'est pas exclusif et les germes peuvent aussi se déposer dans les branches d'un certain calibre, comme dans le fond des alvéoles pulmonaires.

La loi des courants nous apprend que, toutes les fois qu'un courant d'air passe d'un endroit plus large à un autre plus étroit, il donne naissance à des tourbillons d'air. Or, si les tubercules se localisent dans les vestibules, des deux choses l'une, ou bien ils oblitèrent complètement la cavité, ou bien ils permettent encore le passage de l'air, mais, alors, en tourbillons. Dans le premier cas, il y aura absence du murmure vésiculaire, et dans le second, le murmure deviendra rude.

Ainsi donc, par une action directe, les tubercules diminuent le calibre des vestibules, et, par une action indirecte, celui des canaux alvéolaires et des alvéoles, en y provoquant la congestion. Et c'est, probablement, à ce resserrement des vestibules, des canaux alvéolaires et des alvéoles, que doit être attribuée la rudesse de Mv. Or, comme les bronchioles sont en connexion intime avec ces différentes parties, le processus congestif peut se propager jusqu'à eux, et alors à la rudesse de Mv, nous aurons à ajouter la *rudesse inspiratoire finale*.

Ainsi s'explique que les tubercules puissent déterminer des modifications du murmure vésiculaire, sans que I et E subissent des altérations. Donc, l'intégrité absolue du lobule et une certaine vitesse du courant aérien sont les conditions fondamentales du murmure normal.

D'après l'exposition que nous venons de faire des divers signes physiques qui permettent de diagnostiquer la tuberculose pulmonaire, pouvons-nous conclure qu'ils appartiennent exclusivement à la tuberculose?

Non. Dans ces modifications des qualités physiques des bruits respiratoires il n'y a rien qui soit caractéristique ou propre du tubercule. Elles peuvent dépendre soit de la présence des tubercules, soit de n'importe quelle autre lésion broncho-alvéolaire. Ainsi les affections inflammatoires des bronches, l'état congestif du poumon (congestions aiguës ou chroniques, actives ou passives, primitives ou secondaires), la pneumonie, la broncho-pneumonie, l'emphysème, peuvent produire des altérations des bruits respiratoires indépendamment de tout processus tuberculeux. Dans la bronchite, par exemple, l'inflammation catarrhale de la muqueuse bronchique peut être limitée aux grosses et moyennes bronches, ou envahir les dernières ramifications, celles qui sont en connexion immédiate avec les canalicules et les alvéoles pulmonaires. Comme la lésion fondamentale de la bronchite est la fluxion (Jaccoud), cette turgescence peut, dans la première période de la bronchite, c'est-à-dire, indépendamment de toute sécrétion, produire des sténoses ou obstructions, capables de provoquer des modifications des bruits respiratoires.

Si l'inflammation ne dépasse pas les grosses et moyennes bronches, le resserrement produit par la tuméfaction ne retentira nullement sur les caractères physiques des bruits et le schéma de l'auscultation sera normal:

Fig. 1

Mais, si l'inflammation se propage aux dernières ramifications bronchiques, la fluxion produira le resserrement ou l'obstruction des bronchioles.

Dans le premier cas, la rudesse inspiratoire sera totale; mais, par suite des rapports intimes qui unissent les alvéoles aux bronchioles terminales, le murmure vésiculaire subira aussi des modifications. Le schéma deviendra donc:

Fig. II

Dans le second cas, deux ordres de phénomènes peuvent se présenter:

* L'oblitération est absolue, l'entrée et la sortie de l'air dans l'alvéole deviennent impossibles; l'air préalablement contenu dans les alvéoles afférents aux canaux imperméables provoque la dilatation mécanique des vésicules. Le schéma sera:

Fig. III

La respiration deviendra donc discontinue, I et E légèrement soufflantes. Si l'obstruction cesse, le schéma deviendra celui ci-dessus indiqué.

Cette transformation du schéma, en cas d'obstruction, montre bien que, dans la bronchite, les alvéoles ne sont que dilatés et non pas forcés comme dans l'emphysème.

Un autre résultat possible de l'obstruction, qui est très fréquent chez les enfants (Jaccoud), c'est l'*atélectasie*, collapsus pulmonaire, ou état fœtal, de Legendre et Bailly.

D'après Jaccoud, le phénomène se produit de la manière suivante: Sous l'influence de fortes expirations ou d'accès de toux, l'air contenu dans les alvéoles pulmonaires s'échappe petit à petit, et comme il n'est pas renouvelé, arrive un moment où les vésicules, devenues tout à fait vides, s'affaissent. Le schéma deviendra alors égal à celui de la Fig. III, avec I = ou 0.

Dans l'emphysème intense, les bruits respiratoires peuvent disparaître presque en totalité, car la pression intra-thoracique, très élevée alors, ne laisse pas circuler l'air; tandis que dans les cas d'emphysème peu intense, les bruits respiratoires, affaiblis ou non, deviennent rudes, l'inspiration est bruyante, humée, le murmure vésiculaire faible et rude et l'expiration rude et prolongée.

Les congestions pulmonaires, elles aussi, sont capables de provoquer des modifications des bruits respiratoires. La respiration supplémentaire est, comme on le sait, accompagnée d'un certain degré de congestion révélée par les autopsies (Grancher). Si la congestion augmente et dépasse les limites physiologiques, la respiration, tout en étant forte, devient rude en même temps, et (fait important au point de vue clinique) de cette rudesse l'on peut déduire le degré de la congestion, signe précurseur de l'asphyxie (Grancher).

De tout ce que nous venons de voir il résulte que les signes physiques que nous avons étudiés ne suffisent pas, par eux-mêmes, à nous fixer sur la cause de ces anomalies, et qu'il faut prendre en considération certaines particularités de siège, de succession, la marche de la maladie, les antécédents héréditaires et personnels du malade, pour pouvoir conclure que les anomalies physiquement constatées sont liées à la présence et à l'évolution des tubercules (Jaccoud) (1).

Eichhorst (2) dit à peu près la même chose en parlant du diagnostic physique des maladies de l'appareil respiratoire:

«Les méthodes physiques d'investigation — dit-il — ne peuvent conduire qu'à des conclusions physiques; elles ne renseignent que sur la constitution physique des organes respiratoires. Les tableaux morbides sont complètement étrangers à ces procédés d'investigation, et il appartient uniquement à l'observation et à l'interprétation cliniques d'adapter convenablement les résultats de l'exploration physique au tableau nosologique».

Tels sont les faits principaux que les maîtres, vieillis dans une longue pratique de la clinique, enseignent, par la parole et par l'écrit, aux débutants dans l'art si difficile de guérir, à la jeunesse, souvent sourde aux salutaires conseils.

Pour ma part, combien de chagrins ne me serais-je pas épargnés, si, moins injuste envers les méthodes d'examen physique, qu'aujourd'hui je défends avec tant d'ardeur, j'avais écouté ces maîtres! Combien de grossières erreurs de diagnostic, partant de pronostic et de thérapeutique, n'aurais-je pas évitées!

Le paludisme m'a fourni les meilleurs éléments de cette ap-

---

(1) *Pathologie interne*, T. II, pag. 359, Paris, 1883.
(2) *Traité de Diagnostic médical*, pag. 352, Paris, 1890.

précaution, pendant mon séjour en Afrique (1889-1900), où j'ai eu l'occasion d'examiner et de soigner plusieurs cas de malaria, maladie très fréquente dans ces inhospitalières contrées, et qui, à elle seule, constitue, pour ainsi dire, toute la pathologie africaine.

L'intérêt spécial que j'ai toujours porté aux maladies de l'appareil respiratoire, dès le début de mes études médicales, et l'enseignement si profitable que j'en ai reçu dans les cliniques de mes maîtres, ont fait que cet organe de mes malades attirait toujours toute mon attention, et un fait m'impressionnait particulièrement alors, celui de la constatation d'anomalies respiratoires des sommets des poumons et surtout celles de gauche.

Chez ceux dont le paludisme était récent, comme chez les nouveaux arrivés, par exemple, ce qui prédominait surtout, c'était l'anomalie de timbre, sous la forme de rudesse inspiratoire et du murmure vésiculaire. Chez ceux qui étaient atteints de paludisme chronique, comme les indigènes et les individus ayant séjourné 10, 15 ou 20 ans en Afrique, prédominaient alors les anomalies d'intensité, sous la forme de respiration très faible, ou totalement abolie des sommets.

Jeune encore et inexpérimenté, je ne voyais dans le diagnostic médical qu'une de ses parties, c'est-à-dire, les résultats de l'exploration physique, et en dédaignant alors l'interprétation clinique, j'ai été porté très souvent à diagnostiquer la tuberculose rien que par la constatation de ces anomalies, qui, il est vrai, dans quelques cas s'imposaient, non seulement par leur localisation, bien limitée aux sommets, comme aussi par leur persistance même hors des périodes fébriles. Une chose m'intriguait cependant, c'était de voir que, malgré l'action combinée de tant de causes dépressibles de l'organisme, telles que le climat, les attaques répétées de malaria, l'alcoolisme, l'anémie palustre, le manque d'hygiène enfin, la maladie ne progressait pas chez mes pseudo-tuberculeux! Je trouvais cela simplement extraordinaire, habitué comme je l'étais, à voir, dans la tuberculose pulmonaire, abandonnée à elle-même, une maladie à marche presque toujours rapide et fatale, bien que susceptible de périodes de repos plus ou moins longues et, très souvent même, se moquant des efforts acharnés pour l'enrayer dans sa marche. Je me demandais alors si la tuberculose africaine serait par hasard bien différente de la tuberculose européenne et plus bénigne que cette dernière; dans ce cas, à quoi attribuer cette bénignité? A quelque action des toxines paludéennes sur le bacille de Koch, sans doute?

Et je cherchais, en vain, dans tous les traités de pathologie, le prétendu an-tagonisme entre la malaria et la tuberculose, quand un jour je fus appelé pour voir un jeune homme de 25 ans, de constitution robuste, employé de commerce, récem-ment arrivé à Inhambane.

Atteint pour la première fois de fièvre paludéenne, ce jeune homme payait, sous de mauvais auspices, son tribut à cette terrible maladie. L'intensité de la fièvre était telle (température élevée, diarrhée, céphalée intense) que, craignant, dans mon inexpérience de la maladie, quelque accident pernicieux, j'ai réclamé la présence d'un de nos collègues, profond connaisseur de la pathologie africaine.

Le malade fut soigneusement examiné; comme il se plaignait en même temps d'une dyspnée intense, l'appareil respiratoire a été l'objet d'un examen spécial. L'auscultation révéla l'existence d'une respiration affaiblie et rude, dans toute l'étendue des poumons et, d'espace en espace, des foyers pulmonaires, se tradui-sant par une légère sous-matité à la percussion, une respiration discontinue, avec I faible et rude, E un peu prolongé et légèrement soufflante; le murmure vésiculaire remplacé par des crépitations très fines, moins sèches que celles de la pneumonie, perceptibles dans les respirations profondes et surtout aux bases.

En harmonie avec le diagnostic fait, on a institué immédiatement le traite-ment quinique, à haute dose, lequel, attendu la gravité des cas, a été appliqué sous forme d'injections sous cutanées. La diarrhée ne fut pas combattue, car nous l'avons jugée favorable comme décongestif du poumon; et contre la dyspnée nous nous li-mitâmes à des applications de cataplasmes sinapisés.

Le lendemain, le malade était apyrétique, la respiration était plus facile et les phénomènes stéthoscopiques de la veille se trouvaient plus atténués, particulie-rement aux bases.

Par mesure de prudence on a continué l'usage de la quinine, à la dose de 0,60 par jour. La fièvre avait complètement disparu et le 3e jour les phénomènes pulmonaires avaient aussi disparu, presque en totalité, excepté aux sommets; mais des révulsifs ayant été appliqués sur ces parties, vers le onzième jour la res-piration se faisait sans peine dans le sommet droit, tandis que dans le gauche la rudesse inspiratoire et celle du murmure vésiculaire persistaient encore, et plus particulièrement dans l'espace infrascapulaire. Cette rudesse a disparu, enfin, par l'application de pointes de feu, et la respiration revint alors à la normale.

J'ai eu l'occasion d'observer ces mêmes phénomènes chez d'autres malades, ce qui démontre que ces anomalies respiratoires sont dues à des congestions simples de poumon, qui acompa-gnent très fréquemment les fièvres telluriques.

Souffrant d'impaludisme chronique, par suite de l'impaludisme aigu que j'ai contracté en Afrique, j'ai eu l'occasion d'observer, chez moi-même, des cas très curieux.

Depuis que j'habite l'Europe, où je suis venu à l'âge de 10 ans, les accès ty-piques dont j'étais atteint dans mon pays, et même pendant les premières années de ma résidence en Portugal, se sont complètement modifiés, sous l'influence d'un meilleur climat, sans doute. Ils ont pris la forme larvée, caractérisée par des trou-bles fonctionnels, en général non fébriles, que Maillat, Dutroulau et Laveran consi-dèrent comme très exceptionnels. De temps à autre, j'étais tourmenté par des maux de tête violents, qui simulaient parfaitement la migraine, et par des névralgies sus-orbitaires et intercostales, si fortes que, dans la crainte d'une pneumonie, je suis allé consulter un médecin.

Tous ces troubles apparaissaient d'une manière périodique, duraient quelques jours et disparaissaient enfin, par l'emploi de la quinine à haute dose.

A l'époque où je fréquentais le service du prof. Potain, à Paris, j'ai eu de ces attaques de paludisme, et très curieuses, car le trouble fonctionnel qui alors me tourmentait le plus, la toux, je ne l'avais jamais éprouvé. Tous les soirs, vers dix heures, après avoir bien passé la journée et dîné avec appétit, j'éprouvais un malaise général accompagné de frissons. Puis, une légère réaction fébrile se produisait, après laquelle j'étais assailli par une toux sèche, spasmodique, avec des accès si fréquents et si violents qu'à peine me laissaient ils un moment de repos, et qui, sans aucune intervention de ma part, cessait, au bout d'une $\frac{1}{2}$ heure environ, pour faire place à une transpiration cutanée peu abondante.

La première fois que ce phénomène se manifesta chez moi, je me trouvai en compagnie de quelques amis, que j'ai dû quitter pour ne pas les gêner par mes accès de toux, et comme il se reproduisit pendant cinq soirées de suite, j'ai pris le parti, conseillé par M. Lamy, alors chef de clinique, d'aller consulter le maître des maîtres, Potain, qui après m'avoir ausculté et examiné, avec la perspicacité qui le caractérisait, ayant trouvé que j'avais le foie volumineux et un foyer congestif au niveau de l'espace infra-claviculaire gauche, me conseilla l'usage de la quinine, des applications de révulsifs, au niveau du sommet pulmonaire gauche, et du repos.

Vingt jours après, je me sentais déjà bien; le foie avait sensiblement diminué de volume et du foyer congestif on ne décelait, comme trace, qu'une respiration rude, qui disparut complètement, au bout de quelque temps.

Ce fait démontre combien la malaria, par ses congestions pulmonaires, peut simuler la tuberculose, et quelle en est la difficulté du diagnostic différentiel. N'ai-je pas été déclaré tuberculeux, il y a deux ans, par un de mes collègues de Lisbonne, dont le diagnostic, heureusement, a été formellement démenti, deux ans après, par l'usage de la quinine?

Dans les bronchites, comme nous avons déjà eu l'occasion de voir, des anomalies respiratoires peuvent se produire, indépendamment de tout processus tuberculeux. Et, fait important, la rudesse peut persister pendant des mois, même pendant une année (comme Grancher l'a montré), constituant un signe révélateur d'une altération permanente du poumon. Il en est de même pour le processus congestif. Les arthritiques, par exemple, sont prédisposés, comme on le sait, aux congestions pulmonaires, si bien étudiées par Le Breton, et qui peuvent se présenter sous les formes aiguë ou chronique.

Les formes aiguës sont les plus intéressantes pour notre cas, car, par leur localisation, de préférence aux sommets, elles peuvent mener facilement au diagnostic de tuberculose. En général l'hyperhémie disparaît lentement et, quinze jours ou trois semaines après, l'hémoptysie, le parenchyme pulmonaire réacquiert sa perméabilité, sans qu'il soit possible de déceler la moindre altération de la respiration; mais, des fois, comme j'ai eu l'occasion de constater, elle peut persister pendant des mois, et alors le diagnostic de tuberculose peut être évoqué.

Il résulte de ce que nous venons d'exposer que le fait de l'existence de la rudesse, ou de toute autre anomalie respiratoire, encore que bien localisée et persistante, dans l'un des sommets, n'autorise nullement à faire le diagnostic de la tuberculose. Elle doit, comme le dit si bien Jaccoud, inspirer de justes craintes, car l'expérience a montré que les anomalies respiratoires des sommets pulmonaires dépendent plutôt de la tuberculose que de toute autre altération; mais, enfin, c'est une présomption dont la confirmation doit être cherchée dans l'ensemble de l'histoire du malade, et, le plus souvent, dans l'observation ultérieure.

Deuxième phase

Cette phase, nommée aussi *période de conglomération*, est caractérisée anatomiquement par la réunion des tubercules entre eux, d'où l'infiltration du poumon.

C'est dans cette phase qu'il est possible, dans la majorité des cas, de faire le diagnostic de la tuberculose à son début, pour les raisons suivantes, selon moi:

Parce que, d'abord, c'est alors la maladie elle-même qui pousse le malade, le plus réfractaire, à aller consulter un médecin sur l'un quelconque des phénomènes qu'il éprouve pour la première fois, ou qu'il avait déjà éprouvé, mais qui n'était pas encore de nature à attirer sérieusement son attention ou celle de sa famille. Ensuite, parce que c'est dans cette phase que le diagnostic différentiel entre la tuberculose et les divers états pathologiques (fièvres paludéennes; fièvres intermittentes, symptomatiques des suppurations viscérales; la chloro-anémie, la dyspepsie; les hémoptysies des cardiopathies, des intoxications, des infections à tendance hémorrhagique, etc., etc.) susceptibles de la simuler est plus facile à faire, grâce à la plus grande netteté des symptômes.

Dans cette phase, comme dans la précédente, nous avons aussi trois ordres de symptômes généraux, fonctionnels et physiques, sur lesquels je n'insisterai pas, car ils sont minutieusement décrits dans tous les ouvrages classiques.

Les symptômes généraux sont les mêmes de la phase de germination, à cette seule différence, que l'amaigrissement et l'anémie deviennent plus prononcés ; la fièvre plus intense y affecte presque toujours une forme intermittente quotidienne, avec des accès vespéraux ; les sueurs, d'abord localisées à la poitrine, se généralisent.

Ce dernier symptôme a fourni le sujet d'une thèse intéressante à plusieurs titres, et présentée dernièrement à la Faculté de médecine de Paris, par le dr. Bonic [1]. Dans ce travail, l'auteur étudie, avec profondeur et criterium, l'hyperhydrose de la tuberculose pulmonaire, qu'il y considère comme un des symptômes le plus constants et le plus importants, qui permet souvent de prévoir la tuberculose et, si elle est à craindre, d'agir en conséquence. Par l'étude de sa pathogénie, Bonic en tire des conclusions entièrement nouvelles et d'une grande importance pratique, dans le traitement de ce symptôme si rebelle, qui cause fréquemment le désespoir du malade et du médecin.

Je ne veux pas m'étendre sur leur description, mais j'insisterai, cependant, sur les symptômes fonctionnels, parce que leur valeur diagnostique est très grande, et que, presque toujours, ainsi que je l'ai dit plus haut, ce sont eux qui obligent le malade à consulter un médecin, et celui-ci à penser à la tuberculose.

Il est, en effet, curieux de constater, quand on interroge un malade, soit sur son amaigrissement, soit sur sa fièvre, soit sur sa transpiration, qu'il vous répond presque toujours par la négation, quand ces phénomènes sont peu accentués, et dans le cas contraire, qu'il s'efforce à justifier leur existence, en les expliquant à sa manière. Ainsi, par exemple, une demoiselle répondra : Oh ! je n'ai jamais été d'un embonpoint excessif ! et sa mère d'ajouter : ma fille se nourrit de si peu de chose que je m'étonne qu'elle ne soit pas plus maigre. S'il s'agit d'un pauvre ouvrier, de ceux dont la vie n'est qu'une série ininterrompue de souffrances et de privations de toutes sortes, il répondra : Oui, je me sens faible, en réalité, mais que voulez-vous ? mes ressources sont bien limitées et insuffisantes pour me nourrir convenablement, ainsi que ma famille. Un autre vous dira, à propos de sa fièvre ; qu'il éprouve presque tous les soirs une sensation de froid, suivie d'une sensation de chaleur, mais que c'est de la faiblesse et que tout disparaît dès qu'il prend quelque chose.

---

[1] Victor-Henri Bonic. — De la Sécrétion sudorale dans la Tuberculose pulmonaire. — Paris 190?.

Ces réponses sont dictées par la crainte de se savoir phthisique, par l'effroi de cette torture lente, de cette souffrance morale, plus horrible encore que la souffrance physique, à laquelle elle vient s'ajouter, de se voir un être dangereux pour la société, pour les siens, de ne pouvoir embrasser sa femme ou son enfant sans remords de conscience.

Et le malade, qui sait que la phthisie use l'organisme, qu'elle provoque l'apparition des sueurs et la sensation de chaleur, croit, en niant qu'il éprouve ces phénomènes, dévier l'attention du médecin.

Mais, s'il s'agit de ces points de côté qui arrachent des cris aux malades et qui émeuvent les cœurs les plus endurcis, de ces toux horribles qui rendent les nuits des tuberculeux un véritable supplice, ou d'une hémoptysie qui inspire la terreur, le malade, alors, au lieu de chercher à justifier ces symptômes, les décrit minutieusement, le plus souvent en les exagérant. C'est que, comme dit Peter, «le symptôme le plus tapageur étant celui qui parle le plus haut, c'est de lui que se plaint surtout et d'abord le malade. Il souffre, se plaint de ses souffrances et veut qu'on l'en délivre, la douleur étant pour lui tout son mal».

Parmi les symptômes fonctionnels on doit énumérer plus spécialement, à cause de sa fréquence, la toux, dont les caractères varient selon les circonstances. Quand elle est accompagnée de phénomènes bronchiques, elle prend la forme catarrhale simple, de laquelle elle se distingue, cependant, par sa persistance et par la forme quinteuse qu'elle revêt. Sans les phénomènes bronchiques, elle est sèche, saccadée, convulsive, assez semblable à la toux nerveuse. Si elle est jointe à l'adénopathie trachéo-bronchique, elle peut simuler la coqueluche tellement bien que Guéneau de Mussy l'a désignée sous le nom de toux coqueluchoïde, car, ainsi que la coqueluche, elle est accompagnée de vomissement, et très souvent de palpitations, mais sans l'inspiration longue et sibilante de cette dernière maladie.

La toux de la tuberculose, comme tous les accidents nerveux en général, pouvant apparaître sous l'influence de causes multiples, se manifeste plutôt, et aussi à son maximum d'intensité, la nuit.

Il y a des malades, et j'en ai connus, chez lesquels la toux commence à 5 heures de l'après-midi, continue sans interruption pendant la nuit et ne cesse, ou pour mieux dire, ne diminue d'intensité que vers les 2 ou 3 heures du matin, heure à laquelle ils peuvent, enfin, se reposer un peu. C'est en vain que ces malheureux supplient qu'on fasse cesser leur toux ; hélas! les médecins y sont souvent impuissants, car elle résiste même aux plus énergiques calmants.

La 2ᵉ phase est, par excellence, la phase des hémoptysies, dues, sans doute, aux congestions qui accompagnent l'évolution des tubercules (congestions periphymiques de Peter).

D'autres fois, la fluxion hémorrhagique se manifeste, non pas dans le poumon, mais dans un autre point quelconque de l'appareil respiratoire, comme, par exemple, au niveau de la muqueuse pituitaire. Et que d'épistaxis d'origine tuberculeuse considérées comme banales! J'ai bien présent à la mémoire le cas d'une jeune fille, chez laquelle les épistaxis, rebelles à tout traitement conseillé en rhinologie, ont disparu, comme par enchantement, après la révulsion énergique des fosses infraclaviculaires. Cette malade présente aujourd'hui des signes bien évidents de tuberculose pulmonaire.

Des douleurs thoraciques, vulgairement appelées points de côté, ce sont celles des sommets qui jouissent d'une plus grande valeur diagnostique, surtout dans la tuberculose pulmonaire de la vieillesse, plus fréquente qu'on ne le pense, et attribuables, le plus souvent, au rhumatisme.

Peter (¹) qui les a étudiées avec soin, leur consacre des pages très substantielles dans sa *Clinique Médicale*, pages où le brillant de la phrase s'allie à la clarté des idées et dignes d'être consultées comme une primeur dans l'espèce. L'auteur, après une brève étude séméiologique de la névrite intercostale symptomatique de la tuberculisation et de la névralgie intercostale de la chloro-anémie, y arrive à cette conclusion, que la douleur des sommets est un des symptômes, le plus constant, de la tuberculisation pulmonaire, et par cela même un de ses signes les plus probants.

Je suis pleinement d'accord avec Peter, et la phrase «Fiez-vous y donc» qu'il emploie en parlant de ces points de côté m'a déjà servi d'indicatrice précieuse dans la découverte de la tuberculose, là où je m'y attendais le moins.

La dyspnée subjective est, en général, minime dans cette phase et en rapport avec le peu d'extension des lésions pulmonaires; et elle ne devient manifeste que sous l'influence de la toux,

---

ou de tout autre effort qui oblige le fonctionnement complet du poumon. Mais, à l'aide du pneumographe, on peut cependant constater l'existence d'anomalies dans les mouvements respiratoires: fréquence, diminution d'amplitude, inégalité du rythme, inspiration courte suivie d'expiration plus longue (Brouardel, Hirtz, Regnard).

M'étant déjà occupé des signes physiques dans les pages précédentes, j'ajouterai seulement qu'ils sont d'une constatation plus facile et qu'ils varient depuis le commencement jusqu'à la fin de cette phase, d'harmonie avec les progrès de la lésion pulmonaire.

Tout à fait au début, c'est-à-dire quand les tubercules commencent à se réunir, l'air contenu dans les alvéoles pulmonaires diminue, sans être expulsé complètement. L'inspection et la palpation ne fournissant pas alors des résultats appréciables, les seuls signes que l'on peut constater sont ceux obtenus par la percussion et par l'auscultation.

La percussion donne, en ce cas, une sonorité élevée, légère, sans matité par suite de l'affaissement du poumon.

C'est ici que devient recommandable l'intéressant procédé de percussion dénommé *Dactyloplessimie verticale*.

Ce procédé n'est que la percussion digito-digitale, à cette seule différence près que le doigt percuté, au lieu de s'appuyer entièrement sur l'espace intercostal, comme on le pratique ordinairement, doit être fléchi à angle droit, au niveau de l'articulation phalango-phalangienne, de sorte que la phalangine et la phalangette forment comme une tige rigide. La pulpe du doigt fléchi s'appuie alors sur la poitrine et permet ainsi de percuter la moindre surface du poumon et d'éviter que de petites zones de matité échappent à la percussion. Toutes les fois que je crois qu'une percussion absolue est de rigueur, j'ai plutôt recours à ce procédé si simple qu'à l'emploi du plessigraphe, recommandé, en pareil cas, par quelques auteurs.

D'après le dr. Garcin (de Vera Cruz), la priorité de cette découverte revient à son compatriote, déjà décédé, le dr. Garmendia, qui, en 1889, a fait de la dactyloplessimie verticale l'objet de sa thèse inaugurale, soutenue devant la Faculté de médecine de Mexico. Mais ce qu'il y a de certain, c'est que Plesch (de Budapest), ignorant, à ce qu'il paraît, les travaux de Garmendia, a préconisé, plus tard, ce même procédé. Donc, en honneur de ces deux illustres cliniciens, la dactyloplessimie verticale mérite d'être désignée sous le nom de «procédé Garmendia-Plesch» (1).

Il est toujours utile de corroborer les résultats de la percussion digito-digitale par la percussion auscultatoire (transsonnance plessimétrique de Guéneau de Mussy), qui consiste à percuter doucement la clavicule ou le sternum en appliquant l'oreille contre les fosses sous et sus-épineuses: on entend alors, si le poumon est sain, un bruit métallique et vibrant, tandis que, s'il y a induration, le son est obscur.

En ce dernier cas, l'auscultation révèle une diminution de Mv., avec I et E faibles, ou fortes et rudes, la rudesse pouvant exister aux deux temps, ou seulement pendant l'expiration.

Le schéma de la 2e phase à son début sera donc:

$$V = \text{ou} \downarrow \text{ légèrement}$$
$$S - \text{(légère sous-matité)}$$
$$Mv \begin{cases} I + \text{ou} - \text{rude} \\ E \pm (i) \\ (i) \text{ léger} \end{cases}$$

Plus tard, quand l'évolution des tubercules et l'infiltration progressent, le tissu pulmonaire se transforme en une masse plus ou moins compacte, ressemblant, au point de vue de son imperméabilité, au poumon hépatisé; alors les signes physiques apparaissent au complet et à l'inspection on peut constater, au niveau du sommet atteint, une dépression ou aplatissement du thorax, qui s'accentue davantage dans les périodes ultérieures, et les vibrations vocales augmentées. A la percussion, le son tympanique est remplacé par de la matité à tonalité élevée, tandis que la sensation de résistance devient très appréciable au doigt percuté.

L'auscultation révèle aussi des modifications importantes et en rapport avec l'induration et l'imperméabilité du parenchyme pulmonaire; le murmure vésiculaire disparaît complètement et la respiration devient discontinue avec I et E soufflantes et rudes (souffle bronchique), l'expiration prolongée et il se produit, en même temps, un retentissement de la voix ou bronchophonie.

De sorte que le schéma, à ce moment-là, sera le même que celui qui caractérise toute induration pulmonaire, à savoir:

<hr>

(1) Voir : «Semaine Médicale», 1901, pag. 139, et 1902, n.º 32 (7 décembre)

$$V +$$
$$S - \text{ou } 0$$
$$Mv. \; 0 \begin{cases} I + \longrightarrow \text{râles secs} \\ E + \longrightarrow 0 \\ + (I) \text{ saccadée} \end{cases}$$

Mais ce schéma peut être modifié par l'intervention d'un nouveau facteur, le catarrhe bronchique, qui accompagne, presque toujours, les lésions tuberculeuses.

Aux phénomènes indiqués peuvent s'ajouter des signes adventices (râles secs ou humides), qui subissent des modifications, eux aussi, au fur et à mesure que la bronchite envahit les bronches d'un plus gros calibre; et dans ce cas le schéma plus complexe sera:

$$V +; S - \text{ou } 0$$
$$Mv. \; 0 \begin{cases} I + \longrightarrow \text{râles} \\ E + \longrightarrow 0; \text{râles} \\ + (I) \end{cases}$$

Il peut y avoir aussi obstruction temporaire des bronches et le schéma sera:

$$S \; 0 \; V \; 0$$
$$R \; 0 - \text{Silence respiratoire.}$$

Ces schémas peuvent être unis ou bilatéraux, et, dans ce dernier cas, ils se présentent sous la forme de matité croisée de Gerhardt.

Arrivé à la limite extrême du diagnostic précoce, je m'arrêterai ici, pour ce qui concerne les tuberculoses en évolution, le caractère de cet travail ne me permettant pas de m'allonger davantage.

A la période *initiale* ou de *diagnostic précoce* succède, en effet, la *période d'état*, période classique par excellence, déjà connue et admirablement décrite par Arétée, cinquante ans avant l'ère chrétienne. Mais le diagnostic à cette période est déjà bien tardif et presque d'aucune utilité, car le malade n'est plus alors un tuberculeux, mais bien un phthisique confirmé.

DEUXIÈME PARTIE

Tuberculoses latentes

Je ne me suis occupé jusqu'ici que des tuberculoses en activité, qui, comme on a eu l'occasion de le voir, comprennent des modalités variées et bien intéressantes.

J'ai montré, au moins en partie, toute l'importance que peut avoir leur connaissance, car d'elle dépend la facilité du diagnostic précoce, base essentielle de la prophylaxie, du pronostic et du traitement.

Maintenant, et d'accord avec le programme que je me suis tracé, je vais m'occuper d'un autre groupe de tuberculoses, très fréquent et d'un grand intérêt pratique: de la *Tuberculose latente*, et étudier les signes susceptibles de révéler l'influence tuberculeuse, indépendamment de toute manifestation spécifique actuelle, ou, en d'autres mots, étudier la séméiotique de la tuberculose *en puissance*, pour me servir d'une expression de Fournier, employée à propos de la syphilis.

Il faut, naturellement, avant tout, définir ce que l'on entend par *tuberculoses latentes:*

Par *tuberculoses latentes* on doit comprendre tous les cas dans lesquels les lésions tuberculeuses ont complété leur évolution pour aboutir à la sclérose pulmonaire, terme dernier et irréductible de toute inflammation, qu'elle soit franche ou infectieuse (Arthaud).

On sait que la tuberculose est guérissable, et l'éminent professeur Grancher ajoute même qu'elle est la plus guérissable de toutes les maladies chroniques. Cette vérité est admise par tous et démontrée par des faits cliniques et anatomo-pathologiques.

Les preuves anatomo-pathologiques abondent, et ils sont nombreux les cas d'individus morts d'autres maladies ou d'accidents, chez lesquels l'autopsie a révélé l'existence de cicatrices froncées, avec des indurations sous-jacentes, des rétractions superficielles, si bien décrites par Laënnec et que celui-ci considère comme tout-à-fait caractéristiques de lésions tuberculeuses cicatrisées.

Voyons, en effet, ce que dit un des hommes les plus illustres de France, Brouardel, professeur de médecine légale:

«Il n'y a guère d'autopsies pratiquées sur des individus morts de cause violente et habitant Paris depuis plus de dix années qui ne montrent pas de lésions tuberculeuses, souvent guéries, soit par transformation crétacée, soit par cicatrisation fibreuse» (Réponse à Knopf [1] sur la question: «Quelle proportion de tuberculoses méconnues et guéries (cicatrisées ou calcifiées) avez-vous

____

(1) Knopf. — *Les Sanatoria*, pag. 85.

constatée dans les autopsies de sujets morts d'autres affections?).
Arthaud et Pilliet estiment à 50 °/₀ les cas de tuberculose
latente, chez des sujets ayant succombé à d'autres maladies. Ce
chiffre est bien éloquent, et c'est le cas de dire que celui qui
n'est pas tuberculeux l'a déjà été ou le deviendra plus tard.
Carswell (de Londres) avait donc raison, quand en 1838 il disait:
«L'anatomie pathologique n'a peut-être jamais donné de preuves
plus décisives de la guérison d'une maladie que celles qu'elle a
données pour la phthisie pulmonaire (¹)».

Les preuves cliniques nous sont fournies pas ces nombreux
cas de guérison obtenus dans les sanatoria et je suis pleinement
convaincu qu'il n'y a pas un seul médecin qui n'ait eu l'occasion
de constater des faits identiques dans sa pratique journalière,
même en dehors de ces établissements.

Cependant, ces cas de guérison sont subordonnés au peu
d'extension des lésions pulmonaires, à l'état général des malades
et au milieu dans lequel ils vivent. Il ne s'agit pas, naturellement,
de la régression du tissu pulmonaire à l'état primitif, mais d'une
guérison par arrêt du processus tuberculeux avec formation de
cicatrices (sclérose).

Mais, si au point de vue anatomo-pathologique il est permis
d'affirmer rigoureusement la guérison radicale de la tuberculose,
parce que nous voyons la transformation fibro-crétacée complète
du tubercule et que nous constatons l'absence du bacille ainsi
que le résultat négatif des inoculations, cliniquement, il est de
toute prudence de ne pas le faire, car le tubercule fibreux ou ci-
catrisé, chez le malade en apparence guéri, peut, d'un moment à
l'autre, reprendre sa vigueur, tel le volcan que l'on croit éteint,
couvre de ses cendres des villes et des villages entiers. Combien
d'individus, atteints de cette maladie à l'âge de 20 ans, ne sont-ils
pas morts de la phthisie, après une apparente guérison complète
et au bout de 20 ou 30 ans seulement?

Donc, en présence de ces cas, le doute pouvant persister, l'on
doit toujours se demander s'il s'agit d'une nouvelle infection venue du dehors ou bien d'une rechute.

Comme en matière de tuberculose il est cliniquement impossible de résoudre ces questions, je n'oserai jamais annoncer la
guérison, dans le sens rigoureusement anatomique du mot et,

(¹) CARSWELL, in KNOPF, pg. 21.

comme dit Fournier à propos de la syphilis, je dirai de la tuberculose qu'on l'étouffe sans l'éteindre. Cette manière de voir est avantageuse pour le médecin et encore plus pour le malade; c'est pourquoi je préfère à l'expression «tuberculose guérie» celle plus modeste et plus en harmonie avec les faits cliniques de «tuberculose latente ou étouffée.» La guérison, économiquement renfermée dans un mot!

*   *   *

Dans l'étude des tuberculoses dites latentes, il est de tout intérêt d'agir comme pour les tuberculoses en évolution, c'est-à-dire, de diagnostiquer au plus tôt, car, si celles-ci sont d'autant plus guérissables qu'on les soigne sans retard, il faut, dans la limite du possible, éviter la réapparition de celles-là, dont les attaques ultérieures revêtent une plus grande gravité, comme le démontre l'observation.

D'une manière générale, le poumon affecté de sclérose d'origine tuberculeuse est un poumon, comme dit Arthaud, pathologiquement constitué, pouvant porter en lui-même les éléments de sa destruction, de sa ruine prochaine.

Il est inutile, je pense, d'insister sur un tel sujet, et l'importance de l'étude de la tuberculose latente, étouffée, pour me servir de l'expression de Fournier, peut se résumer dans cette vieille formule «En médecine, prévenir vaut mieux que guérir». Efforçons-nous donc d'empêcher que les sains puissent contracter cette maladie, et n'oublions pas que ceux qui ont pu en être guéris sont susceptibles de devenir, par régression, des candidats futurs de la tuberculose franche. C'est une question de prophylaxie et rien plus.

Cependant, l'étude des tuberculoses latentes n'a jamais attiré beaucoup l'attention des pathologistes, soit anciens, soit modernes, et je pourrais citer plus d'un traité classique qui n'y fait pas la moindre allusion, voire des livres de pathologie spéciale, où ce sujet est à peine mentionné. Il en résulte que la génération actuelle des médecins reste indifférente, pour ne pas dire étrangère, à ce problème si intéressant.

Est-il possible de diagnostiquer, d'une manière précoce, ces tuberculoses?

Je crois que oui, et quoique les difficultés de ce diagnostic soient grandes, j'ose essayer de l'établir, escomptant d'avance la bienveillance de mes lecteurs.

En somme, puisqu'il est possible, pour la syphilis et pour la lèpre, de faire le diagnostic rétrospectif, en se basant sur les stigmates laissés par l'infection, pourquoi n'en serait-il pas de même pour la tuberculose, qui leur ressemble tant?

Pour la syphilis, par exemple, en présence d'une paralysie ovulaire subite ou d'un ulcère à la jambe, on établit le diagnostic rétrospectif, en interrogeant le malade sur la possibilité d'une infection antérieure, tout en cherchant les traces laissées par cette maladie, telles que cicatrices commissurales, celles du pharynx, celles de Perrot, etc., qui, par leur localisation spéciale, sont d'une plus grande valeur.

Si le résultat de l'enquête est positif, on doit présumer de la nature syphilitique de la lésion, et le traitement spécifique s'impose alors en premier lieu.

Mais l'enquête peut être négative, quoique soigneusement faite, tandis que la lésion présentera des caractères si bien définis, avec une localisation tellement spéciale, que l'idée de syphilis ne pourra être écartée, et l'on établira le traitement spécifique avec des résultats positifs. C'est qu'alors il s'agit en réalité d'une de ces syphilis si bien décrites par Fournier sous le nom de *syphilis ignorée*.

Ce que je viens de dire pour la syphilis peut, il me semble, s'appliquer, en tous points, à la tuberculose.

Quand on se trouve en présence d'individus facilement sujets aux palpitations, se fatiguant au moindre effort, dyspnéiques, anémiques, avant de les prendre pour de simples dyspeptiques, neurasthéniques, ou hystériques, il faut ausculter minutieusement leurs poumons, car très souvent on est surpris d'y constater l'existence de scléroses dans les sommets.

Dans l'étude des tuberculoses latentes, il y a à considérer, comme dans la syphilis, deux catégories de cas:

1.° Les scléroses pulmonaires ont été précédées de manifestations suffisamment apparentes pour attirer l'attention du malade, telles que hémoptysies, fièvres, sueurs, etc., qui peuvent avoir lieu à une époque quelconque de la vie (pendant l'adolescence, par exemple) et que l'intervention rationnelle et précoce d'un traitement approprié fait disparaître, ou qui disparaissent sans l'aide d'aucun moyen thérapeutique.

Dans le premier cas, le malade se croit guéri, et dans le second, il reste ignorant de la vraie nature de son mal, jusqu'à une nouvelle poussée d'invasion.

2.° La tuberculose s'installe sourdement, sans provoquer une grande réaction et se termine par la guérison, sans que le malade ait soupçonné son existence.

Ces cas, d'un diagnostic plus délicat, cela va sans dire, peuvent très-bien être comparés aux *syphilis ignorées*.

Donc, le diagnostic rétrospectif de la tuberculose, d'après ce que je viens de dire, se résume, comme pour celui de la syphilis, dans la recherche des stigmates laissés par l'injection tuberculeuse.

Ces stigmates ou scléroses, étant d'une valeur plus au moins décisive, suivant la place qu'ils occupent dans le poumon et selon les éléments fournis par l'histoire du malade, le diagnostic rétrospectif de la tuberculose comprend, à notre point de vue, deux parties:

1.° Déterminer s'il s'agit d'une sclérose, en présence d'une lésion donnée du poumon; 2.° Son existence constatée, déterminer si elle est ou non d'origine tuberculeuse.

Tels sont, en résumé, les deux points dont je vais m'occuper.

*

* *

Pour déterminer si une lésion donnée du poumon est ou non une sclérose, il faut avant tout se rendre bien compte de ce que c'est qu'une sclérose pulmonaire.

La sclérose pulmonaire est une lésion caractérisée anatomiquement par la formation d'un tissu fibroïde dans le poumon, c'est-à-dire, par la prolifération exagérée du tissu conjonctif qui entre dans la constitution de celui-ci. Le tissu conjonctif interlobulaire, interalvéolaire, et celui qui accompagne les vaisseaux, sont le siège de choix de la lésion (Jaccoud).

Étudions maintenant ses caractères anatomiques (1).

Ils diffèrent suivant la période du processus. À la phase initiale le tissu est turgescent, congestionné; les éléments conjonctifs sont infiltrés d'un liquide opalescent, dans lequel nagent des cellules fusiformes ou arrondies et nucléoles (Rokitansky). Au delà de la région hyperhémiée, on voit des tractus d'une substance homogène, d'un rouge pâle, parcourant les interstices du parenchyme, substance constituée par du tissu conjonctif de nouvelle formation. Dans les régions congestionnées, les alvéoles sont vides par suite

(1) Jaccoud. — *Pathologie interne*, t. II, pag. 508.

de l'épaississement de leurs parois et du développement du tissu ambiant. Plus tard, la turgescence est remplacée par de la rigidité, la congestion disparaît, ainsi que les capillaires, par suite de la compression; la prolifération conjonctive peut envahir l'intérieur des cavités alvéolaires; le tissu pâle, exsangue, d'un blanc cendré, résiste au doigt et à la coupe; il est parcouru par des puissants tractus fibreux, doués de rétractilité cicatricielle. La coloration et la résistance du tissu sont tout-à-fait caractéristiques, d'où la dénomination d'induration grise (Chrastine).

Pour peu qu'elle soit étendue, la sclérose parfaite produit, par suite de la rétraction, une diminution de volume du contenu du thorax, ainsi qu'une tendance au vide, toujours compensée, soit par la dépression partielle de la paroi thoracique, soit par la dilatation des bronches, termes derniers du processus.

De cette brève étude des caractères anatomiques de la lésion il résulte: 1° que la sclérose produit une induration diffuse ou limitée du poumon; 2° que la sclérose est une lésion régressive.

Les scléroses pulmonaires primitives et, presque toujours, les secondaires, peuvent se présenter, comme on vient de le voir, sous deux formes différentes: diffuses et circonscrites, enkystantes ou limitantes.

J'adopte cette classification, parce qu'elle me semble la plus facile et la plus pratique; celle basée sur le siège primitif de l'irritation, cause de la sclérose, dans tel ou tel point du poumon (sclérose d'origine bronchique, alvéolaire et pleurale) me semble, en effet, très schématique et d'un intérêt clinique minime, car dans la majorité des cas il est impossible de bien préciser la véritable origine de la sclérose.

Les scléroses diffuses, reliquats de phlegmasies sub-aiguës ou chroniques des voies respiratoires, sont des lésions grossières du poumon, de celles qui, tant au point de vue anatomique qu'au point de vue clinique, ne peuvent échapper à l'attention de celui qui les observe; telles sont les scléroses lobaires pneumoniques, pleuro-pulmonaires et cardiaques. Laissons-les donc de côté, étant donné le peu d'importance qu'elles offrent dans le cas qui nous occupe; car elles sont, en effet, rarement réalisées par la tuberculose ou, du moins, je ne les ai jamais vues, et même si la tuberculose les réalisait avec fréquence, mon diagnostic rétrospectif, basé sur elles, ne serait plus précoce et correspondrait au diagnostic dans la période d'état pour les tuberculoses en évolution. Je n'aurai en vue, dans la suite, que les scléroses circonscrites ou limitées, celles qui se développent autour d'une lésion préexistante (gomme syphilitique, tubercule, kyste hydatique, etc.) et qui sont réalisées très fréquemment par la tuberculose, comme le démontrent les preuves anatomo-pathologiques.

Ces scléroses, consécutives aux lésions limitées du poumon, jouissent d'un rôle d'agent curatif important et leur développement est un cas particulier de cette loi générale qui nous montre qu'en tout organe les parties atteintes par une lésion de longue durée s'isolent du tissu normal par une espèce d'enkystement. Et c'est de cette manière que la guérison spontanée du tubercule a lieu.

Voyons maintenant s'il est possible cliniquement de reconnaître ces lésions et nous aurons ainsi résolu la première partie du diagnostic des *tuberculoses latentes*.

La symptomatologie des scléroses n'a rien de caractéristique, de sorte que le diagnostic, quand il est possible, doit être fait par exclusion de parties, comme ce qui arrive pour les autres pneumopathies.

Les symptômes généraux et fonctionnels se résumant au syndrome bien connu de l'insuffisance pulmonaire, il est inutile d'insister davantage. Disons seulement que la plus ou moins grande intensité de ce syndrome dépend naturellement de l'extension de la sclérose.

C'est ainsi, par exemple, que les scléroses petites et localisées aux bases pulmonaires ne provoquent aucune réaction de l'organisme et que leur découverte n'est que l'œuvre du hasard. Mais, si elles ne réalisent pas ces conditions, si, bien que de petite extension, elles occupent les sommets, elles peuvent se faire accompagner de tout un cortège symptomatique, tellement important qu'il devient presque incroyable que des lésions si minimes en apparence, mais profondes en réalité, puissent provoquer des troubles si variés. Et c'est ainsi que beaucoup de malades se plaignant de dyspnée d'effort, de fatigue, de palpitations, de tachycardie, de pâleur de la face, etc., sont considérés comme des neurasthéniques, des hystériques ou dyspeptiques, diagnostics si en vogue, quand on ne sait pas comment expliquer ces phénomènes, et quelquefois même on les considère comme des cardiaques, alors qu'ils ne sont, le plus souvent, que de simples tuberculeux guéris, tout au moins dans le sens économique du mot.

Pour le diagnostic des scléroses pulmonaires, comme pour les autres pneumopathies, les symptômes généraux et fonctionnels placent le médecin sur la voie du diagnostic, l'invitent, pour ainsi dire, à explorer minutieusement le poumon pour découvrir la lésion.

Et cette découverte se fait par les procédés cliniques d'investigation pulmonaire, seuls moyens sur lesquels nous puissions compter pour notre cas; la radiographie n'y sera qu'un auxiliaire de bien peu d'importance, car la transparence du poumon n'est modifiée sensiblement que dans la suppuration active (Arthaud).

Si les moyens physiques sont les seuls sur lesquels nous puissions compter, il est bon de savoir jusqu'à quel point ils peuvent être utilisés pour le diagnostic des scléroses pulmonaires qui, comme n'importe quelle autre lésion du poumon, n'est accessible au diagnostic physique que quand elle siège à la surface de l'organe, et, même dans ce cas, pour que les signes physiques soient constatés au complet, il est nécessaire que les dimensions, en superficie et en profondeur, atteignent certaines proportions en extension (4 à 6 centimètres) et ne dépassent pas, en profondeur, 2 centimètres (Eichhorst).

Quand les dimensions du foyer sclérotique présentent des chiffres inférieurs à ceux-là, qui, du reste, ne sont pas d'une exactitude absolue, l'auscultation est le seul moyen de les reconnaître. On sait donc que ce précieux moyen d'examen, l'auscultation, acquiert, pour les tuberculoses latentes, une supériorité manifeste sur tous les autres moyens de diagnostic, soit physique, soit de laboratoire.

Quels sont les signes physiques révélateurs des scléroses? Ces signes seront déduits des caractères anatomiques de la lésion.

En effet, nous avons déjà vu que la sclérose produit une induration diffuse ou limitée du parenchyme pulmonaire. S'il en est ainsi, les signes physiques révélateurs seront les mêmes que ceux qui caractérisent toute lésion aboutissant à la condensation du poumon, à savoir: matité ou sous-matité à la percussion, augmentation des vibrations thoraciques, souffle bronchique plus ou moins intense, bronchophonie, respiration discontinue. Quelquefois on peut trouver une dépression partielle du thorax (le fait est fréquent à la région infraclaviculaire), ainsi que les signes ordinaires d'une cavité.

De sorte que le schéma de la sclérose sera:

$$\mathrm{V} - \mathrm{S}\ 0\ \mathrm{ou} -$$

Or, ce schéma qui traduit, tout simplement, l'augmentation de la densité pulmonaire, n'a donc rien qui soit caractéristique de la sclérose, et le diagnostic différentiel devrait être fait entre ces lésions et les différents états pathologiques, aigus ou chroniques, du poumon susceptible de le réaliser.

Mais, même abstraction faite des cas aigus, sans importance pour nous, le diagnostic différentiel entre les affections chroniques m'obligerait de passer en revue presque toute la pathologie pulmonaire, ce qui me mènerait trop loin et ce que je prétends justement éviter ; d'autant plus que dans les livres spéciaux, parmi lesquels celui de Carrière [1] occupe une place importante, le lecteur rencontrera tous les éléments nécessaires pour établir cette différence.

Cependant, d'après l'étude des caractères anatomiques, nous avons vu aussi que la sclérose était une lésion régressive. Or, si les caractères anatomiques de la lésion varient suivant la marche du processus, le schéma ci-dessus mentionné ne sera donc pas définitif, et les signes physiques doivent varier aussi en harmonie avec les modifications que subit la lésion avec le temps.

Ces modifications, d'après Arthaud [2], cessent au bout de 10 ans, de sorte que le schéma définitif de la sclérose sera :

$$\text{Mv. } 0 \left\{ \begin{array}{l} S\text{-}0 \\ B \\ + \end{array} \right\} \text{respiration obscure}$$

Dans ces conditions, la sclérose ne pourra donc être confondue qu'avec l'emphysème, le pneumothorax et les symphyses pleurales.

EMPHYSÈME PULMONAIRE. — Les lésions de l'emphysème sont ordinairement diffuses, mais je n'ai en vue ici que l'emphysème localisé.

Quand il est essentiel, il a des sièges d'élection, qui sont les sommets et les bords antérieurs des poumons, surtout au niveau de la lame cardiaque du poumon gauche.

S'il coïncide avec une autre affection des voies respiratoires (emphysème vicariant ou réticulaire), le siège dépend naturellement de celui de la lésion.

Leur pathogénie est la suivante : Les alvéoles avoisinant la lésion, pour suppléer ceux dont la fonction a été supprimée, se dilatent au maximum, et deviennent emphysémateux. Dans ce cas, on trouve côte à côte la lésion primitive, qui peut être une sclérose, et l'emphysème, qui lui est attribuable.

[1] CARRIÈRE. — Traité pratique des maladies de l'appareil respiratoire, 1912.
[2] ARTHAUD. — Études sur la tuberculose, pag. 96.

Comme pour la sclérose, dans l'emphysème pulmonaire on constate la diminution ou l'absence des vibrations vocales, car le poumon distendu ne les transmet pas bien à la main; il y a diminution du murmure vésiculaire, qui peut même disparaître complètement, d'où la respiration discontinue, avec inspirations courtes et humées et expirations prolongées. Mais dans l'emphysème, la sonorité, à la percussion, est exagérée, il y a un tympanisme grave, très semblable au son produit par la percussion d'une boîte en carton (Biermer). Toutefois, quand la tension intrapulmonaire est excessive (cas heureusement fort rare), la sonorité S, au lieu d'être grave et résonnante, peut s'élever pour devenir mate. Le diagnostic différentiel est alors impossible, s'il n'y a pas de râles de bronchite concomitante, et si la voix, en parlant haut, n'est pas transmise à l'oreille, quoique d'une manière étouffée et comme lointaine (Jaccoud).

PNEUMOTHORAX. — Comme pour l'emphysème, je n'aurai en vue que le pneumothorax partiel, lequel peut être supérieur ou inférieur (très rare, selon Carrière).

Dans le pneumothorax, on rencontre une voussure limitée au niveau de laquelle la sonorité est tympanique, pouvant reproduire le bruit de pot fêlé. Les vibrations vocales sont diminuées comme pour la sclérose; et à l'auscultation on entend un souffle amphorique et des gargouillements.

SYMPHYSES PLEURALES. — Elles peuvent être viscérales et pariétales.

Le diagnostic entre les scléroses et les symphyses viscérales consécutives à la bronchite, broncho-pneumonie, congestions pulmonaires, etc., est relativement facile, grâce à l'existence de l'excellent symptôme signalé par Brancher: la respiration discordante, avec les vibrations vocales et la sonorité à la percussion normales, et l'exagération des mouvements respiratoires coïncidant avec la diminution de la respiration.

Le diagnostic différentiel entre les scléroses et les symphyses pariétales est aussi relativement facile, lorsque la symphyse, par sa localisation à la base, donne lieu à une symptomatologie bien caractéristique. La symphyse pleuro-costale est accompagnée, en effet, d'une dépression inspiratoire des dernières côtes; à partir de la 6e, l'espace de Traube devient mat et silencieux, et il n'y a pas de vibrations vocales, phénomènes qui facilitent énormément le diagnostic.

Mais, en dehors de ces cas très particuliers, le diagnostic devient extrêmement difficile, impossible même, d'autant plus que la symphyse pariétale peut être accompagnée de sclérose superficielle du poumon.

En résumé, le diagnostic rétrospectif de la tuberculose consiste, comme pour la syphilis, dans la recherche des stigmates laissés par l'infection, mais avec cette grande différence que pour la syphilis cette recherche est relativement facile, puisque les choses sautent aux yeux, pour ainsi dire, tandis qu'il n'en est plus de même pour la tuberculose pulmonaire, dont l'interprétation des phénomènes thoraciques est toujours très délicate.

A côté de scléroses qui échappent facilement aux moyens d'investigation, on rencontre d'autres lésions dont la véritable nature embarrasse bien les cliniciens.

*

*   *

La sclérose pulmonaire étant constatée, comment reconnaître son origine tuberculeuse?

Pour la solution de la 2ᵉ partie du diagnostic des tuberculoses latentes, je ferai les mêmes considérations que j'ai faites pour les tuberculoses en évolution. Et je dirai que l'un des meilleurs éléments de cette appréciation est fourni, sans doute, par le siège de la sclérose aux sommets pulmonaires, en vertu de ce fait, admis par tous et pas encore expliqué, que la tuberculose commence presque toujours par les régions supérieures du poumon. Évidemment, ceci ne suffit pas, et il devient nécessaire d'ajouter à cet élément d'une grande valeur, d'autres éléments d'une non moindre importance, fournis par l'histoire du malade. Cette orientation nous est imposée par la prudence clinique.

Constater la fréquence plus grande des scléroses du sommet dans la tuberculose que dans tout autre état pathologique du poumon, c'est vraiment surprendre et établir un fait juste, dont l'authenticité est admise par tous; mais, de là à généraliser un fait particulier comme le prétend Arthaud, quand il veut expliquer toutes les scléroses du sommet avec respiration obscure comme étant de nature tuberculeuse, c'est une témérité, selon ma manière de voir. «Par conséquent, il y a lieu d'interpréter actuellement d'une façon plus exacte qu'on ne le fait d'habitude la respiration obscure localisée des sommets. Il convient de la considérer comme un symptôme constant et pathognomonique des scléroses d'origine tuberculeuse» (¹). D'où cette conclusion que toute sclérose du sommet avec respiration obscure est, pour Arthaud, une sclérose d'origine tuberculeuse.

Que la tuberculose puisse donner origine à ces scléroses et qu'elle constitue même une des causes les plus actives pour les réaliser; que la sclérose du sommet, accompagnée ou non de respiration obscure, peu importe, soit une présomption en faveur de la tuberculose, jusque là, très bien: c'est ce qui résulte de l'observation clinique, et la démonstration de ces faits nous est fournie par la constatation, relativement fréquente, de tuberculose ancienne chez des individus atteints de sclérose du sommet, ainsi que par la constatation fréquente de tuberculose postérieure chez des individus porteurs de scléroses du sommet. Mais, par le fait que la tuberculose est la cause la plus commune de la sclérose du sommet, on ne peut pas et l'on ne doit pas la considérer comme la seule et unique cause de ce phénomène. Cela n'est admis, ni

---

(¹) *Études sur la tuberculose*, Paris, 1898, pag. 70.

cliniquement, ni scientifiquement. La sclérose du sommet est une lésion banale, commune et susceptible pourtant de dériver de différentes causes.

Je l'ai observée chez des individus indemnes de tuberculose; et je citerai, parmi quelques cas, celui d'un collègue, mon vieil ami et condisciple, qui présente, dans le sommet droit (fosse infraclaviculaire) une belle sclérose avec respiration obscure bien manifeste. Ce collègue, médecin militaire, a toujours joui d'une bonne santé; on ne décèle pas trace de tuberculose dans ses antécédents héréditaires, et, pour ce qui est de ses antécédents personnels, il n'y a à signaler que la syphilis contractée depuis longtemps. Faut-il conclure, comme Arthaud, que ce collègue est atteint de sclérose d'origine tuberculeuse?

Chez les vieillards et chez les individus atteints de paludisme chronique, les scléroses des sommets sont très fréquentes, comme on le sait.

Mais, dira Arthaud, la tuberculose chez eux a passé imperçue, comme ce qui arrive, par exemple, pour la syphilis ignorée. Simple hypothèse!

En outre, je ne comprends pas pourquoi et comment attribuer une signification séméiologique à une lésion, quand elle occupe les sommets, et lui refuser toute valeur quand elle affecte d'autres points; d'autant plus qu'il y a des cas dans lesquels différents points du poumon peuvent présenter de ces scléroses.

Évitons donc de considérer les scléroses des sommets à respiration obscure comme des signes authentiques de tuberculose ancienne; ce sont là des assertions téméraires qui finiront par faire commettre de grossières erreurs de diagnostic.

Arthaud, non encore satisfait de ce diagnostic, va plus loin, et ne se limite pas, en présence de la lésion pulmonaire, à affirmer l'existence de tuberculose ancienne; d'après la sclérose, il prétend déterminer, avec une certaine approximation, depuis quand date l'infection. «Nous avons pris l'habitude, dit-il, avant d'interroger nos malades, de pratiquer l'auscultation et de nous exercer à rétablir par ce moyen seul l'histoire de son affection, de spécifier le siège de ses anciennes poussées, et même, avec un peu d'habilité, d'en préciser la date, et de chercher, par des procédés que nous indiquerons plus tard, si elle est ou non héréditaire» [1].

---

[1] Arthaud, ouvr. cit., pag. 91.

C'est, comme on le voit, la doctrine de Magitot (¹) appliquée à la tuberculose. Magitot soutenait, en effet, que les érosions dentaires étaient produites par l'éclampsie, et que, étant donnée une érosion dentaire, on pourrait, d'après sa hauteur par rapport à la couronne de la dent, déterminer la date de l'apparition de l'éclampsie.

Ce sont là des subtilités de diagnostic très intéressantes en réalité, mais qui exigent une certaine habileté de l'observateur, comme Arthaud lui-même l'avoue. Or, comme tous les médecins ne la possèdent pas au même degré que lui, nous dirons, en fait de scléroses pulmonaires, qu'elles sont anciennes ou récentes, suivant le schéma qu'elles présentent en harmonie avec les modifications régressives de la lésion.

CONCLUSIONS

1.º—La tuberculose pulmonaire est guérissable et même la plus guérissable des maladies chroniques. Et Grancher n'est arrivé à cette conclusion consolatrice qu'en se basant sur le diagnostic précoce de la maladie.

2.º— Le diagnostic précoce doit comprendre celui des tuberculoses en activité et celui des tuberculoses dites latentes. Pour le résoudre, l'auscultation corroborée par la percussion suffit dans la très grande majorité des cas.

3.º—Aux deux temps classiques de la respiration, inspiration et expiration, il faut joindre le murmure vésiculaire. Je crois que cette manière de voir est plus exacte, et que la connaissance du murmure vésiculaire donne à l'auscultation plus de sûreté et à la séméiologie pulmonaire de nouveaux éléments d'une certaine valeur pour le diagnostic précoce de la tuberculose pulmonaire.

4.º— Le diagnostic précoce est une question très importante, mais aussi très difficile et très délicate. Les gouvernements pourraient et devraient même faciliter cette étude en créant dans les facultés et dans les écoles de médecine des cours spéciaux de pathologie pulmonaire, où les divers moyens de diagnostic seraient enseignés d'une manière sérieuse. De la sorte, on contribuerait à rehausser l'importance de l'auscultation, ce précieux moyen qui permet non seulement de surprendre la tuberculose à

(¹) *Études cliniques sur l'érosion des dents considérée comme signe rétrospectif de l'éclampsie infantile.* Paris, 186..

sa période initiale, mais aussi de l'accompagner dans toutes les phases de son évolution, en un mot, de faire de l'anatomie pathologique sur un vivant.

5.º—La phthisie chronique, ulcéreuse commune, est une maladie perfide, qui souvent, à son début, passe inaperçue du malade. Il appartient donc aux médecins d'instruire le public sur la symptomatologie, les modalités et la marche clinique de cette maladie.

Il est nécessaire, indispensable même pour le bon résultat de la lutte contre la tuberculose, que le public connaisse bien les différents moyens d'attaque de cette maladie, pour la combattre à temps.

Ainsi donc, comme dit Knopf, de l'action commune d'un gouvernement sage, de médecins bien instruits et d'un peuple intelligent nous pouvons envisager l'avenir pleins de confiance et proclamer, comme l'a fait l'immortel Pasteur, qu'il est dans le pouvoir de l'homme de faire disparaître la tuberculose du monde.

DISCUSSION

M. CONTENÇAS: Je suis heureux de reconnaître le bien fondé des idées émises par mon ami de Sousa Teixeira.

C'est par une éducation sociale que l'on engagerait le médecin et le malade à rechercher le bacille de Koch sur toute poussée de bronchite, de pleurésie, d'asthme, etc. La tuberculose est la maladie la plus fréquente, c'est la maladie la plus curable, si elle survient sur un organisme non épuisé et capable de se défendre.

Et, si le corps médical recherchait le diagnostic précoce de la tuberculose, il y a longtemps que le problème serait résolu et il ne serait nécessaire d'avoir un sérum que dans bien peu de cas.

Deux cas de fausse insuffisance rénale et un autre cas méconnu d'insuffisance vraie

Par M. CARLOS TAVARES, Lisbonne.

La science médicale fourmille encore de faits que l'on tient pour des vérités démontrées, des acquisitions inébranlables, voire même des dogmes, qu'on écrit toujours, que l'on proclame partout.

Toutefois, en serrant de près, en envisageant à la lumière de la raison et des croyances de la science moderne, les preuves qui ont déterminé la proclamation de son infaillibilité, on reconnaît sans peine la précipitation des conclusions et conséquemment l'insuffisance de telles preuves. Dans cette voie, les cas de mort subite, rapide, je dirais même traînante, liés étiologiquement aux néphrites me vont fournir la démonstration de ce que je viens d'avancer.

Le cas suivant a trait à un sujet qui, bien portant jusqu'alors, fut subitement envahi d'une céphalalgie atroce, horrible, qui ne cessa de le tourmenter pendant des heures suivies. Elle était si atroce que le pauvre malade (pour me servir de ses propres mots) se sentait mourir. Un jour ne s'était pas écoulé quand la situation changea, le malade tombant dans le coma le plus absolu. Trente-six heures après, il se réveille, la parole embarrassée, l'intelligence obnubilée, les membres agités de temps en temps par des secousses rapides. Quelques heures encore et des convulsions éclamptiques éclatent violentes, généralisées, sans trêve.

J'étais appelé pour voir ce malade en consultation, et l'assistant, voyant dans toutes ces manifestations le syndrome presque complet de l'urémie, avance le diagnostic de néphrite, et en faisant il affirmait, à mon sens, une possibilité, jamais une certitude. Je l'engage à examiner les urines, et les réagents décèlent l'existence d'une bonne quantité d'albumine. Notre confrère vit dans ce résultat la confirmation de son diagnostic ; mais je n'hésite pas à lui dire qu'un tel diagnostic ne me donna pas satisfaction. J'avais une raison pour le dire, mais je me réserve de la développer plus tard ; ne voulant pour le moment interrompre la suite des événements. Ces derniers semblaient confirmer de plus en plus qu'il s'agissait d'une néphrite. En effet, quelques jours après une accalmie qu'avait déterminée la classique teinture de jaborandi composée, on vit le malade aux prises avec une dyspnée intense, dyspnée sine materia, avec des paroxysmes nocturnes. Chose remarquable, maintes fois cette dyspnée qui s'est reproduite pour un temps prolongé, est asthme comme l'appelait l'entourage, coïncidait avec la complète disparition de l'albumine dans les urines. Quelques mois encore et la vue commença à s'obscurcir et, progressive et rapidement, la cécité s'installa.

Ce malade, à qui je pronostiquai une mort subite ou rapide, maigrit considérablement, présenta des alternatives d'un bien être relatif et arriva même à manger sans éveiller des accidents redoutables qui furent observés pourtant, et bien des fois, pendant le régime lacté.

Voici, messieurs, ce qui est bien fait pour tromper l'œil inexpérimenté, l'observateur superficiel ou celui-là qui seulement accepte l'autorité au détriment de sa raison.

Non, l'état morbide que je viens de vous décrire, malgré la constatation du syndrome urémique presque entier, si nous lions tous les éléments observés et toujours fragmentés à chaque crise, isolément envisagé, cet état n'était pas une néphrite et le syndrome avec les éléments de l'urémie n'était pas urémique.

Pour ce dire, il faut voir avant et après la maladie, surtout avant. Faute de suivre ce dernier précepte, je crois que maintes fois le diagnostic de néphrite n'est qu'une erreur.

En effet, qu'avait ce malade avant la maladie qui le victima, comme je l'avais pronostiqué, car il est mort subitement en

jouant les cartes dans un club? Rien. Pas un symptôme de néphrite, pas un signe de brightisme; il avait la jouissance d'une
parfaite santé.

Or, je ne donne qu'à bien peu de maladies, à un nombre
misérable de maladies, le caractère de se révéler une première
et seule fois par le seul fait de la mort ou par les seuls et redoutables symptômes d'une intoxication si souvent mortelle. La
raison repousse le contraire, et les faits confirment cette naturelle répulsion. Je sais bien que la chose a fait loi pour la néphrite interstitielle qui peut, dit-on, évoluer silencieusement pendant de longues années. D'abord, je voudrais bien savoir comment on reconnaît l'évolution d'une maladie silencieuse, et après,
si l'on trouve à l'autopsie les lésions d'une néphrite interstitielle, cause de la mort subite, je ne conteste pas ces lésions, parce
qu'on ne conteste pas un fait. Mais quand on me dit que cette
lésion qui a écoulé silencieusement est la cause de la mort, je
réponds que l'absurdité est là aussi bien que la lésion. Celle-ci
est nécessairement une lésion tolérée, expression locale d'une
maladie générale et tout à fait insuffisante pour expliquer la
mort.

De la même nature peut-être, la lésion, cause de la mort, se
trouvera dans un organe d'une hiérarchie autrement élevée.

Revenant à notre malade, je dois vous dire que l'examen ophtalmologique a
reconnu, non pas l'existence d'une rétinite albuminurique, mais les graves lésions
d'une névrite optique progressive. Cette circonstance et d'autres déjà connues
m'ont fait voir dans ce cas une grave lésion bulbaire, peut-être d'origine syphilitique, parce que quelques accalmies ont été obtenues avec la médication spécifique.
Fausses analogies toutefois, parce que dans ces cas nous avons besoin non pas
d'éteindre le feu, mais de remuer les cendres.

Je crois que pour mon cas et d'autres, malgré toutes les
apparences d'une symptomatologie nette, malgré même la constatation des lésions de sclérose rénale, nous devons rechercher
plus haut la véritable cause de la mort, comme Huchard l'a démontré dans des observations remarquables à propos de la mort
subite dans l'insuffisance aortique endartérique, encore une lésion, pas une maladie.

Contrairement à cette observation, on m'a appelé un jour en consultation
pour voir un malade qui venait d'être subitement frappé d'un tétanos bien légitime au point de vue clinique. J'ai demandé tout de suite si le malade ne souffrait pas
des voies urinaires, à quoi on me répondit négativement en ajoutant que le mala-

il urinait régulièrement plus d'un litre par jour et que l'urine ne contenait aucun corps étranger. Ma demande se justifiait parce que je ne trouvais aucune des causes ordinaires de la maladie. J'ai déclaré mon ignorance sur la véritable origine de ce tétanos. Pendant presque un mois et demi et en invoquant différentes étiologies, on a donné à ce malade du salicylate de soude, on l'a soumis aux frictions mercurielles, on lui a donné de la digitalis! C'était justement au moment où il était en usage ce médicament que j'ai eu le bonheur de trouver l'assistant qui me justifia l'emploi de la digitalis par la présence d'une lésion au cœur, qu'une anasarque remplaçant le tétanos venait confirmer encore. Me souvenant de n'avoir reconnu aucune lésion cardiaque au moment où je fus consulté, je priai mon confrère de bien vouloir me permettre de visiter le malade. J'arrive et, comme quelque temps avant, je ne trouve rien au cœur; mais palpant et percutant le ventre je circonscris parfaitement un organe piriforme qui s'élève du pubis jusqu'auprès de l'ombilic. Je propose le cathétérisme et, séance tenante, je retire presque deux litres d'urine de cette vessie dont la fonction parfaite n'était que la régurgitation d'un rétentionniste.

Je tiens à vous présenter cette observation, pour la rareté de la manifestation dérivée du trouble du rein, manifestation vraiment urémique, et encore parce que, avec cette étiologie, comme nous l'a enseigné ce maître incomparable, le grand Trousseau, l'anasarque seul est le symptôme dominant.

Traitement de la fièvre typhoïde par l'ingestion systématique d'eau en grande quantité

Par M. Nuno de V. Porto, Lisbonne.

L'ingestion de diverses boissons, en abondance, pendant la fièvre typhoïde, est une prescription d'usage courant de tous les médecins. On a même insisté sur les avantages de l'introduction de grandes quantités d'eau dans l'organisme des typhiques. Cependant je crois qu'on n'a pas adopté, comme médication systématique de la fièvre typhoïde, l'ingestion d'eau en grande quantité, en atteignant même plus de trente litres par jour, en quelques cas, et presque toujours en administrant plus de six litres pendant les 24 heures, sans préjudice des divers aliments liquides.

C'est de cette méthode que je viens vous parler, en ayant plus d'une cinquantaine d'observations dont la plupart se trouvent enregistrées dans les bulletins des années de 1900 à 1903 de l'hôpital du Desterro, à l'infirmerie de S. Roque, dont j'étais le directeur.

D'une manière générale, l'ingestion progressive de grandes quantités d'eau, accompagnée d'une diurèse correspondante, est,

inversement, suivie de la descente de la température, avec une
rigueur presque mathématique. Quelquefois même, si en lisant
le tracé des températures on trouve une ascension, on pourra
affirmer qu'elle provient de la diminution de l'ingestion de
l'eau.

Deux de mes malades se sont seulement arrêtées à la dose
énorme de trente litres, mesurée par l'urine. Si je vous cite ces
deux cas, c'est surtout pour vous montrer quelle étonnante
quantité on peut arriver à boire et conséquemment à uriner
pour procéder à un vrai lavage de l'organisme.

Trois malades ont uriné vingt cinq litres; un plus grand
nombre de quinze à dix; et en général plus de sept litres.

Les urines étaient journellement mesurées et par leur quantité on pouvait procéder à la fiscalisation du parfait accomplis-
sement de la méthode qui consiste à prendre tous les quarts
d'heure, pendant le réveil, au moins un décilitre d'eau simple.
Si le malade refuse de boire, ce qui arrive souvent quand il
n'a pas soif, ou que sa famille montre de la répugnance pour
ce traitement, on parvient à le faire accepter en ajoutant à l'eau
quelque sirop, du jus de citron, du vin, etc.

Après quelque temps, les malades s'habituent à boire plus
qu'on ne leur demande; mais on ne doit pas les arrêter dans
cette voie, parce que plus ils boivent, plus vite ils se guérissent.

Dans un cas la descente de la température a été si brusque
et si persistante que l'on a cru devoir procéder à la séro-réaction, qui a été positive dans les dilutions $^1/_{10}$, $^1/_{50}$ et $^1/_{100}$.

Les températures les plus élevées descendent dans trois ou
quatre jours lorsque la diurèse se rétablit.

Quelques malades ayant un début plus de 40° arrivaient dans
deux à trois jours à 38,5 en y persistant, avec une diurèse quotidienne de 17,5 litres.

Quand la médication commence de bonne heure, ce qui arrive
surtout dans la clinique particulière, on aura quelquefois des formes abortives. Presque toujours on arrive à obtenir l'apyrexie
avant les vingt et un jours.

L'urine devient très claire; et dans les grandes ingestions
elle est incolore, comme de l'eau ordinaire.

L'albuminurie a disparu, dans tous les cas, avec le rétablissement de la diurèse.

La langue est toujours nettoyée, comme les dents et les
lèvres, où l'on ne trouve jamais de fuliginosités.

Les malades se relèvent de la maladie pas affaiblis du tout et je n'ai pas trouvé de complications, excepté quelques récidives toujours bénignes.

Des cinq cas de mort qu'on trouve dans les susdits bulletins, un seul se rapporte aux malades qui ont régulièrement suivi le traitement.

Il est mort de bronchopneumonie au 44e jour. C'était un garçon de 18 ans qui était entré le 11 novembre 1901, ayant déjà huit jours de maladie. Le 21 il urinait 10.000 grammes, avec les températures de 38°,2 le matin et 37°,4 le soir. Les 25, 26 et 27 il urinait 7500 gr. et avait 39° et des symptômes de bronchite. Le 28 il a moins bu, mais encore il a uriné 5000 gr. et la température a monté à 40°,5 avec une grande adynamie et de l'ataxie cardiaque. Les jours suivants la température a oscillé entre 39°,4 et 38°,8 et les urines dans des quantités voisines de 5.000 gr. en présentant des symptômes de broncho-pneumonie jusqu'à son dernier jour, le 18 décembre 1901.

Le second cas était un malade de 15 ans, entré le 29 octobre 1901, en état d'adynamie profonde, avec une péritonite par perforation. Il vomissait depuis trois semaines.

Il est mort le 31.

Le 15 avril 1902 est mort un typhoïdique avec une perforation intestinale. Il a refusé de boire depuis son entrée, le 11.

C'est ce qui est arrivé au malade de 19 ans entré le 20 avril dans une période très avancée de sa maladie. Il n'a pas plus voulu boire de l'eau. On a procédé au traitement par les bains froids. La diurèse était de 700 gr. Le 24 il avait une crise favorisante et la température montait à 40°. Le 25 il s'éteignait.

Je veux cite encore le cinquième cas, très curieux par une trouvaille d'autopsie, que je n'ai jamais vu cité. L'obstruction intestinale par l'oedème de la muqueuse dans une certaine extension, où l'intestin devenait un vrai boudin, plein de sa liquide interne énormément tuméfiée. Le 17 septembre 1902, ce malade, de 24 ans, avec la fièvre depuis huit jours, entrait à l'infirmerie, à l'état comateux, avec des vomissements incessants. On lui a fait des injections de sérum, des lavements et la balnéation tiède. Il ne voulait pas boire, serrait ses mâchoires, et si on parvenait à lui faire avaler une cuiller d'eau il la vomissait immédiatement.

C'est de cette façon que l'on est arrivé à le faire uriner dès le 19, jusqu'au 27, beaucoup plus que l'on ne s'y attendait: 2.000, 3.000, 2.000, 2500, 3.000, 1.800, 2.000, 1.000 et 1.000 gr. avec des températures très élevées et de faibles rémissions matinales. Le 28 il est mort.

À l'autopsie on a trouvé l'extrémité de l'iléon oblitéré par l'oedème de la muqueuse, développé autour des ulcérations, comme je l'ai déjà mentionné.

Donc, de ces cas des malades, qui n'ont pas pu ou pas voulu boire du tout, nous avons aussi tiré une déduction tout à fait importante pour le pronostic: nous pouvons conclure, au moins, pour sa grande gravité, parce que tous ces cas ont été mortels.

De l'emploi du sous-nitrate de bismuth dans le traitement des gastropathies

Par M. G. HAYEM, Paris

Une expérience déjà assez longue m'a conduit à simplifier d'une manière considérable le traitement des maladies d'estomac. J'ai surtout combattu l'emploi si répandu des médicaments proprement dits «susceptibles de superposer aux irritations de cause alimentaire, soit des irritations d'ordre chronique, soit de véritables empoisonnements chroniques. En fait de médicaments, je n'utilise que les solutions salines dont j'ai donné les formules il y a quelques années et dont quelques-unes sont merveilleusement préparées par la nature sous forme d'eaux minérales.

Ces sortes de solutions ou ces eaux minérales sont les agents de ce que j'ai appelé «la médication dialytique».

A côté de cette médication il en est une autre très importante également qui pourrait être dénommée «médication topique», constituée par l'usage de non solubles, agissant surtout par leurs qualités physiques.

Le plus intéressant des agents topiques est assurément le sous-nitrate de bismuth.

Il y a longtemps que ce corps, finement pulvérisé et insoluble, a été employé dans le traitement des gastropathies, on le trouve signalé dans bon nombre de formules déjà anciennes. Néanmoins, Kussmaul et son élève Fleiner ont fait une véritable innovation quand ils ont proposé d'employer le sous-nitrate de bismuth à dose massive pour opérer une sorte de «pansement de l'ulcère de l'estomac». La méthode de ces praticiens, assez rapidement vulgarisée en Allemagne, puis dans d'autres pays, est trop connue pour qu'il soit nécessaire d'y revenir ici, qu'il me suffise de rappeler que j'ai été un des premiers, avec mon collègue Mathieu, à l'appliquer en France et à montrer qu'elle était absolument exempte de danger, plusieurs de nos malades ayant pu absorber sans inconvénient 20 gr. de sous-nitrate de bismuth par jour pendant des semaines et des mois.

Pour expliquer les résultats obtenus dans l'ulcère, un grand nombre d'auteurs ont émis l'idée que le pansement par la poudre de bismuth agissait en s'attaquant à l'hyperchlorhydrie et ont cru trouver ainsi le traitement le mieux approprié à ce phénomène pathologique.

Des recherches sur ce point faites à l'aide de l'étude de l'évolution digestive m'ont démontré que le sous-nitrate de bismuth donne tout le bénéfice qu'on en peut tirer sans modifier en rien ce que les auteurs désignent sous le nom d'«hyperchlorhydries». La médication ne fait disparaître chez les gastropathes hyperchlorhydriques que l'élément douleur, ce qui est d'ailleurs énorme.

On conçoit que cette manière de comprendre les effets thérapeutiques du sous-nitrate de bismuth ait dû m'inciter à employer cet agent dans tous les cas de digestion douloureuse, qu'il y ait ou non hyperchlorhydrie.

J'ai fait connaître il y a quelques années (Soc. méd. des hôpitaux) les résultats que j'ai obtenus dans la gastralgie dite des hyperchlorhydriques. Le but de la présente note est d'attirer l'attention sur ce fait, à savoir que *l'action du sous-nitrate de bismuth est indépendante de la forme clinique du travail stomacal*. C'est le remède de *l'élément douleur*; il est à cet égard aussi utile chez les hypopeptiques et les apeptiques que chez les hyperpeptiques.

Mais, comme tous les remèdes ne s'adressent qu'à un élément morbide, les effets thérapeutiques qu'on obtient d'une sorte de traitement ou cure varient nécessairement avec la cause du phénomène morbide combattu, soit, ici, la douleur.

Dans les cas de douleur *dite nerveuse*, quel que soit le chimisme gastrique, la cessation de la douleur se produit à coup sûr, quoique parfois avec lenteur, mais souvent pour une durée courte lorsque la cause de la sensibilité stomacale relève d'un état anormal des centres. Le traitement local de la douleur ne peut être ici qu'un adjuvant. Il est nécessaire d'agir en même temps sur le système nerveux central par des moyens appropriés.

Il n'en est plus de même dans les irritations locales, c'est-à-dire dans les diverses formes de gastrite compliquées d'irritabilité nerveuse limitée à l'organe malade.

La cure de bismuth donne alors des résultats remarquables et durables et constitue le traitement proprement dit de l'état morbide.

On comprend qu'il ne puisse en être de même quand la douleur est liée, au moins en partie, à des lésions plus graves, non modifiables par les moyens médicaux.

C'est ainsi que dans les sténoses, quelle qu'en soit la cause, le bismuth ne peut que produire un calme momentané. La sténose un peu serrée peut même provoquer l'accumulation du sous-ni trate de bismuth dans la poche stomacale et doit, par suite, être considérée comme une contre-indication à l'usage prolongé de ce médicament.

Dans l'ulcère, les résultats sont vraiment remarquables. Avec la douleur on voit disparaître certains phénomènes réflexes qui en dépendent, tels que la sialorrhée et les spasmes. De sorte que lorsque la fermeture du pylore est due, non pas à une déformation organique du conduit, mais à un réflexe parti de la surface ulcérée, le cours des matières se rétablit en même temps que cesse la douleur, mais il faut, pour l'obtention de ces effets favorables, que la lésion ulcéreuse reste absolument simple. Dès qu'il y a le moindre travail de transformation cancéreuse des bords de l'ulcère, la cure par le bismuth ne donne plus les mêmes résultats. Les prises de bismuth calment bien encore les douleurs, mais dès qu'on en suspend l'administration celles-ci reprennent et les malades réclament de nouveau le médicament; ils deviennent bismuthomanes, aussi bien qu'ils seraient tombés dans la morphinomanie si on avait fait usage de la morphine. Il en est de même dans le cancer. À moins de sténose assez serrée, les douleurs du cancer sont sensibles à l'emploi du bismuth, mais comme les lésions locales restent persistantes et même progressives la médication doit être continuée, pour ainsi dire indéfiniment. Et ces effets sont si parfaitement indépendants du type chimique qu'ils sont absolument les mêmes dans l'ulcéro-cancer avec hyperpepsie que dans le cancer avec hypopepsie intense. Aussi l'échec de la cure de bismuth ou mieux l'obligation de continuer sans cesse l'emploi du médicament est-elle un signe diagnostique important dans les cas difficiles de cancérisation avec conservation du type hyperpeptique.

En somme, le sous-nitrate de bismuth est le médicament de la douleur gastrique, quelle qu'en soit la forme, quelle qu'en soit la cause, c'est-à-dire du seul symptôme qui compte pour beaucoup de malades et même de médecins dans les dyspepsies, et toujours le plus important dans les grosses maladies organopathiques. Et il produit cet office sans être irritant, sans être toxique, sans être jamais nuisible, alors même qu'il est insuffisant. Il l'emporte donc sur tous les nervins anesthésiques, antispasmodiques, stupéfiants et pourrait à bon droit être proclamé le *médicament princeps* des gastropathies.

Pour produire ces heureux effets il faut qu'il soit administré d'une certaine manière.

Kussmaul et Fleiner se proposaient dans l'ulcère de faire une sorte de pansement de l'estomac. Il fallait, d'après eux, l'introduire par le tube stomacal avec le moins d'eau possible et faire déposer le médicament pulvérulent sur toute la surface stomacale en faisant prendre au malade successivement divers décubitus.

On s'est vite rendu compte que l'emploi du tube n'était pas nécessaire. Depuis longtemps je fais prendre la poudre délayée dans un peu d'eau directement par la bouche; de plus, ayant eu l'occasion de faire l'examen histologique de l'estomac des malades ayant pris du bismuth, je vis que le médicament ne reste pas cantonné dans le point le plus déclive, qu'il s'étale en couche mince sur la surface interne de l'organe, et dès lors il m'a paru inutile d'en faciliter la dissémination en surface par la succession de décubitus multiples. Depuis, l'examen radioscopique a permis à divers observateurs de constater le fait que m'ont révélé mes études anatomiques et même de mettre à profit cette propriété du bismuth pour obtenir des épreuves radiographiques de l'estomac.

La dose de sous-nitrate prescrite par Kussmaul et Fleiner est de 20 grammes en une seule prise, le matin à jeun.

Cette dose a paru énorme à nombre de médecins et aujourd'hui encore beaucoup de pharmaciens mal renseignés refusent de délivrer des paquets de 20 gr. à prendre en une fois.

L'innocuité en est aujourd'hui parfaitement établie. Reste la question de savoir s'il est réellement utile d'atteindre une telle dose.

Tout récemment encore quelques médecins ont soutenu que les petites doses préconisées depuis si longtemps étaient suffisantes.

Ma pratique personnelle me porte à croire que la dose à employer contre la douleur doit être forte, de 15 à 20 gr.

Les petites doses sont certainement moins actives et elles ont l'inconvénient de produire de la constipation, c'est-à-dire d'augmenter un état qu'on rencontre avec une grande fréquence dans bon nombre de gastropathies. Contrairement à ce qu'on aurait pu craindre, les fortes doses combattent ce symptôme et produisent parfois même un certain degré de diarrhée. Il en est assez souvent ainsi après quelques prises de 20 gr., d'où l'indication de descendre à 15 gr., rarement mal tolérés par l'intestin.

L'effet thérapeutique du bismuth à haute dose, mis ainsi en évidence par les faits cliniques, est-il susceptible d'être interprété?

Il est assez délicat de répondre à cette question. Je vais essayer cependant, de présenter sur ce point quelques considérations. La douleur d'estomac est toujours liée à un état anormal du système nerveux sensitif. Alors même que les centres nerveux sont atteints pathologiquement, il existe une hyperexcitabilité des extrémités nerveuses rendant pénible ou douloureux le contact de la muqueuse avec les ingesta. Aussi, la plupart des douleurs gastriques sont-elles exaspérées plus ou moins tôt, plus ou moins tard pendant le travail de l'organe. Il est donc assez naturel de penser que le sous-nitrate de bismuth étalé sur toute la surface muqueuse agit à la façon d'un corps isolant, diminuant les effets d'ébranlement des extrémités nerveuses dû au voisinage de corps étrangers.

Les faits d'observation pure, éclairés par la connaissance de la dissémination rapide du bismuth sur toute la surface sensible, permettent de penser qu'il en est bien réellement ainsi dans un grand nombre, sinon dans la majorité des cas.

Mais l'action du sous-nitrate de bismuth se résout-elle entièrement et uniquement dans cette sorte d'effet purement physique, topique ?

Les initiateurs de la méthode semblent bien n'avoir aperçu que ce mode d'action en créant leur spansements de l'ulcère.

Mais on n'a pas tardé à imaginer d'autres propriétés en attribuant à la cure bismuthée le pouvoir de modérer l'hyperchlorhydrie.

On croit généralement que la douleur est souvent liée à l'excès de dégagement d'acide chlorhydrique et on en conclut aisément, sans autre examen, que du moment où le bismuth agit contre la douleur dite des hyperchlorhydriques, il devait restreindre ou abolir l'hyperchlorhydrie elle-même.

Les faits montrent, ainsi que cela a déjà été dit plus haut, que la cure bismuthée n'a pas d'action sensible sur le phénomène hyperchlorhydrique. Aussi me suis-je demandé si la douleur dite pes hyperchlorhydriques est due, comme on le pense, à l'exagération pendant le travail de l'estomac d'un excès d'acide chlorhydrique libre.

Sans entrer à cet égard dans des détails qui seraient trop étendus pour le cadre de cette simple note, je dirai en quelques mots ce que mes recherches personnelles m'ont appris sur les rapports existant entre la douleur gastrique et, non pas l'hyperchlorhydrie, mais l'acidité du suc stomacal.

D'une manière générale, la muqueuse gastrique supporte à merveille le contact d'un suc riche en acide chlorhydrique libre. Elle est, au contraire, très sensible au contact des acides dits de fermentation, soit parce que ces acides ont des propriétés plus irritantes, soit parce que les processus dont il dérivent s'accompagnent couramment d'une irritabilité des nerfs sensibles.

Or, ces fermentations anormales sont très fréquentes dans les cas dits d'hyperchlorhydrie. Presque toujours il s'agit alors de fermentation acétique. Ces productions d'acides gras ou de corps acides non révélables par les réactifs, sont également des plus fréquents dans les cas de douleurs des hypopeptiques. Dès lors on peut se demander si à l'action topique du sous-nitrate de bismuth ne vient pas s'ajouter un effet antifermentescible donnant l'explication de l'étendue des applications thérapeutiques du médicament.

L'action antiseptique du sous-nitrate de bismuth sur l'intestin n'est pas douteuse, elle est depuis longtemps connue et mise à profit.

Elle est d'une grande évidence dans l'emploi du bismuth à haute dose qui en peu de temps rend les selles presque inodores.

Il est probable qu'elle est moins marquée au niveau de l'estomac, mais suffisante encore pour qu'on puisse lui attribuer une part importante des effets thérapeutiques obtenus.

Rétrécissements cancéreux multiples de la partie sous-diaphragmatique du tube digestif

Par MM. R. BENSAUDE et J. OKINCZYC, Paris.

I

Les rétrécissements multiples de la partie sous-diaphragmatique du tube digestif sont connus depuis longtemps et les auteurs signalent comme leurs causes les plus fréquentes la syphilis, la tuberculose, la dysenterie.

Les sténoses multiples d'origine cancéreuse, au contraire, sont à peine mentionnées et, dans les articles les mieux documentés, parus tant en France qu'à l'étranger, c'est à peine s'il leur est consacré quelques lignes.

La rareté même de ces cas d'une part, et le silence gardé par les auteurs qui se sont particulièrement occupés de ce sujet, d'autre part, nous ont amenés à publier l'observation suivante, recueillie dans les services de nos maîtres, M. le professeur Hayem et M. le professeur agrégé Hartmann.

OBSERVATION I. (Personnelle et inédite.)

R..., âgé de 58 ans, employé dans les bureaux de la Compagnie du P. L. M., entré le 20 juillet 1905 au n.º 29 de la salle Robier, à l'hôpital St. Antoine, service de M. le prof. Hayem.

Sa mère est morte d'un cancer de l'utérus. Les antécédents du père sont inconnus. Le grand-père paternel est mort d'un cancer de l'estomac. Le malade n'a qu'un demi-frère par sa mère, et qui tousse beaucoup.

Sa femme est bien portante et lui a donné deux enfants dont l'un est mort de broncho-pneumonie à 11 mois. L'autre, âgé de 10 ans, est bien portant (naevus de la face).

R... n'a jamais fait de maladies sérieuses. Marié depuis 12 ans, il n'a pas manqué un seul jour de se rendre à son bureau. En 1902, il est entré à l'hôpital St. Antoine 4 jours, pour un ictère catarrhal, qu'il a soigné ensuite à Vichy, son pays d'origine. La maladie a duré en tout 20 jours.

En 1904, angine qui dure 10 jours. Ni syphilis ni alcoolisme. Il ne souffrait pas de l'estomac, mais il surveillait néanmoins son régime, buvait du vin, mais évitait les sucres. Il lui arrivait, très rarement d'ailleurs, d'avoir un vomissement suivi de diarrhée, après un repas copieux.

Depuis 18 mois, le malade avait beaucoup augmenté de poids, au point d'en être effrayé. Il fait remonter le début de sa maladie actuelle au 30 avril 1905. Étant à déjeuner chez des amis, il éprouve subitement une douleur vive au creux de l'estomac et suivie d'un abondant vomissement. Puis tout rentre dans l'ordre et il n'éprouve aucun nouveau trouble digestif jusqu'au 7 mai, malgré des écarts de régime fréquents à cette époque.

Du 8 au 10 mai, il éprouve un malaise général avec troubles digestifs vagues qui l'obligent à consulter le médecin de la compagnie. Celui-ci ordonne une purgation (magnésie) et institue un régime de viandes blanches. Pendant quelques jours ce régime est bien toléré, mais une nuit il est pris de douleurs violentes qui ne se calment qu'après des vomissements abondants. Le médecin consulté le lendemain le met au lait, aux œufs et au jus de viande.

Pendant une dizaine de jours, le malade se trouve assez bien et reprend son service. Au commencement de juin 1905, l'état de malaise ayant reparu malgré le régime rigoureusement suivi, le médecin lui prescrit 8 jours de repos. Ce repos lui réussit si bien que le malade retourne à son bureau avant l'expiration de son congé.

Fin juin, à la suite d'un repas composé de rosbeef et de petits pois, il est pris dans la nuit à deux reprises de vomissements abondants sans douleurs violentes. Depuis ce moment, vomissements alimentaires, chaque après-midi, malgré un régime sévère. A partir du 3 juillet régime lacté absolu. Le 8 juillet il rentre chez lui plus tôt que de coutume, se sentant malade, et il rend 3 cuvettes d'un liquide sans bien qu'il n'ait antérieurement ingéré que du lait. Il quitte son travail : repos, régime lacté, eau chloroformée et fleur d'oranger. Malgré ce traitement, vomissement quotidien, entre 5 et 7 heures. Nausées, pas de douleurs stomacales, pas de fièvre.

13 juillet, le médecin fait le diagnostic de cancer de l'estomac et conseille l'opération. Le képhir ordonné est mal toléré. On reprend l'usage du lait dont le malade n'absorbe guère qu'un litre par jour.

15-16 juillet. Le malade sort à pied.

18 juillet. — 2 vomissements, café au lait, renfermant du sang. Amaigrissement considérable. En janvier 1905, le malade pesait 155 livres. Le 21 juin, son poids était tombé à 130 et, depuis, il maigrit à vue d'œil.

20 juillet. Entre à l'hôpital.

Le malade présente l'aspect typique d'un cancéreux, il est amaigri, profondément anémié et affaibli. Il n'éprouve pas de grandes douleurs, mais a de fréquentes éructations et des vomissements quotidiens. Il dit avoir de l'appétit, mais ne mange pas, de crainte de provoquer ces vomissements. Ceux-ci présentent souvent une couleur brune, café au lait. Ils n'ont jamais, au dire du malade, renfermé des aliments ingérés plusieurs jours auparavant. L'ingestion d'un verre de lait provoque presqu'aussitôt le rejet d'un liquide sale, teinté de brun. Depuis 8 jours, constipation opiniâtre, le ventre est ballonné et contraste avec la maigreur du corps. L'estomac est difficile à délimiter et on sent nettement une tumeur cylindrique dans la région du pylore. Tout le creux épigastrique est douloureux à la pression. Pas de ganglions sus-claviculaires ni inguinaux. Pas d'hypertrophie du foie ni de la rate. Le malade tousse un peu et a une expectoration muco-purulente. A l'auscultation des poumons on ne relève aucune lésion nette. Le pouls est petit et n'a pas été compté. Rien au cœur.

Les urines ne contiennent ni sucre, ni albumine.

La température rectale, le 20 au soir, était de 37°,2. On porte le diagnostic de cancer du pylore et on met le malade au régime lacto absolu, car il refuse de prendre du képhir. Lavages de l'estomac.

26 juillet. Le malade se sent très soulagé par les lavages qui ramènent un liquide sale contenant des débris alimentaires, il ne vomit plus depuis deux jours. La constipation est toujours opiniâtre, depuis son entrée, on lui a administré sans succès des lavements à l'huile de ricin et au séné.

Examen du suc gastrique, fait le 21 juillet 1905 :

	Liq. vomi	Liq. d'essai	après lait	apr. b.	ap. b.
Acidité totale A	180	270	149	45	47
HCl libre H	14	0	0	0	0
HCl comb. org. G	170	230	110	51	53
Chlorhydrie H + G	214	930	110	51	53
Chlore total T	324	453	354	284	288
Chlore min. fixe F	137	225	244	233	239
Coefficient $\frac{A\cdot 1}{F}$	58	321	185	88	88
Coefficient $\frac{T}{F}$	3	2,01	1,15	1,21	1,22
Résidus		incolore	inc.	inc.	inc.
Caract. phys.		Remous beaucoup de liq. sédiment abondant	Remous peu de liq.	Remous un peu de liq.	Remous un peu de liq.
Var. de la concentr.		0,02502	0,08851	0,11010	0,09588

B..., arrive le 28 juillet dans le service de M. Hartmann, remplacé à ce moment par M. le dr. Michon.

Le malade nous est adressé par M. le prof. Hayem, pour des symptômes de sténose pylorique.

Il présente en effet de la stase gastrique à jeun et des vomissements incessants.

À son entrée à Lariboisière, nous constatons un météorisme assez marqué qui empêche la palpation de l'abdomen et ne permet pas de sentir de tumeur. On note de la constipation, mais il n'y a jamais eu de sang dans les selles.

OPÉRATION le 31 juillet (M. le dr. Michon; aide, M. Dépezret). — Laparotomie médiane sous-ombilicale. Il existe un certain degré d'ascite. L'estomac n'est pas dilaté. Mais, par contre, le côlon transverse est collé contre la paroi postérieure de l'abdomen par une rétraction considérable de son méso et de l'épiploon. Nous croyons même sentir une tumeur dans la continuité du côlon transverse. Dans ces conditions, il est impossible de songer à faire une gastro-entérostomie postérieure et nous nous contentons de faire l'antérieure.

Suites opératoires. Le lendemain le malade se sent mieux. Les vomissements ont cessé, mais le ventre reste ballonné.

2 août, le météorisme augmente, les vomissements reparaissent et prennent de plus en plus un caractère fécaloïde. Il est certain qu'il se fait dans l'estomac un reflux des matières d'un intestin, où la circulation alvine est mauvaise.

Nous pensons faire un anus cæcal, mais l'état du malade est si précaire que l'hésitation semble légitime.

Mort le lendemain.

AUTOPSIE. — À l'ouverture de la cavité abdominale, on constate que l'intestin grêle est fortement distendu en des points divers. Les anses les plus dilatées occupent la partie médiane de l'abdomen.

Une anse volumineuse et plus grosse que le côlon transverse occupe la situation que prend en certains cas le côlon transverse, quand il est sous-ombilical. Cette anse décrit une courbe à concavité supérieure et descend jusque dans le bassin, derrière la vessie. Cette dilatation est progressive, s'étend sur une longueur d'environ 50 cm. À son maximum de dilatation l'intestin très hypertrophié s'arrête brusquement au niveau du rétrécissement. Cette découverte nous amène à chercher dans le reste de l'intestin et nous relevons ainsi 6 rétrécissements siégeant en des points divers du grêle et du gros intestin.

Plaie de gastro-entérostomie.

Extérieur: abouchement à 15 ou 20 cm. de l'angle duodéno-jéjunal.

Aspect de la suture: parfait.

Estomac: pas très dilaté.

Bouche parfaite, étanche.

Extérieurement, on voit et on sent une tumeur qui occupe l'anse pylorique et le canal pylorique. Toute cette région est dure, épaisse, rétractée. On peut voir un aspect cicatriciel de la séreuse sur 3 ou 4 cm. de longueur sur la face antérieure du pylore, tandis qu'à la palpation la tumeur occupe une longueur de 7 à 8 cm. et s'étend au delà, vers le duodénum.

Le mésocôlon transverse, épais, dur, rétracté, forme un bourrelet godronné à la partie inférieure de la tumeur pylorique. À vrai dire le mésocôlon n'existe pas. Il a perdu sa longueur par la rétraction du méso vers la tumeur qui semble avoir attiré tout à elle.

On trouve à ce niveau le noyau du côlon transverse percé au cours de l'opération et qui est immédiatement sous jacent au pylore. Nous verrons que ce noyau comme tous les autres siégeant sur l'intestin, appartient plus au mésentère qu'à l'intestin proprement dit, et ce n'est que secondairement qu'il envahit l'intestin en croissant et l'envahissant d'abord par son bord mésentérique.

Ouverture de l'estomac.

Une coupe longitudinale ouvre la lumière du pylore et la cavité stomacale. Bouche parfaite. Pylore rétréci mais non oblitéré complètement, le rétrécissement siège surtout au niveau de l'antre pylorique.

Le tissu est dur, carbonné, presque cartilagineux.

La muqueuse est hypertrophiée considérablement; elle forme de gros plis saillants qui convergent vers le pylore.

Au maximum du rétrécissement, les plis s'effacent, la muqueuse est lisse sur la paroi inférieure du canal pylorique, sur un espace circulaire de l'étendue d'une pièce de 1 fr. environ.

Néanmoins à ce niveau, la muqueuse n'a pas l'aspect cicatriciel et ne paraît pas altérée; elle a sa coloration à peu près normale.

Les couches musculaires et séreuses sont considérablement épaissies, dures, comme cartilagineuses.

Muqueuse épaissie. Au-dessous s'étend une couche épaisse, blanchâtre, d'aspect cartilagineux, qui atteint au point maximum 8 mm. d'épaisseur. Au centre de cette couche on aperçoit ce qui semble être les couches circulaires de la musculeuse, un peu rosées, le tissu cartilagineux s'infiltrant par place dans son épaisseur. De plus cette couche, au point maximum de rétrécissement, au lieu de rester rectiligne, décrit une courbe brusque dont la convexité vers la lumière détermine le rétrécissement.

Le noyau du côlon transverse appartient à la même masse néoplastique; il semble que l'affection primitive sur le pylore ait gagné le mésocôlon transverse en le rétractant et en déterminant sur son bord mésentérique le noyau qui diminue sa lumière.

À 1 cm. environ de la bouche gastro-entérique, au-delà de la dilatation notée au début, on trouve un autre rétrécissement.

Celui-ci est très net, visible sur la face séreuse qu'il a déprimée comme une cicatrice. Mais ici encore le rétrécissement part du mésentère et forme un croissant étalé dont les cornes embrassent la circonférence de l'intestin. À l'ouverture, la muqueuse est plissée au niveau du rétrécissement, mais paraît saine; on trouve ici, moins développés, les caractères du rétrécissement pylorique.

En aval, l'intestin est mince, atrophié, et fait contraste avec l'énorme dilatation en amont et l'hypertrophie de cette anse.

À 60 cm. de ce second rétrécissement on en trouve un plus petit, plus perméable aussi, qui présente toujours les mêmes caractères de noyau mésentérique envahissant secondairement l'intestin, sans altérer la muqueuse, seulement plissée.

À 60 cm. de la valvule iléo-cœcale, nouveau rétrécissement avec caractères identiques.

Le côlon ascendant est dilaté au maximum en amont de la masse pyloro-cœlique transverse.

Enfin, on trouve un petit noyau en formation au niveau de l'angle splénique.

Gros ganglions dans le mésentère.

Quand on fait une section nette avec un rasoir au niveau de la paroi de la région pylorique et prépylorique, préalablement durcie, on distingue à l'œil nu les quatre tuniques de l'intestin.

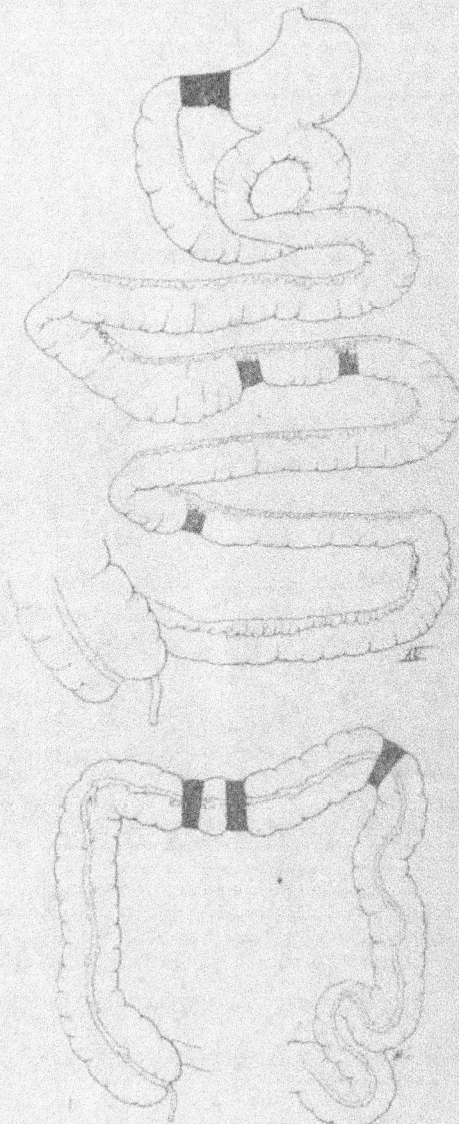

Fig. 1. — Schéma montrant le siège des différents rétrécissements.

a) La muqueuse d'apparence normale au niveau du pylore se confond avec la sous-muqueuse dans toute la région de l'antre pylorique, puis redevient nettement apparente au fur et à mesure qu'on se rapproche du grand cul-de-sac. Les plis ont disparu dans toute la région où l'adhérence à la sous-muqueuse est intime.

b) La sous-muqueuse paraît également normale au niveau du pylore, mais elle s'épaissit de plus en plus à mesure qu'on s'en éloigne et ne prend son aspect normal que vers le milieu de la grande courbure. Elle est blanche, à reflets nacrés. Au maximum de l'épaississement, la muqueuse et la sous-muqueuse réunies mesurent 1 cm.

c) La musculeuse présente son épaisseur habituelle au niveau du pylore, mais elle augmente rapidement et conserve à peu près la même épaisseur dans toute la région de l'antre prépylorique; elle mesure environ $1/2$ cm.

Les faisceaux musculaires, coupés du travers, sont interrompus dans toute la région malade par des traînées blanchâtres.

d) La séreuse et la sous-séreuse sont légèrement épaissies dans toute la zone prépylorique.

L'examen à l'œil nu permet donc de voir que l'épaississement de la paroi stomacale s'est surtout fait aux dépens de la sous-muqueuse et de la musculeuse.

À l'œil nu, les coupes de l'intestin montrent la particularité suivante : la muqueuse, confondue avec la sous-muqueuse, circonscrit l'orifice du canal intestinal resté béant. La sous-muqueuse est nettement hypertrophiée, mais cette hypertrophie est au maximum au niveau de la couche musculeuse.

La sous-séreuse, légèrement hypertrophiée, se confond avec le tissu du mésocôlon et du mésentère au niveau de leur insertion sur l'intestin. L'épaississement des tuniques est d'autant plus marqué qu'on se rapproche plus du bord adhérent de l'intestin.

EXAMEN HISTOLOGIQUE (1).

Cet examen a porté sur l'estomac, le premier rétrécissement de l'intestin grêle, le premier rétrécissement du gros intestin, et sur une anse de l'intestin grêle à l'apparence saine, située entre le premier et second rétrécissement.

A) Estomac. Coupe de la région prépylorique.

1° Les altérations de la muqueuse sont variables suivant le point examiné, mais d'une façon générale le revêtement muqueux est conservé dans toute son étendue et n'est nulle part entièrement remplacé par le tissu néoplasique. La muqueuse est en partie mal fixée; dans les points bien conservés, on remarque que les glandes sont longues, avec infiltrations interstitielles et, par places, de petits foyers hémorragiques difficiles à reconnaître. Par pl... cette muqueuse présente des caractères types de la gastrite parenchymateuse mixte, avec fortes multiplications cellulaires; mais à mesure qu'on s'éloigne du pylore la structure glandulaire tend à disparaître.

La partie moyenne et inférieure du tube glandulaire est remplacée par une infiltration cellulaire diffuse. L'épithélium pylorique subit sur place une transformation cancéreuse et les éléments néoplasiques se répandent d'une manière tout à

---

(1) Nous devons à notre maître M. le prof. Hayem d'avoir mené à bien cet examen. Notre maître a bien voulu examiner nos préparations et nous en signaler les particularités.

fait diffuse dans le tissu voisin. Nulle part il n'y a d'alvéoles cancéreux. En somme, il s'agit d'un épithélioma diffus de la muqueuse.

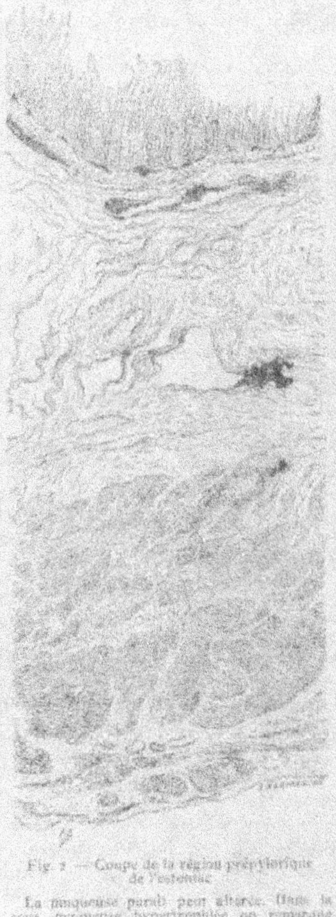

Les éléments du cancer sont formés par de petites cellules à noyaux multiples; quelques-unes ont subi la dégénérescence colloïde, d'autres ont un protoplasma granuleux prenant vivement les matières colorantes et rappelant l'aspect des cellules peptiques normales.

En résumé, cet aspect de la muqueuse ressemble beaucoup à ce cancer sa forme infiltrée et à cellules dérivant des éléments peptiques des glandes présenté par M. Hayem à la Société anatomique au mois de juillet 1905. L'aspect des éléments cancéreux est cependant beaucoup moins net que dans le cas décrit plus haut.

2.° La muscularis mucosa, formée par de véritables faisceaux de fibres, est quelquefois dissociée par de fines cellules, et en un endroit franchement interrompue.

3.° La sous-muqueuse, formée d'un tissu conjonctif adulte, est parcourue par deux sortes d'infiltrations cellulaires; par des amas ou traînées colorées fortement en bleu foncé et donnant l'impression d'amas embryonnaires; et par des traînées de cellules de coloration brune, manifestement néoplasiques. Ces cellules, de volume inégal, ayant en partie subi la dégénérescence colloïde, forment des traînées parallèles à la surface de la muqueuse. Quelques-unes de ces traînées paraissent situées à l'intérieur des fentes lymphatiques.

4.° La couche musculaire est manifestement hypertrophiée et contient également des nids cancéreux; elle est parcourue par des traînées de cellules cancéreuses, présentant les mêmes caractères que partout ailleurs.

5.° La couche sous-séreuse n'est pas très altérée; en certains endroits, on voit ces fentes lymphatiques bourrées

Fig 2 — Coupe de la région prépylorique de l'estomac

La muqueuse paraît peu altérée. Dans la sous-muqueuse hypertrophiée on remarque une fente lymphatique remplie de cellules cancéreuses. La musculeuse est fortement hypertrophiée et parcourue par des traînées cancéreuses.

Dans la sous-séreuse: nouvelle fente lymphatique remplie de cellules néoplasiques.

d'éléments embryonnaires et de cellules néoplasiques.

6.° La surface de la séreuse n'est nulle part envahie par le néoplasme.

Région pylorique. — La muqueuse est mal fixée et sa coloration diffuse et in

abonde dans la portion superficielle. Il y a une gastrite mixte avec infiltration interstitielle partielle et, par places, assez marquée. Certaines glandes sont adénomateuses. La face profonde de la couche muqueuse est occupée par quelques amas embryonnaires.

La muscularis mucosae est partout intacte.

Dans la couche sous-muqueuse on voit, en un endroit, un vaisseau rempli de cellules néoplasiques dont quelques-unes ont un protoplasma granuleux et acidophile.

La couche musculaire est très hypertrophiée et parcourue par des traînées de cellules embryonnaires ne paraissant pas néoplasiques. Les couches sous-séreuse et séreuse ne présentent pas d'altération nota-ble. Cependant, au-dessous du versant duodénal du pylore, on remarque une grosse fente à parois épaisses pleine de cellules cancéreuses. Le petit ganglion juxta-stomacal a subi un commencement d'infiltration néoplasique.

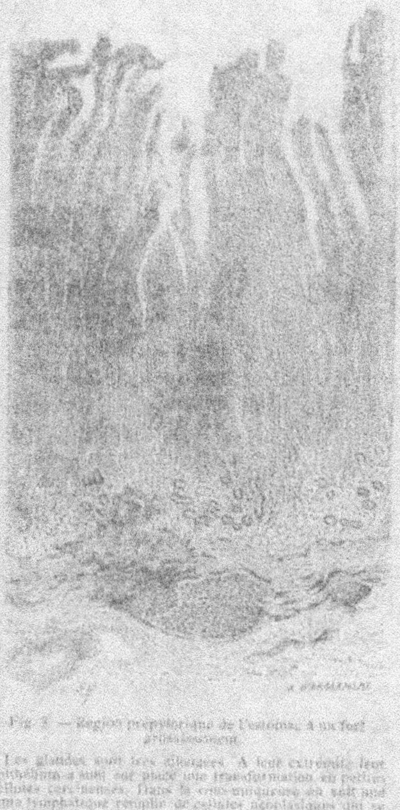

III. Le rétrécissement de l'intestin grêle.

La muqueuse, tout lisse, n'est pas envahie par le cancer. Les trois autres tuniques de l'intestin sont très hypertrophiées. La sous-muqueuse est uniformément infiltrée de petites cellules cancéreuses rappelant au premier abord les cellules d'un sarcome globo-cellulaire. Il n'y a pas de vaisseau rempli de cellules néo-plasiques. La couche muscu-laire, très épaisse, est dissociée par endroits par des nids ou des traînées de cel-lules cancéreuses. L'infiltration de la couche sous-séreuse ressemble tout à fait à celle de la couche sous-muqueuse; là aussi, absence de toute vascularite comme à l'estomac.

La surface même de la séreuse n'est nulle part envahie.

C/. Le rétrécissement du gros intestin.

La muqueuse, par places très bien conservée, paraît absolument intacte. Au tour du fond des glandes, nous notons une légère infiltration interstitielle et de gros

Fig. 3. — Région prépylorique de l'estomac à un fort grossissement.

Les glandes sont très dissociées. A leur extrémité leur épithélium a subi, par places, une transformation en petites cellules cancéreuses. Dans la couche muqueuse on voit une fente lymphatique remplie de cellules néoplasiques qui se distinguent par leur teinte des traînées de cellules embryon-naires voisines.

amas de cellules lymphatiques. La muscularis est intacte et non interrompue. La sous-muqueuse, formée d'un tissu conjonctif lâche, est infiltrée, en certains points de cellules embryonnaires à noyaux vivement colorés. On y voit aussi des traînées de cellules cancéreuses qui semblent contenues à l'intérieur d'un vaisseau. Le maximum des lésions se trouve dans la couche musculaire. Les cellules embryonnaires sont infiltrées de cellules embryonnaires et de cellules cancéreuses, d'autant plus abondantes qu'on se rapproche de la séreuse. Ici, beaucoup plus qu'au niveau de l'intestin grêle, il semble qu'il s'agisse d'un épithélioma défini avec des cellules de volume inégal, souvent considérable, avec noyau unique ou plusieurs noyaux. Il n'y a pas de lésions évidentes dans la sous-séreuse, ni dans la séreuse.

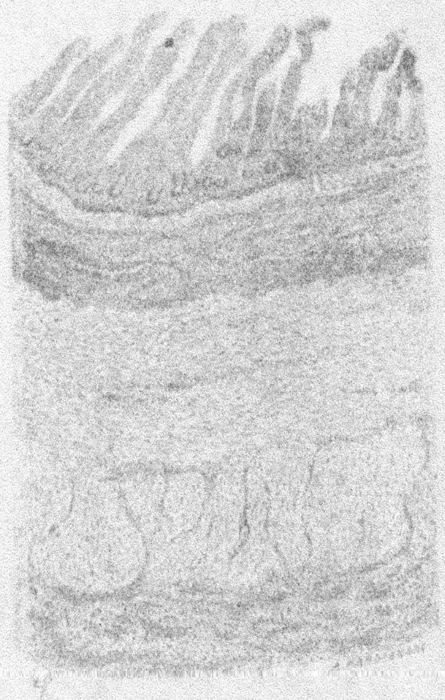

Dans le mésocôlon on voit en quelques points une infiltration de cellules embryonnaires et dans d'autres points un amas de cellules cancéreuses siégeant de préférence autour des grosses artères. Il n'est pas possible de dire si à ce niveau les cellules cancéreuses siègent dans les cavités vasculaires ou en dehors d'elles. Un petit ganglion situé au niveau du mésocôlon a subi un commencement d'infiltration cancéreuse.

D. Coupe d'une anse intestinale intacte en apparence et siégeant entre le 1er et le 2e rétrécissement. Sur cette coupe on ne trouve que rien d'anormal. Nulle part il n'existe de vaisseaux injectés d'éléments épithéliomateux.

FIG. 4. — Coupe du 1er rétrécissement de l'intestin grêle.

La muqueuse paraît intacte. Toutes les autres tuniques sont fortement hypertrophiées. Infiltrations diffuse de la couche sous-muqueuse et de la couche sous-séreuse, puis de petites nodules cancéreuses. Traînées cancéreuses entre les faisceaux de la couche musculaire.

L'observation de notre malade peut donc se résumer ainsi:

Un homme de 38 ans, issu de souche cancéreuse et sans antécédents personnels dignes d'être signalés, est pris subitement de troubles digestifs avec vomissements alimentaires, sans douleurs violentes, mais contenant deux fois du sang. Les selles sont difficiles, sans qu'il y ait jamais eu une véritable obstruction intestinale. Il maigrit de façon notable. A son entrée à l'hôpital, on note du tympanisme abdominal et on sent une tumeur dans la région pylorique.

Les troubles digestifs font des progrès rapides et les vomissements sont maintenant accompagnés de diarrhée avec météorisme abdominal dans les derniers jours qui précèdent son opération.

Celle-ci permet de constater une distension considérable de l'intestin grêle et du côlon ascendant avec légère ascite. Une tumeur occupe le pylore et semble envahir le mésocôlon transverse rétracté, qui paraît adhérer à l'estomac. Cette particularité rendant une gastro-entérostomie postérieure impossible, on se contente de pratiquer une gastro-entérostomie antérieure.

Le lendemain le malade était mieux et une diarrhée abondante survint. Le second jour apparurent des vomissements fécaloïdes, l'intestin obstrué se vidant dans l'estomac par la bouche de la gastro-entérostomie. Le malade succombe dans la nuit du second jour. A l'autopsie, nous trouvons un vaste cancer infiltré de l'estomac, transformant *l'antre pylorique* en un cylindre rigide, admettant à peine le petit doigt et mesurant environ de 7 à 8 centimètres de longueur.

Extérieurement, l'aspect blanc, dépoli, cicatriciel de la séreuse permet de distinguer la région cancéreuse du reste de l'estomac.

La muqueuse stomacale a conservé ses plis qui sont comme figés. En aucun point, il n'y a d'ulcération ni de bourgeon cancéreux.

Le mésocôlon transverse est épaissi, dur, rétracté.

Nous trouvons trois sténoses circulaires au niveau de l'intestin grêle et trois autres au niveau du gros intestin. Ces sténoses assez serrées laissent à peine passer un crayon. A leur niveau, la muqueuse est simplement plissée, mais n'est le siège ni d'ulcérations, ni de végétations cancéreuses. La séreuse présente au niveau de chaque rétrécissement ce même aspect cicatriciel que nous avions constaté au niveau de l'antre pylorique.

La néoformation intestinale se continue à l'intérieur du mésentère et du mésocôlon pour y former une induration de volume variable suivant la sténose considérée. On pourrait comparer cette disposition à celle d'une bague dont le chaton serait encastré dans la racine mésentérique et dont l'anneau étranglerait la circonférence de l'intestin.

L'examen histologique montre que l'épaississement de la paroi stomacale est surtout dû à l'hyperplasie du tissu sous-muqueux ainsi qu'à l'hypertrophie de la couche musculaire et sous-séreuse.

La muqueuse est apparemment peu altérée; mais dans ses couches profondes on remarque par places une prolifération de cellules néoplasiques prenant naissance au niveau des glandes, perforant la musculaire et envahissant toutes les autres tuniques de la paroi stomacale. L'infiltration néoplasique est formée d'éléments cellulaires de petit volume, à un ou plusieurs noyaux souvent polymorphes, situés au sein d'un tissu fibrillaire et ayant par places subi la dégénérescence colloïde. — En quelques points, la sous-muqueuse épaissie paraît essentiellement formée par du tissu conjonctif.

Dans les couches sous-séreuse et sous-muqueuse on remarque des vaisseaux lymphatiques bourrés de cellules cancéreuses.

Les coupes pratiquées au niveau des sténoses intestinales montrent que l'infiltration cellulo-fibrillaire atteint son maximum dans les couches sous-séreuse et sous-muqueuse au niveau du bord mésentérique de l'intestin. Elles diminuent au fur et à mesure qu'on s'approche du bord libre. La muqueuse intestinale au niveau des rétrécissements paraît partout épargnée par le cancer.

II

Il nous a paru qu'il y avait là une forme spéciale de rétrécissements cancéreux multiples et qu'il y avait lieu de la distinguer d'avec d'autres formes similaires, en apparence seulement.

Il s'agit, en effet, de la localisation multiple d'un même processus cancéreux sur le tractus gastro-intestinal, aboutissant à autant de sténoses de sa lumière, et remarquable par l'intégrité de la muqueuse et l'altération des couches sous-muqueuse et sous-séreuse.

A cette forme, rare assurément, nous avons pu rattacher un nombre suffisant d'observations; et la répétition d'un aspect anatomique semblable, de symptômes cliniques souvent les mêmes, nous a paru digne de retenir l'attention.

Cette classification nous a permis d'éliminer tous les cas de cancers multiples de l'intestin, considérés par leurs auteurs comme des manifestations primitives et distinctes du processus cancéreux, mais pouvant éventuellement aboutir à la formation d'un rétrécissement. Il est cependant des cas de cancers multiples de l'intestin, où il est bien difficile de se prononcer sur l'origine primitive ou secondaire des tumeurs intestinales.

On ne trouve pas toujours réunies les conditions exigées par Michelssohn et Bard (1) pour caractériser des tumeurs multiples et primitives :

1. Une différence morphologique histologique essentielle;
2. Un développement direct de l'épithélium de la localisation;
3. Des métastases propres à chacun des foyers.

Dans les cas qui nous intéressent, au contraire, nous pourrons voir que le processus cancéreux est essentiellement localisé sur le tractus gastro-intestinal, que la manifestation stomacale est presque constante, toujours primitive.

Le type histologique des sténoses est de même nature. Enfin, nous avons affaire en toute évidence à des localisations secondaires d'un même processus; en un mot, il s'agit d'une propagation.

La propagation cancéreuse touche à l'étiologie même du cancer et c'est là un problème encore de nos jours trop entouré d'obscurités pour qu'il soit légitime d'émettre la moindre affirmation.

Théoriquement, on peut admettre deux hypothèses : les tuniques de l'intestin sont envahies de dedans en dehors ou de dehors en dedans.

Devons-nous accepter l'opinion de M. Letulle qui nous fait assister à la pénétration de dehors en dedans, de la séreuse vers la muqueuse ?

Il est difficile de se prononcer, mais dans le cas qui nous occupe l'intégrité de la muqueuse semble être un argument en faveur de cette hypothèse.

Étudiant le mode de formation des greffes cancéreuses, M. Letulle (2) distingue les propagations par contiguïté et les propagations à distance. Dans cette dernière catégorie qui seule nous intéresse cet auteur distingue encore deux mécanismes: les greffes muqueuses et les greffes péritonéales. Les greffes muqueuses sont rares, mais ne sont pas impossibles. Les greffes péritonéales plus fréquentes sont dues à des embolies cancé-

(1) Et dans les cas assez rares, comme celui de Berner (Mitteilung zur Lehre vom Carcinom. Zur Kenntnis und Begutachtung der multiplen Carcinoma. Inaug. Dissert., Iena 1891, obs. 1, p. 15) qui pourraient être rapportées au nôtre, nous n'avons pas retrouvé les trois caractéristiques des «rétrécissements cancéreux multiples» que nous décrivons ici.

(2) Letulle, Greffes cancéreuses de l'intestin. Revue de Gynécologie et de Chirurgie abdominale, Paris, 1897, n° 1, p. 90.

reuses. Or, tandis que la carcinose péritonéale vraie forme à la
surface de la séreuse une papille acuminée, la greffe par embolie
s'enfonce dans les couches de l'intestin et forme quelquefois une
dépression sur la surface péritonéale. L'invasion se fait par re-
foulement, puis par pénétration des couches de la paroi intestinale jusqu'à la sous-muqueuse... «Il faut bien admettre, dit Letulle, pour expliquer cette faculté de pénétration, que dans ce cas
les espaces lymphatiques sous-séreux ont été plus accessibles aux
colonies épithéliomateuses, mais la raison déterminante de ces
différences évolutives est difficile à trouver. Les vaisseaux lymphatiques ne prennent pas une part directe au processus; cela
est un point important, car on ne rencontre jamais autour des
noyaux greffés trace de troncules chylifères injectés de cellules
cancéreuses... La non-participation directe des lymphatiques
sous-séreux de l'intestin admise, voyons comment progresse l'invasion des couches sus-jacentes. La colonie cancéreuse séjourne,
on peut l'affirmer, quelque temps dans le tissu cellulo-vasculaire
sous-séreux, avant de pousser plus loin dans les muscles, ses îlots
épithéliaux. La preuve en est dans la tuméfaction considérable et
nodulaire des parties sous-musculaires et dans leur richesse en
tractus fibroïdes intercalés aux amas cancéreux; on assiste au développement d'un véritable squirrhe, d'un cancer fibreux, surtout
végétant dans sa zone la plus profonde, au contact de la couche
musculaire externe.

La deuxième zone du cancer se développe dans la musculeuse qui se laisse traverser largement. «Enfin la couche sous-muqueuse est prise à son tour... Les vaisseaux et les nerfs deviennent relativement indemnes.

Nous avons vu la cellule cancéreuse fixée à la paroi de l'intestin, y évoluer pour constituer le noyau cancéreux secondaire.
Il reste maintenant à établir la voie qu'a suivie cette cellule issue
de la tumeur primitive, avant de se fixer dans la paroi de l'intestin.

Nous pouvons tout au moins éliminer la propagation par extension locale du processus, les noyaux cancéreux étant séparés
par de longs intervalles de tissu sain, du moins en apparence.

Il y aurait un mot à dire de la propagation par contiguïté; la
masse intestinale grêle, essentiellement mobile, peut prendre avec
la tumeur primitive des contacts intermittents, peut-être suffisants
à la formation d'une greffe au niveau de la séreuse. Et l'on peut
faire rentrer dans cette catégorie les cas où la carcinose périto-

néale est diffuse, avec des noyaux d'âge différent et de localisation
variable qui ne semble obéir à aucun trajet vasculaire; c'est un
ensemencement avec tous ses hasards. Ce sont les cas de carcinose péritonéale à papille acuminée.

Mais ce processus ne peut plus être invoqué dans les cas où
les noyaux semblent s'enfoncer dans les couches de l'intestin, en
formant parfois une véritable dépression à la surface de la séreuse,
et dans les cas comme le nôtre, ou dans ceux de Chuquet, de Letulle, de Hahn, de Kuttner, de Nuthall et Emanuel, et de Griffon et
Nattan-Larrier, où les noyaux prédominent au niveau de l'attache mésentérique sur l'intestin.

Il semble qu'il faille alors, avec M. Letulle, invoquer ici l'embolie cancéreuse qui peut se faire par voie véineuse ou par voie
lymphatique.

Laissons de côté l'embolie véineuse, qui peut-être appartient
à un stade très avancé du processus cancéreux, et au compte de
laquelle il faudrait mettre les métastases centrales, lointaines, dans
des organes très divers, tels que le foie, l'utérus et les ovaires.

Les lymphatiques, voie de propagation par excellence, existent
abondants et reliés par des anastomoses nombreuses dans la
sous-muqueuse, dans la sous-séreuse et dans l'épaisseur des feuillets mésentériques, ces derniers formant les collecteurs.

Entre le réseau sous-muqueux et le réseau sous-séreux, il
existe encore un réseau intermédiaire, coulé entre les couches de
la musculeuse et qui porte le nom de réseau interlaminaire
d'Auerbach.

Il est bien difficile d'établir si la propagation emprunte pour
se faire, dans ces cas particuliers, soit les réseaux lymphatiques
des tuniques intestinales, soit le tronc des collecteurs mésentériques.

Nous éliminerons néanmoins la voie sous-séreuse.

Les travaux de Most [1] et de Cunéo [2] ont établi en effet
l'absence de communication entre le réseau sous-séreux de l'estomac et celui du duodénum. Et Letulle, nous l'avons vu, insiste
sur la non-participation directe des lymphatiques sous-séreux de

[1] Most. Ueber die Lymphgefässe und die regionären Lymphdrüsen des Magens in Rücksicht
auf die Verbreitung des Magen-Carcinoms. Vorgetragen am 5. Sitzungstage des XXVIII. Congresses
der Deutsch. Gesellsch. f. Chir. z. Berlin 7 Apr. 1899 et Arch. f. klin. Chir. Bd. 59, H. 1, S. 175.

[2] Cunéo. De l'envahissement du système lymphatique dans le cancer de l'estomac. Th. Paris, 1900.

l'intestin : « Jamais, dit-il, on ne rencontre autour des noyaux greffés trace de troncules chylifères injectés de cellules cancéreuses ».

Les coupes que nous avons pratiquées nous ont permis, dans notre observation personnelle, de confirmer ces données. Tandis que les lymphatiques de l'estomac nous sont apparus bourrés de cellules cancéreuses, ceux de l'intestin au contraire, au niveau des rétrécissements, nous ont semblé à peu près indemnes.

Il en est de même pour le réseau sous-muqueux, dont le rôle apparaît très net au contraire, dans le processus d'extension locale, puisque, selon Cunéo, il semble que l'envahissement du réseau sous-muqueux précède celui de la muqueuse : « Aussi cette couche est-elle presque toujours envahie sur une étendue plus considérable que la muqueuse. Il n'est même pas rare, comme l'a remarqué depuis longtemps Hauser, de voir les traînées épithéliales de la sous-muqueuse perforer de dehors en dedans la muscularis mucosæ et envahir la muqueuse par un trajet en quelque sorte rétrograde. »

Il y a là l'ébauche d'une extension à distance, et on conçoit la possibilité d'un envahissement en deux points distincts de la muqueuse, et séparés par un intervalle de muqueuse saine.

Mais encore n'y a-t-il ici qu'une extension à *petite distance* et il paraît difficile d'admettre ce mécanisme pour les extensions à grande distance, pour expliquer les rétrécissements multiples de l'intestin. Aussi bien les coupes, trop peu nombreuses, il est vrai, que nous avons pratiquées sur les segments intermédiaires à deux rétrécissements ne nous ont pas permis de surprendre l'envahissement du réseau sous-muqueux, pas plus du reste que celui du réseau muqueux.

Il est donc plus probable que la propagation se fasse par les collecteurs issus de l'estomac et réunis par anastomoses à ceux de l'intestin, dans l'épaisseur des feuillets mésentériques.

« On conçoit, en effet, dit Cunéo, que l'envahissement des ganglions communs aux lymphatiques de l'estomac et des autres organes, par l'intermédiaire de leurs afférents gastriques, puisse provoquer par *thrombose rétrograde* une infection de leurs autres afférents. »

Nous nous expliquerions ainsi la fréquence élective de l'envahissement sur le côlon transverse (Obs. personnelle. Cas de Chusquet, de Bret et Paviot, de Petibon, de Letulle, de Nuthall et Emanuel, de Hoche, de Schacher).

De plus, le siège de prédilection qu'affectent les noyaux

cancéreux au niveau du bord mésentérique de l'intestin, semble
encore un argument en faveur de la propagation par le mésentère.

On sait encore qu'il existe au niveau même de cette insertion
mésentérique une chaîne lymphatique de ganglions juxta-intesti-
naux (Schnitdrüsen de Stahr) et qui sont envahis d'une façon
presque constante par les cellules cancéreuses.

Enfin, il n'est pas rare de trouver les ganglions du mésentère envahis à une certaine distance même des rétrécissements de
l'intestin. Nous avons, dans notre cas, pratiqué plusieurs coupes
de ces ganglions hypertrophiés qui renfermaient des métastases
cancéreuses.

Et avec une extrême réserve, nous conclurons donc que la
voie des collecteurs par thrombose directe ou rétrograde paraît
être le moyen de propagation le plus probable, pour expliquer la
formation de ces rétrécissements multiples.

III

A. — Si nous essayons de réunir tous les cas de rétrécissements
multiples ressemblant au nôtre, c'est-à-dire dans lesquels le rétrécissement de l'intestin semble se faire de dehors en dedans,
par une sorte de rétraction des parois de l'intestin, nous éprou-
vons une certaine difficulté. Quelques cas sont insuffisamment
décrits au point de vue macroscopique, d'autres manquent d'examen histologique.

Pour nous en tenir étroitement au titre de notre sujet, nous
éliminerons tous les faits de cancers multiples du tractus gastro-
intestinal ayant les mêmes caractères que ceux que nous étudions
et dont ils ne diffèrent que par l'absence de *rétrécissement* ou par
la présence d'un rétrécissement *unique*. Nul doute cependant qu'il
s'agit là d'une seule et même affection.

Parmi les observations assez rares que nous avons pu recueillir, il en est une que nous tenons à résumer à titre de curiosité.

C'est un cas déjà ancien de Carrère (¹), paru en 1779 dans les
mémoires de la Société royale de médecine sous le titre «Observation sur des squirrhes de l'œsophage, de l'orifice supérieur de
l'estomac et des intestins grêles.»

(¹) Carrère, Histoire de la Société royale de médecine. Paris, 1779, p. 214 à 217.

Obs. II. — Il s'agissait d'une femme de 32 à 35 ans, qui depuis plusieurs années avait présenté des «attaques de douleurs et de coliques». Elle est vue pour la première fois par l'auteur en juin 1777. Elle avait alors de la fièvre, la bouche pâteuse et amère, des vomissements porracés. Elle accuse une douleur aiguë ou obtuse dans la région ombilicale ou hypogastrique. On constate du météorisme du bas-ventre, sans douleur ni pesanteur à l'estomac. La malade est revue en février 1779. À ce moment elle a de la fièvre et présente des douleurs à l'estomac et au bas-ventre. L'abdomen est météorisé, surtout douloureux dans la région hypogastrique droite et dans la région de l'estomac. Les vomissements sont fréquents. Les aliments et les boissons sont rejetés aussitôt après leur ingestion. Maigreur prononcée. Selles rares et liquides. Le 2 mars: fièvre, hoquet, envies fréquentes d'uriner.

L'ouverture du corps est pratiquée par Bavet, maître en chirurgie.

On trouve un épanchement d'eau jaunâtre, fétide, dans le bas-ventre. L'œsophage est rétréci, squirrheux, dans toute sa circonférence, vers son union avec l'orifice supérieur de l'estomac et à un travers de doigt au-dessus; et dans cette portion sa cavité est presqu'oblitérée.

L'orifice supérieur de l'estomac est absolument squirrheux dans toute sa circonférence et des concrétions squirrheuses s'étendent jusqu'à environ deux travers de doigt autour de cet orifice. Le pylore est normal, l'estomac est flasque. Les intestins grêles sont "squirrheux" dans presque toute leur étendue. Leurs parois sont épaisses, fort dures, comme racornies; leur cavité est très rétrécie. Quelques plaques noires gangréneuses sur le gros intestin.

En éliminant les cas douteux d'une part et ceux où les rétrécissements ne sont pas multiples d'autre part, nous arrivons à réunir 17 cas à peu près certains, indépendamment du nôtre.

Obs. III. — Reincke. Zwei Fälle von Krebsimpfung in Punktions-Kanälen, bei carcinomatöser Peritonitis. Virchow's Archiv. Bd. 51, S. 396, Fall g.

Une femme de 62 ans entre à la clinique en déc. 1869. Elle présente depuis le mois d'août de la pesanteur à l'épigastre avec inappétence. Vomissements alimentaires, œdème des membres inférieurs et aspect cachectique.

Tumeur du sein gauche qui date de plusieurs années; ventre globuleux, fluctuant, ne permettant pas la palpation des organes. La masse intestinale principale est reportée en haut et à gauche. Par le toucher vaginal on sent l'utérus immobile et dans le cul-de-sac postérieur on trouve une tumeur dure, immobile, qui paraît remplir le petit bassin; on retrouve cette tumeur par le rectum.

On fait une ponction le 7 déc. et une autre le 22. Quelques jours après chacune de ces ponctions, on peut sentir une tumeur de la paroi et qui siège au point même où a été faite la ponction.

Le liquide retiré par ponction est visqueux, brun rougeâtre; il contient de nombreux globules rouges et quelques cellules de la grosseur des globules blancs. On trouve encore de grosses cellules à un ou plusieurs noyaux de forme ovalaire; ces cellules renferment de nombreuses vacuoles. La malade meurt le 10.1.1870.

À l'autopsie, les intestins apparaissent couverts de noyaux de grosseur variable allant de celle d'une tête d'épingle à celle d'une cerise. L'épiploon est rétracté et épaissi; il en est de même du mésentère. La séreuse du gros intestin est épaisse surtout dans la région iléo-cæcale et les noyaux font saillie dans la lumière re, formant rétrécissement. Il existe des adhérences étendues derrière la symphyse pubienne et au voisinage de la flexure sigmoïde, englobant des anses grêles, l'utérus, la vessie, les ovaires. Cette masse remplit le Douglas et la région iliaque gauche. La flexure sigmoïde est envahie dans son milieu sur une longueur de 7 cm. par des masses cancéreuses qui l'enserrent. La muqueuse est intacte.

On trouve des noyaux cancéreux dans les deux ovaires, dans la corne gauche de l'utérus. La partie inférieure du rectum est envahie, mais la muqueuse est saine.

L'estomac dans la région pylorique est fortement rétréci par des masses cancéreuses qui l'enserrent; la muqueuse est partout saine.

L'examen microscopique des noyaux cancéreux permet de retrouver les mêmes cellules que celles du liquide retiré par ponction, avec cette différence qu'ici elles ne renferment pas de vacuoles.

Obs. IV. — Wernek. Dilatation und tödliche Ruptur des Duodenum. Virchow's Archiv, 1870, Bd. 50, S. 138.

Femme de 54 ans, présente depuis 12 semaines des vomissements, puis des symptômes de péritonite par perforation qui amène la mort.

La tumeur primitive paraît siéger sur le gros intestin. On trouve un rétrécissement sur le duodénum et des nodules cancéreux sur le jéjunum, le cœcum et le côlon. On constate une rupture du duodénum dilaté et des métastases du cœcum et du côlon.

Obs. V. — Petrina (cité par Kuttner). Vierteljahrschrift für die praktische Heilkunde, 1872, Bd. 114, H. II, S. 60.

Femme de 59 ans, présente des symptômes d'obstruction intestinale avec ascite.

La tumeur primitive siège sur le gros intestin qui présente à ce niveau une infiltration de la muqueuse.

Il existe d'autre part des rétrécissements multiples de l'intestin grêle. On trouve encore des nodules cancéreux, durs, nombreux au niveau de la séreuse de l'intestin grêle. Le grand épiploon est rétracté.

Obs. VI. — Chuquet. Péritonite cancéreuse primitive. Thèse de Paris, 1879, p. 39.

Homme de 73 ans, malade depuis 1 an, présente dans les trois dernières semaines de sa maladie des symptômes d'occlusion intestinale. M. Millard porte le diagnostic de péritonite cancéreuse; on fait une ponction de l'ascite. On trouve à l'autopsie que l'estomac est contenu dans un véritable sac cancéreux. Le canal pylorique est inextensible et mesure 1 cm. d'épaisseur. La muqueuse est saine.

Il existe des rétrécissements multiples au niveau du gros intestin par envahissement des tuniques profondes. Sa muqueuse est saine. Au niveau de l'insertion du mésentère et du mésocôlon, on trouve des granulations jaunâtres dont les dimensions varient depuis celles d'un grain de millet jusqu'à celles d'un noyau de cerise. Les noyaux sont beaucoup moins nombreux au niveau du bord libre de l'intestin. Des plaques cancéreuses s'étendent au niveau de l'insertion du grand épiploon. Granulations dans l'épiploon gastro-hépatique. Foie gras avec noyaux cancéreux. Les ganglions du mésentère et du médiastin sont cancéreux. Ascite. Pas d'examen histologique.

Obs. VII. — Bret et Paviot. Contribution à l'étude de la Linite plastique. Revue de médecine, t. XIV, obs. II, p. 111.

Femme de 49 ans, malade depuis 1 an, a présenté des vomissements alimentaires et une hématémèse. Constipation opiniâtre et coliques intestinales très douloureuses. Elle présente tous les signes d'une cachexie cancéreuse avec anorexie élective pour la viande. Diarrhée fétide terminale. On trouve à l'autopsie une infiltration cancéreuse diffuse de tout l'estomac et un épaississement de la paroi du cæcum et du côlon. Il existe de fines granulations blanchâtres et ponctuées sur les anses intestinales. Il semble que l'on soit en présence de fins nodules de carcinose miliaire. On trouve encore des petits nodules blanchâtres arrondis sur le péritoine. Hypertrophie notable des ganglions de la petite courbure.

Examen microscopique. — *Estomac :* Hyperplasie épithéliale intra-glandulaire de la muqueuse ; sous-muqueuse, au sein d'un tissu fibrillaire, il existe une pullulation énorme d'éléments cellulaires. Hypertrophie de la couche musculaire. Épaississement de la tunique péritonéale avec cellules conjonctives et épithéliales.

Côlon transverse : Mêmes lésions. Celles de la séreuse sont prédominantes et contribuent pour la plus large part à l'épaississement des parois du gros intestin. Petites cavités alvéolaires remplies de cellules épithéliales.

Obs. VIII. — Bret et Paviot, loc. cit., obs. II, p. 394.

Femme de 43 ans. Le début des troubles gastriques remonte à 4 ans. Douleurs épigastriques et vomissements alimentaires, puis crise d'entérite membraneuse (?) avec diarrhée.

Depuis 5 mois perte de l'appétit, dégoût électif pour la viande, vomissements. Jamais ni hématémèse, ni mélæna. Il existe une tuméfaction diffuse de l'estomac qui paraît se contracter sous la main. On sent un noyau dur, mobile, au-dessous de l'ombilic. Amaigrissement. Plus tard, tumeur pelvienne. Pleurésie terminale avec fièvre.

On trouve à l'autopsie une linite plastique des deux tiers droits de l'estomac. Extérieurement, aspect blanc, fibreux de l'estomac. Ulcération de la portion cardiaque de l'estomac qui est souple. Le côlon transverse est rétréci sur une longueur de 12 à 15 cm. Ascite jaune citrin. Tumeur probable des deux ovaires.

Examen microscopique. — *Estomac :* à la face profonde de la muqueuse, on voit des points où la structure glandulaire a complètement disparu. La muscularis mucosæ est interrompue par places par les traînées cellulaires. La sous-muqueuse est fibroïde, dans sa plus grande étendue, avec des traînées de cellules épithélioïdes. La séreuse et la sous-séreuse sont envahies par du tissu conjonctif adulte. *Côlon :* La sous-séreuse est la plus épaissie ; on y retrouve le même tissu fibroïde. La muqueuse est beaucoup moins altérée que celle de l'estomac.

Obs. IX. — Petitjean. Contribution à l'étude de la gastrite scléreuse hypertrophique ; ses rapports avec le cancer. Th. Paris, déc. 1895, n° 39.

Homme, 54 ans, soigné il y a 6 mois pour gastrite chronique. Alcoolique. Douleur épigastrique. Vomissements muqueux. On sent au creux épigastrique une tumeur de la grosseur du poing. Teint jaune paille. Mort après cachexie progressive.

À l'autopsie, l'estomac se présente avec son volume à peu près normal. À la coupe, la paroi, d'aspect squirrheux, présente au cardia une épaisseur de 2 cm et au pylore de 1 cm. Cet épaississement se continue sur l'œsophage. Le cardia est très rétréci, la valvule pylorique semble intacte.

Il existe un anneau fibreux au milieu du côlon transverse.

Le long des courbures de l'estomac se voient de nombreux petits ganglions

constitué par un tissu blanchâtre, rosé, friable. Tout le mésentère est mitré de ces ganglions. Cavernes cancéreuses dans les corps des 2e 3e et 4e vertèbres lombaires et des 7e, 10e et 11e dorsales.

Examen microscopique. — Les coupes pratiquées dans l'estomac, dans l'œsophage, dans les bandes fibreuses de l'intestin et dans les ganglions, ont démontré partout la présence de *productions cancéreuses très caractéristiques* avec hypertrophie du tissu conjonctif.

Obs. X. — Letulle. Bull. et mém. de la Soc. Anat. Paris, t. X, juillet 1896, n.° 16, p. 559.

Il s'agit d'un vieillard atteint de cancer du pylore avec ictère chronique.

À l'autopsie on trouve un cancer du pylore et des nodules à l'insertion du mésentère sur l'intestin et du mésocôlon transverse; il en existe au moins 5, qu'on peut bien isoler.

Infiltration des tuniques de l'intestin vers son bord adhérent et, en un point, il existe une ulcération de la muqueuse. Rétraction de l'intestin au niveau des nodules.

On trouve de plus une carcinose étendue du péritoine, du grand épiploon et du petit épiploon.

Examen microscopique. — Carcinose péritonéo-intestinale ayant laissé la muqueuse intestinale intacte. Un seul des nodules a atteint la muqueuse au niveau du côlon transverse.

Obs. XI. — Anton Brosch. Ein seltener Fall von multiplen carcinomatösen Strikturen des Darmes. Archiv. f. klin. Med., 1896, Bd. 57, S. 606.

Homme de 40 ans, qui accuse depuis 11 mois des douleurs et des vomissements. Hématémèse. On sent une tumeur pylorique. Laparotomie exploratrice; intervention impossible. Mort dans le marasme, 1 mois 1/2 après.

À l'autopsie, on trouve un ulcéro-cancer de la paroi postérieure de l'estomac et dont le fond est formé par le pancréas. L'ulcération mesure 7 cm. dans son plus grand diamètre et dépasse en haut et en bas la grande et la petite courbure.

Il existe trois rétrécissements. À 50 cm. au-dessous de la valvule iléo-cæcale un rétrécissement laissant passer un crayon; la muqueuse à ce niveau est presque intacte, on n'y voit qu'une perte de substance des dimensions d'une lentille. À 50 cm. au-dessus, autre rétrécissement de l'iléon, mais insignifiant et produit par un noyau cancéreux profond. Troisième rétrécissement circulaire et très serré au niveau de l'appendice, qui adhère intimement au cæcum. Envahissement de la muqueuse de l'appendice.

Métastases dans le foie et dans les ganglions.

Examen microscopique. — Infiltration de cellules polymorphes surtout dans les couches profondes de la paroi intestinale et entre les fibres musculaires.

Obs. XII. — Hahn. F. Deutsche med. Wochenschrift, 1897, n° 42, S. 674.

Homme de 60 ans, se plaint depuis 8 mois environ de coliques, de constipation, d'inappétence et d'amaigrissement.

Obstruction intestinale dans les derniers jours ; on pratique une laparotomie et une entéro-anastomose au bouton de Murphy.

À l'autopsie, on constate une tumeur sur la partie terminale de l'iléon et qui représente le rétrécissement le plus bas situé. On trouve encore 3 rétrécissements qui prennent naissance au niveau d'un nodule occupant l'attache mésentérique. Il existe de petits noyaux sous la séreuse intestinale au niveau de l'attache mésentérique. Les ganglions mésentériques sont envahis. Ascite.

Pas d'examen histologique.

Obs. XIII. — Küttner. Multiple carcinomatose, Darmstrikturen durch Peritoneal-Metastasen, Beitr. z. klin. Chir., 1899, t. XXIII, S. 605.

Homme de 62 ans, présente depuis 3 mois 1/2 à 4 mois des crises de douleurs abdominales avec constipation. Puis symptômes d'obstruction intestinale. Cachexie progressive. Tympanisme et mouvements péristaltiques des anses intestinales, surtout au niveau du gros intestin.

Le toucher rectal est négatif. L'insufflation du côlon ne réussit pas. On sent une résistance au voisinage de l'ombilic et à droite. Absence de HCl.

Laparotomie exploratrice.

Mort 9 jours après l'opération par persistance de l'obstruction intestinale. Impossibilité de faire même un anus contre-nature, car les rétrécissements commençaient à 40 cm. au-dessous du pylore et finissaient au niveau de l'S iliaque.

La tumeur primitive siège peut-être au niveau de la flexure sigmoïde.

À l'autopsie, on trouve 22 rétrécissements dont 18 à l'intestin grêle et 4 au gros intestin. Il existe 165 noyaux siégeant le plus souvent au niveau de l'attache mésentérique.

Examen microscopique. — Épithélioma de la flexure sigmoïde.

Nodules péritonéo-intestinaux ; la muqueuse et la séreuse sont intactes. Les traînées cancéreuses qui conservent le type glandulaire siègent surtout dans la musculeuse, puis dans la sous-séreuse et la sous-muqueuse. Les nodules, sans franchement des couches intestinales, siègent dans la sous-séreuse sans envahir la couche musculaire.

Obs. XIV. — Nuthall et Emanuel. Infiltrating carcinomatosis of the stomach and intestines. The Lancet, 17 jan. 1903, obs. I, p. 160.

Femme de 27 ans, présente depuis 1 an des symptômes d'anémie et d'affaiblissement, accompagnés de douleurs abdominales. Puis brusquement péritonite par perforation du cœcum. Laparotomie.

On trouve à l'autopsie une infiltration cancéreuse diffuse de la portion pylorique de l'estomac sans sténose du pylore.

Il existe de plus un rétrécissement au niveau du côlon ascendant avec dilatation du cœcum et une tumeur ne produisant pas un rétrécissement de l'intestin grêle et qui siège le long de l'attache mésentérique.

On trouve des noyaux métastatiques au niveau de la vésicule biliaire et du rein.

Examen microscopique. — Cancer glandulaire prenant naissance dans les parties profondes de la muqueuse avec dégénérescence colloïde.

Obs. XV. — Nuthall et Emanuel, loc. cit., obs. II.

Homme de 38 ans, présente depuis 3 mois des douleurs épigastriques et des vomissements faisant porter le diagnostic d'ulcère de l'estomac.

Amaigrissement. Un an avant de tomber malade cet homme avait eu un abcès sous-diaphragmatique droit qui avait été incisé, mais dont la cause a échappé même à l'autopsie.

Laparotomie et gastro-jéjunostomie.

On trouve à l'autopsie une infiltration cancéreuse de tout l'estomac avec rétrécissement du pylore. Au niveau du jéjunum et de l'iléon, il existe des tumeurs qui siègent à l'insertion du mésentère et qui se prolongent dans la paroi de l'intestin pour déterminer autant de rétrécissements.

Épaississement de la paroi de tout le côlon qui cependant n'est pas rétréci.

Hydronéphrose calculeuse bilatérale restée latente.

Examen microscopique. — Infiltration cancéreuse diffuse, avec muqueuse intacte.

Cancer glandulaire prenant naissance dans les parties profondes de la muqueuse avec dégénérescence colloïde.

Obs. XVI. — Nuthall et Emanuel, loc. cit., obs. III.

Homme de 58 ans, présente depuis 8 mois de la constipation chronique, des douleurs abdominales et du tympanisme. On ne sent pas de tumeur nette à la palpation de l'abdomen, mais on reconnaît l'existence d'un rétrécissement du rectum.

On pratique une colotomie.

À l'autopsie on constate l'existence d'une linite plastique cancéreuse de tout l'estomac qui était rétracté et petit.

Il existe sur l'iléon et le cæcum des rétrécissements qui ressemblent aux lésions constatées sur l'estomac. Le côlon, surtout au niveau des angles hépatique et splénique, admet difficilement le petit doigt. Il en est de même au niveau du rectum. Le point de départ des rétrécissements se trouve au niveau du mésentère et du mésocôlon. Le rétrécissement est toujours plus marqué du côté de l'attache mésentérique que du côté du bord libre.

Examen microscopique. — Cancer glandulaire prenant naissance dans les parties profondes de la muqueuse avec dégénérescence colloïde.

Infiltration notable de la sous-muqueuse et de la sous-séreuse réunies par des tractus qui dissocient la couche musculaire. Les auteurs avaient pensé d'abord qu'il s'agissait d'un endothéliome.

Obs. XVII. — Griffon et Nattan-Larrier. Carcinose gastrique et rectale généralisée à l'intestin grêle, Bull. et mém. de la Soc. Anat. Paris, juin 1903, n° 6, p. 491.

Il s'agit d'un homme dont l'âge n'est pas indiqué. Cachexie cancéreuse sans prédominance des symptômes, ni du côté de l'estomac, ni du côté du rectum. On trouve à l'autopsie une infiltration cancéreuse de tout l'estomac, du cardia, du pylore. L'épaisseur totale de la paroi est de près de 1 cm. $\frac{1}{2}$. Au niveau du rectum, infiltration cancéreuse dans une étendue de 22 cm. Le calibre en est modérément diminué.

Il existe 14 petites tumeurs de volume variant depuis celui d'une tête d'épingle à celui d'un pois; elles siègent dans la sous-muqueuse soit au niveau du bord libre de l'intestin, soit au niveau du bord mésentérique. Les ganglions de la petite courbure sont envahis. La vessie est englobée par le néoplasme qui laisse sa muqueuse intacte.

Examen microscopique. — *Estomac*: carcinome diffus ayant subi par places la dégénérescence colloïde.

Identité absolue des cellules cancéreuses au niveau des autres localisations. La muqueuse de l'intestin grêle recouvre les nodules sans être elle-même envahie.

Obs. XVIII. — Hoche (L.) Étude sur la linite plastique. Rev. de méd., t. XXIII, obs. IV, p. 957.

Homme de 29 ans, présente des troubles gastriques avec vomissements depuis un temps indéterminé, mais assez long.

Hématémèse et méléna.

Au cours d'une première laparotomie pour gastro-entérostomie, on constate une induration saillante du pylore. Deux mois après, accidents de circulus vitiosus.

Deuxième laparotomie et anastomose duodéno-jéjunale; on constate un rétrécissement partiel de l'intestin.

A l'autopsie, on constate que l'extrémité pylorique de l'estomac est transformée en un tube rigide de 5 cm. Ulcérations gastriques. Il existe des rétrécissements au niveau du duodénum, du jéjunum et autour de la bouche anastomotique gastro-jéjunale et à 12 cm. au-dessous.

Un autre rétrécissement sur le côlon transverse.

Plaques laiteuses légèrement saillantes et résistantes n'intéressant que la séreuse viscérale et disséminées sur l'estomac et l'intestin.

Rétro-péritonite calleuse.

Examen microscopique. — Partout le tissu d'infiltration offre les mêmes caractères. Fibres conjonctives plus ou moins serrées. Grande épaisseur de la muqueuse stomacale. Transformation vacuolaire des cellules des culs-de-sac.

Obs. XIX. — Schacher. Une observation de prétendue linite plastique. Th. Paris, mai 1905.

Femme de 55 ans. Le début des accidents semble remonter à 7 ans, mais les symptômes graves datent de 10 mois.

Troubles gastriques anciens avec longue rémission. Crises gastriques extrêmement douloureuses. Ni hématémèse ni melæna. Constipation. Appétit assez bien conservé. Absence de cachexie. Sensation vague de tumeur.

La terminaison est hâtée par l'apparition d'un ictère avec symptômes d'occlusion intestinale. Le diagnostic est hésitant entre une gastropathie nerveuse, l'hystérie ou un cancer de l'estomac. HCl abondant.

A l'autopsie, on trouve un épaississement dur, annulaire, qui occupe la partie moyenne de l'estomac, qui est intimement adhérent au côlon et aux organes voisins.

Il existe un rétrécissement du rectum et des nodules à la base de l'appendice; les noyaux néoplasiques unissent les deux branches de la boucle sigmoïde.

On note l'existence d'une fistule recto-vaginale et de métastases dans les ovaires et les ganglions.

Examen microscopique. — Infiltration cancéreuse des culs-de-sac glandulaires. La sous-muqueuse est très épaisse, fibreuse, avec alvéoles carcinomateux.

Tumeur recto-vaginale: épithélioma cylindrique pur.

Les autres nodules sont constitués par de l'épithélioma métatypique.

B. — Sur ces 18 cas, 11 concernent le sexe masculin. L'âge moyen est celui des cancers en général. Nous trouvons pourtant une fois 40 ans, deux fois 38 ans, une fois 29 ans, et une fois 27 ans.

Les rétrécissements siègent avec une égale fréquence sur l'intestin grêle et sur le gros intestin. Le rectum et le duodénum sont pris plus rarement.

Le nombre des rétrécissements est variable. Le rétrécissement peut être unique et coïncider avec un rétrécissement de l'estomac; ou bien les sténoses peuvent atteindre des chiffres très élevés, comme dans le cas de Kuttner, par exemple, où il y avait 22 rétrécissements, dont 18 sur l'intestin grêle et 4 sur le gros intestin. Presque toujours le rétrécissement est reconnaissable extérieurement par la dilatation de l'anse intestinale en amont et par l'aspect cicatriciel que prend la séreuse à son niveau. Quand ces caractères ne sont pas très marqués à la vue, on peut aisément reconnaître le rétrécissement au palper. On trouve alors enchatonnée dans l'insertion du mésentère une induration de grosseur variable, se prolongeant à l'intérieur des parois intestinales. Parfois la moitié de la circonférence adhérente au mésentère est rigide, dure comme du carton, tandis que la moitié correspondant au bord libre est souple.

Le rétrécissement est donc presque toujours un rétrécissement annulaire avec prédominance du côté du mésentère.

Son calibre est quelquefois tellement diminué qu'il admet à peine un crayon. Vient-on à ouvrir l'intestin, on ne trouve la plupart du temps aucune ulcération, aucune végétation cancéreuse. La muqueuse est généralement intacte au point de vue macroscopique. Elle paraît seulement froncée, comme si on avait passé un fil à travers les couches profondes de la paroi intestinale.

Indépendamment des rétrécissements il n'est pas rare de voir de petites tumeurs sous-séreuses, blanchâtres et dures, au niveau du bord mésentérique, comme du bord libre de l'intestin.

Généralement ces tumeurs ne sont pas ulcérées. La tumeur primitive peut siéger au niveau de l'intestin; c'était le cas dans 3 de nos observations (Kuttner, Pétrina, Hahn). Le cas de Wernick comme celui de Reincke appartiennent probablement à cette catégorie, car le point de départ, utérin pour l'un, ovarien pour l'autre, est loin d'être indiscutable.

Chuquet admet dans son cas une péritonite primitive et Reincke une tumeur de l'ovaire. Ces deux origines sont douteuses, et dans les deux cas il y avait infiltration de la paroi stomacale. Telle semble être pour des cas semblables l'opinion de Schlagenhaufer qu'à notre grand regret nous n'avons pu consulter directement. A propos de 8 cas nouveaux de cancer double des ovaires, Schlagenhaufer (¹) s'exprime ainsi : «Les 79 cas réunis à ce jour de cancer de l'estomac, de l'intestin ou des voies biliaires et coïncidant avec un cancer ovarien ont été considérés jusqu'ici comme des tumeurs de nature différente. Schlagenhaufer admet au contraire comme très vraisemblable la nature cancéreuse de toutes ces tumeurs. «Toutes les fois en effet, dit-il, qu'il existe sur l'estomac une localisation aussi petite soit-elle, on doit considérer le cancer gastro-intestinal comme une tumeur primaire, et les tumeurs ovariennes comme des métastases. D'ailleurs les carcinomes métastatiques des ovaires ne doivent pas être, comme ils l'ont été jusqu'ici, considérés comme rares. Les variations dans la constitution histologique des tumeurs secondaires de l'ovaire dépendent de la nature des carcinomes primaires de l'estomac, de l'intestin, etc.

«*Maintes tumeurs considérées comme des endothéliomes ne sont que des métastases d'un squirrhe de l'estomac par exemple*. La tumeur abdominale est souvent silencieuse tandis que la tumeur ovarienne se manifeste avec évidence. L'ascite qu'on met sur le compte du cancer ovarien dépend souvent d'une extension au péritoine de la tumeur primitive».

L'origine stomacale est au contraire évidente dans 12 autres cas. Or, si nous cherchons de quel genre de cancer stomacal il s'agit, nous trouvons dans 10 cas une linite plastique cancéreuse, c'est-à-dire une infiltration cancéreuse diffuse de la paroi stomacale et semblant épargner la muqueuse; cette infiltration est surtout marquée dans les couches sous-muqueuse et sous-séreuse; elle peut s'étendre à tout l'estomac.

Elle prédomine ordinairement ou existe exclusivement dans l'antre pylorique, qui apparaît transformé en un tube rigide. Dans le seul cas de Schacher, l'épaississement annulaire occupait la partie moyenne de l'estomac. Même dans le cas de linite cancéreuse généralisée, les orifices cardiaque et pylorique peuvent rester libres. Dans l'observation de Petibon, le cardia est très rétréci et la valvule pylorique semble intacte. Wilks signale un léger empiètement de l'infiltration sur l'œsophage. Dans le cas de Brosch, il y avait un ulcéro-cancer de la paroi postérieure de l'estomac, dont le fond était formée par le pancréas.

(¹) Schlagenhaufer (Wien) Ueber das metastatische Ovarialcarcinom nach Krebs des Magens, Darmes und anderer Bauchorgane. Monatsschrift für Geburtshilfe und Gynäkologie, 1 April 1902. (Ergänzungsheft) Bd. xv.

La fréquente participation de l'estomac permettra souvent à l'œil nu d'affirmer la nature cancéreuse des rétrécissements multiples du tractus gastro-intestinal. En effet les autres causes de rétrécissements multiples, telles que dysenterie, tuberculose, syphilis, semblent rester localisées à l'intestin ou du moins nous n'avons pas trouvé d'observations dans lesquelles l'estomac fût également pris.

En résumant donc ce que nous savons de l'origine des rétrécissements cancéreux multiples du tube gastro-intestinal, nous voyons que le plus souvent, sinon toujours, le point de départ est dans le tube digestif lui-même (estomac ou intestin).

Dans un certain nombre d'observations, il existe cependant des localisations cancéreuses en dehors du tube digestif. Ces faits doivent être considérés comme constituant des métastases. Les ganglions sont souvent pris, ils ne forment que rarement de grosses tumeurs. Le foie est envahi dans l'observation de Brosch, les ovaires dans les cas de Bret et Paviot, de Schacher et peut-être aussi dans celui de Reincke, la vésicule biliaire et le rein dans un des cas de Nuthall et Emanuel, la vessie dans celui de Griffon et Nattan-Larrier, le vagin dans celui de Schacher. Le péritoine est souvent intéressé et dans le cas de M. Letulle il y avait une carcinose étendue du péritoine, du grand et du petit épiploon. D'ailleurs l'ascite est signalée très fréquemment indiquant ainsi une irritation péritonéale.

Au point de vue histologique, un fait domine tous les autres, c'est la fréquence du cancer diffus à petites cellules, sans alvéoles, infiltrant surtout les couches profondes et laissant la muqueuse intacte, sauf au niveau de la tumeur primitive. Notre cas et celui de Griffon et Nattan-Larrier présentaient ces caractères d'une façon typique; au point de vue histologique, ils se ressemblent d'ailleurs au point qu'on pourrait les superposer comme les plaques d'une même photographie.

Parfois l'abondance du tissu de sclérose a fait méconnaître la nature cancéreuse des lésions. L'observation de Schacher, déjà particulière au point de vue macroscopique (épaississement annulaire de la partie moyenne de l'estomac), l'est également au point de vue histologique. Il y avait dans ce cas une infiltration cancéreuse des culs-de-sac glandulaires de la muqueuse. La sous-muqueuse très épaissie, fibreuse, était creusée d'alvéoles carcinomateux. Le rétrécissement recto-vaginal était formé par un épithélioma cylindrique pur.

L'étude histologique est souvent rendue difficile par le fait que les observations sont incomplètes. Dans les observ. de Hahn, de Chuquet, l'examen histologique manque tout à fait; dans d'autres, il est insuffisant.

C. — Enfin, il existe quelques observations, intitulées «endothéliome ou sarcome globo-cellulaires» où il n'est pas possible, du moins à la lecture, de trouver une différence entre leurs examens histologiques et ceux des observations décrites comme des épithéliomes diffus.

Mais ici, nous touchons à une question extrêmement délicate, où l'interprétation reste difficile, et nous nous bornons à poser la question sans la résoudre.

Nous ne voulons, pour preuve de cette difficulté, que citer quelques cas, où la confusion a pu être faite.

«Des infiltrations circulaires, dit d'ailleurs Kauffmann, dans son article «Sarcome» (1), avec ulcérations au niveau de la surface, peuvent simuler des tumeurs primitives (carcinome)». Fick (2) a décrit un endothéliome de l'estomac, et nie cette qualité au cas de Jungmann (3).

Même pour le cas de Soboleff (4), on reste dans le doute, entre un endothéliome et un carcinome.

Nuttall et Emanuel (5) terminent ainsi leur article: Nous avons insisté sur les modes de dégénérescence de ces tumeurs, car ils montrent leur nature carcinomateuse. Lorsque nous avons montré nos coupes à la réunion de la Société pathologique de Londres, le 29 avril 1902, nous hésitions sur leur nature exacte, et nous avons suggéré l'idée qu'il s'agissait peut-être d'endothéliome. Un examen plus attentif des coupes nous a conduits à la conclusion qu'il s'agissait de carcinome, prenant naissance dans la couche profonde de la muqueuse stomacale et intestinale, ayant subi la dégénérescence colloïde. Il ne semble pas que nous ayons été les seuls à décrire ces specimens, ainsi que le montre un compte rendu du travail de Schlagenhaufer (cité plus haut). Nous y lisons ce qui suit: «Les soi-disant endothéliomes de l'intes-

(1) KAUFFMANN. Lehrbuch der speziellen pathologischen Anatomie. Art. «Sarcome», S. 461
(2) FICK, cité par Soboleff.
(3) JUNGMANN, cité par Soboleff.
(4) SOBOLEFF. Endotheliome intravasculaire medullaire multiples tractus gastro-intestinal. Vrtch, 1899.
(5) NUTTALL et EMANUEL, loc. cit.

tin ne sont que des métastases provenant par exemple d'un squirrhe de l'estomac.»

D'ailleurs, nos propres coupes ressemblaient au premier abord à un sarcome globo-cellulaire; mais un examen plus approfondi nous permit de déterminer leur nature exacte.

Nous rappellerons à ce propos que, suivant l'opinion classique, le sarcome de l'intestin ne provoque que très rarement un rétrécissement serré; il semble déterminer au contraire une dilatation anévrysmale de l'intestin. «Ce fait différencie complètement, dit Lecène [1], le sarcome de l'intestin d'avec le cancer annulaire, qui détermine quelquefois une sténose si serrée du calibre intestinal que l'on n'y passe qu'avec difficulté une petite sonde... Il est d'ailleurs difficile d'en donner une explication satisfaisante; peut-être l'infiltration progressive et la destruction finale des fibres musculaires lisses de l'intestin par une tumeur qui ne provoque aucune réaction de défense du tissu conjonctif, est-elle encore l'explication la plus simple et la plus rationnelle».

Et en effet, c'est au contraire l'hypertrophie de la musculeuse que nous constatons dans les cas de Bret et Paviot et dans le nôtre.

L'hypertrophie du tissu conjonctif est de même à peu près constante dans toutes nos observations.

Nous pensons donc qu'il y a lieu de distinguer cette forme de rétrécissements multiples de l'intestin des cas de tumeurs multiples de l'intestin, sarcomes globo-cellulaires surtout (Lecène), où la sténose n'est pas la règle et où la tumeur primitive est toujours intestinale.

Nous ajouterons encore que le cas de Criks, cité par M. Gaillard [2], dans lequel plusieurs rétractions fibreuses existaient dans les derniers 50 cm. de l'iléon, pourrait bien appartenir à un épithélioma fibro-cellulaire diffus. L'épaississement de la paroi intestinale serait causé par l'hypertrophie conjonctive de toutes les couches jusqu'au-dessous de l'épithélium de la muqueuse. Il y est noté cependant une atrophie des fibres musculaires qu'on ne retrouve pas dans nos observations.

---

[1] Lecène. Les tumeurs malignes primitives de l'intestin grêle. Th. de Paris, 1904.

[2] Gaillard, in Traité de Médecine de Brouardel et Gilbert. Art. Rétrécissement fibreux de l'intestin, t. IV, p. 682.

IV

Rapports avec la Linite plastique. — Sous le nom de linite plastique, Brinton a désigné une affection chronique de l'estomac, caractérisée par un épaississement notable des parois gastriques, uniformément infiltrées dans leurs différentes tuniques, par un tissu dur, semi-élastique et fibreux. Le maximum des lésions se trouve dans la sous-muqueuse. Et ce processus se généralise à l'intestin où il peut donner lieu à des rétrécissements multiples.

Quand on lit attentivement les observations qui mentionnent la tumeur primitive au niveau de l'estomac, on est frappé de ce fait que le cancer stomacal revêt la forme de la linite plastique. D'autre part l'examen attentif des rétrécissements intestinaux dans la linite plastique généralisée permet de constater une ressemblance absolue avec les rétrécissements cancéreux que nous étudions. Voici quelques-unes de ces observations de linite avec généralisation intestinale.

Obs. XX. — Saxe. Hypertrophie de l'estomac et du côlon transverse. Bull. de la Soc. Anat. Paris, 1844, p. 79.

Homme de 52 ans, accuse depuis 18 mois de violentes douleurs en mangeant. Amaigrissement. Gargouillements très intenses. Vomissements alimentaires, puis muqueux. On sent une tumeur épigastrique qui dépasse la ligne blanche jusqu'à l'hypochondre droit. Elle est douloureuse ; la pression à son niveau détermine des gargouillements. La tumeur, fugace, paraît et disparaît.

Vomissements mélaniques et selles sanguinolentes. A la partie droite et inférieure du ventre on perçoit une tumeur douloureuse, mais, formée vraisemblablement par l'intestin dilaté.

A l'autopsie l'estomac est atrophié. Ses parois présentent une épaisseur de près de 1 cm. ; le pylore est sain ; la muqueuse est boursouflée et végétante. Pas d'ulcérations.

Le gros intestin est hypertrophié depuis le côlon ascendant. La musculeuse et la fibreuse surtout participent à cette hypertrophie, ainsi que le tissu cellulaire entre les lames du mésocôlon. Pas d'ulcérations. Un rétrécissement à l'angle du côlon ascendant et du côlon transverse admet à peine l'extrémité du doigt.

Pas d'examen histologique. L'auteur pose la question de la nature cancéreuse et la résout par la négative.

Obs. XXI. — Snellen. Sclérose de l'estomac, article de la Lancette néerlandaise, reproduit par la Constatt Jahresbericht, 1856, III, S. 302 et in Th. Garret (d'après Toudet) Contribution à l'étude de la Linite plastique. Th. Paris, 1902, p. 68.

Homme de 52 ans, accuse depuis 2 ans des vomissements et des douleurs au niveau des reins et du dos.

Tuméfaction de la région épigastrique. Faiblesse progressive. Inappétence. Œdème des jambes. Ascite.

Autopsie. Linite de la région pylorique. Rétrécissement au milieu du côlon transverse, admettant à peine le passage d'un doigt. Ascite. Rétraction et épaississement du grand et du petit épiploon.

Examen microscopique. — Description très détaillée d'hypertrophie sous-muqueuse. Tissu compact fibreux. Hypertrophie des fibres musculaires enclavées dans la tumeur fibreuse.

Obs. XXII. — Wilks. Pathologic. Soc. Med. Trans., t. VIII, cité par Hanot et Gombault. Étude sur la gastrite chronique. Arch. de Physiologie, 1882, p. 416.

Femme de 44 ans, présente depuis 2 mois des douleurs abdominales et du tympanisme. Ascite. On porte le diagnostic de cancer du péritoine. Mort par péritonite.

Autopsie. Linite plastique du pylore au cardia, empiétant un peu sur l'œsophage. Rétrécissements des côlons ascendant, transverse et descendant, de l'S iliaque et du rectum. Le péritoine est opaque et épaissi. Le grand épiploon est rugueux et rétracté.

Examen microscopique. — Épaississement de la paroi stomacale dû à l'hypertrophie du tissu musculaire, du tissu sous-muqueux et de la couche péritonéale. Dans ces deux dernières couches, on ne voit que du tissu fibreux. Mêmes altérations au niveau de l'intestin.

Obs. XXIII. — Marjolin. Rétrécissement par hypertrophie des tuniques cellulaires et musculaires du rectum et du côlon transverse. Épaississement analogue de l'estomac. Bull. et mém. de la Soc. Anat. de Paris, 1877, p. 519.

Femme de 39 ans ; depuis trois ou 4 ans constipation opiniâtre avec alternatives de diarrhée. Depuis 6 mois, vomissements glaireux, avec du sang quelquefois. Mort avec signes d'obstruction incomplète de l'intestin.

Autopsie. Linite plastique de tout l'estomac. Rétrécissements sur le côlon transverse et le rectum.

Ascite. Petites taches blanches de la largeur d'une lentille, formant relief, sur le mésentère, le péritoine et l'épiploon.

Examen microscopique. — Intestin : couche sous-muqueuse 4 à 5 fois plus épaisse que normalement, formée de faisceaux de tissu conjonctif, parsemés de noyaux, qui en certains endroits sont réunis en petits amas. Hypertrophie de la couche musculaire et de la sous-séreuse.

Muqueuse saine et sans ulcération.

Obs. XXIV. — Hanot. Transformation fibreuse de la tunique musculaire de l'estomac, d'une partie du petit et du gros intestin. Union méd. et Soc. du Nord-Est. 1878.

Homme de 59 ans, se plaint depuis 13 mois environ de perdre ses forces et l'appétit. Pas de vomissements. Depuis 2 mois, diarrhée, œdème des jambes. Amaigrissement. Ascite. Épanchement pleural droit. Cachexie profonde. Pas de symptômes gastriques.

Autopsie. Linite plastique totale avec rétrécissement des deux orifices. La valvule de Bauhin est transformée en une masse fibreuse.

Plaques de 2 à 3 mm d'épaisseur sur l'intestin grêle et le gros intestin, et constituées par un tissu fibreux très dense. Dans le mésentère, petites bosselures blanchâtres se continuant avec des vaisseaux qui aboutissent à deux énormes chylifères.

Ascite. Adhérences et noyaux blanchâtres sur le péritoine.

Examen microscopique. — Faisceaux resserrés de tissu conjonctif dans les tissus de l'estomac, du petit et du gros intestin.

Obs. XXV. — Pilliet et Sakorraphos, Gastrite sous-muqueuse hypertrophique avec rétro-péritonite calleuse. Bull. et mém. de la Soc. Anat., Paris, 1892, p. 288.

Homme de 31 ans, présente depuis 3 mois des troubles digestifs. Alcoolisme. Légère tuméfaction du foie. Douleur dans le côté droit. On pense à un début de cirrhose. Puis l'ascite et l'amaigrissement rapide font penser à une péritonite tuberculeuse.

Autopsie : Linite plastique de tout l'estomac. On trouve sur le côlon des lésions semblables à celles de l'estomac.

Rétro-péritonite calleuse.

Examen microscopique. — Examen assez complet de gastrite sous-muqueuse hypertrophique.

Obs. XXVI. — Gabbi, Su di un caso di linite plastica (gastrite de Brinton). Riforma medica, d e 7 sett. 1893, vol. 3, n.° 50 e 57.

Femme de 62 ans, présente depuis quelques mois de l'inappétence, des pesanteurs d'estomac, après les repas. Douleurs épigastriques aiguës, persistantes, s'irradiant vers les côtes et la colonne vertébrale sans rapport avec l'ingestion des aliments. Vomissements fécaux.

Perte des forces. Tuméfaction épigastrique. Absence de HCl. On porte le diagnostic de cancer infiltré de l'estomac.

Autopsie : Linite de toute la région pylorique. De nombreux points de l'intestin présentent un épaississement de la paroi. Au niveau de la valvule iléo-cæcale, on trouve des bourrelets sans rétrécissement véritable.

Ganglions. Ascite.

Il existe sur le péritoine des petits nodules en gouttes de cire.

Examen microscopique. — Estomac : augmentation de l'épaisseur de la muqueuse infiltrée vers la base, de petits éléments cellulaires.

Sous-muqueuse : faisceaux de tissu conjonctif avec abondantes cellules et infiltrations de petites cellules rondes paraissant en rapport avec les vaisseaux sanguins.

Péritoine : nodules dus à l'épaississement du tissu sous-séreux.

On peut voir par les observations qui précèdent que les cas de linite plastique avec généralisation intestinale ressemblent d'une façon parfaite à ceux de cancer stomacal propagé à l'intestin.

Pour s'en convaincre, il suffit de lire attentivement quelques-unes des autopsies. Les trois observations de Nuthall et Emanuel ne reproduisent-elles pas trait pour trait la description de l'estomac de Brinton ? Ne voyons-nous pas aussi Heurot décrire comme linite plastique un cas où il existait des plaques indurées de 3 ou 4 mm. d'épaisseur et disséminées sur l'intestin grêle, le côlon, la valvule iléo-cæcale ? Nous trouvons la rétraction, l'épaississement de l'epiploon gastro-hépatique, aussi bien dans les faits de cancers multiples que dans ceux de linite plastique.

Enfin, argument de valeur incontestable dans l'un comme dans l'autre cas, nous trouvons le même siège d'infiltration néoplasique, les mêmes caractères du tissu fibro-cellulaire et les mêmes lésions lymphatiques; à tel point que Bouveret croit avoir trouvé la cause de ces indurations hypertrophiques dans une oblitération plus ou moins étendue des voies lymphatiques.

Comment expliquer une analogie aussi singulière au premier abord?

Les anciens auteurs considéraient la linite comme une forme particulière de gastrite chronique, de sclérose sous-muqueuse de l'estomac. Cette opinion a longtemps prévalu en France, grâce à l'autorité de Hanot et Gombault (¹), qui avaient décrit cette affection dans un mémoire demeuré classique.

En 1892, Bard et son élève Garret (²) se refusent à accepter cette conception trop absolue, et pensent qu'au moins dans certains cas la linite est assimilable à une forme de cancer.

Bret et Paviot (³), deux ans plus tard, sont encore plus affirmatifs et défendent la nature cancéreuse de la linite.

La plupart des auteurs récents, entre autres Soupault (⁴), Hoche (⁵), Danel (⁶), se rangent à cette opinion.

Tourlet (⁷), un des rares auteurs qui aient défendu récemment encore la nature purement inflammatoire de la linite plastique, ne rapporte dans sa thèse qu'une seule observation personnelle, recueillie dans le service de M. d'Ettinger. Nous croyons savoir que cet auteur considère à l'heure actuelle cette observation comme un cas de cancer squirrheux, et non de linite plastique.

En réalité, s'il est encore possible de faire des réserves pour des cas de linite plastique nettement limitée à l'estomac, on ne peut plus nier la nature cancéreuse épithéliale des cas de linite plastique où il y a généralisation du processus.

Ce sont précisément ceux-ci qui nous intéressent ici. Et s'il est en effet légitime d'admettre une extension locale du processus, il devient plus difficile d'accepter qu'un processus non

---

(¹) Hanot et Gombault. Étude sur la gastrite chronique avec sclérose hypertrophique sous-muqueuse et péritonéale calleuse. Arch. de physiol., 1883, p. 413.

(²) Garret. Contribution à l'étude des néoplasmes de l'estomac, du cancer conjonctif sous-muqueux. Th. de Lyon, 1892.

(³) Loc. cit.

(⁴) Soupault. Traité des maladies de l'estomac. Paris, 1905, p. 416.

(⁵) Loc. cit.

(⁶) Danel. Linite plastique. Journ. des Sc. méd. Lille, 1904.

(⁷) Tourlet. Contribution à l'étude de la linite plastique. Th. de Paris, 1902.

cancéreux, inflammatoire peut-être, puisse se propager à distance, en laissant entre les différents points de localisation de longs intervalles de tissus sains macroscopiquement et microscopiquement.

Kuttner [1], le seul auteur qui réunit 8 cas de rétrécissements cancéreux multiples de l'intestin, n'a pas été frappé des faits d'infiltration cancéreuse diffuse de l'estomac avec généralisation à l'intestin et ne mentionne pas non plus les faits de linite plastique avec propagation intestinale. Il n'est pas douteux cependant que ces cas doivent être réunis aux autres décrits par lui. Ainsi donc, l'infiltration cancéreuse diffuse d'apparence purement conjonctive ou conjonctivo-épithéliale peut frapper l'intestin seul, et constituer la majorité des faits décrits par les auteurs sous le nom de «rétrécissements multiples fibreux de l'intestin», ou encore envahir l'estomac et l'intestin et reproduire un type particulier de cancer gastro-intestinal diffus, ou enfin rester localisé à l'estomac, constituant la linite plastique cancéreuse. Même dans ce dernier cas, le cancer semble conserver sa fâcheuse tendance à la propagation. Ainsi dans l'observation de M. le prof. Hayem [2], où il s'agissait de linite cancéreuse à point de départ dans la région peptique de l'estomac, il existait de petits foyers cancéreux disséminés dans la région pylorique et nettement délimités, paraissant être de simples greffes. Au point de vue histologique, ce cas était en tous points comparable au nôtre.

Et c'est un point sur lequel il nous paraît nécessaire d'insister à nouveau. Dans 12 cas, sur 14 de nos observations de rétrécissements multiples consécutifs à un cancer de l'estomac, il ne s'agissait pas d'un cancer quelconque, mais d'une infiltration cancéreuse diffuse reproduisant le type de la linite plastique généralisée ou limitée.

Les raisons pour lesquelles nous nous croyons autorisés à décrire ici les rétrécissements intestinaux de la linite plastique peuvent donc se résumer ainsi :

1° Nature cancéreuse indiscutable des cas de linite plastique avec généralisation ;

2° Analogie parfaite entre les rétrécissements de la linite et les rétrécissements cancéreux par métastases péritonéales.

---

[1] Kuttner, loc. cit.

[2] Hayem. Cancer de l'estomac à forme infiltrée et à cellules débout des éléments propres des glandes. — Bull. et mém. de la Soc. anat. de Paris, juillet 1901, p. 669.

V

A. — Quelles conclusions devons-nous tirer au point de vue clinique de ces considérations anatomiques, comme de l'analyse de nos observations ?

Il semble que tout dépende, d'une part, de la prédominance des lésions en un point du tractus intestinal, et d'autre part de l'étendue de ces lésions et de l'existence de métastases plus ou moins étendues à la séreuse péritonéale.

Dans notre cas, les symptômes gastriques ont presque toujours dominé la scène ; c'est à peine si dans les derniers jours nous avons vu survenir du météorisme de l'abdomen ; mais les symptômes d'occlusion intestinale ne se sont manifestés nettement qu'après l'opération.

Or, toutes les fois que les lésions intestinales existaient seules ou prédominaient (Chuquet, Petrina, Hahn, Kutther, Nuthall et Emanuel) il y avait surtout des symptômes de sténose intestinale plus ou moins complète avec constipation opiniâtre, douleurs abdominales et souvent tympanisme avec ou sans péristaltisme des anses intestinales.

Lorsque les lésions stomacales et intestinales sont de même importance, l'affection simule alors un cancer de l'estomac, avec vomissements et, plus rarement, hématémèse et méléna.

Dans quelques cas on a pu sentir une tumeur stomacale (Salsé, Snellen, Reincke, Bouveret, Nuthall et Emanuel ; obs. II, Brosch, Henrot). Dans d'autres, les symptômes de cancer sont compliqués de ceux d'une péri-gastrite étendue.

L'observation de Hoche est particulièrement instructive.

Il s'agissait d'un homme présentant depuis longtemps des troubles gastriques avec vomissements, qui se compliquent bientôt d'hématémèse et de méléna. On fait une laparotomie et l'on trouve une induration saillante du pylore ; on pratique alors une gastro-entérostomie par le procédé de Roux modifié. Deux mois après, surviennent des accidents analogues à ceux décrits dans le circulus vitiosus. Nouvelle laparotomie. Le malade succombe et l'autopsie permet de constater autour du pylore des lésions de sclérose diffuse, avec rétrécissement du duodénum et du jéjunum. Il y eut donc, comme dans notre observation personnelle, une première phase gastrique, suivie d'une phase intestinale.

Dans le cas de Nuthall et Emanuel, on fit le diagnostic de péritonite généralisée; une laparotomie confirme le diagnostic, mais en montre la cause, dans une perforation du cœcum.

Nous relevons dans presque toutes les observations les symptômes habituels du cancer, c'est-à-dire l'anémie, l'amaigrissement, l'affaiblissement progressif; tous ces symptômes se trouvent d'ailleurs aggravés par l'inanition, qui est la conséquence du trouble mécanique apporté par les sténoses multiples au fonctionnement régulier du tube digestif.

Mais qu'alors, encore, le cancer se généralise, qu'il se diffuse à toute la séreuse péritonéale, et nous verrons apparaître l'ascite avec les symptômes habituels de cachexie cancéreuse. On fait alors le diagnostic de péritonite cancéreuse, sans pouvoir préciser le siège du cancer primitif.

Les symptômes de cachexie cancéreuse sans prédominance des symptômes du côté de l'estomac ni du côté du rectum, dans le cas de Griffon et Nattan-Larrier, nous font comprendre que la vraie nature de l'affection ait pu être méconnue par ces auteurs, pendant la vie.

B. — Il y a donc une réelle difficulté à faire ce diagnostic de rétrécissements cancéreux multiples du tractus gastro-intestinal.

Mais nous ne saurions trop insister sur le rapport que nous avons établi entre cette affection et la linite plastique cancéreuse. Donc, toutes les fois que l'on sera parvenu à soupçonner cette affection de l'estomac, il importera, tant avant qu'au cours d'une intervention chirurgicale, de s'assurer qu'il n'existe pas de rétrécissements dans la continuité de l'intestin; et nous chercherons les noyaux au niveau du bord mésentérique de l'intestin, de préférence.

L'association de la linite plastique diagnostiquée avec des symptômes d'obstruction intestinale peut être considérée comme un signe de certitude; ce sont les cas où la maladie paraît le plus nettement évoluer en deux phases: une première stomacale pure, et une seconde phase d'extension ou de généralisation à l'intestin.

Ce fut le cas chez une doctoresse en médecine soignée à la consultation des maladies de l'estomac à l'hôpital St. Antoine, et chez laquelle il était possible de voir et de sentir, dans le creux épigastrique, à travers une paroi très amaigrie, un estomac dur, en forme de gourde de cuir; cette consistance si spéciale permit à M. le prof. Hayem de faire le diagnostic de linite cancéreuse. L'opération pratiquée plus tard par M. Hartmann confirma ce dia-

çoisie, et montre en même temps l'existence d'une obstruction due à un rétrécissement du côlon transverse, avec énorme dilatation cæcale.

Cas. XXVIII. — Linite plastique avec envahissement secondaire de l'épiploon et du côlon transverse comprimé et rétréci.

Mme O..., 34 ans, entre à la maison de santé au mois de mai 1905, pour des phénomènes d'obstruction intestinale.

En 1901, la malade était très souvent constipée; elle se plaignait de douleurs qui s'étendaient transversalement au-dessus de l'ombilic, mais n'affectant pas la forme de plaques. Puis surviennent des troubles digestifs et, pendant l'été de 1903, les douleurs se localisent au niveau de l'estomac.

Elle devient enceinte et les douleurs reparaissent après avoir disparu sous l'influence d'un régime de képhir.

11 juin 1904. — Pendant quelques mois les douleurs s'atténuent mais depuis quelque temps la malade souffre de nouveau. Elle a beaucoup maigri depuis quelques semaines, elle est soignée pendant un certain temps à la consultation des maladies de l'estomac de l'hôpital St-Antoine où M. le prof. Hayem porte le diagnostic de linite plastique cancéreuse de l'estomac.

État actuel. On trouve, et même on voit, soulevant la région ombilicale à la limite de la région épigastrique, une tumeur arrondie, sans altération de couleur de la peau. Cette tumeur atteint le rebord costal et s'étend sous forme de plaque au-dessous de l'ombilic. Au palper, la partie supérieure ellipsoïde est un peu bosselée, épaisse et dure, et s'enfonce dans la profondeur sans cependant prendre le contact lombaire. À sa partie inférieure, on sent quelques bosselures dures, au-dessous de la masse qui est superficielle, étalée en forme de placard épais de 2 cm. environ, et dont on peut accrocher la partie inférieure avec l'extrémité des doigts.

Par la percussion, il semble que le côlon transverse passe au-devant de la tumeur. À droite, il existe une grande poche sonore et qui semble constituée par le côlon ascendant. Cette région donne une sensation de clapotis comparable à celui de l'estomac.

En déprimant brusquement et plusieurs fois cette région, on détermine une contraction de l'intestin, qui devient dur comme de la pierre. Cette contraction se prolonge jusqu'à droite de l'ombilic et il se produit alors un bruit, dû au passage des gaz à travers le point rétréci; alors tout s'affaisse.

Opération, 8 mai 1905 (M. Hartmann, aides : M. Lecene & Okinczyc).

Incision un peu au-dessus de l'ombilic, prolongée à gauche. L'estomac se présente, dans toute sa portion juxta-pylorique, accessible sous la forme d'un cylindre régulier, dur, et présentant au voisinage de la grande courbure des parties graisseuses.

La grande courbure se continue en bas avec une infiltration scléro-cancéreuse et de gros ganglions durs du volume d'une bille chacun.

Le côlon transverse est rétréci, un peu à gauche de la ligne médiane, par le processus cancéreux qui le dépasse en bas, dans l'épiploon, lui-même épaissi, dur et rétracté.

Le cæcum et le côlon ascendant sont le siège d'une dilatation énorme, et malgré l'épaississement manifeste de leurs parois, on y sent un clapotis perceptible à distance. L'oméga est au contraire petit et rétracté.

Nous faisons une entéro-anastomose entre le cæcum et le côlon sigmoïde. L'ouverture du cæcum donne issue à un liquide jaune abondant. On met une pince sur le côlon, pour faire la coprostase.

L'anastomose est un peu tiraillée; pour diminuer les tractions, nous suturons au-dessus les franges du côlon ascendant aux franges de l'anse sigmoïde.

Suites opératoires: Les phénomènes d'obstruction s'atténuent et disparaissent. Guérison opératoire.

Suites éloignées. Mort 6 mois après l'opération.

Un fait mérite d'attirer l'attention, c'est le peu de durée, la marche rapide de l'affection. Dans tous les cas, les symptômes ont débuté quelques mois avant l'issue fatale. Les observations où nous relevons une durée de 12 ou 13 mois sont les plus rares. Il semble donc que la généralisation intestinale vienne hâter la mort, dans les faits de linite plastique d'abord limitée à l'estomac.

Le pronostic est d'autant plus défavorable qu'il s'agit de cancer, et de cancer multiple souvent diffus, et que cette affection laisse peu de prise à un traitement vraiment efficace.

C. — Cette gravité du pronostic est donc peu encourageante pour ébaucher même un chapitre du traitement; et pourtant par la connaissance plus exacte de cette affection, par ses rapports avec la linite plastique, mieux connus, il y a tout lieu d'espérer en une action efficace et quelque peu durable.

Il est néanmoins des cas qui défient toute intervention. Ce sont ceux où la multiplicité des sténoses est telle que toute tentative de résection ou d'anastomose serait illusoire et même illogique. Cette forme n'est pas plus accessible au traitement chirurgical que ne le serait une péritonite cancéreuse diffuse qui s'en rapproche beaucoup. Dans les deux cas, l'ascite pourra être traitée, si elle devient gênante, par des ponctions répétées aussi souvent qu'il le faudra.

Si l'on intervient, on peut se trouver en présence de deux alternatives: ou les rétrécissements sont très nombreux, trop espacés néanmoins pour être extirpés par une résection unique; ou bien il existe une linite plastique et tout au plus un ou deux rétrécissements de l'intestin.

Dans le premier cas, on ne peut espérer pouvoir mener à bien, même en plusieurs temps, une intervention chirurgicale radicale. On se contentera de parer au plus pressé en pratiquant une gastro-entéro-anastomose, et peut-être une ou plusieurs entéro-anastomoses. On s'inspirera dans ces cas de l'état général du malade et de l'état particulier de la séreuse péritonéale.

Nous pensons que, s'il y a de l'ascite, mieux vaut s'abstenir.

D'autre part, si le malade est en état d'occlusion, il pourra être bon de ne pratiquer tout d'abord qu'une opération d'attente, telle qu'une colostomie, ou une cæcostomie, suivant les cas.

L'exclusion de tout ou partie du gros intestin pourra en certains cas rendre des services : si les rétrécissements sont limités au gros intestin, par exemple.

Dans les cas de linite plastique assez limitée, avec propagation intestinale rare, on sera en droit de tenter une opération radicale en un ou plusieurs temps, en s'attaquant d'abord à la lésion qui compromet le plus les fonctions régulières du tube digestif ; et ce n'est pas toujours la tumeur primitive, ou la tumeur stomacale.

Le pronostic nécessairement fatal autorise une certaine hardiesse. Mais il ne faut pas oublier qu'une opération radicale ne peut être légitime que si elle est large et dépasse largement les limites du mal. Cette considération est peut-être plus vraie encore dans la linite plastique cancéreuse. Nous nous adresserons donc à la gastrectomie, et sur l'intestin à l'entérectomie. Nous pensons qu'il serait préférable de pratiquer des opérations sériées, si l'on admet surtout pour le gros intestin, pour peu qu'il soit en état d'obstruction ou d'occlusion, que l'entérectomie avec rétablissement de la continuité de l'intestin, en un seul temps, constitue un danger réel.

Si les rétrécissements sont très rapprochés, il sera possible de les extirper en bloc, par une résection unique, d'un segment même assez long de l'intestin grêle.

Quoi qu'il en soit, les résultats obtenus jusqu'à ce jour sont loin d'être satisfaisants, si l'on pense que la survie la plus longue paraît être celle du malade de Hoche, qui est mort 2 mois après un première opération, pratiquée pour gastro-entérostomie. Nous pourrions néanmoins citer le cas de notre malade opérée par notre maître Hartmann, et où la survie fut de 6 mois après une cæco-sigmoïdostomie.

Peut-être la connaissance plus exacte de ces faits permettra-t-elle au chirurgien prévenu de diriger assez tôt ses recherches vers les sténoses multiples ; et son action aura-t-elle d'autant plus de chance d'être efficace qu'elle aura été plus précoce ? C'est notre espoir et c'est un peu notre but.

[illegible]	[illegible]	[illegible]	[illegible]	[illegible]	[illegible]	[illegible]	[illegible]	[illegible]
[illegible] 1844	H. [?] a.	[illegible]	[illegible]	[illegible]	[illegible]	[illegible]		[illegible]
[illegible] 1846	F. 39 a.	[illegible]	[illegible]	[illegible]				[illegible]
Blida 1881	F. 41 a.	[illegible]	[illegible]	[illegible]				[illegible]
Mazagan 1871	F. 19 a.	[illegible]	[illegible]	[illegible]				[illegible]
Bône 1875	H. 30 a.	[illegible]	[illegible]	[illegible]	[illegible]	[illegible]		[illegible]
[illegible] 1872	H. 41 a.	[illegible]	[illegible]	[illegible]		[illegible]		[illegible]
Tadla [?]	F. 65 a.	[illegible]	[illegible]	[illegible]				[illegible]
[illegible] 1879	[illegible]	[illegible]	[illegible]	[illegible]	[illegible]	[illegible]		[illegible]

Service	Nom du [malade]	Symptômes cliniques noté	Durée de la [maladie]	Traitement	État de la [illegible]	[illegible]	Nature [illegible] et l'[illegible]	Microscopie	[illegible]
[illegible] 1873	F. 51 a.	[illegible] ; [illegible] de la [illegible] à la mort.	15 [illegible]		[illegible]	[illegible]	[illegible] commun et [illegible]	[illegible] du [illegible] [illegible] [illegible]	[illegible] de l'[illegible] [illegible] et du [illegible]
[illegible] 1873	F. 69 a.	[illegible]			[illegible]	[illegible]	[illegible]		
[illegible] 1873	H. 70 a.	[illegible]	1 an	[illegible]	[illegible]	[illegible]	[illegible]	[illegible]	
[illegible] 1874	F. 19 a.	[illegible]	1 an	[illegible]	[illegible]	[illegible]	[illegible]	[illegible]	[illegible]
[illegible] 1884	F. 52 a.	[illegible]	5 mois [illegible]	[illegible]	[illegible]			[illegible]	[illegible]
[illegible] 1890	H. 54 a.	[illegible]	7 mois	[illegible]	[illegible]			[illegible]	[illegible]
[illegible] 1890	H. [illegible]	[illegible]		[illegible]	[illegible]			[illegible]	[illegible]
[illegible] 1890	H. 40 a.	[illegible]	11 mois	[illegible]	[illegible]	[illegible]		[illegible]	[illegible]

Auteurs	Âge, [illegible]	Symptômes [illegible]	[illegible]	[illegible]	[illegible]	[illegible]	[illegible]	[illegible]	Pronostic
Y. Holm [illegible] 1897	H. 29 a.	[illegible]	[illegible]	[illegible]	[illegible]	[illegible]	Petite malade sous la [illegible] ganglions [illegible] schizotrichose [illegible]	[illegible]	[illegible]
[illegible] 1890	H. 42 a.	[illegible]	[illegible]	La ponction n'a [illegible] pas	[illegible]	[illegible]	[illegible]	[illegible]	[illegible]
[illegible] (Emanuel) 1903	F. 17 a.	[illegible]	1 an	Laparotomie	[illegible]	[illegible]	Tumeur [illegible]	[illegible]	[illegible]
[illegible] et Emanuel 1903	H. 38 a.	[illegible]	3 ans	[illegible]	[illegible]	[illegible]	[illegible]	[illegible]	[illegible]
[illegible] et Emanuel 1903	H. [illegible]	[illegible]	8 mois	Chloroïsme	[illegible]	[illegible]	[illegible]	Index [illegible]	[illegible]
Griffon et Nattan-Larrier 1903	H. âge inconnu	[illegible]	Non déterminé	[illegible]	[illegible]	[illegible]	[illegible]	[illegible]	[illegible]
C. Berke 1900	H. 29 a.	[illegible]	[illegible]	[illegible]	[illegible]	[illegible]	Examen intérieur d'un [illegible]	[illegible]	[illegible]
[illegible] 1905	F. [illegible]	[illegible]	[illegible]	[illegible]	[illegible]	[illegible]	[illegible] à la base du poumon. L'aspiration [illegible]	[illegible]	[illegible]

Auteur	Diagnostic	Symptomes prédominants	Durée supposée	Traitement	[illegible]
[illegible] septembre 1906	[illegible]	Troubles digestifs. Vomissements. Constipation. [illegible] [illegible] zones [illegible] de [illegible] cancéreuses.	3 mois	Gastro-entérostomie	[illegible]

Car l'enseignement qui ressort de l'étude anatomique de ces cas de cancer diffus du tuabe gastro-intestinal est la nécessité pour le chirurgien d'examiner avec soin l'extension dans sa continuité, toutes les fois qu'il se trouve en présence d'un caractère de l'estomac, ou d'un rétrécissement cancéreux de l'un [illegible], présentant les caractères de sténose par [illegible] de la paroi avec noyaux siégeant sur le bord mésentérique et avec [illegible].

(Travail fait au service de MM. le professeur [illegible] et le prof. agrégé [illegible].)

SÉANCE DU 28 AVRIL

Présidence : M. Lannelongue

Des injections profondes d'alcool localisé dans les névralgies faciales et autres, ainsi que dans l'hémispasme facial

Par M. [illegible], Paris.

Les bons résultats que j'ai obtenus, à l'aide des injections profondes d'alcool [illegible] stérilisé ou [illegible], dans de nombreux cas de névralgie faciale rebelle, ainsi que dans de nombreux cas d'autres névralgies (sciatique, névralgie du crural, du cubital, d'un nerf digital, du plexus cervical, etc.) et aussi dans 9 cas d'hémispasme facial, existant depuis des années, m'encouragent à parler de cette méthode devant cette savante réunion internationale.

Vous n'ignorez pas, messieurs, que la première idée de ces piqûres est due à Pitres et Vaillard et qu'elles ont été introduites dans la pratique par Schlösser.

[illegible]	Névralgie combien forte et la part [illegible]	Médication à essayer	Principe
[illegible]		Amélioration légère	[illegible]

Le principe de cette méthode consiste à enfoncer une aiguille suffisamment longue jusqu'au contact du tronc nerveux malade à un point xxxé, rencontrer des conditions [illegible] et d'y injecter de l'alcool assez concentré, le plus souvent de 80 degrés.

Lorsqu'il s'agit d'un nerf sensible, l'injection est suivie immédiatement d'un fourmillement dans tout le territoire de ce nerf. Bientôt il survient un engourdissement plus ou moins fort, une zone d'anesthésie ou d'hypoesthésie, qui persiste des heures, des jours, voire même des semaines, selon l'intensité des injections. Les concentrations plus ou moins considérables engendrées par l'alcool au sein des fibres nerveuses, petit à petit le nerf se rétablit complètement et, la plupart du temps, l'état d'irritation de nature encore inconnue, qui est la cause de la névralgie, ne [illegible] plus.

Lorsqu'on a à combattre un état irritatif d'un nerf moteur, comme par exemple l'hémispasme facial ou tonique, au lieu de l'engourdissement momentané, une parésie transitoire des muscles innervés par ce nerf. En injectant l'alcool juste ainsi que goutte à goutte, avec de longs intervalles, on réussit à provoquer une parésie tout à fait légère et passagère, c'est-à-dire ne durant pas plus de quelques heures. C'est une simple raideur mais asymétrie de la face. Malgré cela les modifications du nerf moteur dues à la piqûre sont d'habitude suffisantes pour que le tic et la contraction pathologique disparaissent pour de bon.

En cas d'insuffisance d'une première piqûre, on peut en faire d'autres après un intervalle de 4 à 5 jours.

Le lieu de l'injection est pour le facial à son émergence même du trou stylo-mastoïdien et avant son entrée dans la glande parotide.

Quant aux nerfs sensibles du corps, tout dépend évidemment des rameaux qui sont le siège de la névralgie.

En cas de *sciatique*, il suffit souvent de faire une piqûre sur le sciatique poplité externe, au-dessous de la tête du péroné et, au besoin, une autre piqûre sur le saphène externe à l'endroit où ce dernier nerf émerge de l'aponévrose jambière.

J'ai ainsi guéri radicalement, en l'espace de quelques jours, des sciatiques extrêmement rebelles.

Si les injections pratiquées sur le poplité externe et sur le saphène externe n'ont pas raison de la sciatique, on s'attaque au tronc du sciatique au niveau du pli fessier et, au besoin, même dans la grande échancrure sciatique, comme Schlösser l'a déjà conseillé.

Il serait trop long de traiter ici de toutes les différentes névralgies. Nos connaissances anatomiques nous permettront aisément de fixer, dans chaque cas donné, le lieu d'élection pour la ou les piqûres à faire.

Je me permets d'ailleurs de renvoyer à ce sujet aux indications un peu plus détaillées contenues dans mes publications antérieures (V. *Revue de Thérapeutique*, 1 février 1906, et *Berliner klinische Wochenschrift*, 1906, n° 1).

Grâce à l'injection préalable d'une solution aqueuse de stovaïne, la douleur de l'injection alcoolique peut d'ailleurs être réduite au minimum.

L'immense bénéfice que nos malades retirent de cette intervention justifierait une application bien plus fréquente de cette méthode.

Quand on pense qu'on peut éviter par là à bien des malades des mois, voire des années de souffrances atroces, sans avoir recours à des narcotiques, et qu'on peut rendre à la vie active, souvent en l'espace de peu de jours, des malades qui, sans cela, seraient condamnés à l'inactivité, Dieu sait pendant combien de temps, on me donnera raison, si je prétends que c'est un devoir pour nous de conseiller à nos malades ces injections de la façon la plus chaude dans tous les cas de névralgie périphérique.

C'est dans la *névralgie faciale*, cette *crux medicorum*, que cette méthode a, sans contredit, à enregistrer ses plus beaux triomphes.

En cas de névralgie faciale, Schlösser fait ses injections, pour la *première branche*, profondément dans l'orbite, en enfonçant l'aiguille dans l'angle supéro-interne; pour la *deuxième branche*, au fond du canal ou plutôt de la gouttière sous-orbitaire, à condition que le canal sous-orbitaire soit rectiligne et admette l'aiguille; sinon, il ne peut arriver qu'à l'entrée de ce canal.

Enfin, quant à la *troisième branche*, il agit sur elle derrière le milieu de l'apophyse montante du maxillaire inférieur. Ce n'est qu'exceptionnellement, dans des cas tout à fait rebelles, qu'il remonte, pour cette branche seulement, par la bouche, au trou de la base du crâne, le trou ovale.

J'ai perfectionné cette méthode en ce sens qu'il nous est maintenant possible d'agir sur les trois branches du trijumeau à leur émergence même des apertures de la base du crâne. Nous pouvons ainsi atteindre ces branches avant l'éparpillement de leurs ramifications et l'effet de nos piqûres portera sur *tout le segment périphérique des branches malades*.

C'est surtout *pour la deuxième branche* que la supériorité de mon procédé est évident. Schlösser ne pouvait que rarement atteindre le zygomatico-malaire et encore moins le zygomatico-temporal. Les rameaux sphéno-palatins et dentaires postérieurs lui échappaient dans tous les cas.

Je me permettrai maintenant de vous démontrer sur cette base du crâne comment je procède.

Comme d'habitude, plusieurs branches, le plus souvent les 2e et 3e branches, sont atteintes à la fois, je fais une piqûre à deux ou à trois temps, en allant d'abord au trou ovale, ensuite au trou grand rond, et, s'il le faut, à la fente sphénoïdale.

Pour arriver au trou ovale, j'introduis mon aiguille en forme de baïonnette (démonstration) vissée sur la seringue, derrière la dent de sagesse, à travers muqueuse, sous-muqueuse et muscle ptérygoïdien externe, puis je la remonte dans la fosse zygomatique, le long de l'aile externe de l'apophyse ptérygoïde, jusqu'à ce qu'elle se heurte, en haut, à la grande aile du sphénoïde. Je mène ensuite le bout de mon aiguille en arrière, dans l'angle formé par l'apophyse ptérygoïde et la grande aile du sphénoïde, jusqu'à ce que la résistance osseuse disparaisse. Je tombe alors en plein sur le trou ovale.

L'injection au trou ovale une fois terminée, je conduis l'aiguille, toujours dans le dit angle de la fosse zygomatique, en avant jusqu'à ce que, de nouveau, je ne sente plus de résistance osseuse en haut.

Parfois une arête saillante se trouve à l'angle qui sépare la face externe de la face antérieure de l'apophyse ptérygoïde. Cette arête forme alors la limite entre la fosse zygomatique et la fosse sphéno-maxillaire. Il faut la contourner, pour faire passer l'aiguille dans la fosse sphéno-maxillaire. Je la fais remonter dans cette fosse de 6 à 9 millimètres, en me tenant toujours à la face antérieure de l'apophyse ptérygoïde et en relevant légèrement en avant le corps de la seringue. C'est ainsi qu'on force le bout de l'aiguille à glisser le long de la face antérieure de l'apophyse ptérygoïde.

J'arrive ainsi directement au trou grand rond et puis sentir le bord supérieur de ce trou formé par le petit pont osseux qui le sépare de la fente sphénoïdale.

Dans les cas relativement rares où la 1re branche est atteinte en même temps que la 2e ou les 2e et 3e branches, je n'ai qu'à pousser l'aiguille, une fois l'injection sur le nerf maxillaire supérieur finie, encore d'environ 2 millimètres plus haut, en passant par-dessus le petit pont osseux sus-mentionné. L'aiguille rencontre alors directement la branche ophthalmique à son passage à travers la fente sphénoïdale.

Nous pratiquons ainsi presque une *passexectomie* passagère, car les injections qui, est-il nécessaire de le dire? sont faites très doucement et avec de multiples interruptions, sont suivies d'un engourdissement, sorte de parésie passagère, comme nous l'avons déjà dit.

La crise névralgique cesse souvent pendant la piqûre même.

J'injecte en général sur chaque branche 1 à 1½ centimètres cubes d'alcool à 80 degrés additionné de 0 gr. 01 de cocaïne ou de stovaïne ou d'eucaïne ou d'alypine. Grâce à cette addition la douleur post-opératoire est rendue nulle ou insignifiante.

Bien qu'en général déjà la première piqûre procure au malade un soulagement fort appréciable, il faut, d'ordinaire, deux, trois ou quatre, rarement plus de séances, pour avoir raison d'une névralgie faciale rebelle.

Dans les cas où, dès le début ou après une première injection aux trous de la base, la névralgie est limitée à un seul rameau périphérique, je fais l'injection sur des points plus périphériques, mais encore suffisamment profonds, des trois branches du trijumeau en suivant en cela exactement la technique ci-dessus mentionnée de Schlösser.

Que j'arrive réellement aux points que je veux atteindre, cela résulte à l'évidence de la répartition de l'anesthésie ou de l'hypoesthésie consécutives à l'intervention.

Mais, pour vous montrer, messieurs, que les trois branches du trijumeau sont réellement accessibles à notre aiguille aux points de leur émergence du crâne, non seulement sur le crâne nu, mais aussi sur la tête entière, munie de ses tissus, j'ai injecté, sur un sujet, du suif coloré en rouge et liquéfié par la chaleur, en procédant exactement comme sur le vivant (*).

Puis j'ai disséqué la tête et me suis rendu compte de l'emplacement du suif solidifié.

Vous voyez sur cette préparation anatomique que j'aurai l'honneur de vous démontrer tout à l'heure que je suis bien arrivé aux endroits voulus. Les branches de la cinquième paire y sont englobées dans la matière rouge à leur sortie même des apertures de la base.

En injectant au lieu de suif une matière plus fluide, telle que de l'encre de Chine bien liquide, on voit que celle-ci fuse même quelque peu le long de la gaine des branches du trijumeau, dans l'intérieur de la boîte crânienne vers le ganglion de Gasser.

Soit dit, entre parenthèses, qu'en faisant cette constatation, il m'est venu l'idée qu'il serait peut-être possible, en cas de tétanos rebelle, d'obtenir, par l'injection de sérum antitétanique au niveau des trous ovales, le même effet énergique que par son injection intra-crânienne après trépanation du crâne.

Le fait que le tétanos commence par le trismus des muscles masticateurs n'indique-t-il pas, d'ailleurs, que la toxine tétanique se localise en premier lieu sur la troisième branche, la branche mixte, du trijumeau?

Je me réserve de faire des recherches expérimentales sur cette question intéressante.

Le fait que le courant lymphatique entraîne même l'alcool quelque peu vers le ganglion de Gasser explique en tout cas l'action puissante des piqûres faites au niveau de trous de la base.

Certes, ces injections ne mettent pas à l'abri des récidives. Mais les opérations chirurgicales graves, y compris la gasserectomie, le font-elles?

Voyons, par exemple, la dernière statistique que le prof. F. Krause, si justement réputé pour son habileté opératoire en général et pour ses interventions contre la névralgie en particulier,

---

(*) Je dois à l'obligeance de M. le prof. agr. Riedel, chef des travaux anatomiques de la Faculté, d'avoir pu faire ces recherches dans son laboratoire de la Faculté.

a soumise à la Société de chirurgie de Berlin dans sa séance du 11 décembre 1905 (V. *Berl. klin. Woch.*, 1906, N° 5), statistique qui porte sur 70 névrectomies simples ou multiples. Sur ces 70 malades 55 ont pu être suivis. 11 seulement sur ces 55 opérés sont restés sans rechute, ce qui ne nous donne que 20 % de guérisons définitives.

Or, que reste-t-il à faire en cas de récidive après la névrectomie? Rien que l'extirpation du ganglion de Gasser, opération tellement grave que même entre les mains du si habile chirurgien de Berlin elle a occasionné la mort dans 14 % des cas, tandis que chez la plupart des autres opérateurs le chiffre des pertes opératoires est de 1 sur 4, voire même de 1 sur 3. Avec cela, cette intervention si grave est encore loin d'apporter toujours un soulagement définitif.

Autant que je puisse déjà formuler une opinion à cet égard, le nombre des récidives n'est guère plus considérable à la suite des injections profondes d'alcool qu'à la suite des névrectomies, et nos piqûres présentent l'avantage énorme de pouvoir être répétées autant de fois qu'on le voudra. Entre les mains d'un opérateur exercé elles n'offrent pas le moindre danger. Personnellement j'en ai pratiqué pas loin de 400. Jamais je n'ai eu d'accident opératoire ou post-opératoire.

C'est donc, messieurs, de la façon la plus chaude et la plus sincère que je puis vous recommander ces injections.

Pyoémie streptococcique à déterminations viscérales multiples suivie de guérison

Par M. H. Matrox Lisbonne.

Une dame de 32 ans, de très bonne constitution et d'une santé habituelle excellente, fut prise subitement, après 8 jours d'un état fébrile antérieur, d'accidents dyspnéiques intenses avec toux incessante, expectoration albumineuse, pouls faible et rapide, refroidissement des extrémités. A l'auscultation, on entendait une pluie de râles humides et fins emplissant la poitrine.

C'est à ce moment que je vis la malade pour la première fois et, après constatation d'une albuminurie abondante, je pratiquai une large saignée qui mit rapidement fin aux accidents menaçants de l'œdème aigu du poumon.

Deux heures après, une violente crise éclamptique éclata, qui dura pendant deux heures.

Les urines étaient rares; à peine 200 gr. dans les 24 heures, chargées de 17 gr. d'albumine par litre et contenant des cylindres. Un écoulement utérin fétide fut constaté ainsi que la mollesse du col; un avortement d'une grossesse de 4 semaines environ avait eu lieu 15 jours avant. Pas d'infection annexielle.

Il s'agissait donc d'une néphrite aiguë par infection puerpérale.

La matrice fut crouvillonnée et lavée et l'écoulement cessa complètement.

La malade fut soumise à une diète hydrique presque absolue, mais l'imperméabilité rénale continuait presque complète et ne cessa que par l'application de 12 sangsues aux deux triangles de Jean L. Petit. L'urine monta rapidement à 7 litres avec 7 gr. d'albumine par litre.

Malgré la cessation des symptômes locaux d'infection utérine et le rétablissement de la sécrétion urinaire, la fièvre se maintenait élevée, oscillant entre 38 et 40°.

Il se fit alors un double foyer pneumonique aux deux bases avec léger épanchement pleural à liquide séreux, toux, expectoration abricot, état général mauvais, délire, sécheresse de la langue. Au bout de 15 jours la localisation pleuropulmonaire s'éteignit, sans amener de modifications appréciables sur la courbe thermique ni sur l'état général; puis les deux bases se présentent bientôt à nouveau avec les mêmes symptômes locaux que précédemment pour s'éteindre définitivement deux semaines après.

La malade se plaignit alors d'une douleur à la fesse gauche et j'y constatai une collection purulente profonde qui fut aussitôt incisée et drainée. Il en sortit environ 500 gr. de pus ne contenant que du streptocoque.

L'évacuation de ce foyer n'amena pas la chute de la température, et il en fut de même après avoir incisé deux jours après une nouvelle collection développée à la face externe de la cuisse gauche.

Un autre foyer purulent profond contenant environ 300 gr. de pus fut ouvert et drainé au mollet droit, suivi quelques jours après d'une autre collection purulente à la fesse gauche.

La température tomba alors à 36,5 pour se maintenir enfin définitivement autour de ce chiffre.

L'amélioration de l'état général fut rapide, l'albumine disparut définitivement et la malade entra en franche convalescence. La maladie avait exactement duré 2 mois.

Dès le début de la maladie, c'est-à-dire après la crise d'œdème aigu du poumon, la malade fut soumise à la diète hydrique, à laquelle on ajouta bientôt du lait. Dans les 24 heures elle prenait 2 litres de lait et l'énorme quantité de 6 à 7 litres d'eau, ce qu'elle fit pendant toute la durée de la maladie.

Quelques injections de caféine furent faites au début, puis de sulfate de strychnine. Le collargol en frictions et intraveineusement ne modifia pas la température, ainsi que la quinine.

En résumé, il s'agit d'une malade qui, à la suite d'une infection puerpérale, fit une néphrite aiguë suivie d'œdème pulmonaire aigu et d'éclampsie.

À cette localisation rénale s'ajouta une double détermination pleuro-pulmonaire et enfin la formation de 4 collections purulentes, véritables accès de fixation, termina l'évolution de cette infection streptococcique qui avait duré deux mois et qui prit fin par la guérison de la malade.

Il m'a paru intéressant de présenter cette observation, et, sans revenir sur l'évolution des accidents, sur leur intensité, sur leur longue durée, sur leur terminaison par la guérison, je tiens

à attirer l'attention sur l'influence heureuse qu'ont eue la diète
hydrique et l'ingestion de grandes quantités d'eau pendant toute
la durée de la maladie. La malade en buvait 7 litres par jour
sans compter le lait, ce qui maintint toujours la diurèse au taux
élevé de 6 à 7 litres dans les 24 heures.

J'estime que l'élimination continuelle des toxines par cette
énorme diurèse a permis à la malade de résister au streptocoque
et d'arriver ainsi à la guérison malgré l'intensité de l'infection
et de ses multiples et graves localisations.

Communications

Que peut-on raisonnablement attendre d'un traitement par des exercices méthodiques, dans l'ataxie, l'hémiplégie, les paraplégies, tics, crampes, tremblements? Comment pratiquer ce traitement?

Par M. MAURICE FAURE, La Malou

§ 1 — *Traitement de l'ataxie.*

A — Pour corriger *l'incoordination des membres* supérieurs et inférieurs (écriture, préhension, marche), on emploiera les exercices indiqués par Fränkel (1890-1900). Les résultats en ont été expérimentés et acceptés partout.

En prenant comme base les exercices de Fränkel et en les développant, voici les chiffres que nous avons enregistrés (*Statistiques 1896, service du prof. Raymond [Salpêtrière] — Statistique 1902, Institut de la Malou*): 25 % des tabétiques abandonnent le traitement, qui est généralement long, soit parce qu'ils sont placés dans des conditions matérielles qui ne leur permettent pas d'en accepter les obligations, soit parce qu'ils sont trop grièvement atteints pour pouvoir réagir, soit simplement parce qu'ils n'ont pas assez d'énergie. 75 % acceptent la thérapeutique et exécutent des prescriptions longues et compliquées. Mais, parmi eux, 42 % ne peuvent, pour les mêmes raisons que ci-dessus, suivre les prescriptions que d'une façon imparfaite et pendant un temps trop court. Donc, 33 % seulement peuvent recevoir un traitement complet.

On voit donc, dès l'abord, que la principale difficulté des traitements par des exercices compensatoires réside dans les obstacles que les conditions mêmes de la vie des malades ne manquent pas de susciter. L'intelligence et l'application du patient, son modus vivendi, le temps et les soins accordés à la cure, sont les principaux facteurs du succès; mais ces facteurs restent d'un effet nul, lorsque l'instruction technique du médecin est insuffisante.

Les ataxiques qui reçoivent le traitement peuvent compter, dans tous les cas, sur une amélioration plus ou moins grande; mais dans les $^3/_4$ des cas cette amélioration n'aboutira pas à la disparition *complète* de l'incoordination. Par contre, dans $^1/_4$ des cas, l'ataxique peut espérer une restauration intégrale des mouvements des jambes et des bras. Ce sont, naturellement, les sujets ayant le moins de troubles de la sensibilité profonde, ayant les incoordinations les mieux circonscrites aux membres inférieurs et supérieurs, qui ont le plus de chances d'aboutir à ce remarquable résultat. Nous avons donné ces chiffres avec quelques détails, parce qu'ils nous serviront de point de repère pour les catégories suivantes.

B — Pour le traitement de l'*incoordination du tronc*, on emploiera les exercices réglés par nous, en collaboration avec Constensoux et Reymond (1899-1903). Ils trouvent leur application dans la technique de la station debout et assise et, dans beaucoup de cas, sont nécessaires pour l'apprentissage de la marche. Ils permettent la suppression de tout appareil prothétique destiné à empêcher ou à corriger les déviations de la colonne vertébrale et l'insécurité de l'équilibre debout.

L'incoordination du tronc est plus difficile à corriger que l'incoordination des membres. Les exercices sont plus difficiles à faire comprendre et à faire exécuter et il y faut une persévérance plus grande. Là surtout, les troubles de la sensibilité profonde aggraveront le pronostic. Le nombre des restaurations intégrales sera moins élevé; par contre, le nombre des malades qui abandonnent le traitement en cours est plus grand, parce que la fatigue résultant des exercices du tronc est plus sensible.

C — Pour corriger les *troubles moteurs des fonctions de la vie organique* (respiration, miction, défécation), on emploiera les exercices que nous avons réglés intégralement et dont il n'avait été fait mention par aucun autre auteur (1901 à 1905). Ces exercices sont basés sur le fait que la respiration, la miction, la défécation, sont éduquées dans l'enfance par l'influence de la volonté sur les muscles striés du thorax, des parois abdominales, du plancher périnéal et du diaphragme. Aussi, chez l'adulte, la miction et la défécation sont devenues des fonctions volontaires, et non plus automatiques, comme aux premiers jours de la vie; la respiration peut être très aisément modifiée par des exercices musculaires ad hoc., etc. *Ce qu'une éducation a fait, une rééducation peut le refaire.*

Les résultats de cette technique sont statistiquement moins beaux que ceux des deux catégories précédentes. Le nombre des améliorations est inférieur (dans A et B, tous les malades qui suivaient le traitement étaient plus ou moins améliorés). Il y a des échecs (surtout dans le traitement de l'incontinence des urines). Enfin, la restauration intégrale est rare, mais possible cependant. Cela s'explique parce que les exercices qui modifient, ou même suppriment complètement, l'incoordination des muscles striés du thorax et de l'abdomen, laissent subsister l'atonie des muscles lisses des petites bronches, de l'intestin, de la vessie.

Mais si les résultats statistiques sont moins brillants, les résultats utiles, dans la catégorie C, sont supérieurs à ceux des catégories A et B. Cela tient à ce que l'incoordination des membres et de la colonne vertébrale prive le malade de ses fonctions sociales, mais ne compromet pas ses fonctions vitales : il peut cesser de mouvoir les membres (même avoir des troubles de l'équilibre du tronc), et se bien porter et vivre longtemps. Au contraire, les troubles des mouvements respiratoires et l'insuffisance de l'oxygénation ; l'impossibilité de vider la vessie et l'emploi répété du cathétérisme ; la difficulté de la défécation et la stase stercorale ont pour effets rapides les infections de l'arbre broncho-pulmonaire, de la vessie, ou de l'intestin, qui compromettent la santé et la vie. Joignons à cela les risques résultant de l'incoordination de la glotte (crises laryngées), mis en évidence à chaque accès de toux. En faisant disparaître ces dangers, les exercices de la catégorie C ont donc une portée remarquable, même avec des résultats incomplets. C'est pourquoi il faut toujours s'adresser à eux (même lorsque les troubles sont minimes), en expliquant leur importance exceptionnelle au malade, qui doit savoir qu'en pareil cas de petits résultats correspondent à de grands bénéfices, car de petits accidents font courir de grands dangers.

Les techniques d'exercices méthodiques que nous venons d'indiquer procèdent toutes de l'idée directrice donnée par Fränkel et Hirschberg, dans leurs travaux de 1890 à 1900. Il n'en est plus de même des techniques dont nous allons parler maintenant, qui ont des points de départ et des procédés opératoires très différents et visent des cas auxquels la méthode de Fränkel ne s'applique pas.

§ II — *Traitement des paraplégies.*

A — *Paraplégies flasques.* — L'exercice méthodique sera composé de : *(a) Mobilisation passive* ayant pour objet de maintenir la liberté des articulations, l'élasticité des muscles, de prévenir la contracture, la rétraction et les attitudes vicieuses ; *(b) Massage,* pour maintenir la nutrition musculaire et s'opposer à l'atrophie. En outre, il y aura lieu, dans certains cas, de faire appel à l'électricité, dans d'autres cas, à la rééducation des mouvements élémentaires, pour tenter de rétablir la motricité volontaire. Suivant l'origine et l'évolution de la paraplégie, les indications thérapeutiques varieront, ainsi que les résultats. Les paraplégies liées à des névrites périphériques, même à des poliomyélies légères, peuvent guérir complètement ou à peu près, en ne laissant que quelques reliquats d'atrophie ou de parésie musculaire bien localisée, permettant la reconstitution de tous les mouvements au moyen de suppléances musculaires. Mais, dans beaucoup d'autres cas, les résultats sont médiocres et la paraplégie reste incomplète.

B — *Paraplégies spasmodiques.* — Quelle qu'en soit l'origine, il faut exécuter la mobilisation passive, non plus légèrement et à titre préventif pour ainsi dire, mais systématiquement et longtemps, jusqu'à résolution de la contracture, hormis dans les cas où le mouvement, bien qu'exécuté avec toute la prudence et le doigté nécessaires, réveille ou exagère la contracture.

La mobilisation complète étant achevée et la contracture disparue (ou du moins très réduite), il y a lieu de procéder à une rééducation méthodique, d'abord des mouvements élémentaires, ensuite des mouvements plus complexes de la marche, de la station, de la course, etc. Lorsque le traitement est assez long et minutieux, il est possible de revenir à la restauration intégrale (paraplégie spasmodique par irritation spinale — par lésions extramédullaires — par lésion médullaire cérébrale). Dans d'autres cas, on obtient des résultats toujours appréciables, mais variés, comme les causes et l'évolution des paraplégies elles-mêmes.

C — *Cas mixtes.* — Une paraplégie, d'abord flasque, est ensuite devenue partiellement spasmodique. C'est encore la mobilisation passive prolongée qui sera le premier stade du traitement. Le massage, l'électricité, les mouvements volontaires s'y ajouteront plus tard, avec des localisations variées, comme les troubles eux-mêmes. Lorsqu'on a laissé se produire de grosses déformations avant de commencer le traitement (attitudes vicieuses), les résullats partiels de celui-ci sont compromis. D'où l'indication de commencer aussi près que possible du début, pour toutes les affections paralytiques, alors qu'au contraire, pour les ataxies, il est souvent plus facile de réparer de grands troubles moteurs complètement installés que de s'opposer aux progrès d'une incoordination naissante et progressive.

On ne peut donner, pour cette catégorie, de résultats statistiques, car ceux-ci auraient peu de signification, à cause de la variété des origines et des symptômes des paraplégies. Nous ne connaissons pas, dans la littérature médicale, de résultats analogues à ceux que nous avons signalés dans le traitement de ces affections, dont la technique mécanique nous paraît avoir été toute entière réglée par nous.

§ III — *Hémiplégies.*

C'est surtout dans l'hémiplégie franche ordinaire que la thérapeutique doit être précoce. Aussitôt après l'ictus, il ne faut pas craindre de mobiliser, de masser, afin de s'opposer à l'arthrite précoce de l'épaule, aux douleurs, aux atrophies, qui surviennent en quelques jours. Une mobilisation bien faite évitera la plupart des contractures, toutes les attitudes vicieuses, et favorisera le retour partiel des mouvements volontaires, qu'il faudra *demander* à une éducation méthodique, dès que le cerveau sera en état de supporter la fatigue de l'attention, de l'effort, qu'exige cette instruction (procéder avec lenteur, réserve, précaution).

De même qu'il y a plus d'homogénéité dans les causes de l'hémiplégie que dans les causes si multiples des paraplégies, il y a aussi plus d'homogénéité dans les résultats. On peut espérer des succès plus ou moins considérables, toutes les fois qu'on aura mobilisé de bonne heure. Mais, lorsque le traitement n'est commencé qu'après l'organisation des arthrites, contractures, atrophies, attitudes vicieuses, etc., il faut compter sur peu de résultats. Cependant, on obtient toujours quelque chose, mais avec beaucoup de temps. Dans tous les cas, d'ailleurs, le retour des mouvements volontaires est lent, partiel, incomplet, surtout dans le membre supérieur, qui reste presque toujours plus ou moins impotent.

L'emploi, puis la réglementation des exercices méthodiques dans le traitement des hémiplégies, a été l'œuvre de plusieurs médecins (en France, Dujardin-Beaumetz et Gilles de la Tourette, surtout).

§ IV — *Les tics, crampes, tremblements* sont justiciables de la *discipline psycho-motrice*, réglée par Brissaud, Meige et Feindel. Ici, ce n'est plus le mouvement qu'il faut apprendre, mais l'immobilité. On s'adresse donc à l'influence inhibitrice des centres psychiques sur les centres de l'automatisme. Les résultats sont toujours appréciables, quelquefois très brillants. Malheureusement, l'instabilité mentale de beaucoup de sujets atteints de ces infirmités amène des rechutes ou des suppléances: un tic peut remplacer un autre tic. (Voyez, pour tous les développements, le livre de Meige: «Les Tics et leur traitement», Masson, édit. Paris.)

§ V — *Les paralysies fonctionnelles.*

L'exercice a pour but, en ce cas, de montrer au malade que le mouvement lui est possible et que la paralysie n'existe pas nécessairement; c'est un moyen de suggestion, ou mieux de persuasion. La technique ne doit pas être comparée ici à celles, infiniment plus rigoureuses, qui sont nécessaires pour opérer chez les ataxiques, paraplégiques, hémiplégiques. Avec un malade atteint de troubles purement fonctionnels (hystérique, neurasthénique) l'autorité du médecin, la confiance que lui témoigne le patient, font la plus large part du succès. Avec un malade atteint de troubles organiques, au contraire, c'est la valeur de la méthode, la compétence technique du médecin (et non son autorité), la patience et l'application du sujet (et non sa confiance), qui sont tout. Aussi les résultats, souvent brillants, presque instantanés, parfois obtenus dans les paralysies fonctionnelles, sont-ils très infidèles. Mais comme aucune compétence technique n'est nécessaire pour les obtenir, tous les médecins peuvent se faire une expérience personnelle en cette matière.

§ VI — *Maladie de Parkinson; scléroses diverses.*

Ces cas sont encore à l'étude, mais ne semblent pas, jusqu'ici du moins, donner de beaux résultats.

§ VII — *Paralysies de l'enfance.*

Ces cas sont aussi à l'étude et des résultats importants nous semblent pouvoir être espérés.

§ VIII — *Comment pratiquer ces traitements?*

Les exercices doivent être journaliers, quelquefois même répétés plusieurs fois par jour. Une cure comprendra une période d'exercices de quelques semaines à mois, sous la surveillance immédiate du médecin technicien. Lorsque le malade semble capable de répéter seul ses exercices et a déjà obtenu des résultats appréciables, il n'y a pas d'inconvénient à le laisser s'éloigner de cette surveillance. Il faut remarquer, en effet, qu'après quelques mois la patience du malade, et même l'attention du médecin, s'émoussent. — Les cures seront répétées 2 ou 3 fois par an. Nous nous sommes mieux trouvés des cures répétées que des longues périodes de 7 à 8 mois (voire un an ou deux) de soins continus. Parmi les ataxiques il en est qui savent même progresser en combattant seuls leurs exercices. Toutefois, pour ce qui concerne les mouvements passifs (des paraplégiques et des hémiplégiques, par exemple), la présence constante d'un auxiliaire habile et bien entraîné est indispensable, jusqu'à la fin du traitement. Celui-ci peut durer, suivant les cas, quelques mois, un an ou deux. Mais, pour fixer la technique, en expérimenter la valeur, en prévoir les résultats, et mettre le malade à même de bien observer les prescriptions, une première cure de un à trois mois est toujours suffisante.

§ IX — *Les résultats sont-ils durables?*

Ceux que l'on obtient dans le traitement des ataxiques peuvent être considérés comme définitivement acquis et indéfiniment progressifs, sous réserve de rechutes ou progrès de la maladie, qu'une hygiène et une thérapeutique soigneuses peuvent presque toujours éviter. — Dans le traitement des hémiplégies, où les résultats sont moins satisfaisants, il y a souvent des alternatives ultérieures d'amélioration et d'aggravation, qui empêchent de considérer le succès comme complet ou progressif. — Dans le traitement des paraplégies et de toutes les autres affections, l'expérience n'est pas encore suffisante, et la variété des cas cliniques est trop grande pour qu'on puisse se prononcer définitivement.

Myositis ossificans

Par M. E. WOLFENDEN COLLINS, Sydenham.

The object of this communication is to submit for your consideration a solitary instance of a very rare, progressive, and incurable dyscrasia, styled «Myositis Ossificans»—a pathological condition which may be as unknown to many of you, as it has been hitherto to me — the only instance of the malady which has come under my personal observation during a practice now extending over many years.

I have, therefore, considered it not unworthy of your notice, not only on account of its great rarity and its remarkable features, but as affording me an opportunity of presenting to you a picture of the malady as an entity gathered from perusal of some cases, less than 100 in number, scattered from time to time throughout British, Continental, and Trans-Atlantic literature.

The little girl — the subject of this rare pathological condition — is now eight years old. Bony kernels, resembling enlarged glands and mistaken for them at first, were noticed in her neck about a year after her birth. Rigidity of the neck gradually increased with extension of the bony formations to her shoulders, pectoral muscles, and back, during the last three years; and within the last three months bony deposits have also become manifest at the back of each heel about the insertion of the tendo Achillis.

Owing to the extensive deposits in the pectoral muscles the outward movements of the arm have become seriously crippled; while the rigidity of the muscles of the neck and back render bending movements impossible. Hence care has to be exercised that her equilibrium be not upset, or serious injury with probable aggravation of the mischief, might be the consequence. Her forearms and lower extremities have escaped so far. Her only complaint is of pains in her back at times.

Her general health has not suffered; and she is the only member of her family, near or distant, in whom the disease has manifested itself. Shortening of the big toes, with deviation towards the middle line of the feet, attracted attention at the time of her birth. This remarkable congenital deformity, wherein the big toe presents only one phalanx, and that one deviating outwards — a combination of microdactyle with hallux valgus — has been noticed in so many cases of Myositis Ossificans that it can hardly be regarded as merely a coincidence; and it may be added that a similar congenital deformity of the thumbs in this disease has also been occasionally observed.

To sum up the information at our disposal regarding this strange form of degeneration, it may be stated briefly, that it commences as a rule in childhood, owing to some constitutional proclivity to bony deposition. Hereditary it is not, as no instance is known of its occurrence in parent as well as in offspring, nor of its having affected more than one member of a family. Its pathological essence is the deposition of bony masses in the cellular tissue which binds the muscular fibres together, causing absorption of the muscular fibres and taking their place. That the bony deposits consist of true bone tissue has been clearly demonstrated whenever, after excision, their chemical and microscical composition has been determined. Of its causation we know nothing, beyond the fact that in many instances injury has been either the apparent starting point, or cause of aggravation of the malady; and that not seldom it has followed exposure to cold or a chill — in this respect, as well as in the pains which accompany it, showing an affinity with muscular rheumatism, and more especially, in respect of its bony outgrowths, with rheumatoid arthritis. Its course is essentially chronic and progressive, though not without periods of remission. Commencing usually in the muscles of the neck and back, it spreads gradually, as in the case before us, to those of the shoulders, chest, and limbs — to such a degree finally that the chest becomes an immovable cuirass, and voluntary movements of the limbs impossible. The abdominal muscles, however, with the diaphragm, and other vital muscles enjoy a singular immunity.

Visceral and joint lesions are conspicuous by their absence, and the general health remains unimpaired. After many years of suffering, death is generally brought about by pulmonary complications aggravated, if not induced, by the crippled movements of the chest walls; or by sloughing of the tissues, over prominent bony outgrowths with sequelæ of sepsis. Unfortunately treatment of every kind has been found unavailing even to arrest the onward progress of the mischief.

De la chlorose en tant que maladie spécifique et du fer en tant que remède spécifique contre cette maladie

Par M. F. W. WARFVINGE, Stockholm.

Comme on le sait, il règne parmi les médecins une grande confusion en ce qui concerne leurs idées au sujet de l'action du fer dans la chlorose. Cela tient en grande partie à ce que l'on a assez généralement une conception peu nette sur la nature de cette maladie. En effet l'on confond malheureusement encore la chlorose sous la même rubrique que l'anémie, établissant ainsi une corrélation entre ces deux maladies, alors que l'anémie n'est qu'un symptôme de maladies différentes empêchant la nutrition normale du corps, ou bien est produite par le manque de nourriture convenable ou par d'autres agents antihygiéniques.

Au lieu de comprendre la chlorose dans le terme vague d'anémie, il faut la considérer comme *une maladie tout à fait spécifique, essentielle, caractérisée par son apparition spontanée (en dehors de toute cause connue) et par ce qu'elle ne se rencontre que chez le sexe féminin et à la période de la puberté, ainsi que par les symptômes bien caractéristiques qui l'accompagnent, savoir la couleur pâle de la peau et des muqueuses, l'embonpoint en général conservé, le bruit de diable et surtout la constitution du sang.*

Au point de vue étiologique il faut insister sur l'indépendance de la chlorose de tout ce qui est regardé comme causant l'anémie. Ainsi le manque de nourriture convenable ne peut être la cause de la chlorose, attendu qu'on la rencontre aussi souvent chez des femmes de condition aisée et que les femmes chlorotiques, différentes en cela des anémiques, se distinguent généralement par de l'embonpoint. Ce dernier fait exclut également comme causes de la maladie les troubles digestifs, qui dans les cas où l'on en observe ont généralement leur origine dans des troubles nerveux. De même un rapport étiologique avec d'autres cau-

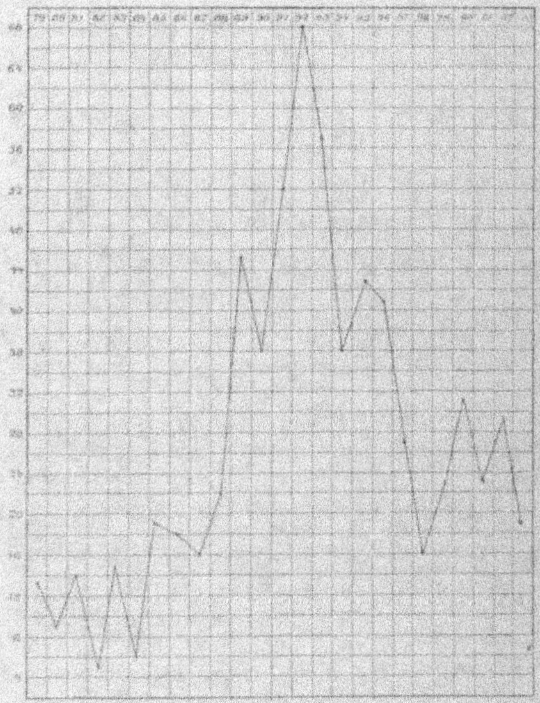

Fig. 1 — Les cas de chlorose observés traités à l'hôpital de Sabbatsberg pendant les dernières années 1879-1887.

ses antihygiéniques, telles que le manque d'air pur, etc., est peu probable, attendu qu'on voit des jeunes filles vivant dans les conditions hygiéniques les plus défavorables qui ne sont pas chlorotiques, tandis que rien n'est plus fréquent que de voir des jeunes filles robustes, vivant au grand air, etc., atteintes de chlorose. Pour ce qui est de la supposition que des troubles nerveux

soient causes de la chlorose, il semble plutôt qu'ils soient un effet
de la maladie; trop souvent il arrive que des femmes pâles et
faibles montrant des symptômes nerveux sont considérées comme
chlorotiques, alors que l'examen du sang dément une pareille

diagnose. De même l'hypothèse de Meinert, donnant la splan-
chnoptosis comme cause de la maladie, ne se trouve aucunement
confirmée par l'expérience. La fréquente concomitance d'un dé-

veloppement imparfait, d'une constitution infantile du système vasculaire et génital avec un état ressemblant à la chlorose, ne peut servir de preuve d'une corrélation avec la chlorose véritable, attendu qu'un traitement au fer pendant 5 à 6 semaines ne peut guère être considéré comme capable de remédier à un pareil état d'infantilisme. On n'a pas davantage pu fournir aucune preuve pour appuyer l'assertion que la chlorose est héréditaire, surtout indirectement, et des termes comme «chloro-anémie tuberculeuse, etc.,» ne peuvent que produire une confusion. De même, ni les conditions locales, ni le climat ou la nationalité, n'ont paru jouer un rôle quelconque dans l'apparition de la maladie.

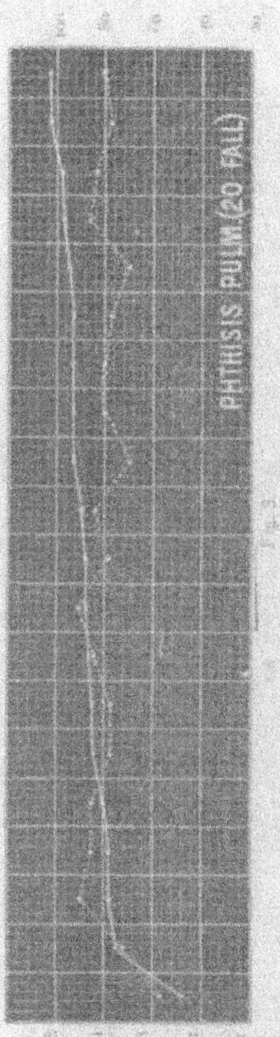

S'il ressort de ce qui a été dit brièvement ci-dessus, que *l'apparition de la chlorose se fait remarquer par une certaine spontanéité*, on est néanmoins obligé, à un autre point de vue, d'attribuer un certain rôle à la prédisposition, savoir, en ce que son apparition *exclusivement* (ou presque exclusivement) *chez les femmes et cela à l'époque de la puberté* est une de ses caractéristiques. Il importe de retenir ceci, bien qu'on ne puisse nier qu'il puisse parfois se présenter dans le sexe opposé et à des âges différents, des cas ressemblant à la chlorose, au sujet desquels on peut néanmoins la plupart du temps supposer qu'ils ne sont que des formes secondaires d'anémie.

La naissance de la chlorose est encore mystérieuse. On suppose avec beaucoup de raison qu'elle est due à une modification du sang, marquée en partie par un défaut de formation des globules sanguins rouges, mais principalement par une modification de la nature intime de ces globules, par suite de laquelle leur matière essentielle, l'hémoglobine, se trouve diminuée. Et comme tout indique que la constitution anormale du sang n'a pas sa cause dans une consommation exagérée de l'hémoglobine et que la cause de la modification du sang n'est pas un manque de matières nutritives convenables, il faut supposer que la cause de l'état chlorotique du sang est un obstacle empêchant les globules rouges d'assimiler celles-ci d'une façon convenable à leurs fonctions normales.

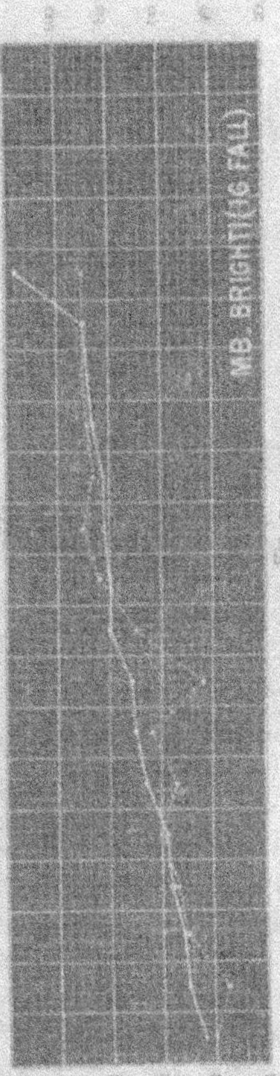

Plusieurs circonstances donnent à penser que cette impuissance des globules rouges est causée par un poison, qui a pénétré dans le sang et qui, pareillement aux poisons tels que, p. ex., l'acide prussique, bien qu'à un degré moindre mais d'une façon plus persistante, affaiblit la propriété catalytique qu'a le protoplasme des globules sanguins de même que celui des autres cellules, et qui est ici entre autres l'agent de la formation de l'hémoglobine prise aux corps hématogènes provenant de la nourriture. On ne peut nier que dans le tableau des symptômes de la chlorose se trouvent des symptômes que l'on peut considérer comme des indices d'un agent toxique. On a aussi émis une théorie selon laquelle la chlorose serait le résultat d'une intoxication chronique provenant du canal digestif à la suite d'une constipation avec formation consécutive de produits de décomposition; mais cette explication revient à faire d'un symptôme, nullement constant d'ailleurs, la cause de la maladie.

En revanche, plusieurs circonstances indiquent que *la chlorose est une maladie infectieuse* avec formation concomitante de matières toxiques. Ainsi elle présente une analogie avec les maladies infectieuses en ce qu'elle commence souvent subitement pour arriver au bout de quelques jours à son maximum d'intensité et s'y maintenir; en même temps elle présente, de même que cette classe de maladies, une évolution typiquement analogue. Il n'est pas rare d'observer un état fiévreux, au point que dans un tiers de mes 683 cas observés à l'hôpital de Sabbatsberg la température est montée pendant quelques jours tous les soirs à près de 38°, plus rarement à 39° et au-dessus. La tendance de la chlorose à récidiver est également un indice de parenté avec un certain nombre de maladies infectieuses.

Plusieurs auteurs ont également observé une apparition épidémique de la maladie, et remarqué qu'elle a pu pendant longtemps faire entièrement défaut dans une certaine localité pour apparaître pendant certaines années avec un grand nombre de cas, et disparaître ensuite de nouveau. Le tableau graphique ci-joint (fig. 1), comprenant 683 cas de chlorose traités à l'hôpital de Sabbatsberg pendant les 25 années de 1879-1903, indique également une tendance chez cette maladie à apparaître épidémiquement. Il en ressort notamment que, tandis que la fréquence de la chlorose pendant les années 1879-88 fut très faible avec de petites oscillations (entre 5 et 22), elle monta sensiblement en 1889 pour, après une légère baisse en 1890, remonter considérablement pendant les deux années suivantes, après quoi elle baisse pendant 2 ans (1893 et 94) d'une quantité égale. Ce mouvement, interrompu en 1895 et 96 par une très petite hausse, continue en 1897 et 1898 et reste enfin pendant la dernière période quinquennale à un niveau très bas.

Bien qu'aucun des symptômes de la chlorose ne puisse être considéré en soi comme pathognomique, la physionomie de la maladie est néanmoins très caractéristique dans les cas bien développés. Je m'arrêterai un peu à l'un des symptômes, savoir la constitution du sang. Le diagramme 2 comprenant 50 cas de chlorose montre que dans tous ces cas l'abaissement de la teneur du sang en hémoglobine (en moyenne à 37,5 %, avec l'appareil de Fleischl) est relativement beaucoup plus grand que la diminution du nombre des globules rouges (en moyenne à 3,35 mill. par mm.), de sorte que les courbes des globules et de l'hémoglobine divergent considérablement. Si avec cela nous comparons les diagrammes 3 et 4 montrant des états anémiques, causés par la tuberculose pulmonaire et la néphrite chronique, nous trouvons que les dites courbes se suivent, de sorte qu'en moyenne, dans la tuberculose, les globules sanguins restent à 4,39 mill. et l'hémoglobine à 80 % et dans la néphrite chronique à resp. 3,7 mill. et 68 %.

Si nous passons au *traitement*, nous trouvons que plus d'un y assigne encore un rôle aux prescriptions diététiques, à une nourriture substantielle, etc. Ce fait doit être attribué à ceci que l'on confond malheureusement encore l'état anémique causé par la mauvaise nourriture, etc., avec la chlorose. En réalité la diète joue dans le traitement de la chlorose un rôle si effacé, que même dans des conditions peu satisfaisantes au point de vue de la nutrition, etc., on obtient dans les cas justement diagnostiqués un effet presque infaillible sur la maladie, si on l'attaque énergiquement et directement au moyen du traitement médical qui, dans le cas qui nous touche, mérite plus que jamais le nom de spécifique, savoir le traitement par le *fer*. Au sujet de l'effet éclatant de ce remède dans les cas de chlorose véritable les avis ne peuvent guère différer parmi les médecins pratiquants. Mais alors qu'on se figure généralement que cette action du fer médicinal consiste tout simplement pour ainsi dire en ce qu'il se produit un apaisement de la faim de fer des globules sanguins, que le fer pénètre dans ces globules afin de remédier à une pénurie de fer et pour former l'hémoglobine, je vais tâcher de montrer, que ce ne peut être le cas, mais que cette action du fer doit être regardée comme absolument *spécifique*.

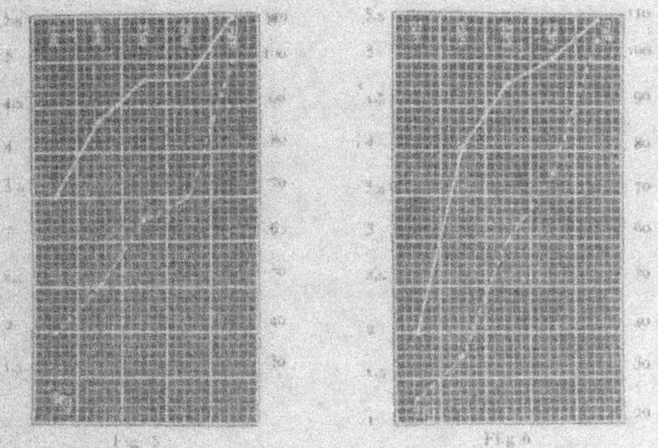

Fig. 5   Fig. 6

Tout d'abord, je ferai remarquer combien il est impossible de considérer l'action du fer comme simplement locale et surtout combien est absurde l'hypothèse de Bunge sur le rôle du fer comme agissant uniquement comme un préservatif contre la destruction des combinaisons ferrugineuses dans les aliments. Pour le prouver encore davantage, j'ai fait prendre à des chlorotiques du fer *au moyen d'injections sous-cutanées* et j'ai obtenu par ce moyen *le même effet favorable et rapide* que dans la médicamentation ordinaire et cela même avec 1,5 de la dose nécessaire dans le second cas, comme le montrent les fig. 5 et 6 comparées aux fig. 7 à 9.

L'action des remèdes ferrugineux présuppose leur *absorption*, et celle-ci, niée quelque temps par les pharmacologues, est maintenant complètement prouvée (Kunkel, Woltering, Quincke, etc.). Mais on a voulu prétendre que cette absorption se fait plus facilement avec les composés ferrugineux organiques et que ces composés ont une action plus bienfaisante que nos vieux remèdes bien connus inorganiques, et les fabriques de produits chimiques n'ont pas manqué d'en faire leur profit. Par des essais comparatifs j'ai pu me convaincre sans peine que les remèdes tels que l'albuminate de fer, la ferratine, etc., qui donnent une réaction ferrugineuse avec les agents chimiques ordinaires, agissent aussi puissamment que les remèdes inorganiques, pourvu qu'on les emploie à des doses correspondantes, mais qu'alors reviennent à un prix énorme. En revanche, les remèdes organiques tels que l'hémoglobine, l'hémol, etc., qui ne donnent pas de réaction ferrugi-

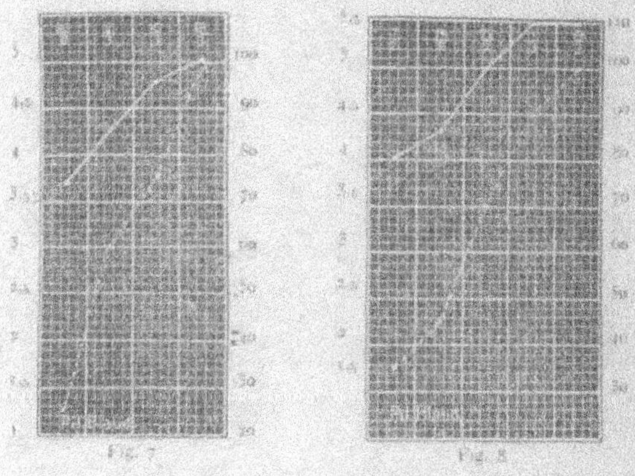

Fig. 7.   Fig. 8.

neuse, se sont montrés sans aucun effet. Cette différence s'explique par le fait que, de même que dans l'essai manqué de Hayem avec le ferrocyanure de potassium, l'ion du fer n'est pas dissocié dans le sang de façon à pouvoir agir, mais reste fixé à l'état de ferrocyane, etc. Il en est de même pour les hématogènes dans la nourriture; nous savons en effet déjà combien il est impossible, même avec la nourriture la plus riche en sang et en fer, d'agir sur la chlorose dans le sens de la guérison. La chlorose *exige, pour être guérie, des préparations ferrugineuses inorganiques ou organiques qui, introduites dans le sang et les sucs du corps, s'y disso-*

cient plus ou moins complètement afin de pouvoir (comme en présence des réactifs chimiques) *donner tout leur effet en tant que fer.*

On a beaucoup discuté pour savoir si le fer médicinal absorbé ainsi peut aussi *s'assimiler*, c.-à.-d. se combiner à la molécule d'hémoglobine afin de remplacer le fer manquant. Mais, d'abord, la chimie nous enseigne qu'il est peu probable que l'organisme animal puisse par synthèse produire un corps aussi compliqué que l'hémoglobine. Ensuite, l'apparition de la chlorose ne peut s'expliquer par un déficit d'introduction de fer dans l'organisme, attendu que la nourriture en contient suffisamment et sous une forme convenable. Le fait que dans les cas d'anémie secondaire le fer n'a aucune ou si peu d'action directe sur l'amélioration de l'état du sang, mais produit un effet si éclatant dans la chlorose, est aussi en contradiction avec l'opinion que son rôle consisterait à combler le déficit en fer des globules rouges du sang. Surtout dans l'anémie causée par des hémorrhagies, à la suite desquelles se produit un état du sang semblable à la chlorose, l'amélioration a lieu tout aussi bien par une nutrition normale sans la moindre addition de fer comme médicament (voir fig. 10). Nous savons en outre que, tandis que l'organisme sain pourvoit à son besoin de fer uniquement en le prenant dans la nourriture, qui n'est pas toujours très riche en fer, dans la chlorose au contraire une nutrition au moyen des aliments les plus ferrugineux n'est pas suffisante, bien qu'elle contribue dans une certaine mesure à enrichir le sang. Si l'on considère les courbes 5-9, on voit que l'augmentation des globules sanguins et de l'hémoglobine continue longtemps parallèlement; si l'action du fer consistait uniquement à en couvrir le déficit, l'augmentation en hémoglobine devrait apparaître plus forte en comparaison avec l'augmentation des globules. Je ferai en outre remarquer que (comme j'ai essayé de le prouver par ailleurs) dans l'anémie pernicieuse progressive la modification du sang n'est pas enrayée par le fer, mais bien par l'arsenic qui n'entre pas dans sa composition, que le mercure agit favorablement sur l'anémie syphilitique et la quinine sur l'anémie malarienne. Dans tous ces cas, la nature défectueuse du sang est corrigée, sans qu'il soit question de l'entrée du remède spécifique dans la composition du sang.

Le temps ne me permet pas d'entamer une critique des nombreuses expériences entreprises sur des animaux (par Kunkel, Eger, Hausermann, Abderhalden, Hofmann, Tartakowsky, etc.) afin d'obtenir une réponse à la question de savoir si le fer médi cinal est assimilé. Les résultats de ces expériences diffèrent beaucoup les uns des autres et actuellement on est obligé de s'arrêter à la conclusion que la question de l'assimilation n'est résolue qu'en ce qui concerne les composés du fer entrant dans l'alimentation. Les résultats obtenus au cours des expériences n'ont en tout cas aucun rapport avec l'effet presque infaillible du fer inorganique sur la chlorose, attendu qu'on ne peut identifier cette maladie caractérisée par son apparition spontanée, avec l'anémie produite chez les animaux par des soustractions de sang et une nutrition insuffisante; dans la chlorose, il n'est d'ailleurs point question d'un manque de fer dans la nourriture.

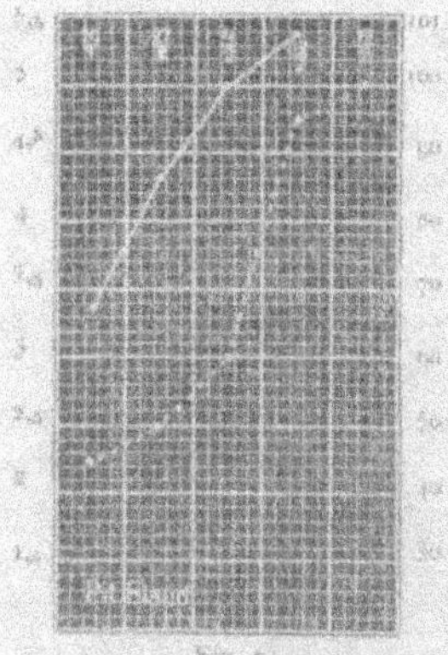

Fig. 9

Pour ces raisons, on ne peut considérer que le fer médicinal agisse dans la chlorose en tant que servant de matière à une reconstitution de l'hémoglobine; mais le fer, qui est moins nécessaire dans les autres états anémiques, *doit s'ajouter dans la chlorose afin d'écarter pendant son passage à travers l'organisme les conditions pathologiques* (matières anormales circulant dans le sang, *qui empêchent d'utiliser le fer se trouvant en quantité suffisante et sous une forme convenable dans les aliments, en vue d'une reconstitution normale du sang. En enrayant graduellement l'action du poison proba-*

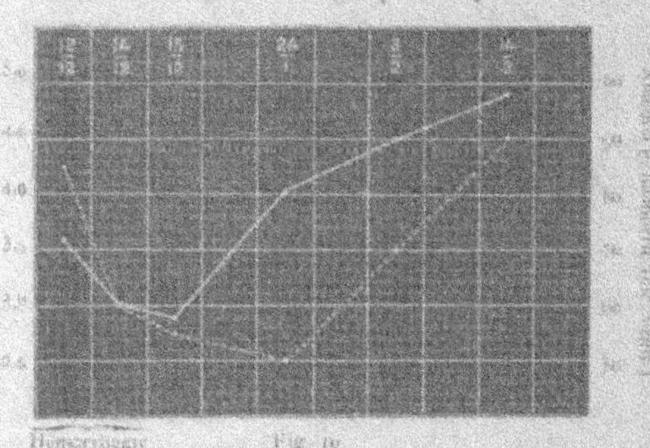

Fig. 10

blement présent dans le sang, le fer médicinal hâte de façon catalytique la formation trop lente et trop faible de l'hémoglobine.

On the successful treatment of pneumonia by iron acetate

Par M. Herbert J. Robson, Leeds.

For the least eight years all cases of pneumonia — whether bronchopneumonia or lobar pneumonia — met with in my practice have been treated by iron acetate, and in severe cases by iron acetate and strychnine, and with surprisingly good results.

A furred tongue or complications such as bronchitis, pleurisy, influenza, whooping cough or measles, seem to make no difference to the good effect of the treatment, though the lower the condition of the patient the better is the value of the treatment demonstrated.

A sheet of paper with the following directions written on it is given to the nurse in charge of the case:

1. Strict rest in bed and in the recumbent posture. Reserve all strength possible.

2. Give 3 ½ pints of fluid food each 24 hours.

3. Keep the temperature of the room at 63° F. night and day.

4. Ventilate the room regularly.

5. Take and record the patient's temperature, pulse and respiration every 4 hours.

6. Wear a light woolen vest beneath the night-dress.

The prescriptions used are:

> ℞ Liquor Ferri Perchlor. ₥ XV.
> Liquor Ammon. Acetat. ʒii
> Aq. Chlorof. ad ℥ ß.
> Ft. mist.
> Take every 4 hours in water.

It is administered every 4 or 6 hours until the patient is well over the crisis; then it is given every 8 hours and later every 12 hours.

> ℞ Liquor strychnine ₥ V.
> Aq. Chlorof. ad ℥ ß (adult dose).
> Ft. mist.
> Take every 4, 6 or 8 hours according as the pulse or the condition of the patient directs, and along with the Ferri mist.
> ℞ Pine oil (Olei Pini Sylvestris) for dry inhalation on a clean handkerchief.

Food. Stress is laid upon the importance of giving 3 ½ pints of fluid food (consisting of milk, egg flip, broths, liquid peptonoids, milk and plasmon, Benger's food, etc.) each 24 hours, 5 oz. being allowed every 2 hours during the hours awake. As soon as possible light solids are given. A caution is given against overloading the stomach.

Water, as much is allowed as the patient likes to drink, but not more than 5 oz. at one time.

Alcohol is seldom given until towards or after the crisis, and often it is not required at all, and then only as the pulse or condition of patient directs.

Oxygen is seldom required; and, in my opinion, its value is much overestimated. But when it is given it is administered *warm*, being either gently blown into the patient's mouth and nose at a temperature of 90° F, or 95° F., at which temperature there is no cold draught or feeling of cold, or inhaled directly at a temperature of 65° F, from the *Oxygen Warmer* made for me by Messrs. Reynolds Branson; though always the temperature of the oxygen is regulated by the Warmer.

Liquid peptonoids (Carnrick's or Panopeptone) appear to be of great value in this complaint, and they are often prescribed with the mixtures (that is, dispensed with the mixtures by the chemist) in anxious cases occurring in infants or little children. In severe or desperate cases, the parents of children will so much more readily give the medicine if they understand that the medicine is not only medicine but food.

Purgatives. If necessary a simple purge is given at the outset of the complaint; but it is pointed out as risky treatment to give one at or about the crisis on account of the danger then of setting up acute diarrhœa. Constipation at the crisis is treated by enema.

Quinine is never given, as in my opinion it does positive harm in this disease.

Digitalis is not often needed. if the treatment by iron acetate is adopted early, though an irregular pulse or a small intermittent pulse may call for and demand its liberal use.

Antipyretics of the coal-tar series are carefully avoided, as in this disease I believe them to be dangerous.

Tepid sponging or the cold pack is resorted to for lowering a high temperature; though under the above treatment it seems to be seldom required.

For *pleuritic pain* an occasional mustard leaf and a flannel binder carefully applied round the chest are resorted to. If these fail to relieve the pain a small dose of morphine is given by the mouth. Systematic poulticing is strongly condemned.

For *insomnia*, which is seldom met with, trional is given, 15 grains, repeated in six or eight hours if needful.

I take it that the primary cause of the disease in both catarrhal and lobar pneumonia is Fraenkel's pneumococcus and that «it is of all the microbes concerned by far the most important» (Welsh in «Encyclopedia medica»); and my opinion is that the iron acetate in some way arrests its development and that it is an antidote to the toxins produced in the complaint, as in no other treatment in my experience do you get such speedy and favourable resolution, and such a freedom from bad complications.

There is no doubt that oxyde of iron possesses an ozonizing power and that the iron of the blood corpuscles converts oxygen into ozone, thus promoting oxydation, ozone being the active form of oxygen within the system (Horatio Wood and Ringer). Since iron is not only a food to promote the welfare of the blood discs and so to improve the general nutrition, having a direct beneficial action on the tissues, it appears to be the remedy «par excellence» to give in pneumonia, and clinical excellent results based upon an experience of twenty five years, but more particularly noted during the last eight years, bear me out in advising this.

Since quinine lessens the power of hæmoglobin to convert oxygen into ozone, and so lessens the ozonizing action of the blood (Binz and Schultz); and since the salts of quinine are protoplasmic poisons, arresting amœboid and allied movements of the white corpuscles (Binz), I think it or its derivations are particularly contraindicated in pneumonia, and clinical results bear this out fully.

Curiously the iron acetate agrees well in these cases where iron seems contraindicated, as in livery or gentry subjects, and where there is a foul tongue or a high-tension pulse; though of course where the latter conditions are found at the outset of the disease the rational use of purgatives may be called for.

RÉSUMÉ

The treatment by this regular administration of the iron acetate and strychnine (where the latter is called for) seems to be particularly useful under the following conditions:

1. Cases of severe bronchopneumonia occurring in infants or children and in catarrhal and lobar pneumonia occurring in debilitated subjects;

2. Where one has not got two properly-trained nurses for night and day respectively, as by the regular administration of the strychnine through the night as well as through the day, the heart's action is kept up, and the danger of heart failure at the crisis is very much lessened;

3. In that infectious, creeping, and spreading form of pneumonia following or accompanying influenza;

4. The crisis is hastened and favourably modified, the virulence of the disease is lessened, and the complication of empyema seldom occurs;

6. Even when bronchitis is present, there seldom seems need to order depressing drugs like ipecacuanha, as the iron acetate acts as a good *expectorant*.

La perméabilité rénale dans les maladies infectieuses

Par M. A. MONTEFUSCO, Naples

On connaît l'importance que l'étude de la perméabilité rénale a aujourd'hui pour la connaissance des fonctions rénales.

J'ai voulu l'étudier dans les maladies infectieuses, dans lesquelles l'activité des reins représente souvent un des principaux facteurs qui déterminent l'évolution de la maladie vers la guérison ou vers la mort.

J'ai essayé toutes les méthodes jusqu'ici conseillées pour l'étude de la perméabilité rénale et j'ai choisi celle qui permet l'étude de la perméabilité rénale en comparaison avec celle d'autres organes sécréteurs et exclut l'influence de conditions étrangères à la perméabilité rénale.

Cette méthode est fondée sur le pouvoir éliminateur des glandes salivaires en rapport à celui du rein, au moyen de l'iodure de potassium, à la dose de 20 centigrammes à la fois en des capsules gélatineuses operculées.

Après l'ingestion de l'iodure, on essaie l'urine et la salive émises contemporainement jusqu'à l'apparition de la réaction et puis toutes les heures jusqu'à sa disparition.

La recherche de l'iode a été exécutée avec des papiers à filtrer imbus d'une solution d'amidon cuit à 5 %, desséchés et traités avec 2 - 3 gouttes d'une solution de persulfate d'ammonium à 5 %.

Voici les conclusions de mes recherches, suivies dans la fièvre typhoïde, typhus exanthématique, érysipèle, fièvre puerpérale, diphthérie, rougeole, scarlatine et variole:

1—Dans la période aiguë des maladies infectieuses, qui ont leur cours sans altérations rénales, l'élimination de l'iode par la salive commence presque toujours comme à l'état normal, c'est-à-dire, d'une demi-heure à une heure après l'administration de l'iodure. L'élimination par l'urine, au contraire, commence beaucoup plus tard ou manque complètement;

2—La durée de l'élimination est plus longue par la salive que par l'urine. Pour la salive, elle est, en moyenne, de 15 à 24 heures, pour l'urine d'une à 14 heures;

3—Le degré d'intensité de la réaction est toujours très accentué dans la salive, ordinairement même plus que dans les conditions physiologiques; au contraire, la réaction de l'urine, lorsqu'elle existe, est à peine ou médiocrement sensible;

4—Les modalités dans l'élimination de l'iode par la salive et par l'urine sont constantes même dans les cas d'infection qui ne présentent pas de réaction fébrile ou présentent une fièvre très légère;

5—Pendant que la courbe d'élimination par la salive est régulière, celle de l'urine présente quelquefois des intermittences. Après la période aiguë de la maladie se rétablit par degrés le parallélisme entre la courbe d'élimination par la salive et par l'urine.

Comme conclusion générale, je dis que les résultats que j'ai obtenus démontrent que:

1—L'élimination des toxines dans la période aiguë des maladies infectieuses modifie la fonctionnalité du rein;

2—L'examen de la perméabilité rénale, avec la méthode facile et pratique que j'ai suivie, est le seul moyen pour relever l'état de la fonction rénale, spécialement dans les cas où l'analyse chimique et microscopique de l'urine donne des résultats insuffisants.

Contribution à l'urologie de la fièvre hémoglobinurique bilieuse

Par M. Spiridion Kanellis, Athènes.

Les urines noires, pour employer le terme d'Hippocrate, apparaissent, presque toujours, dans la période du frisson; parfois même elles apparaissent avant le frisson, mais cela provient sans doute, d'après Rousseau (¹), d'une observation erronée, le frisson

---

(1) Victor Rousseau : De la fièvre bilieuse hémoglobinurique au fort de Bamako, 1897

étant, dans certains cas cliniques, aussi faible que le malade ne s'en ressent point. Au début de l'accès les urines ont tantôt l'aspect du sang pur, tantôt la coloration du sang additionné d'eau; elles ont l'aspect de groseille plus ou moins foncé, toujours très différent de la coloration rouge jaunâtre ou verdâtre des urines ictériques. La couleur en devient, si la maladie revêt la forme pseudo-continue, de plus en plus foncée, de sorte qu'elles ressemblent, après un court espace de temps, au vin de Malaga ou à une décoction de café; peu à peu la couleur change et les urines, avant de reprendre les caractères des urines normales, passent par la coloration des urines ictériques ou du cidre doux.

La quantité des urines varie selon les circonstances. Normale ou même au-dessus de la normale, dans les cas légers, du fait que le malade absorbe beaucoup d'eau, de boissons acidulées, etc., elle diminue très souvent dans les cas graves et cette diminution peut aller, dans certains cas mortels, jusqu'à la rétention complète. C'est donc l'anurie, et non un simple trouble de l'excrétion urinaire, qui détermine cette diminution des urines, parce que le cathétérisme ne décèle souvent qu'une minime quantité d'urine dans la vessie.

On a beaucoup discuté la question de savoir ce que peuvent contenir les urines des malades atteints de fièvre hémoglobinurique bilieuse et à quoi l'on doit attribuer leur coloration. Suivant certains auteurs, la teinte des urines des malades hémoglobinuriques bilieux est due à la présence de la matière colorante du sang, unie encore avec les globules sanguins (hémorrhagie vraie, hématurie) ou bien séparée de ces éléments (hémoglobinurie); d'autres soutiennent qu'elle est due à la matière colorante de la bile. Les urines qui ont la coloration du vin de Malaga souillent le linge avec une couleur rouge sombre et se précipitent par l'acide azotique (albumine du sang), tandis que les urines qui contiennent de la bile teintent le linge en jaune et ne forment pas de précipité par l'acide azotique.

Corre dit que les urines de la fièvre mélanurique ou hémoglobinurique, doivent leur teinte à la présence de l'hémoglobine, tout en ajoutant qu'elles peuvent aussi contenir, secondairement, du sang normal et de la bile dans certains cas (1). La substance sanguine, ajoute Corre, n'existe pas toute en état d'hémoglobine:

---

(1) A. Corre — Traité des fièvres bilieuses et typhoïdes des pays chauds, 1883.

une partie d'elle a déjà, sans doute, subi une certaine modification en hémaphéine. Il conclut en disant que dans la fièvre hémoglobinurique peuvent survenir:

1.° une hémoglobinurie relevant dans tous les cas d'une
action dissolvante que subissent les globules sanguins (hématies) dans le courant entier de l'appareil circulatoire;

2.° une hématurie toujours secondaire relevant de conditions
mécaniques locales.

Maurel [1] dit que pour la production de la fièvre mélanurique un nouvel élément s'ajoute à la fièvre bilieuse continue.
Dans la fièvre mélanurique, il s'agit d'une altération du sang manifestée par le passage de la matière colorante dans les urines,
substance qui leur donne une coloration qu'on détermine en
général sous l'appellation de vin de Malaga.

Le professeur N. Pezopoulos [2] a soutenu qu'en dehors des
fièvres hémoglobinuriques bilieuses pernicieuses nous avons aussi,
d'une part les fièvres hématuriques proprement dites dans lesquelles les urines contiennent des hématies non altérées; et
d'autre part, les fièvres bilieuses où l'on ne trouve, dans les urines, que de la bile (par conséquent, dans ces cas, la teinte noire
des urines doit être attribuée à la bile seule), enfin les fièvres
mixtes dans lesquelles, en dehors du sang ou de l'hémoglobine,
les urines contiennent aussi de la bile, comme il a observé dans
les urines de plusieurs malades envoyés au laboratoire de l'anatomie pathologique de la part d'autres confrères et de l'Hôpital
militaire d'Athènes. En ce qui concerne la possibilité de l'apparition du sang dans les urines de malades atteints de fièvre hémoglobinurique, Corre dit ce qui suit: «A mesure que les urines deviennent plus sanguinolentes, la congestion de l'*appareil rénal* devient plus considérable, comme si l'organisme déployait ses efforts
pour tenir en accord le filtre rénal avec le nouveau liquide qui va
y passer. La tension vasculaire atteint un tel degré qu'en certaines
régions peuvent se produire des ruptures, favorisées peut-être chez
quelques malades par des embolies colorantes, et chez d'autres par
la diminution de la résistance des parois des petits vaisseaux en-
gendrée par de nombreux accès antérieurs ou par une dégénérescence à son début. C'est alors que surviennent les hémorrhagies
franches qui expliquent la présence des hématies entières que divers

observateurs ont trouvées dans les urines. Ce passage des hématies dans les urines peut également s'effectuer par diapédèse, sous l'influence de l'état d'altération de ces éléments et de la tension vasculaire exagérée des reins; aussi par exemple chez plusieurs malades, dont les urines renferment des hématies, on n'a pu trouver de vraies altérations hémorrhagiques dans le parenchyme rénal.

Le professeur Karamitsas (1), dans sa communication sur la fièvre hémoglobinurique palustre, faite au XIIIe Congrès International de médecine à Paris, décrit, au point de vue de l'ictère, des cas de malades, chez qui l'ictère dure plusieurs jours (14 et plus encore) après la cessation de l'hémoglobinurie, ainsi que des cas où, au contraire, l'ictère, si intense qu'il soit, disparaît presque en même temps que l'hémoglobinurie. Les urines, ajoute Karamitsas, des malades de la première catégorie renferment de la bile pendant toute la durée de la maladie, même après la disparition de l'hémoglobinurie, et elles sont alors tout à fait semblables aux urines d'un ictérique quelconque. Les urines de la seconde catégorie des malades ne contiennent point de bile; aussi leur couleur devient-elle normale immédiatement après la disparition de l'hémoglobine. Ces cas-là, d'après l'expérience de Karamitsas, sont rares, tandis que ceux-ci sont très fréquents et le plus souvent observés. Karamitsas, se basant peut-être sur l'examen des urines sus-mentionné, distingue deux catégories de fièvre hémoglobinurique, savoir : la *fièvre hémoglobinurique bilieuse* et la *fièvre hémoglobinurique simple.*

Nous déclinons cette division parce qu'elle crée une confusion tant au point de vue du tableau clinique qu'au point de vue de l'urologie de la maladie. Nous pensons que dans tous les cas la fièvre hémoglobinurique est aussi bilieuse, indifféremment du fait que, l'ictère concomitant soit hématogène ou hépatogène. Il est vrai que dans les cas de la première catégorie les urines contiennent de la bile même après la disparition de l'hémoglobine et la convalescence apparente mais non parfaite des malades, tandis que, dans les cas de la seconde catégorie, les urines ne contiennent point de bile; mais il n'est pas moins vrai que dans les deux circonstances *la teinte ictérique des tissus ne manque jamais*, bien qu'elle soit tantôt légère et tantôt intense; il n'en est pas moins vrai

---

(1) Sur la fièvre hémoglobinurique palustre. Section de pathologie interne. Comptes rendus publiés par Rendu, pag. 235, 1900.

que la coloration vin de Malaga des urines qui existe toujours ne peut jamais provenir de la présence de la bile dans les urines (quelle que soit la quantité de la bile ou des matières colorantes de la bile); mais elle relève toujours, selon notre avis, de l'hémoglobine et de la méthémoglobine contenues dans les urines.

Que les urines des malades atteints de fièvre hémoglobinurique bilieuse doivent leur coloration à l'hémoglobine ou à la méthémoglobine, cela ne souffre aucun doute; les examens au triple point de vue bactériologique, chimique et spectroscopique, faits sur des urines de tels malades par MM. Louret, Karamitsas [1], Venturini, Hugoulin, Barie, Roux, Cunisset, Bouhaud, etc., ont démontré amplement la vérité du fait. D'après ces recherches on a pu rejeter l'opinion de Bérenger-Féraud, laquelle, basée sur la grande autorité de Bouchardat, voulait que la teinte noire caractéristique soit due à la bile contenue.

Les urines donc des malades atteints de fièvre hémogoblinurique bilieuse peuvent contenir des matières colorantes de la bile, et même en grande quantité, mais leur coloration caractéristique ne relève que de l'hémoglobine.

Corre, qui a examiné les urines noires à l'aide du spectroscope, a toujours marqué la présence des deux raies d'absorption de l'hémoglobine entre D et E, et quelquefois la raie CF de l'urobiline.

Carreau a aussi remarqué la présence de la méthémoglobine.

La réaction par le papier de tournesol est très souvent acide, quelquefois neutre ou alcaline.

Le poids spécifique est en général diminué. Le rapport qui existe normalement entre la quantité de l'urée et la quantité du chlorure de sodium n'est pas normal.

D'après nos recherches, basées sur un grand nombre de cas, les urines des malades atteints de fièvre hémoglobinurique bilieuse peuvent contenir 1° *de l'hémoglobine* qui, d'ailleurs, constitue le symptôme essentiel et caractéristique de la fièvre hémoglobinurique; 2° *de l'hémoglobine et de la bile*; dans ces cas, Karamitsas a remarqué que pendant que les urines étaient rouges noirâtres ou noires, c'était alors précisément qu'elles contenaient une moindre quantité de matières colorantes de la bile; à mesure que ces

---

[1] G. Karamitsas. De la fièvre hémoglobinurique palustre. 1882.

matières augmentaient, la coloration noire des urines diminuait, c'est-à-dire qu'à mesure que la matière colorante du sang contenue dans les urines diminuait, les urines se trouvaient plus riches en matières colorantes bilieuses, de sorte qu'elles ne différaient des urines simplement ictériques; 3° *de l'hémoglobine seule ou associée à de la bile* (ictère hépatogène) *et une petite quantité de sang* (un nombre d'hématies entières relativement petit); la présence des hématies dans les urines est due à ce que le passage de l'hémoglobine à travers le filtre rénal, provoquant une congestion (hyperhémie) des reins, favorise la production de ruptures vasculaires circonscrites dans les reins et peut donner lieu à une hémorrhagie légère; 4° *de l'hémoglobine seule ou associée avec des matières colorantes bilieuses et des hématies entières très abondantes*; dans ces cas l'hémorrhagie rénale constitue un symptôme partiel de la diathèse hémorrhagique qui peut se manifester au cours de toute maladie infectieuse (fièvre typhoïde, scarlatine, rougeole, typhus exanthématique, fièvres paludéennes continues et rémittentes, accès pernicieux, etc.).

Si l'on ajoute dans ces formes urologiques toutes les substances qui peuvent apparaître dans les urines des sujets néphritiques, on a l'ensemble des éléments caractéristiques que l'on peut déceler dans les urines de personnes atteintes de fièvre hémoglobinurique bilieuse, parce que l'apparition, chez ces dernières, de congestions secondaires des reins ou même de néphrites n'est point rare.

Effets thérapeutiques de la greffe thyroïdienne chez l'homme

Par M. H. Cristiani, Genève.

Les essais de greffe thyroïdienne, que nous avons pratiqués chez l'homme dans un but thérapeutique, ont aujourd'hui assez de recul pourqu'on puisse commencer à juger cette méthode de traitement à sa juste valeur.

Il n'y a pas lieu de décrire ici le procédé opératoire de ces transplantations sur lequel j'ai précédemment insisté, notamment sur la nécessité d'employer de petites parcelles de tissu thyroïdien — semis thyroïdiens — , de les transplanter dans leur nouvel emplacement immédiatement après leur ablation (au maximum 10' après), et de n'utiliser pour ces greffes que du tissu thyroïdien *humain*.

Les premières greffes pratiquées il y a plus de cinq ans nous

avaient déjà permis d'étudier le sort anatomique du tissu thyroïdien transplanté d'homme à homme et nous avions déjà alors
constaté la parfaite possibilité pour ces semis thyroïdiens humains
d'évoluer dans leur ambiant nouveau en conservant ou en recon-
quérant les caractères histologiques d'un tissu thyroïdien normal.
Nous avons depuis pu confirmer ces résultats par de nombreux
faits nouveaux, et notamment dans un cas très intéressant observé
avec M. Kummer, où des greffes ont pu, non seulement se régéné-
rer, mais s'hypertrophier de manière à constituer de puissants
noyaux de néoformation thyroïdienne, ayant tous les caractères
de la glande normale en plein fonctionnement.

Nous avions eu au commencement beaucoup de crainte qu'il
ne fût difficile de se procurer du tissu thyroïdien humain, vivant,
dans un but de transplantation, car nous pensions que seule la
glande normale serait en état de nous fournir une semence thyroïdienne viable et efficace.

Mais déjà les premières observations histologiques, faites sur
des greffes humaines extirpées, nous avaient montré que si, au lieu
d'employer des tissus normaux, nous employions des tissus provenant de goître, les résultats pouvaient être différents, selon l'état
du tissu greffé. Les goîtres présentant des dégénérescences, des altérations graves des alvéoles ou des vaisseaux, ne fournissaient
que des greffes caduques plus ou moins rapidement résorbées,
tandis que les hypertrophies thyroïdiennes, où le microscope nous
montrait des images de tissu thyroïdien histologiquement normal
donnaient des greffes vivaces, persistantes et actives.

Nos plus récentes études ont pleinement confirmé ces premières constatations et nous avons employé dans un grand nombre de nos opérations les parties périphériques de certains goîtres
ayant une structure thyroïdienne *histologiquement* normale. Pendant l'opération de la transplantation nous nous assurons toujours,
par un examen microscopique extemporané, que le tissu que nous
allons greffer possède les *qualités minima* d'un tissu thyroïdien
capable de fonctionner.

Nous publierons bientôt une étude histologique et clinique de
nos opérations, où nous pourrons comparer entr'eux les différents
matériaux employés et les résultats obtenus.

Au point de vue *thérapeutique* l'observation prolongée d'un
certain nombre de cas d'affections dues au défaut ou à l'insuffisance de la glande thyroïde nous a montré que l'action des greffes
pouvait être, non seulement effective et rapide, mais aussi dura-

ble. Tel le cas, que j'ai déjà décrit, de myxœdème opératoire guéri par la transplantation, en deux fois, à trois mois d'intervalle, de 44 semis thyroïdiens; cette guérison persiste deux ans après l'opération.

Des résultats analogues, quoique parfois un peu moins frappants, ont été obtenus dans le *myxœdème spontané*, où les symptômes caractéristiques de cette affection ont disparu ou se sont fortement atténués par la transplantation.

Après ces fructueuses tentatives, notre effort s'est porté, ces dernières années, sur le traitement du crétinisme, où nous avons pu aussi obtenir quelques résultats des plus encourageants. Les crétins au point de vue clinique ne sont pas tous des dysthyroïdiens, ou du moins ils ne le sont pas exclusivement, et il est évident que cette méthode de traitement ne peut donner de résultats palpables que contre les symptômes dus à l'insuffisance thyroïdienne. Nous avons opéré des individus d'âge très différent, en obtenant des résultats d'autant meilleurs que l'âge était plus tendre. Au point de vue physique l'amélioration était constante et rapide et au point de vue psychique nous avons pu le plus souvent constater en peu de temps une évolution intellectuelle très favorable.

A côté des cas plus ou moins typiques réalisant le syndrome des affections caractérisées comme myxœdème et crétinisme, nous avons traité une série de cas touchant de près ou de loin à ces maladies.

Les différents retards de développement: nanisme, incapacité de marche à 3—4 ans, dentition arriérée, défaut de parole, obésité dysthyroïdienne, habitudes de malpropreté, ont été souvent influencés par les greffes d'une manière très évidente et rapide. Nous avons vu la taille de quelques enfants augmenter en quelques mois de plus de dix centimètres, les dents faire éruption avec une rapidité très grande, et des enfants qui ne pouvaient prononcer une seule parole purent dire quelques mots très peu de temps après l'opération et parler couramment dans le courant de l'année qui suivit la transplantation. Les enfants bouffis de graisse plus ou moins gélatineuse posèrent rapidement leur fardeau et, dégagé de cette entrave, leur organisme a pu évoluer d'une façon beaucoup plus normale.

Nous poursuivons en ce moment avec M. Kummer l'observation de 25 malades opérés; dans tous ces cas, sauf peut-être dans deux où l'insuffisance thyroïdienne n'était pas manifestement

démontrée, nous avons remarqué une certaine amélioration; cette
amélioration est progressive et loin de s'arrêter plus ou moins rapidement au bout des premiers mois, comme dans les cas de
traitement opothérapique ou de greffe de substance thyroïdienne
provenant d'animaux, nous l'avons vue dans la règle, prendre
quelques mois après l'opération un nouvel essor correspondant
vraisemblablement à l'évolution progressive des tissus greffés.
Dans un certain nombre de cas le traitement s'est montré quanti-
tativement insuffisant, car, surtout dans nos premières tentatives,
la quantité de tissu thyroïdien greffé était trop faible; dans ces
cas une deuxième et même une troisième intervention ont fourni
le complément de glande thyroïde indispensable au fonctionnement normal ou presque normal de ces malades. Nous avons
déjà indiqué ailleurs de quelle manière nous mesurions les effets
physiologiques des greffes en déterminant avant et après chez les
malades leur tolérance maxima pour les produits thyroïdiens introduits par voie digestive.

En somme, les résultats de ces essais thérapeutiques de greffes
thyroïdiennes sont des plus encourageants tant au point de vue
de l'effet immédiat de cette médication qu'au point de vue de sa
persistance. Pour ce qui regarde les *affections traitées*, les meilleurs résultats ont été obtenus dans le myxœdème, le nanisme,
l'obésité dysthyroïdienne; dans le crétinisme, les effets sont souvent
lents à se produire et sont pour cela moins frappants, mais ils
n'en sont pas moins constants et remarquables.

Lobar pneumonia and its rational treatment

Par M. A. R. HAROLD, Indianapolis.

It may seem superfluous to take the time of this body of Doc-
tors to recite the well known and equally well authenticated story
of the etiology, pathology and symptoms of pneumonia, but, in
view of the fact that our latest and best authors on practice make
the statement that the disease is on the increase, both as to number
of cases of mortality, I deem it quite worth our while to devote a
short time to the careful consideration of what I, with a number of
others, mostly of America, have proven to be a rational solution
of the problem, as to treatment, and that you may fully comprehend
and appreciate the importance of what I have to say, and be able to
give it your careful consideration, coupled with the commonly accepted facts, I will proceed

Pneumonia is acute general infectious febrile difficulty with a local manifestation in the lungs. I use the term general because of the thourough infection of the patient in most cases by the micrococcus in question, the pneumococcus of Fränkel, even to invading the blood, than which nothing could be more general. A large degree of the abnormal manifestations must be attributed to the toxines resulting from this bacterial invasion, while on the other hand, I am persuaded, in my own mind, that in too many cases the infection with its toxine is blamed with mischief which would be better set down to mechanical obstruction and irrational treatment.

A few of the exciting or predisposing causes are: Taking cold, exposure to severe changes without proper clothing, crowding together in poorly ventilated apartments, shop-work where there is exposure to extremes of temperature, improper food, or anything or condition which reduces the resistance of the system to bacterial invasion, many more examples of which might be mentioned.

Pathologically, and I want to emphasize these facts, for they should be kept particularly in mind in treating these patients, we have in the first stage, during the rigor, the skin blanched and pale, and, with only a casual examination, it may be ascertained that the blood is not in a state of equilibrium as in health, but is deflected to a locality from which it should be diffused. The skin in this pinched condition is not performing its function and the lungs and kidneys are over-worked because of an excess of elimination required of them. There is an engorged pulmonary circulation. The vessels of the affected area, from the greatest to the finest capillary, are in a state of turgescence, not much in excess of the vessels of all other portions. In fact, we have a general congestion of the lung, with a feeling of oppression, weight and pain, with intensified local areas in which there is an exudation of fibrin, red and white blood corpuscles and serum, and with an exaggerated nutritive activity of the easily disturbed transitional epithelial lining of the alveoli. The kidneys are similarly congested as manifested by an aching, dragging sensation in their locality, and the urine often stained with extravasated blood. The liver, too, partakes of this engorgement, to a variable degree in different patients, as evidenced by tenderness, increase in size, etc., which mechanically interferes with the function of the lung, aggravating the dispnœa.

The chill subsides, the exudation in the lung progresses to the full capacity of the bronchioles, infundibula and air-cells, and coagulates, making the affected portion a perfectly hepatized mass, granular, friable, and impervious to air and much less so to the blood-current than at first.

All the time for five or nine days the heart labors first under pressure of an increased proportion of blood to be propelled by the right heart and later, because of the resistance in the lung, to the propulsion of even a diminished quantity on account of the impingement of the vessels by the coagulated exudate. These are the conditions in the first and second stages, but in the third the picture changes.

Microscopically, the appearance is different. The dark lung structure and exudate become gray owing to the disappearance of the hematin or hæmoglobin. The crisis is past and soon the fibrin softens and is absorbed. The red cells undergo various changes and become resolved into molecular debris. There are large numbers of leucocytes, whose presence is supposed to depend upon the chemotatic power of the bacteria and tissue remnants and whose function it is to scavenger upon this metamorphosing mass, rendered more absorbable by the amount of serum present, and less likely to caseation.

Air enters these hitherto plugged portions of the lungs by degrees. The blood vessels gradually assume a larger caliber, and, as a result of all this, breathing becomes easier, fuller and slower. The heart action approaches, by gradual improvement, its normal movement and our patient is convalescing.

As to the symptoms: The rigor is common, after which the temperature rises to 130° or higher. The respirations are labored and hurried out of the normal proportion of 1 to 4 pulsations to even 1 to 2. The face is flushed. There is pain in the chest, head, back and limbs. There is white coat on the tongue, great muscular prostration, cough, suppressed on account of pain in chest, tenacious sputa, rusty in the second stage, and yellow in the third, with exacerbations of temperature in the evening of 1° to 2°. The pulse, full and strong in the first stage, loses volume in the second, because of the obstruction in the lung preventing a proper volume of blood reaching the left heart. The urine becomes scanty with an increase of urea and a decrease of chlorides. There may be albumen. The crisis any time from the ninth day, after which all symptoms subside as resolution takes place. If, instead, exudation extends, the temperature remains high and delirium and prostration ensue. Or when purulent infiltra-

tion takes place, as indicated by slight rigors, more severe if
an abcess occur, there is no crisis and resolution is delayed
with the general conditions aggravated.

By inspection, diminished respiratory movements in the ail-
ing side will be noted. Palpitation reveals increased vocal fre-
mitus. Percussion sounds almost normal at first, but gradually
grows duller as consolidation advances and again diminishes
as resolution takes place. Auscultation reveals the crepitant rale
in the first, which gives way to loud tubal or bronchial breathing in the second, and again in the stage of resolution we
have the crepitant and later the subcrepitant rale.

With this hurried review of the subject, and keeping in
mind the pathology of the case, let us pass to the treatment.
To relieve the first condition, where I called during the chill,
which hardly ever happens, I should put my patient to bed, if
not there all ready, with plenty of hot applications about him
of whatever nature would best supply the needed warmth.
While this is being done the following should be prepared:

R.

    Po. Aristolochia serpentaria.......................   1   gm.
     „   asarum canadensis...........................   5   gm.
     „   Lobelia inflata seed..........................   .65 gm.
    Aqua bulliens ....   180 c.c.

This may be given at once in drachm doses every five or
ten minutes, until the patient is warm, or, if he is fastidious,
allow this to stand a few minutes when the fluid may be decanted, and if to this is added one or two drachms of saccharum
alba, the dose cannot be very objectionable. If in this stage
there is a dragging pain in the back, indicating congestion of
the kidneys, I should add to the above prescription, po. arcto-
staphylos uva ursi 4. gm to support the vessels of those organs
and relieve the discomfort.

The diffusive action of the serpentaria and asarum, made
easier by the relaxation of the lobelia, brings the blood to the
surface, relieving the delicate lung-structure of the pressure put
upon it by this disturbed equilibrium of the circulation, because
of the chill, which is due to the toxic effect of the infection.

When the temperature rises, the following has been quite
serviceable in my cases:

℞

    Po. Asarum canadense
      Asclepias tuberosa   ā ā   6.   gm.
      Lobelia inflata seed   1 20 gm.
    Aqua bulliens   180. c. c.
    Allow this to cool, decant, and add:
      Sodium salicylate   4.   gm.

to this may be added two or three drachms of sacchara alba at the discretion of the physician and given in drachm doses every one or two hours, depending upon the severity of the case. The uva ursi should be continued in this prescription if the aching back is still a complaint. As in the first we continue the diffusive stimulation and relaxation, contending that by this treatment, exudation into the lung is held at a minimum quantity, less area is involved and, the conditions are kept more nearly within our control.

The relaxation so relieves the tension of the vascular system generally, that the over-working of the right heart is prevented because a perfect equilibrium of the circulation is so nearly maintained. If the patient complains of head-ache, to the above may be added :

        Po. Cimicifuga racemosa   1.20   gm.

which, with the sodium salicylate, will greatly relieve the pain in the head as well as the general aching usually complained of. In addition to relieving the pressure upon the heart as above described, the tension in the arterial system is farther reduced by a gentle perspiration induced by the agents of the last prescription. Sleeplessness will often yield to fl. ex. passiflora incarnata in teaspoonful doses, repeated as often as necessary to produce the required results.

In case the liver is enlarged and tender, give :

        Po. Leptandra virginica   6.   gm.
            Fiat capsules N⁰ 12

one every two hours until all are taken, after which, if the bowels do not move freely, give aromatic cascara dr., one or two, or a tablet composed of:

        Vaxarin
        Podophylin
        Aloin   ā ā   .015   gm.

After the bowels have been thoroughly evacuated, the leptandra should be continued in doses often enough to keep the liver and bowels in good condition. While the medication does much for the relief of the pain in the lung, I should, in addition, apply a liberal amount of antiphlogistine over the affected areas. If this should be objectionable to the patient, as is sometimes the case, I should apply a large flax-seed meal poultice all round the patient's chest, putting it on hot with the powder sprinkled upon the side next the patient:

       Po. Lobelia inflata seed   8   gm.
       „ Zingiber   4   gm.

This poultice should be removed and reheated every two hours, to get the best results, and, at every other heating, a fresh powder of the above should be sprinkled on the application, taking care to have it wet to the dripping point each time. In using these applications, great care must be exercised, or more harm than good will be done by chilling the patient, driving the blood from the surface, and thus thwarting the very object for which they were applied. If a competent nurse cannot be obtained to take charge of the patient during the stage of red hepatization, the antiphlogistine, which only requires renewal once in twenty-four or thirty-six hours, had best be used.

With this treatment carefully persisted in, the crisis should be passed without a subnormal temperature or a flagging heart, which has been so protected from over-exertion by this mild relaxation of the vessels and diffusion of the blood that the end of the task is reached without alarming fatigue. If it, perchance, should be the case that the heart needs attention, a few doses of fl. ex. cactus grandiflorus min. 5, or cerus bonplandi min. 5 every two hours, is usually all that is needed. If the patient, previous to the attack, has been the victim of some organic heart lesion, then the crisis should be more carefully guarded. In such cases, the following would answer a good purpose:

       Ŗ/
           Fl. ex. Convallaria majalis ....   8. c.c.
           „   „   Licorice ....   30. c.c.
       Syr. simplex   q. s. a. d ....   90. c.c.
              Mix. sig. 1. c. c. every two hours during convalescence.

The other medicine should now be changed and the following given:

R.
```
Fl. ex. Aralia racemosa ....................... 15  c.c.
  "   "  Lobelia inflata ....................... 4  c.c.
  "   "  Asarum canadensis ..................... 15  c.c.
  "   "  Yerba santa aromatica ................. 15  c.c.
Syr. simplex    q. s. a. d ..................... 120  c.c.
      Mix. sig. 4 c. c. every two hours.
```

In cases where absorption is slow, I should add:

```
Fl. ex. Verbascum thapsus ..................... 8  c.c.
```

to the above. With indolent sluggish cases, where stimulation is needed, ammonium muriate c. p. 4. c. c., in place of the latter, would be advisable.

If after a week the expectoration remains profuse, the patient had best be put upon the following:

R.
```
Fl. ex. Aralia racemosa ....................... 15   c.c.
  "   "  Inula helenium ....................... 4   c.c.
  "   "  Amphiachyrus dracunculoides .......... 8   c.c.
Tinct. Lobelia compo. ......................... 4.20 c.c.
Syr. simplex    q. s. a. d. ................... 120  c.c.
      Mix. sig. 4. c. c. every two hours.
```

This, with other general tonics as indicated, will put the patient in good condition, and the treatment as outlined here should save over 98 per cent. of all cases, uncomplicated with tuberculosis.

I contend that patients recover more naturally and thoroughly upon the above treatment than any other, for the simple reason that the agents used favor a supply of the serum so necessary to a thorough solution and absorption of the coagulated contents of the hepatized areas. The heart is protected from dilation, which it must suffer to a greater or less extent, if allowed to work against all the odds of a pneumonia not thus treated; besides often being goaded to an exertion much in excess of what it naturally would be, by the irrational and unwarranted use of digitalis or some other heart-stimulant. The perfectly rational thing to do is to relax the peripheral capillaries, diffuse the blood to the surface, and relieve the pressure, so that the heart will act naturally, easily and regularly.

The medication recommended may be administered in two or three different forms, but the infusion, where proposed in this

treatise, we consider to be very much superior to any other pre-
paration. The powder may be made into tablets of three or five
gr. each and given as directed, or the fluid extracts may be used
throughout, and if employed in the first stage, may be administered in hot water to good advantage. I speak positively of my
confidence in this treatment, for I, with others have verified it in
a large number of cases, two of will illustrate:

Was called December 23, 1891, to see Mr. J. A. D., aged 32, who had been
suffering from a severe cold for several days. On the previous evening, he had the
initial chill and at intervals through the night, had chilly sensations up and down
his back. I saw him about nine o'clock the next morning. At that time, he complained of severe pain in back, left lung, head and limbs. Percussion sound was almost
normal over both lungs, with crepitant rales over almost the entire left lung, tongue white, temperature 104°, respirations 35, pulse 104; diagnosis pneumonia. I at
once ordered the poultice above described and gave him:

℞

    Po. Arctostaphylos uva ursi .... ℥ ss
     „ Lobelia inflata seed .... ℥ ss
     „ Asclepias tuberosa .... ℥
     „ Asarum canadense .... ℥
     Aqua bullions .... 180 c.c.

This was allowed to stand a few minutes after which the fluid was decanted
and to it, was added sodium salicylate 4 gm. and a drachm of the mixture given
every hour. There was tenderness in the region of the liver and I gave him po. leptandra virginica ii gm. in twelve capsules, one every two hours. This relieved the
liver, regulated the bowels and cleared the tongue to some extent. At my next
visit, he complained less of the aching limbs, head and back and was breathing
much more comfortably. Temperature 103°. The lung was duller in the back and
lower part, with crepitant rales in upper portion. Instructions were given to continue the same treatment. On December 24th, I found my patient in quite a different condition, temperature 104°, respiration 40, pulse 120, great pain in left lung,
percussion note very dull over almost the entire lung, with loud bronchial breathing. Upon careful inquiry to discover the cause of this turn for the worse, the
nurse finally confessed that she had fallen asleep, the temperature had gone down
to about 40° in the room and during this time the patient, awaking in a half deli-
rious state, had gotten up and strolled out into the hall, a much colder place than
the room in which he was lying. This accounted for the aggravated conditions I
found. A thoroughly reliable nurse was sent for and the patient placed in her care
with directions to follow out the instructions given the first nurse to the letter
which she admirably did.

At my next visit, December 26th, the temperature was 105°, respiration and
percussion note about the same as the day before, with less pain in the lung. The
same treatment was continued and the following day the temperature was 102°,
other conditions about the same as at my previous visit. During the next two days
there was no material change in the symptoms, but on the morning of the seventh

day I found his temperature normal, pulse 76, crepitant rales in upper part of affected portion of lung, cough loose, raising easily. He complained of feeling weak, but there were no signs of any danger from the heart. At this time, the salicylate of soda was dropped from the treatment, and

            Ammonium mur.. 4. gm.
            Fl. ex. Verbascum thapsus....................... 8. c. c.

were added to the 120 c. c. of the infusion he had been taking all along. Upon this treatment he made an uneventful recovery, so that in six days, when I discharged him, I gave him the following:

        Fl. ex. Aralia racemosa............................ 15. c. c.
            „ Inula helenium.............................. 8. c. c.
            „ Amphiarachyris dracunculoides............... 8. c. c.
        Syr. simplex q. s. a. d............................ 120. c. c.
            Mix. sig. 4. c. c. every two hours.

And at the end of another week and a half, he went to his work.

On Jan. 12th, 1906, was called to see C. H., aged 18, who, at noon the day before, had quit his work on account of a chill. That afternoon and night he had several more. When I was called at 9.15 in the morning, I found his temperature 104s, respirations irregular, occasionally running 100 per minute, pulse 140, at times faster, very severe pain in the chest. I have never had a patient with as aggravated symptoms in the way of pain and rapid breathing as this one. Pains in limbs and back were severe. A very dark, thin prune-juice spdta was being expectorated freely. The urine was stained with blood. There were crepitant rales all over the chest, except in posterior area, where the respiratory murmur was either inaudible or a distant rale heard. Percussion note dull over this part of the chest, but very little below normal in front.

I at once ordered the poultice applied and gave him the following:

    R.
        Po. Asclepias tuberosa............................ 6. gm.
         „ Lobelia inflata seed .... 1. 50 „
         „ Asarum canadense............................... 8. „
         „ Arctostaphylos uva ursi....................... 8. „
        Aqua bulliens.................................... 180. c. c.

When this had cooled, it was decanted and to it added:

        Sodium salicylate................................ 6. gm.
            4 c. c. every hour.

This patient was very restless and hard to control. Chloraethanal alcoholate in tablespoonful doses seemed to meet the conditions better than anything else. The next day, I found the temperature about the same, back of both lungs very dull, amounting to flatness in lower area, extending as high as the upper cardiac dullness anteriorly in the left, but not quite so high in the right; very loud tubal breathing in bronchial area. At the next visit, I found no appreciable change. He conplained of the poultices being cold, and, fearing they were not being attended to as they should be, beside realizing that my patient's condition was not improving as I desired, especially as to temperature and relief of the restlessness, I had the poultice removed and the antiphlogistine applied. The medication was continued as before.

On my next visit, the temperature was two degrees lower, the restlessness had subsided materially and, on the whole, he was improved. On the fifth day of his illness, his temperature was 100.5°, the spruce-juice sputa, which had been improving in color for two or three days, had given way to a yellow expectoration; he had rested well the night before and was feeling much better. The morning of the sixth day, I found his temperature normal. I had expected a subnormal temperature in this case, on account of the severity of the attack, but was disappointed. The heart adjusted itself to the new state of things with perfect serenity, the crepitant rales began to appear in the hepatized areas that morning, and gradually spread during the next few days, as the exudate softened. The only change in the treatment was to leave out the sodium salicylate, adding

Ammonium mur............................   4 gm.

to 1 8 c. c. of the regular medicine and to give it every two hours. I saw him two or three times after that and dismissed him.

Three weeks from the time he was taken sick, he spent most of the day out in a snowstorm. The next day he went to his work. It was quite cold that morning and when he ran two squares to catch a car, he was so out of breath that he could hardly get up the steps. He worked till noon, and being attacked with another chill, went home, that evening about six, they sent for me again. I found his temperature 104°, respiration 40, pulse 120, pain in lungs and back, not so severe as before; crepitant rales in front to left, subcrepitant posteriorly, sputa of a abrick-dust character. The antiphlogistine was applied and he was put upon the same medication as before. At my next visit, the following day, the temperature was only 102°, pulse and respirations much improved, lower part of left lung quite dull, with crepitant rales in front. On the following day, the temperature was 101°, he began to feel very much improved and had rested well the night before. The next day, I found his temperature normal, this being the third day of his illness. At this time, the sodium salicylate was left off, the ammonium muriate was added as before and, after seeing him twice, he was dismissed with the following prescription:

```
R/
  Fl. ex. Aralia racemosa..................    15. c. c.
    "   "  Innula helienum................     4 c. c.
    "   "  Amphirachyris dracunculoides.....    8. c. c.
    "   "  Yerba santa aromatica...........    15. c. c.
  Syr. simplex q. s. a. d................... 1 9 c. c.
  Mix. sig. 4. c. c. every two hours.
```

Since that time I have heard nothing from him, except that he is well and at work.

The foregoing cases are fairly duplicate, in many respects, of the somewhat exceptionally large number of cases of pneumonia which I have attended in my practice, and the treatment I have set forth has resulted, statistically, in the recovery of over 98 per cent. of my cases. If what I have said may induce some of my auditors to verify the truthfulness of my statements in actual practice, thereby helping to reduce this growing mortality from pneumonia, I shall be amply repaid for the effort.

TABLE DES MATIÈRES

Première partie — Rapports officiels

Deuxième partie — Comptes rendus des séances

Troisième partie — Communications non lues en séance

ERRATA

Page   78, ligne 5 au lieu de *inférieur* il faut lire *supérieur*.
 »   331, rapport de M. Kaposmmer au lieu de (v. page 209) il faut lire (v. page
     209 du volume de la section de Médecine et chirurgie des voies urinaires).

Attention! *Les n°s 492 à 496 ont été réglés dans la pagination.*

XV Congrès International de Médecine

Lisbonne—19-26 Avril 1906

Section V

MÉDECINE

2.ᵐᵉ FASCICULE

LISBONNE
IMPRIMERIE ADOLPHO DE MENDONÇA
1906